德高医明　　一脉相承

（书法题字）

德高医明　一脉相承

——为中国名医王宝林《中医特效处方集》书赞　壬寅年春月

司法部原部长　高昌礼题

良方济世　无量功德

良方济世　无量功德

——赠王宝林先生　戊戌秋月

民政部原副部长　李宝库题

长生颂歌　济世人寿

中医特效处方集

师徒两代百年中医治病特效处方公开献于众人

王宝林　编著

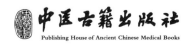

中医古籍出版社

Publishing House of Ancient Chinese Medical Books

出版前言

　　中医学是我国传统医学，是中华文化的优良宝库，更是我国宝贵的文化遗产，直至今日仍是广大民众非常乐意接受的日常重要治疗方式和方法。方剂是中医治疗疾病最基本的、也是最有力的武器。临床疗效的高低，无不与方剂本身的"效""验"密切相关。本书由作者及其师父经过几十年的临床经验和通过多方收集、发掘整理而成。

　　本书以突出中医中药临床治疗特色及推广、实用为最大宗旨，统一按照西医学疾病分类，以病为纲，以中医学辨证论治、理法方药予以编撰，主要包括神经系统、循环系统、血液系统、消化系统、呼吸系统、泌尿和生殖系统、内分泌系统、外科、皮肤科、骨伤科、五官科、妇科、儿科等，共计360多种常见病和多发病及细分类型，其中包括很多临床中经常见到的疑难杂症，共载有2000多款处方。在每一种病名下，分别列出：概要、处方、组成、用法、加减、功效、善后、医案、注意、按语（说明）、引自等，并且以突出处方药物的使用方法、功效时限为特点。

　　本书最大的一个特点是，记录了众多非常宝贵的常见病和疑难杂病处方（尤其是快速见效的几乎不花任何成本并随手可取的单方）和医案，具有很大的研究和应用价值。本书适合基层医学工作者、中医养生爱好者、大中专医学院校的师生参考和查阅，也适合家庭使用。

　　由于中医中药理论渊深，同时还涉及中医、西医结合的两种治疗体系，因此书中的不足和错误之处在所难免，敬请广大读者及专家指正。

作者的话

一、我的师父

杭州被日寇侵占后，我父亲因失业，贫病而死。母亲带我住进钱塘江畔一个庵中。庵中有老尼师太，还有一位老和尚，人们都尊称他长生和尚。他通达医术，人们常来请他看病，请去出诊。听大人们说：长生和尚原是杭城著名老中医，医术高超，内病外伤均可药到病除，引来日本军方重视，要他去日本军营看病，遭他拒绝。于是日军发话：不给日本兵看病，就要杀他。他只得连夜逃出杭城。日本兵全城搜查，为了方便躲藏，不易被怀疑，最后隐姓埋名，来此庵中，做了和尚。

长生和尚虽然躲在庵中，但是不忍看到众生得病受苦，还是悄悄地帮助大众治病。我总爱跟着长生和尚看他给病人治病，他出诊，我亦跟去。庵中大人们说："长生和尚你收他当徒儿吧！"于是我就拜了长生和尚为师。

我介绍一个我师父对我的身教。有一次，在杭州的台风季节，我跟师父去一个村庄出诊，正好遇到了大风大雨。我们的衣服全都湿透了，我对师父说："我们回去吧，等天晴了再去给人看病吧。"师父说："不行，病人在等，我们不能只顾自己，我

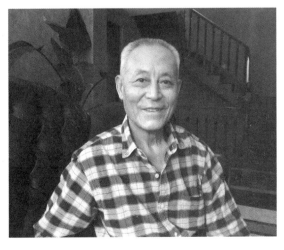

王宝林

们应该赶快赶到病人那里去，把病人的病看好再回去。"师父的这个故事对我的教育，一直到今天我也不会忘。所以我现在也是，哪怕我们杭州遇到台风，遇到大雨，只要是预定要去的日子，我是风雨无阻，一定要去的，因为病人在等着我。这就是师父给我的身教。

我随师父学医6年。1951年，我要离开师父去北方参加工作。临行前，师父送我《长生集》手稿一本，记录了他一生行医治病的特效处方，并且叮嘱我看病不能收钱。我对师父说："我要传承师父的功德！师父给人看病不收钱，我给人看病亦不收钱财。"后来我进广西民族医药研究所培训部，完成三年医师函授学习。毕业后，转入北京中医学院四年医师函授学习和专题研究交流。多年来我广阅博览古今医典、名医验方、民间良方，通过义诊实践，以完善《长生集》。

二、论治病

明代医学家张景岳说："医不贵于能愈病，而贵于能愈难病。"疑难病多潜藏着几种并发症，非复方重剂不能胜效，非服足疗程不能治愈。见效停药，不做善后巩固，就容易复发，因为临床治愈，不等于已清除潜藏的病根。

医为仁术。对患者，三分药治，七分心医，细心辨证，了解病因，才可宽慰患者；交代注意事项，医患同心，方可药到病除。

我在行医的过程中，看一种病，第一次的药方开出去我要问他，吃的效果怎么样。他如果反馈说不够好，我马上就调整处方。调整处方以后他吃了觉得好，有效，而且病逐渐好了，我就把这个处方记录下来，保留下来。认为效果不是非常好的，都删掉了。甚至你用了好，还有别人也用得好，有两三个以上的人都认为这个处方好，那我就把它保留下来了。都是这样，都是从小到现在，几十年运用下来的处方，才保留下来，记录下来的。

　　曾经我为了统计这个处方是否有效，做过一段时间的记录。到了后来我年纪大了，书稿写完以后，再给别人治病，我就不做记录了，我也不要人家的姓名电话，因为什么？因为我曾经听过一次佛家的法师讲经，说现在有的和尚把那些拜佛的老太太的名字记下来，电话记下来。这个讲法的老师就说了，你们把众生的名字记下来，电话记下来，干什么？你们不就想要与她们拉关系，想要得好处嘛。我们作为一个学佛的人，不需要拉关系，不需要得好处。那你不需要得好处，你要人家的电话号码干什么？我听了这个后，很有感触。所以我觉得我给别人看病，我也不要人家的名字，也不要人家的电话号码。你们来求我，我有求必应。

　　我的处方有的很简单，医院里不可能用的，很简单而且是很土里土气的，但是它就是有效。这是第一种。第二种，中医处方比较大，里面的药的味数比较多，甚至每味药的量也比较重，这是有原因的。什么原因呢？因为凡是到我这里来看病的人，都是在各大医院看不好，最后没办法了，寻找谁能够帮助他，最后通过别人介绍到我这里来，所以说凡是到我这里来的人都是病入膏肓的人，都是到处看不好的人，所以说我要用的药必须要大方，量要重，这样才能达到顽症的治疗效果，书中已如实记录。所以有的医生看到说王老师你的药的用量大，我说是。因为我这是治好人家顽症的药方，如果药量小的话，达不到他的要求，治不好他的病，那我的处方就没用。所以正因为能够治好这些顽症的处方有效，我就把这个处方记录下来了。

　　但是我在书里也说明了，你们要用我的处方，我的建议是：你用我的处方，首先你吃上两三副药，看看有没有效果。有效果的话，你再继续用下去；没有

免費询诊幾十年

不分男女偕老幼

個個病愈見奇效

可謂杭城第一人

二零一五年 於群 敬上

效果的话，你就应该要减量用，把我的处方的量减下来用。因为我治的都是一些疑难杂症，都是很难医治的病，我把它医好了，处方保留下来了。所以别人要用我的处方，不要一下子用很多。如果没有效果，你就应该找医生进行调整。我是公开的，我不保密的。任何老师我都尊重，任何医师我都尊重。我所有的处方不对任何人保密。

治疗难治病，无需贵重药。如治高血压、低血压病的特效药是"鬼针草"，它双向调整血压；治疗糖尿病的特效药，是"翻白草"，它双向调节血糖，促进胰岛β细胞的功能恢复。它们都无毒副作用，是荒年时节，人们掘来和饭食吃的"救荒草"。

我给人治病，你这个病什么药可以治好，我就开什么药。所以说往往我的处方他们拿去后，去配药的时候觉得这个药没有，那个药没有，他们要跑几个医院，要跑几个药店，有的药还配不到。我们在给人治病的时候，还要考虑到这个人困难不困难。这个人很困难的，贵重的药我绝对不开，就开廉价的药。

2001年我被《民族医药报》聘为特约医生，并在报纸上报道了我的特约医生档案，引来了全国许多患者，我声明一律免费看病。

三、本书如何使用

首先看您的病与书中案例所说的是否相符。如果相符，没有医保的，可以直接用相关处方。

如果病情与书中案例相符并且有医保的，可以把这个药方抄方给医生，就是转方给医生。这样能够利用医保，节约治疗费用。

医生看到转方后，根据病人的实际情况，会作一个分析、判断：认为这个方子适合你，就会为你直接转方开药；如果医生看到处方后，根据你的实际情况，认为这个处方需要调整，医生会告诉你，给你调整一下。

书中的处方也可以让医生作为基础方，可以作为参考。医生会根据病人的不同情况，比如，病人年龄不同，体质不同，病的程度不同等，会对处方做出调整。

四、心愿

每当我治好一位病人，听到患者的感谢声，我也很欣慰。亦让我感到一人的力量太小，我救治不了几个病人，若把有效处方编书出版，依靠众人传播，会有更多人受益。所以从1991年起，我将实效处方归类编写。为了早日写成书稿，我搬了家，换了电话号码，谢绝外界一切学术交流活动，终于在2010年3月完成书稿《中医特效处方集》。

借此拜谢各方前辈，你们的部分高效处方已收录在本书中，让它们高颂着你们的无量功德，造福于民。

由于我无力出版本书，书稿已搁置多年。今有大德贵人要发心出版本书，我万分感恩，愿无偿赠送书稿。为病痛中的众生拜谢你们！

宝林写于杭州西子湖畔

2017年8月

目　录

第十五章　妇科疾病

第十六章　儿科疾病

第一章 中医药学基础及中草药故事

第一节 中医脏腑学说简介

脏腑学说,是研究人体生理功能、病理变化及五脏六腑与其他组织器官相互间关系的学说。人体是一个有机整体,不仅脏与脏、脏与腑、腑与腑在生理和病理上有密切联系,而且脏腑与皮、肉、脉、筋、骨,以及鼻、口、舌、目、前后阴等组织和器官也有着不可分割的联系。

脏腑,是指内脏的总称。心、肝、脾、肺、肾,合称为五脏;胆、胃、大肠、小肠、膀胱、三焦,合称为六腑。

五脏,具有生化和储藏精、气、血、津液、神的生理功能,气、血、精、津液,既是构成人体组织器官的基本物质,又是各组织器官功能活动的物质基础。

六腑,具有受纳和腐熟水谷,转化和排泄糟粕的功能。如《素问·五脏别论》指出:"所谓五脏者,藏精气而不泻也,故满而不能实。六腑者,传化物而不藏,故实而不能满也。"这不仅是对五脏六腑功能的概括,同时也指出了脏与腑在功能上的基本区别。

中医的脏腑学说,虽与西医解剖学脏腑名称相同,但在生理、病理的含义上,却有很大的不同,所以中医的脏腑概念和西医的脏器不能等同,例如,中医说的心脏,除了解剖学上的实体外,还包括一部分神经系统,尤其是大脑方面的某些功能。

一、五脏六腑的生理功能

(一)五脏的生理功能

1.心脏

心藏神,为君火,包络为相火,代君行令。主血、主言、主汗、主笑。

心，位于胸中，有心包络包裹、卫护于外，它主要的功能是主血脉，是人体血液运行的动力。心又主神志，开窍于舌，其华在面。

（1）心主血脉，其华在面。指心有推动血液在脉管内运行，营养全身的功能。脉是血液运行的管道，心与血脉相通，血液能在脉管内循环不息，是靠心气的推动作用，心气的强弱，心血的盛衰，直接影响血液的运行。所以练功者重视调心，使心气能更好地统辖血液的运行，以和畅血脉。

心气旺盛，血脉充盈，循环通畅，则脉和缓有力，面色就显得红润而有光泽，即谓其华在面；反之，心气不足，血脉空虚，其面色就㿠白无华。

（2）心主神明。神明，是指人的思维活动和意识状态，都由心来主管。古人把心看作是五脏六腑之大主。练功家亦"全凭心意练功夫"，故有"调心""调意"（精神活动）之说。

（3）心主汗液。汗为津液所化。津液是血液的重要组成部分，发汗过多容易伤津耗血，故有"血汗同源""汗为心液"之说。

（4）心开窍于舌。心经别络上行于舌，因而心的气血上通于舌。所以心若有病，容易在舌体上反映出来。例如心血不足，则舌质淡白；心火上炎，则舌尖红或舌体糜烂；心血瘀阻，则舌体紫暗或见瘀点、瘀斑。

练功人亦重视舌在练功中的作用，例如"舌抵上腭""舌搅海"等，可引发口液（津液）的旺盛分泌，气血畅运。

2. 肝脏

肝藏魂，属木，胆火寄于其中。主血、主目、主筋、主呼、主怒。

肝位于胁部，它的主要功能是藏血、主疏泄、主筋，开窍于目，其华在爪。

（1）肝藏血。是指肝能储藏血液，并对周身血量的分布起调节作用。例如：当人体处于安静状态（入静或睡眠）时，机体的循环血量减少，部分血液回流到肝脏储藏起来，当活动（劳动工作）时，肝内储藏的血液又被运送到全身。

（2）肝主疏泄。疏泄，即舒展、通畅条达之意。肝气的疏泄，直接关系到人体气机的升降与调畅。具体有以下两个方面。

第一，情志方面：人的精神情志活动，除心所主之外，与肝关系密切，古人说肝主谋略，谋略是思维活动。肝气疏泄正常，气血平和，心情舒畅；如果肝失疏泄，气机不畅，可导致情志异常变化，情绪抑郁或亢奋。所以练功要求放松入静，情绪安宁,使肝气舒和条达,心情自然舒畅。

第二,消化吸收方面:肝的疏泄功能,不仅调畅气机,协助脾胃之气的升降,而且还与胆汁的分泌有关,如肝失疏泄,可影响到脾胃的消化功能和胆汁的分泌与排泄,从而出现消化不良的病变。

(3)肝主筋,其华在爪。古人认为"肝主身之筋膜",筋膜是一种联络关节、肌肉,专司运动的组织,肝能主筋膜,是由于筋膜有赖于肝血的滋养,只有肝血充盈,才能使筋膜得到濡养,维持正常的运动。

"爪为筋之余"。肝血的盛衰,可以影响到爪甲的荣枯变化。肝血足,筋强力壮,爪甲坚韧;肝血虚,筋软无力,爪甲多薄而软,甚至变形而易脆裂。故称"其华在爪"。

(4)肝开窍于目。因肝主藏血,其经脉上联于目系,《内经》说:"肝受血而能视""肝气通于目,肝和则能辨五色矣。"所以目能发挥视觉功能,是依赖肝血的濡养,故肝的功能是否正常,往往反映于目。

古代气功认为:人一身皆阴,唯双目属阳,通过闭目内视,被内视的部位就能起调治作用。所以《黄庭经》中有"恬淡闭视内自明",《奇经八脉考》中的"返观"说也如是。

3.脾脏

脾藏意,属土,为万物之母。主营卫,主味,主肌肉,主四肢。

脾位于中焦,生理功能主运化、升清、统血,主肌肉及四肢,开窍于口,其华在唇。

(1)运化、升清。脾主运化的作用包括运化水谷精微和运化水湿。运化水谷精微,是指消化饮食和吸收、运输营养物质的功能;运化水湿,是指脾有促进水液代谢的作用。饮食入胃,经过胃与脾的共同消化作用,其中的营养精微,还须通过脾的运输布散到全身,以营养五脏六腑、四肢百骸,以及皮毛、筋肉等组织器官,同时又把各组织器官利用后多余的水液,运输、排泄于体外,使体内各组织器官既得到津液充分的濡润,又不致有水湿的潴留。故有"脾为后天之本"及"脾为气血生化之源"之说。

所谓"升清",是指精微物质的上升与输布,脾主运化的功能主要是脾气的作用。其功能特点,以上升为主,脾能将水谷精微上输于肺,再通过心肺的呼吸、循环功能营养全身。

（2）脾主统血。统，控制之意。脾气能统摄血液，使之正常运行，不溢于血管之外。

（3）脾主肌肉、四肢。脾脏将水谷精微输送到全身肌肉，以起营养作用。脾的运化功能是否健旺，关系到肌肉的壮实或衰萎。输送营养充足，则肌肉丰满，四肢的活动轻劲有力；脾失健运，清阳不布，营养不足，则肌肉萎软，四肢疲弱无力。

（4）脾开窍于口，其华在唇。人的食欲、口味等与脾的运化功能有关，脾气健旺，则食欲、口味正常；若脾失健运，则食欲减退，口淡无味。脾的功能好坏，也可以从口唇反映出来，如脾气健运，肌肉营养充足，则口唇红润而有光泽；脾气不健，则口唇淡白或萎黄无光泽。

4. 肺脏

肺藏魄，属金，总摄一身元气，主闻，主哭、主皮毛。

肺位于胸中，上连喉咙，开窍于鼻。生理功能是司呼吸，主一身之气，主宣发，肃降，外合皮毛，通调水道。

（1）主气、司呼吸。包括呼吸之气，和充斥于全身之气。

肺有呼吸的功能，肺是气体交换的场所。人体通过肺吸入自然界的清气，呼出体内浊气，吐故纳新，使体内外气体得到不断交换。

充斥于一身之气，指的是宗气。宗气是水谷之清气与肺所吸入之清气相结合而成，积于胸中，上出喉咙以司呼吸，又通过心脉而布散全身，以维持机体的正常生理功能活动。

（2）肺主宣发、外合皮毛。宣发，即布散之意，所谓宣发，是指通过肺气的推动，使气血津液输布全身，以湿润腠理皮肤的作用。肺司呼吸，而皮肤之汗孔，也有散气调节呼吸的作用，所以肺与皮毛在生理上是紧密关联的，故说外合皮毛。

气功锻炼，十分重视肺功能的锻炼，常应用在养生、治病上，如《诸病源候论》介绍的右侧卧、口吸气、鼻出气，可以消除心下痞硬的症状。特殊的呼吸形式，构成了特殊的治病方法，诸如气沉丹田、循经布气等等。

（3）肺主肃降、通调水道。肃降，即清肃下降之意。肺居于胸廓，肺气以清肃下降为顺，肺气的不断肃降，可使上焦水液下输膀胱，保持小便通利。故有

"肺主行水""肺为水之上源"的说法。

（4）肺开窍于鼻。鼻是呼吸之通道。鼻的通气和嗅觉功能主要依靠肺气的作用。肺气和畅，则呼吸利、嗅觉灵敏。故有"鼻为肺窍""肺气通于鼻"之说。

5. 肾脏

肾藏志，属水，为天一之源，主听，主骨，主二阴。命门为相火之源，天地之始，藏精生血，降则为漏，升则为铅，主三焦元气（引自《本草纲目》序例）。

肾位于腰部，左右各一。肾是主宰人体生长发育、生殖及维持水液代谢平衡的重要脏器。主要生理功能是藏精、生髓、主骨，是生殖发育之源，主纳气，主水液，开窍于耳及二阴，其华在发。

（1）肾藏精，主发育与生殖。藏是储存的意思。精是构成人体的物质基础，也是各种机能活动的物质基础。精分为先天之精和后天之精，先天之精禀受于父母，后天之精来源于饮食的精微（营养），故有肾受五脏六腑之精而藏之。精能够化气，肾精所化生之气，称为肾气。肾的精气包含着肾阴和肾阳，肾阴又叫元阴、真阴；肾阳又称作元阳，真阳。肾阴肾阳是人体生命的根本，对机体的脏腑组织有濡润、滋养和温煦、生化的作用。肾中阴阳犹如水火一样寄于肾，故前人有肾为水火之宅的说法。肾的精气盛衰，直接关系到生殖和生长发育的能力。精气旺盛则生长、发育、生殖的功能充沛。肾藏精的功能失常，则生长发育和生殖能力必将受到影响。

"肾为先天之本"。肾是生命的根本，这在医学界或气功界都十分重视。古代养生有"起火得长安"之法，"火"即肾中元阳、生命之火，只要命火温运，生命都能长久安康。气功有"炼精化气、炼气化神、炼神还虚"之说，认为精、气、神是相互转化的。气功意守都注重意守命门，中医有左肾右命之说，认为命门在两肾之间，命门火就是肾阳；称之为命门，这是强调肾中阳气的重要。

（2）肾主水液。是指肾脏有调节人体水液代谢的功能，这一功能是靠肾的气化作用。气化正常，开合有度。开，是指代谢的水液得以排出；合，是指机体所需要的津液能留在体内。如肾的气化功能失常，开合不利，可造成水液代谢障碍，发生水肿、小便不利等症状。

（3）肾主纳气。呼吸虽是肺所主，但吸入之气，必须下及于肾，由肾摄纳，故有"肺主呼气，肾主纳气""肺为气之主，肾为气之根"的学说，只有肾气充沛，摄纳正常,才能使气道通畅,呼吸均匀。如肾气虚而不能纳气,则会出现动则气急、呼吸困难的病变。练功中常有气沉下丹田或直达命门、会阴等,就是助肾纳气。

(4)肾主骨、生髓,其华在发。肾主骨生髓,是肾的精气促进生长发育的一个方面。肾藏精,精生髓,髓居于骨中,骨赖髓以充养,故肾精充足,则骨络得到髓的充分滋养而坚固,动作轻劲有力。故有肾者作强(能负重力)之官(器官之意)之称。

精和血相互滋生,精足则血旺,毛发的濡养来源于血,生机则根于肾气,故说其华在发。毛发的生长、脱落、润泽或枯槁,均与肾的精气盛衰有关。

(5)肾开窍于耳及二阴。听觉功能的好坏,依赖肾精的充养,肾精充足,则听觉灵敏。佛家功有天眼通、天耳通等六神通功法,能视远听远,都与肾精充盛、精气相互转化、充养耳目有很大关系。

二阴,指前阴(外生殖器)和后阴(肛门)。尿液的排泄及生殖功能,皆为肾所主。大便的排泄,也要经肾的气化作用才能顺利排泄,故有肾开窍于二阴和司二便之说。

(二)六腑的生理功能

1. 胆腑

胆属木,为少阳相火,发生万物,为决断之官,十一脏腑之主。

胆附于肝,内藏"精汁"。精汁即胆汁,味苦色黄,来源于肝,受肝之余气而成,故称胆为"中精之府"。胆汁流泄下行,注入肠中,以助消化食物。肝胆相表里。胆气的盛衰可涉及情志活动的变化,故而古人有胆主决断、勇怯与否的见解。

2. 胃腑

胃属土,主容受,为水谷之海,仓廪之官。

胃位于膈下,上接食道,下通小肠,主受纳,腐熟水谷,古人称为"太仓""水谷之海"。饮食入口,经食道,容纳于胃,由胃腐熟消磨,下传小肠,其精微物质通过脾的运化供养全身。历代医家、养生家都重视调养胃气,故有"有胃气则生,无胃气则死"之说。"揉腹"调息可改善脾胃运化功能,摄取水谷精微营养全身。脾胃互为表里,为"后天之本"。

3. 小肠

主分泌水谷,为受盛之官。

小肠位于腹腔,上接胃,下连大肠,主要功能是将胃传下来的水谷作进一步消化,分清泌浊(清为营养精微,浊为糟粕),清者由脾输送全身濡养机体;浊者通过阑门下注于大肠,成为大便由肛门排出;代谢剩余水液渗入膀胱,成为小便排出体外。心与小肠相表里。

4. 大肠

大肠属金,主变化,为传送之官。

大肠上接小肠,下端为肛门,主要功能是排泄糟粕。饮食经过脾、胃、小肠的消化吸收后,进入大肠,大肠再吸收其中部分水分,使食物残渣成为粪便,经肛门排出体外。肺与大肠相表里。

5. 膀胱

主津液,为胞之府,气化乃能出,号州都之官,诸病皆干之(相干之意)。

膀胱位于下腹,是人体主持水液代谢的器官之一,有贮藏尿液和排尿的作用。中医认为人体水液代谢通过肺、脾、肾、三焦等脏腑的作用,布散全身,被人体利用后,下达膀胱,生成尿液,通过气化作用排出体外。若气化不力,则小便不利,或成尿闭或点滴不畅。膀胱失于约束,则尿频或小便失禁。

6. 三焦

三焦为相火,分布命门元气,主升降出入,游行天地之间,总领五脏六腑、营卫、经络、内外上下左右之气,号中清之府。上主纳、中主化、下主出(引自《本草纲目》)。

三焦是上焦、中焦、下焦的合称,是六腑之一。三焦不是一个独立的内脏组织,是指躯体脏腑的部位和内脏功能的概括。上焦,是指横膈膜以上部位(胸部),包括心、肺等内脏;中焦,是指横膈膜以下至脐的部位(脐以上的腹部),包括脾、胃等内脏;下焦,是指脐以下的腹部,包括肝、肾、膀胱、小肠、大肠、女子胞等脏器,其中肝的部位虽然较高,但在生理和病理方面与肾关系密切,所以肝肾同属下焦。因为人体十二脏腑(含奇恒之腑)中,唯三焦最大,故有“孤府”之称。它的主要功能是主持诸气,总司人体的气化活动,是通行元气和水谷运行的道路。元气发源于肾,但必须借三焦的通道才能敷布周身,以激发推动各个脏腑组织的活动。因此,气化功能好,三焦通行元气、运行水谷、疏通水道的功能得以正常发挥,新陈代谢就正常,生长发育就正常。

附:奇恒之腑

　　奇恒之腑,是指:"脑""髓""骨""脉""胆""女子胞"(子宫)等器官。奇,有奇异之意,引申为不同于一般的意思。恒,是恒定不变的意思。奇恒之腑是指上述这些不同于一般脏腑(五脏六腑)的腑,它们的形体似腑,但作用却又类似脏(有储存精气的作用),它们基本上不与其他脏腑相配,属于人体重要的一部分。例如:

　　"胆":它是"传化物而不藏"(胆汁不断疏泄流出,参与脾胃消化),该是属腑,但胆内藏有"精汁",胆汁是清净不浊的,从这点看它却又似脏,故而它列为奇恒之腑。

　　"脑":脑位于颅内,"脑为髓之海",脑是由髓汇集而成的。脑与精神活动有关,称"脑为元神之府",又有"人之记性,皆在脑中"的记载,前人虽然对脑的生理、病理有一定的认识,但是在中医脏腑学说中,却更多地把有关脑的生理和病症归属于五脏,如前面说的:心藏神、肝主怒等等,这与现代医学截然不同。

　　"女子胞":女子胞又名胞宫、子宫,位于小腹,是女性的内生殖器官,与肾脏及冲、任脉的关系最密切,具有生殖和养育胞胎的作用。督脉能总督一身之阳经,称为"阳脉之海",其经脉起自胞中;任脉总任一身之阴经,有"阴脉之海"的称号,其经脉亦起于胞中。

　　人体各脏腑虽各有不同的生理功能,但脏与脏、脏与腑、腑与腑之间是相互联系的,它们各有分工不同,又互相协调,形成脏腑生理活动的整体性。在病理变化时,脏腑之间也是互相影响的。宋代的《金丹四百字序》中指出:"眼不视而魂在肝,耳不闻而精在肾,舌不声而神在心,鼻不香而魄在肺,四肢不动而意在脾,故曰五气朝元。"这与中医理论中的肝开窍于目,肾开窍于耳,心开窍于舌,肺开窍于鼻,脾主四肢是一致的,这样可以使"魂在肝而不从眼漏,魄在肺而不从鼻漏,神在心而不从口漏,精在肾而不从耳漏,意在脾而不从四肢孔窍漏"。从而使五脏神安,《金匮要略》中指出"若五脏元真通畅,人即安和"。

二、人体之气、血、精、津液

气、血、精、津液是构成人体组织器官的最基本的物质,又是各组织器官活动的物质基础,它们的生成、运行和输布,是通过不同的脏腑功能活动来完成的,它们之间既是相互关联的,又有各自的功能特点和活动形式,它们的生理、病理又与脏腑有着十分密切的关系。现分述如下。

(一)气

气,《庄子·知北游》中说:"通天下一气耳。"认为世间一切都是气构成的。在祖国医学领域里,认为气是构成人体的基本物质,并以气的运动变化来说明人的生命活动。《内经》描述气的概念是"上焦开发,宣五谷味,熏肤充身泽毛,若雾露之溉,是谓气"。大意是说:所谓的气是经过心肺的功能(包括肺所呼吸的自然界的清气),将以脾胃上输而来的水谷营养的精气,敷布宣散到全身,这些"气"可以温养肌肤,濡养脏腑筋骨,润泽毛发,它充斥全身,有如大自然里的雾露散漫到大地的每一角落一样。这句话既从物质上也从功能上对"气"作了描述。

1. 气的分类与生成

人体的气分布于不同的部位,有不同的来源与功能特点,大体可分为元气、宗气、营气、卫气等等。

(1)元气,又称"原气""真气"。它是人体各种气中最重要、最基本的一种气。元气由先天之精所化生,藏之于肾,它依赖后天水谷精微的滋养和补充,才能发挥作用。它通过三焦分布于全身,内而脏腑,外达腠理肌肤,无处不到。它主要的功能是激发推动人体各脏腑组织功能活动,是人体生命活动的原动力。元气充沛,则脏腑功能健旺,精力充沛,健康少病。

(2)宗气,是由肺吸入的清气与脾胃运化来的水谷之气结合而成,它聚于胸中。宗气是推动肺的呼吸和心血运行的动力,凡言语、声音、呼吸的强弱,肢体的寒温和活动能力,都与宗气有关。《灵枢·邪客篇》说:"宗气积于胸中,出于喉咙,以贯心脉,而行呼吸焉。"

（3）营气，主要由脾胃中的水谷精微所化生，是水谷之气中较富有营养的物质。营气分布于血脉之中，成为血液的组成部分而营运周身，发挥其营养作用。

（4）卫气，卫，护卫之意，亦称"卫阳"，活动力强且行动快速。卫气由水谷精气所化生。卫气的分布，不受脉管的约束，运行于脉外，外而皮肤肌肉，内而胸腹脏腑，遍及全身。其主要的功能是：护卫肌表，抗御外邪入侵，控制汗孔的开合，调节体温，温煦脏腑，润泽皮毛等。《灵枢·本藏篇》说："卫气者，所以温分肉，充皮肤，肥腠理，司开合者也。"

综上所述，分布在人体不同部位的气，其生成来源虽有不同，但总不外乎肾中的精气、水谷之气和自然界吸入的清气三个方面。肾中的精气来自父母，藏于肾中，为先天之精气；而水谷之气，由脾胃消化吸收食物而来之精气；自然界中的清气，经肺吸入体内。总之，气生成多少，与先天之精是否充足，饮食营养是否丰富，肺、脾、肾三脏功能是否正常，有着密切关系。

2.气的功能

气有多种多样的功能，它对人体有十分重要的作用，分布于不同部位的气，在功能特点上各有偏重。

（1）推动作用。人体的生长发育，各脏腑、经络的生理活动，血液的循环，津液的输布，都要依靠气的激发和推动。医家所说："气行血行""大气一转其气乃行"，意思是只要人体气机（真气）启动，脏腑、血液等等功能就能正常运行。

（2）防御作用。气能护卫肌表，防御外邪入侵，并能祛邪外出。气功锻炼中就有排除病气邪浊于体外，正是运用了"气"的防御作用。

（3）温煦作用。人体能维持正常体温，主要靠气的温煦作用的调节。如果气的温煦作用不足，就会出现畏寒、四肢不温等症。许多练功者练功后通身温暖，是阳气温运，充养肌肤，是得功的表现。

（4）固摄作用。表现在能控制血液，不使血液外溢于脉管之外；能控制汗液与尿液，使其有节制地排出；并能固摄精液，不使自遗。

气的"推动作用"与"固摄作用"，是双效作用。例如气对血液有推动运行的作用，又能统摄血的流行，使其得以正常循行。

（5）气化作用。气化有两个方面，一是精、气、血、津液之间的相互化生，二是脏腑的功能活动离不开气化作用，例如膀胱，是储藏尿液的器官，它能把尿液排出体外,主要是靠气化的作用,若气化无力,排尿也显无力不畅。正如《素问·灵兰秘典论》说:"膀胱者,州都之官,津液藏焉,气化则能出矣。"医家认为"精化为气,气化则精生",气功家们以为是炼精化气、炼气化神、炼神还虚,强调精、气、神三者的化生,依据是"气"的气化作用;假如真气不足,则气化不力,精、气、神就不可化生,练功亦不能进入高深境界。

3. 气的运行

人体的气,是一种活动力很强的精微物质,它不断地运行,流行全身,无处不到。不同的气,有它不同的运动形式,而"升降出入"是它们共有的基本形式,体现着生命的活动和脏腑功能及脏腑之间的协调关系。

练功人用意引气运行,意到气到。例如"大周天功""小周天功",引气运行有序,营养要穴而长功。一般以经络作为气的通道。要注意的是:真气不足者,应多收少放,保精养神为要。

(二)血

血是人体血管中流动的红色液体,它由脾胃水谷之精微所化生,由心所主持,储存于肝,统摄于脾,循行于脉中,对人体各脏腑组织器官具有濡养作用,是人体不可缺少的营养物质。

1. 血的生成

脾胃是气血生化之源,生成血液的物质基础主要是脾胃中的水谷精微营养和精髓。《内经》说:"中焦受气取汁变化而赤是谓血。"

2. 血的功能

血循行全身,内至五脏六腑,外达皮肉筋骨,对全身组织起营养、滋润作用。《素问·五脏生成论》说:"肝受血而能视,足受血而能步,掌受血而能握,指受血而能摄。"如果血虚不足,失去濡养,则可出现视力减退,眼睛干涩,关节活动不利,四肢麻木,皮肤干燥作痒等。练功人可选择养血的要穴"三阴交""血海"等作按摩、意守治疗。

血还是神志活动的物质基础,故有"神为气血之性"之说,气血充盈,才能神志清晰,精力充沛;如果心、肝血虚,常会有惊悸、失眠、多梦等神志不安的症状出现。练功人常会收心入静养性,可达到血脉和畅。

3. 血的循行

血液的正常循行，需要各内脏的协同作用，如心气推动血液在脉管内运行，需要通过肺气的作用，血液才能散布全身（肺朝百脉），并要依赖脾气的统摄（脾统血）和肝的调节、储藏（肝藏血），血液才能维持正常运行。其中任何一脏功能失调，都可导致血行失常之病变。

（三）精

精是构成人体的基本物质，是人身之根本。所以练功人常有保精、养精、固精之功法和节制房事之告诫。

1. 先天之精

先天之精禀受于父母，藏之于肾，是构成人体的原始物质。《灵枢·经脉篇》说"人始生，先成精"，故称"先天之精"。它具有生殖能力，故又称"生殖之精"。

2. 后天之精

后天之精来源于饮食水谷，经脾胃消化吸收后，变成水谷精微物质，进入人体血液中营养五脏六腑，维持人体的生长发育和生命活动，故称"脏腑之精""后天之精"。

先天之精与后天之精不是孤立存在，是相互依存、彼此促进的。出生前，先天之精为后天之精储备了物质基础；出生后，后天之精不断供养先天之精，使之不断补充。故有"先天生后天，后天养先天"的说法。

附：神

《内经》说："生之来谓之精，两精相搏谓之神。"相搏的两精应指先天和后天两精，这精便是神的基础。神是什么呢？神是人的思想意识活动，是精气在外的表现。神生成于生命之初，依赖于后天的滋养。《灵枢·平人绝谷篇》说："神者，水谷之精气也。"意思是人的思维活动要有营养精微为物质基础。

反映人的思想意识活动的神，与心关系密切。《素问·宣明五气论》说："心藏神。"《灵枢·本神篇》说："随神往来谓之魂，并精而出入者谓之魄……心之所忆谓之意，意之所存谓之志。"魂、魄、意、志，都是神的类属,神是人体思想意识的总称。五脏六腑的生理、病理活动的外在反映,也为神,就是人们说的"神气",观察神气可知脏腑盛衰,故有"得神者昌,失神者亡"之说。

(四)津液

津液是体内各种正常水液的总称,它包括唾液、胃液、肠液、关节腔内液、泪、涕、汗、尿等。

1. 津液的生成与输布

津液的生成是来源于饮食的水谷,通过脾胃的吸收而成。水液的代谢敷布要靠脾的转输,肺的宣降,三焦水道传送和肾的气化、升清降浊作用,故肾的作用最为重要。

津液的生成与输布是各脏腑协调配合的结果,尤以肺、脾、肾三脏为主,任何一脏病变,都将影响津液的生成、输布和排泄。

2. 津液的功能

津液主要功能是滋润、濡养作用。例如:散布于体表的津液能滋润皮毛肌肤;体内的津液能滋润脏腑;进入孔窍的津液(如泪、涕、唾液等)能滋润眼、鼻、口;关节的津液能滑利关节;渗入骨髓的津液能滋润和充养骨髓和脑髓。练功人舌抵上腭或舌搅海,能增加唾液分泌,唾液能提高人体免疫力和消化功能,治疗口干症,使血的生源旺盛。

3. 津液的分类

津液的性状有厚薄。清而稀薄者为"津",浊而稠厚者为"液"。津存在于气血之中,以利血的流行通利,主要分布于体表,如唾、泪、汗等。液,只是藏于骨节筋膜、颅腔之间,以滑利关节、滋养脑髓。"津"与"液"同源于水谷所化,通常不予严格区分,故合称"津液"。

气、血、精、津液在功能活动方面互相促进,又互相制约。只有脏腑功能正常,精气血津液才能充盛;精气血津液充盛,才能满足脏腑功能活动的消耗。它们互为所用,不可孤立看。

第二节　服药时间、丹丸制法及药引作用

一、服药时间

科学地掌握好服药时间，就能发挥药物的最大疗效，减少药物的毒副作用。患者可对照下述时间服药，自可受益。

清晨空腹服药：多为滋补类药物，如人参、蜂乳等，以利身体迅速吸收和充分利用。

两餐之间服药：多为驱虫药，如驱蛔灵等。在两餐之间，半空腹时服药，便于药物迅速进入肠道内发挥作用，又不至于刺激胃肠道而引起恶心呕吐，防止因空腹服药，肠道吸收快而导致中毒。

早晨7时左右服药：多为抗结核类药（如雷米封）和糖皮质激素（强的松）等西药，可提高疗效，减少副作用。

饭前片刻服药：多为助消化药，如多酶片、胃蛋白酶等，饭前片刻服能及时发挥助消化作用。

饭前30~60分钟服药：多为健胃药、收敛药、肠道消炎药、止痛药，如西咪替丁、胃仙U、健胃片等，饭前服能提高药效。

中成丸药也宜在饭前服，能较快通过胃肠，不被食物所阻。

饭后15~30分钟服药：有刺激性药物如阿司匹林、保泰松、索密痛等均应饭后服；四环素和抗生素药，饭后服可提高药效；中药也讲治上病应饭后服。

定时服药：指每隔一定时间服药。多为吸收快、排泄快的抗菌消炎药，如先锋霉素、红霉素等。

睡前15~30分钟服药：多为催眠药和泻药，如安定、鲁米那、朱砂安神丸等，服后半小时后见效；泻药酚酞、双醋酚酊等服后8~10小时见效，次日凌晨可排便。中药效果也相似。

必要时服药：多为解痉止痛药，如胃痛、心绞痛、头痛时服用去痛片等。

另有阴阳五行、时辰脏腑运行对照服药，另当别论，不在上述内容中。

二、中药丹、丸的制作方法

中药制丸药,分为大丸、小丸。大丸亦称"丹药""丹丸",每粒重10克左右;小丸每粒似梧桐籽大小,便于吞服,称"丸药"。

为了制作方便,有利粘合,可加入枣泥或山药粉,或蜂蜜。所以制作分"水丸""蜜丸"两种。蜜丸口感好,有利服用;水丸有利消化吸收,但对于老人、儿童口感差,难服。所以现在多用空胶囊装药粉后服,每粒装原药0.3~0.35克,所以要求药粉要细,必须过120目筛子才可用。由于装药少,服粒要多,少了,药力不够。所以个人制药丸,保健药可以装胶囊,凡要治病的药,只能做药丸或丹丸。

1. 水丸做法

将原药烘干(本来干的,可不烘),研磨成粉末,有条件的过120目筛子,然后用瓷盆或砂锅装药粉,倒入适量沸水或温开水,拌和药粉,像和面粉一样,然后揉成条状(按丸药大小揉成粗细的条),再切成小粒,滚圆即成,装玻璃瓶保鲜。

2. 蜜丸做法

将原药烘干(或晒干),研磨成粉末,有条件的过120目筛子,待用;将蜂蜜倒入砂锅,文火煎一会,用一根筷子提蜂蜜时不成串,而像珠子滴下,即可停火;倒入药粉拌和,揉制成丸或丹,装瓶保鲜。

若蜂蜜用少了,太干了,可加入温开水揉拌。蜂蜜少,药丸容易变干,甜度差。

一般药与蜂蜜的比例为1:2,即500克中药1000克蜂蜜,至少是750克蜂蜜。

服用量:每次服5~6克,每日服2~3次。连服3个月为1个疗程。这是治病用量,不是保健量。保健量是每次服3~5克,每日服1~2次,3个月为1个疗程。

三、药引的作用

临床上,医生常用药引来补充药物疗效,中成药尤为重要。分述如下:

1. 生姜:可提高散风寒、暖肠胃、止呕逆的作用。用量约9~15克。常用于治疗风寒外感、胃寒呕吐、腹泻、腹痛等症。煎汤服。

2. 芦根(鲜者为佳):可提高清热、生津、止渴、止呕的作用。用量为10~15

克，煎汤服。用于治疗外感风热或痘疹初起等。

3. 白糖开水：驱虫药，用白糖开水送服，可提高药效。治疗肺燥、肺虚、肠燥便秘等疾病，用蜂蜜水送药，均可提高药效。

4. 脂油性食物：服用维生素A、维生素E等，食用了油脂食物后服药，更利于维生素E等的吸收利用。

5. 盐：能引药入肾。故补肾药物，如大补阴丸、六味地黄丸等，常宜淡盐水送服。用量为1~2克，加水半杯溶化即可。

6. 米汤：能保护胃气。治疗肠胃病的苦寒性药物，宜用小米汤送服。

7. 红糖：有散寒活血补益的作用。治妇科血寒血虚诸证的药，可用红糖水送服，每次用量为50克。

8. 藕汁：能清热止血。取法：将鲜藕洗净、切碎，加点凉开水，捣烂鲜藕，用纱布挤压取汁。每次用半杯（约100毫升）送服即可。

9. 葱白：有通阳散寒助发汗的作用。治外感风寒，用葱白2~3茎，切碎水煎取汁送服。

10. 黄酒或白酒：酒性辛热，通行经络，发散风寒。治风寒湿痹，腰腿肩臂疼痛，血寒经闭，产后诸疾，跌打损伤和疮痛初起，寒疝等。用中成药时，可用温酒送服，黄酒用量25~50毫升，白酒酌减，也可根据各人情况增减，不醉为宜。

11. 其他：润肠通便、润肺止咳，可用蜂蜜；补脾和胃用红枣；清热利尿用竹茹、灯心草等。都有助发挥药物的最佳疗效。

第三节　中草药的故事

一、"地龙"的传说

据《民族医药报》2004年1月9日报道：传说，宋太祖赵匡胤登基不久，患了"蛇缠腰"（即带状疱疹），原来的哮喘病也复发了。宫廷的太医们绞尽了脑汁，却无回春之力。赵匡胤一怒之下，把宫廷太医都关进了天牢。有一位医官想起洛阳有一个擅长治疗皮肤病的药铺掌柜，号称"活洞宾"，就向皇上奏明。

于是"活洞宾"奉召来到皇宫为赵匡胤治病。见皇上环腰布满了豆粒大的水泡，像一串串珍珠。赵匡胤问道："朕的病怎么样？""活洞宾"答道："皇上不必忧愁，小民有好药，涂上几天就会好的。"赵匡胤道："许多名医都没有办法，你怎敢说大话？""活洞宾"道："倘若不能治好皇上病，小民情愿被杀头；若治好了，望皇上答应我一件事。"赵匡胤问："什么事？""活洞宾"道："请皇上释放被监禁的医官。"赵匡胤道："待朕的病治好了，就答应你的要求。"

"活洞宾"离开病床到外室，打开药箱药罐，取出几条活蚯蚓分别放在两只小碗里，都撒上蜂蜜，不久，蚯蚓都溶化为液体。"活洞宾"取一碗药汁，用棉花蘸药液涂在皇上患处，皇上立刻感到身体清凉舒适；"活洞宾"取另一碗药汁请皇上服下，皇上惊问："这是何药？ 既可外用，又能内服？""活洞宾"怕说实话反让皇上疑心而不愿意服用，便随机应变道："皇上是神龙下凡，民间俗药怎能奏效?! 此药名曰'地龙'，龙补龙自有效。"赵匡胤听了非常高兴，就把药汁服了下去。两天后，赵匡胤的疱疹和哮喘都好了。

从此，"地龙"的名声和功效就广泛流传了。

二、枸杞的故事

北宋时代，王怀隐在《太平圣惠方》中记载的故事说：一个使者赴银川公干，途中见一位乌发红颜的少妇，握竿追打一位八九十岁的老翁。使者心中不平，上前责问少妇："你为什么打老人？"少妇答道："他是我的曾孙。"使者大为惊奇，连忙追问究竟。原来这个曾孙不遵循祖传养生之道，不肯服用祖传秘方养身，以致八九十岁就步履艰难，形同老人，所以曾祖母来惩罚他。这位曾祖母看似少女，但是实际上她已在人间度过三百七十二个春秋了。

故事说曾孙不肯服用的祖传秘方即是枸杞。说："春天采叶，名叫天精草；夏天采花，名叫长生草；秋天采子，名叫枸杞子；冬天采根，名叫地骨皮。"人按四季服用枸杞的不同部位，能够与天同寿，享有仙龄。

现代药理研究发现：枸杞有极强的免疫调节作用，能抗肿瘤、抗衰老、降血糖、降血脂、降血压，并有效纠正贫血，有保肺、保肝、保护肾脏的作用。

古文献记载说"枸杞道地者产甘州"。甘州即为现在的宁夏中宁县。中宁县位于黄河与清水河交汇处,地势高寒。日照长,温差大,湿度低,加上当地富含微量元素的土壤,故当地产的枸杞,含糖和各种营养成分更具特色。

三、老鹳草的故事

老鹳,是鸟名,它羽毛灰白色,嘴长而直。一般住在江湖池沼近旁,捕食鱼虾等为生。

怎会用老鹳来命名中草药呢?这里有个故事。相传,在隋唐时期,我国著名医药家孙思邈云游在四川峨眉山上的真人洞,在洞中炼丹制药,为患者治病解疑。由于四川属盆地气候,湿度很大,上山求医的患者中有许多风湿病患者,孙思邈却束手无策。这天,孙思邈带着徒儿上山采药,忽然发现一只灰色老鹳鸟在山崖上不停地啄食一种无名小草。许久之后,才拖着沉笨的躯体缓慢地飞走了。过了几天,孙思邈又见到这只老鹳在啄食这种小草,随后飞走了。奇怪的是,老鹳已无病态,飞得轻巧雄健有力。孙思邈对身边的徒儿说:老鹳鸟常年在水中寻食鱼虾,极易染上风湿病痛,老鹳鸟能食此草,说明此草无毒,能治疗风湿病,我们也把这草采回去试用。

风湿病患者用水煎此草服汁,连服几天之后,奇迹发生了,原来双腿红肿的关节,都肿消痛止,可以行走自如了。

喜讯传开,慕名前来求治者络绎不绝,治愈的人也越来越多,大家请孙思邈为小草起个名,孙思邈说:这药草是老鹳鸟认识的,就叫它"老鹳草"吧!

现代植物为牻牛儿苗科一年生草本植物牻牛儿苗,或为多年生草本植物老鹳草,除去残根的全草入药。性味苦辛、平,功能祛风、活血通络。治风湿疼痛,肢体麻木,关节酸痛,痈疽,跌打,肠炎,痢疾。据《滇南本草》载,老鹳草可祛诸风,治皮肤发痒,通行十二经,治筋骨疼痛、痰火痿软、手足筋挛麻木等。用法与用量为:水煎内服6~15克干品,或浸酒或熬膏。在民间,运用老鹳草治疗风湿病,由于疗效显著而流传至今,经久不衰。

四、乌鸡白凤汤（丸）的故事

处方

组成：乌鸡1只，鹿角胶30克，鳖甲25克，牡蛎25克，桑螵蛸12克，天冬30克，人参30克，黄芪15克，当归9克，白芍9克，香附（醋制）12克，甘草6克，生地10克，熟地9克，川芎6克，银柴胡6克，丹参9克，山药30克，芡实25克，鹿角霜12克。

用法：将乌骨鸡去毛、去内脏，把上药洗净，用纱布包扎，共入砂锅，加入骨头汤、料酒、盐、姜葱、香菇，上火炖熟透。吃鸡饮汤。

功效：补气养血，调经止带。治气血两虚，身体瘦弱，腰膝酸软，月经不调，崩漏带下等危重疾病。同时也治疗男性血小板减少性紫癜，再生障碍性贫血，气血不足所致的神经性耳鸣、阴虚盗汗及阳痿。

有人用乌鸡白凤丸治疗肾炎50例，30天1个疗程，治愈32例，好转10例，无效8例；治慢性肝炎158例，有效率71.5%；治脑中风后痴呆，有效率80%；治胃下垂37例，有效33例，无效4例；治原发性血小板减少性紫癜22例，有效18例，无效4例；治荨麻疹38例，治愈35例，好转3例；治更年期综合征，也有满意效果；治前列腺增生，一般都治愈；治秃发43例，治愈18例，显效24例，好转1例，有效率100%。

在我尚小的时候，我经常要求我师父（长生和尚）讲故事，师父也确实给我讲了许多故事，有关中医药方面的故事，我将尽可能地介绍给大家，以增加趣味性。

一天，师父给一位昏晕血崩、不省人事的病危妇女看完病后，对我说，她服了我开的"固本止崩汤"后，病会好转。若是能吃几次"九户鸡汤"，身体复原更有把握啦。我说：那就叫她吃。师父说：我现在是和尚，怎么好叫人杀生呢?! 我说：我对他们说去。

事后，我问师父："乌鸡白凤汤"原来为啥叫"九户鸡汤"？师父说："传说在三国时期，有位著名的医生叫华佗，当时他在徐州游学行医，哪知他母亲却在家得了重病，再不及时治疗，已危在旦夕。无奈之下，他堂兄用小车把他母亲推到徐州，叫华佗诊治。华佗为母诊脉，见脉沉迟无力，立即用人参汤救治，方见病情有所好转，但不久，病又加重，华佗知道母亲的病已无药可治，便对母亲说："母亲，您老人家抱病前来看望孩儿，孩儿未能尽孝，心中非常难过。"母亲有气无力地回答说："我知道自己不行了，叶落归根，我死也要死在家里，我先回去吧。"

华佗含泪送母亲走后，马上着手把尚未治愈的病人安排妥当，立即赶回家中，当他到家时却见母亲已转危为安，精神很好地坐在客厅与人说话呢！华佗十分惊喜，不由疑惑地问堂兄："我母亲的病，是吃什么东西好啦？"堂兄想了一会儿说："在回来的那天晚上，我们借住在一个小村里，婶娘想喝鸡汤，全村只有九户人家，喂的都是黑骨鸡，全舍不得卖。只有一家喂了一只乌骨公鸡，商量了半天，才把这只公鸡买来，我把带来的人参和鸡熬成汤给她老人家喝了一碗，她感觉很舒服，回到家，老人家感觉病好多了。"华佗又问："你买的鸡是什么样的？"堂兄说："白毛、凤头，皮、肉、骨都是黑的。"

华佗听罢，便到集市上买回一只白毛黑皮的凤头鸡，按原法煮给母亲喝，母亲吃了以后病情逐渐好转。后来，华佗又用此法，治好了其他许多患同样疾病的病人。

华佗把此鸡汤命名为"九户鸡汤"，就是现在的"乌鸡白凤汤"，或叫"乌鸡白凤丸"。

五、蕲蛇酒

在《本草纲目》中有这样的记述：白花蛇释名蕲蛇、褰鼻蛇。诸蛇鼻向下，独此蛇鼻向上（故而民间称"独角蕲蛇"），背有方胜花纹，以此得名。其性味甘、咸、温，有毒。通治诸风。世传白花蛇酒治诸风无新久，治手足缓弱，口眼歪斜，语言蹇涩，或筋脉挛急，肌肉顽痹，皮肤瘙痒，骨节疼痛或生恶疮、疥癞等疾。

处方一

组成：白花蛇1条，炒全蝎、当归、羌活、防风各3克，独活、白芷、天麻、赤芍、甘草、升麻各15克。

用法：上药捣碎，装纱布或绢袋，好酒（60° 白酒）浸泡，或隔水蒸熟，置阴地，

7天出火毒。每次温饮数杯，每日3次。

又说：蝮蛇，释名反鼻蛇，毒最烈。性味甘、温，有毒。酿作酒，疗癞疾（即麻风）诸瘘、心腹痛，下结气，除蛊毒。又说治疗大风，诸恶风，恶疮瘰疬，皮肤顽痹，半身枯死，手足脏腑间重疾。

《中药大辞典》亦有记述：白花蛇，又名褰鼻蛇，蕲蛇……性味甘咸温，有毒。功效：祛风湿，透筋骨，定惊搐。治疗风湿瘫痪，骨节疼痛，麻风病，疥癞，小儿惊风搐搦，破伤风，杨梅疮，瘰疬恶疮。

又说：蝮蛇，异名反鼻蛇，性味甘、温，有毒。祛风、攻毒。治疗癞疾（即麻风）、皮肤顽痹、瘰疬、痔疾。

临床报道：治疗麻风及麻风反应，试用蝮蛇酒治疗各型麻风病均有一定效果，尤以合并矾类药治疗疗效更佳。据47例治疗6个月的观察，用药后精神、体重及食欲都有改善，皮肤反应消退或有进步，知觉恢复或好转，溃疡缩小，性功能改进；在病理改变上，炎症细胞浸润减少，细菌检查消失或减少。另有10例晚期瘤型麻风患者单用蝮蛇酒治疗，结果显效3例，有效5例，无效2例。有效病例在用药后1~2周开始皮肤结节、斑纹软化、吸收、消退，恢复知觉，细胞浸润及细菌检查亦减少。

处方二

组成：6~7年活蝮蛇一条，60° 高粱烧酒1000毫升，人参15克。

用法：将活蝮蛇放入60° 高粱烧酒中醉死，加入人参15克，加盖密封，放置阴冷处，浸泡3个月后取酒饮服，每次5~10毫升，每日1~2次。

《中药大辞典》各家论述说，《本草纲目》："白花蛇，能透骨搜风，截惊定搐，为风痹、惊搐、癫癣恶疮要药。取其内走脏腑、外彻皮肤、无处不到也。凡服蛇酒药，切忌见风。"《本草经疏》："风者百病之长，善行而数变。蛇性走窜，亦善行而无处不到，……无不借其力以获瘥。"《本经》："著其功能，信非虚矣。"《本经逢原》说："已服大风子仁，服蕲蛇酒无效。"

六、半缸白酒的故事

在很久以前,杭城望江门内的望仙桥头,有两家中药店,陈医师(过去叫郎中先生)开的药店坐北朝南,对面张医师开的药店坐南朝北,两家药店面对面。城里城外来看病的多数去陈医师药店请陈医师看病,因为药到病除,陈医师名声大振,老百姓多说陈医师医术高超。

对面的张医师药店,医术也很高超,可就是看病的人很少,生活过得亦清苦些,张医师老婆每天买的菜,是素多荤少;陈医师老婆每天买菜总是荤多素少,而且每天必定要买羊肾子。陈医师老婆解说道:"老百姓常说:'只顾羊肾子,不顾羊性命',说的就是羊肾子好吃,我家陈医师就是喜欢每天吃羊肾子。"张医师老婆自然把这些话说给张医师听,还说:"我就没钱买给你吃。"张医师说:"不要羡慕人家,人家是有病,才每天吃羊肾子。"张医师老婆忙问:"什么病?"张医师说:"不要问,不许到外面去说。"张医师又自语道:"他的病,以后非我不治。"张医师老婆听后吃惊不小。

自此之后,张医师老婆总在观察陈医师的面容变化。看到的变化常向张医师念叨:"前几天陈医师是胖胖脸儿油光满面,这几天变得油光面黄,气色极差,好像有气无力啦。"几天后,张医师药店来看病的人多起来,说:"陈医师病倒啦,请城里名医给他看病,吃药亦无好转,看样子没救啦!"张医师说:"医生能给别人治病,就是治不了自己的病,这是很正常的事。"众人感慨地说道:"真是可惜啦!"张医师老婆想起不久前张医师说过"他的病,以后非我不治",所以张医师老婆对众人说道:"我家张医师就能治他的病,他们不来请……"张医师起手阻止他老婆再说下去。众人把这话传到对面陈家,陈医师有气无力地说:"只要他能治好我的病,我的家产一半相赠。"于是叫他老婆快去请张医师。很快张医师来到陈家陈医师床头,三指搭脉后说:"大家放心,陈医师的病能很快治愈。"之后通知其家人:备大水缸一只,装满半缸好白酒,最好是糟烧,房间生火炉一只以保温,叫人把陈医师外衣脱掉,抬起坐泡在酒缸内,每天换酒一次。给他每天只吃绿豆粥、绿豆汤,不加糖,以排体内毒素。每天换白酒时,见酒面浮油、酒色变黄,第三天换酒,见酒内油腻减少,色已浅白,陈医师已自觉神清气爽,浮肿的面容已消退,面色由黄转白再转红色,浮肿的身体已觉轻松自如,作为医生的陈医师,亦惊呼:"我病好啦!谢谢张医师!"张医师按脉后说道:"是好啦。可以出酒缸,洗个热水澡,换身衣服,再保养几天,又可以给别人看病啦。我也可以回家休息啦。"第二天陈家摆下酒宴,专请张医师夫妇,并拿出一楼房产的产权证书和现金赠送给张医师,以报救命之恩。张医师坚决拒收,说道:"我们同为医生,治病救人是医生的本分职责,收人重礼,有失医生的道德准则,千万不可为。"陈医师一家万分感激,请杭城书法家写一块金字牌匾,挂到张医师药店正堂:

　　张医师医术高超救我性命

　　道德高尚不收房产和礼金

　　感恩人:陈医师

七、华佗急救脱阳法

概要:①其病因为大吐大泻后,四肢逆冷,元气不接,不省人事之脱阳;②伤寒新愈,误与女人性交,小腹紧痛,外肾搐缩,面黑气喘,出冷汗,急送医院不能救者。

华佗治疗方法:

处方

组成:葱白一把。

用法:炒熟后,熨敷脐下;葱白连须3~7根,捣细,用黄酒2500毫升,煎至1000毫升,分3次灌服。

功效:救人不死。

第二章　养生与长寿

一、防治"过劳死亡"

概要："过劳死"即过度劳累，体能不支而死亡，亦就是人们常说的"累死啦"。当您感到体能超支时，即感到"太累啦"，服用下方，即可缓解疲劳，预防死亡的发生。

处方

组成：党参30克，白术12克，茯苓12克，熟地10克，白芍12克，当归12克，川芎6克，黄芪18克，桂圆肉25克，木香6克，酸枣仁10克，柏子仁10克，五味子6克，丹参12克，远志6克，元参10克，山楂15克，神曲12克。

用法：发病时，水煎服，每日1剂。善后或预防时，上药研细末，每次服6克，每日服2次，开水送服。

功效：连服3个月得到康复。

二、体弱虚损，经常感冒

概要：症见体虚乏力，精神萎靡，睡眠不佳，脾胃失调，食欲不振，抵抗力低下，经常感冒，系免疫功能低下所致，投扶正汤治疗。

处方　扶正汤

组成：党参20克，女贞子12克，黄芪30克，茯苓12克，童子鸡1只（男用母鸡，女用公鸡）。

用法：洗净童子鸡，去内脏，放入上药，加点白糖、黄酒、食盐，加水适量，上锅蒸透，分多次吃鸡，饮汤。

加减：瘀血、咽痛加桃仁10克，金银花10克；便秘加大黄10克（后下）。

功效：治疗免疫功能低下，补益诸虚。连服2剂，不再经常感冒。

三、神疲健忘、失眠多梦

处方　养心益寿丹

组成：当归25克，茯苓25克，远志10克，丹参20克，牡丹皮20克，柏子仁20克，白芍20克，枳壳20克，生地20克，酸枣仁20克，栀子15克，黄芩15克，陈皮15克，川椒10克，白术10克。

用法：水煎服，每日1剂。见效后，1剂药服2天，或上药研粉制丸药，每服10克，每日服2次，以巩固疗效。

功效：宁心定志，养心安神。治疗劳欲过度，精神不安，失眠健忘，夜寐多梦。

四、关注"亚健康"人群

2003年1月31日《民族医药报》报道：在某房地产公司工作的高级主管王先生，平时精力充沛，工作从不知累，有人提醒他要注意休息，他却自信地说："我这身体，每日工作20个小时都没有问题！"但是时隔不久，他却慢慢感到不能自控，总觉头晕、乏力，睡不好觉，记忆力减退。他去医院就诊，医生为他做了详细检查，没有发现任何疾病，医生的检查结论是：患"亚健康"症。

（一）亚健康是人体的"第三状态"

世界卫生组织把人的生理状态分为三种："第一状态"为健康人；"第二状态"为患疾病的人；"第三状态"为健康与患疾病之间的人，即为"亚健康"人群。

"亚健康"的内容非常广泛，最明显的有7个方面：

（1）心血管症状：经常感到心慌、气短、胸闷、憋气。

（2）消化系统症状：吃饭没胃口，有时又觉得饿。

（3）骨关节症状：经常腰酸背疼，或者浑身不舒服。

（4）神经系统症状：经常头疼，记忆力差，全身无力，容易疲劳。

（5）精神心理症状：莫名其妙地会心烦意乱，容易生气，容易紧张和恐惧。

（6）失眠症状：入睡困难，常做噩梦，凌晨易早醒。

（7）泌尿生殖系统症状：性功能低下，或性欲减退，尿频，尿急。

以上"亚健康"特征可以间断出现，也可以持续出现，只要通过科学的调理，是可以消失的，恢复到健康状态的。

（二）"亚健康"产生于精神压力

社会竞争激烈，生活节奏加快，人们面对的压力也就越来越大，这是产生"亚健康"的主要诱发因素。有关专家分析说，压力主要表现在三个方面：

（1）学习的压力。孩子们在家长"望子成龙""望女成凤"的压力下，在校内校外有上不完的课，做不完的作业。总怕考不到高分，考不上好的学校而精神紧张。成年人面对飞速发展的社会，突飞猛进的信息化时代，生怕自己落后于形势，越来越感到学习的压力。

（2）工作的压力。由于各行业竞争的加剧，求职难，下岗失业屡见不鲜。今天的"稳定"职业，说不定明天已为他人取代，所以工作着的人也是压力重重，下岗失业的人更不用说了。

（3）生活方面的压力。人们面对住房紧张，环境污染，交通拥挤，抚养孩子，照顾父母，医疗费用之高等诸多难题、压力；生活节奏快，变化多，给人的恋爱、婚姻、家庭带来许多不确定因素，使人们受挫的机会增加；由于种种利益的冲突，人际关系变得越来越复杂，情感交流越来越少，有时遭遇困难或挫折，也难找宣泄之地。

上述因素作用于人，久而久之，人的心理状态必然会出偏，行为亦容易异常。在医学上讲，就是人的"亚健康"状态。

（三）如何走出"亚健康"状态

作为一个医生，应首选中药调理，但是对于"亚健康"患者光用中药调理还是不够，还必须从"心理""生活"两个方面结合调治，才可以达到事半功倍的功效,让患者早日走出"亚健康"状态。

1. 中药调治抗衰培元,处方用生脉散加味治疗

处方:麦冬36克,人参36克(夏天用高丽白参,冬天用高丽别直参),五味子21克,紫河车1个,玉竹21克。

用法:将上药共研细粉,装瓶备用,或装胶囊服,每日早晚空腹各服3克,淡盐汤送服。

功效:补心清肺,轻身祛烦,生津止渴,大补元气,滋培根本。治疗久咳虚劳,金水枯竭,痨伤骨蒸,疗诸虚且益寿。

2. 心理与生活方面的调理:专家们说,科学调理要做到"五要"

要让"心"放松。心理健康是精力充沛、事业有成者必须具有的主要标志之一。人的一生,难免会有这样或那样的痛苦和烦恼,你要应付各种挑战,就必须通过心理调节来维持心态平衡,才不至于陷入"亚健康"而不能自拔。

要适时健身怡神。每天抽出一段时间静坐,完全放松全身的神经和肌肉,去掉一切烦恼和杂念,将意识守于小腹丹田穴。久久习练,可调节心脏器官和集中精力的本能,这是应付世事不可缺少的。

要合理膳食。处于"亚健康"的人,要保证营养均衡,糖、蛋白质、脂肪类、矿物质、维生素等都不可缺少。从事文学工作,经常操作电脑者,由于眼肌疲劳,应多吃含维生素A的食物,如鱼肉、猪肝、韭菜等。坐办公室的人,日晒少,容易缺少维生素D,应多吃海鱼、鸡肝等。承受巨大心理压力的人,大量消耗维生素C,应多吃蔬菜、水果来补充。

要了解自己的生理周期。人在一天中,心理状态和精力有不同的高峰和低潮时段,注意生理变化,可安排好一天的工作和活动,确保精神愉快,增强自信心。

要适量补钙。每天吃点牛奶、乳制品、鱼干、骨头汤等多含钙质的食物,这些食物对人具有镇静作用,可防止破坏行为的出现,有利于走出"亚健康"。

五、进补先垫底，防止虚不受补

处方一

组成：山药15克，陈皮10克，茯苓10克。

用法：加水300毫升，煮沸10~15分钟取汁，药渣再加水200毫升煎取汁液，然后再加水150毫升煎汁，3次药液混合代茶饮，每日1剂。

功效：饮15~30天，食欲增强后，才可以进补。

说明：本方适用于脾胃虚弱、食欲不振的人。

处方二

组成：山楂10克，陈皮10克，木香5克。

用法：加水煎沸10~15分钟后取汁，煎3次的汁液混合后代茶饮，每日1剂。

功效：饮15~30天，消化功能增强后，脾胃健运，才可以进补。

说明：本方适用于经常腹胀、消化不良的人。

六、却老还童酒

概要：凡属于精血不足所致之面容不华者，可用本方养颜。

处方

组成：甘菊花60克，麦冬60克，枸杞子60克，白术60克，石菖蒲60克，远志60克，熟地60克，白茯苓70克，人参30克，肉桂25克，何首乌50克，黄精50克，牛膝30克。

用法：将上药捣细，纱布包扎，用2000毫升白酒浸泡，7天后可饮药酒。每天饭前温饮1小杯，约30~50毫升，每日饮服2次。

功效：此药酒可充精髓，泽肌肤，治疗精血不足导致容颜不华之证，故被人称为"却老还童酒"。

七、虚劳久咳体衰

处方　生脉散加味

组成:麦冬36克,人参36克,五味子21克,紫河车1只。

用法:将上药研细末,装胶囊或散服,早晚空腹服3克,淡盐汤送服。

功效:补心清肺,轻身祛烦,生津止渴,大补元气,滋培根本。治疗久咳虚劳,金水枯竭,痨伤骨蒸,疗诸虚而延年益寿。

八、劳倦气衰

处方

组成:炒黄芪5克,党参12克,炒白术6克,陈皮6克,麦冬6克,五味子10克,熟附子3克,甘草3克,生姜3片,大枣3枚。

用法:水煎,饭前服,每日1剂。

功效:连服3剂,劳倦解除,气胜神足。再服巩固疗效。

九、安神抗衰酒,治未老先衰

处方

组成:桑葚50克,生地20克,肉苁蓉15克,合欢花15克,黄芪25克,仙灵脾10克,何首乌15克,怀牛膝25克,金樱子10克,覆盆子10克。

用法:白酒1500毫升,白糖或冰糖适量,浸泡上药2周后,饭前饮服10~30毫升,每日饮1~2次。

加减:头昏眼花、血压偏高加野菊花15克,枸杞子15克;中老年妇女减肉苁蓉5克,加覆盆子为15克。

功效:补肾养肝,安神抗衰。治疗未老先衰,容易疲劳,心烦失眠,视物昏花,便秘口干,腰膝酸痛,手足不温,容易感冒,脱发,夜尿多,尿滴不尽。

十、固本（补肾）养心酒

处方

组成：生晒参15克，何首乌20克，熟地20克，龟板20克，川芎10克，石菖蒲10克。

加减：失眠加炒酸枣仁12克，元胡12克；神疲懒动加肉桂5~10克，仙灵脾10克；心悸胸闷痛加三七5~10克，红花5~10克。

功效：补肾养心开窍。治神疲耳鸣失眠，脑动脉硬化。

十一、男女肾虚失眠多梦

处方

组成：党参12克，肉苁蓉15克，熟地15克，淫羊藿15克，枸杞子15克，沙苑子15克，丁香5克，沉香3克（后下），荔枝核12克，远志10克，玉竹15克。

用法：水煎服，每日1剂。

功效：治失眠多梦，腰膝酸软，神疲倦怠，头昏耳鸣，食欲不振，性欲减退。

十二、古代深山修炼人的强身方

处方一

组成：松叶、柏叶各若干。

用法：两叶阴干，研末，加蜂蜜炼成小丸，日服1~2次，每次服食81丸，白开水送服，或山泉水送服。服药时间为日出前，手持药丸81粒，面东而拜，默念咒词："神仙真药，体合自然，服药入腹，天地同年。"拜后服药丸81粒。

加减：需要增长肌肉者加大麻仁若干，黑芝麻若干；需要强健心力者加茯苓若干，人参若干。

功效：益元气，除百病，滋五脏六腑，清明耳目，强健不衰，延年益寿，功效如神。《本草纲目》中说：服此药一年，增寿十年；服食二年，增寿二十年。

注意：忌肉类、五辛。

处方二

组成：松叶1000克，柏叶500克，远志（去心）1000克，白茯苓（去皮）500克，仙灵脾10克（另包，煎用）。

用法：将前4味研粉末，加蜜炼成丸。每次服6克，每日服2~3次，用仙灵脾煎汤送服药丸。

功效：久服无病不饥，精力充沛。

按语：修炼人多在深山采药，无污染。现代人可以到中药店买药材，如果中药店没有松叶，只能自己到山里去采。公园、路边的松柏受到污染的都不可采用。都应在正规医院、正规中药店配药，不主张患者自己采药，一怕采错药，二怕采了受污染的药材。

附：松树叶、柏树叶解读

松树叶：味苦涩，性温，入心脾二经。

功效：祛风、燥湿、杀虫、止痒；生毛发、安五脏；治风湿、痿痹、跌打损伤、失眠、浮肿、湿疮、疥癣，并防治流脑、流感、钩虫病、神经衰弱。煎用干品为15克。

例如：脚弱十二风痹，不能行走，治疗可将松叶切碎，浸酒后饮服，有效。腰痛可用松叶50克（干品），冰糖适量，水煎取汁加冰糖调味饮服，有效。中风口偏、舌不能转，用松叶500克，酒煎饮服，汗出痊愈。

柏树叶：味苦涩，性寒，无毒，入心、肝、大肠经。

侧柏叶：苦、涩、微寒。

功效：凉血、止血、生发、黑发。治吐血、血痢、痔疮、烫伤、咳血、血热脱发、须发早白、心气痛、筋缩症。煎用干品为12克。

十三、寒冬腊月话"足浴"

天寒地冻手脚冷，洗脚入睡全身舒。民间歌谣："春天洗脚，升阳固脱；夏天洗脚，湿邪乃除；秋天洗脚，肺脏润育；冬天洗脚，丹田温灼。"

冬天地面凉，脚离心脏远，血流缓慢，双脚受寒，脚下寒气反射，引起上呼吸道和腹腔温度下降,使人体抵抗力减弱,造成呼吸道感染,胃功能下降。若能坚持每天洗脚,可温逸保健。《琐碎录》说:"脚是人之底,一夜一次洗。"古人陆游关于睡前洗脚的诗:"老人不复事农桑,点数鸡豚亦未忘。洗脚上床真一快,雅兴渐长解烧汤。"意思是说热水洗脚后,睡觉特别痛快舒服。

中医经络学说告诉人们,人体五脏六腑,在脚上都有相应穴位。现代医学认为,热水洗脚可刺激脚上丰富的神经末梢,反射到大脑皮层,促进全身血液循环,调节人体组织器官功能,加强新陈代谢,提高免疫功能,起到强身健体作用。

足浴后,搽干双脚,再用双手交替拍打和按摩足心涌泉穴,小腿三阴交、足三里等穴位,每次揉搓50次,可增强"足浴"效果。

作为一个中医医生,必然要提到中药泡足洗脚的功效,达到中医"上病下治"的疗效。下面介绍一个保健"足浴"方:

处方

组成:生姜1小块(切片),花椒10粒,小茴香10克,食盐、米醋少许。

用法:加水煮沸,温度适中时,烫洗双脚。每日1次,每次约20分钟。长期坚持,必获奇效。

功效:温经散寒,活血通络,祛风除湿,杀虫止痒,升提阳气,强筋健骨。治疗冬天肢冷畏寒,风湿疼痛,足部抽筋。年老体弱者更适宜。

注意:也可以药量加数倍,纱布包扎,水煎后取药液用,保存药包,第2天晚上再煎洗。洗后上床保温,加拍打揉脚底。第3天再煎用,直至见色味已很少时换新药。

十四、美容养颜

处方一

组成:鲜熟西红柿1个。

用法:将西红柿捣烂取汁,加白糖少许,拌匀装瓶,每天用它涂面。

功效:使面部皮肤光滑细腻,容颜美丽,不见衰老,效果极佳。

处方二

组成：银耳15克，枸杞子25克。

用法：2味入锅，加水适量，文火煎浓，加蜂蜜适量，再煎5分钟即可，1天服完，隔日服用1剂。

功效：滋阴补肾，益气和血，润滑肌肤。

处方三

组成：核桃仁30克，黑芝麻20克。

用法：2味研末，加牛奶、豆浆各200克，调匀煮沸，加白糖调味，分早、晚服，每日1剂。

功效：补益虚损，生津润肺，润肤消斑。

处方四

组成：西红柿（去皮籽）、黄瓜（洗净）、鲜玫瑰花、柠檬汁、蜂蜜各适量。

用法：共研碎过滤，加入柠檬汁、蜂蜜适量，每日随意饮服。

功效：促使皮肤细腻白嫩。

处方五

组成：新黄豆250克。

用法：用米醋（即9℃醋）泡豆（豆无生味即可），每日嚼服醋豆10~20粒。

功效：久服使皮肤柔嫩，色素变淡，并降低胆固醇，改善肝功能，延缓衰老等。

处方六

组成：山药30克，莲肉15克，赤小豆15克，薏苡仁、芡实、白扁豆各10克，大枣10枚，大米100克。

用法：前7味加水煎沸40分钟，再加入大米，煮成药粥。早晚分服，每日1剂，连服1个月。

功效：健脾去脂，消除脸部色斑。

引自：《民族医药报》2002年12月13日。

十五、抗虚损百病，效延年益寿

处方

组成：黄芪312克，女贞子624克，旱莲草312克，桑葚312克，鬼针草624克，绞股蓝312克，蜂蜜适量。

用法：将上药共研成细末，加蜜炼为药丸，每次服6克，淡盐汤送下，日服2次。长期服用。或水煎服，早晚各1次，每日1剂，每次冲蜂蜜适量。水煎药量取每味药的后两位数字，即12克、24克为药量。

功效：提高人体免疫功能，降脂调压，抗虚损，明目，安眠，通便，白发变黑，延缓衰老。

十六、冬补延寿汤（膏）

处方

组成：何首乌20克，生地30克，桑葚30克，女贞子15克，旱莲草15克，黑芝麻30克，菟丝子20克，怀牛膝15克，桑叶18克，金银花10克，豨莶草30克，补骨脂15克，金樱子10克。

用法：水泡1小时，再煎3次，取汁加蜜，装瓶，多次分服，每次服1~2匙（约30毫升），日服2次。长期服用。若药汁浓缩成膏，加蜂蜜1/4，日服2次，每次服1匙（约15毫升）。

功效：提高免疫功能，防治麻木、乏力、肥胖、盗汗，抗虚损百病，效延年益寿。

十七、补气养血长寿丹

处方

组成：人参103克，何首乌136克，食盐31克，全当归206克，枸杞子206克，女贞子206克，菟丝子206克，麦冬206克，天冬206克，薏苡仁206克，牛膝206克，知母206克，芡实206克，黑芝麻206克，莲子肉206克，赤茯苓、白茯苓各206克，白扁豆206克，覆盆子206克，巴戟206克。

用法：将上药共研细末，加蜜炼为丸，每服6克，日服2次。水煎2次，早晚饭前各服1次。水煎的药量为每味药的个位数3、6、1克。

功效：久服可以乌须发，固牙齿，补气养血，延年益寿。

十八、人在生气时会产生毒素

科学家实验发现：人在心平气和时，呼出的气凝成的水，是澄清透明无杂质、无颜色的；悲痛时呼出的气凝成的水，有白色沉淀；悔恨时呼出的气凝成的水，有乳白色沉淀；生气时呼出的气凝成的水，有紫色沉淀物。

美国生理学家爱尔马博士，把人在生气时呼出的"生气水"注入到大白鼠身上，几分钟后大白鼠就死去了。爱尔马博士分析后说：人生气10分钟，会消耗大量精力，甚至不亚于参加一次3000米赛跑。生气时，人的生理反应十分剧烈，分泌物比其他任何情绪时都复杂，也更具有毒性。因此，生气对人健康十分不利。爱尔马说：世上的人，大有可能真的被气死的。他再三告诫人们，尽量修炼得不要生气，一旦你知道生气的危害，你的心胸也就开阔了，这时候的"气"，自然具有疏导作用了。

爱尔马博士提醒带孩子的母亲们，如果你生气时，或者你刚刚生过气，千万不要给孩子喂奶，否则，孩子一定会中毒，轻则长疮，重则生病。爱尔马博士强调说："医学上的一些难以治愈的怪病，大多与生气有关。"

修炼界的人都主张清心寡欲，不追求名利，不计较个人得失，知足常乐，吃亏不怒，与人为善，积德培功，多做益国益民的事，心定神静，绝不生气，炼就浩然真气，就能祛病、健身、延年长寿，不无道理。

十九、制怒六法

情绪乐观，是健康长寿的必要条件。中医说："怒伤肝。"现代医学研究发现：人在发怒时，心跳加快，呼吸急迫，血压升高，容易导致高血压、冠心病、脑溢血、神经衰弱、消化道溃疡等疾病的发生或加重。为了健康，就要制怒。下面六法可以参考。

（1）转移法制怒。尽快离开生气之地，转移自己的注意力，取得情绪上的稳定；

（2）吐说为快可以制怒。当你生气时，找知心人倾诉，可减轻心中的压抑，并可接受朋友的劝慰；

（3）用不停地工作，或看电视、看电影、看书，忘却烦恼；

（4）自我安慰，往宽处去想，让自己冷静下来；

（5）理智地让步，主动制怒，也会得到他人的同情和谅解；

（6）避免纠纷。好言相劝，避免卷入。

二十、减少寿命的三十八害

人的寿命应该有多少年？世界上的科学研究尚无准确定论。人的平均寿命只有70岁左右。是何因素夺走了人的寿命呢？1997年10月4日《老年报》利民的文章《寿命的三十六害》说：吸烟酗酒；营养单一；饮食无度；忽视早餐；晚餐过饱；焦糊食物；糖盐过量；霉变食物；腌熏食品；爱吃烫食；铝制食具；壶瓶水垢；油烟熏烤；衣着脏乱；起居无常；睡眠不足；四肢不勤；不肯用脑；过度劳累；懒于洗浴；不护牙齿；滥用药品；讳疾忌医；运动不足；肥胖不减；孤独寂寞；夫妻分居；自私嫉妒；道德沦丧；用心不良；忧愁抑郁；生气发怒；情绪异常；贪心不足；嗜赌成性；好色纵欲。至少还可以加两条：环境污染；嗜玩猫狗。

这些"害"，是夺走人生命的重要原因之一。人都知道：百善孝为先。一个人缺失了孝心，没有感恩之心，他必然不能知足常乐，贪心者必然时常生气发怒，得到的报应便是多病短命。怎么办？只要能做到"四好"：即存好心，说好话，行好事，做好人，就会获得德高寿长的快乐人生。

二十一、人体自有"抗生素"

人自身的抗菌能力是多方面的，单就人体身上的三液就具有抗菌作用。

人的唾液具有抗菌消炎作用。因为唾液中含有数十种有益的生物活性物质，其中的溶菌酶、神经生长素，就是细菌的克星。因此，日常就餐时，应该细嚼慢咽；平时常将舌尖抵于上腭，就可以多产口水，将口水慢慢咽下，对身体健康大有裨益。

　　妇人的乳汁具有抗菌作用。因为乳汁含有人体所需要的全部营养素，以及多种抗体。有一种抗生素叫乳氨酸，科学家将它分离出来，经体外实验证明，它的抗菌活性很强，可在12小时之内杀死混入食物中的细菌，但不伤害人体细胞，是任何药物所不及。故母乳被誉为世间最好的婴儿食品。

　　人体精液具有抗菌作用。妇科医生发现，过着正常夫妻性生活的女性，患阴道炎、子宫内膜炎、盆腔炎等妇科感染性疾病的比率，远比夫妻不和，或者是独居的女性要少得多。因为精液中含有抗菌物质——精液胞浆素，杀菌效果毫不低于青霉素。

二十二、睡得好的窍门

　　想要睡得香，睡前热水泡双脚，可消除一天的疲劳；想要睡得香，睡前喝杯甜奶，或吃些甜食也可以，可增加体内胰岛素的分泌，帮助氨基酸进驻肌肉细胞，促使更多的具有催眠作用的色氨酸进入脑细胞，使睡眠深入持久。

　　如果你情绪兴奋，难于入睡，请取仰卧姿势，双手放在脐下或两侧，全身放松，舌抵上腭，口中会产生津液（口水），将津液慢慢咽下（不要用心去做），轻松自然地做，几分钟后，便可进入梦乡。若配合勾脚板法，效果更好。其方法是：睡下后，仰卧，双腿伸直，两脚板向上勾弯9~18次，停下后，能够静静地入睡。

　　另外，晚餐吃些小米粥，也有利睡眠。因为食物蛋白质内的色氨酸能促进大脑神经细胞分泌出催人欲睡的血清素，而小米饭中色氨酸含量最多。色氨酸还可以促进胰岛素的分泌。如果小米粥中加点白糖，催眠效果会更好。小米还具有健脾和胃之功效，"胃和"则睡眠香也。

二十三、我学来的养生之歌

艾平养生歌

日出东海又落西山，愁也一天喜也一天；
遇事儿不钻牛角尖，人也舒坦心也舒坦；
领取几多退休的钱，多也不嫌少也不嫌；
少荤多素一日三餐，粗也香甜细也香甜；
旧衣新衫不必挑拣，好也御寒赖也御寒；
喜逢朋友们聊聊天，古也谈谈今也谈谈；
夫妻厮守互相慰勉，贫也相安富也相安；
家孙外孙同等看待，儿也喜欢女也喜欢；
早晚操劳坚持锻炼，忙也乐观闲也乐观；
心宽常乐颐养天年，不是神仙胜似神仙！

阎敬铭的"不气歌"

他人气我我不气，我本无心他来气。
倘若生气中他计，气出病来无人替。
请来大夫将病医，他说气病治非易。
气之为害大可惧，唯恐因气将命废。
我今尝过气中味，不气不气真不气。

阎敬铭是清朝光绪年间的户部尚书东阁大学士，他活到近百岁寿终。
这首歌在不同的版本中，文字有所变动，内容相同，意思相同，故不加注例。

石成金的"莫恼歌"

莫要恼、莫要恼，烦恼之人容易老。

世间万事怎能全，可叹痴人愁不了。

任何富贵与王侯，年年处处埋荒草。

放着快活不会享，何苦自己寻烦恼。

这首歌是清朝人石成金写，他自幼体弱多病，常年汤药不断，后来调养得法，摆脱了病患，身体转弱为强，他写的"莫恼歌"，是他的经验之谈。

张群的"不老歌"

起得早，睡得好；七分饱，常跑跑；

多笑笑，莫要恼；天天忙，永不老。

这是国民党元老张群自编的养生歌。他活到 101 岁寿终。

二十四、微笑是金

微笑，是心灵情感的表露，是友好的使者，是放松、自信，引导你走向成功的健康的窍门。

就算这个世界很沉重，我们可以用微笑来减轻它的重量，让忧愁远离。用微笑树立自我形象，为推销自我开辟通道，让奇迹在微笑中产生。

你可回忆或观察周围的人和事，就会发现：你喜欢的人或别人喜欢的人，以及事业成功的人，都是时常在微笑的人。

既然你喜欢微笑的别人，你也可以做个让别人喜欢微笑的你呀！

你微笑能换来别人的微笑，大家都微笑，世界就变得轻松美好。别人对你的挑剔和误解，也将在你的微笑中得到缓解、消融。事业的成功、身体的健康将会在你的微笑中实现。

二十五、长寿有道

1991年世界卫生组织调查统计后指出：个人的健康寿命的60%取决于自己，15%取决于遗传，10%取决于社会因素，8%取决于医疗条件，7%取决于气候。专家指出：60%中的一半取决于个人的精神。国内某医院的病因分析发现：因情绪不好得病的达71%。对250例癌病患者调查发现：病前受到精神创伤达63%。国外对405例癌症患者调查发现：72%以上的人有过生气、情绪危机（引自《民族医药报》2004年5月14日2版）。以上说明人的精神、情绪对人的健康、长寿至关重要。快乐，能提高人的免疫功能，成就人的健康、长寿。健康长寿，是一门科学，更是一门艺术，当好好享受。

第一，快乐是人的长寿之道。

人生活在社会中、家庭里，烦恼、气怒、创伤、苦闷……总难免会碰到；四季常会有病痛，亦就难免啦，怎么办？ 不想被它们拖垮身体，就必须及时把它们丢开、转移。说说容易，做好很难，关键就看我们的修养是否到家，就是要做到"心胸宽广，能容人、容事，不气恼，保持乐观情绪"。《民族医药报》上有"长寿经"十条供你参考。

（1）天伦之乐。天伦之乐是大自然赋予人类的一大享受。劳累了一天的你，踏进属于自己的那个小天地，赏心于夫妻之情、父子之情、母女之情、手足之情中，则飘然欲仙也。

（2）运动之乐。生命在于运动，运动创造了人的智慧、技能。选个适当时间、地点、合适的方式坚持锻炼身体，乃是长寿之道也。

（3）助人之乐。助人不求回报，才能真正体会到乐在其中。实践证明：要求别人越多，失望也将越多，没有要求，却得到一声"谢谢！"，你会感到快乐。常能快乐，体内的免疫功能就会大增，有利健康长寿。

（4）知足常乐。行也安然，坐也安然，富也安然，贫也安然；大鱼大肉香美，粗茶淡饭也香美；名不贪，利不贪，恬淡寡欲，知足常乐，赛过长生药。

（5）忘年之乐。忘年是活力的源泉。莫道"我已老"，生命正当年！树立一个奋斗目标，每完成一件想要做的事，就会体会到快乐——"我还行！"。多和青年人交流，会青春常驻，人老心不老，充满希望和活力的心，将延缓衰老。

（6）忍让之乐。小事能忍让，生气的事不往心里去，吃亏也当乐。韩信曾经忍受胯下之辱，才有后来的登坛之拜。《说苑丛谈》云："有忍耻者安，能忍辱者存。"所以忍者乐也。

（7）宽容之乐。宽乃宽心，容乃容人、容事。严于律己，宽以待人，豁达乐观，必然心情舒畅，青春常在。人在生活中总会遇到不顺心的事，若不能宽容，耿耿于怀，必然会抑郁恼怒，内生毒气，造成气滞血瘀，滋生病患，多犯不着！若能宽容一时，后退一步，既显示了你的大度、高尚，快乐也在其中了。

（8）读书之乐。知识是人的精神食粮。"活到老学到老"，是人类至高追求。有目标地读书求知，更新观念，接受新事物，会得到别人的请教和敬重，你自己亦感到"不是废人"，而倍感快乐。

（9）想象之乐。闲暇时憧憬美好的未来，回忆顺心如意的往事，让自己沉浸在快乐的追忆中，顿觉年轻了几十年。

（10）平静之乐。静为安静、清静、心静，静则天地宽，情绪安定。任有东南西北风，我乃稳坐钓鱼台。胜不骄，败不馁。心绪平静，体内气机得以平衡，病灶自行修复，有利健康长寿。

第二，免疫力是人的长寿基石。

人的免疫力，就是人的抵抗力。它能抵抗体内外的各种致病因子的侵袭。免疫力具有三道防线。

第一道防线：是人体的皮肤和黏膜。皮肤和黏膜会分泌杀菌物，如汗腺分泌的乳酸、皮脂腺分泌的脂肪酸、胃黏膜分泌的胃酸、鼻孔中的鼻毛、呼吸道黏膜表面的黏液和纤毛等等，都能抑制或杀灭病菌，阻挡和排除微生物。

第二道防线：是遍及全身的像蜘蛛网似的淋巴结。像撒下的天罗地网，让突破第一道防线的病原体寸步难行。入侵到血液组织中的病菌，被人体内许许多多的吞噬细胞紧缠致死。有时战斗很激烈，以致伤口发生红肿或长出疖肿，是吞噬细胞把病菌消灭在局部，不让它向全身扩散。如果病菌多、毒性大，或者处理不当（过早手挤疖肿），病菌会冲破第二道防线，向全身扩展，引起全身症状。

第三道防线：主力军是T淋巴细胞和B淋巴细胞。一个健康人体内约有一百亿个淋巴细胞在活动。当病原体冲破第一、第二道防线，在体内大量繁殖，引发感染时，机体与病原体就会展开激烈战斗。战斗的胜负，取决于第三道防线是否牢固,T淋巴细胞和B淋巴细胞产生的多兵种免疫细胞能否把病原体消灭。当然,也有两败俱伤之时。可见,提高免疫功能是多么重要。

第三,怎样提高人体免疫功能?

讲一个故事吧。一位患者来找我,他精神萎靡,气短乏力,走路吃力,纳差无味,面色少华,经常感冒。医院检查无实质性病变。

我告诉他:你患了免疫功能低下症。你原来打太极拳的功底在帮你忙,否则早就病倒啦。患者问:"怎么办?"我说:"你每天坚持做吸长呼短,呼长吸短,交替进行,舌抵上腭,轻松深长呼吸,双手身前上下助动。早晚各练1次(无病早晨练1次),每次练5~10分钟。轻、慢、渐进。"

人的自然呼吸,为浅表性呼吸,吸入之气未达脏腑深处,又立马呼出,脏腑深处得不到新鲜清气,病气病毒不能排出,久而久之必然损伤机体,所以人难免生病。若用意念指挥深层呼吸,意到气到,气行血行,给大脑、脏腑补足真气营养,又带出病气病毒,必然改善机体,提高免疫功能,身体自然恢复强健。

二十天后,在一次集会上又见到那位患者,他高兴地说:"我每天坚持做'吸长呼短,呼长吸短',果真精神大振,胃口大开,身体好了,一直不感冒,药也不吃了……"

有人问为什么要舌抵上腭?舌抵上腭是为了刺激唾液腺分泌更多的唾液,唾液不仅治疗口干症,更主要的是,唾液具有杀菌消炎,帮助化食补血的作用。老人们说得好:"口水不是药,处处用得着。"所以练功人都要求"舌抵上腭",称之为"长寿之功"。

有一年夏天,我在杭州大酒店做客。一位主管从大堂回到办公室,连声说:"我头昏、眼也花了"。我叫他坐下,对他说:"心想你自己的脚心或脚拇趾"。大约过了3~5分钟,他惊奇地叫道:"好啦!我真的好啦。谢谢您。"

这是"意到气到""气行血行""血随气行"治好了他"气血上冲,引发头目昏花"之急症。这也是免疫功能低下所致病。

曾参团去普陀山。在普陀码头,一位朋友突然眩晕,见他面色无华,十分痛苦,手头又无药。有朋友要求我帮他调治。我问:"你有低血糖病吧?"患友说:"是低血糖。"我叫他坐下来,"口中含一粒糖,心想自己的头顶。很快就会好的。"我站在他体侧,一手前,一手后,自下而上,帮他调气血上行三次。片刻,他自觉已愈,面色也已红润。

口中含糖(饮一杯糖水更佳),再心想头顶,气血回升,突发低血糖症自然获愈。这亦是他免疫功能低下所引发的病症。

注意:若由高血压病引发突然眩晕,不能用上法抢救!

二十六、论养生长寿

养生的目的为了长寿,长寿的手段是养生。道教养生家认为"我命在我不在于天",对唯天论提出了挑战。

道教养生术萌芽于春秋时代,尊为道家的庄子和老子都主张:清静无为为养生之道。古籍记载的长生、神仙之类的故事,是人们的一种向往、猜测、传闻,甚至是原始医学色彩的东西,表达了人们对人生的渴望。

长寿是完全可能的,因为人的潜能无限。

影响长寿的是疾病,是后天膳食不当、环境污染、精神压力、不良习性等逐渐形成的,如能预防,必当长寿。

保持青春是一种艺术。学会快乐,就会最大限度地调动体内潜能。

树立良好的信念,保持轻松平静的心态,意念是个力,产生于人的意志,调节着免疫功能。

人体具有自我调节、自我恢复功能,具有大量潜在能力,信念加合理饮食,多素少荤,每周有几次饥饿感,以利清除宿便,减少体内毒素,长寿完全可能。

适度锻炼加自我按摩、洗澡、足浴,心情愉快永不认老,不说"老了,不行了",就能青春常驻!

保持适度紧张的工作、生活,可以增添生活情趣,有利人的精神饱满,增强大脑兴奋度,提高大脑功能、活力,促进思维,反应灵敏,能不长寿吗?

一个长期充满活力的人,其抗病能力就强。相反,长期生活松懈、懒散,精神不振作的人,必然缺乏抗病能力,必定会加速衰老。

附乾隆皇帝的长寿诀:"十常四勿"。

齿常嗑;津常咽;耳常弹;鼻常揉;眼常转;面常搓;足常摩;腹常旋;肢常伸;肛常提,是延缓机能老化的要诀。

食勿胀 ; 卧勿语 ; 饮勿醉 ; 色勿迷。生活节制不贪, 自可延年益寿。

二十七、"遗忘"也能长寿

在日常生活中, 一些聪明绝顶、过目不忘的人, 往往体弱多病, 而另一些人马马虎虎, 遇事即忘, 却无大病, 人称"傻人多福"。"遗忘"可以减轻大脑负担, 降低脑细胞消耗。人的脑细胞, 正常情况下, 每天死亡十万个左右, 若遇强烈刺激, 脑细胞死亡比正常数增加几十倍, 这种情况如果持续下去, 大脑就难以承受。

能长寿的人, 遇到意外事故, 常能采取转移视线、分散注意力的办法来减轻痛苦, 就是用了"遗忘"的办法。人们常劝人说"要想开""不要去想它", 也是叫人"遗忘", 自觉不自觉地运用它来达到自我养生延年的目的。

二十八、体弱多病的人亦可以长寿

一般认为体弱多病的人与长寿无缘, 其实并非如此。

体弱的人常能珍惜和保养自己, 使多灾多难的身体免遭不测。

他们常能坚持锻炼身体, 来适应每天的生活。

对于饮食, 他们没有"本钱"放纵自己, 对糖、烟、酒、脂、盐的摄入, 总能择优选用, 得当调养, 使他们虚弱的身体却具有恒的"韧劲"。

经常感冒也不可怕, 事物总有两面性。经常感冒的人, 能刺激人体免疫系统产生较多的干扰素, 这是一种防癌抗癌的重要物质 ; 不仅如此, 感冒还可以激活某些免疫细胞, 对癌细胞具有"戒备"作用, 一旦遇到癌变, 就能及时发动攻击, 战而胜之。某些人患了癌症后 (医院确诊), 却能控制住, 并逐渐地好转, 长期地生存, 奥妙就在其中。

体弱者自知有病, 不去争强好胜, 不做力不从心的事, 生不起无聊的气, 会生活得比较仔细。这样, 体能消耗相对缓慢, 为长寿节约了可贵的生命能源。

二十九、唾液与长寿

唾液是神奇之水,它能养生延年、调治百病,历来被养生学家和气功界、佛道界所重视,他们都在炼津延年。有诗说"白玉齿边有灵泉,涓涓育我度长年",说的就是炼津(口水)长寿。

(一)唾液的产生

人在细嚼慢咽的过程中,食物刺激了味蕾,唾液腺促使唾液分泌,促进食物消化吸收,唾液中的碳酸氢钠,能中和胃酸,黏蛋白则能附着于胃黏膜,给胃建起一道抗酸的"围墙"。正常人每天可分泌唾液1000毫升以上,坚持练功的人,每天可分泌唾液2000毫升以上。

唾液受大脑皮层和植物神经调节,每当进食时,食物刺激口腔黏膜的感觉神经,传到唾液中枢,反射植物神经,刺激唾液腺分泌唾液;大脑皮层的条件反射作用也能引发唾液分泌,如"望梅止渴"。练功人的"舌抵上腭""舌搅海""叩齿"等法,都可以刺激唾液分泌。如果口中含一粒果核,口腔受到刺激,也可以分泌出大量唾液。

(二)唾液的成分与功效

现代医学研究证实,人的唾液中含有人体必需的黏蛋白、球蛋白、酵素、维生素B、氨基酸、溶菌酶、淀粉酶、麦芽糖酶、表皮生长因子和宝贵的神经基因,以及钠、钾、镁、钙、氯、氧、氮等许多重要生理生化成分。

唾液中的表皮生长因子能够促进伤口愈合,修复鱼骨等对食道的划伤;唾液中的杀菌物质,能破坏致癌物,减少癌症的发生率。1995年美国《侨报》报道:美国医学家把致癌物质与唾液混合,反复摇动30秒钟以后,致癌物质基本上失去毒性。对农药、霉菌、烧焦的鱼肉等,用同样的方法试验,功效结果相同。证明唾液有很强的解毒功能。所以在民间,人被虫咬了,就用唾液搽一下,就能止痒消痛,才有"口水不是药,处处用得着"之说法。

日本医学家西岗研究发现:人唾液中的氧化酶和氧化物酶,能减弱黄曲霉素和亚硝酸盐的致癌毒性。所以说食物入口细嚼30秒(约30次嚼),就能达到防癌效果。

实验证明：唾液可以加快血液凝固，加速伤口收缩，促进软组织修复愈合和美容驻颜，延缓人体机能衰老，改善毛发、血液和脏腑功能，因为唾液是血浆之源，唾足血盛。唾液腺激素，能促进细胞生成与分裂。所以许多寿星的长寿秘诀，就有炼唾液养生——舌抵上腭之法。严重高血压、心脏病患者应舌抵下腭或舌抵齿间，以产生大量唾液，不断咽下。中医认为，唾液畅旺可通三焦，润化五脏，光泽肌肤，荣达全身。

唾液的味道，是检验人的身心健康状况的标志。一般认为，唾液有异味，多为身体欠佳，是病气外泄；唾液味道香甜，是身心畅旺。健康的唾液，不仅可调治百病，还可美容驻颜，延年益寿。所以唐代药王孙思邈要"早漱津令满口乃吞之"，方法就是"舌抵上腭""舌搅海""叩齿"等刺激唾液分泌。清朝乾隆帝有"津常咽"之养生长寿秘诀。我国北方民间谚语说："日咽唾液三百口，保你活到九十九"，不无道理。

三十、丹田呼吸法——快速补血强身

补血强身，可用中草药，亦可通过练功得到。丹田呼吸法，就是快速补血强身的功法之一。

丹田呼吸法的呼吸动力在下丹田和中丹田，主要在下丹田（小腹）。

丹田呼吸法，据说源于一位日本练功者来中国学习气功时，因体虚多病，每次打坐，总坐不住。之后上身倒在双膝上，休息后又起身吸气，再倒下，如此久练，他少血色的白脸，变得红润光泽，身体亦日见康复，引起旁人也照此习练，多见功效。在实践中把它完善提高后，即成今天的"丹田呼吸法"。

丹田呼吸法：

早晨，老年人练功前先饮一杯温开水，以利通顺血液循环。

坐、盘均可，置身练功床上或地毯上。双目微闭，舌抵上腭（高血压者舌抵下腭），双手掌心由体侧上举过头采气采光，闭口吸气后，由身前落下，屈身拜倒于膝，手掌背按于身前床上，掌心向天，接收宇宙能量，心中默数123456……至100，起身吸气后，再屈身拜倒于膝，心中默数123456……至100。手掌随身起落。初练人或老年人拜倒9~18次即可收功。有人练一炷香的时间,总之可随意,不累为宜。

说明:

练功中手指互掐即可数拜倒次数。

至于呼吸方法,可以自然呼吸,亦可用逆腹式体呼吸法。

呼吸方法是练功人的练功层次的体现,即自然呼吸;腹式呼吸(吸气鼓小腹,呼气收小腹);逆腹式体呼吸(吸气收小腹,呼气放松小腹,即鼓起小腹,鼻子不管呼吸,是用全身毛细孔开合呼吸);龟吸或叫胎吸(参坐中的细微呼吸,或不管呼吸)。

练功人要求逆腹式体呼吸,即用全身毛细孔来呼吸。方法是吸气时收小腹,呼气时鼓起小腹。本功法为:双手上举过头,吸气中即已收缩小腹,屈身下拜时心中默念123456⋯⋯至100,一口气数数之中,即在呼气。开始一口气数尽了,即可起身吸气(双手上举过头),吸气后再屈身拜下数数,自然地进行,慢慢地自会增加数字。

注意:在一口气数数中,会有轻轻地自然换气,而不是特意吸气,应属于正常。

收功方法:这里只介绍一种最简易有效的收功方法。

双手掌心向天,上举过头,采宇宙能量(东方升发之气、旭日东升之光),掌心向头,从身前慢慢落下,连做3次,以理顺全身气机,深吸一口气,气沉下丹田,拇指按压无名指根,握拳收功,以封存全身气机不使外散。

丹田呼吸法的功效:

练功人可快速补血、补气、补神、长功,因为他快速排出病气、病毒,换来新鲜空气,促成新陈代谢,健康长寿。所以久练功者,无感冒,无大病,红光满面,更显得健康年轻。原有病痛的人,病情亦得到控制与发展。

丹田呼吸法速取功效的原因,可从下面几点得到解答。

(1)练功人舌抵上腭而取效。道家说:舌下有"丹井""丹泉"。舌抵上腭刺激口腔唾液腺后,口腔会产生口水,就是津液,又称玉液,它润泽咽喉(古称打开"石锁关"),还助肠胃消化吸收,引动心、肺、脾、肾分泌津液,从而达到精亏津补,气伤气补,神伤神补,久练功者即可精满、气足、神饱。

(2)逆腹式体呼吸练功而取效。双手掌心上举过头,即已收小腹吸气,促成全身毛细孔呼吸,减轻交感神经负荷,支配副交感神经扩张血管、降低血压,松弛兴奋机能,大量分泌健身物质,具有镇定、安静、解毒等功效。

逆腹式体呼吸,加大胸横膈肌的伸缩度和肺活量。肺主一身之气和行水功能,通过练功,人体气、水、血液得到通畅运行。

（3）上身前屈拜倒于膝而取得快速补血的功效。因为拜倒于膝,胸横膈肌压迫肝、脾脏器,促使肝脾储存的血液回流心脏,参加血液循环。

肝、脾有造血、储血、统血的功能,通过上身前屈,让肝、脾的藏血参加心脏血液循环,等于为心脏增加了循环血量。循环血量旺盛,使病萎的细胞组织得以复苏、再生,各种奇难杂症、慢性病,得到神奇般的康复。

（4）丹田呼吸法,使人呼吸一次的时间延长。一般人1分钟呼吸16~20次,久练功者1分钟呼吸1~3次。这意味着练功人的五脏六腑气机健旺,肺功能特强,寿命必将延长。

你可以发现千年龟的寿命长,是它的一次呼吸时间很长,狗的寿命很短,是因为它一次呼吸的时间很短。人练功延长呼吸时间,就是为了延长生命时间。

（5）呼气时默数数字使脏腑震颤得效。一是衡量一口气的数数量,二是默念数字的声音震颤着相应器官,让脏腑细胞在震颤中得到能量交换,排出病气充实真气能量,激活病变细胞,促进新陈代谢。郭志辰老师在《智能医学》书中说:

"1"声,震颤人体"喉咙";

"2"声,震颤人体"心前区";

"3"声,震颤人体"气管"和"双肺";

"4"声,震颤人体"食道";

"5"声,震颤人体"胃部";

"6"声,震颤人体"两肋";

"7"声,震颤人体"肝胆";

"8"声,震颤人体"肚脐";

"9"声,震颤人体"下丹田"。

（6）患病老年人,特别是患有糖尿病、慢性支气管炎、肺心病、癌症、动脉硬化等病的老年人,他们的血液明显偏酸性,是药物难解的,只有通过"吸短呼长"的锻炼,才可以矫正血液偏酸性,对治疗糖尿病有直接功效,因为人在"长呼"

中会产生胰岛素。

（7）吸气收小腹，呼气放松（鼓小腹）小腹，让肠胃在收放中得到按摩，可以治疗各类肠胃病。

对于疾病，任何锻炼不是万能药，必须配合药物治疗，才可收到事半功倍的效果。

三十一、养生保健操（蹲功）

曾有一位高人看到我们在山间空地做"养生保健操"，待我们做完，他走过来问我："这是什么功？"我说："是'养生保健操'。"他又问："属于哪家功法？"我说："自编、自练。"他惊道："您是佛、道还是气功师？"我反问道："老师，您是哪家大师？"他笑道："看你们方才练的'养生保健操'，是汇集了佛、道、气功的最高功法，是秘不外传的，是把静功修炼法与动功相结合了，使修炼人内外同修，气、血、精、神、肌肉、筋骨同练。若能常年坚持久练，真能养生、祛病、健身、长功，真是好功法。"我说："多谢大师指点。"

有一位80岁的老哥哥，因为气喘、关节疼痛，行走困难，身体非常虚弱，后来他坚持练"养生保健操"，他叫它"蹲功"，每天早晨起床，上厕所后，饮一杯温开水，放好闹钟，就在自己房间里练"蹲功"1个小时。他常年坚持。问他为什么能常年坚持练"蹲功"？他说："自从我练'蹲功'后，气不喘啦，腿不痛啦，上楼、上山、走路脚不痛啦，胃口亦好，精神亦好，人感觉年轻啦，所以我要坚持练'蹲功'，可以永葆健康。"

其实，他坚持练"蹲功"，提高了他的心脏功能、胃肠功能、肺脏功能、肌肉和筋骨的功能，使体内血液津气含氧量增高，循环畅旺，病气病毒得以排泄，身体自然显得健康、年轻。

现将"养生保健操"（蹲功）介绍给大家，希望大家亦能坚持习练。

舌抵上腭，面带微笑，自然站立，两脚与肩同宽。自然呼吸或逆腹式体呼吸均可。

起式：两手由体侧上举，掌心向天，举至头顶，合十，下落于胸前。

第一节：蹲坐莲花。合十下蹲（老年人脚板全着地，青壮年人脚前掌着地，脚后跟收起,以刺激涌泉穴),身直似坐。

第二节:接通混元场,天地人合一。合十的双手掌下沉分开后,两手提起,向两旁划圆圈,再搂抱光和气照胸肺。掌心向胸,十指尖相对,但指尖不接触,掌离胸口30~40厘米,掌心和胸口都有很强气感。

久练功的人,可以照30分钟,开始会痰多。功效是祛病健身长功。

第三节:顶天立地。两手上收合十,慢慢起身,站稳,合十的手从身前上举冲天,全身使劲上提,有顶天立地之气势。可防治老年人缩身变矮,治肌肉骨关节疼痛。可轻轻摇身提气3次。

第四节:平衡阴阳。两手分开,下落至体侧,掌心向下,与肩齐平。

第五节:养肾固肾。握拳、咬紧牙关后,默念"蹉——""吹——",默念3次后,反掌松口。

第六节:采光照百会。两手掌心向天上举,采光搂气后,掌心照头顶百会穴。掌不接触头顶,在头顶上照(低血压病人可以照上丹田两眉间或中丹田,即两乳中间,下面动作不做),百会穴有气压感。用意念和呼吸采光,从身体内的左、右、中、前、后,下(灌)走至脚心涌泉穴,两眼微闭内视或体会光和气的走向。连做1~3次。低血压人不做此法,可采光照上丹田(两眉间)。

第七节:照双耳。两手掌下移,掌心照双耳。掌离耳10厘米,耳朵有气压感。照半分钟。

第八节:采光照五官(或上丹田)。两手向体侧划圆,采光搂气到脸前,掌心照五官。掌离脸10~15厘米。双眼不闭。心中默念:红光满面,精神焕发,皱纹展平,永葆青春,眼睛明亮,视力提高,老花消失,散光消失(如果自己有白内障,青光眼,亦可以照。须按"手照祛病法"治疗,功效才会更好)。

回到第一节:合十、蹲坐莲花。双手合十胸前,身体下蹲似坐。老年人脚板全着地,青壮年人前脚掌着地,后脚跟收起,身直似坐。

一般连做10~30分钟,即可收功。

收功:第八节采光照五官做完,合十胸前时,即可收功。两手分开,向天采光,掌心向头面,自上而下理顺人气场,连做3次;深吸一口气,气沉下丹田;拇指按压无名指根,封藏能量而收功。

说明:此为"养生保健操",可以祛病健身延年。但不是高层功法。越是高层功法,动作越简单。

在此说的复杂,练时可简单些。

第三章 肿瘤疾病

第一节 癌症的生成与预防

有这样的说法：西医让患者明明白白地死去，中医却让患者糊里糊涂地活着。中医虽无详细的检查手段，却能从整体出发治疗病变，让患者延长生命。

癌不可怕，无需谈癌色变，癌是可防可治的病种。只要了解发病原因，就可预防和治疗啦。

一、什么人容易患癌症？

调查发现有以下几种人容易患癌症。

多吃高脂肪食物的人，容易生成高胆汁酸，促成乳腺癌、前列腺癌的生成。

多吃霉变食物的人，必然会生成肝癌。医药科研证实：把霉变的花生给白鼠吃半个月，白鼠必定生肝癌。

多吃高盐食物的人，容易破坏胃黏膜，生成胃癌。

多吃熏烤食物的人，食物在熏烤中产生的化学毒素，可致人生癌。

多吃添加剂、糖类、香料制成的食物的人，容易生癌症。

经常生闷气的人，长期便秘的人，都会在体内堆积毒素，造成气滞痰凝血瘀，久则生成癌变。

从上可见，都是可防可戒的生活习惯，最难的是不生气。"气"生不起，还躲不起吗？躲开生气源，要看破，放下，不生气，变生气为开心多好！

二、如何预防癌的生成？

常吃低脂肪少盐的食物。人们常说："食物要清淡"，少油为清，少盐为淡。

高脂、高盐食物，是高血压、心脏病、癌症生成的因素之一。

少吃糖类、香料、添加剂类食物；不吃熏烤类食物；不吃霉变食物。

不吸烟。有关报道说：香烟有600多种有害物质，40多种致癌物质。吸烟的人比不吸烟的人，生癌危险高出8~12倍。

少饮酒。酒精不是致癌物质，但它能促成致癌物质的生成。

多吃蔬菜，水果，可以阻断致癌物质。

多吃粗粮、粗食，可以通畅大便，带走致癌物质于体外。

坚持每天吃生大蒜三瓣，就可以预防癌症生成。

大蒜辛、温，入脾、胃、肺经。具有消积行滞，消炎解毒，暖脾健胃，抗菌杀虫，镇静，镇咳，祛痰，强壮身体等功效。大蒜还能降低胆固醇，防止动脉硬化。日本医学专家说：大蒜是人体血管的清道夫。

大蒜要怎么吃才能抗癌？

平常人们现剥现吃无抗癌作用，必须要将大蒜去皮切成薄片，放入盘中，让它与空气接触15分钟后，它会产生大量"大蒜素"，才有抗癌治病、软化血管、清脂的功效。

谢绝生气，特别是不生闷气。必须学会大度，想得开，学会原谅别人，学会知足常乐。

适当锻炼身体，可提高自身的免疫功能。最简单的方法：全身放松，双手上举，手、身、脚都自然舞动。因拉动了全身细胞运动，有防癌功效。道家亦有此一说（三宝归一功）。

健康长寿，是每一个人的愿望。《长寿五法》中说：一、多行善；二、广交友；三、常知足；四、乐天伦；五、勤运动。文章开头说：孔子曰"仁者寿"。明代名医张景岳说："欲寿，唯其乐，欲乐，莫过于善。"只要您心中充满善意，就会有良好的心理状态，好的心态有利改善大脑功能，延缓脑衰，延缓全身器官的衰老。现代医学研究发现，60%的疾病都是由脑神经和精神因素产生的，其中包括癌症。

当您每做一件好事，佛家说"行善积德"，在您心中会产生甜丝丝的、快乐的、幸福的、有成就的感觉，对您全身的神经、器官、细胞都会产生最良好的刺激，从而激发体内免疫功能的提高，病气病毒的排泄，促成健康长寿。

最近日本科学家研究发现：任何水都有听、看的感知功能。将一杯清水杯，外贴上"爱"字,放入冰箱,它结出的冰花很美丽、色亮;另一杯清水杯外贴上"恨"字,放入冰箱,它结出的冰花,放大镜看它很不好看,色黑暗;对一杯清水说出赞美它的话,让它高兴,然后放入冰箱,它的冰花在放大镜下会美丽、色亮;若对一杯清水骂它,让它生气,放入冰箱,它的冰花在放大镜下会丑恶色黑。

人身上70%是水分,人在高兴或生气时,体液变化也与水相同,高兴时免疫力提高,生气时体液产生毒素,是生成瘤癌之根源。

第二节　头部肿瘤

概要:本病任何年龄均可患病,但以20~45岁之间的为多,男性多于女性,女性脑膜瘤多见。其临床表现以头痛、呕吐和颅压增高之"三征"为突出,病位不同会产生不同的症状特点。①肿瘤在中心区,可能局限性癫痫发作和轻瘫;②肿瘤在额叶,精神木呆,记忆力、注意力、理解力、判断力减退,轻瘫或失语失写,或嗅觉丧失,视力减退;③肿瘤在顶叶,感觉定位与区别能力消失,肌肉萎缩,触觉不注意症,计算不能,失读失写;④肿瘤在颞叶,视野缺损,感觉性失语,发作性癫痫,或产生幻味、幻嗅、幻听、似曾相识感,如入梦境;⑤肿瘤在枕叶,幻视如闪光或彩色,视觉失认,对物体颜色及形体不能辨识;⑥肿瘤在脑干,肢体瘫痪由一侧渐至双侧,动眼神经、外展神经、舌咽神经、迷走神经和舌下神经等相继麻痹;⑦肿瘤在桥小脑角,一侧耳鸣,进行性听力减退或眩晕,后侧同侧三叉神经、面神经部分麻痹和小脑受损症状出现,直至舌咽神经和迷走神经受累;⑧肿瘤在小脑半球,肢体动作不协调,行走蹒跚,闭目难立,语言不清,眼球震颤;⑨肿瘤在小脑蚓部,步态不稳,醉汉步,立时后倾,肢体动作尚协调;⑩肿瘤在垂体腺,双眼颞侧偏盲,渐至失明。

病变部位与年龄有关,成人以大脑半球居多,小儿以颅后窝多见。其种类有神经胶质瘤,脑膜瘤,神经鞘瘤,垂体腺瘤,胚胎残余组织瘤,血管瘤,转移瘤。七种肿瘤中,胶质瘤具有恶性肿瘤特性;转移瘤由其他部位癌肿,特别是由肺、乳腺转移而来;其余均可能为良性肿瘤。

本病中医名为"脑瘤"。认为因痰浊凝结,气血瘀滞于脑,赘生肿块而成。

本病乃属上实下虚之证,下虚为肾虚不能涵木,肝火灼液,凝瘀结痰,于脑则头痛呕吐。上实在头,痰瘀滞于脑窍,非胃火上冲,而是"肝气内逆"。故治宜补肾、清火、化痰、通瘀、解毒。前人说:"壮人无积,虚人则有之","肾虚则下焦不化,正气不行则邪滞得以居之"。治疗采取补助肾督扶正之能,通络逐瘀,清热解毒,散结利水祛邪之功,使颅内压得以减低,头疼、呕吐症状必然缓解。

处方一 通脑消瘤汤

组成:生地30克,全蝎3克(研粉,分3次冲服),蜈蚣1条(研粉,分3次冲服),水蛭3克(3~6克),蕲蛇3克(研粉,分3次冲服,1~3克),僵蚕10克,地鳖虫6克(6~10克),壁虎3克(3~6克),蛴螬0.5克(0.5~1克),龙葵30克(15~30克),半枝莲30克(10~30克),猪苓30克,白花蛇舌草30克,女贞子30克,鹿角霜10克,制胆星6克,蔓荆子30克,胡桃仁30克,甘草15克。

用法:水煎3次,分数次服,每4~6小时服药1次,口服或鼻饲,每日1剂,3个月为1个疗程,至少服2个疗程以上。

功效:解毒散结,通脑消瘤。

善后:原方制丸药服,每次5克,日服3次。

医案:姜某,男,45岁,农民。1个月前满头头痛,发作时头剧痛,连及上下牙齿,有时牵连胃部痛胀,并恶心呕吐,饮食减少。平时头昏晕,手脚发麻,全身无力。起病至今已晕倒3次,每次意识丧失约1~3分钟。当地医生对症治疗无效。医院头颅CT检查诊为神经胶质瘤,劝其手术治疗,患者经济困窘,要求中医治疗。来求治时,余投通脑消瘤汤,患者连服10剂,头疼牙痛已止,但腹痛、肛门及生殖器痛依然,仍继服本方,先后加减共计服120余剂,后配原方制丸药服,连服3个月,头痛消除,晕厥亦未发过。CT复查,瘤体已缩小。丸药维持,每服5克,日服3次,以巩固疗效。

处方二 抗脑瘤汤

组成:川芎18克,赤芍15克,桃仁12克,蔓荆子18克,天麻10克,半夏12克,麝香0.5克(吞服),黄连8克,全蝎8克,蜈蚣1条,地龙20克,露蜂房20克,天葵子15克,白花蛇舌草40克,半枝莲20克,甘草6克。

用法：水煎3次，分3次服，每日1剂。

加减：头痛甚者加五灵脂9克（或乳香、没药各6克）；兼夹寒邪者加细辛3克，桂枝5克；血虚者加当归9克，熟地12克；气虚者加党参12克，黄芪12克；热重者加羚羊角片1.5克（先煎），黄芩10克。

功效：解毒散结，通脑消瘤。

医案一：汪某，男，48岁。头痛2年，呈昏蒙状，胸闷，呕恶。近见右肢无力，麻木（痰浊阻滞也）。西医检查为左侧脑室肿瘤，荐来中医治疗。投抗脑瘤汤，去蜂房一味，加厚朴12克，竹茹12克，水煎服，每日1剂。患者坚持服中药近3年，复查多次，脑瘤消失，恢复以前的健康。

医案二：杜某，女，41岁。头痛2个月，近来呕吐，左侧肢体轻度偏瘫。西医检查为中枢神经性恶性肿瘤，手术证实为右额叶胶质瘤，病理为星形细胞瘤1级，配合中药治疗，投抗脑瘤汤，服药30余剂后，经复查，康复出院。

引自：《民族医药报》2001年12月21日报道。

处方三　石膏苍耳汤

组成：生石膏30克，金银花30克，大青叶12克，连翘12克，马勃6克，薄荷6克，谷精草6克，生牡蛎30克，龟板30克，白芍12克，女贞子12克，苍耳子12克，川贝母6克，桔梗6克，甘草6克。

用法：水煎2次，分2次服，每日1剂。

功效：升清阳，降浊气，解结聚。

医案：李某，男，34岁，工人。头额剧痛，头晕不清，鼻窦不畅，数年屡治不愈，医院诊为额窦瘤，惧手术，求中医治疗。证为清阳不升，浊气不降，痰热相搏，结聚空窍而成。治宜养阴散结，消热解毒，佐以化痰。投本方加减30剂，终获治愈。

引自：《千家妙方》。

第三节 喉、舌癌症

一、喉癌

印度有位医生Mebta（教授），1986年患喉癌，颈部生起一个大肿瘤，经电疗、服药均无效。从1986年10月开始饮尿，至1992年3月，经检查，他的肿瘤完全消失，且没有复发，面色红润，精神良好。

他饮尿的方法是：早晨起床后，饮自己的第一泡尿，饮量是2~3口，每天饮2~3次尿液。对肿瘤或伤口，还可以用毛巾浸湿新鲜尿液后敷患处，每天3次，疗效很好。

引自：广西《生命水治病100例》。

附：

"生命水"的神奇药效

"生命水"原是童尿，是人尿的雅称。人尿又称"回龙汤""轮回汤""还元汤"，是亟待开发的宝贵药液资源。

综合国内外文献资料和临床报道，尿疗适用范围极为广泛，功效卓著，已大量应用于临床多种疾病，可止血化瘀，治伤强身。自古以来，民间就广泛流传着动物采用饮尿来治伤强身的说法。

防治心、脑血管疾病。古代药籍《唐本草》《医林纂要》《千金翼方》等，均说人尿能治疗中风不语，可止血化瘀。现代医学证实，人尿中含有极珍贵的治疗心、脑血管疾病的药物——尿激酶，对于预防和治疗血栓有显著疗效，可用于治疗高血压、脑血栓、心脏病等。

促进微循环系统畅通，从而消除多种疼痛，即为"通则不痛，痛则不通"之理。

增强性功能。在男女尿液中，分别含有雄激素和雌激素，对治疗性功能低下和性萎靡、性冷淡，大有功效。

养颜美容，消除皮肤病。可用尿液洗澡，能消除皮肤上的雀斑、粉刺、牛皮癣等。

增智益脑,延年益寿。人尿中的"人体激素"是激活大脑细胞的特殊物质,不但能减缓大脑老化过程,防止智能障碍,更是预防和治疗老年痴呆症的特效良药。

引自:北京聚英堂中医药研究院,关于"生命水"效益的介绍。

二、舌癌

概要:舌癌为口腔癌之一,舌前三分之二、舌侧缘最为常见。初期为黏膜小结节,逐渐形成肿块,继而在其中心区出现边缘微隆的小溃疡,多无明显症状或微痛。容易出血,咀嚼、说话障碍,后期有溃疡,淋巴结肿胀、疼痛。舌癌属中医"舌疳""舌菌"的范畴。中医认为舌为心之苗,脾脉络于舌旁,外感六淫,内伤七情,入里皆可致心脾郁火炎上,结成毒菌而生溃疡,经久不愈;烟酒熏灼津液,均使毒热瘀结,致生舌癌。治宜清热解毒,软坚化瘀。

处方

组成:生地15克,山甲珠10克,木通8克,露蜂房8克,淡竹叶8克,半枝莲6克,黄连4克,生甘草4克,山慈姑4克。

用法:水煎服,每日1剂。

加减:发热加银柴胡10克,川石斛10克;烦躁加牡丹皮9克,炒山栀仁9克;疼痛加水牛角60克,水煎取汁200毫升,冷后频频含服;津伤加北沙参12克,麦冬10克;血瘀加丹参12克,赤芍12克;流涎臭秽加生石膏30克,鲜芦根30克。

功效:此方为舌癌专效方。

引自:《中医专病专效方》。

三、舌体肿物（疑为舌癌）

处方 二陈汤加味

组成：清半夏12克，茯苓10克，陈皮10克，制乳香12克，制没药12克，浙贝母10克，元参15克，生牡蛎15克，独活10克，威灵仙10克，五灵脂10克。

用法：水煎服，每日1剂。

医案：林某，男，48岁。舌体生一肿物，初起似豆大，逐渐发展成小核桃大。某医院检查疑为"舌癌"，决定手术治疗。患者怕手术，故来求治。见舌中端隆起，质硬，但无痛感，唯觉说话不便，咀嚼不适，脉弦滑，舌苔白腻。系痰郁气滞，结于舌内，形成痰核。治宜行气软坚，祛痰开结，投上药二陈汤加味治疗。服药7剂后，患者无任何变化或不适，嘱其坚持服药，服至30余剂后，舌体肿物完全消失。追访半年未复发。

按语：此类病有无痛和疼痛两种情况，均为风邪、痰火结成，用本方搜风祛痰，均可治愈。

第四节 食 管 癌

处方一 斑蝥鸡蛋散

组成：斑蝥1只（去头、足、翅、绒毛），鸡蛋1只。

用法：将鸡蛋敲一小洞，放进斑蝥，锅中隔水蒸半小时，熟后将斑蝥、鸡蛋弄碎，同时吃下，每日1剂。晚期食道癌，已无法吞咽者，可将斑蝥鸡蛋烤干研粉，用蜂蜜水调服，每日1剂。

功效：斑蝥在杀死癌细胞的同时，可提高免疫功能。蛋白质能中和或降低斑蝥的毒性。鸡蛋可抑制致癌物和抗癌防癌。斑蝥辛、寒、有毒；破血、利尿、攻毒；治瘰疬，疯狗咬伤，疔疮肿毒。无锡市第二人民医院用"斑蝥毒"治疗38例食道癌，无一恶化，治愈率76.3%，病人病期1~3年，故引用治疗。

处方二

组成：童子母鸡1只,大黄3克,蜂蜜适量,艾绒50克。

用法：将童子鸡洗净,烹烂成汤（可1次炖烂几只鸡）,适量频服;将大黄水煎取汁,冲蜂蜜适量频服;用艾绒灸食道表体部位（将大蒜薄片放皮肉上,艾绒放大蒜片上,火热灸之）,每日1次。

医案：李姓患者,男,32岁,患食管癌不能进食,服本方后,能咽半流质,再治疗半年,完全康复。访半年,治愈不发。

处方三

组成：壁虎（又名守宫、天龙）或壁虎粉。

用法：到药店买壁虎的全体,和米炒黄,将壁虎研成细粉,分2~3次,用黄酒送服,每日1剂。若药店买到壁虎粉,可每次服1~2克,日服3次,黄酒送服。

医案：河南省平顶山市环保局李云峰自己连服5年后,停1个月又服1个月,已服用10年,病情稳定,食欲正常。他是烤干研粉以胶囊装服。

处方四

组成：自己的尿液。

用法：饮自己的尿液,每日1杯,1周后早晚各饮1杯。

医案：任某,男,52岁。医院诊为食道癌,已不能手术,劝其回家。他连饮5个月自己的尿液后,诸症消失,体重增加。去医院复查,癌症已消失,病获痊愈。

处方五

组成：蜈蚣7条,鸡蛋7个,绿豆粉、面粉各适量。

用法：每天用蜈蚣1条,放瓦片上焙黄,研成粉,取1个鸡蛋,打一小孔,装入蜈蚣粉,用小棒搅匀,小纸片封孔,再用绿豆粉和面粉包裹鸡蛋（约1厘米厚）,上锅蒸熟（约10分钟）。第2天清晨,把蛋壳和外糊物去掉,空腹吃下蜈蚣蛋,每天1只,开水送服。

医案：连吃7天后,患者感到肚子饿,想吃饭,黏痰自然吐出。可连续服蜈蚣蛋,直至治愈。患者郭旭山就是用此方法治愈了食道癌。

注意:吃蜈蚣蛋会口麻,为正常。若严重口麻、头痛、口渴者,应停药1天再服。须注意蜈蚣一定要焙黄研成粉才可用。

处方六　启膈散加减

组成:北沙参20克,茯苓15克,丹参15克,川贝12克(打碎),郁金12克,砂仁壳15克,荷叶蒂12克,麦冬18克,威灵仙20克,白花蛇舌草40克,半枝莲30克,昆布15克,海藻15克。

用法:水煎3次,分多次服,每日1剂。

医案:王某,男,70岁,农民。患吞咽困难半年,经医院诊断为"食管癌"。多方治疗未见好转,故来求诊。见患者体弱,卧床不起,吞咽困难,进食则胸骨后痛及胸痛;口干苦,大便秘结,小便短少,舌红而干,苔黄腻,脉滑数。为"痰热交阻,热结津亏"之证,治宜化痰清热,散结养阴,方用启膈散加减。王某连服3剂,症状减轻。二诊时原方加黄芪30克,三七粉8克(冲服),连服8剂,能下床活动,能进食稀粥,病情稳定,逐渐好转。之后连服本方30剂,诸症痊愈。随访2年未见复发。

处方七

组成:苹果、土豆各等份量。

用法:去皮捣烂拌匀,生食频服。

医案:赵某,女,70岁,农民。咽食困难,胸骨后疼痛,日久不愈,已是奄奄一息,急送某医院,检查确诊为"食管癌",院方认为患者年事已高,体质太虚,不宜手术,让其带药回家。家人从一位老中医处得到本方,给老人服用。连服10天后,患者呕吐减少,进食增加;连服1个月后,患者每餐吃一碗稀饭,每日吃4餐,身体复原,常在门前走动了。

引自:1996年8月13日《老年报》。

处方八

组成:熟地24克,山茱萸10克,淮山药30克,川茯苓20克,牡丹皮10克,泽泻10克,薏苡仁30克,北山豆根12克。

用法：水煎3次,分3次服,每日1剂,25剂为1个疗程。

散剂处方

组成：蜈蚣33克,蝉蜕33克,云木香33克,青黛33克。

用法：4药物混合研粉,早、中、晚饭后半小时各服2克,药汤或开水送服。

功效：服完25剂,病情基本好转,疼痛减轻,口沫流少,能吃稀饭,体重增加。上药继续服用,有望痊愈。

处方九

组成：藤梨根60克,野葡萄根60克,干蟾皮12克,急性子12克,半枝莲60克,紫草30克,蜈蚣6克,姜半夏6克,甘草6克,丹参30克,白花蛇舌草30克,马钱子3克。

用法：水煎2次,分2次服,每日1剂。

医案：罗某,男,62岁,工人。因吞咽困难,滴水不进,伴胸骨后疼痛,摄片见食道中段钡剂通过梗塞,先用钴60放疗,症状未见改善,突然食道大出血而休克,抢救10天脱险。患者要求改服中药,故投抗癌汤治疗。患者服药45剂后,摄片见黏膜有连贯,病变改善,钡剂能通过,钡斑消失,能吃干饭,胸骨后疼痛消失。追访2年仍健在。

引自：《千家妙方》。

处方十 开噎散加味

组成：雄黄1克,朱砂6克,山豆根12克,五灵脂12克,硼砂6克,玄明粉30~60克,射干12克,青黛9克,鲜狗胆1个(蜂蜜可代)。

用法：上药研粉,狗胆汁调水和药粉(蜂蜜可代用),分3天服用。

医案：刘某,男,60岁,农民。因噎食、呕吐,经医院诊为食管癌。后食水难进,数天1次干便。患者要求中药治疗,故投开噎散加味治疗。患者服药1剂,大便泻下黑水黏物,即能进食,连服3剂,饮食正常。随访3年健在,病情稳定,能参加一些劳动。

处方十一 扶元缓症散

组成：红参30克，黄芪30克，肉苁蓉30克，全蝎10克，蜈蚣10克，蜂房10克，参三七30克，山豆根30克，急性子30克，白花蛇舌草30克，白花蛇10克，水蛭20克，地鳖虫30克，制马钱子6克，蜣螂10克，山慈姑30克，沉香10克，醋炙梨树叶30克，韭根汁10滴，牛奶10毫升。

用法：上药研粉，过筛，装瓶。每日服12克，分4~6次服完，用韭根汁和牛奶掺水送服，连服1个月为1个疗程。

功效：益气化瘀，祛毒消癥。

医案：杨某，男，62岁，农民。进食时胸骨后疼痛，渐至半流食咽下困难，医院诊为食管癌，无力住院，故来求治。投本方治疗，治疗半年，梗塞感除，进食起居正常。

处方十二 小陷胸汤加味

组成：半夏12克，瓜蒌30克，黄连6克，浙贝母18克，郁金15克，沙参18克，黄芪30克，三七粉9克（分次冲服），威灵仙30克，白花蛇舌草40克，半枝莲30克，荷叶蒂15克，山豆根15克，甘草6克。

用法：水煎3次，分3次服，每日1剂。

医案：刘某，女，56岁，工人。因吞咽困难，经医院检查确诊为"食道鳞状上皮癌"。患者拒绝手术治疗，故来求助中医治疗。患者形瘦，嗳气呃逆，胸骨后疼痛，口微干苦，大便结燥，舌暗红，苔黄腻，脉弦细，为痰瘀内结之证，治宜开郁行气，化瘀散结，方用小陷胸汤加味治疗。连服5剂后，患者病情好转，能进食稀粥。二诊时原方去半夏、黄连，加海藻、昆布各15克，再服20余剂，吞咽正常，食量增加，体力增强。追访2年，未见复发。

处方十三 化坚散结汤

组成：海藻30克，甘草6克，海浮石12克，连翘30克，王不留行15克，丹参30克，赤芍9克，山慈姑12克，穿山甲5克，皂刺5克，陈皮3克。

用法：上药冷水浸泡50分钟，文火煎2次，分2次服，每日1剂。

医案：秦某，女，42岁，工人。胸胁胀满，咽物发噎40多天，医院检查发现

"食管后缘有4厘米×5厘米肿物"——良性瘤。患者怕手术,故来求助中医治疗,投化坚散结汤治疗。患者服药38剂,诸症消失,经几家医院复查,食管正常。追访1年,未见复发。

按语:"化坚散结汤",适用治疗多种良性肿瘤,如神经纤维瘤等,均有消瘤病例。

第五节 胃癌与肠癌

处方一 行气消癌汤

组成:丹参25克,茯苓20克,郁金20克,砂仁15克,麦冬20克,瓜蒌25克,半枝莲50克,干蟾蜍3只,生水蛭15克,荷叶15克。

用法:水煎取浓汁100毫升,每次服50毫升,用牛奶冲服,每日服2次,每日1剂。

功效:理气逐瘀,甘寒润燥。

医案:李某,男,59岁,工人。医院诊为"胃癌早期",患者要求中药治疗,投行气消癌汤4剂,腹脘胀痛减轻,饮食改善,但大便坚,有恶心。本方加郁李仁15克,生地30克,元参15克,服药4剂,诸症转好,唯觉口渴,原方再进4剂,用牛奶冲服,加雪梨汁、甘蔗汁、蜂蜜各50毫升,诸症皆除。又连服15剂,复查腹部肿块已消失,诸症正常。追访2年健在。

处方二

组成:白僵蚕10~15克,白马尿适量。

用法:将白僵蚕研粉,分2~3次用白马尿送服。

医案:蔡老,74岁,4年前腹硬如石,按动不得,疼痛难忍。医院诊断为胃癌,久治无效。蔡老从《本草纲目》中看到"人间龟病不堪言,肚里生成硬似砖。自死僵蚕,白马尿,不过时刻软如绵。神效。"(普济疗诗云)。患者连服7天,诸症消失。

按语:《本草纲目》"白僵蚕"条目可查到。

处方三

组成：西洋参9克（怕冷用红参9克），全蝎25克，蜈蚣5条，牡丹皮25克，桔梗15克，没药6克，乳香6克，硫黄6克，穿山甲25克。

用法：上药研粉，每次服6克，每日服2次，白开水送服。

医案：于占恒自己验证，治愈了自己的胃瘤，故而献出此方。

引自：《中老年自我治病奇效方集锦》。

处方四

组成：向日葵杆芯10克（鲜品20克）。

用法：水煎2次，分2次服，每日1剂。

功效：连服百日，医院检查癌瘤消失，部分患者服1年痊愈。

处方五　扶胃消癥汤

组成：太子参30克，白花蛇舌草15克，蜂房3克，制马钱子粉1克（分3次冲服），全蝎2克，僵蚕6克，穿山甲6克，急性子10克，蜀羊泉10克，龙葵10克，蟾酥0.02克（研粉分3次冲服），水蛭6克，鸡内金粉（分3次冲服）6克，蜣螂1克，沉香6克，佛手6克，蒲公英15克，乌梅15克，赤芍30克，红枣5枚。

用法：水煎3次，分3次服，每日1剂，连服3个月为1个疗程。

功效：养胃散结，化瘀消癥。

善后：原方研粉制丸，每服5克，日服3次，连服3个月为1个疗程。

医案：陆某，男，61岁，农民。经某医院胃镜检查诊为息肉样型胃癌，活组织病理检查，提示分化型腺癌。鉴于癌肿已转移，患者不愿手术，故来要求中医治疗。投方扶胃消癥汤，患者连服30剂后，诸症减轻，大便隐血阴性。原方继服，先后共服95剂，病情稳定。原方制丸药维持治疗。追访3年，病情依然稳定。

处方六

组成：体壮大癞蛤蟆1只，鸡蛋2只。

用法：把癞蛤蟆的头全切下，身体不要（注意不可碰坏蛙头两眼上边的蟾酥包）。锅内放适量豆油，用火烧沸，再下全蛙头，油中炸酥（一碰就碎），即可捞出扔掉，马上拿两个鸡蛋,去壳后,蛋清蛋黄全下油里炸熟炸透,不加盐和其他材料,然后1次吃掉两个鸡蛋。

医案:魏金花经两家医院确诊为"晚期胃癌"。医生说:"已没有继续治疗的必要,回家去多吃些好的吧。"在绝望之时,她得到了这个偏方,魏金花吃了几次就治好了她的晚期胃癌。她每年春秋各吃1次,已17年未复发。

说明:蛙头上蟾酥包内的蟾酥汁,通过油炸,留在油中,并已减轻毒性,再炸鸡蛋,鸡蛋已成蟾酥蛋,吃下蟾酥蛋便可治好胃癌,又不致中毒(直接服用蟾酥汁有中毒危险)。

处方七

组成:半枝莲50克,白花蛇舌草100克。

用法:水煎2次,日夜当茶饮服,每日1剂。

功效:坚持服用3~4个月。已治愈许多患者。

注意:服药后,大小便常带有脓血,属于正常反应。癌症属于容易复发转移的病,所以治愈不等于全部根治,必须坚持服药,才可延迟或防止复发,才可延年益寿。

处方八

组成:白花蛇舌草150克,半枝莲80克,甘草100克。

用法:水煎2次,分早晚各服1次,每日1剂。

功效:有人连服5个月完全治愈,续服不复发。

医案:一位患者服4剂后,疼痛减轻,再服6剂,病痛全消失。继续服用5剂,进食正常,恢复健康。坚持服用,可完全治愈直肠癌。

处方九

组成:自己的尿液。

用法:每天饮4~6次,每次1杯。

医案:李某患直肠癌,已被医院定为只有6个月可活,劝其回家。患者开始饮自己的尿液,连饮15天,腹胀、便秘全部消失,医院检查癌细胞完全消失,癌症治愈。

处方十

组成：半枝莲30克，山豆根12克，丹参10克，红藤30克，炮山甲12克，皂角刺10克。

用法：水煎服，每日1剂。

加减：气虚加黄芪、党参各12克；血虚加当归、熟地各10克；阴虚加生地、北沙参各12克；湿重加苍术10克，生薏苡仁30克；出血多加三七粉3克（分次吞服），阿胶珠10克（烊冲服）。

灌肠处方

组成：乌梅12克，贯众15克，五倍子10克，夏枯草30克，半枝莲10克，槐花10克，牡蛎20克，海浮石15克。

加减：黏液多加大黄6克，黄柏10克，黄芩10克，明矾3克。

用法：取水煎浓汁150毫升，灌肠用，每日1次。

功效：治疗6~12个月后，见有3例治愈，1例基本治愈，3例症状缓解，仍需继续治疗。

第六节　肺　癌

概要：本病患者年龄多在40岁以上，男女之比为5∶1。病因迄今未明，可能与吸烟、物化、大气污染、慢性肺疾和遗传因素等有关。本病属中医"肺积""痞癖"等范畴，现统称"肺癌"。

处方一　安肺抗癌汤

组成：生黄芪20克，党参20克，生地10克，石斛10克，地骨皮30克，川贝母10克，麦冬10克，白花蛇舌草10克，鱼腥草10克，半枝莲10克，蜀羊泉（白英）10克，全蝎2克，蜈蚣1条，莪术10克，夏枯草10克，杏仁10克，橘皮10克。

用法：水煎3次，分3次服，每日1剂，42剂为1个疗程。

丸剂处方

组成：汤剂加山豆根10克，干蟾皮6克，水蛭6克，蜂房6克，山慈姑5克，制马钱子3克，猪苓20克，生甘草10克。

用法：以丸方6倍量，研粉过筛，用水制丸药，绿豆大小，每服5克，每日服3次，3个月为1个疗程。

功效：益气养阴，清热解毒，化瘀抗癌。

医案：赵某，男，66岁，农民。干咳无痰已1年余，素嗜烟酒，有慢性支气管炎病史，服药无效，咳嗽加重而气短、乏力，经某医院X线片示左侧肺阴影约5×5厘米大小，密度高，边界清楚，疑似肺癌。用药两周无效，又经某专科医院确诊为鳞状上皮细胞癌，进行放疗，疗程结束出院，不久又咳嗽伴左侧胸痛，故来求诊中医。胸片示左肺病灶稍有增大，放疗后气阴两伤，热毒瘀浊内结。投方安肺抗癌汤治疗，患者服药50余剂，咳嗽咯痰及发热消失，饮食增加，体质改善。原方研粉制成丸药，连服3个疗程，计9个月，以后间断维持服用。从66岁来看病，直到72岁，已存活6年以上。

按语：本病死亡率极高，5年生存率不到10%，单纯放疗，生存率1年约为45.3%，3年生存率为6.9%。该患者生存期为6年余，说明本药方对治疗肺癌确有一定效果。

处方二

组成：仙鹤草120克，白糖适量。

用法：水煎1个半小时，取药汁分多次饮服，白糖调味，每日1剂，15剂为1个疗程。

功效：连服15~30天见良效，已有多人获得临床治愈。

善后：获效后，仍需要继续服用，以求巩固疗效而延年也（引自云湘荐疗）。

医案一：一天我在山上采草药回来，见一妇人坐在山脚旁啼哭，于是上前问道："大姐为啥哭啊？"妇人道："我得了肺癌，医院治不好，我快要死啦！"我观察她的面色、神气后说："你不会死，病会好的。"妇人又说："我没有医保，钱也花完了，只好等死了。"我取出纸来写道：到中药店去买仙鹤草120克，用水煎1个半小时，药液1天分多次服，可加点白糖调味，每日1剂，15~30天治愈。条件：开心不生气，多做善事好事。我把字条交给妇人，说："这草药不贵，花钱不多。"1个月后，又见到这位妇人，她高兴地叫道："可见到您啦！我病好啦。真要谢谢您。"说着便要拜，我忙说："不用，不用……。"赶紧走开。

按语：仙鹤草，苦辛，平，无毒。入肺、肝、脾三经。可止血、健胃，治肺结核咯血、脓胸、气管炎、肺癌等。

医案二：杭州一位女话务员谢某患肺癌，第二次进住杭州青春医院，她爱人是同一个单位的，现在整日陪护她。一天夫妻俩来求我帮她治病。我见患者已是黑光照面，气弱、神疲、乏力，是不可治之相，谓晚期肺癌危象。我单独问她丈夫："医院医生怎么说？"他回答说："医生说她时间不多了，一切随她心愿吧。但是她要求请您帮她用气功治治看。请您帮帮她吧！"照理，黑光照身的病人，气功治不了。但是他们俩也是练功人，同是浙江气功科研会成员，见死不救，于心不忍，见她苦苦求生的眼睛，只得不顾个人安危，帮她发功治疗。就是用意念加功法，通过手势（手离患者身体30~50厘米外）发功治疗，每次治疗时间约30分钟，1天1次。

气功治疗有许多不同方法，例如医者不发功，只用脏腑对脏腑感应交流，推动患者病灶细胞运动，达到治病功效。这种脏腑能量交流的治病方法，对医者没有任何损伤，只当是在练功。它的关键问题是医者的体质、功力决定他的治疗效果如何。像谢某这样的危重癌症，必须急救治疗，还要让患者看到、体会到你在给她发功治疗，她会充满希望地接受你的治疗，主动体会你发的功，这样功效会非常好。

经过半个月治疗，患者对我说："我现在不像有病了，力气很大，一切都好了。"我建议他们请医院复查，第二天来说："X线复查，医生说大大缩小，并且已钙化。"又继续给其治疗半个月，医院也多次复查后说："病已痊愈，可以出院。"患者高高兴兴地回去了，我却感到很累。正好我岳父母来电话叫我们去，我和爱人同去承德岳母家住了2个多月，离开承德避暑山庄，又到沈阳姐姐家住了1个多月，待夏日过去，我和爱人才回到杭州。

气功界朋友告诉我："谢某前两天死在青春医院啦。"我惊讶地问："怎么死的？"朋友说："还不是吵架，大吵大闹中气倒，急救车送到青春医院，旧病复发而死。她爱人来找过你，我们说你去东北还没回来。"

朋友们早就告诉过我,谢某经常在吵闹中病倒,这便是其患癌症的病因。我曾多次告诉谢某:"管好你自己吧。"好不容易治好的癌病,又被气倒,远离人间啦!

写这个故事的目的,就是请大家不要生气,生气产生的毒素在体内便会阻塞某个部位,积累形成瘤或癌或其他病变。一旦得了病,若能克服生气,就能治愈,亦能长寿,若再生气,便会旧病复发,很难控制。所以长命的关键掌握在自己手中。

通过这个故事,我也要吸取教训:不能用气功给人治病。若是用中药处方给谢某治病,旧病复发,仍可用处方买药服治,仍会有效,找不到我也没关系。

注意:高高兴兴迎接每一天,绝不可生气,更不可生闷气;多做善事好事,为自己积累快乐,能提高免疫功能。

处方三

组成:南北沙参各12克,天冬、麦冬各10克,百部12克,八月扎12克,半枝莲30克,守宫10克(3条),干蟾皮10克,白花蛇舌草30克,鱼腥草30克,七叶一枝花15克,生牡蛎30克,橘核10克,橘红10克,白英(白毛藤)30克,海藻30克,鳖甲15克,望江南30克,山海螺30克,白茅根30克,阿胶30克(烊化冲服),冬虫夏草3克~10克(研粉吞服),铁树叶100克。

用法:水煎3次,分早晚或早中晚服,每次服药后卧床1小时。每日1剂。

功效:治疗4例,服药25剂治愈1例,服药35剂治愈2例,服药45剂治愈1例。治愈率为100%。

引自:《当代中医师灵验奇方真传》。

处方四 穿柏汤

组成:生黄芪15克,生白术9克,茯苓15克,陈皮9克,杏仁9克,百部12克,鱼腥草30克,石见穿30克,石上柏30克,生薏苡仁30克,灰紫菀12克,鸡内金12克,补骨脂12克,仙灵脾15克,菟丝子15克,山慈姑24克,仙茅12克,紫石英15克。

用法:水煎3次,3次服,每日1剂。

医案：曹某，男，62岁。2年前患肺结核治愈后，近来咳嗽气急，医院确诊为肺癌，不能手术，故来求治。投本方治疗7个月，医院复查，肺肿块缩小，再服药1个月，复查肺肿块消失，病获痊愈。

处方五

组成：鸦胆子仁适量。

用法：将去壳鸦胆子仁蒸熟，放有盖杯内，每次服10~20粒，每日服3次。每次用桂圆肉包裹鸦胆子仁，饭后吞服，用白糖水送服。

功效：鸦胆子的活性成分主要是油酸，含81.87%，能提高病人干扰素水平，降低肉脂质过氧化反应，具有增强抗体免疫功能和生物反应调节功能。治疗早期肺癌，有望痊愈；中期肺癌治愈率50%以上；晚期肺癌可提高存活期2~3年，甚至5年以上。

注意：本品苦寒有毒，脾虚呕吐者忌服，孕妇和小儿慎用，以防中毒。中毒表现为恶心呕吐、腹痛头晕、呼吸慢。解毒方法为内服鸡蛋清和牛奶，甘草9克嚼烂吞下，或水煎汤服，再吃红糖白粥一碗，均可解毒。

处方六

组成：核桃树枝（劈成小瓣）500克，鸡蛋2~3个。

用法：用砂锅浓煎核桃枝，取浓汁可分3天用。每次用药汁3勺，烧开后打下鸡蛋2~3个（不必打成蛋花汤），煮熟后，连汤和蛋一起吃下。早晚各吃1次，连吃2~3个月左右。由于核桃枝煮蛋味很苦，患者会要求少吃，至少每次不少于1个鸡蛋，带汤吃下。

功效：须连吃2个多月，凡是肺癌没有转移，没有扩散，就可治愈。已治愈多人。

说明：用家核桃树枝，不是山核桃枝；红、白皮鸡蛋均可以；核桃树枝熬得浓一点好。核桃树枝为甘、平、温、无毒。补气养血，润燥化痰，温肺肾，益命门。

引自：641期《辽宁老年报》。

处方七　五叶汤

组成：玉米叶100克，桑叶15克，竹叶6克，枣叶30克，大青叶15克。

用法：新鲜玉米叶先煎，后下其他叶，文火煎10分钟，当茶饮用，每天饮500毫升以上，每日1剂。30剂为1个疗程，须服3个月。

功效：玉米叶抗癌，抑制癌瘤生长，对肺癌尤效，配大青叶、枣叶清热消瘤，桑叶清肺降火散结，以叶治叶。连服3个月，症状减轻，精神好转。可常服善后，有望康复延年。

第七节　肝癌及肝血管瘤

一、肝癌

概要：本病是以右上腹疼痛、食少、乏力、肝肿大、质硬为主的肝脏恶性疾病。医学现统称"肝癌"。中医学认为继发于肝积、肝著之后，或因常食霉变食物，或其他损伤所致。治宜从"湿、热、毒、瘀、痰、结"六字病因中推求。

处方一　马螂汤（丸）

组成：太子参60克，虎杖15克，炒枳实10克，水红花籽30克，螂螂1克，白英30克，北豆根10克，炙鳖甲30克（先煎），半枝莲30克，白花蛇舌草30克，川楝子15克，八月扎30克，马齿苋15克，莪术10克，制马钱子2克，山楂10克，谷芽15克，麦芽15克，神曲10克。

用法：水煎3次，分3次服，每日1剂。服3个月为1个疗程。

善后处方

组成：汤药加鸡内金10克，全蝎1克，地鳖虫1克，龙葵30克，丹参30克，元胡15克，蜂房6克。

用法：将汤药处方药量加至为3倍，其中螂螂加至30克，制马钱子加至20克，全蝎、地鳖虫各加至50克；诸药研粉，过筛，水泛制丸，绿豆大小，每服5克，日服3次，连服3个月为1个疗程。

功效：清热解毒，化湿祛瘀，消痰散结抗癌。

医案：叶某，男，39岁，农民。经两家医院确诊为肝癌，患者要求中医治疗。余投本方汤药89剂，全身症状改善，食欲增进，精神好转，唯感肝区偶有刺痛和腹胀，服用丸药3个余月，病情稳定。

注意：长期服用丸药，才可延年。

处方二

组成：柴胡20克，莪术15克，白术15克，大黄10克，鳖甲30克（先煎），鸡内金15克，水蛭6克，半边莲30克，枳实12克，黄芪20克，生晒参12克，干姜6克，黄芩15克，白花蛇舌草50克，穿山甲30克（先煎）。

用法：水煎3次，分3次服，每日1剂。

功效：治1例，服药2年痊愈。追访8年未见复发。

处方三

组成：溪黄草15~30克（鲜草用60克）。

医案：据《羊城晚报》1991年12月2日报道：老人徐永新，经医院诊断为"晚期肝癌"，四处投医问药，花钱5000多元不见起色，病情日渐严重。他家乡赤脚医生陈思木，嘱咐他用溪黄草煎汤服用。家人在塘边挖了几棵溪黄草，煎汤给他服用，两天后心气调和，服药汤1周后，癌肿全消，体重增加，皮肤光滑滋润。1个月后脱皮换童颜，老人还每月下水捕鱼去集市卖，故引来翁源县有关部门专程看望他。

说明：溪黄草其味苦，性寒，归肝、胆、大肠、膀胱四经。有清热利湿、凉血散瘀之功效，为治肝胆病之要药。主治急性肝炎，急性胆囊炎，痢疾，肠炎，跌打瘀肿。

处方四

组成：小檗（即狗奶子，刺黄柏）60~100克（鲜品），鸡蛋2只。

用法：水煎小檗根，后下鸡蛋（不打蛋花），吃蛋饮汤，尽量多吃，日吃2次。

医案：一位老者身患肝癌，百治无效，家人已为其准备后事。一位老中医介绍上面的单方，患者抱着死马当活马医的心理，家人从农田道旁刨来狗奶子数根，洗净剁碎，水煎下鸡蛋数个，吃蛋饮汤（尽量吃）数次，连吃数日，症状渐消，精神好转，医院复查，癌症消失，病告治愈。后告知他人，他人吃后亦皆获良好效果。

说明：小檗苦、大寒、无毒。清热燥湿，泻火解毒，治黄疸、热痹、瘰疬、肺炎、结膜炎、痈肿疮疖、血崩。一般用量15~3克（干品）。

引自：《中老年自我治病奇效方集锦》。

处方五

组成：自己的尿液。

用法：每天1次，每次饮200毫升。

医案：一位70岁男性老人患肝癌，医院久治无效。他接受中医建议每天1次饮200毫升自己的尿，连饮2个月，医院复查不见肝癌肿瘤。

二、肝血管瘤

概要：本病为肝脏肿大或上腹肿块，无压痛，表面光滑有压缩感的一种肝血管疾病。病因可能与先天肝脏畸形、负重伤力、进食不当等因素有关。中医认为本病属"肝瘤"范畴。认为由先天遗传，情志刺激及饮食不节等所致。由于肝血管瘤乃肝小静脉与脂肪组织构成，起初为气结在经，气行则经脉通，用药必须行气，气行肝舒则复其肝用；病久则血伤在络，络通则聚血可散，用药当理其血分兼通络瘀；血为脾之统，脾为肝之基，脾壅则肝郁，木郁则肝萎，故而又须调中益脾，脾土健运则肝木自荣。治疗本病，既要行气活血，又要调中益脾，方能入阴出阳，解散凝聚。

处方一　肝瘤疏消汤

组成：当归须30克，党参15克，炒白术10克，制乳香6克，制没药6克，丹参10克，川楝子6克，漏芦10克，大伸筋30克，败酱草15克，全蝎2克，杭白芍15克，红花6克，炒枳壳15克，三七粉3克（分3次冲服），水蛭6克，天葵子10克，鹿茸草15克，升麻6克。

用法：水煎3次，分3次服，每日1剂，连服3个月为1个疗程。

善后处方

组成：当归须、大伸筋各150克，党参、败酱草、杭白芍、炒枳壳、鹿茸草、生黄芪各75克，炒白术、丹参、漏芦、天葵子、远志、酸枣仁、柴胡、醋香附各50克，制乳香、制没药、川楝子、红花、水蛭、升麻、陈皮、炮山甲、木香各30克，三七15克，全蝎10克。

用法：诸药研粉，过筛，水泛制丸药，绿豆大小，每次服5克，每日服3次，3个月为1个疗程，可连续服2个疗程。

功效：益气调中，活血疏肝。

医案：董某，男，34岁，农民。患上腹胀痛2年余。2年前因受精神刺激，而后经常失眠，并感上腹胀闷不舒，下腹嗳气上冲，纳少、乏力、头昏、耳鸣如汽笛声声。医院作神经官能症治疗，药效欠佳。近半年来病情加重，故来求治。超声见肝右后叶3.5厘米×2.5厘米血管瘤，辨证为气郁血滞，肝络瘀积。投方肝瘤疏消汤80余剂，腹胀、气冲消失，饮食大增，头昏、失眠等神经系统症状亦消除。继续服丸药，用汤药量的五倍，研粉泛水制丸药服，连服3个月为1个疗程。1年后，患者B超复查，肝血管瘤消失，余症亦痊愈。

按语：肝血管瘤体积大，可作切除术，亦可作肝动脉结扎术。一般为控制其发展，可对症保守治疗，而西药今日尚无特效药，中医药以调气血、和肝脾、行气化瘀等法，每能取得满意疗效。关键是要坚持较长时期服药。

处方二　柴胡白芍汤

组成：柴胡6克，白芍9克，珍珠母12克，夜交藤20克，苏梗9克，生麦芽12克。

用法：水煎2次，分2次服，每日1剂。

按语：智能医学认为治疗肝血管瘤，应该增加血液回流，不以活血药为主，应以收敛药物为主，可用柴胡白芍汤治疗。智能医学认为，柴胡、白芍使肝细胞和肝血管收缩，珍珠母、夜交藤增加右心房、右心室收缩，以上促进静脉回流；苏梗解决肺部细胞开合，生麦芽解决中焦脾胃细胞开合。这样，四周围增大压力，使心脏和肝脏压力增高，血液回流加快，就可以治疗肝血管瘤。

处方三 理气消瘤汤

组成：阿魏1.5克，柴胡1.5克，甘草1.5克，当归尾4.5克，赤芍4.5克，桔梗3克。这六味药药量为4个月小儿用量。

用法：水煎2次，分2次服，每日1剂。

医案：王某，4个月。肋部紫筋三条，高出皮肤0.5厘米的血管瘤，为医院确诊。因年龄小不宜手术，故来求中医治疗。投本方3剂，瘤顶下陷，续服5剂，瘤围缩小，服至29剂，血管瘤消失。随访6年未见变化。

注意：忌油腻、生、冷食物。药量随年龄加大而增加。服药后有便泻、疲乏之象，为正常现象，加白术止泻后，瘤体就停止缩小。

按语：又治头顶血管瘤1例，乳血管瘤1例，目眶血管瘤1例，均获治愈。

第八节 白 血 病

处方一

组成：犀牛角粉10克，羚羊角粉10克，通血香（通光散）10克，龙涎香10克，牛膝10克，地骨皮30克，牡丹皮30克，虎杖30克，西洋参30克，白茯苓15克，金钗石斛15克。

用法：上药研粉，用黄酒调成丸状药丸，绿豆大小，每次服用10克，每日服用3次。

按语：犀牛角苦、酸、咸、寒，清热、凉血、解毒、定惊，治肿毒、疮病、小儿丹毒遍身游走。其性升而善散（升麻可代，皆为升散），故久为气虚者，不可用，怕气更虚。羚羊角咸、寒、无毒，入肝、心经，平肝熄风，清热、镇惊、解毒。通光散苦、微寒，清热、解毒，止咳平喘，治肺炎、哮喘、各种癌症（《云南中草药选》：治各种癌症处方：通光散1~1.5两，白胡椒10粒，水煎服）。龙涎香甘酸、气腥、无毒，行气活血，散结止痛，利水通淋。牛膝甘、苦、酸、平，无毒，入肝、肾经。生用散瘀血，消痈肿，跌打损伤；熟用补肝肾，强筋骨，治腰膝骨痛，四肢拘挛、痿痹。地骨皮甘寒，入肝、肺、肾经，清热凉血，治潮热盗汗，肺热咳喘，吐血消渴，高血压病，痈肿恶疮。牡丹皮辛、苦、凉，入心、肝、肾经，清热、凉血、和血、消瘀。治热入血分、发斑、惊痛、吐、衄、便血、癥瘕、痛疡、扑损。虎杖苦、平,无毒,祛风、利湿、破瘀、通经。治风湿筋骨疼痛,湿热黄疸,淋浊带下,妇女经闭,产后恶露不下,癥瘕积聚,痔漏下血,跌打损伤,烫伤,恶疮癣疾,破留血症结,破风毒结气,攻诸肿毒。西洋参甘,微苦,凉,入心、肺、肾经。益肺,清虚火,生津止渴。白茯苓甘、淡、平,入心、脾、肺经。渗湿利水,益脾和胃,守心安神。金钗石斛甘、淡,微咸,寒,入胃、肺、肾经,生津益胃,清热养阴。治热病伤阴,口干烦渴,病后虚热,阴伤目暗。

处方二

组成:奶制狼毒3克,山豆根、川贝母、黄药子、元参、人参(怕冷用红参,火旺用西洋参,另蒸服)、大青叶、淫羊藿各15克,半枝莲、白花蛇舌草、金银花、薏苡仁各30克,五倍子、大黄(后下)各6克,王不留行20克。

用法:水煎2次,分2次服,每日1剂,连服30~40剂。

功效:服药后,体温正常,小便顺利,病情明显好转,再服处方三。

处方三

组成:奶制狼毒3克,熟地、阿胶(后下)各12克,人参10克(另蒸服),淫羊藿、生龟板(先煎)、生鳖甲(先煎)、石决明各15克,生黄芪30克,地骨皮、牡丹皮、归尾、苏木、生大黄(后下)各6克。

用法:水煎2次,分2次服,每日1剂,连服30~40剂。

另外再配服两个处方:

配服处方一

组成:斑蝥1个(去头、足、翅,糯米炒黄),鲜鸡蛋1只。

用法:将鸡蛋打一小孔,放入炒斑蝥,白纸封口,隔水蒸熟,去蛋壳,去斑蝥后,吃药蛋,每天上午10时吃,用药汤送服。每日1次。

配服处方二

组成:狼毒3克,荠菜30克,大枣10枚,鲜鸡蛋2只。

用法:4味同煮汤,佐膳。每日1次。

功效:一般连服40天后,白血病治疗痊愈,也有80天治愈的。

按语：白血病，是血液循环中白细胞大量增生的恶性病变。治疗白血病的主要中药之一是"狼毒"。狼毒性味苦、辛、平，有毒，具有止痛、破积、祛痰、杀虫之功效。治皮肤病，结核病，肿瘤病，气管炎，水肿等疾病。由于毒性大，许多医者少用或不用。《家庭实用验方珍藏》介绍：狼毒含有一种蛋白质，与人胸细胞中能阻止白血病发展的调钙蛋白激素相似，当它与胸肽（胸腺激素）和神经肽（神经节苷脂）结合时，能阻止白血病的活动与发展。治疗时处方二和处方三轮流服用，有望治愈白血病。

处方四　补肾生髓加味汤

组成：生地18克，熟地18克，枸杞15克，杜仲24克，五味子6克，淮山药21克，枣皮18克，生晒参12克，茯苓21克，蒲公英18克，地丁15克，半枝莲15克，白花蛇舌草30克，青黛6克，当归12克，雄黄3克，菟丝子15克，女贞子15克，甘草6克。

用法：水煎服，1剂药服2天，分4次服完。

善后处方

组成：生地18克，熟地18克，枸杞15克，杜仲30克，山药30克，五味子6克，枣皮18克，夜交藤18克，枣仁18克，红人参6克，茯神15克，菟丝子15克，女贞子15克，蒲公英18克，紫花地丁15克，半枝莲15克，白花蛇舌草30克，青黛6克，雄黄3克，红花9克，丹参15克，当归12克，续断9克，怀牛膝9克，甘草9克。

用法：同上。

医案：周某，男，42岁，医生。近年来体弱，常易患感冒，平日常感腰痛，多梦。近月来自觉症状加剧。医院血检及骨髓穿刺检查，诊为慢性粒细胞性白血病。家属陪同来治疗，见患者腰脊劳损，精气内蒙，加外感瘟毒病邪，伤其骨髓，致成本病。治宜补肾，解毒祛邪，投补肾生髓加味汤治疗。患者连服30剂后，病症明显好转，但仍多梦，时有腰酸痛。用善后处方继续服用，患者连服20剂后，诸症缓解。追访未见复发。

第九节 皮 肤 癌

处方一

组成:蟾酥2克,凡士林5~8克。

用法:上药调成膏状,外涂患处,每天换药1次。

功效:连涂3天,癌组织自动脱落,涂18~20天,可基本痊愈。

注意:勿涂好皮上;严防儿童内服蟾酥。

按语:蟾酥取法为:用油纸或塑膜纸包裹癞蛤蟆头,按破眉裂,用竹片刮下酥浆到油纸上,阴干后即可使用,或把酥浆加凡士林拌成软膏使用,或用大蒜片纳入蟾口内,眉裂白汁出,竹片刮取。或手捏眉棱破裂,白汁出,竹片刮取,阴干。白汁(蟾酥)不可入目,入目会引发目赤肿盲,可用紫草汁点洗,即可消除。

处方二

组成:野百合适量,香油适量。

用法:将野百合研末,用香油调成糊状,涂患处,每日1次,直至痊愈。

功效:有人用它治愈了皮肤癌。

处方三

组成:蟾酥10克,磺胺软膏40克。

用法:让上药溶于30毫升清水中,调匀。外敷癌瘤处,外用油纸或无毒塑纸,纱布包扎,每天换药1次。

功效:治疗数例,一般3天后,癌组织开始坏死、脱落,约18天左右疮面基本痊愈。

处方四

组成:藜芦30克,生猪油30克。

用法:将藜芦研粉,过120目筛,然后捣于生猪油中,捣成糊状,涂于疮面,或纱布包敷,每日换药1次。

功效:主治皮肤乳头状瘤。治疗数例,均7~14天治愈。

医案：金某，男，46岁，农民。因右小腿外侧疽毒化脓、溃烂，继而胬肉外翻，已1年余。医院手术摘除，仍未治愈。来求治时，疮围7.5厘米，蒂围3.5厘米，痒痛，触破时流血甚多。投本方外涂治疗，7天后复诊，胬肉已平，新肌鲜红。用生肌、收敛的一般软膏，如逢春软膏等涂几天即可痊愈。

处方五

组成：西洋参3~5克。

用法：早晨蒸服，每天服1次。

功效：主治大腿或肋骨皮下脂肪瘤。连服3周，肿粒变小，2个月后肿块消失，连服1年，痊愈不复发。

第十节　乳　腺　癌

概要：乳腺癌的生成，有多种复杂因素。医家以为主要与以下因素有关。

（1）高脂肪、低纤维食物吃得较多；绝经后体重增加；吸烟、放射性等不良刺激，以及体内雌激素水平失衡等。

（2）医家以为女性月经初潮过早（12岁以前来月经），绝经较晚（50岁以后绝经），月经周期长（大于35天），都是发病的危险因素。

（3）女性超过40岁未婚、未孕，或第一胎生育大于30岁者，其乳腺癌发病率明显高于正常婚育的妇女。虽有生育，但不哺乳，或哺乳时间短，易患乳积，乳腺癌的危险性也明显增加。因为正常哺乳能保持乳腺的通畅，对乳腺癌有预防作用。

（4）反复人工流产，会使妇女患乳腺癌的概率增加，因为孕妇人工流产后，妊娠突然中断，体内激素骤然下降，迫使刚刚发育的乳腺突然停止生长，使腺泡变小至消失，乳腺复原，而这种复原通常是不完全的，容易造成乳腺肿块和疼痛，可诱发乳腺疾病，反复多次乳腺病变，可成为乳腺癌的诱因。

（5）据有关调查显示，每天12小时以上佩戴胸罩者，比短时间或不戴胸罩者，患乳腺癌的可能性高21倍。白天佩戴，晚上也不除掉胸罩者比短时间或不戴胸罩者,患乳腺癌的可能性高出125倍。特别是那些无背带、卡紧胸部的胸罩,影响乳房部位淋巴液的正常流通,也就不能及时清除有害物质,久而久之,使正常细胞发生癌变。

　　(6)夫妻间的性生活质量,直接影响乳房的生理健康。近年来,乳腺小叶增生,乳腺良性、恶性肿瘤的发病率迅速升高。调查发现,患乳腺小叶增生的妇女中,有86%的女性性生活从未达到过高潮。女性如果只有性兴奋而不能达到高潮,身体会极度不适,未能释放的性张力很容易演变成痉挛或疼痛,久之会产生心理及病理上的"郁结",导致乳腺组织病变。

处方一

　　组成:麝香0.5克,木香3克,丁香3克,生半夏3克。

　　制法:将以上四味药共研粉拌匀,装瓶密封。

　　用法:取药粉适量,用棉花包药粉,塞鼻孔内;右乳病,塞左鼻孔,左乳病,塞右鼻孔。按自己的承受力,换药再塞。

　　功效:有人用此方治愈乳腺癌。

　　注意:本方只能外用,不可内服。

处方二

　　组成:柴胡15克,郁金15克,青皮10克,瓜蒌20克,白芥子30克,黄芪30克,女贞子20克,旱莲草20克,浙贝母15克,皂刺15克,白花蛇舌草40克,半枝莲40克,露蜂房15克,全蝎8克,甘草6克。

　　用法:水煎服,每日1剂。

　　功效:舒肝解郁,健脾祛痰,化痰通络,解毒散结,辅以益气养阴。

　　说明:中医认为,乳腺病变与肝脏及其经络有关,其病因是长期郁怒、思虑而伤及肝脾,以致气滞痰凝,或因冲任二脉失调,气滞血凝而成本病,故本方治疗乳腺癌有较好疗效。亦可在病人手术后,或放、化疗中配合治疗,能增加疗效,减轻毒副反应。因为放、化疗的患者,气阴大伤,这时机正是癌症最容易扩散的时机,此时配合中药扶正祛邪,调整脏腑功能,益气养阴,补气养血,提高患者机体抗癌能力,使症状得以缓解、消除,减轻了痛苦,延长了生命,提高了生活质量。

处方三　调神攻坚汤

组成：柴胡15克，黄芩15克，苏子30克，党参30克，夏枯草30克，王不留行90克，牡蛎30克，瓜蒌30克，石膏30克，陈皮30克，白芍30克，川椒5克，甘草6克，大枣10枚。

用法：水煎2次，分2次服，每日1剂。

功效：疏肝理气，攻坚破瘀。

善后处方

组成：柴胡75克，苏子150克，党参150克，夏枯草150克，丁香50克，土贝母75克，王不留行300克，牡蛎150克，瓜蒌150克，陈皮150克，白芍150克，川椒30克，甘草50克，大枣50枚（过核），桂枝50克，桑枝50克，北五味子50克，煅龙骨100克，大黄50克。

用法：上药烘干研粉，蜜炼制丸药，每服5克，日服3次。

功效：巩固疗效不再复发。

医案：郭某，女，34岁，教师。左侧乳房生一肿物，鸡蛋大。医院确诊为乳腺癌，经根治术后，又放疗45天。4个月后，右侧乳房又生出核桃大肿物，双侧腋下、颈部也有大小不等的硬性肿物。去医院求治，诊断为癌肿广泛转移，无法医治，故来求治中医。投调神攻坚汤治疗，并嘱患者保持愉快、不生气。服药30剂，肿物变小，精神好转，患者服药至120剂，肿物完全消除，体重增加，服药至180剂，医院复查已痊愈。追访6年未复发。

说明：调神攻坚汤治疗其他肿瘤，亦有好疗效。

第十一节　淋巴结癌

处方一

组成：活蟾蜍（癞蛤蟆）7只（大者良），黄酒100克。

用法：上为1次用量，隔日服用1次。用小刀沿皮割下两腿之疣（即浆囊），共14只，放于瓦上，微火炙焦，研细粉，早晨空腹服，用黄酒100克送下。

功效：主治淋巴结癌。

医案：北京崔老太太，74岁，病危求治无效。起病于感冒发烧后，浑身发痒，起红血点，如粟米状，继而颌下及两腋下、两腹股沟部位淋巴结肿大，大如核桃，小如玉米粒，发展迅速，按之活动，不甚痛。中西药治疗均不见消。往北大附属一院做病理检查，报告为"淋巴结癌"，并下病危通知。家人四处求医，历时两月无宁日。经同事介绍从一老者处求得一方。崔老太太第一次服后，无不良反应，淋巴结有缩小之势。第2剂服后（隔日服），淋巴结缩小。第3剂服后（隔日服）发生呕吐，随即卧床一周，没有再服药，淋巴结逐渐缩小至正常。2个月后，再去北大医院复查，医院哗然，并告痊愈。追访6年没有复发，80岁高龄生活自理，饮食正常，精神爽快。

按语：蟾蜍治癌，屡有成功报道，但方法不一，足以引起医界重视，望有成功研究，以造福于民。蟾酥取法见"第三章第九节皮肤癌"内容。

处方二

组成：蟾酥3克，巴豆4个（捣烂）。

用法：上药研粉，制成绿豆大小的丸，每服1丸，姜汤送下，每天服1~3次。半小时后服药酒半碗，吃米粥补之。

药酒处方

组成：萹蓄根、黄荆子各2克，白酒适量。

用法：将萹蓄根、黄荆子研粉，冲酒半碗服下。

功效：主治疔疮、恶肿（癌肿）。4~5剂见效。

注意：儿童禁止服用蟾酥。

第十二节　甲状腺瘤

处方一　甲瘤消散汤

组成：柴胡10克，青皮6克，山甲珠10克，当归12克，夏枯草12克，皂角刺10克，僵蚕6克，海藻12克，浙贝母10克，法半夏6克。

用法：水煎2次，分2次服，每日1剂。

功效：疏肝理气，活血散结。治疗本病3例，2女1男，用本方15~32剂，均使得肿瘤消失，未见复发。

医案：杨某，女，28岁，农民。颈前部左侧生一肿块，约3厘米×4厘米，随吞咽活动。医院诊为甲状腺瘤，治无佳效，故来求中医治疗。患者内服本方5剂，肿块消失，继服15剂痊愈。

外搽处方

组成：生南星30克，蚤休30克。

用法：用醋捣磨，搽肿瘤处，每日搽2次。

按语：皂角刺、山甲珠消肿块，夏枯草、海藻、僵蚕、南星、蚤休抗肿瘤，病当痊愈。

处方二　消腺瘤汤

组成：土茯苓30克，苦参10克，天花粉10克，皂角刺10克，半夏10克，陈皮6克，桔梗10克，夏枯草10克，郁金10克，柴胡10克，甘草6克。

用法：水煎2次，分2次服，每日1剂。

加减：痰多加白芥子10克。

功效：涤痰清热，理气散结。

医案：黄某，女，干部。颈部生一肿物，已数月，医院诊为甲状腺瘤，治疗无效，故来求治。见患者右侧前颈下方肿物如李子大小，活动、光滑。投消腺瘤汤治疗，6剂治愈，访8年未见复发。

说明：治疗多例，均须6~30剂治愈。治疗颈部淋巴结炎，乳腺增生症，本方亦有较好的疗效。

处方三

组成：黄药子300克（打碎），紫菜300克，白酒（65度）1500毫升。

用法：将黄药子、紫菜装入酒坛后，密封。外用糠火围烧4小时，放凉，再放水中浸1天降火。开坛取酒，每次饮10毫升，每2小时饮1次，至睡前停服。

处方四

组成：黄药子15克，土贝母12克，夏枯草18克，海藻15克，昆布9克，青、陈皮各12克，生牡蛎30克，香附12克，焦三仙各9克，元参18克。

用法：水煎2次，分2次服，每日1剂。

说明：处方三与处方四并用。

第十三节 子宫癌及瘤、囊肿

一、子宫癌

处方一

组成：自己的尿液。

用法：每日1次，每次饮1杯。

医案：患者杨某，医院妇科确诊为"子宫癌"，原定要动手术治疗，患者惧怕手术，听说饮自己的尿可以治好癌症，她就每天早晨饮尿1杯，连饮10天，要求医院复查。医院复查，却找不到癌细胞。患者坚持饮服尿液，终于诸症全消，治愈了子宫癌。

处方二 利湿解毒汤

组成：当归尾20克，赤芍12克，苍术12克，猪苓12克，土茯苓60克，乳香10克，没药10克，银花15克，生薏苡仁30克，槐花15克，冬瓜仁30克，青木香12克，全蝎6克，蜈蚣2条。

用法：水煎2次，分2次服，每日1剂。

加减：阴道出血或血性物加贯众炭12克，卷柏12克，莲蓬炭12克；小腹下坠，里急后重者加炒槟榔10克，白头翁9克。

医案：韩某，女，45岁。医院诊为宫颈癌三期，菜花型。患者要求中医治疗。投本方14剂，疼痛、下坠感已减，阴道少量出血，加贯众炭12克，卷柏炭12克，服药14剂后血止。前后服药2个多月后，诸症消失。访10年健在。

引自:《千家妙方》。

二、子宫肌瘤

概要：子宫肌瘤是女性子宫肌肉生长的一种良性肿瘤,30岁以上妇女多发。病因尚不明确,可能与过多雌激素长期刺激有关。肿瘤多数生于子宫体,少数生于子宫颈。瘤体在宫壁又分:①肌壁间肌瘤,占60%~70%;②浆膜下肌瘤,占20%~30%;③黏膜下肌瘤,从肌壁间向宫腔内发展,约占10%~15%,甚至坠入阴道。临床表现主要为月经过多、腹痛、痛经、白带增多、大小便困难及不孕等症。妇检及B超检查可以诊断。中医名为"石瘕"。因寒凝胞宫,气道阻塞,恶血留止,肌瘤乃生。治宜和血暖宫,化瘀消瘤。

处方一 经前消瘤汤

组成：当归20克,熟地20克,制附子10克,肉桂10克,槟榔10克,木香6克(后下),大黄3~10克,鬼箭羽10克,紫石英20克(先煎),泽泻10克,桃仁10克,红花6克,三棱10克,莪术10克,水蛭3~6克,苏木10克,贯众10克,元胡6克(研冲),血竭3克(研冲)。

用法：水煎3次服,每日1剂。经前服。

处方二 行经期消瘤汤

组成：当归20克,熟地20克,苏木10克,贯众10克,红花6克,元胡6克(研冲),血竭3克(研冲),木香6克(后下),泽泻10克,肉桂6克,制附子6克,茺蔚子10克,制香附10克,马齿苋20克,济阿胶10克(烊冲),陈艾叶10克。

用法：水煎3次服,每日1剂。行经期服。

功效："消瘤经前经后方"具有和血暖宫、化瘀消瘤功效,为雍履平老师的有效验方。

医案：倪某,女,46岁。月经超前、延长,经量过多已有一年多,妇产医院诊断为子宫肌瘤,治疗未见好转。此次月经延长已40余日,淋漓不断,小腹隐痛,伴腰酸痛,带下绵绵。B超显示肌壁间子宫肌瘤约3.5厘米×2.6厘米。来求治时,脉细涩,苔白,舌暗红。服经前方78剂,行经方18剂后,月经正常,诸症消除,B超复查肌瘤消失。

处方三 伏龙归脾汤加味

组成:伏龙肝(先煎去渣,代水)60克,浙白术10克,茯神10克,炙黄芪30克,桂圆肉10克,炒枣仁10克,潞党参15克,煨木香5克,当归身10克,远志10克,杜仲炭15克,炙甘草3克,生姜3克,大枣7枚。

用法:水煎2次,分2次服,每日1剂。

功效:补血益气,健脾止血,安神定志。

医案:常某,女,36岁,干部。医院妇科诊为子宫肌瘤。经治疗月余,效果不显,故来求治。诊为劳神伤脾,脾失健运,脾不统血,血溢清道,酿成此症。投本方治疗,嘱其服药期间夫妇分床。患者服药3剂诸症好转,再服3剂诸症皆消,用归脾丸善后。随访多年,一切安好。

处方四 桂枝茯苓丸

组成:桂枝15克,茯苓15克,牡丹皮15克,芍药15克,桃仁15克(去皮尖)。

用法:上药研粉,炼蜜为丸,每日早晚饭前各服10克。

功效:活血化瘀,消癥散结。

医案:黄某,女,28岁,工人。半年来左下腹痛,月经紊乱,阴道不规则流血,医院妇科诊断为"子宫肌瘤(多囊性)"。治疗效果不佳,故来求治。诊为瘀滞胞宫,凝结成瘤,治宜活血化瘀,消癥散结。投本方,患者服丸药1周后,流血渐止,妇科检查,肿块变小,腰痛消失,月经恢复正常,继服痊愈。追访2年,没有复发。

按语:用蜜为丸,药力和缓,化瘀除病而不伤正。

三、更年期子宫肌瘤并发崩漏

概要:此病出血势急量多,多为实证或实中挟虚,主要为血热型和血瘀型两种。血热型的主要表现是:阴道突然大量出血,血色鲜红,淋漓日久。血瘀型的主要表现是:出血不多,但淋漓不断,或突然出血增加,挟有瘀块,腹痛拒按,瘀块排出后,疼痛减轻。治疗崩漏的重点是止崩固脱。

处方

组成：生黄芪30克,生白术30克,生白芍30克,生地30克,山萸肉30克,五倍子10克,三七10克,50度以上白酒100毫升(分2次下)。

用法：中药加水浸泡半小时后,小火煎,两次药汁加合一起,分3次服用,每日1剂。

加减：血热型加紫草30克,茜草30克,马齿苋30克;血瘀型加蒲黄炭10克,五灵脂(包)10克,川芎10克,倍用三七(即20克)。

功效：一般3~5剂止血。

四、卵巢囊肿并轻度扭转

处方　桃核承气汤加味

组成：桃仁13克,桂枝10克,大黄16克,玄明粉10克,甘草6克,水蛭10克。

用法：水煎2次,分2次服,每日1剂。

功效：破瘀、调气、消积。

医案：王某,女,32岁,农民。妇科诊为"卵巢脓肿并扭转",患者惧怕手术,故来求治中医。投本方2剂后,患者小腹胀痛好转,肿块消半,大便通下3次,体热亦退。二诊减大黄6克,再服2剂,肿块全消,诸病皆除。追访2年未复发。

按语：扭转严重者,必须手术治疗。本例为轻度扭转,药中病机,及时治疗得愈。证为热犯血分,热与血结,凝聚小腹而引起本病。本方源自仲景"桃核承气汤方",此方加减亦用于胎盘滞留、子宫内膜炎、附件炎、肠梗阻等瘀血、便秘症者,效果显著。

第十四节　癌症疼痛

一、骨转移癌止痛方

内服加外敷止痛法一

阳虚型处方

组成：制附子9克,细辛9克,补骨脂12克,淫羊藿12克,当归12克,川芎12克,黄芪24克,怀牛膝15克,制乳香6克,制没药6克,甘草6克,三七粉3克（分次吞服）。

血瘀型处方

组成：当归12克,桃仁12克,川芎12克,五灵脂12克,地鳖虫9克,莪术9克,黄芪24克,桂枝6克,制乳香6克,制没药6克,三七粉3克（分次吞服）。

痰湿型处方

组成：制附子6克,补骨脂12克,白术12克,苍术12克,淫羊藿12克,薏苡仁30克,三七粉3克（分次吞服）,干姜9克,茯苓15克,猪苓15克。

用法：水煎服,每日1剂。

外敷处方　消瘤止痛膏

组成：生马钱子10克,细辛10克,川芎10克,冰片10克,三七5克,血竭5克,制乳香6克,制没药6克。

用法：上药共研细末,用白酒、米醋各半,调成糊状,装入纱布袋中,外敷疼痛处,每3日换药1次。

功效：治疗骨转移癌疼痛患者数例,服药1~3剂疼痛减轻而停服其他止痛药的有52.4%,服药4~6剂止痛的有38.1%,服药7~9剂疼痛减轻的有9.5%,总有效率100%。

内服加外敷止痛法二

内服处方　阳和汤

组成：熟地30克,肉桂、炮姜、麻黄各3克,鹿角胶10克,白芥子、制附子各6克,生甘草5克。

用法：水煎服，每日1剂，1周为1个疗程（1级疼痛为痛可忍受，不影响睡眠；2级疼痛能短暂忍受，影响睡眠；3级疼痛为疼痛剧烈，不能忍受。2级以上疼痛者，须配合外敷止痛）。

外敷处方　消瘤止痛膏

组成：生马钱子、细辛、川芎、冰片各10克，三七、血竭各5克，制乳香、制没药各6克。

用法：共研粉末，用白酒、米醋各半，将药粉调糊状，纱布袋装药，外敷患处，3天换药1次。

功效：治疗数例，1~9天，内服加外敷全部疼痛缓解。

二、食管癌、胃癌、胰腺癌止痛方

处方

组成：硼砂10克，枯矾15克，冰片45克，95%酒精500毫升。

用法：先下冰片于酒精中，再下硼砂、枯矾，混合后即可外用（存放越久，效果越好）。搽于癌瘤引起的疼痛部位。

功效：证为气血衰败所致疼痛，治宜理气、通瘀、止痛，用止痛搽剂治疗。止痛搽剂，对食管癌、胃癌、胰腺癌等止痛效果较好，搽1次可止痛6~8小时，晚期病人止痛2~3小时。对肺癌、肝癌等疼痛止痛效果较差。

引自：《千家妙方》陈晓平家传方。

三、肝癌止痛方

处方一

组成：党参、乳香、没药、天花粉、半枝莲、白花蛇舌草各20克，白术、生黄芪、当归、茯苓、血竭、田七、蜈蚣、全蝎、炮穿山甲各10克，红花、桃仁、三棱、莪术、枳壳、厚朴、广木香、大黄各15克。

用法：水煎3次，取汁合一起，每30分钟口服50毫升，可停其他疼痛药，每日1剂。

功效：治疗多例，止痛无效率2.4%，止痛有效率97.6%。

处方二

组成：鼠妇虫60克（干品）。

用法：水煎2次，取汁250毫升，分4次口服，每日1剂。

功效：破血利水，通经解毒止痛，对肝癌止痛有显效。

注意：孕妇禁服。

处方三

组成：大黄、黄柏、姜黄、朴硝、芙蓉叶各50克，冰片、生南星、乳香、没药各20克，雄黄30克，天花粉100克。

用法：上药研成粉末，加饴糖调成厚糊状，将上药摊于油纸上，厚约3~5毫米，略大于癌肿块，敷痛处，每日换药1次。

功效：多数患者用药1~2次疼痛消失。

注意：敷药处出现丘疹、发疱，可停药3~4天，能自然痊愈，之后再继续敷药止痛。

处方四

组成：活癞蛤蟆1只（去内脏），雄黄30克。

用法：将雄黄放入癞蛤蟆腹内，加点温水调雄黄为糊状，敷在最痛处（癞蛤蟆腹部贴痛处），用纱布固定。夏季6~8小时换药1次，冬季24小时换药1次。

功效：敷20分钟左右产生镇痛作用，连贴可拔毒镇痛。敷2小时后，癞蛤蟆会变成绿色，对病灶有止痛和治疗作用可持续12~24小时。

四、其他癌症的止痛方

处方一

组成：冰片30克，白酒250克。

用法：将冰片在白酒中拌匀，涂抹患处，1天10多次。

功效:缓解癌症疼痛。

注意:溃疡处禁用。

处方二

组成:核桃树枝120克(切小段),鸡蛋4只。

用法:将上药同下砂锅,水漫过药物同煎,蛋熟时敲碎蛋壳再煎4小时,每次服蛋1~2个。

功效:每天服蛋2次,痛可止。

处方三　撤痛汤

组成:柴胡、枳实、元胡各10~15克,白芍、当归、三七各15~30克,青皮、桃仁各5~10克,甘草3~5克,水蛭粉3~5克(吞服)。

用法:水煎服,1~2级疼痛者每日1剂,3级疼痛者每日服2剂,分4次服。

功效:此方治癌症42例,1级疼痛28例,全部显效;2级疼痛9例,显效4例,有效5例;3级疼痛(疼痛剧烈,不能忍受)5例,有效2例,无效3例,总有效率92.85%。

处方四　止痛抗癌膏(丸)

组成:三七、重楼、元胡、黄药子各10克,芦根20克,制川乌6克,冰片8克,紫皮大蒜100克,麝香1.5克。

用法:上药研细粉,用大蒜汁调药粉,分别制为丸和膏。为丸者每粒3克,每日服2丸;膏剂外贴于疼痛部位,用纱布固定,每日换药1次。

功效:治疗晚期癌症疼痛58剂(胃肠癌28例,肝癌12例,胰腺癌8例,肺癌6例,胃癌4例)。服药和贴敷后30分钟止痛41例,50分钟止痛17例。止痛时间2~21小时。止痛满意者54例,止痛欠佳4例,因用药延长生存3~6个月者为30例,延长生存1年者为15例,延长生存2年者为7例,无明显延年者为6例。

说明:用上药内服外贴,均无毒性反应和不良反应。

处方五　癌痛宁

组成：生大黄、川黄柏、川黄连、生马钱子、苏木、三七、细辛各20克，冰片10克，75%乙醇1000毫升。

用法：上药浸泡1周。取药液涂疼痛处，2~4小时涂1次；2~3级疼痛者，用纱布蘸药液，湿敷疼痛部位，4小时换1次药。

功效：治癌痛34例，完全缓解32例，部分缓解2例，有效率100%。

第四章　神经系统疾病

第一节　脑　炎

处方一

组成：生大黄9克，玄明粉9克，枳实12克，厚朴3克。

用法：水煎服，每日1剂。

功效：主治脑膜炎（初期）。

医案：华某，女，28岁。忽患头痛，干呕，咳嗽引腹痛，按时痛不可忍，卧下稍轻。身无热，脉微弱，怕见火光，口燥。医院诊为"脑膜炎"。患者家属来求中医治疗。余诊为阳明实热，治宜清泄实热，急投本方治疗。患者服药后，约3个小时，泻下水浊一堆，很快，诸症皆除。

按语：此病初起即来治疗，所以药效到达，病即转愈。若此病拖长，身起大热，脉大而实时，治疗就不这么简单了。

处方二　复方清营汤

组成：乌犀角1.5克，元参9克，麦冬12克，鲜生地25克，丹参9克，黄连3克，竹叶心4.5克，银花9克，连翘12克，紫雪丹2.5克（分2次灌送）。

用法：水煎服，每日1剂。

功效：主治流行性脑膜炎。

医案：宋某，女，29岁。患者在医院诊为"流行性脑膜炎"，由家人送来要求中医治疗。见患者高烧，烦躁不安，衄血，夜间谵语，神智时清时昧，脉细数，舌绛，此乃温邪入营，时作抽搐痉厥，系热极生风，风火相煽，筋脉失养。治宜凉营清热解毒，投复方清营汤治疗。患者服药2剂后，神志转清，痉厥亦止，病见愈。

引自：何任老师验方。

处方三　疫疠解毒清心汤

组成：生石膏200克，犀角10克，黄连10克，黄芩15克，元参50克，鲜生地50克，知母15克，牡丹皮15克，焦栀子15克，生绿豆100克，鲜菖蒲15克，白茅根100克。

用法：水煎服，每日1剂，另加安宫牛黄丸2粒，当日早晚各服1粒，用梨汁送服。

功效：主治流行性脑膜炎（误诊后急救）。

医案：陈某，男，42岁。患者病起时恶寒头痛，四肢酸痛。曾在外治疗时，服用平热散及荆防败毒散不效，又服攻下药仍不效，就改服温补药，致使身大热，狂躁谵妄，昏不知人事，二便闭结，故家人急送来求治。医院已诊断为"流行性脑脊髓膜炎"。舌质绛，苔焦，脉沉细而数，乃脉病相悖，加前治不得法，疫病初起，妄汗误攻，叠经温补，以致邪热炽盛，深入营血，内陷心包。虑其屡经汗下，阴液耗伤，故治不宜攻，改为润导，投疫疠解毒清心汤治疗。患者服药后，微微汗出，身热渐退，二便已通，神识转清，脉转沉弦细数，舌质红，苔黄褐而干，仍有谵语，此乃余热未清，将本方药量略减，开2剂，另加安宫牛黄丸1粒。药尽后，患者六脉平和，舌苔退而微干，有时有错语。再服药2剂，其后，服牛黄清心丸半个月，最后患者诸症消失，病获痊愈。

处方四　清营复醒汤

组成：水牛角30克，羚羊角粉0.6克(冲服)，鲜生地30克（干品15克），粉牡丹皮9克，鲜石菖蒲30克（干品15克），陈胆星9克，天竺黄9克，郁金9克，淡竹叶9克，木通3克，琥珀屑1.5克（冲服），麝香0.09克（冲服）。

用法：水煎服，每日1剂，开7剂。

功效：主治病毒性脑炎。

善后处方

组成：大生地18~20克，麦冬9~10克，生甘草5~6克，太子参9~10克，京元参9~10克，北沙参9~10克，鲜石斛9~10克，炙黄芪12克，制黄精9~10克，肥玉竹9~10克，知母9~10克，地龙12克，煅牡蛎15克。

用法：水煎服，每日1剂。

功效：益气养阴。主治病毒性脑炎。

医案：周某，女，30岁。患者昏迷不醒26天，二便失禁，四肢拘挛且瘫，自汗甚多，喉中痰鸣，脉细而数，舌红苔腻。医院确诊为"病毒性脑炎"，经治疗效不著，故家属约请诊治。患者病系邪热入营，痰热蒙心，治宜清营泄热，涤痰开窍，投清营复醒汤治疗。患者服药后，神智逐渐清醒，四肢状态转好。后又服善后处方15剂，诸症悉除，病获痊愈。

引自：徐纪昌老师验方。

处方五

组成：枸杞子15克，淫羊藿15克，巴戟天10克，桂枝10克，山药20克，云茯苓15克，泽泻10克，白芍15克，熟地15克，山萸肉10克，炙甘草6克。

用法：水煎服，每日1剂。开3剂。

功效：主治病毒性脑炎及后遗症。

医案：张某，男，28岁，农民。因劳动中淋雨，感到头、身疼痛，饮食锐减，次日病情加重，语言错乱，反应迟钝，步态不稳。至第3天，出现缄默（闭口不言），有时喃喃自语，表情呆痴，行走困难，步态蹒跚，手足发凉，双手不能持重、握物，且有不自主活动，身躯强直，不抽搐，二便失禁，大便稀溏。曾在医院诊为"病毒性脑炎"，治不见效，故约余诊治。见其脑电图显示异常，脉迟缓无力，舌淡胖，苔白薄而润，此系心肾阳虚。治宜补益心肾，温阳化气，投本方治疗。患者服药3剂后，能下床活动，说话增多，手足转温，脉有起色。再服3剂，大小便已能控制，然定向力尚差，其责在心，故将方中加入石菖蒲10克，炙远志10克，又连服20剂，诸症皆除，脑电图检查已显示正常，病获痊愈。患者休息半月后，又似前参加劳动。追访3年余，未见后遗症。

处方六

组成：枸杞子15克，淫羊藿15克，巴戟天15克，桂枝10克，山药20克，云茯苓15克，泽泻10克，白芍15克，熟地15克，山萸肉10克，炙甘草10克，补骨脂10克。

用法：水煎服，每日1剂，分3次服。

功效：主治病毒性脑炎及后遗症。

医案：樊某，女，46岁，干部。1年前，因停经80天，全身乏力，有时发呆，医院诊为"更年期综合征"，治未好转，神志恍惚，尿失禁，手足乱动，发呛，不食，昏迷等，被收住某医院神经科诊治，脑电图检查多次均为异常，诊断为"病毒性脑炎"（大脑广泛性损害）。治疗中出现双上肢屈曲、握拳，双下肢肌张力增高，自动乱动等症状。两次市医会诊，均诊为"病毒性脑炎"（去皮质状态）。中西药治疗7个月未好转。后转北京某医院诊治，诊断为"病毒性脑炎后遗症"（去皮质强直），用激素等治疗2个多月，神志转清，回家设家庭病床，中西药治疗，未见病状好转，故邀余治疗。见病人面白无华，完全失语，神清，双手屈曲于胸前，右手紧握，僵硬，双手发凉，双下肢呈强直状，右下肢显外旋。立、起、坐、卧均需人扶持，不能行走。脉沉细弱，舌质淡胖，苔白润。据脉舌征象，病为"心肾阳虚"，治宜补益心肾，温阳化气。服药1个月，患者能自己起卧，自己吃饭；服药2个月，自己能写字、看报；服药3个月，人扶能行走；服药4个月，完全恢复记忆，能说简单话语，可看电视；服药6个月时，人扶能上下楼梯；服药8个月，能单独行走，语言转佳，手足强直状态基本消除，生活大部分可以自理，患者及家属深表感谢。

按语：治愈此病的关键是坚持服药，处方温补得当，无有不愈。

处方七　云母贯众清温汤

组成：云母（金精石或银精石，用食盐水泡洗，去泥沙后入药）15克，连翘30克，贯众30克。

用法：水煎服，每日1剂。

加减：抽搐者加当归、钩藤各15克；前额痛甚加石膏30克；腹痛加白芍、陈皮各12克；呕吐甚加法半夏10克；便秘加大黄5~12克。兼症消失后，加味药可停用。

功效：主治流行性乙型脑炎。

医案：蒋某，女，18岁。患者3天来总觉心中不适，欲吐，纳差，神疲乏力。当地医院疑为"感冒"，治无效。晨起畏寒发热，头痛剧烈，神昏嗜睡，伴有抽搐。某医院经检查确诊为"流行性乙型脑炎"，行静脉补液及冬眠治疗，诸症无明显改善，故来求治。患者体温波动在39.5℃至40℃之间，辗卧不安，双手抱头，呻吟不已,皮肤弹性减低,眼眶凹陷,瞳孔双侧等圆,光反射迟钝,四肢抽动,已2天未大便。脉弦数,舌质红,苔黄少津,为湿热疫毒,内扰心包,治宜清热解毒,镇逆熄风,投云母贯众清温汤治疗。患者停用西药,上方加大黄、当归、钩藤各12克,法半夏10克,浓煎1剂,分2次服。服药后患者体温降至37.5℃,神志转清,脉缓,呕吐、抽搐平止,大便已下,思饮食。原方去大黄,再服1剂,停药观察3天,诸症消除。

按语:本方源自王定寰、何子胥老师验方,对治疗流行性乙型脑炎及流行性脑脊髓膜炎均有良好功效。曾治流行性脑脊髓膜炎重型患者多例,均完全治愈,无后遗症,无副作用。

处方八　乙脑汤

组成:金银花15克,连翘15克,生石膏30克,山栀子15克,大青叶10克,板蓝根10克,地龙15克,钩藤15克,磁石30克,石菖蒲10克,郁金10克,川贝母7克,远志10克。

用法:水煎服,每日1剂。

医案:陈某,男,6岁。患儿已嗜睡5天,伴发热,头痛,近日已抽搐3次,5小时前开始神志不清,急送医院,经化验及腰穿等检查后确诊为"乙型脑炎",约余诊治。查体温40℃,脉搏130次/分,呼吸48次/分,神志不清,瞳孔光反应迟钝,肌张力增强,脉弦数,舌红苔黄。系暑热邪毒耗损气津,伐伤营血邪陷心包,治宜凉营泄热,化痰止痉,清心开窍。投乙脑汤治疗。患儿服药1剂,抽搐停止,体温降至38.6℃,意识障碍转轻。服药至3天,患儿神智渐清,眼球转动灵活。中药调理数日,患儿痊愈。

引自:李传龙老师验方。

第二节　脑萎缩

概要:本病包括弥漫性大脑萎缩和脑叶萎缩,是大脑组织退行性改变的脑病。临床表现为"两衰""五障"。两衰为体力衰退和精神衰退,具体表现为步态不稳、震颤、口齿不清、言语含糊、杂乱、重听、瞳孔光反应迟钝、白内障、老年斑、器官老化,后期卧床不起,大小便不能自理。五障:①精神障碍:头昏,精神异常,夜不安寐;②记忆障碍:如前说后忘,不知自己姓名,不知亲人;③定向障碍:外出找不到归家路;④行为障碍:行为幼稚、愚蠢,收废纸;⑤意识障碍:渐至痴呆。其病因复杂,可能与体内代谢,内分泌,中枢神经,遗传等因素有关,其病诱因可有人际环境,经济生活,精神刺激而发病。中医认为"脑萎"由五脏亏虚,气血不足,使脑髓空虚所致,治宜虚实兼治,补虚为主,屡收良效。

处方一 补气益髓汤

组成:熟地30克,山萸肉30克,怀山药30克,鹿角胶10克(烊冲),龟甲胶10克(烊冲),紫河车粉10克(分次冲服),当归30克,丹参10克,乳香6克,炙黄芪15克,白芍10克,怀牛膝10克,生龙骨、生牡蛎各15克(先煎),磁石30克(先煎),石菖蒲6克,地龙10克,全蝎2克,蜈蚣1条,地鳖虫3克,水蛭3克,僵蚕10克,甘草20克,核桃肉30克,白果肉10枚。

用法:水煎3次,分3次服,每日1剂。3个月为1个疗程,连服2个疗程。

功效:补气益髓,通络健脑。

善后:原方制丸服1年。

医案:李某某,男,51岁,干部。3年前丧偶,开始头昏头晕,腰膝酸软,渐至走路不稳,医院检查,CT显示:右额叶小片密度局限性萎缩,诊为脑萎缩。服药效果不显,故来求治。患者表情淡漠,精神不振,走路不稳,头昏,少寐,左耳鸣,易忘事,常丢失物件,不能坚持工作,工作单位、工资等回答不具体,有时大小便不能自知。脉细弱,苔白舌红,血压104/60mmHg。证属肾虚髓空,瘀阻。投补气益髓汤治疗,患者服药10剂后,失眠、头昏已除,腰酸腿软好转。投原方30剂,步稳,耳鸣消失,再服30剂,诸症基本消失。原方制丸,连服6个月,巩固疗效。嘱患者常用核桃肉,何首乌炖汤服。1年后,CT复查,脑萎缩已得到控制。患者当坚持适度活动。

按语:重剂量补精填髓,温阳益气,阴阳两补,又活血化瘀,元气有依,五脏安和,气血充旺,脑络畅通,窍开神宁,自当身体康健。

处方二　黄芪桂枝汤加减

组成：黄芪150克，白芍50克，桂枝20克，生姜10克，大枣5枚，当归20克，牛膝20克。

用法：水煎服，每日1剂。

加减：便秘口干加火麻仁15克，生地15克，首乌15克，天花粉15克，菊花10克。

善后处方

组成：黄芪150克，白芍50克，桂枝20克，当归20克，牛膝200克，首乌25克，麦冬25克，女贞子25克，菟丝子25克，地龙20克，地鳖虫10克。

用法：水煎服，每日1剂。

医案：蒋某，女，46岁，干部。4年前开始头昏头痛，记忆力减退，当日之事皆可忘记，并四肢无力。3年后发展到不能站立，手无拿筷子之力，吃饭咀嚼时向外漏饭。经医院气脑透影检查，诊断为"弥漫性脑萎缩"（幕上幕下，顶叶，枕叶左右两侧，以右侧为著）。患者极度消瘦，全身不能活动，四肢痿软，牙齿全部脱落。舌质胖，无苔，脉沉弱。证系中气虚损，筋骨萎废。治宜益气养肝补肾，投黄芪桂枝汤加减治疗。服药60剂后，患者已能持杖行走200米，肌肉萎缩好转。但全身仍乏力，左腿有酸痛。之后又服用善后处方治疗半年，萎症消除，记忆力恢复正常，活动自如。

引自：胡青山老师验方。

第三节　脑血管疾病（中风）

概要：脑血管疾病，是指由各种原因导致的脑血管性疾病的总称。卒中，为脑血管疾病的主要临床类型。包括缺血性卒中和出血性卒中。以发病突然为特征。以口角歪斜，半身不遂为主症，中医学称之为"中风"。

处方一　开窍扶阳汤

开窍抢救方：细辛5克，安宫牛黄丸5克（患者面红用）；细辛5克，苏合香丸

5克（患者面白用）。

用法：水煎取液，灌服。

扶阳治疗方：制豨莶草50克，黄芪15克，制南星10克，制白附子10克，制附片10~15克，川芎5克，红花5~10克，细辛3~5克，防风10克，牛膝10克，僵蚕5克，苏木10克。

用法：水煎服，每日1剂。

功效：主治脑内囊出血。

医案：杜某，男，56岁，农民。突然头晕昏仆，不省人事。经医院救治后，呈半昏迷状态，口眼歪斜，四肢不温，左半身瘫痪。医院诊断为脑出血（内囊出血），邀余诊治。其脉细弦，舌淡苔薄，阳虚证著，偏于左瘫，为元阳虚损，盛阴闭塞清窍。治宜先用辛温开窍抢救。细辛，苏合香丸煎液，3小时内灌服2次，到下午3时，患者神志转清，再用扶阳治疗方。重用附片、红花，连服11剂，患者基本恢复健康，行动时仅左半身尚感不适。故建议再服药10剂，以巩固疗效，使阴阳诸经气血调畅，病趋痊愈。

按语：病因阳虚血凝，治宜温补阳气，通经活血。

引自：任应秋老师的有效验方。

处方二　温胆汤加减

组成：制半夏6克，陈皮6克，茯苓6克，甘草3克，竹茹9克，枳壳6克，三七粉6克（分次冲服），秦艽12克，胆南星9克，地龙9克，当归9克，党参15克，黄芪30克。

用法：水煎服，每日1剂。

功效：主治蛛网膜下腔出血，证属风痰蒙窍。

医案：黄某，男，53岁，农民。劳动回家突然头痛呕吐，昏迷不醒，抬至医院吸痰输氧抢救，3天后开始苏醒，确诊为蛛网膜下腔出血。7天后又入昏迷，说话不清，喉中痰鸣，舌苔白腻，脉弦滑。邀余诊治。此系风痰卒中，蒙蔽清窍，治宜化痰祛痰，疏通经络。投本方10剂，患者神志清楚，说话流利，喉中痰鸣已无。再服药12剂后病愈出院。嘱黄某带药再服15剂以巩固疗效。两个月后追访，患者病愈，已参加轻微劳动。

按语：病因风痰卒中，蒙蔽清窍，治宜化痰祛瘀，疏通经络。

处方三　血府逐瘀汤

组成：当归9克，生地15克，桃仁15克，红花9克，枳实9克，赤芍15克，柴胡6克，甘草3克，桔梗5克，川芎5克，牛膝9克。

用法：水煎服，每日1剂。

功效：蛛网膜下腔出血，证属瘀血内阻。

医案：李某，女，14岁。突然晕倒，呕吐，呈昏睡状，颈僵直，四肢凉，急送医院，腰穿，脑脊液检查，诊断为蛛网膜下腔出血。邀余诊治。急投血府逐瘀汤治疗，患者服用10剂后，头痛大减，精神好转，复检脑脊液各项指标均已恢复正常。再服3剂，巩固疗效。追访2个月，一切稳定，病已痊愈。

按语：病因瘀血内阻，血不循环，溢而为患，治宜行气活血，去瘀生新。

处方四

组成：珍珠母30克（先煎），石决明30克（先煎），杭白芍9克，嫩钩藤15克，菊花15克，石菖蒲9克，胆南星3克，天竺黄9克，郁金9克，枳实6克，羚羊角粉0.6克（冲服）。

用法：水煎服，每日1剂。

功效：此方平肝潜阳，祛风化痰，开窍醒神。主治蛛网膜下腔出血。适用于昏迷时急救。一般1剂即醒，再服1剂以巩固疗效。

医案：宋某，女，75岁。因气恼至昏迷不醒，医院检查后确诊为蛛网膜下腔出血。邀余诊治。患者舌质暗红，脉弦滑，急投平肝苏醒汤治疗。患者服此方1剂后醒来，没有善后，故两天后又昏迷，此方再服1剂又苏醒，再服巩固疗效。

按语：病因气恼不快，胸闷气塞，肝风挟痰，上蒙清窍，头痛呕吐，渐至神志不清，昏迷不醒，用平肝苏醒汤治疗。

引自：徐纪昌老师验方。

处方五　清脑逐瘀汤

组成：生地15克，白芍12克，赤芍12克，桃仁10克，红花10克，钩藤15

克,石决明15克,丝瓜络12克,菊花12克,竹茹12克,甘草3克,金不换15克,云南白药粉4克(分次吞服,糖开水或药汤送服)。

用法:水煎服,每日1剂。

功效:主治脑震荡合并蛛网膜下腔出血。

医案:何某,男,44岁,工人。因车祸,人仰在地上,损伤头部,表现神呆,头痛如劈,伴发热,不寐,不食,呕吐,已数日。西医诊断为脑震荡合并蛛网膜下腔出血。邀余诊治。患者处于半昏迷状态,脉弦,舌苔黄厚。此乃外伤损脑,气血瘀阻,郁久发热,内扰清空。治宜活血化瘀,通经止痛,投清脑逐瘀汤治疗。何某服药20天,诸症尽除,恢复健康,已照常上班工作。

处方六

组成:黄芪60克,白术、葛根、当归、草决明、党参各30克,川芎、白蒺藜各15克,法半夏、陈皮各10克。

用法:水煎服,每日1剂。

加减:血压高加杜仲15克,鬼针草15克;阳虚加仙灵脾30克;阴虚加生地、熟地各20克;颈椎骨质增生加威灵仙、白芍、木瓜各30克。

功效:主治椎-基底动脉供血不足、头痛、眩晕。此为刘兰芳老师"专效方"。

处方七 三虫散合补气活血汤

组成:水蛭100克,蜈蚣100克,干地龙100克。

用法:共研粉末,每次服6克,每日服3次,每次用补气活血汤送服。

处方 补气活血汤

组成:鲜石菖蒲30克,黄芪60克,当归尾15克。

用法:水煎2次,分3次送服三虫散。

功效:主治中风偏瘫。

医案:患者陆某某,女,56岁。右侧瘫痪,口眼歪斜,两便失禁,舌紫黯,舌白厚腻,舌根黄腻,脉弦滑。西医治疗半个月未效,故来求治。证属中医气虚血滞,湿痰阻络塞窍。治宜补气活血,豁痰开窍,投三虫散,以补气活血汤送服。患者连服5天,下肢能屈伸,口眼歪斜好转。二诊时去石菖蒲,加桂枝10克,又连服半个月治愈。

按语：三虫散治疗脑血管意外有特效。《神农本草经百种录》说："水蛭最喜食人之血，而性又迟缓善入，迟缓则生血不伤，善入则坚积易破，借其力以攻积久之滞，自有利而无害也。"有报道说：水蛭有抗凝血和扩张血管而促进血液循环的作用，故破血散结力强，但走窜力较弱，故要借助蜈蚣走窜力迅速，内入脏腑，外入经络，凡气血凝聚者，皆能开通，配佐地龙利血搜风通络，专治眩晕、中风、口眼歪斜、手足麻木。上药合用，可取长补短，改善脑血液循环，促进脑细胞活化，降低颅内压等，有较好疗效。

处方八　化瘀消痰汤

组成：生黄芪30克，熟地20克，当归尾10克，炮山甲6克，大黄3克，元明粉3克（冲服），桂心6克（后下），制半夏10克，陈皮6克，白茯苓10克，炒枳实10克，制胆星6克，远志10克，女贞子30克，广地龙10克，地鳖虫3克，甘草10克。

用法：水煎服，每日1剂，3个月为1个疗程。

功效：化瘀清痰，益气通络。主治脑动脉硬化。

善后：制丸服，亦可再继续服汤药。

医案：蒋某，男，60岁。患高脂血症伴动脉硬化症已12年，经常头痛、少眠，记忆力减退，有时彻夜不眠。西药久治不效，故来求治。患者说：近事易忘，头痛如束，头晕如醉，手足麻木发凉，情绪紊乱烦躁，难以入眠，多有噩梦。患者脉弦、苔少、舌黯。脑电图，脑电阻见血管紧张度增加，血管壁弹性稍减退……。诊为脑动脉硬化症，为心肾两虚，瘀凝痰阻。投本方10剂，患者服后头晕、头痛减轻，再服20剂，诸症减轻。原方制丸药，服药6个月，诸症消失。建议患者饮食低盐少脂，适度锻炼身体，保持乐观心态，常饮菊花茶、山楂茶，以利维持体内代谢平衡。

处方九　通络汤

组成：黄芪30~60克，桂枝15~30克，当归12克，红花12克，僵蚕12克，赤芍12克，丹参20克，鸡血藤20克，地龙20克，水蛭粉6克（分次吞服），甘草

3克。

用法：水煎2次，分2次服，每日1剂，连服20剂为1个疗程。

加减：高血压去黄芪、桂枝，加白芍10克，枸杞10克，生地15克，代赭石30克；心绞痛加枳壳10克，瓜蒌15克，薤白10克，三七粉3克（分次吞服）；糖尿病去桂枝，加天花粉12克，生地15克，知母10克，玉竹10克；高血脂加泽泻10克，茵陈12克，山楂10克；失眠加炒酸枣仁15克，远志10克，夜交藤15克。

功效：主治脑动脉硬化。

处方十

组成：全小麦100克，麸皮30克，大蒜20克，生姜10克。

功效：预防脑动脉硬化。

医案：有一位脑动脉硬化患者，每天吃全小麦100克，麸皮30克，大蒜20克，生姜10克，他的血胆固醇长期保持在正常范围内。连吃5个月，他的脑血管恢复了正常。

按语：动脉硬化的主要原因是人体缺铬，造成胆固醇沉积，促成动脉硬化。正常人血铬含量为每百克含0.001~0.005毫克；人头发含铬量为每克头发含1微克。粮油食物每百克含铬量为：全小麦含175微克；上等面粉含23微克；一级面粉含0.6微克；低档面粉含219微克；麸皮含218微克；植物油含4~17微克。人可以从含铬量较高的食物中补充铬。

处方十一

组成：洋葱头泡葡萄酒。

用法：将洋葱头洗净，切丝，泡在葡萄酒中，7天以后开始服用，每次半小碗，一日吃2次，连葱带酒同吃。

功效：扩张血管，防止血栓形成和血管阻塞。

处方十二

组成：黑木耳炒葱蒜。

用法：黑木耳为主，任意吃，最好是炒葱蒜吃，每天吃2~3小盘。

功效：滋肾益胃，和血养营，软化血管，降低血压，治疗痔疮出血，崩中漏下，便秘出血。治血管硬化，7天见效，连吃3个月治愈。

处方十三

组成：大蒜瓣1000克，优质白酒2000毫升。

用法：浸泡2周后，每天早晚各吃50克大蒜。

功效：大蒜在酒的作用下，生成大蒜素，具有抗血小板凝结功效，可治疗脑血栓引起的瘫痪等各种意外。

处方十四

组成：生大蒜3瓣。

用法：将3瓣生大蒜切成薄片，放平盘中，让它与空气接触15分钟，便会产生大蒜素，它有软化血管，杀菌抗癌之功效。3瓣量的生大蒜片，1天内分1~2次吃完，可以在吃晚饭时，拌在饭中吃掉，每天1剂量。

功效：降低胆固醇，防止动脉硬化和高血压，有抗菌消炎驱虫，健胃镇静强壮之功。

医案：一位动脉硬化患者，坚持吃生大蒜3个月，症状得到改善，坚持吃5个月，脑血管硬化症状消失。所以日本医学专家说："大蒜是人体血管清道夫。"

注意：由于大蒜味辛，性温，有强烈刺激性气味，所以许多人不能坚持服用。然而，要想身体健康，必须坚持吃。当然，经济情况好的患者，可以服用中西药治疗；经济情况差的人，吃生大蒜是经济又有效的治病方法。

处方十五

组成：玉米片（粉）、粳米各50克。

用法：加水煮粥，每日吃1~2次，长期服用。

功效：具有益肺宁心，调中开胃等功效。可治疗脑动脉硬化、高脂血症、冠心病及心肌梗塞等血管疾病。长期服用，对软化血管功效尤著。

处方十六

组成：鲜豆浆500克，粳米50克。

用法：煮成粥，加点冰糖，每天吃。

功效：可治疗脑动脉硬化、冠心病。

处方十七

组成：银杏叶3~5片。

用法：将银杏树叶洗净晾干，沸水泡茶饮。

功效：银杏叶含"杏黄铜及内酯"，可扩张血管，治疗胸闷、心痛、心悸、咳喘、泻痢、白带等，对高血压、动脉硬化、心绞痛、心肌梗塞等均有治疗功效。还能增加脑血流量。

按语：近期打过杀虫剂药水的银杏树叶，不可以去采用。每天用量不可过大。曾经有一位患者，他每天到城隍山上银杏树林的树下坐卧，头一两天感到很好，他想：这下心脑血管病有救了，上午、下午都到银杏树林下坐卧，日子一久，出现恶心、呕吐、头晕、食欲减退等毒性反应，这是自作聪明，过量吸入而中毒。

处方十八　脑栓通汤

组成：生黄芪15克，水蛭1克，虻虫0.1克，葛根21克，桃仁6克，赤芍12克，酒大黄5克，红花9克，地龙12克，胆星6克，橘红9克，通草0.5克，红糖15克，葱白1根。

用法：水煎服，每日1剂，饭后服。

功效：主治脑梗死。

医案：田某，男，56岁，工人。素有高血压病史，七月上旬突然昏倒，医院诊断为脑血栓，邀余诊治。患者体温正常，舌质红，脉沉弦滞，系气虚血瘀，经气内阻，痰湿上蒙清窍所致。治宜益气活血化瘀，通经活络开窍，投脑栓通汤治疗。嘱患者坚持适当功能锻炼，加服本方50剂后，神志清灵，语言灵活，诸症消失，恢复健康。

处方十九 活络清瘀汤

组成：柴胡9克，枳壳12克，赤芍30克，白芍30克，丹参15克，当归9克，乳香3克，没药3克，菖蒲9克，琥珀9克（冲服），生地18克，川芎9克，甘草3克，生蒲黄9克。

用法：水煎服，每日1剂，饭后服。病人初次服用，每日2剂，待症状缓解后改为每日1剂。

善后处方 人参养荣丸

组成：熟地18克，白芍21克，麦冬30克，五味子18克，黄柏9克，远志12克，陈皮9克，党参24克，白术18克，白茯苓12克，当归身12克，川芎12克。

用法：水煎服，每日1剂，或制丸药服。

功效：清阳，通关窍，以散余毒。主治脑梗死（中风）。

医案：史某，女，72岁。为做生日，辛劳过度，五志火盛，气血上逆，窜扰神明，突然昏厥，不省人事，口眼歪斜，牙关紧闭，四肢挛缩，两便自遗。医院诊断为脑血栓。治疗不佳，邀余诊治。治宜活血化瘀，通窍安神，投活络清瘀汤治疗。服药5剂后，患者神智渐清，手足转温能屈伸，二便自知，思食，嘱每日吃莲子大米薏苡仁粥。继服汤药15剂后，诸症消除。再服人参养荣丸1个月善后，病获痊愈。

处方二十 脑卒中预防

脑卒中为何易发生在清晨？

因为人体在睡眠时，植物神经功能低下，血液流动减缓，老年人的血液容易出现粥样硬化，然而早晨6点至上午11点，人体植物神经又很活跃了，导致血压和心率急剧上升，故而容易让未得稀释的血液梗塞心肌，引发脑卒中而死亡，亦有发生在夜间脑血栓卒中的。

据报道：心脑血管疾病猝死时间往往发生在夜晚11~12时，清晨4~6时，上午6~9时，这三个时段是发作的高峰期，上午发作是晚上发作的三倍左右；在一年当中，猝死好发于隆冬季节和炎热的夏季。本病常发生在工作生活压力大，持续劳累，情绪难于控制，老生气的患者身上。

怎样防止脑血栓卒中呢？

西医的办法：让患者服肠溶阿司匹林，1天1片（50毫克），或潘生丁50毫克，每天临睡时服1次，可使心脑病意外发生减少45%。

我主张用"三杯白开水"和"伸屈四肢和十指趾"，来预防"夜间或清晨脑血栓卒中"。具体方法如下：

（1）饮白开水3杯

每天临睡前喝1杯温开水；半夜口干时，再喝1杯温开水；清晨起床后，特别是晨练之前，必须要喝1大杯温开水（可分次喝完）。

功效：饮水能稀释血液，防止血液粥样硬化，促进血液循环畅通，即可防止脑血栓卒中的发生。

（2）伸屈四肢和十指趾

早晨醒来，不要急于起床，先伸屈四肢，抓动十手指和十足趾。1分钟后，才可以慢慢起床，伸伸懒腰。

功效：可以让瘀滞于四肢的血液流动起来，催动全身血液畅通运行，防止短暂性脑缺血的发生。

这两个方法，既有效，又省钱，还能锻炼身体，何乐而不为呢！

处方二十一　放血疗法

方法：用缝衣针或大头针，在火上烧一下消毒后，刺患者10个手指尖，离指甲一分处，刺出血，万一无血，用手挤出血来，让十个手指尖都流出一滴血来。

功效：主治脑中风。患者可以在几分钟内自然清醒。

另一个好办法是原始点按推两耳后凹陷坑（约似经络瘈脉穴）中及头盖骨（枕骨）下沿痛点3~5分钟，即清醒。

按语：脑中风病人，虽有瘀血在，但诱发脑出血、脑栓塞之因，大多为肾虚（肾阴虚或肾阳虚），气急冲动，致微细血管破裂或内阻而发病。急性期当活血化瘀为主，病情稳定后，阳虚可用补阳还五汤，阴虚用六味地黄汤，并加活血通络之品，如全蝎、田七、僵蚕、地龙等，标本兼治，以提高治疗危重病之疗效。

人一旦发生中风，脑部微细血管会慢慢破裂，因此，不论在何地发病，千万别搬动，否则会加速血管破裂。应在原地把患者扶起坐稳，防止再跌倒，然后开始原地放血急救。

处方二十二　中风口角歪斜之急治法

方法：用手拉患者的耳朵，直至拉红耳朵，然后用针（已火烧消毒的针），在患者两耳垂处刺出血，无血用手挤出血。几分钟后，患者的歪嘴会恢复原状。等患者一切恢复正常了，才可送患者去医院。

功效：放血治疗，可确保不留后遗症。若不经放血急救，直接送医院，虽可保命，但语言迟钝、行动不良等后遗症必留。

引自：台湾新竹夏伯挺中医师的放血救命法。

处方二十三　山花汤

组成：山楂12克，赤芍12克，玉竹12克，路路通12克，红花3克，地龙10克，当归尾10克，丹参15克。

用法：水煎2次，分2次服，每日1剂，15剂为1个疗程。

功效：活血化瘀，祛风通络。主治中风先兆（小中风或称高凝血症）。治疗多例，1~2个疗程治愈。

医案：患者倪某，男，50岁，得小中风后，服本方28剂，病获痊愈。访1年未见复发。

处方二十四

组成：生黄芪15克，太子参15克，茯苓15克，白芍15克，玉竹15克，竹茹15克，白术10克，甘草10克，当归10克，牛膝10克，白茅根30克，鲜桑枝30克，代赭石30克，生地15克。

用法：水煎3次，分3次服，每日1剂，5剂1个疗程。

功效：益气、凉血、泻火，消瘀、降逆、化痰。治疗中风先兆（手指、上下肢、半身麻）患者8例，均得到愈安。

注意：预防寒湿，以免加重病情；保暖患肢，不在风口直吹；多吃防寒湿食物，如鸡、虾、黄豆、桂圆等；适度增加患肢功能锻炼，每次活动30分钟。

按语：中风先兆的其中一个表现是频繁打哈欠。原因为脑腔缺氧，引起张口吸气，频繁打哈欠来达到脑供血的改善。另一个表现是麻木。凡一个手指麻木者，5年内将发生中风；二指麻木者，4年内将发生中风；三指麻木者，3年内将发生中风;四指麻木者,2年内将发生中风,五指麻木者,1年内将发生中风;半身(上、下、左、右)、手指脚趾连体麻木者,又上重下轻,头晕目眩,行动飘然者,1~6个月内发生中风;若再加上唇、舌发麻者,数日必将发生中风。当及时预防治疗,赶快服用本方5剂,否则必将瘫痪。

处方二十五

组成:香椿树芽叶(香椿芽)适量,香菜适量,鲜鸭蛋1~2只。

用法:三味共煮熟吃、炒熟吃,每年吃几次。

功效:预防老年中风。坚持吃的老人都没有发生中风。

处方二十六

组成:黑豆100克,白酒100毫升。

用法:将黑豆炒熟,装小碗内,加入白酒(没过豆面),加盖放锅内隔水蒸5分钟(酒已吸入豆内),空腹吃光,全身盖被发汗2小时,避风3天。

功效:多年风湿痛转中风先兆(或风寒入骨)。重症几次即可治愈不发,轻症1次见愈。

注意:牙不好的老人,可将炒熟的黑豆先研成碎末,再加白酒蒸5分钟后吃光,功效一样。

处方二十七

组成:乳香9克,没药9克,棉花籽18克,白糖18克。

用法:上药研粉末,温黄酒送服。

功效:主治诸气引发突然瘫痪。盖被,引气发汗即愈。

处方二十八　补阳还五汤加味

组成:黄芪20~40克,当归10~15克,地龙10~20克,赤芍10~20克,红花3~12克,桃仁10克,丹参18克,川芎10克(下面加横线的数字为77岁老人的开方剂量)。

用法:水煎3次,分3次服,每日1剂,30天为1个疗程。

功效：主治中风偏瘫。本方治疗15例，1例无效，有效率93.3%。

医案：一位77岁老人中风后左侧半身不遂，左腿抬起无力，肾阳虚弱。投方补阳还五汤加味。连服3个多月，患者不用拐杖，步行自如。

说明：本病多见于老年人，多数伴有高血压、心脏病，故加丹参活血化瘀，大剂量黄芪改善脑水肿和微循环，扩张血管降低血压，增加脑血流量，有利神经细胞的修复和再生。

处方二十九

组成：羚羊角3克（锉末水煎），生地20克，石决明20克（先煎），白芍15克，牡丹皮10克，夏枯草15克，天竺黄6克，龟板15克（先煎），石菖蒲10克，胆南星5克。

用法：水煎3次，分3次服，每日1剂，连服10剂。

功效：主治肝阳上亢，突发中风。

二诊处方

组成：原方加牛膝15克，杜仲15克。

用法：水煎3次，分3次服，每日1剂，连服6剂。

三诊处方　补阳还五汤加减

组成：当归12克，赤芍12克，白芍15克，川芎10克，黄芪30克，桃仁10克，桑枝15克，地龙12克，牛膝12克，红花10克。

用法：水煎3次，分3次服，每日1剂，连服1个多月。

医案：黄某某，女，48岁。头痛10余天，突然昏倒，神志模糊半天。原患高血压5年。送来求诊时，神智昏迷，面赤气粗，右手足偏瘫，口眼歪斜，语言不利，舌红苔腻，脉弦数。血压190/110mmHg。乃阴液亏损，肝阳上亢，血、气并走于上，气升火动，清窍闭塞所致。治宜清肝降火、滋阴潜阳、辛凉开窍。给以氧气，吸痰，以保持呼吸道通畅。服10剂本方后，神志清，稍能语言，但右手足仍偏瘫，舌红，苔薄黄，脉弦数。用二诊处方连服6剂后神志清，能言语，右手足仍瘫痪，舌红，脉弦略数。继用三诊处方，连服1个多月后能行走，语言清利，大小便正常。共治疗76天获得痊愈。

处方三十

组成：白附子9克，白僵蚕9克，全蝎9克（生用）。

用法：上药研细末，装瓶，每服3克，热酒调服，不拘时间，每日服3次。

功效：主治中风、口眼歪斜，半身不遂。此为杨家秘方，已治愈多人。

说明：本方为杨氏家藏牵正散。

处方三十一

组成：蓖麻子仁30~50克，冰片1克（冬季加干姜、附子各3克）。

用法：捣烂摊布上，贴患侧反方1周。

功效：主治中风、口眼歪斜。轻症贴2次，重症贴3~5次，即可治愈。此法已治愈多例患者。

处方三十二

组成：制川乌9克，制草乌9克，川木瓜30克，金银花30克，川牛膝9克，当归9克，防风9克，乌梅9克，秦艽9克，全蝎9克，白术13克，杜仲13克，蜈蚣3条，白糖180克，白酒1500毫升（50度左右）。

用法：现代用法：用玻璃瓶或里外有釉的坛子，将酒药装入里面浸泡7~10天，即可开始饮服，每次饮服50毫升左右，每日饮服2~3次，饭后服。我的老师传授的服用方法：找个里外有釉的坛子，在阴处挖好一个埋坛子的坑；将药和酒装入坛内，用干净布封坛口，再加盖；将坛放锅里，加水至半个坛身，用火煮1小时，不可久煮；取出酒坛，埋入地坑内，用土盖严、踩实；埋24小时，取出酒坛即可饮服。

功效：主治半身不遂（含坐骨神经痛）。一般饮服7天病情见轻，1剂饮完病见愈；严重病人连服2~3剂可治愈。

说明：原处方要求用生川乌、生草乌，药力强，毒性大，现在改用制川乌、制草乌，毒性已大减，药力也减弱，但治疗效果依然。

处方三十三

组成：马尾松树叶300克（切碎），仙灵脾300克（切碎），冰糖500克，白酒

5000毫升。

用法：酒煎松叶至3500毫升，加入仙灵脾煎至1500毫升酒；加入冰糖，待糖熔化拌匀，即可饮服，每次30~50毫升，日服2~3次。

功效：主治手足不遂（含坐骨神经痛）。补腰膝，强心力，补肾阳强筋骨，祛风湿通经脉，治男阳不起，女阴无子，老人昏忘。治一切风气、手足不仁、坐骨神经痛。

处方三十四　补中益气汤冲服六味地黄丸

组成：黄芪12克，党参12克，白术6克，陈皮6克，当归6克，柴胡6克，升麻6克，炙甘草6克，生姜7片，大枣6粒，炒黄柏3克，红花3克。另配六味地黄丸500克。

用法：水煎2次，每日1剂，每次冲服六味地黄丸6克，日服2次。

功效：主治元气内伤之中风。屡获佳效。补元气、脾胃之虚，又治肾水真阴之弱，能收万全之功。

处方三十五　十全大补汤

组成：黄芪12克，党参12克，炒白术12克，白茯苓12克，当归12克，川芎12克，白芍12克，熟地12克，制大附子6克，沉香6克，木香6克，乌药8克，牛膝8克，杜仲8克，木瓜8克，防风8克，羌活8克，独活8克，薏苡仁8克，肉桂6克，炙甘草6克，生姜3片，大枣3枚。

用法：水煎3次，分3次服，每日1剂。

功效：专治年久不愈之中风瘫痪，大补虚寒，服后均见好转。

处方三十六

组成：炮山甲40克，红海蛤40克，制川乌40克。

用法：上药研粉末，装瓶，每次取药20克左右；取葱捣汁，取汁液拌药粉，制成药饼1个，直径4~5厘米，1厘米厚左右，贴于病侧脚心涌泉穴，布包固定；让患者坐在无风的温室中，将贴药的脚浸泡在热水中，泡20~30分钟，亦可以用热水袋放药饼外加温。

功效：患者全身出汗，有麻感，这时可将药饼去掉。有的患者会感到病已减轻或好了，有的患者仍无感觉。必须坚持隔2天外贴1次，连贴5次左右，可获得基本治愈。到底隔几天贴一次好？不同人有不同的需要，可自己决定。

处方三十七　治受寒突发"下身瘫痪"法

治疗方法分两步：一按摩，二药物拔寒。

（1）按摩法：

①补法：百会穴、命门穴、涌泉穴；②通法：合谷穴、足三里穴、天枢穴、肠胃部；③理膀胱经：肾、腰、腿、委中穴、承山穴。

（2）药物拔寒：花椒（炒研），大蒜（捣烂），生姜（捣烂），加面粉、白酒各适量，拌匀，揉成药饼两个，贴敷于患者两足心涌泉穴，胶布固定。到患者受不了时取下，每天贴1~2次。

功效：主治受寒突发"下身瘫痪"。

处方三十八　中风奇效汤加味

组成：当归10克，赤芍30克，丹参30克，鸡血藤30克，苏木6克，泽兰10克，桂枝6克，桑枝30克，威灵仙20克，乌药10克。

用法：水煎2次，分2次服用，每日1剂，15天为1个疗程。

功效：主治中风偏瘫。

医案：患者赵某某，男性，70岁。因跌跤后中风，投本方加菊花15克，钩藤15克，熟地15克，山药30克，山茱萸15克，连服35剂，患者原半身不遂之状，已恢复正常，语言顺利，诸症痊愈。追访1年未见复发。

处方三十九

组成：荆芥12克，防风12克，大枣3枚，猪指甲1个，葱根3~7棵，韭菜根3~7棵。

用法：左不遂韭、葱根各用3棵；右不遂韭、葱根各用4棵；全身不遂葱、韭根各用7棵。水煎2次，分早晚服，每日1剂。服药后，盖被发汗，避风。

功效：主治由高血压、低血压、脑出血引起之脑中风、脑血管阻塞，出现半身不遂、偏瘫。第1次服药后，患处发热有汗，说明血栓已打通，可以连续服药至痊愈，不可间断。此药无副作用。此方已治愈100多例中风患者。

医案：黄老，66岁，患偏瘫3年，失喑2年，久治不愈，后来服用本方45剂，获得痊愈。追访半年未复发。

注意：患者在治疗期应忌食高脂肪和含胆固醇高的食物。如服此药1剂后，仍发凉无汗，说明此药对他无效，应马上换药治疗。治疗期间改饮松树针叶茶，可采松树叶（最好是马尾松）一握，洗净剪碎，沸水冲泡，功在打通脑部微细血管。没有松树，也不强求，饮白开水也可以。不能用被污染的松树叶。

处方四十

组成：马尾松树叶300克，白酒5000毫升（高度粮食白酒）。

用法：文火共煎至1500毫升，分次服。

功效：主治中风偏瘫。盖被发汗，汗出立愈。连服几次巩固。

注意：需家人在场照料；大便溏薄者，暂不用此方治疗；减量亦可；松树叶，洗净，沥去水，剪细用；受到污染的松树叶不能用。

处方四十一　克瘫灵丸

组成：蜈蚣3条，全蝎6克，蕲蛇（乌梢蛇可代）9克，地鳖虫9克，穿山甲9克，桑枝9克，桂枝9克，地龙15克，水蛭3克，丹参30克，鸡血藤30克，桃仁9克，红花9克，黄芪90克，赤芍15克，海桐皮15克。

用法：上药研粉末，用白酒和冷开水各半，调和药粉，搓成丸药，晒（烘）干后，贮瓶中，每服5~10克，日服3次，温开水送服。

加减：高血压或阴虚阳亢者去黄芪、桂枝，加生石决明30克，珍珠母30克，知母9克，黄柏9克，熟地30克。

功效：若用对症中药汤送服功效更佳。本方益气、活血、搜风、通络。主治中风偏瘫。治疗30例，病程1~3年。治痊愈25例，治愈率83.3%，显效2例，为6.6%，有效2例6.6%，无效1例，为3.3%，总有效率为96.7%。

注意：待阳亢潜降后，再用原方。

处方四十二

组成：防风3~30克，秦艽12~120克，萆薢6~60克，羌活6~60克，牛膝6~60克，炙虎胫骨6~60克，鳖甲3~30克，当归9~90克，晚蚕沙6~60克，苍耳子12~120克，枸杞子12~120克，油松节（打碎）9~90克，干茄根（饭锅上蒸熟）25~250克，白术6~60克，杜仲9~90克，白花蛇12~120克（蕲蛇代），好白酒3.5~5升（小药量用酒3.5升）。

用法：上药泡酒14天，最好入锅悬空着水煮滚响5分钟（不可久沸，否则失效）。待凉后入土埋3天，以去火毒。没条件就不蒸，可浸泡24天服用。每次饮酒20~30毫升，每日饮2~3次，不可中断。

功效：主治中风偏瘫。饮完1升酒，手能梳头；饮完2升酒，手足屈伸有力；饮完3升酒，语言舒畅，行走如故；饮完4升酒，肢体通缓，百节遂和，举步如飞，其效如神。对瘫痪、口眼歪斜、四肢麻痹，筋骨疼痛，三十六种风，二十四般气，均有疗效。

注意：每次取酒，不可面对坛口，以防伤眼。

说明：原方为大剂量。

引自：《寿世保元》。

处方四十三 千金不换刀圭散

组成：制川乌9克，制草乌9克，苍术9克，党参6克，白茯苓6克，竹节香附（两头尖）2克，炙甘草9克，炒僵蚕3克，蕲蛇3克，石斛3克，川芎3克，白芷3克，细辛3克，当归3克，防风3克，麻黄3克，荆芥3克，全蝎3克，何首乌3克，天麻3克，藁本3克。

用法：上药研粉末，每次服1克，逐渐加至3克，临睡时好酒送服，或白开水送服；或日服2次，早晚各服1次。

注意：孕妇、小儿慎用。

功效：治男女诸般风证，左瘫右痪，半身不遂，口眼歪斜，腰腿疼痛，手足顽麻，语言蹇涩，行步艰难；遍身疮癣，上攻头目，耳内蝉鸣，痰涎不利，皮肤瘙痒；偏正头风，无论新旧；破伤风，角弓反张，蛇犬咬伤；金刀所伤、出血不止，敷贴立效（上药研末，据伤口大小取适量敷上，纱布缠紧）；痔瘘脓血，服本药顿愈。

引自：《寿世保元》。

处方四十四　田七三虫散

组成：虻虫3克，水蛭3克，地龙干3克，田七片2克，穿心莲3克，丹参3克，川藁本3克。

用法：上药研粉末，分3次温开水送服，每日1剂。

功效：主治中风偏瘫。轻症服药20天治愈，重症服药4个月治愈。

注意：停服扩张血管的西药。

处方四十五　钩藤汤

组成：钩藤10克，丹参10克，当归10克，党参10克，牛膝10克，葛根10克，威灵仙10克，地鳖虫10克，地龙10克，肉桂10克，防风10克，甘草10克。

用法：水煎2次，分2次服，每日1剂。

功效：主治突患中风，手脚不利，语言不清。

医案：一位患者初服4剂后，手脚活动自如，但语言仍有时不清，再服6剂后，诸症痊愈。追访半年不见复发。

处方四十六　牵正散加味

组成：白附子10克，僵蚕15克，全蝎8克，钩藤20克，地龙20克，当归10克，红花9克，鸡血藤20克，白蒺藜15克，桑枝20克，牛膝15克，甘草6克。

加减：头顶痛者加藁本10克。

用法：水煎2次，分2次服，每日1剂。

功效：主治脑梗死、半身不遂。

二诊处方

组成：白附子10克，僵蚕15克，全蝎8克，地龙20克，当归10克，鸡血藤20克，红花9克，川芎12克，赤芍12克，钩藤20克，白术12克，甘草6克。

用法：水煎2次，分2次服，每日1剂。

三诊处方

组成：党参15克，茯苓15克，白术12克，白附子10克，白僵蚕15克，全蝎

6克,地龙15克,川芎12克,丹参15克,黄芪50克,当归10克,钩藤20克,鸡血藤20克,甘草6克。

用法:水煎2次,分2次服,每日1剂。

医案:一位34岁的男性工人,患了脑栓塞偏瘫,半身运动障碍。西药取效不大,故来求诊中医。投牵正散加味治疗。患者连服5剂后,气血渐通。继服二诊处方,连服6剂后,行走有力,渐趋正常,但胃纳差,夜睡不宁。仍须扶正通络,行气和胃。又继服三诊处方8剂后,偏瘫痊愈。

处方四十七　益肾通络汤

组成:生地30克,熟地30克,炙黄芪30克,地鳖虫6克,水蛭6克,全蝎2克,蜈蚣2条,地龙10克,僵蚕10克,制胆星10克,石菖蒲10克,白茯苓10克,怀牛膝15克,巴戟天10克,丹参15克,赤芍30克,甘草15克。

用法:水煎2次,6小时服1次,每日服1~2剂,30天为1个疗程。

善后:每次服6克,每日服3次。

功效:益肾通络,化痰熄风。治阴虚阳亢,痰瘀阻窍之"脑梗死"有佳效。

医案:陈某某,女,70岁。有高血压史,1年前因偏瘫住院,诊为"脑梗死",治疗月余出院。昨因饮酒,突然头昏舌麻,不能言语,右侧瘫痪。故随车往诊,观为"脑梗死"复发,属阴虚阳亢,痰瘀阻窍。投本方治疗,服5剂药后,患者已能下床扶走,再服20剂后,诸症消失,唯左下肢麻木尚在,用原方制丸药善后。1年后,追访患者,病愈后未见复发。

处方四十八　补阳还五汤加味

组成:黄芪30~60克,赤芍12克,川芎6克,当归9克,地龙9克,桃仁9克,红花9克,白附子9克,僵蚕15克,全蝎15克,细辛2克,石斛9克,天麻6克。

用法:水煎服,每日1剂。

功效:主治脑血管意外(口眼歪斜)。

医案:刘某,男,40岁,干部。因劳累过甚,晨起突感右侧面部麻木,口眼歪斜,右半身活动受限,步履迟缓,语言略有蹇涩。医院诊为"脑血管意外",患者家人约余诊治。患者脉沉,舌淡,为气虚血行不畅,脉络瘀滞,治宜补益气血,消瘀通络，投补阳还五汤加味治疗。服药10剂，患者颜面自觉舒服，语言渐趋流利，但口眼开合还不自如，步履欠灵活，脉沉迟，为气虚血行不畅。本方加黄芪为60克，细辛2克，以温经通痹，入络搜风，又服10剂，诸症除；唯口干、头晕、脉沉略数，苔薄白，去细辛、白附子，加天麻6克，石斛9克，以祛风滋阴，再服20剂，诸症悉除，无后遗症。

处方四十九

组成：制皂角60克，辽细辛15克，广木香9克。

用法：上药研细末，吹入鼻孔内，引患者打喷嚏、吐痰者，可以治愈，再用蜂蜜汤调服上药两匙以巩固疗效。

功效：痰出喉开。主治中风痰厥喉闭。

处方五十　固脱保元汤

组成：黄芪30克，党参30克，熟地30克，山萸肉30克，桂圆肉30克，山药30克，枸杞子15克，茯神12克，枣仁12克，白术9克，生龙骨12~30克，生牡蛎12~30克，炙甘草6克。

用法：水煎3次，分3次服，每日服1剂。

加减：四肢清冷，汗出如油，脉微细，加制附子15克（先煎），干姜5克（待四肢转温，即去掉附子、干姜）；药后病情好转，但仍有昏迷者加十香丹1粒（又名十香返生丹），分3次服；天柱骨倒（即头不能直竖），系督脉虚损，加鹿茸0.6克（粉剂冲服），或用参茸丸1粒，分3次服；便秘者加肉苁蓉30克，或火麻仁20~30克。

功效：固脱，大补元神元气。主治中风虚脱症。

按语：出现中风脱证、昏迷不醒，人们很自然地会急送医院抢救。但一般多不与中医结合治疗，所以，西药多在治标，要靠病人自己是否能挺得过来。多数都是拖了几天，最终病人油干灯灭了，去了。独有一位患者家属跑来找余求救，说他母亲在医院诊为中风脱证，昏迷不醒，我去看了病人，投本方急服后，病人得以苏醒。嘱原方继服，配合西药治疗，终于获愈出院。

处方五十一　补阳还五汤加减

组成：黄芪30克，当归15克，川芎9克，赤芍12克，红花6克，桃仁6克，地龙12克，桑寄生30克，鸡血藤21克，丹参15克，蜈蚣1条，焦山楂15克。

用法：水煎服，每日1剂。

功效：主治脑血管意外之后遗症。

医案：赵某，男，78岁。患者早晨起床下地时突然跌倒，扶起后发现左侧肢体瘫痪，疲惫无力。医院诊为"脑血管意外后遗症"。家属约余诊治。见患者神志清楚，大小便正常，体温正常，血压148/80mmHg，体位被动，答话言语不清，瞳孔等大等圆，光反射灵敏。舌黯淡，苔薄白，脉沉细无力，左侧肢体瘫痪，半身麻木，皮肤温度低于健侧，痛觉消失。此系年迈气衰，脉络空虚，气虚血流不畅，血瘀脉络阻滞。治宜补气通络，活血化瘀，投补阳还五汤加减治疗。服药15剂后，病人肢体麻木大减，左下肢稍能活动，血压145/80mmHg，脉沉细较前有力，此乃药后正气渐复，瘀血稍化，脉络欲通未通，本方加制马钱子0.9克，连服6剂后，病人上肢可抬举过头，手能握，但无力，下肢扶持能行走，血压164/95mmHg，肢体出现过3次颤动，每次颤动2~3分钟，此为马钱子轻度中毒表现，故将本方制马钱子减为0.3克，再连服20余剂后，左上肢已活动自如，手握有力，下肢活动恢复正常，血压145/80mmHg。原方去制马钱子，再服药5剂，并嘱其加强功能锻炼，最终病获痊愈。追访2年，未见复发。

注意：本方须加制马钱子0.3~1克。由于它毒性大，为了安全，必须让患者先服用补阳还五汤加减10~20剂，让病人元气有所恢复后，再加入制马钱子于方中，可促使脉络通血流畅。

引自：杜廷贵老师验方。

处方五十二

组成：莱菔子55克。

用法：用小火将莱菔子炒黄，取30克，加水煎汤服，每日1剂。余下的药研成粉，1/2药粉加米酒拌成药饼1个，贴敷在脐部，以胶布固定，外用热水袋加温，12小时后，换另1/2的药粉，拌酒再贴敷脐部，以胶布固定，用热水袋加温。

功效：主治中风后腹胀不消。一般用药2~3天可恢复正常。

处方五十三　舒脑振萎汤

组成：黄芪60克,当归30克,熟地10克,山萸肉10克,鹿角胶10克(烊冲),乳香6克,没药6克,地鳖虫3克,水蛭3克,广地龙10克,丹参10克,巴戟天10克,石菖蒲10克,远志10克,石斛30克,川牛膝10克,制马钱子0.3克(研粉分3次冲服)。

用法：水煎3次,分3次冲服,每日1剂,服药3个月为1个疗程。

加减：下肢麻冷甚者加桂枝6克,制附子9克;高血压者减量黄芪为10克。

功效：补阳滋阴,化瘀通络,舒脑振萎。主治中风后遗症。

善后：原方制丸药服。

医案：黄某某,男,58岁。2年前患脑内囊出血,住院治疗恢复后出院,留下左侧肢体瘫痪、语言障碍至今,虽经治疗,疗效不显,故来求诊。患者面色晦滞,形体不丰,神经功能缺损,属中型瘫痪,手足麻木,脉弦,苔白腻,舌淡红,血压105/70mmHg(每日服降压片3片)。诊为"中风后遗症",属肾虚精亏,痰瘀阻络。投本方60余剂,神经缺损程度已由中型恢复到轻型,能扶杖独立行走10米以上。再用原方制丸药服用,并嘱其加强肢体锻炼。经3个疗程(9个月)治疗,即1年后随访,患者步履及语言都基本恢复正常。

注意：适度锻炼肢体功能。

处方五十四

组成：水蛭粉9克,三七粉6克。

用法：每次用温开水送服5克,每日服3次。

功效：由脑出血、脑血栓所致瘫痪,兼语言障碍,本方可治。连服20天,症状消失,生活能自理。

善后：改为每天服药1次,每次服5克,直至诸症消失。

第四节　老年痴呆症

概要：本病是老年慢性、进行性精神衰退性疾病。是精气亏损、清窍失养，或心肝脾肾等脏腑功能失调，致使诸邪阻滞脑窍，导致脑智能发生严重障碍，以呆愚为主要表现的神志疾病。症状为智能、记忆、计算、定向、判断等能力减退，精神呆钝，语不达意或静而少言，头晕耳鸣，倦怠思卧，腰膝酸痛，骨肉萎弱，齿枯发焦，舌质淡红，苔薄或少，脉沉细弱，治宜填精补肾，充髓养脑。

处方一

组成：熟地15克，山茱萸18克，怀山药30克，紫河车粉6克（分次吞服），龟板胶15克（烊化），猪筒骨髓15克，五味子10克，骨碎补15克，川断10克，石菖蒲10克，广郁金10克，炙远志10克，川芎10克。

用法：水煎3次，分3次服，每日1剂，30天1个疗程。

加减：肝肾亏虚者加怀牛膝15克，枸杞子15克，菟丝子15克，鹿角胶15克（烊冲）；脾肾两虚者加熟附子10克，肉桂6克，牡丹皮10克，肉苁蓉15克，白术10克，干姜6克，益智仁30克（无腹胀、便溏泻者，应减量或不用）。

功效：一般服药1~3个疗程，病情好转或痊愈。

处方二

组成：熟地15克，山药15克，山萸肉15克，生地15克，党参12克，黄芪12克，茯苓12克，酸枣仁12克，泽泻12克，龙骨18克（先煎），龟板18克（先煎），五味子9克，石菖蒲9克，远志6克。

用法：水煎3次，分3次服，每日1剂。

功效：30天好转或痊愈。屡屡获效。须服药1~3个月。

第五节　脑囊虫病

概要：病因饮食不节，误食生冷不洁之品，囊虫入脑，致脑脉络瘀阻成病。

治宜熄风、定痫、杀虫，投消囊定痫散治疗。

处方　消囊定痫散

组成：全蝎50克，蝉蜕75克，朱砂20克，琥珀20克，冰片3克，甘草25克。

用法：上药晒干或烘干（勿锅炒），共研粉末，过120目筛，再加入朱砂、冰片拌匀。每次服药5克，每日服2~3次，白开水送下。

功效：洪作范老师用此方治疗各类囊虫病人很多例，其中多数为脑囊虫病，效果尤为显著。

医案：程某，男，41岁，工人。因抽风病去医院，发现皮下有囊虫结节，医院诊断为囊虫病，建议去大医院治疗。患者去了沈阳、北京、吉林、四平等地医院，均确诊为脑囊虫病，多法治疗9年未愈。病情发展到语言障碍，牙关紧闭，舌体发硬，癫痫发作1天多次，并出现嘴歪、眼斜，舌体不仅硬，而且变短，声音嘶哑。在好心人的介绍下特意来求治。患者张口困难，语言障碍，舌体硬而短，嘴眼歪斜。在颈后、耳后、胸乳、肩胛、下肢腘窝等处均有散在囊虫结节，质坚，推之移动，不红、不肿、不痛，口腔黏膜亦有囊虫结节。脉沉弦而数，舌质胖淡，苔黄腻，齿痕明显，有轻浅舌裂，面色少华，神志呆倦，呈现一派脏腑不实，脾胃俱虚体征。发癫痫的主因，是囊虫入脑，脑部脉络郁阻而成。治宜熄风、定痫、杀虫，投本方治疗。患者服药3个月22天，病情基本消除，周身囊虫结节完全消失，语言流利，嘴、眼不歪斜，癫痫自服药后一直不发作，脉转平缓有力，面色转华，精神振作。再进一剂继服，以巩固疗效。追访1年，病愈后未再复发，并已恢复工作。

第六节　帕金森病

概要：本病多发生于50岁以上的男性，女性少数。原发性为中枢神经系统的变性疾病（分原发性和继发性两类）。原发性病因不完全清楚，但是专家说有10%与遗传因素有关。继发性又叫震颤麻痹综合征，由脑炎、脑动脉硬化、颅外伤、基底节肿瘤及化学或药物中毒所致。然而它们的病变均在于黑质和纹状体通路变性所致的慢性退行性疾病。主要由于黑质和基底节内多巴胺含量减少，尿及脑脊液中多巴胺或其主要代谢产物高香草醛酸减少。临床表现为震颤、肌肉强直和运动减少：①震颤：肢体远端为明显，开始从一只手指呈"搓丸"样，渐及同侧下肢，继及对侧上下肢，下颌、舌肌时颤，头部少及。②强直：一侧重，关节运动受阻，肢体、颈、面肌均可累及，腕屈指内收，拇指对掌，手置胸前，膝关节略前弯，躯干前弯，头前倾，行走小步向前冲，人称："慌张步态"。久强直者，肢体可疼、畸形和挛缩。③运动缓慢减少，面乏表情，少眨眼，人称"面具脸"；手指不能细动，书写困难，字越写越小，人称"写字过小症"；说话缓慢而单调，行走上肢摆动消失。重症者口角流涎，部分渐至痴呆，肢体常感发紧、发强等不适。

　　中医过去将其列为"肝风""颤振"范畴，现名"颤病"或"脑风"，认为因染邪、中毒、电击等损伤脑神，或因痰浊、瘀血阻痹脑络，经气不利或年老精血亏虚，脑失所养，虚风内动而成本病。属头部不自主摇头、口眼抽动、手足颤抖等为主要表现的风类疾病。有分4型：①肝肾阴亏、虚风内动；②气血两虚；③风痰阻络；④血瘀阻络。名医分法也不同，不同是因为病因较复杂，但总的病机依然是虚实夹杂，虚中有实，实中有虚，很少有纯虚或纯实之证。因此，切忌拘泥，治法应重变通，抓住"风"的特点，风善行而数变，凡眩、晕、痉、痹、颤，皆风之震动也，用药忌投刚燥，切记顶巅唯风药易到之规律。震颤麻痹多为内风动摇，必有虚中夹实，"虚"为肝肾阴虚，或精血不足；"实"就是瘀浊痰滞湿毒。

处方一　止颤汤

组成：元参30克，生地30克，熟地30克，白芍30克，水蛭6克，地鳖虫6克，地龙10克，巴戟天20克，黄芪30克，鸡血藤60克，制胆星6~10克，石菖蒲6克，炒枳实10克，大黄3~15克，炒竹茹10克，甘草30克，生龙骨、生牡蛎各30克（先煎），僵蚕10克，全蝎2克（研冲），蜈蚣1条（研冲），益智仁30克（流涎甚者用60克）。

用法：水煎3次，分3次服，每日1剂，3个月为1个疗程。

功效：益气活血熄风，止各型震颤。方中元参、生地补肾阴；白芍滋肝阴；熟地补精；鸡血藤补血；水蛭、地鳖虫、地龙化瘀；胆星、菖蒲、枳实、竹茹化痰；甘草解毒。本病必然脑神有伤，神从气生，故用黄芪补气；龙骨、牡蛎安神定魄；全蝎、蜈蚣、僵蚕以熄风。全方有益气活血、熄风止颤之功。

医案：崔某某，男，62岁，市民。患震颤麻痹已7年，服安坦、左旋多巴治疗，症状有所控制。近因头昏、头目不清、口干恶心，致食减，加经济困难，故由家人送来求治。患者体形适中，步行急速，面无表情，两手如搓丸样颤抖，答话缓慢，近1个月来右侧身痛，视物模糊，口干食少，脉细涩，苔少舌红，血压82/50mmHg（此为服西药所致）。嘱其西药减量，安坦由日服4mg，减为2mg，左旋多巴由日服0.5g减为0.25g。投止颤汤10剂后，患者头昏口干见轻，食欲稍振，令停西药，再投本方10剂。患者先后连服60剂，诸症见轻。治疗半年震颤基本控制，余症消除，血压及白细胞均回升（未服西药）。原方制丸药服（制丸方法见"第三章服药时间和丹丸的制法与药引的作用"），意以"慢病恒医"，一些慢性难治病是可以稳定向愈的。

注意：凡是患者大脑已动过手术，震颤神经已被控制，就不要再服"止颤汤"治疗。因为"止颤汤"能有效改善脑神经，修复损伤的黑质和纹状体通路变性。若服止颤汤，已被控制的震颤神经必将受到刺激，患者不易接受，故而不要服用止颤汤。可以改服附子龙骨汤（见下）治疗，必收良效。

处方二　摄涎止颤汤

组成：元参15克，生地、熟地各15克，白芍30克，白术15克，益智仁60克，巴戟天20克，黄芪30克，鸡血藤60克，制南星6克，石菖蒲6克，炒枳实10克，大黄10克，生龙骨、生牡蛎各30克，僵蚕10克，全蝎3克，蜈蚣1条（研冲服），广地龙干10克，水蛭6克，地鳖虫6克，炙甘草30克。

用法：水煎，分3次服，每日1剂；其中蜈蚣一味研粉末，分3次以药液冲服（吞服）。

功效：益气活血，熄风止颤，摄涎缓强。

医案：姜某，男，65岁。患帕金森病已8年多，久治不效，故来求治，投本方10剂后，说有效，继续服药2个月，停西药，诸症见愈。本方制丸药服6个月。震颤诸症基本控制不发，血压和白细胞均回升至正常。

按语：流涎病因，主要是肝肾脾胃虚寒失摄，亦有阴虚火旺失摄，调降失灵造成。但是，帕金森病因在脑黑质纹状体通路变性，中医认为唯风到顶，由于心脑相通，心开窍于舌，其华在面，心主血脉、神志，所以帕金森之震颤、强直，必将影响到舌、面肌的强硬，口角流涎。肾主纳气，又主五液，涎乃脾统，脾肾气虚，肾不能纳，脾不能摄，故气逆上浮，涎秽泛滥而上溢也。敛摄脾肾之气，逆气归元，涎秽下行得愈。但骨虚极，不能久立，腰脊则痛，甚必喜唾，鹿角屑加川牛膝制丸药服可治。舌体强硬，不自主地舌抵于上腭，刺激唾液腺不断地分泌唾液，不能咽下，故流涎于口外。所以医生要提醒患者，尽可能地让舌体放于口中间，不抵于上腭，也不抵于下腭，避免刺激唾液腺。患者应自炼咽津，有望长寿。还应多活动手指足趾、腰胸脊背，以延缓强硬发展，加中药调理，"慢病恒医"，有望稳定向愈。中药治宜益气活血、缓强摄涎、熄风制颤，可投摄涎止颤汤治疗。

处方三　附子龙骨汤

组成：熟附子10~6克，龙骨30克，肉桂5~3克，牡蛎30克，钩藤30克（后下），熟地15克，生地10克，枸杞子15克，杜仲15克，补骨脂20克，桑螵蛸15克，益智仁60~30克，炒白术15克，石菖蒲10~6克，山萸肉15克，白芍30克，茯苓15克，乌药10克，党参15克，大枣15克，炙甘草10克，炮干姜10克（肺痿不咳流涎者：甘草30~60克，干姜15~30克）。

用法：水煎服，每日1剂。

功效：主治帕金森病舌僵流涎。

医案：周某，男，67岁，工程师。大脑已动过手术，震颤已控制。患者说患帕金森病已13年，听专家讲课说帕金森病患者的寿命是15~17年。我对他说：只要积极对待，坚持功能锻炼，加药物调治，会健康向愈的，信心是健康的保障，健康了就长寿了。患者生活不能自理，穿衣、吃饭、饮水、上床、下床都须家人帮助。由于舌体僵硬，说话听不清，吞咽困难，整天唾液长流，不能自控，因此，他不敢见人，多年来久治不效，故来要求我开方救治。我怕他药费不能报销，故建议他们找浙江中医药大学附属医院专家治疗，医保可以报销。治疗1个月下来，患者不肯吃药了，说没有效果，仍要求我开方治疗。患者又怕蛇和虫类药物，所以投附子龙骨汤加含服蒲黄丸（粉）治疗。

周某服附子龙骨汤加大黄10克，连服10剂，大便得通；加蒲黄粉300克，干姜粉50克，每日加开水调成药丸含服，每日多次。结果很快见效，服药后，其生活能自理，大便通畅，舌体软化，基本不见流涎，说话已能听清，能帮干家务。

患者和家人非常高兴。本方功在强心、温肾、平肝熄风、健脾和胃、软舌摄涎。虽然只服10剂中药,含服药粉350克,但13年的帕金森病得到控制。之后周某每天早上六时和老伴一起去公园锻炼身体,然后再去市场买菜。熟人见面都向他祝贺。周某的长寿不成问题(要看他到冬天是否会复发)。1年后追访,除少有流涎,其余均得到控制,精神好,胃口好,说话清楚,行走方便。5年后追访,流涎亦没了,一切正常。

处方四　治震颤麻痹综合征方

（1）扶正滋养肝肾,益气生血,调补阴阳：

选药：熟地、枸杞子、山萸肉、桑寄生、制首乌、龟板、鳖甲、当归、续断、鸡血藤、黄芪、党参、黄精。

（2）熄风通络(平肝熄风须贯穿始终)：

选药：重镇潜阳类：珍珠母、生龙齿、生龙骨、生牡蛎。均必须先煎才好。

熄风解痉类：钩藤、天麻、白蒺藜、僵蚕。

其中首选药：钩藤30克(后下),珍珠母30~50克(先煎)。

（3）重视活血、养血(各型均为血瘀阻络,经脉失养所致,故活血祛瘀为治本病之要法,因为血行风当自灭)：

选药：当归,赤芍、白芍、丹参、川芎、红花、牛膝、桃仁。

其中首选：白芍30克以上。

功效：重用白芍以养血濡筋,缓急止颤。

（4）注重配伍"虫类"：

选药：全蝎、地龙、蜈蚣、僵蚕、蝉蜕、金钱白花蛇。

用法：焙研为粉末,分2~3次吞服,胜过中草药功效。

功效：活血化瘀、搜风通络、熄风定痉。

处方五　消震回天散

组成：金钱白花蛇3条,乌梢蛇15克,蜈蚣2条,全蝎6克,当归3克,防风3克,羌活3克,独活3克,白芷3克,益智仁30克(无流涎用10克),狗脊20克,甘草3克,蒲黄10克(舌硬者用)。

用法：研粉装瓶，每次饭后服，从1/3克起服，逐渐加至0.5~2克，每日吞服1~2次。

功效：药走脏腑，外彻皮肤，内透骨搜风，截惊定搐。治帕金森病、风湿瘫痪、骨节疼痛、半身不遂，脚弱无力，口流涎液。

注意：忌铁器，忌吹风，忌食鱼、羊、鹅、面食等发风食物。上药多服，会嗜睡，停药消失，以后减药量服即可无事（是体质不同之故）；大脑动过手术，震颤已消者，不再服用消震回天散和止颤汤，可服附子龙骨汤治疗。

处方六　平肝熄风汤

组成：天麻12克，钩藤12克（后下），全蝎5克，洋金花0.5克（羚羊角粉2克，分次吞服，可代），蜈蚣1条（研粉，分次吞服）。

用法：水煎2次，分2次服，每日1剂。

加减：头晕耳鸣，腰酸腿软加龟板30克，生地30克，熟地30克，山萸肉15克；面色无华，食少，头晕乏力加党参15克，白术10克，当归10克，熟地15克；胸闷、痰黄加胆南星10克，枳实10克，竹茹10克。

功效：熄风止痉，平肝清热。治疗多例，痊愈81.1%，有效15.5%，无效3.4%，总有效率96.6%。

注意：严重体虚，心动过速，严重高血压，肝肾功能严重损害者禁用洋金花。

处方七

组成：生牡蛎25克（先煎），炙龟板15克（先煎），炙鳖甲20克（先煎），白芍15克，半夏12克，麦冬15克，川石斛20克。

用法：水煎2次，分2次服，每日1剂，连服2个月为1个疗程。

功效：主治帕金森病（肝肾不足脑萎缩）。

医案：王某某，男，66岁。震颤不止，脑萎缩，肝肾不足，风阳夹痰瘀，治宜熄风潜阳，化痰祛瘀，培补肝肾。患者服药9剂后，上肢抖动减轻。守方治疗4个月，基本治愈。嘱其继服杞菊地黄丸3个月巩固疗效。追访半年未复发。

处方八　白芍丹参汤

组成：玉竹10克，天冬10克，生白芍10克，葛根10克，山药10克，丹参10克，半夏10克，白术10克，木瓜15克，煅龙骨15克（先煎），煅牡蛎15克（先煎），天麻10克。

用法：水煎2次，分早晚服，每日1剂，3个月1个疗程。

功效：主治帕金森病。该方屡用屡佳。

医案：宋某某，男，67岁，干部。痰阻脉络，四肢麻木，阴虚风动，震颤不止。治宜滋阴柔肝熄风，投白芍丹参汤治疗。患者服本方7剂，症状见好转，连服1个疗程，症状基本消失，生活可以自理。追访2年，病情稳定，没有复发。

处方九　益气养血熄风汤

组成：黄芪30克，党参15克，当归24克，白芍15克，天麻10克，钩藤30克，珍珠母30克，丹参30克，鸡血藤30克，羚羊角粉2克（分次吞服）。

用法：水煎2次，分早晚服，每日1剂。

功效：此方功在益气、养血、活络、熄风。

医案：赵某某，男，63岁。双上肢不自主地震颤已1年余，医院确诊为帕金森病，但久治未能止颤，经人介绍特来求治。投益气养血熄风汤治疗。患者连服40剂，症状消失。原方制丸服1年，获痊愈。追访1年无复发。

注意：羚羊角的代用品为山羊角30克或水牛角30克，水煎服。

第七节　其他运动障碍性疾病

处方一

组成：羚羊角粉2克（分次吞服），蜈蚣1条（研粉分次吞服），僵蚕18克，全蝎6克，地龙18克，丹参18克，首乌30克，生地18克，郁金15克，龙骨30克，炒枣仁18克，熟地30克，龟板30克，菖蒲12克。

用法：水煎2次，分2次服，每日1剂。

功效：主治面部震颤麻痹。

医案：谢某某，女，43岁。因思虑过度，长期失眠，导致阴血不足，筋脉失养，络脉瘀滞，面肌震颤麻痹，治宜养血和肝，滋阴熄风，活血化瘀。患者连服本方110剂，诸症痊愈。嘱其再服6剂巩固。追访1年未复发。

处方二　除颤汤加减

组成：白芍15克，首乌15克，阿胶12克（烊冲），桑寄生30克，龟板30克，生龙骨、生牡蛎各30克，紫丹参15克，明天麻10克，钩藤15克（后下），黄芪20克，云茯苓15克，砂仁5克，陈皮15克，川断12克，地龙12克，僵蚕10克，甘草6克。

用法：水煎3次，分3次服，每日1剂，15天1个疗程。

功效：益气养血，健脾补肾，镇潜熄风。主治头手震颤不已。

医案：马某某，男，58岁。医院诊为气血不足，脾肾两虚，虚风内动。治疗一段时间，由于患者经济不便，经人介绍特来求治。余投除颤汤加减治疗。患者服药20剂，头摇手颤减轻，守方治疗3个疗程，诸症消失。追访半年未复发。此方标本兼治，补而不滞，终获全效。

处方三　治产后摇头症方

组成（1）：当归15克，熟地30克，赤芍18克，川芎15克，桃仁10克，丹参20克，地龙18克，僵蚕18克，守宫4条，全蝎6克。

用法：水煎3次，分3次服，每日1剂，连服15剂。

组成（2）：当归18克，川芎18克，熟地30克，白芍15克，天麻10克，僵蚕18克，全蝎6克，地龙18克，乌梢蛇15克。

用法：水煎3次，分3次服，每日1剂，连服3~6剂。

组成（3）：当归18克，熟地30克，龟板30克，川芎15克，白芍18克，首乌30克，女贞子18克，地龙18克。

用法：水煎3次，分3次服，每日1剂，连服10~15剂。

功效：主治产后摇头症。

医案：吕某某，女，24岁。体瘦弱，面色苍白，精神憔悴，毛发不泽，头作阵发性摇头。舌紫苔滑，脉细涩。诊为产后瘀滞、筋脉失养、血虚生风。治疗当先解"瘀血内停,虚风内动致头摇",药用养血、活血、行血、祛瘀治疗。患者连服组成(1)15剂后,头摇减少,诸症好转,仍有头昏,手足麻。此为阴血不足,筋脉失养,治宜养血熄风,服组成(2)6剂,风动(头摇)已停,诸症已退。又服组成(3)15剂,以补血、养阴、柔肝、舒筋来巩固,最后头摇停止,诸症痊愈。

说明:《内经》病机十九条"诸风掉眩,皆属于肝"。"掉"即震颤。肝乃风木之脏,主筋藏血,肝阴不足,肝血虚亏,导致肝风内动,筋脉失养,发病为震颤。治本病之组成(1)治其标,"风动渐停",组成(2)治其本,使标本兼治而收效。

处方四 平肝熄风养阴汤

组成:羚羊角粉2克(分3次吞服),钩藤18克(后下),全蝎6克,僵蚕15克,蜈蚣1条(研粉分3次吞服),地龙12克,龙骨30克,珍珠母30克,熟地18克,女贞子18克,桑葚18克,首乌18克,炒枣仁15克。

用法:水煎3次,分3次服,每日1剂。

功效:主治双手震颤麻痹。

医案:徐某某,男,48岁。体壮面红目赤,双手震颤不停,舌红口干。诊为肝阴不足,肝阳长盛,引发肝风内动,治宜育阴潜阳,平肝熄风,药用平肝熄风养阴汤。患者连服本方57剂,诸症痊愈。继服7剂巩固。追访半年未见复发。

说明:本方前面8味为平肝潜阳,治以标急,后面5味为养阴固本;全方标本兼治,以收全功,震颤得以治愈。

处方五 益肾稳心汤

组成:生地30克,山萸肉30克,怀山药30克,牡丹皮30克,白茯苓10克,泽泻10克,麦冬10克,五味子10克,蝉衣6克,全蝎2克(研粉冲服),蜈蚣1条(研粉冲服),僵蚕10克,制胆星6克,石菖蒲6克,远志10克,磁石30克(先煎),生龙骨、生牡蛎各20克(先煎),枸杞子10克。

用法:水煎3次,分3次服,每日1剂,1个月为1个疗程。

善后:原方制丸服(制丸方法见"第一章第二节服药时间和丹丸的制法与药引的作用")。

功效:益肾稳心,养肝强筋。主治书写痉挛。

医案：佟某某，男，41岁。2年前，忽觉握笔写字困难、吃力，字迹粗大不整。2年来多家医院诊治检查，均无异常，诊为"书写痉挛症"。中西药治疗均无效果，故而来求诊。患者脉细软，苔薄黄微腻，舌淡红略胖，边有齿痕；素有入睡难，浅睡心悸，但血压正常。证为肾亏神虚，痰滞风扰。服益肾稳心汤10剂后，患者症状减轻，再用本方20剂，书写恢复正常，少寐、心悸等症亦消除。五脏协调病自愈。追访1年未复发。

按语：本病由长期精神负担过重，脑体劳动失衡，使大脑皮层兴奋与抑制平衡失调性疾病。表现在握笔无力或颤抖，有时伴头昏、失眠、心慌等症。中医认为本病多由劳心伤神，劳体伤气，劳房伤精，或惊恐所致，属"手颤"范畴。本病由内因和外诱起病。内因为体虚之精、气、神亏：肾主精，精亏肾伤，肾伤及肝，筋脉则易舒缩失常；肺主气，气生于精，气伤则斡旋乏力；心脑主神藏神，神伤则心脑相通之路阻碍交接，神失灵动之机。故而筋失舒缩，气无斡旋之力，神失灵动之机，埋下起病的内因。一有外因之情绪激动，或惊或恐，必然诱发本病，并可延绵，久治不愈。颤或痉皆风之象，故治疗本病既要补肾，又要熄风兼施，方为标本同治，组方益肾稳心汤治疗本病，屡见良效。

处方六

组成：桑叶9克，益智仁、桑葚各15克，桑枝10克，荔枝核9克，桃仁9克，枸杞子9克。

用法：水煎2次，分2次服，或当茶饮，每日1剂。

功效：主治手颤摇头风，兼治前列腺增生、失眠、便秘，连服1年治愈。

说明：桑叶能熄内风而除头痛，祛风湿而明眼目；桑葚能补肝益肾、熄风滋液。血乃津液所化，风与血同脏存在，阴血受益，风当自熄。荔枝核理气散结，益智仁温脾暖肾，固气涩精，口水外流得治，手颤摇头得愈。

处方七　熄风定摇汤

组成：柴胡15克，地骨皮25克，元参15克，车前子25克，桑皮15克，桃仁15克，法半夏15克，天竺黄15克，白芍30克，天麻5克，全虫5克。

用法：水煎服，分2次服，每日1剂。

功效：主治习惯性摇头。

医案：吕某，男，15岁，学生。几年来常不自主地摇头，伴头胀感，医院查不出原因。家长称其为"不良习惯"而打骂过数次，结果造成摇头症状加重，故而带儿来求治。患儿服药3剂，症状减轻，再服3剂诸症消失，加服3剂巩固疗效。

按语：本病症状多为面部、颈、肩等处肌群刻板式抽动，属官能性疾病，情绪紧张时加剧，但无精神障碍。祖国医学认为此证为痰湿瘀阻，热灼肝阴，阴虚则肝风内动，上犯清窍，致使头摇、头胀不适。治宜养阴清热，利湿化痰熄风，投熄风定摇汤治疗。

第八节　癫　痫

概要：癫痫病为大脑神经元群暂时性、过度性放电所引起的一种发作性脑功能紊乱综合征。表现为突发性感觉异常，或意识丧失、跌倒、阵发性抽搐、口吐白沫等神经系症状。可分为原发性和继发性两类，原发性病因不明，起病多在20岁以前。现代研究认为，该病与神经细胞的氧、葡萄糖、维生素、谷氨酸、Y~氨基丁酸等异常及遗传因素有关；也有认为与神经细胞异常代谢物积之毒素释放有关。继发性癫痫，常由脑部感染、脑外伤、脑寄生虫、脑肿瘤、高血压脑病及子痫等引起。

中医对癫痫病的机理，目前尚无统一认识。《内经》认为是先天遗传之"胎病"，即在母腹中受惊，使气上不下，精与气并居，令子发病；后天与痰积、气逆、内风有关。治疗多以涤痰为主，辅以益气养血和镇静安神。明清历代医家治痫，主张扶正祛邪（注重祛痰）。实践证明痫病为肝肾虚为本，痰瘀为标；发作期以痰瘀为本，风邪为标。实践中见到的病因有头部外伤或跌倒史，有出生难产史、受惊史，有服镇静西药，停药后发病，和原因不明者。但脉象多涩，舌质多呈色黯或有瘀点瘀斑，可见血瘀为本病体征。治疗本病应标本同治。

处方一　止痫汤（丸）

组成：熟地30克，当归30克，白芷10克，全蝎2克，蜈蚣2条，僵蚕10克，广地龙10克,水蛭6克,地鳖虫6克,蝉蜕6克,蜂房6克,制南星10克,川郁金10克,远志10克,石菖蒲10克,制半夏10克,炒竹茹10克。

用法:水煎3次,分3次服,每日1剂,连服1个月为1个疗程。

善后:服完1个疗程后,原方加紫河车粉30克,制丸药,每服5克,日服3次(儿童减量),6个月为1个疗程,连服2~3个疗程。

功效:化痰熄风,通络祛瘀,治癫痫。

医案:李某某,女,25岁,农民。3年前春季的一天晚上,突觉眼前似有无数蚊虫飞扰,继后昏倒在地,四肢抽搐,两目上视,口吐白沫,经人急掐人中,数分钟后苏醒,但全身无力。隔数日,又再次发作,症状如前。医院诊为癫痫,西药治疗不效。近半年来发作次数增加,甚至1日数发,故来求诊。患者脉涩,苔薄黄,舌色黯红。投止痫汤30剂,终于控制癫痫的发作。原方加紫河车粉30克,制丸药,连服6个月,以巩固疗效。停服西药。追访1年没有发病。病程长的,应继服止痫丸2~3个疗程,方可万无一失。

说明:用半夏化湿痰,竹茹化热痰;制南星、石菖蒲、川郁金、远志化顽痰;水蛭、地鳖虫、地龙祛血瘀;全蝎、蜈蚣、僵蚕、蝉蜕、白芷熄风通窍;重用熟地、当归补精血。攻中寓补,正复邪除,痫病自止。若病久,可加制马钱子、琥珀入于丸剂,增加疗效,但疗程不宜超过3个月。

处方二　医痫无双丸

组成:制南星30克,制半夏30克,川芎9克,当归身30克(酒洗),怀生地30克,软石膏30克,天麻21克,僵蚕2克,生地(酒炒)30克,荆芥穗15克,朱砂15克,川独活15克,乌犀角15克,白茯苓30克,党参30克,远志15克,麦冬15克,白术15克,陈皮15克,炒酸枣仁15~30克,黄芩9克,川黄连15克,制白附子9克,珍珠9克,甘草9克,金箔30片,真牛黄9克。

用法:上药研粉末,用好酒拌制成丸,如梧桐树子大小,用金箔为药丸外衣,每服50粒,空腹、白开水送服,每日服1~3次。

功效:此药最能祛风、化痰、降火、补气、养血、理脾、宁心、定志。轻症半剂见效,重症1剂根除。

医案:一位15岁早婚男儿,患痫症已3年,一劳累即发病,投本方制丸,加六味地黄丸同服,1剂治愈。此方治病,老幼皆有效。

附:医痫无双丸由来

　　明朝大内太医、医林国手龚廷贤,因参伯王晋庵的公子,患痫已
7年,诸医无效,故被召去治疗。龚用追风祛痰丸和安神丸,两丸兼进,
治疗半年病愈。过了4年,公子旧病复发,又差人召龚廷贤去治疗。龚
用本方一剂取效,数年不复发,身体也恢复原状。故赠龚廷贤一匾:
"医士无双"。龚用此方给许多其他患者投用,亦有效验,龚便将匾改
为:"医痫无双丸"。

处方三　癫痫汤

组成:制白附子10克,制南星10克,法半夏10克,全蝎3克,礞石10克,
沉香3克,龙骨30克,牡蛎30克,菖蒲6克,琥珀3克,瓜蒌15克,甘草3克,参
须3克。

用法:水煎服,每日1剂。

功效:清肝泻火,熄风涤痰,镇心安神。主治肝火偏盛,火盛生风,风动痰升,
内扰神明所致癫痫。

医案:白某,男,7岁。从2岁开始患癫痫症,有时1日发病10多次,常见头
部跌伤,门牙全部脱落。患儿痛苦,家长担忧,5年来久治不愈。时值病发,突
然倒地口吐白沫,双目凝视,双手抽搐,15分钟后醒来。醒后神疲乏力,面色无
华,舌质红,苔黄白腻,舌根稍厚,脉弦滑有力。余投癫痫汤治疗,患儿服药12
剂,病由日发10多次,减至1~2次,再服20剂后,诸症尽除,病获痊愈。追访5
年,未见复发。

处方四　癫症丸

组成:天竺黄15克,沉香9克,天冬60克,白芍90克,茯神120克,炙甘草
18克,远志肉60克(蒸熟),麦冬60克(去心),旋覆花45克,苏子30克,制香附
90克,姜半夏30克,皂角荚60克(去黑皮、去子、炒酥),怀山药60克,朱砂24克。

用法:上药共研细粉,和水为丸,朱砂为衣,每次服9克,每日服2~3次。

医案：孙某，男，25岁。患癫痫症已9年多，曾多方治疗效果不佳，故来求治。余投癫症丸1剂，服丸月余，原频频发作的癫痫症，已不再发作。嘱患者再服1剂，以求巩固疗效。药尽病除，追访2年未再复发癫痫。

处方五　愈痫丸

组成：煅磁石30克，朱砂24克，清半夏45克，青礞石36克，南沉香6克，天竺黄24克，琥珀24克，生赭石30克，六曲120克，牵牛子120克，海浮石24克。

用法：上药共研细粉末，和水为丸。成人每次服9克，早晨空腹1次开水送下，每天服1次。儿童酌减。30天为1个疗程。

功效：主治癫痫。治疗多例，均治愈不复发。

医案：朱某，男，58岁，农民。患癫痫已3年多，每2天即发作1次，西药已不能控制，故来求治。余投本方制丸，连服3个月治愈癫痫。追访8年未再复发。

处方六

组成：蚕蛹50克，冰糖60~100克，茶油90毫升。

用法：用茶油炸熟蚕蛹，去油，加入冰糖，再加水煎，连药汤、蚕蛹一齐吃下；服药后，再饮一些热稀粥，以利微微出汗。

功效：发病前服1剂，可控制发病。一般连服7~20剂可治愈癫痫，再服巩固疗效。有一位患者连服4剂，治愈不复发。

医案：一位患严重癫痫症患者，遇到冷、热、生气、劳累或受点刺激，都会发病，几天不清醒。已经20年久治不愈，终于用本方治愈。

注意：没有茶油，就用水煎蚕蛹冲冰糖饮服。每日1剂，连服21剂为1个疗程。

处方七　清心滚痰丸

组成：大黄120克，青礞石15克，沉香8克，黄芪120克，牙皂15克，犀角15克，麝香1.5克，朱砂15克（另包）。

用法：上药研粉末，和水制丸，梧桐子大小，朱砂为衣。每次服40~50粒，热开水送服，每日1~3次。

功效：治诸风、癫痫有殊效。

处方八　姜矾汤

组成：生姜末9克，生白矾末3克（药店缺货时，可到化工原料商店买食用白矾）。

用法：用木棒将上药捣成糊状，加水适量，待发病时，频频灌服。

医案：章某，女，8岁。患儿昏倒迟迟不见醒来，口吐白沫，四肢僵冷，口噤，不能握举，气壅息粗，喉中痰鸣，舌苔白腻，脉沉而滑。急投姜矾汤频灌，不久，患儿醒来如常人。

按语：此方系李保朝老师治疗实证痰厥者癫痫，每取良效。因为白矾燥湿祛痰，生姜下气祛痰，处方行气豁痰，醒神开窍，促成患儿迅速醒来。

第九节　精神分裂症

注意：本节所列处方均为大剂量处方，一般医生不敢开，可以减半开方，若服药无效，再令日服2剂。巩固治疗时可用小剂量方，或制丸药服。

处方一　礞石平狂汤

组成：金礞石25克，郁金15克，三棱10克，莪术10克，木香5克，黑白二丑15克，生桃仁15克，枳壳10克，生大黄15克，干姜5克，玄明粉30克（分次冲药汤中服）。

用法：水煎服，每日1剂（酌情）。

配服处方　活血散

组成：三七50克，血竭50克，琥珀50克，西红花30克，朱砂20克，麝香2克，冰片10克。

用法：上药研粉，装瓶，每服2~3克，每日服2次。

功效：活血化瘀滞。

善后处方　宁神汤

组成：炒酸枣仁15克，丹参15克，党参15克，夜交藤15克，旱莲草15克，麦冬6克,五味子6克,炙甘草6克,合欢皮10克,女贞子10克。

用法:水煎沸30分钟,分2次服,白天服1/3,临睡前服2/3,每日1剂。

加减:病重或病程长,彻夜难眠者,宁神汤药量加倍;痰多加陈皮10克,法半夏10克;梦遗滑精者加莲子芯3克,生龙骨、牡蛎各30克(先煎)。

功效:宁神汤调理阴阳,安神定志,补益气血而安眠。

医案一:一位精神分裂症患者,头痛胀,语言杂乱,哭笑无常,急躁暴怒,毁物打人,弃衣奔走,不食不眠,高声乱唱乱跳,久治无效,邀余诊治。余投礞石平狂汤6剂治愈,再用宁神汤10剂善后,获得痊愈。

医案二:一位青年患者,服礞石平狂汤10剂,又服宁神汤10剂善后,获得痊愈。

医案三:某少女18岁,因郁怒不消而精神失常,时哭时笑,不寐不食,语无伦次,每来月经时病情加重,住精神病院数次,皆未治愈,家属求余诊治。余投礞石平狂汤,配合活血散治疗,服药10剂痊愈。追访数年未复发。

注意:孕妇和月经期不宜服用;临睡前忌服茶水、咖啡、烟酒等。

说明:礞石平狂汤药力峻烈,泻下作用强,服药后,泻下不严重,可每日服用1剂;泻下很严重者,应隔日服1剂,甚至可以隔2~3天服1剂。经验证明,服药后泻下重者,为疗效最佳。泻下物若为水样、黏液样、血样、泡沫样物质,说明排泻越干净,治愈希望越大。必须注意防止虚脱!所以应隔几天再服。对发热、体弱、消化道炎症病人、心脏病等患者,不能服用礞石平狂汤治疗;女性患者在月经期应停服礞石平狂汤,待月经过后,再服其治疗;女性患者每次月经期病情加重者,兼有血瘀症者,可配合服用活血散;对于疯癫僵木型患者,如精神忧郁,喃喃独语,语无伦次,多疑少食,时悲时喜,胡思乱想,默然不言者,可以不用礞石平狂汤治疗,改用宁神汤治疗,根据病情,药量可以加倍服用,亦能治愈,只是时间长些;治疗狂躁型精神病,可以先用礞石平狂汤治疗,待病获转机,再用宁神汤调治,就能百治百愈。

引自:李洪全老师验方。

处方二　豁痰定狂汤

组成:生龙骨30克,生牡蛎30克,石决明30克,珍珠母30克,龙胆草9克,天竺黄9克,矾郁金9克,旋覆花9克,代赭石9克,黄芩9克,金礞石30克,沉香5克,大黄6克。

配服处方

组成:甘遂1克,朱砂1克(*共研细末,药汤冲服,每日1剂分服,待狂症平缓后,2味均停用*)。

用法:水煎服,每日1剂。

医案:叶某,男,21岁,农民。因受刺激,引起精神失常,狂躁不安,力大却倍常,胡言乱语,语无伦次。由七八个青年人架来求治,猖狂刚暴,不予合作。强行诊脉,弦滑有力,舌不能观。诊为狂躁型精神分裂症。乃脑怒伤肝,痰热上扰,蒙闭心窍所致。投本方5剂,服后下大便秽浊黏垢,每日2~3次。药尽病见愈。去甘遂、朱砂,再服汤药5剂,病获痊愈。

按语:精神分裂症,属中医癫狂范畴。癫者多喜,多自忧思而来,狂者多怒,多由郁怒而生。本方适用于狂躁型,不宜用于癫症型。

处方三

组成:潞党参30克,生赭石50克(*先煎*),大黄30克,煅礞石30克(*先煎*),龙齿30克(*先煎*),生牡蛎30克(*先煎*),玄明粉15克(*烊冲*),龙胆草10克,黄连10克,沉香6克,桃仁25克,地鳖虫10克,石菖蒲10克,远志10克,竹沥10毫升(*冲*),甘遂1克(*研冲*),制半夏20克(*或竹沥半夏20克*)。

用法:水煎2次,分2次服。

功效:主治精神分裂症(*狂躁型*)。

医案:赵某,男,23岁。因巨款被骗,想不通,造成失眠、头疼、心慌、愤怒,继发胡言乱语,不食不睡,到处乱跑、骂人……。3年来住精神病院3次,出院2个月又发病。家人送来治疗,诊为痰火上蒙,瘀滞脑窍,引发躁狂。治宜安神泻火,控躁祛痰。赵某连服2剂诱泻成功,每日泻稀便2~3次,动扰减少,能入睡2小时。再投3剂,2日服1剂,之后患者坐立已安,神识清楚,答话自如。原方减去玄明粉,又服3剂,共8剂药治愈。嘱其常服礞石滚痰丸与天王补心丹。维持两年,未复发。

注意:服药后,便稀频严重者,2~3日服药1剂;便结者,每日服药1剂,引诱便稀便频。7剂为1个疗程。

处方四　补虚安神汤

组成：党参15克，黄芪12克，茯苓10克，法半夏6克，枳壳5克，陈皮5克，当归6克，酸枣仁15克，柏子仁10克，全蝎3克，肉桂2克，珍珠母30克，川芎5克，猪苦胆（汁）1个。

用法：水煎服，每日1剂，蜂蜜调味服。

功效：主治精神分裂症（癫症型）。

医案：沈某，女，46岁，教师。因精神刺激，彻夜不能安眠，伴有幻听，纳食无味，颜面发呆，脸色苍白，喃喃自语，语言不清。病已7年，中西药和电针等治疗无明显疗效。现已三天三夜不卧，彻夜走动徘徊，故家人扶送来求治。证系气血虚亏、神不守舍，治宜补养气血、安神定志。嘱停服安眠西药。投本方25剂，病获痊愈，恢复正常人生活。追访5年，未见复发。

处方五

组成：太子参20~30克，当归20~30克，磁石20~30克（先煎），青礞石20~30克（先煎），生赭石20~60克（先煎），生龙骨、生牡蛎各20~30克（先煎），生铁落20~40克（先煎），黄连6~10克，黄芩6~10克，大黄10~30克，玄明粉3~15克（烊冲），沉香3~10克，远志6~10克，制胆星6~10克，石菖蒲6~10克，茯神20~30克，莪术6~10克，地鳖虫3~6克，粉甘草6~15克，琥珀末1~2克（分次吞服）。

用法：水煎3次，分3次服，每日1剂，14剂为1个疗程。

功效：活血化瘀，清神解毒。主治各型精神分裂症。

善后：原方制丸药，每服5克，日服3次，连服6个月，巩固治疗。

医案：沈某，男，17岁。3年前因被打骂，引发精神分裂症。发作时，不识亲疏，打人骂人，毁物狂动，外出乱跑。住精神病院治疗1年出院。近因失眠少食又发病，故而家长送来求治，见患者精神紧张焦躁，面赤、苔黄、舌绛，脉微涩，大便4天未解。诊为复发性青春型精神分裂症，劝其送精神病院治疗。但是家长要求开方试治，故而余投本方小剂量药3剂，患者服药2剂后，每日泻下3~4次，已知进食面食,夜眠5~6小时。去玄明粉,再投7剂,痊愈。原方制丸药服6个月巩固疗效,访2年未复发。此方治愈率为93.7%（1~2个疗程）。

处方六

组成:活地龙（蚯蚓）7条,白糖100克。

用法:将地龙放入白糖中,地龙吸食白糖后,渐渐地溶化而死。扔掉死地龙。将地龙液冲白开水,1天内服完。隔日再服1剂。

功效:主治精神分裂症。轻症2~5剂治愈,重症连服2个月治愈。用此单方,已治愈病程3年和6年各1人,治愈至今不复发。

医案:一位贫困地方的患者,面红目赤,举止不安,有时兴奋喊叫。家人说:已去某精神病院诊为精神分裂症,需住院治疗。因经济困难无力住院治疗。故慕名而来,要求用省钱的治疗方法给予治疗。余告知家属:用活蚯蚓液的治疗方法,不必住院,回家即可治愈。2个月后,家人和患者同来感谢,说病已治愈。

第十节 眩 晕

处方一 益肾化水汤

组成:生地15克,山萸肉20克,怀山药10克,旱莲草10克,泽泻30克,白茯苓10克,牡丹皮10克,川桂枝10克,炒白术10克,猪苓30克,生赭石20克（先煎）,制半夏10克,天麻10克,磁石30克（先煎）,川牛膝15克,丹参15克,炒竹茹10克。

用法:水煎3次,分3次服,每日1剂,21剂为1个疗程。

加减:男性患者加龙胆草10克（以泻火、清湿热）。

功效:益肾化水,活血止眩。

医案:佟某某,女,34岁,服务员。患眩晕症多年,近来每月发作3~4次,每次持续2~3天,每次发作,听力下降严重,伴恶心呕吐,感到身体随周围物体旋转,卧倒不敢动。久治不愈,越来越严重,故来求治。患者脉滑,苔白根腻,舌尖红,舌体淡红润,血压105/75mmHg,颈椎、头颅CT均正常,无外伤史,投以"益肾化水汤"治疗。患者服药5剂后,眩晕停发,继服15剂,眩晕症痊愈,听力不再下降。访2年未复发。

说明:有吃药无效的,可能是内耳囊斑表面的碳酸钙结晶物,俗叫"耳石"脱落引起头晕。特别是老人,内耳供血不足,或耳炎,或手术可引起囊斑"耳石"脱落,漂移到半规管内,影响平衡功能,引起头晕。治疗方法为:医生帮助患者仰卧床上,头部悬空,再转向左,轻轻抖动,再转向右,轻轻抖动,多方向转动,"耳石"复位,眩晕病就治愈啦,不需要服药。

处方二

组成:菊花15克,牡蛎25克(先煎),黄芩3克,半夏13克,细辛3克,干姜10克,白术12克,茯苓12克,桂枝12克,防风10克,川芎3克,黄芪15克。

用法:水煎2次,分2次服,每日1剂,3天1个疗程。

医案:一位81岁老人患眩晕症已两年多,经几家医院治疗,均无特效。患者深感痛苦,故来要求中医治疗。先服2剂见效,再服6剂痊愈。访半年未复发。

处方三　补肾调肝汤

组成:党参30克,黄芪30克,熟地30克,山萸肉20克,当归10克,炒白术10克,茯神10克,柴胡6克,升麻6克,牡丹皮10克,红花10克,制香附10克,陈皮6克,杭白芍10克,山栀10克,泽泻10克,甘草10克。

用法:水煎3次,分3次服,每日1剂,21剂为1个疗程。

功效:补肾调肝,益气止厥。主治脑血管运动失调性晕厥。

善后:原方制丸服,每次服6克,日服3次,连服3个月,巩固疗效(丸药制法见"第一章第二节中药丹、丸的制作方法")。

医案:金某某,男,35岁。患本病5年,近1年晕厥频发,1个月发5~6次。中西医治无效,故来求诊。患者貌似健壮,实质内虚,血压偏低,血脂偏高;患者饮食不节,精气内耗,神失其养,血失其运,故而常常尿后晕厥(肾司两便),是肾气下行不返,肝气上升不降(肝主疏泄),升降失调,血管舒缩紊乱,造成脑乏血氧,晕厥发生也。故治宜"补肾调肝",气顺血行,精足神旺,晕厥自止也。投本方20剂后,腰腿不痛,晕厥不发。为巩固疗效,原方制丸连服3个月,获得痊愈。

追访1年未复发。

处方四　定风益精安神汤

组成：熟地30克，山萸肉30克，生龙骨、牡蛎各20克（先煎），磁石30克（先煎），天麻10克，钩藤10克，茯神10克，五味子10克，麦冬10克，山栀10克，丹参15克，橘红10克，制胆星10克，地鳖虫3克，僵蚕10克，炒竹茹10克。

用法：水煎3次，分3次服，每日1剂，21剂为1个疗程。

功效：主治血管神经性眩晕。

医案：杨某某，男，42岁。1年前因酒后头晕，入睡一夜，头晕就好了，三天后又突感晕眩，头一动就恶心。医院给镇静药5天，头晕渐止，但总感到全身不适，头昏少眠，手脚发软。近一周又头晕目眩，日夜不停，中西药治疗无效。头颅CT检查无异，脑彩超显示右侧大脑后动脉血流速略低于左侧，顺应性差。患者特来求治。余投定风益精安神汤治疗。患者服10剂，眩晕消失，嘱再服10剂巩固疗效。病愈后两年未复发。

说明：本病须区别于高血压、低血压、动脉硬化、脑萎缩、颈椎病、脑外伤、颅内肿瘤及眼、耳、鼻等病引起之眩晕。本方功在补肾养心，熄风定眩。用重剂填精益血，又佐以化痰清瘀，使风熄神安，眩自定矣。

处方五

组成：柴胡10克，郁金10克，赤芍10克，枳壳10克，甘草10克，川芎10克，当归10克，生地10克，桃仁10克，红花10克，川牛膝10克，生石决明30克，生磁石30克（先煎）。

用法：水煎2次，分2次服，每日1剂。

功效：主治妇女气滞血瘀性眩晕。

医案：一位李姓妇女，患气滞血瘀性眩晕，家属陪来求诊。投本方5剂，患者第6天来复诊说已好转。本方去掉石决明、生磁石，加山萸肉15克，天麻15克，续服5剂，三诊时患者精神见好，再投5剂获得痊愈。前后用药15剂治愈。

处方六　半夏天麻汤

组成:半夏10克,天麻10克,苍术10克,白术10克,炒麦芽10克,神曲15克,党参10克,黄芪10克,陈皮6克,茯苓15克,泽泻10克,黄柏10克,干姜5克。

用法:水煎服,每日1剂,5剂1个疗程。

功效:对血压引起之眩晕有特效之外,对其他原因引起之眩晕也适用。

处方七　控眩汤

组成:半夏10克,白术10克,枳壳10克,天麻15克,竹茹20克,茯苓20克,钩藤20克(后下),白蒺藜20克,橘红5克(后下),甘草5克,胆南星5克,石决明25克(先煎),珍珠母25克(先煎)。

用法:水3碗,煎至1碗,煎2次,分3次缓慢咽下,每日1剂。

功效:待症状控制后,减去胆南星、枳壳,加滋养气血或肾阴之品继续服,待体质改善,即从本质上治愈眩晕。

处方八

组成:白芷100克,独活100克,绿豆壳250克,野菊花300克。

用法:上药晒干,装入枕袋内,每天睡时枕头。

功效:治疗顽固性眩晕效果好。

处方九

组成:生姜30克。

用法:洗净捣碎,分3次嚼后咽下。

功效:主治脾胃虚寒型眩晕。1天见效,3天痊愈,止吐立效。

处方十

组成:独活50克,白芷30克,鸡蛋2个,红糖适量。

用法:两药煎水取浓汁,打入鸡蛋,加入红糖,调匀,煎熟。1次或分次服完,每日1剂。

功效：祛风通络,止痛定眩,安神补脑。连服7~10剂,可获得满意疗效。具有扩张血管,降低血压等作用。多人治愈。本方为治各类眩晕特效方。

处方十一　定眩补脑汤

组成：熟地30~20克,天麻30~20克,枸杞子30~20克,党参10克,黑豆50克,乌鸡蛋2~1个(鸡蛋也可),仙鹤草50~30克,红糖适量。

用法：上药水煎,黑豆、蛋、药汁,1天分次饮服,每日1剂。此方治阴虚脱力各类眩晕,有止眩立效之说。

医案：一人患眩晕多年,到处治疗,均无特效,已非常灰心。经人介绍前来,诊为阴虚脱力之眩晕,投定眩补脑汤3剂,患者服完1剂后,即觉豁然清明。二次来诊时,患者欣喜告知病已霍然痊愈。原方再投5剂,以求巩固不复发。

处方十二

组成：仙鹤草30克,鸡蛋2只。

用法：水煎2次,分2次服,吃蛋饮汤,每日1剂,21剂为1个疗程。

功效：定眩补脑,治各类眩晕症。一般2~3天见效,21天痊愈。

第十一节　神经官能症（含神经衰弱）

处方一　百合莲子定神汤

组成：炒酸枣仁18克,太子参9克,百合45克,陈皮6克,茯苓12克,浮小麦30克,生龙骨、生牡蛎各18克,桂圆肉9克,石菖蒲9克,莲子芯6克,炙甘草5克,朱砂1.8克。

用法：水煎服,每日1剂。

功效：主治神经官能症。

医案：李某,男,25岁。因受惊吓,及工作紧张,造成夜不成寐,容易惊醒,渐至精神恍惚,坐卧不安,烦躁、自汗、善忘,不欲见人。舌黯黑,无苔,脉弱。病乃痰热扰心,治宜安神定志,化痰解郁,投百合莲子定神汤治疗。李某服药25

剂,诸症皆除。原方再服5剂,巩固疗效,病获痊愈。追访半年未见复发。

　　引自:叶执中老师验方。

处方二　温胆汤加减

　　组成:陈皮25克,法半夏20克,竹茹15克,枳实15克,炙甘草15克,茯苓30克,远志15克,石菖蒲15克。

　　用法:水煎服,每日1剂。

　　功效:主治神经官能症(惊恐失眠)。

　　医案:王某,女,23岁,工人。上夜班回家时受惊,而后恍惚惊恐,心神不宁,坐卧不安,闻声则惧,彻夜不眠,纳呆,脉弦细,舌苔薄白。此乃痰热内忧,胃失和降,神不内守所致。治宜清热化痰,和胃安神,投温胆汤加减治疗。王某服药6剂后,诸症皆除。

　　按语:古人云:"百病生于气……惊则气乱……",又有"胃不和则卧不安"。气乱则郁热痰结,胃不和则神不守舍,故治宜清热化痰,和胃安神。引用王吉友老师验方温胆加减汤治疗多例神经衰弱病人,均获得良好功效。

处方三　半夏汤加味

　　组成:法半夏12克,粟米(即小米)30克,夏枯草10克,百合30克,苏叶10克,茯苓30克,桑寄生15克,川续断12克。

　　用法:水煎服,每日1剂。

　　功效:调和脾胃,引阳入阴,交通阴阳。主治神经衰弱。

　　医案:韩某,男,52岁。通宵不眠,自汗纳呆,周身乏困,耳鸣头晕,病已一年,曾服温胆汤和养心汤无效。古人说:"胃不和则卧不安""阳不入于阴故目不瞑"。此乃卫气不入阴,阴阳不交也。故治宜引阳入阴,交通阴阳,投半夏汤加味治疗。韩某服药后即能入睡,纳增,精神振作,诸症渐平,数日后,诸症一扫而除,病痊愈。

　　按语:本方为曾绍裘老师验方,引阳入阴,交通阴阳,治神衰不寐而收捷效。

处方四　百合养阴汤

组成：百合40克，夜交藤50克，当归15克，白芍20克，郁金15克，香附15克，连翘15克，莲子芯15克，生地20克，麦芽50克，珍珠母30克，甘草15克，大枣9枚。

用法：水煎服，每日1剂。

功效：主治神经衰弱（含治癔症）。治疗多例，均获治愈或改善。

医案：汤某，女，45岁，干部。半个月来不能入眠，心烦、健忘、胸闷、气短、舌红、苔薄黄、脉弦数。西医诊断为神经衰弱，治无效，故来求治。余投本方12剂后，诸症得除，恢复健康。

按语：此为徐勤治老师验方，屡用见效。

处方五　百合安眠汤

组成：百合24克，炒酸枣仁12克，龙骨15克（先煎），柏子仁10克，五味子6克，制首乌24克，熟地15克，当归10克，生黄芪15克，远志10克，龟板24克（先煎），陈皮6克，冬葵子10克。

用法：水煎服，每日1剂。

功效：主治神经衰弱（劳倦内伤）。

医案：秦某，男，24岁，学生。功课压力大，精神紧张，经常失眠，发展至夜深难眠，易惊醒、心悸、心烦，近月来彻夜不眠。西医诊为神经衰弱，治疗无效，故来求治。诊其舌红苔薄，脉细弱，为劳倦内伤，心肾不交。治宜滋阴清热，交通心肾。投吴威仪老师家传方百合安眠汤2剂，患者即能安睡，诸症改善，再服3剂后，诸症尽除，病获痊愈。追访半月未见复发。

处方六　益精壮阳丸加味

组成：熟地15克，山萸肉15克，山药15克，茯苓12克，枸杞15克，肉苁蓉12克，锁阳12克，淫羊藿叶30克，巴戟肉12克，白人参12克，炒酸枣仁12克，菟丝子12克，天冬9克，鹿茸6克，甘草9克。

用法：共研细末，蜜炼为丸，每服9克，每日服3次，白开水送下。

功效：主治性神经衰弱（阳痿）。

医案：彭某，男，38岁，干部。半年前开始阳事不举，滑精，小便后有白浊，怕冷，心悸气短，失眠健忘，面色青黑不泽，舌淡而无苔，精神疲惫，不能居冷室，语气低微，脉弦细无力，尺脉沉迟。此乃阴阳两亏，阳痿之症。来求治时，余投本方1剂，服后诸症减轻，再服1剂，病获痊愈。

注意：忌腥冷之物。

处方七　调脏安神汤

组成：生地30克，麦冬10克，百合30克，五味子10克，茯神10克，龙齿20克（先煎），山萸肉10克，黄连3克，滑石10克（布包），牡蛎15克（先煎），赤芍10克，大青叶10克，佩兰10克，甘草6克，红枣5枚，小麦30粒。

用法：水煎3次，分3次服，每日1剂，30剂为1个疗程。

功效：滋阴、养肺、养心、调神、安脑。

医案：李某某，女，37岁，农民。半年前因感冒发热伴头痛，持续1周，经补液治疗后，头痛发热已除。然而总觉全身不适，半年来头昏、浅睡，时而心烦意乱，时而模模糊糊，饮食乏味，少眠多梦，口干咽燥，便秘尿黄，精神萎靡不振，故来求诊。患者脉细数，苔薄黄有裂纹，舌红干，查无阳性症状。属心肺阴虚，内有湿热微滞。投调脏安神汤治疗。患者服药5剂后，仍无大效，再服5剂，全身已觉爽和，唯有睡眠和两便仍欠佳。本方减去佩兰、大青叶，加上阿胶10克（烊冲服），继服。患者共计服药30余剂，终获痊愈。随访未复发。

按语：阿胶配黄连，促进心肾交通，得以脏定神安，促成病体痊愈。

处方八　安脏解郁汤

组成：太子参30克，熟地30克，黄芪15克，当归15克，白术15克，炙甘草10克，麦冬10克，酸枣仁20克，茯神15克，益智仁15克，远志10克，郁金10克，制胆星6克，石菖蒲6克，生龙骨、生牡蛎各20克（先煎），木香6克，丹参20克，桂圆肉10枚。

用法：水煎3次，分3次服，每日1剂，30剂为1个疗程。

功效：调神安脏，悦脾解郁。主治抑郁性神经症。

善后：制丸服。

医案：蒋某某，女，29岁。因儿子生病动手术留下后遗症，丈夫又要离婚，生活突变，心生烦闷，头昏沉，全身酸痛无力，面胀多汗。医院诊为"抑郁性神经症"，西药治疗一度好转，药一停，病又比前更甚，并伴头晕、恶心、脸胀、头汗，精神疲乏异常，前来求治。投本方5剂，患者诸症减轻，再投28剂，诸症消失，病获痊愈。访1年，未复发。

按语：本病属神经衰弱中的衰弱型病症，占神经衰弱症的60%，由先天遗传和后天精神负担过重，或用脑过度性紧张，或外界刺激所致。表现为情绪紊乱，悲观失望，愁容满面，精神萎靡，易疲劳，记忆力差，少眠多梦，全身酸痛无力，伴心慌心跳，胸闷气短，出汗，阳痿早泄，月经不调，性功能减退。中医认为是心气亏损，胆气不宁所致，属心脑相通之"郁症""神劳"范畴之病，治宜安脏解郁。

说明：这类病人不仅需要对症下药，更需要亲朋好友之安慰、劝解；自身亦要学会排解，树立积极向上的人生观，不被一些生活挫折所压倒。精神一振作，精神上的痛苦没有啦，病亦好啦！药物帮你调理好脏腑，使你更有精力投入新的生活。

处方九　制恐汤

组成：太子参30克，当归15克，酸枣仁20克，白茯苓10克，茯神10克，山萸肉20~30克，熟地30克，鹿角胶10克（烊冲），龙齿30克（先煎），磁石30克（先煎），石菖蒲10克，远志10克~15克，制胆星6克，川牛膝10克，牡丹皮10克，陈皮6克，泽泻10克，甘草10克。

用法：水煎3次，分3次服，每日1剂，30剂为1个疗程。

加减：严重失眠多梦加琥珀2克（粉剂分次冲服）。

功效：益气活血，祛痰制恐，邪祛正复，药尽病除。主治恐怖性神经症。

善后：原方制丸服，或服鹿角胶10克，烊冲饮服，每日1剂，以温补肝肾，益精养血。

医案：李某某，女，33岁。见邻居癌症病死，入殓而后怕，一夜未眠，头昏心慌，入厕或晚上入室均要家人陪伴。经治疗一度好转，不日又发，突然心慌肉跳，手颤、惊恐，不能自持，状况越来越重，已影响正常生活，故来求诊。诊为恐怖性神经症，系心肾肝胆气虚，痰涎瘀浊阻滞，投方制恐汤治疗。患者先服5剂，心跳减轻,但失眠仍严重,加琥珀粉2克(冲服),再投5剂,诸症减轻,共服药33剂,惊恐消失获痊愈。后又让其服用鹿角胶,每日10克,烊化冲服,以巩固疗效。嘱嘱患者调整生活环境,充满乐观情绪,适当锻炼身体。追访2年未复发。

按语:本病与焦虑症、强迫症、抑郁症同属一类型,均因大脑皮层兴奋与抑制功能失调所致。本病与遗传有关,约占20%,女性多于男性。主要表现是恐怖:一是处境恐怖,如身处空旷时,公共场所时,黑夜时,心生恐惧;二是社交恐怖,害怕与人接触、交谈;三是自身恐怖,不敢上厕所,过桥或单身食宿。病情缠绵,治疗难愈。中医认为病系心气亏损,胆虚神怯,或气郁胆气不宁所致,实由肾气不足累及。故有"惊伤胆","恐伤肾",兼及心胃肝胆诸经,病久精血暗耗,治宜益气活血,祛痰制恐。

处方十　温胆清心汤

组成:太子参30克,当归15克,制半夏10克,白茯苓10克,茯神10克,石菖蒲6克,远志10克,炒枳实10克,炒竹茹10克,生地10克,麦冬10克,石斛10克,牡丹皮10克,地鳖虫6克,生五灵脂10克,琥珀粉2克(冲服),木通6克。

用法:水煎3次,分3次服,每日1剂,30剂为1个疗程。

功效:益气化瘀,消痰定志。主治强迫性神经症。

善后:上药研粉制丸服。

医案:张某某,女,21岁。患本病已2年,久治不效,故来求治。投本方5剂,病症虽有减轻,但睡眠仍不实,加合欢皮30克继服。共服药30剂,诸症全消,终获痊愈。追访1年未复发。

按语:本病是大脑皮层兴奋与抑制平衡失调所致。主要表现:一是多疑,疑病、疑事、疑物、疑人;二是重复,如门已锁,不放心,返回重复看等;三是凡事要问"为什么?"。中医认为本病因愿不遂,过思过虑,导致肝气郁结,痰瘀扰神所致。表现为疑惑,伴头昏、少眠、心慌、乏力、胸闷、气短、阳痿、早泄、女子月经不调等。治宜益气化瘀,消痰定志。

处方十一　悦脾消虑汤

组成:太子参30克,当归15克,熟地30克,怀山药30克,杭白芍10克,酸枣仁20克,制胆星10克,远志10克,川牛膝10克,黄连6克,山栀10克,牡丹皮10克,龙齿30克(先煎),炒竹茹10克,炙甘草10克,生麦芽20克,红枣10枚。

用法:水煎3次,分3次服,每日1剂,21剂为1个疗程。

功效:悦脾养心,消瘀定志,益气养血,泄火顺气,主治劳神性焦虑症。

善后:上药研粉制丸服。

医案:陈某某,男,28岁。患焦虑烦躁、失眠,时重时轻已10年,近1个月来加重,故来求治。查心脑电图和血压均无异常,诊为焦虑症,系心盛脾虚,痰瘀扰神。投本方5剂,睡安神静,共服本方20剂,诸症已安。嘱其原方制丸药服,每服5克,日服2次。1年后,闻其婚配,妻已有孕,心愉身轻。

按语:本病由体质和外界事物的矛盾、冲突,在头脑中激化、干扰,造成大脑皮层兴奋与抑制失调所致。久病损及肝肾心脾,出现健忘、食少、消瘦、气血日亏、妇人经水不调、劳神焦急、心烦意乱、惶惶不安、心情沉重、双眉紧锁、坐立不安,常伴失眠、植物神经不稳定等。治宜悦脾养心,消痰定志。

处方十二

组成:远志100克,玉竹100克,大枣100克。

用法:水煎3次,取汁浓缩,蜜炼成膏,早晚各服1汤匙,温开水送服。

功效:养心安神,祛痰止咳,补中益气,延缓衰老,耳目聪明,思维敏捷,增强记忆,益智不忘,久服必验。主治心悸健忘。

处方十三

组成:远志10克,熟地12克,菟丝子15克,五味子10克,石菖蒲6克,川芎6克,地骨皮12克。

用法:水煎2次,2次分服,每日1剂。

功效:主治记忆力衰退。连服2~3周见良效。

处方十四

组成:远志3克,生枣仁3克。

用法：应在考试当天早上，将上药水煎1小时，取汁1次温服。

功效：养肝化痰，宁心安神敛汗。主治心悸健忘，可清醒头脑，平稳情绪，让思维功能处于最佳状态。

注意：如有较重失眠症者，上药量加倍，生枣仁改炒枣仁，水煎2次，药汁合一起后，早上服1/3，临睡服2/3，服至症状改善后，加服3天，以求巩固疗效。

处方十五　三分钟健脑功

（1）全身放松，意念守心区；头痛头晕者意念守足心；坐、站均可，双目微睁、微闭均可。

（2）双手掌搓热后，十指交叉抱于后脑玉枕、脑颅、风府等穴区。手凉了，再搓热再抱脑后，连续3分钟。

功效：醒脑、健脑、提神、明目。

第十二节　植物神经功能紊乱

处方一　温胆舒肝汤

组成：柴胡10克，白芍10克，香附10克，川芎10克，枳实9克，陈皮10克，半夏10克，云苓10克，竹茹12克，薤白10克，瓜蒌15克，菖蒲15克，远志10克，丹参24克，酸枣仁15克，栀子10克，夜交藤30克，枸杞10克，桂圆肉10克。

用法：水煎服，每日1剂。

功效：主治植物神经功能紊乱（哈欠频作）。

医案：陈某，男，52岁，干部。半月前开始惊悸失眠，呕逆食少，胸闷口苦，打哈欠为舒。其后，哈欠连连发作，有时持续半小时、一小时，且不能自制，哈欠发作时，涕泪交流。发作过后，少气懒言，肢体瘫软如泥，面颈部肌肉酸痛，患者痛苦异常。医院诊为植物神经功能紊乱症，按心肾不交治疗，不见收效，故来求治。其脉弦滑，苔薄黄腻，面色晦暗。此乃肝郁气滞，郁而化热，痰湿内生，内扰心神，治宜舒肝解郁，和胃化痰，清养心神。投本方6剂后，患者诸症消失，再服

6剂善后,病获痊愈。追访3年,未再复发。

处方二 当归止汗煎

组成:当归身30克(以妇女乳汁浸半个小时捞起,晾干入药,此为原话,可灵活运用),白芍12克,龟板30克(先煎),白术10克,防风5克,甘草3克,五味子6克,石斛10克,玉竹15克,生黄芪15克。

用法:水煎服,每日1剂。

功效:主治植物神经功能紊乱(盗汗难眠)。

医案:鲍某,男,28岁,教师。患者夜睡盗汗严重,醒来汗止,不得卧,多处医治无效,故来求治。患者舌淡、脉沉细,为气阴两虚,卫表不固,治宜补气、养阴、敛汗。投吴威仪老师祖传验方当归止汗煎治疗。鲍某服药2剂后痊愈。

处方三 柏子仁汤

组成:柏子仁15克,党参15克,白术10克,姜半夏6克,五味子10克,左牡蛎20克,麻黄根10克,浮小麦15克,红枣5枚。

用法:水煎服,每日1剂。

加减:火旺者加黄连0.5克,黄芩6克;脾虚便溏者加山药30克,芡实10克;自汗甚者加黄芪15克,防风2~6克;阳虚甚者加淡附子3克;便秘者加大黄10克(后下)。

功效:主治植物功能紊乱(盗汗、自汗)。

医案一:吴某,女,43岁。半月来每夜入睡盗汗,醒来汗止,经治不愈,故来求治。投本方15剂痊愈。

医案二:一男子46岁,精神不振,一动遍身自汗涔涔,夜寐不宁,经治不愈,故来求治,投本方15剂后痊愈。追访半年未复发。

第十三节 分离性障碍（癔症或歇斯底里症）

处方一 醒脑汤

组成：熟地30克，当归10克，枸杞子10克，鹿角霜10克，白茯苓10克，肉苁蓉10克，大黄3克，地鳖虫3克，制半夏10克，炒枳实6克，石菖蒲6克，酸枣仁20克，制胆星6克，炒竹茹10克，橘红6克，甘松6克，炙甘草10克，红枣5枚，小麦30克。

用法：水煎3次服，每日1剂，21剂为1个疗程。

功效：补奇经，醒脑神，化痰瘀，治癔症。治本病多例，全部治愈不复发。

善后：上药研粉制丸药服。

医案：王某，女，56岁。患发作性哭笑无常，大喊大叫，倒地翻滚，有人围观则更甚，每月发作数次，每次数分钟，或数小时，发后仍如常人，病已3年多。医院诊为"精神分裂症"，治疗无效。经人介绍特来求治。家人说：病由死去的生母责骂而发病（梦中），时感悲伤，控制不住则发病。脉细涩，苔薄白，舌黯红，头颅CT及脑电图无异，血压正常。投醒脑汤2剂，大便微稀，服药10剂，全身异常感消失，再服10剂，诸症全消。嘱其原方制丸药服5个月，或煎汤药1剂服2天，连服1个月。追访2年，未再复发。

引自：雍履平老师验方。

处方二 益肾化痰熄风汤

组成：熟地30克，山萸肉15克，怀山药15克，白茯苓10克，牡丹皮10克，泽泻10克，制胆星10克，川郁金10克，远志10克，石菖蒲10克，全蝎2克（研粉，分次吞服），蜈蚣1条（研粉，分次吞服），僵蚕10克，地鳖虫3克，生龙骨、生牡蛎各20克，磁石30克（先煎），炙甘草10克，首乌藤30克，红枣5枚，生姜5片，小麦30克。

用法：水煎3次，分3次服，每日1剂，3周为1个疗程。

功效：益肾化痰，熄风宁脑。主治癔症性昏厥。

善后：原方制丸服。

医案：李某某，女，20岁，学生。1年前，突然昏倒在地，心里清楚，但说不出话来,右侧肢体抽动,数分钟后消失,后来多次发作。近半年来,1日发作数次,只好退学求医。耗费万元以上,多项检查未见阳性。某医院诊为"癔症",另一医院诊为"癫痫",双方用药均未能控制发作,故慕名远道专程来求治。患者神清,面色红润,对话切题,步履自如,脉浮,苔少舌红,无跌倒史,素感咽中不舒适,发作昏厥时多在白天,无口吐白沫,无咬舌,无小便失禁。从"气厥"论治,投方益肾化痰熄风汤治疗。连服20剂,患者抽搐发作已得到控制。原方制丸,10剂药量(石类不能打粉,可以煎汤冲或拌药粉服),每服5克,日服3次,连服4个月,或继续服汤药10剂善后。治愈后,追访2年未复发。

按语:本方以补肾入手治本,化痰、祛瘀,熄风治标,标本同治,疏导获效。

处方三

组成:夜交藤60克,浮小麦60克,大枣60克,百合30克,生地15克,郁金15克,栀子10克,淡豆豉10克,莲子芯10克,石菖蒲12克,鸡子黄2个(分2次冲服)。

用法:水煎2次,分2次服,每日1剂。

加减:失眠加远志8克,茯神8克,桂圆肉8克;腰膝酸软加续断10克,杜仲10克,枸杞子10克;痰湿重、舌苔厚腻加薏苡仁10克,蔻仁10克,半夏10克;消化不良加鸡内金10克,神曲10克。

功效:主治癔症性瘫痪。屡见良效。

处方四

组成:百合、浮小麦、大枣各30克,枳壳、柏子仁、生甘草各15克,柴胡10克。

用法:水煎2次,分2次服,每日1剂。

功效:主治癔症性黑蒙症。屡见良效。

处方五

组成:威灵仙30克,郁金15克,甘松15克,桔梗10克,枳壳10克,苏梗10克,旋覆花10克,射干10克,木蝴蝶6克。

用法:水煎服,每日1剂。

加减：呕恶加法半夏10克，沉香3克；胸脘胀闷加莱菔子30克，厚朴15克，生姜6克。

功效：主治癔症性梅核气。屡见良效。

引自：《中医专病专效方》。

处方六

组成：甘松20克，广陈皮6克。

用法：沸水500毫升，浸泡上药3小时，每半小时煮沸1次，分12次服，每天服6次，或每日1剂。

功效：理气止痛，醒脾健胃，善通经络。主治癔症性神经衰弱、肠胃痉挛。

引自：江西《中草药学》和《中药大辞典》。

处方七 瓜蒂汤

组成：甜瓜蒂9克，赤小豆9克，豆豉9克，郁金9克。

用法：水煎服，每日1剂。

功效：治痰湿壅郁胸上者，投本方治疗，屡收速效。

医案：刘某，女，45岁。因家庭不和，忧怒悲伤，心中烦乱难忍，情志郁闷难伸，突发失语。医院治疗无效，故邀余诊治。见患者郁闷不语，时悲时哭，舌苔厚腻，烦躁难忍，手指咽喉，梗塞难息，欲吐不出，脉滑数。此为气郁痰阻，蒙蔽清窍所致，治宜涌吐痰湿，投瓜蒂汤治疗。患者服药1剂后，先吐痰涎1碗多，后又泻下3次，诸症减轻，但仍不能言语。由于催吐重剂服之难受，患者拒绝再服，但是不服，病难痊愈，故经劝说，又服1剂，仍是先吐后泻，却能开始言语，诸症好转。之后以饮食调理，加劝解开道，最终患者病获痊愈。

按语：怒伤肝，肝郁不舒，不能疏泄，经脉元气阻滞，脾失健运，痰湿乃生，肝气挟痰，蒙蔽清窍，则不能言语，结痰于咽部，如异物梗塞，欲吐不出，医院虽有治疗，药力不胜，不用重剂，难起大病。

处方八 栀子豆豉汤加味

组成：生栀子9克，淡豆豉15克，麦冬10克，广郁金10克，石菖蒲10克，淡竹叶5克,炙甘草6克。

　　用法:水煎服,每日1剂。

　　加减:实热偏盛者加大黄10克,枳实9克,川厚朴9克;肝阳偏亢者加生石膏30克,杭菊花9克,桑叶9克;痰湿内盛者加胆南星6克,橘红12克,白茯苓30克;阴虚内热者加酸枣仁9克,生阿胶9克(烊冲服),生鸡子黄1个(打冲服)。

　　医案一:唐某,女,47岁,农民。患癔症已8年之久,间歇发作,每次发病时,心烦意乱,二目不睁,牙关紧闭,可持续3~10多天。若精神受刺激,发作就频繁,伴便秘,尿黄。医院诊为癔症,但久治不愈,故来求治。患者舌尖红,舌中心黄,脉沉弦有力。为热郁内结,上扰神明,治宜养阴除热,解郁除烦,投栀子豆豉汤加味治疗。让唐某服本方加大黄10克,炒枳实9克,姜厚朴9克,服药25剂,久病痊愈。

　　医案二:另一位患病10年的患者,本方加减服药30剂,亦病获痊愈。追访未见复发。

第十四节　梦　游

　　概要:梦游一症,祖国医学认为,其病多由心、肝两虚所致。心主血而藏神,肝主疏泄情志而藏血舍魂,气血充盈,心神得养,肝魂得藏,睡眠自安;若阴血亏损,则肝火旺而心火自炎,故魂梦迷离,寐自不安,头昏目眩同时俱作。治宜养血安神。

处方一　甘麦大枣汤加味

　　组成:甘草12克,小麦24克,大枣10枚,酸枣仁15克,七叶一枝花9克,柏子仁9克,生地15克。

　　用法:水煎服,每日1剂。

　　功效:主治梦游。

　　医案:曲某,男,38岁,会计。患头昏失眠,多梦,心悸健忘,寐多呓语,3年多来从未间断,近来发展到半夜不自主地下床乱走,见者劝阻,亦不能清醒,扶其强行上床睡下,翌日自觉疲倦,四肢乏力,询问昨宵情景,茫然不知。来求诊时,舌净,脉弦软。投本方24剂,患者服药后,诸症皆除,病获痊愈。追访7年,未再复发。

处方二　补肾养心汤加味

组成:酸枣仁、生地、熟地各15克,炒柏子仁9克,茯神9克,钩藤9克,生龙齿9克,天竺黄9克,菟丝子12克,胆南星3克,白术9克,白豆蔻6克,橘络9克,白人参6克,淡豆豉9克,生鸡内金12克,山栀5克,灯心草3克。

另包:紫河车粉2克,猴枣粉0.75克,玳瑁1.2克,羚羊角粉0.9克(牛或羊角粉可代)。

用法:水煎2次,药汁混合后分2次服,服时,送服四味药粉(分2次)。

功效:主治梦游。

医案:夏某,男,16岁。因心肾不足,肝虚火盛,脾胃失和,痰热内阻,产生呓语、惊悸、梦游,模仿电影中人物的动作表演,醒后不知。智力减退,不能坚持学习,已停学修养一年,多处治疗不愈,故来求治。治宜养心补肾,清热豁痰,健脾益气平肝,投补肾养心汤加味治疗。患者服药6剂见效,精神好转,睡眠转佳,饮食增加。服药3剂停药1天,连续治疗1个月,病获痊愈,已恢复上学。追访1年未见复发。

处方三

组成:炒酸枣仁30克,柏子仁15克,知母12克,合欢皮12克,夜交藤12克,生龙骨、生牡蛎各12克,川芎10克,朱砂末0.6克(分2次冲服)。

用法:水煎服,每日1剂。

功效:主治梦游。一般连服5剂见效。

善后:继服数剂,病获痊愈。

第十五节 面 瘫（面神经麻痹）

概要：面神经炎俗称面瘫，也称口眼歪斜。表现为突然一侧面肌瘫痪，眼睑不能闭合，流泪，说话发音不清，饮食时漏饭、漏水。风湿、中耳炎、脑病、风邪、受凉等均可引发。中医认为本病多由脉络空虚，风寒侵袭，使经络阻滞，气血不和，瘀滞经脉，导致经络失养，肌肉纵缓不收，表现面肌瘫痪。

处方一 复正散

组成：白附子15克，全蝎6克，白僵蚕9克，川芎9克，地龙9克，天麻9克，钩藤9克，鸡血藤9克，胆南星9克，牡丹皮9克，防风15克，白芍15克，蜈蚣2条，甘草5克。

用法：上药研成粉末，装瓶。每服3~6克，每日服3次，温开水送服。病重者上药用水煎3次，分3次服，每日1剂。

功效：祛风化痰，熄风止痉，活血通络。治疗面瘫很多例，服药5~10天全部痊愈。对中风后面瘫，同样有效。

处方二

组成：无壳巴豆9克，高度白酒500毫升。

用法：巴豆和白酒装入小口瓶炖沸，患者手心放瓶口上熏（左斜熏右手），出汗见效。用手推正面腮（推过一点），连做几次。

功效：主治面瘫。一般1~3次治愈，已治愈很多人，故称奇效。

处方三 强肌熄风汤

组成：炙黄芪30克，炒白术30克，怀山药30克，当归30克，桂枝6克，大青叶30克，牛蒡子10克，制胆星6克，制半夏10克，全蝎3克（研粉3次冲服），僵蚕10克，水蛭3克，地鳖虫3克，地龙10克，蜂房3克，白芷10克，甘草30克，蜈蚣1条（研粉分3次冲服），制马钱子0.3克（研粉分3次冲服）。

用法：水煎3次，分3次服，每日1剂，21剂为1个疗程。

功效：强肌通络，熄风化痰。主治面瘫。

善后：上药制丸服。

医案：郑某某，男，39岁。两个月前早晨洗漱时突觉右侧脸部麻木，口角下垂，面部斜向左侧。服药，针灸治疗均不见好转，进食困难，口水频流，故来治疗。诊为气虚风袭，痰瘀阻络之面神经麻痹。投本方10剂后，患者面瘫好转，再服10剂，口眼面部基本恢复正常。原方制丸服用，诸症尽除，没有后遗症。访1年未复发。

处方四

组成：荆芥6克，防风6克，白蔻仁6克，地骨皮6克，蜈蚣6条，柏皮肉（柏树皮外层不要，取内层白皮，烘干入药）6克。

用法：上药烘干，研细末，炼成蜜丸3粒。每天1粒，早晨空腹，用黄酒50克加适量开水送服。服药后，卧床休息，待小量汗出为度。防风3天，连服3天药。

功效：主治面瘫。急性期病人，大多1剂治愈。

注意：病情重，病程长，上药量加倍，制成6丸药，每天1粒，连服6天。10岁以下儿童，药量减半（即每次服半丸）。

处方五

组成：制马钱子0.6克（研粉末），班螫（去头足翅）3个，巴豆（去壳）3粒，生姜（去皮）1片，可加一点蜂蜜。

用法：上药捣成糊状。取2厘米1粒，放伤湿止痛膏中间，贴患侧牵正穴（下关穴与颊车穴中点略前处），固定4小时揭下，老幼患者贴2~3小时，有灼热感、有气泡时揭去。若起了水泡，涂紫药水，4~7天脱落无疤痕。

功效：主治周围性面瘫。1次不愈，7天后再贴1次。一般1~2次治愈，总有效率100%。

处方六　补阳还五汤加味

组成：黄芪45克，赤芍15克，川芎12克，当归尾12克，红花12克，桃仁12克，半夏12克，地龙9克，制南星9克，防风9克。

用法：水煎3次，分3次服，每日1剂。

加减：耳后痛加羌活15克，川芎加至15克；前额痛加白芷15克，葛根15克；头侧痛加柴胡9克，薄荷9~15克；流泪加菊花10~15克，僵蚕15克；面部麻木加丹参20~30克；头昏胀加蔓荆子9~12克，菊花15克；口苦心烦加黄芩12克，栀子10克；气短汗多加党参15克。

功效：补气活血，祛风豁痰，通经活络。主治面瘫。连服1~4周，已治愈多例，无后遗症。

处方七　蜈蚣矫正汤

组成：蜈蚣1~2条（去头足），地龙12克，当归12克，赤芍10克，鸡血藤15克，羌活10克，防风10克，白芷10克，川芎9克。

用法：水煎服，每日1剂。

医案：黄某，男，54岁，农民。突觉左侧面部麻木，有蚁行感。继后眼、面、太阳穴处有如电流刺激引起抽搐，口角向右歪斜。口角流涎，舌体左侧亦有麻木感，讲话、饮食均觉不爽。曾在医院用牵正散和半夏天麻汤等治疗，效果不显，故来求治。此为风湿痰阻，瘀停经脉。治宜祛风散寒，去瘀化痰，通经活络，投蜈蚣矫正汤治疗。患者服药8剂后，诸症得除，病获痊愈。此方治疗数例，均获治愈。

处方八　钩藤汤

组成：钩藤15克，鸡血藤20克，白附子6克，白芍20克，白芷15克，僵蚕15克，蝉蜕15克，炒地龙15克，全蝎10克，蜈蚣2条（另包），防风10克，川芎10克，黄芪30克。

用法：蜈蚣2条放瓦上焙焦研粉，分次冲服，每日1剂。其余药水煎2次，分2次服，每日1剂。

功效：主治面瘫。一般10剂左右可治愈，再服巩固。

处方九

组成：全蝎15克，白僵蚕15克，白附子15克。

用法：水煎3次，分3次服，每日1剂。

加减：风寒外浸者加羌活 15 克，防风 15 克，桂枝 15 克，川芎 15 克，白芷 15克，桔梗 15 克，桃仁 0.5 克，地龙 15 克，赤芍 15 克，香附 15 克，当归 15 克；风热外感者加金银花 20 克，连翘 15 克，菊花 15 克，薄荷 15 克，板蓝根 15 克，桃仁15 克，地龙 15 克，赤芍 15 克，香附 15 克，当归 15 克；久病虚弱者加黄芪 20 克，党参 15 克；面肌抽动着加白芍 20 克，天麻 15 克，钩藤 15 克，生龙骨、生牡蛎各30 克。

功效：祛风通络，养血和营。主治面瘫。

处方十

组成：制马钱子 2 克，蓖麻子仁 6 克，巴豆（去壳）3 克，冰片 1 克，斑蝥（去头足翅）3 个，生姜（去皮）3 片，麝香 5 分。

用法：上药共研粉，用黄鳝血（或蜂蜜）调成 2 个药饼，一个贴面（左斜贴右），一个贴手心（左斜贴右手心），膏药固定。再用 1 杯热白酒放手心药上加温，贴 4小时（老幼患者减时为 2~3 小时），热敷出汗见效。每日 1 剂，1~6 剂治愈。

功效：主治面瘫。治疗多例，有效率 100%。

注意：忌鱼虾、小米、豆类 1 周，防风 3 天。

说明：处方九与处方十同时使用。

处方十一　升阳养血汤

组成：当归 60 克，黄芪 30 克，赤芍 20 克，白芷 10 克，防风 6 克，僵蚕 10 克，水蛭 3 克，地鳖虫 3 克，全蝎 2 克，蜈蚣 1 条，地龙 10 克，山萸肉 15 克，怀山药 30克，石菖蒲 6 克，制胆星 6 克，柴胡 6 克，升麻 6 克，甘草 20 克。

用法：水煎 3 次，分 3 次服，每日 1 剂，30 剂 1 个疗程。

功效：养血升阳，通络止痉。主治面瘫后遗症，即面肌痉挛（面肌抽搐）。

善后：制丸服。

医案：高某某，男，42 岁。3 年前患面神经炎，未治痊愈，后渐觉右侧面及眼部抽动或跳动，并有连心跳感，进食时右眼流泪，口角向右牵拉，鼻、唇沟加深，右面肌肉不时抽动，眨眼。来求治时诊为"面肌痉挛"。投本方 10 剂，患者服药后症见减轻，再投 10 剂，服药后诸症消除而获痊愈。嘱原方制丸药服 3 个月。

访1年基本正常。

第十六节　肋间神经痛

概要：本病乃由劳累，情绪波动，或伤损、病毒感染，引起肋间神经病变，而产生沿肋骨下缘肋间疼痛症。有刺痛、烧灼痛甚至刀割样痛。当身体向患侧时，因神经变压而疼痛加剧，有些可见带状疱疹出现。中医认为本病系胁肋部经气不和所致，其病属肝胆二经气道壅闭，导致血滞、气郁，痰湿流注络脉，聚结不散而产生胁肋痛。治宜理气和络，泻火化瘀。

处方一　理气和络汤

组成：当归须30克，旋覆花10克（包），茜草10克，龙胆草10克，牡丹皮10克，山栀衣10克，川楝子15克，青皮6克，陈皮6克，三棱10克，莪术10克，元胡10克，乳香6克，没药6克，白芥子10克，木鳖子0.3克（分3次冲服），甘草10克，青葱管5枚。

用法：水煎3次，分3次服，每日1剂。

功效：理气和络，泻火化瘀。主治肋间神经痛。

善后：原方制丸服。

医案：杨某某，男，30岁，农民。左侧胁肋痛，时轻时重已1年多，近1月加重，故来求诊。患者素性急躁，近月来胁痛加重，口干，心烦，身似发热而体温正常，脉弦细，舌红少苔，大便干，溺黄。左侧第三节肋骨下缘及腋窝，胸骨旁皆有压痛，无外伤史。诊为左侧肋间神经痛。属肝郁火炎，痰瘀互阻，经气不和，投理气和络汤5剂，服药后疼痛减轻，再投5剂，口干，心烦已除，原方继服20剂，胁痛尽愈。访1年未复发。

处方二　丹参息痛汤

组成：丹参12克，炒五灵脂10克，香附12克，当归10克，佛手12克，柴胡10克，三七粉3克（冲服），白芍12克，元胡12克，甘草6克。

用法：水煎服，每日1剂。

医案：陈某，男，36岁。两肋窜痛，时作时止，影响活动，精神不爽，脉弦涩，舌正苔白，诊为肋间神经痛。投本方3剂，服后疼痛即止，诸症皆除，病获痊愈。

第十七节　头　痛

处方一　消瘀熄风汤

组成：当归30克，生地15克，杭白芍30克，川芎10克，藁本10克，葛根10克，钩藤10克，连翘衣20克，制南星10克，羌活6克，僵蚕10克，全蝎2克，蜈蚣1条，广地龙10克，蔓荆子10克，水蛭3克，地鳖虫3克，甘草10克。

用法：水煎3次，分3次服，每日1剂，21剂为1个疗程。

功效：消瘀熄风，通络止痛。主治枕神经痛（后脑痛）。

善后：原方制丸服，或加醋布包，加热外敷痛处。

医案：王某某，女，34岁，车工。1年前枕后刺痛，时而跳痛，反复发作。有时右肩颈向同侧手臂放射痛、麻，不能入睡。近期疼痛加重，故来求诊。患者属风瘀阻滞，脑络不和之"枕神经痛"。投清瘀熄风汤5剂，患者服药后，疼痛依然，再投5剂，疼痛才渐止，原方再服10剂，局部压痛及手臂麻木皆除。原方1剂，研末，装布袋，每晚热敷患处（外贴热水袋加温），每次敷20~30分钟，1剂药可连用1周。追访1年未复发。

按语：本病乃神经性头痛的一种，常为急性或亚急性发病，表现一侧或双侧枕颈部刺痛、钻痛或跳痛，并可向同侧头顶部放射。少数病人尚有颈椎病或颈胸神经根炎症状。病因不明，但常有受凉、感染或"落枕"史。中医认为邪风上干，新感为头痛，深久则为头风。本病病程较长，故属"头风"范畴。其位在后脑，亦可属"项痹""落枕"。病因为风瘀内宿之本，又受风邪诱发，故治疗当消瘀熄风为大法，以达通络止痛功效。

处方二　祛风通络汤

组成：生黄芪30克，僵蚕5克，全蝎3克，钩藤30克，元参12克，知母10克，桔梗5克,蜈蚣4条,滁菊花10克,生地15克,川芎5克,赤芍12克,白芍12克,当归12克,丹参15克,刺蒺藜10克,蛇胆陈皮1瓶(1日分2次服),首乌藤30克,天麻15克,木瓜12克。

用法:水煎服,每日1剂。

功效:疏通经络,扶助正气。主治脑干脱髓鞘病(后头痛)。

善后处方

组成:生黄芪60克,首乌30克,旋覆花30克,赭石30克,僵蚕30克,全蝎10克,蜈蚣10条,钩藤30克,生地60克,赤芍30克,白芍30克,当归60克,川芎30克,滁菊花30克,生石决明30克,蒺藜30克,菟丝子30克,女贞子30克,仙茅30克,琥珀3克,仙灵脾30克。

用法:诸药共研为细末,蜜炼成丸,每服10克,每日服2次,早晚各1次。

功效:进一步疏通经络,扶助正气,气血充盛,经络疏通,血瘀痰滞得以化解。"怪病"从治痰入手,病获治愈。

医案:何某,男,29岁。患者自觉眩晕,后头疼痛,双下肢发软,走路向右侧偏斜,两眼视物不灵活,看东西成双影,1周后不能走路了。医院神经科检查后诊断为"脑干脱髓鞘病",治疗21天效果不明显,故来求诊。见患者头昏脑胀,耳鸣,脸面和右手发麻,震颤,目睛转动不灵活,舌麻言蹇,进食不顺利,右腿不能站立,行动困难,舌苔白,脉沉细滑。证系阴虚阳亢,风痰阻络所致。治宜祛风化痰通络,养血平肝,益气补肾,投祛风通络汤治疗。患者服药14剂后,诸症皆减轻,再服药32剂后,神经和步履已正常,食、睡、二便均正常,苔净,脉和,患者已恢复工作,唯有头部微胀,右手有轻麻。

按语:西医诊断脑干脱髓鞘病容易,但治愈尚无特效办法。此病与中风不同,故属于"怪病"之一,为感受风邪所致。是正气不足,阴血不充,风邪入里,不得外解,燥炼成痰,风痰阻络,肢体麻木,运动障碍也。终以上法治愈。

引自:关幼波老师验方。

处方三 箭羽钩藤汤

组成:鬼箭羽60克,熟地12克,当归12克,白芍12克,川芎20克,钩藤30克,白芷10克,党参12克,枸杞12克,五味子10克,炙甘草10克。

用法：水煎服，每日1剂。

加减：两侧头痛甚加柴胡10克；后头痛甚加藁本10克；巅顶痛甚加羌活10克。

功效：主治血管性头痛。此方治疗多例均获得治愈。

医案：高某，男，38岁，干部。患头痛10余年，以头左侧前额为甚，头昏，心慌，睡眠差。医院诊断为血管性头痛，治疗已久，总无显效，故来求治。投本方12剂后，患者诸症皆除。追访1年未见复发。

处方四　血府逐瘀汤加减

组成：黄芪15克，川芎10克，制乳香10克，生地20克，赤芍10克，牛膝12克，蜈蚣2条，桃仁10克，细辛8克，甘草6克，红花8克。

用法：水煎服，每日1剂。

功效：主治血管性头痛。

医案：王某，男，40岁，工人。患头痛已10多年，每日发作2~3次，每次持续数天，主要在前额及双侧太阳穴疼痛难忍。医院诊为血管性头痛，久治无效，故来求治。患者脉沉弦而涩，舌质黯红，舌苔白。久病必瘀，必虚，瘀阻脉络，清阳不举，治宜益气举阳，化瘀通络。投本方6剂，患者诸症大减，再进6剂，停药观察，痊愈情况稳定。追访1年半未见发病。

按语：细辛8克，祛瘀活血，搜风通络。主要善搜脑风，直达病所，收斩将夺关之功。

处方五　防风川芎汤

组成：防风10克，荆芥10克，蔓荆子10克，白芷10克，藁本10克，薄荷10克，川芎10克，地龙10克，当归10~15克，白芍10~30克，党参12~50克，熟地15克，菊花15克。

用法：水煎服，每日1剂，伴绿茶水饮服。

功效：主治血管性头痛。

医案：颜某，女，35岁，农民。10天前开始头痛，以左侧，左前额，巅顶部疼痛为甚，伴恶心，双手抱头卧床喊叫，打滚。医院诊为偏头痛性血管性头痛，给予镇静、止痛治疗,功效不显,故家人送来求治。患者体弱,面容憔悴,双目乏神,舌质淡,舌尖红,苔白薄。脉细涩。投本方6剂后,诸症皆除,病获痊愈。

处方六　通络熄风汤

组成:杭菊花10克,白蒺藜15克,蔓荆子10克,当归15克,白芷10克,全蝎2克,蜈蚣2条,广地龙10克,僵蚕10克,蝉蜕6克,地鳖虫3克,水蛭3克,蜂房3克,甘草15克。

用法:水煎3次,分3次饭后服,每日1剂,21剂为1个疗程。

加减:血压偏高加牛膝15克;血压偏低加黄芪15克;晕甚者加天麻10克,山萸肉10克;失眠加首乌藤15克,合欢皮30克。

功效:活血通络,祛痛熄风。主治血管神经性头痛。

医案:陈某某,女,23岁。患头痛病,时轻时重已5年,久治无效,今慕名来求诊。头颅CT及脑电图等检查均无异常,亦无外伤史,其母有偏头痛史。患者现感满头有痛,以巅枕部为重,时少寐,情绪无甚波动,脉涩,苔薄白,舌淡红瘦,无耳鸣鼻塞,血压105/75mmHg,左侧大脑前、后动脉血流速度略偏低,与右侧相差较大,考虑为血管痉挛所致。诊为血管神经性头痛,从风瘀论治,投通络熄风汤4剂,服后头痛减轻,但仍少寐,原方加合欢皮30克,连服12剂,诸症痊愈。访1年余未复发。

按语:方用菊花、白蒺藜、蔓荆子、白芷、蝉衣祛外风,用全蝎、蜈蚣、僵蚕熄内风,用地鳖虫、水蛭、地龙通络化瘀,用当归养血,用甘草和诸药又解毒,全方功在通络熄风。治疗本病总有效率为98%。

处方七　头风灵汤

组成:川芎15克,天麻15克,当归20克,羌活12克,白芷12克,细辛5~6克,蔓荆子9克,半夏9克。

用法:水煎2次,分2次服,每日1剂。

功效:祛风通络,活血止痛,化痰除湿。主治血管神经性头痛。病程短,症状轻者,3~6剂治愈;病程长,症状重者,15~20剂治愈。

按语:本病痛时较剧烈,反复发作,经久不愈,中医称为"头风"。病因多种,不外邪气外感和内伤诸症,致使气血逆乱,经络瘀阻,脑失所养,导致头痛。但"高巅之上,惟风可到",风邪侵袭经络,上犯巅顶,客于脑,窜于经脉,清阳之气受阻,气血凝滞,脉道不畅,而致使头痛,故治宜祛风通络,方用头风灵汤。

引自:黄丽雅老师献方。

处方八　养血清肝汤

组成:当归10克,川芎20克,生地15克,杭白芍15克,白芷10克,杭菊花10克,生龙骨、生牡蛎各20克(先煎),钩藤10克(后下),川楝子6克,黄连3克,阿胶10克(烊冲),僵蚕10克,天麻10克,女贞子10克,旱莲草10克。

用法:水煎3次,分3次服,每日1剂,21剂为1个疗程。

功效:滋阴和阳,养血清肝。主治女性妊娠期血管神经性头痛。

医案:李某某,女,25岁。怀孕后3个月,宿疾头痛病被诱发,治疗不愈。近1周头痛天天发作,剧痛伴恶心呕吐,水食不进,以输液维持治疗。患者的头痛病已6年,其母亦有头痛病史。来求诊诊为:妊娠期血管神经性头痛,属阴血虚少,肝火上扰。投本方5剂后,患者头痛减轻,发作次数减少。又投本方10剂,服药后疼痛消失,原失眠、心烦亦除,直至分娩,头痛没有再复发。服用本方,阴血得滋,肾水得升,肝火得降,冲气得敛,肝肾复康,冲任自调,头痛当消。但是没作追访。

处方九　清脑汤

组成:辛夷9克,川芎30克,细辛3克,当归30克,蔓荆子6克。

用法:水煎服,每日1剂。

加减:头胀目赤加钩藤30克,龙胆草6克,石决明30克;气虚神疲加生黄芪15克,党参12克;失眠多梦加炒酸枣仁15克,夜交藤15克,生龙骨、牡蛎各15克;久痛不止瘀阻脉络加水蛭3克,蜈蚣3条,全虫5克;寒呕者加半夏10克,吴茱萸6克,生姜5片;热吐者加代赭石15克,竹茹10克。

功效:主治神经性头痛。

医案:杨某,女,20岁。患头痛已12年之久,多方治疗无效,故来求治。杨某说:近半年来发作更频繁,疼痛更剧烈,针刺,药片均不能止痛。见患者痛苦病容,神志清楚,表情淡漠,双目无神,瞳孔等大,眼底无异常,血压120/75mmHg,舌质淡红,脉强细而涩,为"神经性头痛"。投清脑汤治疗,加水蛭3克,蜈蚣3条,全虫5克,炒酸枣仁15克,患者服药1剂后,疼痛大减,服完5剂后,诸症皆除,12年痼疾,霍然痊愈。本方再加白芍15克,熟地15克,生地15克,党参12克,以养血滋阴,柔肝固本。需服3剂,巩固疗效。追访2年余,未见复发。

处方十 头痛疏宁汤

组成:熟地30克,葛根10克,川芎10克,白芍20克,茯神10克,制胆星6克,石菖蒲10克,全蝎2~5克,蜈蚣2~3条,白蒺藜10克,杭菊花10克,紫贝齿30克(先煎),生麦芽20克,当归15克,川楝子6克,琥珀1克(研冲),甘草15克,川黄连6克。

用法:水煎3次,分3次服,每日1剂,3周1个疗程。

加减:其伴随神经症状者,多偏于兴奋性,加黄连6克,以引心火下行,与肾水相济,以调和阴阳,以利取效;若患者衰弱甚者,尚可加入鹿角霜10克,以补益精血;气血失调,惊风抽搐,系内风甚者,可加重全蝎和蜈蚣药量,以镇痉熄风舒肝。

功效:主治紧张性头痛。

医案:患者倪某某,女,30岁。3年前患头痛病,经医院诊为"紧张性头痛",但久治不愈,故来求治。患者头痛始于两侧角,延及满头闷胀,如布紧束而痛,痛无宁日;肢体游走性酸痛,并颤抖,经中、西药治疗无效,已是忧心忡忡。头痛疏宁汤补精、补血、安神扶正,化痰,祛瘀,疏肝泄浊。患者连服5剂本方后头痛减轻,再服15剂,诸症痊愈。原方制丸,每服5克,日服3次,连服1个月以巩固疗效。随访1年未复发。

处方十一 大莲中汤加味

组成:人参6克(党参12克),干姜12克,蜀椒3克,饴糖30克,白芷15克。

用法:水煎2次后,去渣,加入饴糖拌匀,分2次温服。

功效:主治脾胃虚寒性头痛。标本同治,4剂服后,诸症消失。

善后处方　六君子汤加味

组成：人参6克（党参12克），白术9克，白茯苓12克，半夏9克，陈皮9克，甘草6克，当归9克，川芎5克。

用法：水煎2次，分2次服，每日1剂。

医案：赵某，男，43岁，干部。发病2周，全头痛，日轻夜重，身发冷，舌淡苔白，脉沉弱，系内寒引起，方用《金匮要略》之大莲中汤加味。患者服用大莲中加味，3剂告痊愈。后又用六君子汤加味以巩固疗效。

处方十二　半夏葵心汤

组成：法半夏10克，陈皮10克，制南星5克，石菖蒲10克，炙远志6克，枳实12克，竹茹10克，陈绿茶叶10克，向日葵心30克（刮去内外粗皮，阴干用）。

用法：水煎服，每日1剂。

功效：主治肌肉收缩性头痛。

医案：徐某，女，38岁，农民。患头痛3年余，近半年来病情加重，发作时头如带箍束，沉闷如裹，阵阵加剧，头部两侧为甚，伴吐清水，痰涎。医院诊为肌肉收缩性头痛，治疗不收良效，故来求治。余投半夏葵心汤治疗。患者服药14剂，头痛不作，诸症尽除，病获痊愈。追访5年，未见复发。

处方十三

组成：天麻250克，党参250克，当归200克，人参10克，大枣250克，核桃仁250克，蜂蜜1000克，猪油（不加盐）1000克。

用法：上药共泡，加盖，7天后取出天麻切细，再放入泡1个月即成。每天早晨取泡的药液1匙，和入甜酒中，放饭锅中蒸热，分早中晚3次服。

功效：主治头痛昏迷。此方已有多人得到满意疗效。一位患者用此方治好久治不愈的头痛昏迷后，20年未复发。

处方十四

组成：鲜鸡蛋2个，白菊花30克，白芷30克，川芎30克，防风15克。

用法：用针将鸡蛋扎数十个孔，同药放入沸水中煎，等蛋熟后，吃蛋饮汤，每日1剂。

功效：主治头痛。一般2天治愈，再吃2天巩固。

处方十五

组成：松树叶（马尾松叶）、枫树叶（无叶用树皮）、桃树叶（无叶用树皮）各等份。

用法：上药捣烂后，加葱头、米醋捣匀，敷于额头和太阳穴。

功效：专治眼花昏迷头风痛。一般敷2~3次治愈。

引自：福建陈年恭祖传方。

处方十六　清颅汤加减

组成：川芎、羌活各10~15克，黄芩15克，川连、柴胡各10克，防风12克，炙甘草6~10克。

用法：水煎服，每日1剂。

加减：病程长加蜈蚣1~2条，太子参（或红参6克）20克，白蒺藜12克；头痛连面，或牵引牙龈痛加细辛3克，生石膏30克。

功效：主治顽固性头痛。服药1~9剂，治疗多例患者全部见效。最快的，服药后2小时疼痛即缓解。有效率100%。

按语：顽固性头痛含血管性头痛、三叉神经痛、高血压颅内压增高性头痛。病程最长25年，少则1年，可投清颅汤加减治疗。

处方十七　清上除痛汤

组成：当归10克，川芎18克，白芷12克，细辛10克，羌活12克，独活9克，防风15克，菊花15克，蔓荆子15克，苍术12克，黄芩10克，麦冬12克，甘草6克，地龙30克。

用法：水煎3次，分3次服，每日1剂。

加减：高血压者加石决明9~30克，牛膝9克，钩藤5~9克；偏头痛加全蝎5克，蜈蚣1~2条，僵蚕9克；血管性头痛加夏枯草9克，龙胆草5克，生地10克；额窦炎加金银花9克，苍耳子9克；左边头痛加红花6克，柴胡5克，龙胆草5克，生地10克；右边头痛加黄芪9~15克，葛根9克；正额上眉棱骨痛，又食积、痰壅加天麻5克,半夏9克,山楂9克,枳实9克;头顶正中痛加藁本5克,大黄3~9克;风入脑髓引起头痛加麦冬9克,苍耳子9克,木瓜9克,荆芥5~9克;气血两虚、自汗加黄芪15克,人参6克(或党参12克),白芍9克,生地12克。

功效:主治各种头痛。

处方十八　清上除痛汤加减一

组成:羌活15克,防风15克,川芎18克,白芷15克,细辛10克,当归10克,蔓荆子18克,菊花15克,黄芩12克,蝉蜕12克,僵蚕15克,全蝎10克,甘草8克,丹参15克。

用法:水煎3次,分3次服,每日1剂。

功效:主治各种头痛。

医案:王某,男,47岁。患右偏头痛8年,每发病数小时,持续3~5天,经中西医治疗不愈,故来求治。诊为风热上扰,久病入络,经脉瘀阻所致,治宜疏风散瘀,化浊祛滞,方用清上除痛汤加减。患者先服10剂后痛止,再服5剂,诸症全清。脑血流图检查,基本正常。追访1年未复发。

处方十九　清上除痛汤加减二

组成:羌活15克,防风15克,川芎18克,白芷15克,细辛8克,黄芩12克,菊花15克,蔓荆子18克,金银花18克,夏枯草30克,苍耳子10克,辛夷15克,生地30克,甘草6克。

用法:水煎3次,分3次服,每日1剂。

功效:主治各种头痛。

医案:崔某某,女,20岁。前额疼痛1个多月,近五日来加剧,呈持续性,伴头昏头胀,鼻塞流涕,夹血丝。医院诊为"额窦炎"。西药治无效,故来求治。额窦炎属中医"热风头痛",治宜清热散风,化浊止痛,方用清上除痛汤加减。服药5剂后,患者额头痛减轻,鼻涕由黄变白并减少。本方去地龙,黄芩减至8克,再服药10剂后,诸症消失,精神好转,饮食增加,拍片显示正常,告愈。

处方二十

组 成：川芎5克，生南星5克，生白附子5克，连须葱白15克，鲜姜15克。

用法：上药捣烂如泥，纱布包，蒸热，外敷两侧太阳穴，或疼痛处，每次贴1小时，早晚各贴1次。

功效：约1小时止头痛，屡用屡效。

注意：不可入口。药干时，加米醋湿润。

处方二十一

组 成：钩藤18克，炙全蝎18克，紫河车粉18克。

用法：上药共研成粉，装瓶，每次服1克，日服3次。

功效：主治偏头痛。本方已治疗多人，均在48小时内痛减，再服痊愈，不复发。

处方二十二　偏头痛汤

组 成：川芎30克，白芷2克，柴胡3克，香附6克，白芥子10克，白芍15克，郁李仁3克，甘草3克。

用法：水煎服，每日1剂。

功效：主治偏头痛。

医案：黄某，女，工人。患左侧偏头痛已2天，痛甚剧烈，呼叫不已，彻夜不能安眠，烦躁痛苦至极，将被面床单撕碎。西药治疗不效，故家人扶来求治。患者血压正常，舌质淡红，苔薄白微腻，脉弦细，证系痰凝气滞，风邪上攻，治宜祛风涤痰，余投偏头痛汤治疗。患者服药1剂，痛减大半，入夜能安睡片刻，又服药2剂，头痛尽除，神态恢复正常，病获痊愈。追访6年，未见复发。

处方二十三　温胆汤加味

组 成：柴胡、陈皮、炒枳壳、生姜各10克，黄芩12克，茯苓、生半夏各15克，竹茹18克，生甘草5克。

用法：水煎服，每日1剂。

加减：脾虚肝郁，风痰上逆，头痛咽肿加僵蚕15克；胆火上逆，头痛目赤，目眩耳鸣加菊花 10 克,蒺藜 10 克;胃寒呕吐吞酸加吴茱萸 10 克。

外治处方

组成:硫黄粉 10 克,胡椒粉 10 克,面粉、食醋少许。

用法:上粉拌匀,加面粉、食醋少许,拌制成黄豆大小的药丸,每次取 1 粒塞入鼻孔内。

功效:治疗偏头痛很多例,用药 5~10 天,治愈 90%,显效 10%,总有效率 100%。

处方二十四　三生散

组成:生草乌、生南星、生白附子各 30 克,葱白 7 根,生姜 40 克。

用法:诸药研末,拌匀,用一层纱布包好,入锅内隔水蒸热,外敷于痛处。

功效:治偏头痛多例,24 小时内痛止者为 93%,2~3 日内痛止者为 7%,总有效率为 100%。随访 2 年无复发者 72.1%。

注意:眼部不能敷。

处方二十五　头痛汤

组成:连翘 9 克,菊花 9 克,桑叶 9 克,黄芩 9 克,薄荷 3 克,苦丁茶 6 克,夏枯草 12 克,藁本 3 克,白芷 3 克,荷叶边半张,鲜白茅根 12 克。

用法:水煎 2 次,分 2 次服,每日 1 剂。

功效:祛风散热,通窍止痛。主治偏头痛。一般 1~3 剂治愈,有捷效。

处方二十六　头痛除伤汤

组成:瓜蒌根 30 克,川芎 30 克,磁石 30 克(先煎),当归 10 克,柴胡 6 克,桃仁 10 克,红花 6 克,炮山甲 6 克,白芷 10 克,僵蚕 10 克,蝉衣 6 克,地龙 10 克,大黄 6~20 克,全蝎 1~3 克(研粉分次冲服),蜈蚣 1~3 条(研粉分次冲服),水蛭 3~6 克,地鳖虫 3~6 克,三七粉 3 克(分次冲服),甘草 6 克。

用法:水煎 3 次,分 3 次服,每日 1 剂,21 剂为 1 个疗程。

功效:化瘀通络,祛伤除痛。主治外伤后头痛。屡见疗效。

善后:原方制丸。

医案:胡某某,男,54 岁,农民。3 个月前从 2 米高处跌落,头枕背部着地,当时眼冒火花,一过性失神。3日后头部刺痛,服药不愈,近日头痛加重,故来求诊。头顶、枕部刺痛,后颈及背发紧,剧痛时难入睡,伴头昏乏力。脉弦、弱,无苔,舌红,舌边有瘀斑,血压正常。诊为"外伤后头痛",属血瘀气滞,脑络不和,投头痛除伤汤治疗。患者连服15剂,头痛痊愈。访1年未复发。

按语:本病治宜复元活血,加虫类搜风逐瘀通络,三七去瘀生新,磁石镇静安神,使瘀去络通,气血调畅,神宁痛止,伤去也。

处方二十七 芷芎消痛散

组成:香白芷30克,北细辛6克,川芎9克,苶子壳9克,龙脑冰片1.5克。

用法:前四味晒干研末,加入冰片,再研粉,装瓶密封,防泄气。每次取药粉少许,吹入鼻孔内,每次吹2下,以打喷嚏为度,每日吹3次。右侧痛,吹入左鼻孔;左侧痛,吹入右鼻孔;正面痛,交替吹入一个鼻孔中。

加减:牙痛加荜茇9克,高良姜9克;偏头痛或眉骨痛加蔓荆子9克,柴胡6克;头痛加藁本9克;久痛不愈加蜈蚣2条,元胡15克;

功效:疏风散寒,消炎醒脑,通窍止痛。主治头痛、偏头痛、眉棱骨痛、牙痛及三叉神经痛。一般1~3次见效。多年治疗,总有效率为99.35%。

注意:用药期间,忌烟酒、油炸、辣椒等辛热之物。本方对肿瘤和外伤之疼痛无效。

处方二十八 解链汤

组成:白芍20克,生地25克,菊花10克,蒺藜15克,白芷10克,葛根15克,生石膏25克,赭石20克。

用法:水煎服,每日1剂。

功效:主治链霉素中毒性之头昏、头摇。

医案:何某,女,38岁。因肺炎,在医院注射青、链霉素1个月,以后单独注射链霉素4天,即出现头昏、摇头、筋紧等症状。停用链霉素4天,症状不减,甚至加剧,医院给注射654-Z仍无效,还出现鼻血、心烦、便秘,故来求治。此乃链霉素中毒症反应。其舌红,脉沉涩,治宜平肝熄风泻三焦之火,投解链汤治疗。何某服药12剂后痊愈。追访2年,未见复发。

说明：此方乃齐仲贤老师验方，治链霉素中毒症多例，均获得满意疗效。

处方二十九　宣肺解毒汤

组成：枯萝卜12克，薄荷6克，冬桑叶10克，蔓荆子10克，白芷10克，荷叶12克，藁本6克，绿豆衣12克，车前草12克。

用法：水煎服，每日1剂。

功效：主治一氧化碳（煤气）中毒后遗症之头痛。

医案一：宋某，女。数人同室，因煤气中毒，有人抢救无效死亡，宋某经抢救而脱险。然而月余来仍感头晕、头痛明显，故来求治。此乃煤气中毒后遗症。急投本方1剂，患者即感一股清凉之气直冲头目而清醒，又进服5剂，诸症皆除，病获痊愈。

医案二：一男子26岁，煤气中毒，抢救脱险后，夜不能睡，神志恍惚，言语失常，不识路途，夜出不能归宿，小便失利等。来求诊时，投本方25剂治愈。

第十八节　三叉神经痛

概要：本病为三叉神经分支范围内反复出现阵发性短暂剧烈疼痛。40岁以上起病，女性多于男性。中医谓"面风痛"，认为由风寒、风热等邪侵入面部经络，或身体阴虚内热，痰瘀阻滞，经脉受压，经络挛急所致。临床上常见第3支下颌发病，有人误为牙痛，拔去牙，其痛依然不止。"面"虽为诸阳会，但"面病"属"足阳明胃经"，由鼻交頞入齿，夹口循唇，倚颊车穴上耳前。

处方一　泻火定风汤

组成：当归须30克，人参须30克，白芷10克，全蝎2克（研粉分次冲服），蜈蚣2条（研粉分次冲服），地鳖虫3克，水蛭3克，地龙10克，生石膏30克（先煎），僵蚕10克，蜂房3克，龙胆草10克，山栀衣30克，甘草30克，连翘衣10克，牡丹皮10克，杭菊花30克，天麻10克，川芎15克，杭白芍30克。

用法：水煎3次，分3次服，每日1剂，21剂为1个疗程。

功效：泻火熄风，通瘀止痛。主治三叉神经痛。

医案：陈某某，男，34岁，教师。1年前患右侧三叉神经痛，用此方治愈。

按语：本方中白芷为阳明头痛引经药；胃火无肝气上逆则不能入面，故治面痛又须泻肝火，当首推龙胆草泻火清湿热；加全蝎、蜈蚣祛风熄风，水蛭活血化瘀，天麻祛风痰，白芍养阳，人参须、当归须入络养气血，组方泻火定风汤，治疗三叉神经痛，屡见良效。

处方二

组成：麝香2克。

用法：取药少许，棉纸包，塞痛侧耳孔内。

功效：主治三叉神经痛。

医案：一位60岁老人，患本病20年久治不愈，用本法1剂治愈。访10年不复发。

处方三　化瘀祛风止痛汤

组成：生黄芪15克，当归6克，赤芍12克，防风6克，羌活3克，蜈蚣2条，全蝎3克(研粉冲服)，桃仁12克，红花12克，元参15克。

用法：水煎服，每日1剂。

功效：主治三叉神经痛。

医案：杜某，男，65岁，干部。患本病已7年余，痛如电击冲向左眉之上，状如刀割，难以忍受，痛时虽不长，却经常发作，每天30余次，少则10多次，每在刷牙、说话、喝水时发作。夜间亦常发作，只能起床来回踱步来分散注意力，以减轻疼痛。曾用中药、西药、针刺、按摩等治疗，均无效果。到北京中西医结合治疗4个多月，亦仍无效果，其中也用过针刺、封闭疗法，最后用"冰冻疗法"治疗，症状略减，不久又复发如初。经人介绍特来求治。见患者痛苦面容，左眼膜充血、含泪，眉毛脱落，皮肤粗厚，不敢多说话，勉强回答，泪水下流，十分痛苦。脉弦滑，舌质黯红，苔黄腻。乃气虚血滞，风痰上扰，治宜补益气血、祛风化痰、祛瘀通经，投化瘀祛风止痛汤治疗。患者服药3剂后，疼痛尽止，诸症除。由于病程已久，临床治愈，仍会复发，故嘱其再继续服用12剂。追访半年未见复发。

说明：此乃李以义老师新疆民间验方。

处方四　定痛汤

组成：白附子15克，制南星15克，僵蚕12克，升麻12克，川芎30克，白芷15克，羌活12克，辛夷12克，全蝎9克，蜈蚣2条，制川乌、制草乌各9克，天麻15克，荆芥12克，防风12克，细辛9克。

用法：水煎，分多次饮服，每日1剂。

功效：主治三叉神经痛。治疗数例，均在3~18剂治愈。此方功在散寒除湿，祛风化痰，通经止痛。

处方五　牵正散加减

组成：全蝎、僵蚕、白附子各10克。

用法：上药共研为细粉，分作10包，每次1包，饭后用黄酒送服，每日服2~1包，10天为1个疗程。

加减：苔黄热重加龙胆草6克；外风头胀流涕加白芷6克；病程已久，抽痛剧烈加蜈蚣2条。

功效：治疗原发性三叉神经痛多例，经治1~3个疗程后，全部治愈。1年后随访，只有1例复发，再服本方1个疗程仍获痊愈，疗效100%。

处方六

组成：当归10克，桃仁10克，红花10克，赤芍10克，川牛膝10克，地龙10克，川芎30克，制水蛭9克，蜈蚣4条，姜黄15克。

用法：水煎3次，分3次服，每日1剂。

加减：头痛甚者加制乳香10克，制没药10克。

功效：主治血瘀性三叉神经痛。

医案：一位周老太患本病，反复发作7年，到处治疗不愈，来求治。这位周老太先服5剂药后，头痛减轻，再服8剂，诸症全消，获得痊愈。

处方七　五白汤

组成：白芍30克,白蒺藜12克,制白附子9克,白僵蚕9克,白芷9克,钩藤9克,牛膝15克。

用法：水煎服,每日1剂。

功效：主治三叉神经痛（含高血压性头痛）。

医案：赵某,女,48岁。患者面部右侧阵发性疼痛已3年多,痛如电击,面部伴有肌肉抽搐、流泪等症状。医院多次治疗,均诊为三叉神经痛,吃药,针灸等法久治无效,故来求治。见患者头晕、心烦、失眠,面色潮红,口干舌红,苔薄黄,脉弦细有力。系肝阴亏虚,肝阳上亢,上扰清窍,治宜养血柔肝,平肝熄风,解痉止痛,投五白汤治疗。患者服药3剂后,诸症大减,又服6剂,诸症尽除,不再疼痛。嘱患者继服杞菊地黄丸1个月,巩固疗效。追访5年,未见复发。

说明：此为罗致强、陈庆全老师验方。

处方八

组成：川芎、羌活、防风、麻黄、天麻各9克,白芍、钩藤各15克,党参12克,熟地、龙骨各21克,全蝎、藁本各6克。

用法：上药捣碎,放水中浸泡3天,然后微火煎成浓液,过滤澄清,再略煎浓缩成糊,加入苯甲酸少许,再用微火熬制成膏状。分摊在纸（布）上,先剪成直径约10毫米的圆盘状,将膏药晾干收藏。用时将膏药温化开,贴于患侧眶上,或阳白穴穴位处。每日贴1次（约3分钟）,每4日换药1次。

功效：本方治疗眶上神经痛多例,贴药4~12天（次）,全部治愈。

注意：愈后再贴1次,以求巩固疗效,防止复发。

按语：阳白穴,在眉上一寸,直对瞳孔。主治面瘫、三叉神经痛、目疾。

处方九　清肝熄风汤

组成：黄芪15克,防风6克,羌活6克,黄芩10克,全蝎2克,蜈蚣1条,僵蚕10克,蝉衣6克,蜂房3克,生地10克,杭白芍10克,石斛10克,怀牛膝10克,钩藤10克,杭菊花10克,制胆星6克,炒枳壳6克,甘草6克。

用法：水煎3次,分3次服,每日1剂,21剂为1个疗程。

功效：清肝熄风，化痰止痛。主治眼眶神经痛（眉棱骨痛）。

医案：吕某某，女，45岁。患本病5年余，1个月发作数次。近因感冒而加重，故来求治。投本方5剂，患者头上眉棱骨疼痛消失，鼻塞除，再投原方10剂，终于痊愈。访1年未复发。

处方十

组成：炙半夏15克，鲜姜15克。

用法：上药加水500毫升，煎至200毫升，再煎第2次，两汁合并后，分早晚服，每日1剂，7天1个疗程。病重者，停药半月后，再服7天。

功效：主治眼眶神经痛（眉棱骨痛）。一般服药2个疗程治愈。

医案：一位患者眉棱骨痛，痛时头往墙上碰，昼夜不安，百医无效。后连服4剂本方治愈，至今未复发。

处方十一　芍药汤加味

组成：白芍30克，生牡蛎30克，丹参15克，甘草15克，葛根15克，生黄芪15克。

用法：水煎服，每日1剂。

功效：主治面神经痛。

医案：张某，女，51岁，工人。突觉左侧颜面部及牙床发生剧痛，伴颜面抽动，反复发作，久治不愈已半年多。痛如锥钻、电击，伴左耳前痉挛样抽动，每次发作时间为数秒或数十秒钟，夜间发作，只能跑到室外蹦跳，冲自来水，号呼哭叫，严重影响睡眠、饮食和健康，几次病痛难忍而想寻短见。左上后牙松动，牙龈肿痛，口臭，多处医治无效，故来求治。患者舌淡红、苔薄，脉沉细而弦，为肝失所养，肝风内动，宜柔肝熄风活络，投芍药汤加味治疗。患者服4剂后诸症好转。因便秘多年，本方加瓜蒌仁15克，继服10剂后，颜面及牙床痛消失，牙也不松动了，痼疾痊愈。再服3剂，巩固疗效。追访未见复发。

第十九节　臂神经痛

处方　二陈汤加味

组成：陈皮6克，法半夏12克，茯苓12克，甘草5克，桑枝15克，柴胡10克，天冬10克，防风9克，姜黄6克。

用法：水煎服，每日1剂。

加减：咳嗽痰多加紫菀9克，杏仁6克，款冬花9克；周身酸痛加赤芍10克，木瓜9克，威灵仙9克；下肢疼痛加牛膝15克，独活15克，地龙9克；咽中疼痛有痰加山豆根9克，牛蒡子9克，射干5克，银花9克；胸闷欲吐加枳壳9克，竹茹9克，苏叶6克。

功效：主治臂神经痛。服药2~12剂，多例病人均获得治愈，其中有2例半年、1年后复发，服本方加减数剂后又治愈了。

医案：尤某，女，50岁。左上肢疼痛已半年之久，遇寒时加重，夜间痛甚，久治不愈，故来求治。患者左上肢伸屈不利，无红肿。脉弦浮数，舌苔黄厚。系痰湿内聚，阻遏经脉，治宜除湿化痰、祛风通络，投二陈汤加味治疗。尤某服药3剂后，上肢疼痛大减。但是，提重物仍觉酸重无力，伴上腹不适，胸闷欲吐，本方加厚朴9克，元胡9克，竹茹10克，苏叶6克，川黄连3克，又进3剂，服药后诸症皆除，病获痊愈。

第二十节　重症肌无力（痿症）

概要：本病是神经肌肉传导受到阻滞，使某些横纹骨骼肌易生疲劳乏力，休息后肌力有所恢复。晨轻晚重，神经系统检查无异常，大多起病缓慢，少数呈暴发型，病情迅速恶化。90%首发症状以眼睑下垂、复视为主，但受累肌部位不同，分眼肌型（眼睑下垂）、延髓肌型（吞咽困难、进食呛咳）、脊髓肌型（上或下肢无力）、全身肌型（急性起病，眼、面、延髓、颈肌及四肢肌均无力，呼吸和翻身困难）及肌无力危象（呼吸与吞咽困难，气脱大汗，面青紫）、胆碱能危象（抗胆碱酯酶药过量，瞳孔缩小，出汗，唾液增多，肌束颤动），胸部X线检查可有胸腺肿大或肿瘤，肌电图、心电图有异常。

中医认为本病多因脾虚失运,精不濡养肌肉,或湿浊伤及经络和肌肉所致,以肌肉萎缩、痿弱无力为主要表现的肢体痿病,属"肌痿""肉痿"范畴。中医认为肾主精、生髓,通于脑,髓海不足则懈怠安卧,故本病当治肾;又因眼睑下垂、复视、肌痿,而脾主肌肉,眼睑属脾,症由劳倦损伤中气,清阳不升,眼睑、肌肉失养,故须治脾。补脾气、益肾精还不够,因为脾虚易生湿,气虚易滞瘀,故尚须兼顾治湿治瘀,才是治本病之大法。本病治疗较为困难,若治不得力,可在数日、数月或数年后丧生。特别是延髓肌型、暴发型或急性进展型易出现肌无力危象。若已出现虚脱、大汗、面色青紫危象者,应配合西医治疗。

处方一(危象急救)

组成:人参(或白参)60克,山萸肉60克,龙骨、牡蛎各30克,制附片15克,炙甘草15克。

用法:浓煎鼻饲。

功效:主治重症肌无力(危象急救)。

按语:若伴有胸腺瘤出现危象者,应配合手术切除胸腺。必要时可配合服用马钱子丸,每粒含马钱子0.2克,每日服2次,饭后服,每隔2~4日增服1粒,渐加至每日服5粒为止,连服不超过3个月为限。

处方二 补气益精汤

组成:炙黄芪60克,党参30克,炒白术30克,炒苍术10克,升麻6克,柴胡10克,熟地30克,巴戟天15克,白茯苓10克,当归30克,陈皮6克,炙甘草30克,制半夏10克,阿胶10克(烊冲),紫河车10克(粉吞),丹参15克,茵陈30克,黄柏10克,制马钱子0.3克(分3次冲服)。

用法:水煎3次,分3次服,每日1剂,不能口服者,可鼻饲给药,连服3个月为1个疗程。

功效:补气益精,除湿强肌。主治重症肌无力。

善后:原方制丸服,连服半年。

医案:张某某,男,45岁,干部。1年前,漱口时感到两腮无力,眼皮发干,老想睡,偶尔发音障碍,将"二"说成"爱"。3周后,早餐喝牛奶呛咳,晚餐咽饭困难,并伴口吃,时重时轻。医院经多项检查皆正常,疑为阵发性脑缺血。用药和针灸治疗2周,进食仍困难,有呛咳。去另一医院复查CT、磁共振,发现有胸腺肌瘤,新斯的明试验阳性,肌电图示颈肌、面肌无力,确诊为"重症肌无力"。经治疗,吃饭、发音有好转,但全身症状仍无法解除,故来求治。患者面色㿠白、形瘦、神清、懒言,说话带鼻音,有舌短咬牙之态,精神不振,乏力少气,不愿活动,两臂无力,下肢水肿,吞咽时咽部滞塞,又阵阵呃声,咀嚼和说话均很累,眼睛发涩,睡眠及二便尚可,腰酸早泄,易感冒和易患口疮,脉弦,苔少舌红。为精亏脾虚,痰瘀兼夹,属延髓肌型"重症肌无力"。投补气益精汤治疗,连服10剂,患者说话、咀嚼较前有力,再服10剂,两臂亦较前有力,下肢水肿消退,进食呛咳稍有改善。继服本方,共服62剂,诸症消退。原方制丸,连服半年,症状控制,疗效巩固。1年后随访,未再反复。

处方三

组成:党参20克,熟地30克,当归10克,制首乌20克,炒川芎15克,黄芪50克,丹参15克,枸杞子20克,炒白术12克,陈皮10克,炙甘草6克,紫河车粉6克(分3次吞服)。

用法:水煎3次,分3次服,每日1剂。

二诊处方

组成:熟地30克,枸杞子20克,山萸肉15克,女贞子15克,龟板30克(先煎),阿胶12克(烊冲),制首乌18克,白芍15克,黄芪30克,当归12克,菊花12克,甘草6克,紫河车粉6克(分3次吞服)。

用法:水煎3次,分3次服,每日1剂。

功效:主治重症肌无力(全身型)。

医案:倪某某,女,27岁。患全身型重症肌无力已5个多月,医院治疗症状不减,故来求治。患者初见复视,两眼下垂难睁,逐渐全身乏力,咀嚼困难,每到下午软瘫无力,不能起床。大便时干时溏。证属精、气、神三虚。治宜益气生津,助元神。服药1个多月,肌力有增长,但复视仍严重。目为脏腑精华,瞳属肾精,散则视歧,为肝肾阴精不足,宜补肾填精。患者服用二诊处方半年,诸症消失,已恢复正常工作和生活。可继服补中益气丸,或原方制丸服,以巩固疗效。

处方四　起痿汤

组成:生黄芪30克,西党参15克,白术9克,炒麦芽15克,陈皮3克,广木香5克,升麻3克,细辛3克,白附子5克,鸡血藤9克,伸筋草15克,牛膝9克,制马钱子1.5克,远志9克。

用法:水煎服,每日1剂。

功效:主治多发性神经炎(寒湿痿症)。

医案:彭某,男,23岁。于10多天前,行房事后即下河捞物,于次晨起床后即感腰以下至双膝发麻,日渐加重,四肢痿躄不用,阴囊紧缩入腹。省医院诊断为多发性神经炎,苔薄白微黄,脉沉细稍数。患者周身麻木,肢重如裹,双足软瘫,外阴紧缩,心中不宁。此乃脾虚气弱,寒湿浸渍肌肤经络,气血受阻,筋脉不舒,属中医"痿躄"之范畴。《素问·痿论》云:"治痿独取阳明"。阳明大肠经和胃经,为五脏六腑之海,主润宗筋,宗筋主束而利机关。引陈道同老师验方起痿汤治疗,益气健脾,散寒除湿,通经活络。患者服药3剂后,诸症减半,连续服药12剂,诸症尽除,病获痊愈。追访半年,一切良好。

处方五　苍术黄柏汤

组成:苍术30克,黄柏20克,牛膝15克,川断15克,鸡血藤25克,金银花25克,板蓝根25克,大青叶15克,蒲公英50克,连翘15克,石斛20克,滑石20克,甘草10克。

用法:水煎服,每日1剂。

功效:主治感染性多发性神经炎(湿热痿症)。

医案:文某,男,20岁。发热3天后引起双手持物无力,腿不能行走,四肢软瘫。医院诊为感染性多发性神经炎(痿症)。治宜清热祛湿通络,投苍术黄柏汤治疗。服药5剂,患者能站立,能走几步,连治20天后,基本恢复正常。

引自:艾洗吾老师验方。

处方六　养津益胃汤

组成：玉竹30克，石斛30克，白芍12克，生地12克，麦冬12克，胡麻10克，甘草6克，钩藤10克，石决明30克，何首乌10克。

用法：水煎服，每日1剂。

第二步处方　李志铭老师验方肌痿散

组成：制马钱子30克，山甲珠40克，元胡25克，熟附片20克，三七30克。

用法：上药研粉末，拌匀装胶囊，每次服3粒，每日服2次，20天1个疗程。

功效：主治肌肉萎缩（左下肢肌萎缩）。

医案：田某，男，48岁。患左下肢麻木已10多年，近2年发现肌肉萎缩，下肢无力，伴疼痛、发胀感，不能下蹲，走路须依靠拐杖。曾多种方法治疗，均无显效，故来求治。分两步治疗，先引用刘渡舟老师的养津益胃汤治疗，以滋养胃液，生营血，肝风不治而自愈。服养津益胃汤30余剂，胃开食佳，萎缩的肌肉得以见长。第二步，投李志铭老师验方肌痿散治疗，以温经通络消肌痿。患者服用第二步处方20天，行走有力，不用拐杖。再服20天，肌肉渐见丰满，病获痊愈。访1年来未见复发。

按语：制马钱子，可兴奋脊髓、大脑，提高横纹肌及平滑肌、心肌的张力。但服药不可过量，以防引起抽搐、昏厥。服肌痿散后，有轻微头晕、局部肌肉轻微抽动感，此为有效的反应。若是服药过量，会出现抽筋，停药加饮水可消失。若服药过量出现患处跳动、头晕、肌肉抽搐现象，应大量饮水解之，或用甘草10克，煎水饮服，即可消除。

处方七　右归丸

用法：每次服2丸（18克），每日服3次，温开水送服。连服30天为1个疗程，直至痊愈。

功效：治假性类肌萎缩多例，经服药2~5个月，痊愈81%，好转15.9%，无效2例占3.1%，总有效率96.9%。

按语：假性类肌萎缩有家庭遗传性，为随意肌逐渐变性而致萎缩、不能运动的疾病。由于发病年龄早晚、变性肌肉部位等差异，本病在临床表现可分若干类型，但以假性病例为最多，治宜补肾助阳、益精填髓、健脾补气。

处方八　益气补肾解毒汤

组成：炙黄芪60克，党参30克，当归30克，炒白术30克，川续断10克，川杜仲10克，川牛膝10克，仙灵脾10克，甘草20克，桃仁10克，防风10克，防己10克，紫草10克，蚤休10克，山豆根10克，连翘衣30克，制马钱子2克，红枣10枚。

用法：水煎3次，分3次服，每日1剂，1个月为1个疗程。

善后：原方制丸服。

功效：益气补肾，解毒起痿。主治格林-巴利综合征。

医案：金某某，女，57岁。1个月前手足麻木，时而刺痛，四肢无力，不能行走，卧床不起。医院诊为格林-巴利综合征。患者住院治疗20余天，虽见好转出院，但回家后病情发展，故来求诊。其四肢麻木，酸痛无力，全身及面部皆木，头昏，食少，整日卧床，呈四肢迟缓性瘫痪。脉弦数，苔薄白，舌淡红，血压、血糖正常。为脾肾两虚，湿热致痿，从"肢痿"下药，投本方10剂，病有起色，四肢麻木减轻。连服20剂后，肢麻大减，并觉有力，能由家人搀扶步行，原方继服，6诊共服59剂，患者能独自行走，唯面部依然微麻。原方制丸，连服3个月，追访1年，病人康复，能从事家务劳动。

说明：此病也称为急性、感染性多发性神经炎——四肢迟缓性瘫痪，即"肢痿"。

处方九　补脾益血汤

组成：黄芪60克，党参30克，炒白术30克，当归30克，杭白芍30克，生地30克，肉桂6克，白茯苓10克，炙甘草20克，秦艽10克，羌活6克，炒枳壳6克，制半夏10克，木通6克，威灵仙10克，白僵蚕10克，怀牛膝10克，嫩桑枝1尺（打碎），生姜5片（去皮）。

用法：水煎3次，分3次服，每日1剂，1个月为1个疗程。

功效：补脾益血，通气行络。主治非急性、感染性多发性神经炎。

善后：原方制丸服。

医案：曹某某，女，41岁。20年前患四肢麻木，后不治而愈。近半年又患四肢麻木，渐进加重。去医院检查治疗均无果，故来求诊。患者面呈晦滞，脉涩、苔少、舌淡红，肘及膝部以下之触觉和痛觉均减弱，日间手足麻木酸楚，夜晚麻木伴刺痛,甚时啄啄之痛,影响睡眠,饮食日减,渐有行走困难之势。诊为非急性、感染性多发性神经炎,属气血两虚,风痰阻络。投本方10剂后,四肢麻木及晚上刺痛均减轻。守方继服,先后共服30余剂,手足麻木痊愈。访2年未复发。

按语:此病表现为四肢远端麻木及感觉障碍——即"手足麻木"。与急性、感染性多发性神经炎(格林–巴利综合征)治法不同。其病因众多,分原发性和继发性两种。继发性:由中毒、代谢及内分泌障碍、结缔组织病、遗传或癌症肿瘤所致。治疗当治原发病。原发性:中医认为由营卫气虚,气滞不行,或气虚兼夹风痰所致。表现在肘关节或膝关节以下麻木和刺痛为主要的痹病类疾病。治难速效,经久不愈。若从头麻或从足心麻,则病情更重,故有"头麻至心窝而死"或"自足心麻至膝盖而死"的说法,就另当别论。治疗当遵循"治麻木,须补助气血,不可专用消散"的治疗原则,引用补脾益血汤治疗本病,屡获实效。

处方十 肢痹汤

组成:炙黄芪15克,党参20克,柴胡10克,绿升麻6克,醋香附10克,炒苍术15克,炒白术15克,怀牛膝15克,杭白芍20克,鸡血藤30克,当归20克,炙甘草10克,全蝎2克(研末分次冲服),蜈蚣1条(研末分次冲服),地鳖虫3克,水蛭3克,僵蚕10克,生龙骨、生牡蛎各20克(先煎),红枣5枚,生姜5片。

用法:水煎3次,分3次服,每日1剂,30剂为1个疗程。

功效:舒筋通络,益气活血。主治脊神经根炎(四肢远端麻木)。

善后:制丸服。

医案:倪某某,女,33岁,农民。1年前右肩背酸痛,渐至两上肢及两下肢均有麻木感,时而两手微颤。多处治疗无效。近1个月来,麻木感加重,伴四肢无力,故来要求治疗。患者病前有跌仆史。其脉涩,苔薄白,舌淡红而胖,边有瘀点,四肢皮肤感觉减退。诊为"脊神经根炎",属脾肾虚损,瘀滞络脉。投方肢痹汤治疗,患者先后加减共服药30余剂,诸症全退。追访1年,病愈不曾复发。

按语:临床治验32例,总有效率为98.7%。其中农民26例,居民4例,商人2例。可见患本病体力劳动者为多,是重力损伤又受风寒湿所致。故表现上肢肩背痛或手颤;下肢伴沉重、无力、腰酸或血管发胀、发凉;少数伴有头重、头昏、心慌、胸闷、咽塞、肢体出汗、全身乏力等自主神经(植物神经)功能失调症状。治疗可用苍术升阳散湿；全蝎、蜈蚣、水蛭、地鳖虫、僵蚕，以通瘀熄风；牛膝补肾走足，香附、生姜疏肝走手臂；白芍、甘草以柔筋；鸡血藤、红枣配当归以养血；龙骨以壮骨；组方叫肢痹汤，具有益气活血，舒筋通络之功，故屡见佳效。

处方十一

组成：冬桑叶250克。

用法：晒干研粉，每次服3克，用蜂蜜或白糖开水送服，每日服2次，早晚分服。

功效：治手足麻木。连服数日即可见效，久服治愈。

处方十二　治全身及手足麻木方

分2步治疗：

第一步发汗。

处方

组成：花椒30克。

用法：加水500毫升，煎至200毫升，去渣温服，服后盖被发汗，每日1次，连用2~3次见效。

功效：治风湿肢体麻木。

第二步补气血、通经络。

处方　加味八仙汤

组成：当归20克，川芎20克，熟地20克，白芍25克，太子参20克，白术30克，陈皮25克，半夏20克，白茯苓20克，桂枝10克，柴胡15克，川羌活15克，防风15克，秦艽20克，牛膝20克，炙甘草10克，炒黄芪25克，红枣10枚，生姜5片。

用法：水煎3次，分3次服，每日1剂，30剂为1个疗程，饭后服。

功效：补气血、通经络、消麻木。

引自：《寿世保元》古方。

第二十一节 脑 鸣

概要：脑鸣是指自我感听到头脑中有声响，如水晃声、锣鼓声、虫叫、蝉鸣、嗡嗡声、风声鸣啸、机器隆隆声、潮水声、溪流声，多种多样。日夜无间，或夜轻日重。本病属西医神经官能症、神经衰弱或癔症范畴，亦有少数因高血压、颈椎病、椎～基底动脉供血不足、脑动脉硬化、脑梗死或颅内肿瘤所致。

中医认为本病多因脑髓空虚，或因火郁或因痰湿阻滞所致的脑神疾病。治疗较为棘手，因为症出多歧，不易专药攻治。本病总的病机依然是肝肾不足，内夹痰瘀为主，功能性障碍为多，器质病变较少。本病男女不限，病程较长，多在20多岁以上发病。其中兼有头昏、头痛、目眩、少寐者为55%，耳鸣、耳胀、耳聋为35%，抑郁惊悸、精神涣散、咽堵者为10%。脑鸣患者的头颅CT检查均为无异常。脉象多弦或涩，舌红或黯红（弦主肝病主痰饮，涩主血少或血瘀；舌红多为阴虚火旺，黯红为瘀血或血热）。本病显为虚中夹实（虚为肝肾虚，实为痰与瘀）。治宜调补肝肾，兼治痰瘀。

处方一 益肾调肝宁脑汤

组成：生地30克，熟地30克，山萸肉30克，泽泻10克，怀山药30克，牡丹皮30~10克，白茯苓30克，茯神30克，石菖蒲10~30克（耳聋甚者，石菖蒲用30克），生龙骨、牡蛎各20克（先煎），蔓荆子30克，龙齿30克（先煎），磁石30克（先煎），水蛭3克，地鳖虫3克，全蝎2克（研冲服），蝉衣6克，路路通10克。

用法：水煎3次，分3次服，每日1剂，31剂为1个疗程。亦可以制丸药服。

加减：中青年患者加龙胆草6~10克（清湿热）；老年患者加巴戟天10~20克（温肾壮阳）；服药见效后加黄芪30克，当归10克（补气血）；服药后，见瘀滞减少后，去水蛭、地鳖虫，减牡丹皮为10克。

功效：调补肝虚，宁脑止鸣。服药1个疗程后，可制丸药服，以求巩固疗效。

医案：沈某某，女，24岁，农民。2年来，自感脑内蝉鸣嗡嗡，昼夜不停，影响睡眠。中西医久治无效。近日加重，并伴头昏、咽堵、腰膝酸软、情绪低落，故来求诊。患者脉细弦，苔薄黄，舌黯红，头颅CT无异常，血压90/50mmhg。诊为"脑鸣"，伴轻度失血性贫血。属肝肾不足，心脾两虚，内夹痰瘀，投益肾调肝宁脑汤治疗。服药10剂后,患者头昏、咽堵好转,脑鸣减轻。原方减牡丹皮为10克,去水蛭、地鳖虫,加黄芪30克,当归10克,继服。患者先后共服药31剂,诸症痊愈,访1年未复发。此例为去瘀生新,先攻后补而取胜。

处方二 左归丸(汤)加减

组成:熟地20克,淮山药10克,茱萸肉10克,枸杞子10克,牛膝10克,菟丝子10克,远志10克,鹿角胶12克(烊化兑服),龟板胶12克(烊化兑服),酸枣仁12克。

用法:水煎服,日1剂。

功效:主治脑鸣,证为肾虚髓亏型。

按语:症见脑鸣伴耳鸣,健忘,肢体软弱,腰膝酸痛,精液少稀,性欲低下,治宜补肾益髓。

处方三

组成:牡丹皮12克,栀子12克,白芍12克,茯苓12克,柴胡10克,当归10克,白术10克,甘草6克,薄荷3克(后下)。

用法:水煎服,日1剂。

加减:脑鸣声高加龙胆草3~6克,磁石15~30克;便秘加大黄10克(后下)。

功效:主治脑鸣,证属气郁化火型。

按语:症见脑鸣伴耳鸣,烦躁易怒,脑胁胀闷,口苦口干,尿黄色,治宜清宣郁热。

处方四

组成:苍术10克,白术10克,陈皮10克,法半夏10克,茯苓15克,甘草6克。

用法:水煎服,日1剂。

加减:胸闷加木香6克,制南星6克,枳实9克;恶心加生姜3克,砂仁6克;头昏加藿香12克,菖蒲10克。

功效:主治脑鸣,证属痰湿内阻型。

按语:症见脑鸣伴耳鸣,体胖,嗜睡,疲倦,肢体沉重,恶心欲吐,胸闷咯痰,舌质淡胖。

第二十二节　嗜　睡　症

处方一　二陈汤加味

组成：白术12克，茯苓12克，陈皮6克，半夏9克，石菖蒲9克，甘草6克。

用法：水煎服，每日1剂。

功效：主治嗜睡症。

医案：马某，女，37岁。3个月来，不论白天黑夜，时时欲睡，尤其饭后更甚，喊醒了，又睡。伴胸闷纳呆，易呕，头沉目眩，身重倦怠，饮食无味，口腻吐痰，舌体胖嫩，边有齿痕。曾多处治疗不效，故来求治。此症乃脾虚不运，水湿内停，凝聚为痰，痰湿内阻，脾阳不振，清阳不升，胃失和降之证。治宜化痰除湿，健脾和胃，投方二陈汤加味治疗。患者服药2剂，诸症尽除，病获痊愈。

按语：阳主动，阴主静，阴气盛则多寐。医家李东垣说：脾虚则嗜卧。朱丹溪说：脾胃受湿，沉困乏力，怠惰嗜卧。此病乃脾虚不运，水湿内停，脾阳不振，胸闷纳呆，身重嗜睡也。治宜化痰除湿，健脾和胃，故药到病除。

处方二

组成：生酸枣仁30克，绿茶叶60克，生姜3片。

用法：水煎当茶饮服1天。

功效：治胆实热好多睡者，用生酸枣仁调治，以平胆气，缓解嗜睡。酸枣仁能补五脏，治疗心烦失眠须用炒酸枣仁，不可用生品。

第二十三节 失 眠 症

处方一 治头晕失眠顽症方

一诊处方

组成：党参15克，麦冬15克，陈皮10克，龙眼肉12克，茯苓15克，法半夏12克，竹茹10克，枳实8克，生石膏30克，炒酸枣仁15克，川芎5克，刺蒺藜15克，琥珀末2克（分次冲服），元胡索15克，甘草6克。

用法：水煎2次，分2次服，每日1剂。

二诊处方

组成：党参15克，麦冬15克，陈皮10克，龙眼肉12克，茯苓15克，法半夏12克，竹茹10克，枳实8克，生石膏30克，炒枣仁15克，川芎5克，刺蒺藜15克，琥珀末2克（分次冲服），元胡索15克，炙甘草6克，夜交藤30克。

用法：水煎2次，分2次服，每日1剂。

医案：一位50岁左右的男性患者，有家人陪来，见面便说："我是慕名来求您看病的，因为朋友们说您开的药很有效。我先在XX医院看西医时，张医师开的药还有效，晚上能睡几个小时，后来张医师不来门诊了，换了陈医师，陈医师开的药，一点也不管用，不但晚上无法睡觉，头晕也加重了。所以朋友叫我来请您看病，他们说您医术高，专做好事。"

我从病历上看了他说的张医师和陈医师开的药，原来是一样的药。患者本应无话可说，可他却说：反正我不喜欢陈医师，也不想吃他开的药，他开的药我吃了不管用。现在我就想吃您给我开的中药。我明白了，原来患者对医师的印象好坏，也是一味特殊的药。这就是人的精神神经的特殊作用。一诊处方的方药益气养阴，清热除痰，宁心安神，患者连服5剂，胸舒，梦少，每晚能睡5个小时。二诊时，患者连服10剂二诊处方，睡眠安宁，精神健旺，头晕诸症消失，2年来未治愈的顽症，终获痊愈。嘱再服3次，以利巩固疗效。追访无复发。

处方二

组成：黄芪18克，生地18克，百合15克，丹参15克，夜交藤15克，茯神15克，五味子10克，麦冬10克，远志10克，党参12克，炒酸枣仁15克，黄连6

克,生麦芽10克,甘草6克。

用法:水煎3次,三汁合并,早晚(睡前1小时)分服。

功效:主治肝、肺、心虚之失眠。服药6~12剂显效,疗效可靠。

注意:轻症1剂药汁服两天;重症1剂药汁服1天。

处方三 宁神汤

组成:炒酸枣仁15~20克,丹参15~20克,党参15~20克,夜交藤15~20克,旱莲草15~20克,麦冬6~10克,五味子6~10克,炙甘草6~10克,合欢皮10~15克,女贞子10~15克。

用法:水煎沸30分钟,2次药汁合并,白天服1/3,临睡前服2/3。

加减:病重病久,彻夜难眠者药量用大数,甚至可以用小数加倍,必然见效;痰多者加陈皮10克,法半夏10克;梦遗滑精者加莲子芯3克,生龙骨、生牡蛎各30克(先煎)。

功效:调理阴阳,安神定志,补益气血,宁神安眠。适用于精神忧郁者,胡思乱想者,用脑过度者之严重失眠症。已治愈许多难眠之人。3~6剂必愈。

注意:孕妇和月经期不宜服用本方。睡前3小时忌用茶叶、咖啡、烟、酒等兴奋物剂。

处方四 调和宁志汤

组成:党参10克,陈皮6克,茯神10克,茯苓10克,生龙骨20克(先煎),生牡蛎20克(先煎),生赭石20克(先煎),山药30克,炒枳实10克,丹参10克,炒竹茹10克,制胆星6克,石菖蒲6克,黄连6克,阿胶10克(烊冲),炒酸枣仁15克,生麦芽10克,甘草6克。

用法:水煎服,每日1剂,21剂为1个疗程。

功效:调理阴阳,涤痰安神。主治神经性失眠。

医案:王某,女,30岁。患失眠、头昏、恶梦已10年,久治不效,故来求治。余投本方,患者服5剂后,睡眠加深,恶梦减少。患者共服本方25剂,诸症皆除,多年失眠治愈。追访半年无复发。

第五章　循环系统疾病

第一节　各类"心病"食药治疗

概要："心病"，泛指心脏发生的多种疾病，如气血不足、气滞血瘀，心阴虚或心阳虚，或心火炽盛等，使心主血脉、主神志的功能失常，临床表现胸闷气短，心胸疼痛，心悸失眠健忘，或精神恍惚，易惊易悲等。若偏于阴血不足者，可见患者虚烦、低热、盗汗；偏于阳气虚弱者，可见患者面色白而怕冷。祖国医学主张心病心来医，除了心理开导，还可用猪心来治疗心病，即"以脏补脏""同气相求"而得效。

处方一　灵芝猪心汤

组成：灵芝粉12~16克，猪心1个。

用法：洗净猪心，放入灵芝粉，加佐料后炖熟，分3次将灵芝、猪心和汤全吃完。

功效：安神补心。冠心病、肺心病、久病体虚、心血不足、心烦不眠，可投本方治疗。轻症1剂见效，重症5剂显效。

处方二　灯芯猪心汤

组成：灯心草6~12克，猪心1个。

用法：猪心洗净，放入灯心草，加水和佐料后炖熟，分早晚2次吃完猪心和汤。

功效：养心安神，利湿清热。心悸失眠、健忘多梦、喉痛尿赤，可投灯芯猪心汤治疗。

处方三　参归猪心汤

组成：人参6~8克，当归8~12克，猪心1个。

用法：洗净猪心，放入上药，加佐料后炖熟，分早晚2次吃完人参、猪心和汤。

功效：对心悸、气短、失眠、虚烦、大汗者均有效，功在益气补血，养心利脉。

处方四　竹叶参猪心汤

组成：竹叶参30~15克，猪心1个。

用法：洗净猪心，加入竹叶参和佐料及水，炖熟后，分早晚2次服用，吃猪心饮药汤。

功效：养心，养阴生津。治心慌气短，手足麻痹。

处方五　丹参猪心汤

组成：丹参片15~20克，猪心1个。

用法：洗净猪心，放入丹参片，加入佐料和水，炖熟后，分早晚2次吃猪心饮汤。

功效：养心、活血、化瘀。治冠心病、心绞痛。1剂见效，5剂显效。

处方六　柏子猪心汤

组成：柏子仁10克，猪心1个。

用法：洗净猪心，放入柏子仁，加水炖烂，调味后，分2~3次吃完。

功效：安神定魄。心烦意乱，疲乏无力，睡眠不佳，萎靡不振，可投柏子猪心汤治疗。1剂见效，5剂显效。

处方七　甘遂猪心汤

组成：甘遂6克（打粉），石菖蒲2克（打粉），浙贝母10克（打粉），生铁落15克（先煎），猪心1个。

用法：洗净猪心待用；铁落先煎取液；甘遂、菖蒲、贝母三味打粉末，加入猪心，水煎成膏，分次用铁落汤送服。

功效：清热化痰，镇惊平肝，泻火攻痰，亦治胸痛腹胀，二便不利。1剂见效，

5剂显效。

第二节　二尖瓣关闭不全

处方一　疏脉汤

组成：党参30克，川桂枝6克，生黄芪15克，当归10克，丹参10克，远志10克，豨莶草30克，防风6克，木防己10克，济阿胶10克（烊冲），麦冬10克，炙甘草30克，茯苓30克，炒苍术30克，炒白术30克，三七粉3克（分3次冲服），五味子10克，徐长卿10克，瓜蒌皮30克，小麦30粒，红枣5枚，生姜5片。

用法：水煎3次，分3次服，每日1剂，30剂为1个疗程。

加减：下肢水肿明显加薏苡仁30克，炒葶苈子10克（包）；呼吸困难及胸闷明显加薤白头10克，桔梗10克，降香10克；胸痛甚加乳香6克，没药6克，元胡10克；便秘加火麻仁15克，肉苁蓉15克；脉促心率快加苦参15克，白芍15克，柏子仁15克；脉结代、心率缓加制附片10克，细辛3克；血压偏高加川牛膝10克，钩藤10克；伴心衰加川椒目5~3克，炒葶苈子6克（包），熟附子10克。

功效：祛风活血，温阳益气。主治风湿性心瓣膜病二尖瓣关闭不全。

善后处方

组成：党参、豨莶草、炙甘草、茯苓、炒苍术、炒白术、瓜蒌皮、炒薏苡仁各120克，川桂枝、防风各30克，生黄芪、苦参各60克，当归、丹参、远志、济阿胶、麦冬、五味子、徐长卿、薤白头各40克，三七15克，川椒目10克，小麦120粒，红枣20枚，生姜30克。

用法：上药共研粉、过筛，红枣煎汤，阿胶化水，兑入制丸，如绿豆大小，每次服5克，每日服3次，连服3个多月。

医案：吕某某，女，56岁，农民。患四肢关节疼痛多年，2年来渐见下肢水肿，头昏心悸，全身乏力，某医院疑似风湿性心脏病。不久又觉胸痛，医院治疗无果，故而慕名而来求治。患者头昏欲倾，心慌胸闷胸痛，疲乏，双下肢水肿，按之不起，脉数，苔少舌淡红，舌边有齿印。心尖区闻及收缩粗糙、吹风性杂音；心电图示左心房增大，左右心室肥厚，心率106次/分；X线示左心房、左心室增大，右心室、右心房亦轻度扩大；彩超示心动脉轻度硬化，二尖瓣关闭不全，伴三尖瓣轻度关闭不全。证属心肾阳虚，风瘀痰湿阻心脉，投疏脉汤治疗。患者服药35剂诸症愈，心率76次/分。2年后见到，说前症治愈未发，一切正常。

处方二

组成：辽河参7.5克，夜交藤7.5克，粉甘草6克，粉牡丹皮7.5克，当归12克，没药6克，琥珀3克（研粉另包，分2次冲服），朱砂1.5克（研粉另包，分2次冲服）。

用法：前6味，水煎3次，取汁合并，分早晚2次送服"朱砂琥珀散"（即朱砂、琥珀的粉状物），隔日服1剂。

功效：主治二尖瓣闭锁不全。连服4剂见效，严重者连服30剂可治愈。

注意：高烧患者禁服本方；服药者严禁房事和生气；服药时期，忌生冷腥荤；本方为成年人用药，小儿当减量。

按语：表现心慌不可动，呼吸困难，动则喘、咯血、面浮肿。小儿先天性心脏病的表现是：呼吸困难，嘴、手指发紫，面浮肿。投本方治疗，屡获良效。

第三节　冠心病心绞痛

概要：本病即冠状动脉粥样硬化性心脏病心绞痛。是在劳动或兴奋时突然发生心前区疼痛，并呈压榨样、窒息感，即心肌急剧性暂时缺血、缺氧，属循环系统疾病。它与心肌梗死并称缺血性心脏病，易发生在男40岁以上，女45岁以上人群，男性多见。临床分型较多，病因不完全清楚，可能由冠状动脉粥样硬化和冠状动脉功能改变，导致心脏缺血、缺氧而发生；同时，与遗传、用脑过度、吸烟、饮食、年龄、高血压、高脂血症、糖尿病等也有关。

本病属中医"胸痹心痛"，认为是因胸阳不振，阴寒、痰浊留胸，或心气不足，鼓动乏力，使气血瘀阻，心失血养所致，心胸闷痛为主的内脏痹病。本病特点为"胸痛"，痛乃心脉不通，不通是由胸阳不足，阴邪（痰浊）乘虚占胸，阻隔心阳所致。"胸阳不足（虚）"何来？"痰（邪）"何生？胸阳虚即心阳虚，其实质源于"元阳"不足;"痰生"乃由脾肾先虚,肾阳虚,导致火不制水,水泛为痰;又因脾胃气虚,气虚不化而生痰。元阳乃人身之根本,元阳虚则诸脏阳气皆不足,阳气不足皆可生痰。痰随气行无处不到,在胸为痞,在胁为胀,在络则痛;痰又可阻气,气滞则血瘀,故而冠心病多为脂类代谢紊乱所致。可见到冠状动脉壁有脂类沉积,形成粥样斑块,使管壁弹性变差,管壁狭窄,甚至闭塞,使血流变阻而疼痛发作。故而老年人多得。因为老年人阳气日渐低下,如斜阳之光,温而不炽,故在"下"多尿、多阳痿、多便秘;在"中"则饮食减少,消化吸收功能差;在"上"则清浊易混,浊占清位,阻滞不通则痛发生,心绞痛便属此类。所以治疗本病当从"脾肾双理"着手,补益脾肾为主,活血消痰为辅,兼顾其他。

处方一　脾肾双理汤

组成:鹿角片30克,龟甲10克(先煎),熟地15克,山萸肉10克,怀山药15克,泽泻10克,炒白术15克,党参10克,桑寄生10克,五味子10~15克,黄精10克,五灵脂10克,炒山楂15克,远志10克,石菖蒲6克,石斛10克,乳香6克,炙甘草10~15克。

用法:水煎3次,分3次服,每日1剂,30剂为1个疗程,连服2~3个疗程。

加减:伴糖尿病加五味子为15克,天花粉30克;血脂胆固醇偏高加重山楂用量,另加何首乌15克,决明子20克;脉缓、结代加重五味子和甘草用量,另加细辛6克,麦冬10克;伴高血压加重桑寄生用量,另加地龙10克,生地10克,益母草15克,或用鬼针草30克,豨莶草12克;脉数促加重龟甲用量,另加苦参15克;苔腻白、舌淡红、痰湿重加炒苍术30克,半夏10克,陈皮10克,枳实10克;舌苔红、阴虚加重石斛用量,另加生地12克,地骨皮12克;舌淡肿、阳虚加桂枝6克,薤白10克,瓜蒌皮15克;舌绛、血热加牡丹皮10克,赤芍10克;舌暗红有瘀加丹参15克,降香6克,水蛭粉3克(分次吞服);胸痛甚加三七粉3克(分次吞服),郁金10克;卧位性胸痛加太子参10克,薤白10克;梗塞后胸痛加三七粉3克(分吞),麦冬10克,太子参10克;便秘加肉苁蓉20克。

功效:脾肾双理,消痰化瘀,统治各型冠心病。

善后处方

组成:鹿角片150克,龟甲、山萸肉、茯苓、泽泻、党参、桑寄生、黄精、五灵脂、远志、石斛、麦冬、丹参各50克,熟地、山药、炒白术、何首乌、甘草、五味子各80克,炒山楂、决明子各100克,石菖蒲、乳香、细辛各30克,水蛭15克。

用法:上药研粉,过筛,加水制丸药,绿豆大小,每次服5克,每日服3次。3个月为1个疗程,连服2~3个疗程。

医案:徐某某,男,56岁,干部。喜烟酒,嗜食肥甘。常感胸骨压痛,胸闷背灼,时而放射至左肩内侧及无名指,已患10余年。近月来头昏、胸痛加重,发作频繁,每次持续1~3分钟。医院诊为"缺血性心脏病心绞痛",久治不理想,故而来求治。患者神清偏胖,脉缓涩,苔白舌红,有瘀斑,心电图示Ⅱ度房室传导阻滞,心率53次/分。诊为"缺血性心脏病心绞痛",属心肾阳虚,血脉瘀滞。投脾肾双理汤,加麦冬10克,丹参10克,何首乌15克,决明子20克,细辛6克,水蛭粉3克(分3次吞服)。水煎3次,分3次服,每日1剂。患者连服30剂后,头昏、胸痛、胸闷已除。又继服善后处方2个疗程,计6个月。半年后医院复查,血脂、胆固醇、心电图均基本正常。访2年,心绞痛未复发。

引自:雍履平老师验方。

处方二　止心绞痛汤

组成:丹参30克,白檀香5克,郁金、茯神、远志、麦冬、炙甘草各9克。

用法:水煎2次,早晚分服,每日1剂。

功效:活血化瘀,理气止痛。主治心绞痛(气滞血瘀型),屡用捷效。

处方三

组成:何首乌15克,枸杞12克,当归20克,丹参20克,川芎20克,酸枣仁10克,生龙骨10克(先煎),生牡蛎30克(先煎),瓜蒌15克,薤白12克,枳实10克,甘草6克(开6剂)。

用法:水煎3次,分3次服,每日1剂。

功效:育阴潜阳,活血宣脾止痛。主治冠心病心绞痛。

处方四 宽胸散

组成：荜茇12克，高良姜9克，元胡12克，檀香9克，丹参20克，枣仁10克，甘草6克，冰片5克（本方开1剂）。

用法：上药研粉拌匀，每次服3克，每日服3次，温开水送服。

功效：专治冠心病心绞痛，有宽胸之功。

医案：崔某某，男，52岁，干部。因冠心病突发，要求治疗，让其处方三和处方四同服。患者崔某某服药25天痊愈。访2年未复发。

处方五 复方丹参汤

组成：丹参15克，降香15克，路路通15克，王不留行12克，三七6克，通草6克。

用法：水煎服，每日1剂。

功效：主治冠心病心绞痛。

医案：李某，男，56岁，农民。患者时常心慌、气急，胸部难受，心绞痛，常在梦中惊醒，已有半年多。医院诊断为冠心病心绞痛，久治不见佳效，故来求治。患者心音弱而速，心率156次/分，脉结代，苔白薄。投复方丹参汤1剂，患者自觉症状减轻。再进2剂，胸部疼痛消失，心率降为110次/分。本方去三七、王不留行，再服4剂，服后自觉一切症状皆除。追访半年未复发。

处方六 益心汤加味

组成：党参15克，黄芪15克，葛根9克，川芎9克，丹参15克，赤芍9克，山楂30克，菖蒲5克，决明子30克，降香3克，三七粉1.5克（分2次冲服），血竭粉1.5克（分2次冲服）。

用法：水煎服，每日1剂。

功效：主治冠心病心绞痛。

医案：张某，男，68岁，干部。因患冠心病心绞痛、心肌梗塞多次住院治疗。病人几乎每晚都有心绞痛发作，多时可达10余次。发作时胸闷、心痛而憋醒，痛彻项背，心悸、气短。患者年已古稀，气阴两衰，心气不足，血阻心脉，夜间阳微阴盛，故而发作多于白天。脉细、舌紫、苔薄，治宜益气化瘀，投益心汤加味治疗。患者服药后,症状日趋减轻,直接服至症状完全消失。随访5年,没有再住医院。曾因劳累诱发几次,亦较前轻。嘱其防止心肌梗塞的发生。

处方七　温胆汤加味

组成:茯苓15克,法半夏10克,陈皮10克,竹茹10克,枳实12克,瓜蒌壳30克,薤白10克,降香15克,丹参15克,川芎15克,红花10克,桂枝10克,白术15克,太子参30克,远志10克,柏子仁12克,夜交藤30克,仙灵脾10克,菟丝子15克。

用法:水煎服,每日1剂。

医案:魏某,男,60岁。近月来每于劳累后,即感心前区压痛,一次持续10多分钟,并伴有头昏、咳嗽、痰多,胸痛时出冷汗。心电图为窦性心律、急性冠状动脉供血不足。来求中医治疗。证属胸阳不振,痰浊瘀阻,治宜宣痹通阳、祛痰化浊、活血化瘀,投温胆汤加味治疗。患者服药3个半月,心绞痛一直不发,心电图检查多次,均已恢复正常。

说明:此方使用于多痰老年人及冠心病心绞痛,每收良效。

处方八　温阳益气汤加减

组成:茯苓20克,制附子20克,红参10克,生姜10克,柴胡10克,黄芪40克,党参40克,丹参15克,赤芍15克,川芎15克,白芍15克,白术15克。

用法:水煎服,每日1剂,7天1个疗程。

加减:心前区刺痛加元参12克,三七粉6克(分2次吞服);腰膝酸软加首乌12克,女贞子15克;浮肿加防风12克;失眠加合欢花12克,夜交藤15克;自汗加生地15克,山茱萸15克。

功效:主治冠心病心绞痛。治疗多例,用药21天,痊愈60.4%,好转39.6%,总有效率100%。

处方九　活血化瘀汤

组成:黄芪30克,茯苓15克,白术12克,赤芍12克,川芎12克,桃仁12克,桔梗10克,桂枝10克,砂仁6克,薏苡仁30克,炙甘草8克。

用法：水煎3次，分3次服，每日1剂，30剂为1个疗程。

加减：瘀滞甚者加当归25克，红花10克；胸闷甚者加柴胡10克，枳壳12克，牛膝12克；阴虚血热加生地12克；心痛甚者加乳香6克，没药6克；夹痰加法半夏12克，胆南星6克，瓜蒌12~30克；气虚加党参25克，黄芪25克；心烦失眠加酸枣仁20克。

功效：升降调畅气机，开胸通阳，行气活血消瘀。主治冠心病心绞痛。

医案：柴某某，男，67岁，干部。患冠心病心绞痛已6年，上楼气短、胸闷、胸痛，头昏乏力。来求治时，患者舌苔薄，边有齿痕。投本方35剂，患者诸症消失。本方制丸药，每服5克，日服3次，连服半年。访5年未复发。

处方十　失笑散加味

组成：蒲黄10克，五灵脂10克，丹参15克，赤芍12克，川芎12克，降香10克，葛根30克，瓜蒌皮20克，三七粉3克（分2次冲服）。

用法：水煎服，每日1剂。

加减：偏阳虚者加熟附片6~10克，肉桂3~6克；偏阴虚者加首乌15克，麦冬15克；偏气虚者加党参15克，黄芪15克；有痰湿者加陈皮10克，法半夏10克。

医案：万某，男，61岁。患心前区闷痛已8个月，血压160/90mmHg，脉涩，舌黯有瘀，苔黄腻。来求治时，投本方3剂痛除。因食欲欠佳，加神曲、陈皮各10克，继服药15剂，自觉恢复正常。用本方隔日服1剂，连服30天，完全康复。

按语：证属气血瘀阻，心脉不通者，治宜活血化瘀，宣通心脉，可投失笑散加味治疗。

说明：丹参、川芎、葛根、瓜蒌四味能扩张冠状动脉血管。

处方十一　摄生妙方抽刀散

组成：胡椒49粒，乳香3克。

用法：上药研粉，男用生姜5克煎汤送服；女用当归10克煎汤送服。每日1剂。

功效：散寒止痛。主治急心痛。一般1剂见效，再服巩固疗效。

引自：《摄生众妙方》。

处方十二　活络效灵丹

组成：当归15克，丹参15克，生明乳香15克，生明没药15克。

用法：上药研末，1剂药分4次服完，温酒送服，分1~2天服完。亦可以水煎2次，分2次服，每日1剂。

功效：活血、化瘀、止痛，治心腹疼痛，有灵效。

引自：《医学衷中参西录》。

处方十三　冠心逐瘀汤

组成：生蒲黄15克，五灵脂15克，元胡15克，生山楂25克，丹参25克，瓜蒌皮15克，葛根15克，枳壳15克，郁金30克，白芷15克，牛膝15克，七厘散1袋（分2次冲服）。

用法：水煎，分2次服，每日1剂。

功效：主治冠心病。

医案：丁某，女，49岁。患者晨起时突然心前区刺痛，牵引左肩背疼痛，手足厥冷，面色青紫，含服硝酸甘油片0.6毫克后，稍觉缓解。患者有冠心病已3年。此次来诊，经化验和心电图检查，诊断为冠状动脉硬化性心脏病，系气滞血瘀。治宜理气导滞、化瘀止痛，投方冠心逐瘀汤治疗。患者服药4剂后，心前区疼痛已缓解，手足温，面色红润。又服7剂后，诸症消失。本方减元胡、葛根、白芷，加半夏15克，六神曲15克，党参15克，当归15克，继服4剂。追访半年未见复发。

处方十四　参蛭散

组成：党参90克，三七30克，水蛭30克，丹参30克，没药15克，石菖蒲60克，香附60克，血竭15克，鸡血藤15克，茯苓15克，远志15克，琥珀15克。

用法：上药研粉，过筛，每服2~5克，日服3次。服量和服药次数由病情轻重来定。连服1个月为1个疗程。

功效：本方治疗冠心病多例，治愈31.6%未复发；65.8%症状消失后，半年又复发；2.6%无大效，因不久改服西药了，总有效率为97.4%。本方补气、活血、化瘀、通络，专治气虚瘀阻之冠心病。

注意：本方中石菖蒲忌铁器，故而研粉和存放，应远离铁器。

处方十五　补气强心汤

组成：黄芪30克，党参20克，丹参20克，川芎10克，当归15克，红花15克，法半夏10克，瓜蒌15克，薤白15克，枳实10克。

用法：水煎3次，分3次服，每日1剂，30剂为1个疗程。

功效：补气、养血、活血、通络、强心。主治冠心病。

医案：宋某某，女，71岁。患冠心病多年，治用补气强心汤。患者服药35剂，诸症见愈。继服10剂，以巩固疗效。

处方十六　健心灵汤

组成：黄芪45克，党参30克，丹参30克，片姜黄（或郁金）9克，元胡9克，桂枝9克，炙甘草6克。

用法：水煎2次，分2次服，每日1剂，连服30剂为1个疗程。

加减：痰湿加瓜蒌15克，薤白12克，法半夏12克，陈皮10克，玉竹10克，石斛12克；阳亢加菊花10克，钩藤10克（后下），珍珠母15克；血瘀加川芎12克，红花10克，赤芍10克，生蒲黄10克；阳虚加炒枣仁10克，柏子仁10克，夜交藤15克。

功效：治疗冠心病多例，全部显效，有效率100%。

处方十七　冠心汤

组成：太子参15克，丹参15克，当归12克，川芎6克，赤芍9克，生地12克，桃仁12克，红花6克，茯苓12克，瓜蒌15克，薤白6克，陈皮9克，炙甘草9克，木香5克（后下）。

用法：水煎2次，分2次服，每日1剂。

加减：若治痰湿型，去生地、当归、川芎，加苍术9克，姜半夏12克，胆南星6克；若治"阳虚型"，加桂枝9克，干姜6克；浮肿加熟附子5克；若治"阴虚型"，加元参12克，麦冬12克。

功效：主治冠心病，证属气阴两虚型。本方标本兼治，长期服用无不良反映，多数患者服药后病情好转,并能持久稳定。

处方十八

组成:制附子6克,肉桂30克,三七30克,党参30克,冰片10克,麝香5克。

用法:上药研粉,拌匀(散服、装胶囊服均可),每次服1克,每日服3次,连服30天为1个疗程。

功效:本方养心益气,活血化瘀,兴奋心阳,改善心肌血流,见效迅速而又稳妥,可长期服用。治疗冠心病窦房综合病多例,总有效率97.1%。

处方十九 冠心散

组成:三七60克,丹参10克,阿魏18克,水蛭10克。

用法:上四药共研粉,拌匀(装胶囊,每次服8~11粒),散服,每次3克,日服3次。连服49天为1个疗程。显效后,再服4~8周。服药量可按需要加量或减量,日服3次。

功效:主治冠心病诸症。早搏1周消失,心律胸闷服药1个月后恢复正常。连服2个月后,去医院检查,均无症状。访2年不复发。治心绞痛疗效持久。

注意:防止激动和刺激;胃虚者及孕妇慎服。

说明:本方同治冠心病、高血压、心脏病、肺心病、心肌炎、心律不齐伴室性早搏、心绞痛。

第四节 心 肌 炎

处方一 风心汤

组成:桂枝30克,生姜3克,大枣15克,防风9克,炙甘草9克,白术15克,熟附片15克,薤白12克,枳壳15克,黄芪30克,当归12克。

用法:水煎服,每日1剂。

功效:主治风湿性心肌炎。

医案:黄某,女,28岁,工人。有游走性关节痛史3年。2年前因心悸、头晕、气短、胸闷，医院作心电图检查发现心肌损害，中西药治疗2年无明显好转，故又作心电图检查，仍显示心肌损害，诊断为"风湿性心肌炎"。故患者来要求中医治疗。证为心阳虚，兼受风寒湿邪，治宜通心阳，祛风，散寒，除湿，投风心汤治疗。患者服药59剂，心悸、气短消失，心音、抗O、心电图均正常，心率90次/分，血沉降为20mm/小时。停药半年复查仍为正常。

处方二　清毒养心汤

组成：川桂枝6~10克，赤芍、白芍各10~30克，济阿胶10克(烊冲)，苦参10~15克，丹参10~15克，元参10~30克，太子参30~60克，柏子仁10克，酸枣仁10~30克，全瓜蒌10~30克，马齿苋10~30克，山豆根10克，连翘衣10~30克，金银花10~30克，大青叶10~30克，炙甘草20~40克，生龙骨、牡蛎各15~30克(先煎)，红枣5枚，生姜5片。

用法：水煎3次，分3次服，每日1剂，30剂1个疗程，连服2~3个疗程。原方制丸服，连服3个月为1个疗程，连服2~3个疗程。

功效：清热解毒、养心宁神。主治病毒性心肌炎。

医案：刘某某，男，22岁，农民。2个月前，因洗凉水澡而感冒，继后头昏、心悸，某医院诊为"病毒性心肌炎"，住院治疗好转出院。后又感头昏、心慌、乏力、低热，故来求诊。诊为心阴心气虚损、热毒痰瘀犯心之病毒性心肌炎。方用清毒养心汤治疗。水煎服15剂后，患者心悸、胸闷明显减轻，心率由原112次/分，减至91次/分。原方加减共服30余剂，患者诸症减缓，再用原方制丸药，每服5克，每日服3次，连服3个多月，心电图复查均无异常。追访1年未曾复发。

按语：本病是以心悸、胸闷、心前区隐痛、乏力为主的，由各种病毒感染引起的心肌急性或慢性炎症。儿童及青壮年多患，病程短者数月，长者数十年，常留后遗症。中医谓"心瘅"，由外感热邪或手术创伤，温毒侵入于心，损伤心肌所致。治宜扶元(养阴养血、养阳养气)、祛邪(清热解毒、化痰化瘀)，才能"斩草除根"，免除后遗。

扶正元，用白芍、元参养阴；阿胶、红枣养血；桂枝、生姜养阳；太子参、甘草益气；苦参祛邪；马齿苋、山豆根、大青叶、连翘、金银花清热解毒；丹参、赤芍化瘀；瓜蒌、牡蛎化痰；柏子仁、酸枣仁、生龙骨安神宁心。组方清毒养心汤，治疗病毒性心肌炎屡获满意疗效。

处方三　心肌炎汤

组成：板蓝根20克，大青叶15克，黄芩、沙参、麦冬各10克，生地6克，茯神15克，柏子仁10克，珍珠母15克（先煎），元胡6克，木香6克，炙甘草3克。

用法：水煎3次，分3次服，每日1剂，15剂为1个疗程。

加减：病好转或1个疗程后去板蓝根、大青叶、黄芩、生地，加元参、玉竹、莲心各10克，仙灵脾15克，丹参15克，川芎、郁金各10克；心气虚加党参15克，炙黄芪15克；心悸加琥珀粉1克（分次吞服），炒枣仁15克；脉结或大加桂枝10克，远志3克，五味子6克；纳呆加鸡内金、焦山楂各10克。

功效：清热解毒，扶正宁心。主治病毒性心肌炎。连服本方1~3个疗程即可治愈。

处方四　宁心调脉汤加减

组成：太子参（或人参8克，或党参15克）、黄精、丹参、桑寄生各20克，麦冬、甘草、香加皮（又名北五加皮）各12克，五味子、白芍、苦参、甘松各10克。

用法：水煎服，每日1剂。

加减：初期感染者加金银花、板蓝根各20克；恢复期加茯苓15克，陈皮12克，木香6克，大枣5枚。

功效：主治病毒性心肌炎。治疗多例，治愈（症状消失，心电图正常）为82%，显效（症状减轻，心电图未完全恢复正常）为18%，总有效率100%。

处方五　解毒汤

组成：元参30克，龙葵、连翘、板蓝根各20克，蒲公英、金银花、紫花地丁各15克，栀子10克，甘草9克。

用法：上药开水浸泡1.5~2小时，当茶饮服，每日1剂，14天为1个疗程。

功效：主治病毒性心肌炎。

处方六　补血生脉汤

组成：黄芪、红参各30克，当归10克，党参、玉竹、柏子仁、茯苓各15克，麦冬20克，五味子12克。

用法：水煎2次服，每日1剂，14天为1个疗程。

功效：主治病毒性心肌炎。治疗多例，治愈率72.7%，显效27.3%，总有效率100%。

说明：处方五与处方六交替治疗。

第五节　心律失常

概要：由于心脏兴奋波发送紊乱，或传导受阻，使心跳失去正常节律，称为心律失常。常见病症为：窦性心动过速、窦性心动过缓、窦性心律不齐、窦性停搏、阵发性心动过速、心房颤动等。

处方一　炙甘草汤

组成：炙甘草30克，党参30克，桂枝15克，麦冬30克，阿胶15克（烊冲），生姜15克，生地150克，大枣5枚，麻仁30克。

用法：水煎2次，分2次服，每日1剂。

功效：主治冠心病心律失常。

医案：55岁男患者，患本病并伴高血压病史10年，为气血两虚。引汉代张仲景《伤寒论》中名方炙甘草汤治疗。患者连服本方1个月，治愈后1年没有复发。

按语：原炙甘草处方为：炙甘草50克，人参25克，生地200克，桂枝40克，阿胶25克（烊冲），麦冬50克，麻仁50克，生姜40克，大枣30枚。此剂量由唐乃均老师换算并报道。有人用小剂量治疗，结果功效不佳。可按患者病情、体质、年龄，对照原方运用，才会有好效果。

处方二 冠心散加味

组成：党参30克，黄精30克，甘松15克，琥珀1克，三七30克，丹参10克，阿魏15克。

用法：上药研粉，每服5~10克，每日服3次，温开水送服。

功效：主治心律失常。1剂即可显效。服药1个月恢复正常，服药2个月，医院复查无症状。只要防止激动和刺激，即可免遭复发。

处方三 宁心汤

组成：生黄芪30克，玉竹30克，苦参15克，丹参12克，炙甘草3克，磁石60克（先煎）。

用法：水煎2次，分2次服，每日1剂。

加减：心律快加重苦参至30克；心律慢去苦参；失眠加柏子仁12克，夜交藤15克；胸闷痰多加全瓜蒌15克，广郁金12克。

功效：益气养阴，安神宁心。主治心律失常。药简力宏，多年投用屡验。

医案：常某，女，31岁。自感心慌，活动后心跳异常，气短，胸闷头昏，四肢乏力，有低热，心电图示房性早搏。来求诊时，投宁心汤加减治疗，服药35剂后，多次心电图复查均为正常。访1年，未见复发。

处方四 茯苓参汤

组成：茯苓40克，红参5克。

用法：水煎3次，药汁合并后，分早晚2次服。

功效：主治各种心律失常。一般1次见效，再服巩固疗效。

说明：茯苓性味甘平，益心脾，利水湿。红参甘苦、温，补气固脱，生津安神。

处方五 蹲功疗法

做法：双手叉腰（老年人可以手扶墙或桌），两脚开立，与肩同宽，双目平视，放松腰膝，慢慢下蹲，脚跟离地，重心在前脚掌，以刺激足底第二心脏"涌泉穴"（老年人或体弱者，脚跟不必离地，以利稳妥安全），下蹲时呼气，心中默念"呵"字音（老年体弱者，初练功的人，可在下蹲以后，再心中默念"呵"字音），意念将病气"呵"

出体外。待气顺后，慢慢起立，起立同时咬紧牙关吸气，直至站直身体。如此下蹲36下，为练蹲功一次。若为治病，应该早、晚空腹各练1次（先饮开水1杯）。

功效：坚持练蹲功4个月后，心脏病症状消失或缓解，心律恢复正常，人的精力充沛，活力无限。对膝关节炎、骨质增生亦有治疗作用，还能控制肥胖。

注意：第一，动作一定要慢、稳，心平气和，放松、轻快地练功；第二，切忌生气时练功；第三，雷雨天不可练功；第四，饭后饱腹不可练功；第五，练功前后，应饮1杯温白开水，以利气血畅通，祛病健身；第六，体虚老人饥饿时亦不可练功，以防虚脱；对久练功的人例外，他可以吸宇宙能量，气足血旺、气行血行，全身脏腑从而得到营养，不会发生虚脱。久练功的人，要注意呼吸方法：呼气时，气沉下丹田，病气从全身八万四千个毛细孔排出；吸气时收小腹，用全身八万四千个毛细孔吸入，气通全身。所以可看出呼气时鼓起下腹丹田，吸气时下腹丹田内收不鼓。此为逆腹式体呼吸。初练功的人可以不管它，久练自然会成功。

按语：为什么默念"呵"字音？"呵"字音是五行六字诀治病方法中治疗心脏病的字音。从矛盾论说，人的病是由病气和病灶组成为病的。通过字音针对心脏呼出病气，吸入清氧之气取代，矛盾的另一方病灶亦将消减，直至消亡而病愈。从中医治病原理"通则不痛，痛则不通"来说，通过针对心脏字音呼出病气，吸入清氧真气；一呼一吸，呼长吸短，打通原来瘀滞阻络之病灶，达到"通则不痛"，宣告病愈。这就是气功治病的原理。

处方六　养心调律汤

组成：太子参60克，生地10克，川桂枝10克，远志10克，石菖蒲10克，柏子仁10克，生龙齿20克（先煎），生龙骨20克（先煎），生牡蛎20克（先煎），苦参10克，丹参10克，五味子10克，制乳香10克，制没药10克，茯神20克，济阿胶10克（烊冲），麦冬10克，炙甘草30克，火麻仁10克，红枣5枚，小麦30粒，生姜5片。

用法：水煎2次，浓汁6小时服1次；重症1天服2剂，症状缓解后，或轻症，每天1剂，30剂为1个疗程。

功效：益气养阴，活血化瘀，调整心气。治室性早搏和心房颤动。

善后：制丸药服，可控制发病。

医案：徐某某，男，63岁，工人。患心悸2年，近2月又右胁痛，医院诊检，心电图示心房颤动、室性早搏。属心阴心气不足、痰瘀阻滞心脉，投方养心调律汤治疗。患者服药30多剂，医院心电图复查正常，心悸已除。本方制丸药，每服5克，日服3次，连服3个多月，诸症痊愈。

处方七　炙甘草汤

组成：炙甘草20克，党参20克，桂枝10克，生姜10克，麦冬20克，熟地40克，阿胶（烊冲）10克，生龙骨20克（先煎）。

用法：水煎2次，分2次服，每日1剂。

功效：主治病毒性心肌炎早搏。

医案：5岁男患，患本病1年，医院治疗好转出院，但早搏不愈，心慌神乏，气血两亏。来求治时，用炙甘草汤治疗，调至2个月痊愈。访1年未复发。

处方八　复方生脉汤

组成：党参12克，麦冬9克，五味子6克，丹参15克，青龙齿15（青质为佳，先煎），琥珀粉1.5克（冲服），黄芪9克，白术9克，白芍9克，山药12克，炒薏苡仁30克，枳壳9克，陈皮9克，木香9克。

用法：水煎服，每日1剂。

功效：主治病毒性心肌炎后遗症之频繁早搏。

医案：周某，男，29岁。3年前就有胸闷、心悸、早搏及慢性肠炎史。医院心电图提示室性早搏呈二、三联律，诊断为病毒性心肌炎后遗症。因胸闷、气短、心慌、心悸、早搏，1年来从不间断，故来求治。见患者头晕，乏力，胃肠不适，腹胀，便溏，舌苔白腻，脉弦滑，结代。病为气阴两虚，治宜益气养阴，投复方生脉汤治疗。患者服药14剂，早搏基本消失，偶有1~2次。守方连服2个多月，诸症消失。追访1年半，早搏未复发，病情稳定。

按语：治疗中期会出现频繁早搏，这是转向治愈的先兆，不可停药。方中青龙齿效果好，缺货时，只能用白龙齿代替。

引自：沈道修老师验方。

处方九 复脉汤加减

组成：党参20克，苦参20克，黄芪20克，丹参30克，麦冬15克，当归10克，桂枝10克，茯苓10克，五味子10克。

用法：水煎服，每日1剂，30天为1个疗程。

加减：气滞加甘松10克；血瘀加赤芍15克；痰浊加胆南星10克；舌有瘀点加桃仁10克；舌红加黄连3克；阳虚加制附片6~10克；阴虚加生地15克。

功效：主治早搏。治疗多例，显效（症状消失，心电图正常）63.1%，有效30.4%，总有效率93.5%。

注意：停服其他抗心律失常药。

处方十 石英调心汤

组成：丹参、党参、生地各15~30克，紫石英20~30克，麦冬、川芎各10~15克，炙甘草9克，连翘10克，桂枝3~6克。

用法：水煎2次，分2次服。重症或服药初期，每天服1.5剂（即3剂药服2天）。症状减轻以后，每天服1剂药。恢复期，2天服1剂药。

功效：主治各种早搏。治疗多例，显效66.7%，有效27.8%，总有效率94.5%。本方活血清营，镇心安神。

处方十一

组成：葛根60克，泽兰15克，郁金15克，当归10克，刘寄奴10克，炙甘草10克，全瓜蒌30克，磁石30克（先煎），珍珠母30克（先煎）。

用法：水煎2次，分2次服，每日1剂，15剂1个疗程。

功效：主治早搏。治疗多例，治愈58%，好转40%，无效1例，总有效率98%。一般10~15剂见效。

说明：患者有心跳早搏，心悸头晕眼花，颈项强硬，失眠等症状，可投本方治疗。

处方十二

组成：龙眼肉20粒，龙齿12克，牡蛎15克，磁石15克。

用法：水煎2次，分2次服，每日1剂。

功效：主治严重心跳，屡见奇效。

处方十三　心率减缓汤

组成：太子参30克，生地30克，济阿胶10克（烊冲），龟甲胶10克（烊冲），女贞子15克，枸杞子10克，元参10克，苦参10克，赤芍15克，白芍15克，炙甘草10克，麦冬10克，五味子10克，紫草10克，柏子仁10克，酸枣仁10克，陈皮6克，茯神15克，龙眼肉10枚，生龙骨10克（先煎）。

用法：水煎3次，分3次服，每日1剂，30剂为1个疗程。

加减：感染加山豆根10克，大青叶15克；发热加连翘12克；贫血加当归10克，鸡血藤15克；甲亢加夏枯草12克，龙胆草6克；休克或心衰加生晒参10克（单蒸服），山萸肉15克；心脏神经官能症加朱砂0.5~1克（吞服），琥珀粉1~2克（吞服）。

功效：滋肾养心，降火安神。主治窦性心动过速。

善后：用上面20味原方制丸药，每服5克，日服3次。

医案：颜某某，男，36岁，教师。患心慌、胸闷、心率加快，时重时轻已2年余，医院诊为窦性心动过速，用药时可暂时好转，药停，病情依旧，故来求治。投心率减缓汤煎服30余剂，心悸、胸闷好转，心率正常。之后将本方制丸，连服3个多月，多次复查心率正常，诸症消失。

按语：本方用生地、太子参、龟甲、元参、枸杞、女贞子，滋肾阴、敛浮火；用五味子、龙骨，补肾摄肾气；用阿胶、白芍、柏子仁、麦冬、茯神，养心血、宁心神；用苦参降火；用赤芍、紫草凉血；用陈皮、甘草调心气、护心阳。诸药组方为"心率减缓汤"，具有减缓心率之功，治疗本病有较好疗效。本方重在滋肾阴以济心火，养心血以安心神，使心肾相交，阴血自守，心气宁静，诸症皆愈。

处方十四　八味安神加味丸

组成：熟地15克，山萸肉15克，茯神15克，九节菖蒲12克，琥珀12克，炒枣仁30克，白人参12克，炙甘草9克，龙骨30克，当归12克，枸杞15克，肉苁蓉12克。

用法：上药共研粉末，炼蜜丸，每服9克，每日服2次。

功效：益精补肾，益气生血，养心安神。主治心动过速，证属心肾不交。

医案：郑某，男，40岁，干部。心跳气短、失眠健忘、眩晕、倦怠、面色苍白，颧红、体瘦，唇舌质淡，无苔，呼吸急促，脉急数无力，每分钟130次。医院诊断为"心动过速症"。此为阴亏阳浮，心肾不交之症。治宜益精补肾，益气生血，养心安神，投八味安神加味丸治疗。患者服药1剂后，心悸减，脉转缓为每分钟94次。服完2剂后，诸症皆除。

处方十五　心率增速汤

组成：生黄芪15克，红参10克（单蒸冲服），川桂枝10克，熟地15克，制附片6克，当归10克，鹿角霜10克，炙麻黄6克，山萸肉10克，细辛6克，元参10克，五味子10克，丹参10克，炒枳壳10克，桔梗10克，三七粉3克（分次吞服），麦冬10克，炙甘草15克，红枣5枚，生姜5片。

用法：水煎3次，分3次服，每日1剂，30剂为1个疗程。

加减：颅内压增高加泽泻15克；伴水肿加五加皮15克；伴梗塞性黄疸加鸡内金10克；伴流感加板蓝根12克；伴心肌炎加山豆根12克，柏子仁10克；伴冠心病加全瓜蒌15克。

功效：益气温阳，通脉养血。主治窦性心动过缓。

善后：原方加山豆根12克，柏子仁10克，制丸药服，每次服5克，每日服3次。

医案：王某某，男，34岁，农民。患头昏、心慌、乏力1年多，医院诊为"窦性心动过缓"，经治疗未愈。近来上腹胀、纳少，头昏、心慌、乏力等症状加重，故来求治。投20味心率增速汤治疗，患者连服25剂后，心率由47次/分，增加至59次/分，头昏、心悸均减轻。原方制丸，患者连服3个月后，复查心电图正常，心率增至68次/分，诸症亦消失。1年后追访，病愈后未复发。

按语：本病指窦性心率低于每分钟60次，及其原发病之表现的循环系统疾病。本病属中医"心悸""头晕"等范畴，治宜抓住脉慢和心率缓之特征，采用益气温阳、通脉养血之品，组成心率增速汤，并附证加减用药，治疗本病疗效较好。心率增速汤具有增加心率和脉率之功能。

处方十六

组成：麻黄8克，制附片12克（先煎），细辛6克，干姜10克，朝鲜参10克（单独蒸服，以补气益阳），麦冬15克，仙灵脾15克，肉苁蓉30克，酸枣仁9克，炙甘草8克。

用法：水煎2次，分2次服，每日1剂。

功效：主治心跳缓慢症，证属心肾阳虚。

医案：一位患者，女，57岁。由心肌病引起心跳缓慢已3年有余，并伴一过性昏厥史，头晕、怕冷、脉沉迟、舌淡。证属"心肾阳虚"，治宜"温补心肾、振奋心阳"。患者服药后，心率由原50次/分，升为65次/分，有时达70次/分。自觉心率增加，精神好转，原头晕、怕冷等症状均有明显减轻。若能坚持服药，有望治愈。

按语：《沈氏尊生书》中说："阳虚阴虚皆属肾……宜大补元阳。"

处方十七　健心汤

组成：党参12克，淡附片、枳实、桂枝、炙甘草、丹参、川芎、桃仁、红花各10克。

用法：水煎2次，分2次服，每日1剂。

加减：若心房颤，脉律不规则，时快时慢，时强时弱，时有时无，此属"元阳虚微，心气大伤"，加淮小麦30克，龙齿15克，珍珠母30克，柏子仁10克，丹参加至30克，白边万年青10克。

功效：温通心阳，兼通心气，加快心率。治心动过缓，屡用屡验。

第六节　风湿性心脏病

处方一　银翘白虎汤

组成：连翘20克，金银花25克，防己25克，木瓜25克，知母25克，粳米25克，生石膏100克，甘草10克。

用法：水煎2次，分2次服，每日1剂。

加减：湿重加苍术25克，薏苡仁40克，厚朴10克；热重加栀子15克，黄柏15克，黄连5克；心前区闷痛加全瓜蒌25克，远志15克，柏子仁25克。

功效：清热解毒，祛风胜湿。主治风湿性心脏病。治疗多例，全部治愈。必须坚持服药6~8周。

处方二　沈氏风心救逆汤加减

组成：川桂枝15~30克，炙甘草9~15克，王不留行15~30克，归尾30~60克，桃仁30~45克，红花10~24克，丹参30~45克，三棱15~30克，莪术15~30克，生香附9~15克，石菖蒲9~15克，川、广郁金各30克，失笑散15~24克，远志10~15克。

用法：水煎服，每日1剂。

功效：主治风湿性心脏病（吐血量多）。

医案：陈某，女，40岁，教师。2年来因吐血，每年须数次住院。月经已5年不来。现吐血量多，气急端坐不能平卧，出汗、心悸、头晕、心律不齐，心率118次/分，心界扩大，心尖区有Ⅲ级至Ⅳ级收缩期杂音，Ⅱ级至Ⅲ级舒张期杂音，肝在肋下5厘米。诊断为"风湿性心脏病，二尖瓣狭窄闭锁不全，肺充血"。治疗时投沈氏风心救逆汤加减方。患者服药1剂后，翌晨痰中已无血，心率降为90次/分，再服2剂，方中桂枝减为15克。前后共服3剂，诸症改善，能做些轻微家务。

按语：本病源自心血瘀阻，寒凝湿滞，治宜破瘀温经理气。"沈氏风心救逆汤"乃老中医沈宝善老师所传，方中破瘀温通之品用量要足够，对吐血病病人给予破瘀不必顾虑，因为心病之吐血为腔内瘀血而引起，破瘀反能止血。亦可以加三七粉3~6克，分2次吞服，以修补出血之创口。

处方三　温阳风心汤加味

组成：熟附片30克（先煎），云苓30克，桂枝9克，白芍9克，白术9克，山萸肉9克，炮干姜9克，威灵仙9克，全蝎9克，乌梢蛇9克，生黄芪60克，北五味子12克，薤白12克，巴戟天12克，桑枝24克，夏枯草15克，甘草3克。

用法：水煎服，每日1剂。

功效：主治风湿性心脏病（浮肿腹胀）。

医案：李某，女，27岁。病人素患关节肿痛，心悸，面色苍白，气紧形寒，尿少，食差，浮肿，腹胀，腹痛，耳鸣，精力疲乏。今又突发胸间剧痛，牵及后背，手脚冰冷，大汗，口唇紫绀。曾在省医院诊断为"风湿性心脏病"，治效不佳故来求治。患者脉沉细迟，舌淡红，边蓝、苔薄白。病为虚损性心悸，水气凌心，治宜温阳行水，祛风活络，投温阳风心汤加味治疗。患者连服12剂，胸痛止，心悸显缓，气息平静，饮食转佳，腹胀浮肿及关节痛显著减轻。原方去甘草、炮姜、威灵仙、夏枯草、薤白、蜈蚣、全蝎、桑枝、巴戟天，加蒲黄9克，白蜡3克，三七粉6克（冲服），继服2周，诸症基本痊愈。嘱咐其每天上午服大活络丹半粒，下午服安神养心丸9克。1个月后随访，疗效巩固。

引自：王渭川老师验方。

第七节　心力衰竭

概要：心力衰竭是以水肿，颈静脉怒张，肝瘀血（手、唇、舌见紫绀），心率增快为主的循环系统疾病。病因复杂，一般有三：一是心肌过劳损，如高血压、心脏瓣膜病、先天性心脏病、肺气肿、肺源性心脏病；二是心肌损害，如感染引起的风湿病、心肌炎、甲状腺疾病等代谢失调性疾病；三是心肌供血障碍，如冠状动脉硬化，严重贫血等疾病。心力衰竭的诱发因素，多由急性感染、劳累，阵发性心动过速、房颤、妊娠与分娩、大出血、营养不良、输液输血过多、外科手术等均可诱发心力衰竭。早期心衰多从左心衰竭起，若不能及时控制发展，便可引起右心衰竭，最后导致全心（左心右心）衰竭。但也有少数肺心病者可以右心衰竭开始。左心衰竭，主要为呼吸困难、咳嗽、咯血或吐粉红色泡沫痰；左心室增大，心率增快，肺动脉瓣区第二音亢进，双肺基部湿啰音等。右心衰竭，主要症状有水肿及胸水腹水，初期限于踝、胫骨前部，卧位时腰骶水肿明显，严重时全身水肿，及胸水、腹水。其他有咳嗽、心悸、呼吸困难，久则引起心源性肝硬变，胃肠道消化不良，上腹饱胀或隐痛，恶心呕吐，肾瘀尿少、蛋白尿或红细胞尿。检查显示右心或全心增大，三尖瓣区有收缩期杂音，心率增快，紫绀首见于指端、口唇、耳廓，甚至全身。

心衰程度可分为三级：一级于劳动时呼吸困难，心跳加快、心悸、易疲劳，休息后可消失；二级在轻度劳动时即见上述症状，并伴肝脾肿大及浮肿，卧床休息后好转；三级在休息时也呼吸困难，明显水肿，休息后亦不减，右胁疼痛，恶心呕吐、腹胀等。中医对本病现统称"心衰"。认为是因心病日久，阳气虚衰，血运无力，或气滞血瘀，心脉不畅，水浊停聚所致的心衰虚脱类疾病。治疗当从整体出发，增强心脏功能。若单一地补心阳，化瘀行水，是远远不够的，必须调动和发挥多脏腑的功能，来维护、协调心脏功能的康复，治疗心衰才有大效。因为心主血脉运行，要靠心气来推动，心气强弱，决定心血的盛衰；肝藏血，主疏泄，调节人体循环血量；脾主运化，升清，统血，主肌肉及四肢，开窍于口，其华在唇。"脾为后天之本"，"脾为气血生化之源"，脾有促进水液代谢的作用；肺主呼吸，主一身之气，主宣发，肃降，外合皮毛，通调水道，有"肺主行水""肺为水之上源"之说；肾主人体生长发育、生殖，及维持水液代谢平衡，主纳气，主水液，开窍于耳及二阴，其华在发，有"肾为先天之本"，即肾是生命之根本之说。

从上可知，心主血，灌输百脉，靠气护之，无气不生，无气不行，无气不能守藏，无气不能循环。所以心离不开肾纳气，平衡水液；心离不开肺气宣发、肃降、通调水道；心离不开脾的运化、升清、统血、水液代谢；心离不开肝藏血、疏泄，调节人体循环血量。只有五脏调补正常，心脏血脉健运，瘀滞才会自化，停聚之水才会自消、肿退，心衰诸症才会缓解。心力衰竭可为急性发生和慢性反复发作，尤其左心衰竭，来势凶猛，发展快，中西药结合治疗有利控制病情发展。右心衰竭属于慢性发展者，中医药治疗可以改善患者体质状况，缓解心衰症状，控制病情发展具有一定作用。但是必须明白：心衰症很难根治，患者要加强调护，防止感染，减少过劳，老年患者要控制饮食，忌烟酒，必须开心，不生气；治疗用药始终要扶正温补，气化消伐愈出自然。不可一味消伐治疗，虽可暂愈，终因正阳不固，愈出勉强，必然反复。

处方一　补元强心汤

组成：红参6~10克，熟附子6~10克，肉桂5~3克，桂枝15~6克，生黄芪60~30克，白茯苓60~30克，泽泻30~15克，炒白术30~15克，夏枯草30~15

克,大枣30克,炙甘草10克,麦冬30~15克,葶苈子12~6克,当归12~6克,白芍12~6克,熟地15~8克,五味子10~5克,丹参15~30克,水蛭粉2~1克(分次冲服),肉苁蓉15~8克,郁李仁15~6克,酸枣仁15~8克。

用法:水煎3次,药液混合后,分2天6次服(1天服3次),即2天1剂。30天为1个疗程,服2~3个疗程。

加减:急救时红参、熟附子均用10~20克,病情稳定后,红参、熟附子均减为6~3克;大便畅通后减肉苁蓉为6克;睡眠好了减酸枣仁为6克;手、唇、舌黑斑点已消退,减去水蛭粉,减丹参6克;四肢痛麻已消失,减去肉桂,减桂枝为6克。

为加速行水消肿,除内服之外,可配合外治洗脚、敷肚脐,即用外治处方治疗。

外治处方

组成:樟柳头(广东商陆)100克,樟树子(樟梨子)100克。

用法:上药拌匀后,取少许捣烂,纱布包敷肚脐中,以胶布固定,每日换药1次;余药水煎,泡洗双脚30分钟,每天1次,每日1剂。

功效:行水消肿止痛,病水从小便排出。

注意:樟柳头有毒,单用樟柳头200克(或商陆200克),同样可以行水、消肿(樟梨子若缺货,可以不用)。

心衰水肿诸症消失后,可转入善后巩固治疗,即用善后处方巩固。

善后处方

组成:朝鲜白人参1支(15克左右),蛤蚧1对(去头足,选尾粗的),紫河车60克,郁李仁10克,白茯苓30克,麦冬20克,五味子20克,炒鸡内金20克。

用法:上药研粉,1个月服完,每天约服6克原药粉。具体服用方法为:

(1)直接服粉,6克药1天分3次服;

(2)用蜂蜜炼制蜜丸,30天服完;

(3)装胶囊,分30天服完。三法任选一法服用。

注意:夏天或火重时,朝鲜白参可改用美国西洋参15克;水肿全消后,减去郁李仁;须长期服用,可防止心衰复发。若心衰复发了,应马上服用前面第一步补元强心汤治疗,仍有效。

处方二　五泽强心汤

组成：黄芪10~15克，党参10克，益母草10~12克，泽兰10克，炙附片6~10克，北五加皮4~10克。

用法：水煎2次，分2次服，每日1剂。

功效：益气活血，温阳制水，强心。已治疗心力衰竭多例，均在3~5剂得到缓解，坚持服药，多可得到恢复而治愈。

处方三　扶阳益阴汤一

组成：红参10克，熟附片10克，猪苦胆（汁）1个，炙甘草10克，菖蒲10克，枣仁15克，炙远志10克，五味子10克，当归12克，炒白术12克，茯苓20克，阿胶12克（烊化冲服）。

用法：水煎服，每日1剂。

功效：主治风湿性心脏病之心力衰竭。

医案：秦某，女，45岁，西医师。24年前就患有心慌、胸闷、风湿性关节炎和肝炎，曾在某医院诊为风湿性心脏病。2年后在医院行瓣膜分离手术，病情好转，上班工作。6年后病症复发，在上海胸科院行第2次瓣膜手术，恢复良好。5年后又发心慌、胸闷、全身关节疼痛，到第2年不能坚持工作。近来病情加重，卧床不起，服用西药强心剂和止痛祛风湿及保肝药物，初能控制症状，后来逐渐效果不显，病情转重，故而来求治。见患者心慌、胸闷、喘气不能平卧、干咳、心烦、头晕，精神极度疲乏，四肢关节疼痛，肝区痛，食欲差，口干不欲饮，大便干结，3~5天一解，时而便稀，尿黄而短，恶寒怕风，经常感冒，长期低烧（37.5~38.2℃），送来时体温37.7℃；月经提前或错后不定，量多有乌血块，经期精神状态更差。查心率56次/分，早搏12次/分，脉结代细弱，舌红苔薄黄，两颊发赤，重病容，衰弱状，半卧位，双目无神，唇紫绀，喘息张口抬肩呼吸。证系久患风湿，气血瘀滞，血行不畅，心失濡养，加上心脏手术两次，正气大伤，阴阳虚衰，阴不敛阳，孤阳浮迟，有亡阳竭阴之虞，急须扶阳益阴，救欲亡之阳，应引阳和阴治之。患者服药3剂，心慌、烦躁减轻，气喘亦平，精神好转。再进6剂，诸症大减，可以平卧，进软食，面赤减退，体温恢复正常，能下床活动。本方减猪胆汁，减少熟附片和红参均为6克，加丹参15克，白芍12克，再服20剂，诸症消失，每日可做些轻微家务工作,精神好。但活动量大了,仍会心慌气喘。观察半年病情稳定。

引自:程协南老师创制的"扶阳益阴汤"。

处方四 扶阳益阴汤二

组成:红参6克,熟附片6克,丹参15克,白芍12克,炙甘草10克,菖蒲10克,枣仁15克,远志10克,当归12克,五味子10克,炒白术12克,茯苓20克,阿胶12克(烊化冲服)。

用法:水煎3次,分3次服,每次加蜂蜜调味服,每日1剂。

第2天处方

组成:红参6克,熟附片6克,丹参30克,白芍20克,炙甘草30克,菖蒲10克,枣仁15克,当归12克,五味子10克,炒白术15克,茯苓60克,苦参20克,黄芪60克,焦山楂10克,炒鸡内金5克。

用法:水煎3次,分3次服,蜂蜜调服,每日1剂。

善后处方

组成:朝鲜别直参1支/15克,蛤蚧1对(去头足),紫河车30克,郁李仁50克,麦冬30克,白茯苓30克,五味子20克,炒鸡内金20克。

用法:上药研粉,装胶囊或散服,每次服3~5克,每日服2次,蜂蜜水或白开水送服。

功效:主治心力衰竭。长久服用,大补气血、精与神,延年益寿,少发病。

医案:2007年9月,沈阳来电话说我姐姐病重,挂滴打针已不能进药液,反而出血,话也说不了,不能起来。姐姐88岁,去年在沈阳市第四医院安装了进口心脏起搏器,病情好转。今年病情加重,经几大医院检查,医生说:"心力衰竭了,回家养着吧"。我从杭州赶到沈阳,见姐姐侧卧床上,面、手、腿脚全浮肿,面无血色,说话无力,声音低微,双目少神,耳、唇布黑斑色,十手指甲呈黑色,全身四肢疼痛,已无胃口,尿少便秘……。证系气血瘀滞,血行不畅,心失濡养,元气大伤,心肾虚衰,阴不敛阳,有亡阳竭阴之象。他们认为已无须再去医院,我还是取得姐夫等家人们的同意,开方扶阳益阴汤救治我姐。服药1剂,症状减轻,精神好转。但是身上发痒,难入眠。

第2天,我开了如上处方,连服8剂,诸症减轻,胃口开,要求吃"肘子"(蹄髋），走路不要人扶，常去阳台晒太阳，说话有声有力，精神好，眼有神，唇和手指甲上的黑斑已消失，面、手浮肿也消失，腿肿亦由硬肿转为软和，面、手、腿都有血色，全身无疼痛，亦无瘙痒，吃、睡都香。我留下一个善后处方，返回杭州。电话追访，一直说很好。

注意：感到火重时，或夏天时，朝鲜红参可改用美国西洋参 15 克；便秘、水肿消失后，可减去郁李仁一味。

按语：人要健康长寿，特别是高龄病人要健康长寿，生活环境很重要。住处阳光充足，能促进人体新陈代谢，精神焕发；气氛和谐，不要生气，可促进内分泌向健康方向发展；饮食起居、大小便，均有人照料，可防止发生意外；有人相伴说话，使病人没有孤独感，能保持轻松和快乐的心情，可促进体内抗病因子的自然增长；不忘服用对症药物，以控制发病。能达到上述五条，就是高龄老年病人亦能长寿。

处方五　五子强心汤加味

组成：炒莱菔子 15 克，苏子 9 克，白芥子 9 克，炙五味子 12 克，车前子 18 克，茯苓 9 克，猪苓 9 克，茜草 12 克，泽兰 12 克，益母草 15 克，海螵蛸 15 克，柴胡 9 克，枳实 9 克，白芍 12 克，香附 9 克，甘草 6 克。

用法：水煎服，每日 1 剂。

功效：主治慢性左心衰竭伴肺炎浮肿。连服药 3 个月，诸症痊愈。

处方六　益元强心汤加味

组成：炙黄芪 15 克，熟地 15 克，怀山药 15 克，茯苓 15 克，泽泻 15 克，党参 10 克，当归 10 克，川牛膝 10 克，五味子 10 克，远志 10 克，车前子 20 克（包），赤芍 20 克，炒白术 30 克，石莲肉 30 克，炙甘草 30 克，川芎 6 克，肉桂 6 克，制附片 6 克，淡吴萸 6 克，炒枳壳 6 克，荆芥 6 克，大黄 6 克，水蛭粉 2 克（分次吞服），红枣 5 枚，生姜 5 片。

用法：水煎服，每日 1 剂，30 剂为 1 个疗程。

功效：温肾益脾，强心散浊。主治慢性右心衰竭。

善后：原方制丸药，每服 5 克，日服 3 次，连服 2 个月。

医案：田某，男，70岁，退休工人。患咳嗽气喘多年，近来咳嗽加重，夜不能平卧，下肢浮肿。医院检查确诊为"慢性支气管炎合并肺气肿，伴慢性右心衰竭"。经治不效。近日感受外邪，症状加重，故来求治。余投益元强心汤加味治疗。田某服药15剂，畏寒已减，大便正常，余症好转。本方减去大黄、荆芥，再继续服药30剂，咳嗽、气急、水肿减轻，心率降至84次/分，病属好转。原方制丸后，又连服了2个月，诸症消减，仅在活动时，呼吸加快，偶有轻微咳嗽，寝食正常。

按语：此病根治较难。只要加强调护，防止感染，减少过劳，控制饮食，忌烟、酒，即可控制复发。

处方七　急性左心衰竭的家庭救助

做法：

（1）首先嘱咐病人不要紧张。思想紧张、情绪激动，都可增加心肌耗氧量，加重左心衰竭。

（2）救助的关键方法是让病人采取坐位，可坐在床边或椅子上，双腿自然下垂，可有效减缓静脉血液回流，使左心衰竭自然缓解。

（3）家中如有吸氧条件，可立即给病人吸氧，氧气量最好能经过湿化瓶再进入病人鼻腔。方法是将湿化瓶中的水倒去30%，然后加入等量酒精即可。

（4）心脏病人，常会备有"速效救心丸"，此刻应立即舌下含服10~15粒。可行气活血，祛瘀止痛，增加冠脉血流量，缓解心绞痛。或舌下含服硝酸甘油或消心痛及开搏通等药片。

（5）上述急救对轻症左心衰竭可获得缓解，多数患者应在家庭急救同时，须打120电话，由医院派车送医院救治，方可转危为安。

按语：急性左心衰竭，主要表现是呼吸困难，常在原有心脏病的基础上发病，如原有严重的高血压病、二尖瓣狭窄、主动脉瓣狭窄或关闭不全、心肌梗塞等，经劳累、上呼吸道感染、情绪激动、妊娠分娩、过多或过速输液或气候突变等因素，均可诱发急性左心衰竭。

患急性左心衰竭的病人，常会感到疲乏无力，劳累后有心悸气促，经过适当休息后，又可迅速缓解。病情发展恶化后，患者可在夜间睡眠中突然出现气喘，病人被迫迅速坐起或站立,用力呼吸来缓解呼吸困难。此刻,家中人员必须立即采取家庭急救,以缓解左心衰竭。

第八节 心脏神经官能症

概要:本病是全身神经官能症的一种,是神经功能失调导致心脏血管功能紊乱的一组症候群。主要表现为心悸、胸闷、心前区痛、呼吸不畅、全身乏力,伴易激动、失眠、多汗、颤抖、头晕、头昏、腰腿酸痛等症状。心肺检查皆无异常,唯有半数人的心率增快。但病程较长,往往久治不愈。本病属中医"心悸""胸痛"范畴,与用脑过度,用心太劳,或气郁不宣而致心动,或病后体弱,痰瘀内停有关,临床多见,治疗难收速效。研究本病发现,其虽属虚证,但虚中有实,虚为神虚,实为痰瘀。

处方一 调神补心汤

组成:党参30克,当归10克,茯神15克,酸枣仁30克,柏子仁10克,五味子15克,生地30克,麦冬10克,丹参10克,远志10克,石菖蒲10克,龙齿30克(先煎),生牡蛎30克(先煎),紫石英20克(先煎),珍珠母30克(先煎),炙甘草30克,琥珀2克(粉吞服)。

用法:水煎3次,分3次服,每日1剂,30剂为1个疗程,连用2~3个疗程。

善后:本方制丸药服。

功效:调神补心。主治心脏神经官能症。

医案:许某某,女,26岁,教师。自觉心慌胸闷,渐至心跳阵发性加剧,伴少寐心烦,不能登高远走,病已2年,久治不愈。近日心慌、乏力、少眠多梦,食欲日减,故来求诊。投调神补心汤治疗,患者服药26剂,病愈后,久未复发。

处方二 定心汤加味

组成:丹参15克,党参15克,香附12克,佛手10克,远志10克,龙骨15克,牡蛎15克,柏子仁10克,炒枣仁15克,朱砂1.2克(冲服),琥珀1.2克(冲服)。

用法：水煎服，每日1剂。

功效：主治心脏神经官能症。

医案：晋某，男，48岁，教师。患心慌、胸闷，伴多虑、心烦、易怒、失眠多梦、乏力、纳差等症。时有心动过速，但无病理性改变。诊断为"心脏神经官能症"。患者脉细数，舌质红，苔薄黄，治宜镇心安神，疏肝解郁，投定心汤加味治疗。患者服药6剂后，自觉诸症大减，又服10剂，精神、体力均恢复。配柏子养心丸和安神补心丸常服，以求巩固疗效。

按语：方中去香附、佛手，加菖蒲10克，桂枝6克，当归12克，治疗顽固性室性早搏亦有较好疗效。此系宁选老师验方。

处方三　养心安神汤

组成：浮小麦30克，党参30克，黄芪30克，白芍30克，生龙骨、牡蛎各30克，酸枣仁25克，五味子20克，麦冬20克，甘草15克，桂枝12克，炙远志12克，当归12克。

用法：水煎服，每日1剂。

功效：此为心脏神经官能症专效方。

按语：由神经功能失调引起心脏血管功能紊乱所产生的综合征，患者心情紧张、心慌、心跳加快、严重失眠、身体无力、呼吸急迫、手抖、手冷、多汗、小便频数等，治宜养心安神。

第九节　高血压性心脏病

概要：本病指原发性高血压病，血压长期升高，使左心室负荷过重，形成左心室肥厚扩大，并以劳力性呼吸困难，以致左右心衰为主的循环系统疾病。本病属中医"怔忡""短气"范畴，晚期为"风眩"，是阴阳两虚和虚实夹杂的证候，治宜补益心肾阴阳，又要活血化痰。配合调理：低盐、低脂，戒烟酒，适当户外活动，气功锻炼，都是带病延年的必要方法。

处方一 护心汤

组成:熟地15克,党参10克,川杜仲10克,桑寄生10克,仙灵脾10克,怀牛膝10克,五味子10克,龟甲10克,元参10克,五加皮20克,毛冬青30~60克,广地龙10克,瓜蒌皮30克,柏子仁10克,酸枣仁10克,白茯苓10克,泽泻30克,木防己10克。

用法:水煎3次,分3次服,每日1剂,30剂为1个疗程。

加减:心率缓或脉结代加肉桂末2克(分吞服),制附片9克;心率快或脉促加苦参9克,加重毛冬青用量;血脂胆固醇偏高加枸杞子9克,决明子9克,小蓟9克,山楂9克,灵芝粉3克(分次吞服);脑梗死加丹参30克,水蛭粉2克(分次吞服);血糖高,偏阳虚加白术12克;偏阴虚加地骨皮9克,猪苓9克;下肢浮肿加益母草15克,车前子12克;肾功能减退加大黄9克,夏枯草12克;伴痛风加秦皮9克,金钱草15克。

功效:阴阳两补,活血化痰。主治高血压性心脏病。

善后:制丸药服,3个月为1个疗程。

医案:陈某某,女,75岁,退休工人。患高血压病20年,常感头目眩晕,胸闷,呼吸气短,夜间憋气,被迫坐起,心悸少寐,腹胀纳差,渐至下肢水肿怯寒,四肢欠温,腰膝酸痛,乏力,夜尿频多,大便秘结。脉沉缓无力,苔少、舌淡红,心尖部闻及Ⅱ级收缩期杂音,心率缓,主动脉瓣区第二心音亢进,X线示左右心室增大,B超示肝略大,心电图示窦性P波,左心室肥厚,心率53次/分,⋯⋯诊为高血压性心脏病(慢性心功能不全)。属阴阳两虚,痰瘀阻滞心脉,水湿停聚。投护心汤治疗,加山楂10克,决明子30克,肉桂末2克(分次吞服)。患者连服30余剂,头晕、心悸、胸闷及下肢水肿减轻,心率增至59次/分。原方制丸药服,连服半年后,医院复查各项指标接近正常,诸症消退。

处方二 败酱红藤汤

组成:败酱草30克,红藤30克,薏苡仁30克,桃仁12克,丝瓜络8克,广茜草15克,紫草15克,豆卷30克(可不用),淡竹叶10克,冬瓜仁30克,通草10克,芦根(苇茎)30克,茺蔚子12克。

用法:水煎服,每日1剂。

功效：主治高血压性心脏病（危症）。

医案：何某，男，78岁。患高血压、动脉硬化已多年。近冬，病情加重，已喘息卧床不起，身稍移动，则气欲断绝，大喘不已，言语不清，神呆目直视，口流涎，不思食，面足浮肿，尿浑量少，脉弦，舌垢苔黯黄，病势甚危。此乃心脾二经之阳为血瘀所阻，不能化水行气，水湿之邪不能分清，壅逆犯肺为喘，病热逆乱。治宜行瘀通滞，祛湿行水，瘀通气畅，可望有一线生机。投败酱红藤汤治疗。患者服药3剂，热逆缓解，又服5剂，喘平心舒，面足消肿，已能起床进食。再服10余剂后病获痊愈。追访2年未复发。

第十节　心脑血管病人的保健食疗

处方一

组成：豆油500克，大豆粉500克，全麦面粉500克，黑芝麻250克，核桃仁250克，大枣（去核）500克，山楂片250克，花生米250克，蜂蜜或白糖250克。

用法：将柏子仁（无壳）、山楂片、核桃仁、芝麻、枸杞子炒熟、研碎；豆油入锅熬熟，将花生、大枣（去核）下锅炸一下捞出，压碎；将大豆粉（最好是黑豆）、全麦粉下油锅炒熟；将柏子仁、山楂、核桃仁、芝麻、枸杞子、花生、大枣、蜂蜜或白糖一同下锅拌均匀，装瓶，每天250克随意吃。

加减：肾虚加枸杞子150克；失眠、心悸、健忘、多汗、肠燥便秘加柏子仁150克，远志150克。

功效：弥补营养；促进儿童生长发育；提高免疫功能，增加老人记忆力，抗衰老；防治动脉硬化、脑血栓、冠心病、老年痴呆症。

注意：糖尿病人，可以不加糖。

处方二

组成：黑大豆500克，核桃仁250克，黑芝麻250克，大枣（去核）500克，山楂250克，枸杞子250克，柏子仁250克，蜂蜜或白糖250克。

用法：上面7味炒熟，研粉，加入蜂蜜或白糖拌均匀，装瓶，每次吃100克，每日吃2~3次。

加减：咳嗽痰多、健忘失眠加远志150克，炒干研粉，加入拌匀即可。

功效：同上。

注意：糖尿病人，可以不加糖。

第十一节　高血压病

概要：原发性高血压病，又名"系统性高血压病"，简称高血压，占继发性（症状性）高血压病的90~95%。按世界卫生组织标准：成人收缩压>140mmHg，<160mmHg，舒张压>90mmHg，<95mmHg，为临界高血压；凡收缩压≥160mmHg，舒张压≥95mmHg，二者具有1项，即可确诊为高血压病。血液在血管内流动时，对血管壁产生的侧压，称为血压，其形成由4个因素决定：①心血输出量，②外周阻力，③循环血量，④主动脉的弹性。其病因，虽有许多说法，我认为与年龄、职业、环境、家族史、形体肥胖及嗜咸、吸烟等习惯有关。

在临床表现上早期症状不明显，以后将出现头痛（搏动性）、头昏、头晕、耳鸣、心悸、失眠、胸闷、烦躁、易疲乏或激动等，可并发心、脑、肾、眼底病变。临床可分三期，一期：无心、脑、肾并发症。二期：可见左心室肥大，眼底病变，蛋白尿或血浆肌酐浓度轻度升高；其中会有一项者。三期：脑出血或高血压脑病，左心衰竭，肾功能衰竭，眼底出血或渗出；其中会有一项者。急进型高血压（恶性高血压）病情急骤发展，舒张压持续>130mmHg以上，并具有三期临床表现。本病属中医"眩晕""肝阳""中风"范畴，现统称"风眩"。认为因肝肾阳亢阴亏，风阳上亢，气血逆乱所致。是长期忧思恼怒或肝气内郁、气郁化火、耗损肝阴，使肝阳偏亢，或年高肾亏、肾阴虚损、肝失所养，致使肝肾阴虚、肝阳上亢；也因饮食不节、喜食肥甘、饮酒过度、湿浊内生、灼津生痰，痰火内炽而成本病。故治疗宜重在滋阴、清火、阴阳双补，兼顾痰、瘀、水湿、浊、毒，尤其本病老年患者多，并发症多，更当注意兼顾治疗。

处方一　平衡调压汤

组成：葛根 10 克，茵陈 10 克，夏枯草 10 克，桑寄生 10 克，怀牛膝 10 克，海藻 10 克，钩藤 10 克（后下），酸枣仁 10 克，夜交藤 30 克，小蓟 15 克，毛冬青 30 克，广地龙 10 克，泽泻 10 克，益母草 30 克，元参 30 克，臭梧桐 10 克，野菊花 10 克，五加皮 10 克。

用法：水煎 3 次，分 3 次服，每日 1 剂，30 剂为 1 个疗程，连服 2~3 个疗程。

加减：头痛甚加杭菊花 10 克，刺蒺藜 10 克；面烘热明显加地骨皮 30 克；目涩口干甚加石斛 10 克；胸闷胸痛明显加知母 10 克，川贝母 2 克（分次吞服）；鼻衄加牡丹皮 10 克，赤芍 10 克，槐花 10 克；关节痛甚加豨莶草 12 克，秦艽 10 克；下肢水肿明显加防己 10 克，车前子 10 克；便秘加郁李仁 10 克；阳痿加菟丝子 15 克；甘油三酯及胆固醇偏高加决明子 30 克，山楂 10 克，何首乌 15 克；肾功能减退加半边莲 15 克，大黄 10 克；血压过高不降加栀子 10 克，黄芩 10 克，大黄 10 克，石膏 30 克；合并脑梗死加水蛭 5 克，丹参 30 克，三七粉 3 克（分次吞服）；血糖偏高，阴虚火旺加猪苓 10 克，茯苓 12 克；阳虚、肢冷加五味子 10 克，加重五加皮用量；冠心病发作加瓜蒌皮 12 克，灵芝粉 3 克（分次吞服），加重毛冬青用量；痛风加秦皮 10 克，金钱草 15 克。

功效：滋阴和阳、活血熄风。主治高血压。

善后：制丸药服，3 个月为 1 个疗程，连服 2~3 个疗程。为防复发，不可断药。

医案：许某某，女，60 岁，农民。患高血压病 15 年，有家族史。近来面烘、心烦、足心热、心悸、少寐乏力日益加重，故来求诊。检查确诊为"原发性高血压病Ⅱ期"，属阴阳两虚，痰瘀湿浊内阻，投平衡调压汤加刺蒺藜 10 克、木防己 10 克，半边莲 15 克，地骨皮 30 克，决明子 30 克，患者服药 30 余剂，心悸、少寐、烦热已除。原方制丸药服 6 个多月，诸症消失，血压正常。为了预防复发，不可中断药丸维持量。嘱咐患者平日少盐低脂，适当锻炼身体。

处方二　八味降压汤

组成：丹参 30 克，怀牛膝 15 克，夏枯草 30 克，牡丹皮 15 克，青木香根 30 克，双钩藤 15 克，刺蒺藜 15 克，代赭石 30 克（碾细）。

用法：水煎服，每日 1 剂。

功效：本方可治疗各类型之原发性高血压长期血压不降，如能坚持服药，顽固不降之血压可明显下降，症状减轻，有理想疗效。

善后处方（标本兼治巩固疗效）

组成：丹参、桑叶、黑芝麻、黄芪各90克，夏枯草180克，当归60克，川芎30克，何首乌60克，怀牛膝45克。

用法：上药文火煎熬4次，去药渣，药汁再煎后，下蜂蜜收膏即成。装瓶后，每天早晚各服30克，温开水送服，以防血压回升。

医案：陈某，男，53岁，职工。患高血压病已5年余，表现头昏、耳鸣、视物模糊，心中有空虚之感，时有手足蠕动，右上肢关节及两足跟疼痛。面部黧黑，目有老年圈，唇发青紫，苔薄黄，舌红，口臭，食后气逆，上腹隐痛，夜梦纷纭。左脉沉细而数，右脉洪大而数，来求诊时血压为200/132mmHg。病由肝经热盛，痰浊中阻，治宜清肝熄风，活血散瘀，投八味降压汤治疗。患者服药8剂后，血压降至180/120mmHg，胃痛亦止，唯有额部汗多。此乃体虚、血瘀痹阻、郁滞未通。原方去青木香，以防苦寒伤脾胃，患者再服药46剂，血压降至160/90mmHg。

引自：来春茂老师验方。

处方三

组成：山楂10~15克，白芍5~10克。

用法：洗去灰尘后，加水煎透，当茶饮1天（温饮），也可以加点冰糖。糖尿病人不加糖。

功效：控制高血压反弹复发。

按语：高血压病是不可能根治的，但亦不是不能治，可以长时间地控制在正常范围内。

说明：这是河南省南阳军分区原副司令员王忠魁介绍的方剂。他已连饮3年，血压没有反弹复发。

处方四

组成：夏枯草10~15克。

用法:水煎泡后当茶饮1天。

功效:长期饮服,可以控制血压在正常范围内不复发。久服稳定血压。

处方五

组成:鬼针草50~100克(调正血压),绞股蓝15~30克(补中益气降血脂),豨莶草20克(或钩藤15克可代)。

用法:水煎2次,分2次服,每日1剂。

加减:体虚明显加紫河车粉3克(分次吞服);血压偏高、头昏时,患者静坐,闭双眼,心想自己的足心或足趾片刻,症状即可消失,恢复正常。

功效:坚持服药,1个星期血压正常,连服1~3个月,诸症消失。

善后(维持量):鬼针草15克泡茶饮1天,长期坚持,血压不会反弹复发。

按语:鬼针草对硝酸甘油三酯、胆固醇、血黏稠均有明显降低作用。

附:鬼针草和翻白草

《中药大辞典》中记载:鬼针草,异名婆婆针、三叶鬼针草、引(野)线包、跟人走、粘身草、脱力草、一包针、家脱力草等等。为菊科植物鬼针草的全草。

成分:全草含生物碱、鞣质、皂苷、黄酮苷;茎叶含挥发油、鞣质、胆碱等;果实含油27.3%。

药理:鬼针草可代替豨莶草,具有对"关节炎"的消炎作用,鬼针草与豨莶草合用,有相互加强之作用。鬼针草的乙醇浸液,对革兰氏阳性细菌有抑菌作用,花、茎对金黄色葡萄球菌也有抑菌作用。

性味:苦,平,无毒。

功能:清热解毒,散瘀消肿,强壮机体。

主治:疟疾、腹泻、痢疾、肝炎、急性肾炎、胃痛、噎嗝、肠痈、咽喉肿痛、跌打损伤、蛇虫咬伤、脱力劳伤、关节疼痛。

用量:干品15~30克(鲜品30~60克);外用捣敷或煎水洗泡。

宜忌:孕妇忌服。

治疗报道:治阑尾炎35例,其中①亚急性21例,处方:干品鬼针草0.5~1两煎服，或加冰糖、蜂蜜同服，每日1剂；功效：痊愈16例，有效5例；②慢性阑尾炎14例，处方同上，功效：痊愈9例，有效3例，无效2例。半数以上服药1~3剂；服药最多为40剂。均无副作用。

从中草药书中，未见鬼针草可以治疗高血压、低血压的记载。杭州的药店也很少有售鬼针草的，说杭州医生很少用鬼针草，所以药店也不进货了。但是在我小时候，杭州老百姓多知道人劳累过度，叫失力，老百姓看不起病，老人们多会说：去采一把野线包（脱力草）烧红枣，吃2次就会好，指的就是鬼针草。

1951年9月初，我要离开师父去沈阳市参加工作，师父赠我《长生集》（记录他一生行医之特效处方），说道："治疗血压病，可用鬼针草，它能双向调节血压，必见奇效。"

进一步研究表明，鬼针草不但药用价值高，而且可以食用。鬼针草含总黄酮、香豆素、生物碱、碘、多种氨基酸、胡萝卜素等。所含氨基酸相当于牛奶的5倍、鸡蛋的1.38倍、橘子的20倍、苹果的30倍。

近年来，李庆东用鬼针草叶为原料，又研制成功对人体有保健作用的悦年茶，通过省级鉴定，主管部门批准，已投放市场。这不但对人们身体健康有重要意义，而且给太行山区的农民群众带来很大的经济效益。

另外还有一味草药叫"翻白草"，《中药大辞典》中记载：翻白草异名鸡腿儿、天藕儿等等，为救荒草，全国各地均有分布。荒年，人们掘来和饭食用。

成分：含鞣质及黄酮类。

性味：甘苦、平、无毒。

功用主治：清热、解毒、止血、消肿。治痢疾、疟疾、肺痈、咳血、吐血、下血、崩漏、痈肿、疮癣、瘰疬结核。

没有说治疗"糖尿病"。

吾师父传我《长生集》中说："消渴病（即糖尿病）是阴阳失调，肝肾亏损，可用翻白草治疗，数日见效，数月可愈。"

浙江《生活与健康》1999年5月4日第三版"降糖草治糖尿病有

特效"一文中报道了广州市黄石医院糖尿病研究中心,"在韦岚洲主任带领专家组经多年研究,在糖尿病治疗领域中取得突破性成果。从珍贵草药降糖草(又名翻白草)中提取的生物碱,经动物试验和临床应用证明具有双向调节血糖和促进胰岛β细胞恢复功能,提高胰岛素受体效应的特殊功效。降糖草(这是写文章的人将翻白草称降糖草)是民间历代名医治疗糖尿病秘方中的主要草药,草药应用其效果即优于西药磺脲类,双胍类等降糖药,且无副作用。"

处方六

组成:制附子6克,龟板9克,女贞子9克,何首乌15克,丹参15克,煅磁石30克,草决明24克,绞股蓝15克,鬼针草20克,旱莲草9克。

用法:水煎2次,分2次服,每日1剂。

功效:主治高血压,证属阴阳两虚型。本方亦适用"高血压性心脏病"。可治疗阳虚咯血、身红面黄、唇黯红、语音低。

处方七

组成:元参15克,生地15克,麦冬10克,白芍12克,夏枯草15克,钩藤15克,菊花10克,泽泻10克,生山楂10克,仙灵脾15克,仙茅10克,丹参15克。

用法:水煎2次,分2次服,每日1剂,至隔日1剂,30剂为1个疗程,连服1~3个疗程。

加减:夜尿频多加菟丝子15克,补骨脂10克;腰酸腿软加杜仲15克,桑寄生15克。

功效:治阴阳两虚型高血压,服药3个疗程,多数降压稳定。

善后:原方制丸药服,可控制血压复发升高。

处方八 双桑降压汤

组成:桑枝、桑叶、茺蔚子各15克。

用法:睡前水煎泡洗双脚30~40分钟,每天1次。

功效:降血压、促安眠,捷效。

引自:《中药大辞典》和辽宁中草药新疗法展资料选编。

处方九 黄石降压汤

组成:炒黄芩9克,石决明、生西瓜子(打碎)各15~30克,夏枯草、桑寄生、元参、地龙各9~15克,黑芝麻12~15克,益母草9~30克,怀牛膝6克。

用法:水煎3次,分3次服,每日1剂。

加减:伴眩晕加代赭石、珍珠母、生地各15克;头痛项强加葛根9克;失眠多梦加夜交藤15克,酸枣仁10克;高血脂加泽泻、首乌、生地各9~15克;便秘加大黄10克(后下)。

功效:滋阴潜阳,平肝熄风,降压。治疗多例,获基本痊愈77.1%,显效13.1%,有效7.2%,无效2.6%,总有效率97.4%,无副作用。

说明:血压持续在150/95mmHg以上,可用黄石降压汤治疗。

处方十 七子汤加味

组成:决明子24克,枸杞子12克,菟丝子12克,女贞子15克,金樱子9克,沙苑子12克,桑葚12克,钩藤15克,白芍20克,桑寄生12克。

用法:水煎服,每日1剂。

功效:滋补肝肾,降压熄风。主治肝肾阴虚型高血压。

医案:张某,女,50岁。患高血压已6年,血压常在210~180/110~100mmHg范围。经常头昏,头痛,情绪急躁,失眠多梦,腰膝酸软,四肢麻木,五心烦热,舌红,苔薄黄,脉弦细数。西药久服不效,故来求治。证系肝肾阴虚,投七子汤加味治疗。张某服药6剂,诸症好转,血压降为175/95mmHg,原方再服15剂,诸症消失,血压降为150~140mmHg / 90~85mmHg,原方加减再服1个月,以巩固疗效。追访1年,血压稳定在正常范围内。

处方十一

组成:生杜仲15克,草决明15克,山楂15克,黄柏6克,生大黄3克,玉米须60克。

用法:水煎3次,分早晨空腹服,中午饭后服,晚上睡前服,每日1剂。

功效：治高血压。连服15~25剂见效，转服处方十二。

处方十二

组成：生黄芪9克，当归尾6克，赤芍5克，川芎5克，地龙3克，桃仁3克，红花3克。

用法：水煎，服法同上，每日1剂。

功效：治疗多人，20~30剂后均血压正常。

说明：台湾中医界传说处方十一与处方十二连用可根治高血压病。是否能根治，有待验证。

处方十三

组成：石决明12克，葛根15克，天麻15克，丹参20克，当归15克，川芎12克，赤芍10克，防风12克，蜈蚣3条，柴胡12克，白芍20克，旋覆花15克（先煎）。

用法：水煎2次，分2次服，每日1剂。

功效：治疗多例，6剂药后，血压下降，9~12剂药后，血压正常。

善后：原方制丸药服，每服5克，每日服3次，以求控制血压。

处方十四

组成：2000克蚕沙。

用法：睡觉时枕在头部。

功效：治高血压。

医案：一位80岁老人，患高血压20多年，整天头晕目眩，卧床不起。家境不富，不肯上医院。后建议他买4斤蚕沙（蚕屎），装进枕头，每天睡时枕在头部。不久后老人症状消失，血压稳定在正常范围内，无副作用。

处方十五

组成：芹菜100克（切丝），大蒜2瓣（切碎停15分钟，接收空气后，会产生大量蒜素），芝麻油少许。

用法：加盐、醋，拌匀食用，每天吃1~2次。

功效：治高血压。有血液清道夫的功效。连吃3个月，诸症消除。

说明：芹菜含高密度脂蛋白、胡萝卜素等，有降血压、抗动脉硬化功效；大蒜含高密度脂蛋白，降血脂、降胆固醇，增加心肌收缩力；芝麻油含维生素E，有抗自由基氧化作用。本方为治高血压、高血脂、心动过速均有效的一个民间食疗方。

处方十六

组成：芹菜100克，洋葱5片，大蒜5瓣，荸荠5个（带皮），番茄1个。

用法：加水4碗，煮成1碗，睡前服，每日1剂。

功效：降血压立竿见影。

处方十七

组成：山楂20~50克，干荷叶9~12克，生槐花15~20克，菊花15~20克。

用法：水煎当茶饮1天。

功效：主治高血压。饮1个月见效，半年治愈，再饮巩固疗效，有效率95.6%。

处方十八

组成：干柳叶50克，小蓟30克，神曲10克。

用法：水煎当茶饮半天，下午换新的，每天2剂。

功效：饮30天为1个疗程，98%见良效，长期饮服，可巩固疗效，控制血压。

处方十九 泻火降压汤

组成：生赭石30克（先煎），生龙骨、牡蛎各30克（先煎），怀牛膝30克，生龟甲30克（先煎），杭白芍30克，润元参30克，生石膏60克（先煎），石决明30克（先煎），生地30克，怀山药20~30克，大黄10克，车前子30克（包），川楝子10克，茵陈10克，生麦芽10克，甘草10克。

用法：水浓煎2次，6小时服1次，18小时服完，每日1剂，7剂1个疗程。可灌服或鼻饲。

功效：滋阴潜阳，熄风降压。主治高血压脑病（高血压危象）。

医案：徐某某，男，68岁，退休职工。患高血压多年，常服中西药，血压一直稳定。今晨起床，突然剧烈头痛并呕吐、抽搐、昏迷，急诊入院。血压测出200/120mmHg，头颅CT扫描未见梗塞、出血灶，诊为高血压脑病，以降压、脱水急救治疗。用药48小时，血压昏迷抽搐等症未明显缓解。邀中医会诊，其脉弦、苔黄、舌黯红、面赤、气粗、右肢抽动，神识不清，左瞳孔缩小，有光反应，小便短赤，大便5天未行，腹胀，为阴虚阳亢，内风动扰，痰火内攻，脑神受蒙，治用泻火降压汤。1剂浓煎，18小时服完后，患者第2天早晨大便1次，又煎服1剂，第3天血压下降，神志转清。减去大黄，又连服5剂，1周后患者病愈出院。

按语：本病由急进型高血压病或缓进型三期高血压病严重持久脑血管痉挛引起脑水肿、颅内压增高所致。主要表现为剧烈头痛、呕吐、抽搐，甚至昏迷，血压突然显著升高，持续数分钟至数天不等，若治疗不当，有生命危险。中医认为，本病因风阳上窜，气血上逆，扰乱清阳所致，即为阴虚阳亢，肝风内动，气血上逆，扰乱脑神，故表现"痛""动""昏"之特征。治宜泻火降压、气血下行，以防不测，用泻火降压汤治疗。

处方二十　莲葚汤加味

组成：莲须12克，女贞子12克，桑葚12克，淮山药15克，钩藤10克，地龙10克，旱莲草10克，生牡蛎25克（先煎），龟板25克（先煎），牛膝15克，天麻15克，杜仲15克，川贝粉1克（分次吞服），太子参12克，山楂10克。

用法：水煎服，每日1剂。

功效：主治肝肾阴虚高血压重症。

医案：陈某，女，57岁。患高血压8年。家属扶来求诊说：8年高血压日渐加重，已于2年前不能坚持工作而病退，近来头晕严重，卧床不起，个人生活不能自理，面色浮红，眼睑微黑，头痛、失眠多梦，夜多尿，痰多，舌红有齿痕，苔薄白，脉弦而数，血压210/120mmHg。系肝肾阴虚，投莲葚汤加味治疗。患者服药4个月，症状减轻，生活能自理，血压保持在145~150mmHg／80~90mmHg。患者坚持服药1年，血压维持正常。嘱每月服药10剂，可巩固疗效。

处方二十一　醋蛋液治高血压

制作与用法：

（1）买一瓶9度米醋，有叫"浸蛋米醋""泡蛋米醋"，总酸含量：≥9.0度。酸度低的普通醋不能用。

（2）买蜂蜜1瓶。买什么蜂蜜，就按自己的需要而定，如需止咳喘，应买枇杷蜜。

（3）买鸡蛋数个。选新鲜鸡蛋，红壳白壳都可以。浸泡前洗净外壳。

（4）准备2只有盖小瓶，以便交替使用。如小酱菜瓶、小腐乳瓶、小茶杯均可用，但必须是可放入鸡蛋的大口径瓶。

（5）将一只洗净的鸡蛋放入瓶内，倒入9度米醋，以浸没鸡蛋为度，加盖后放2天，蛋壳软化后，用筷子戳破蛋膜，将流出的蛋液搅散拌匀，再放1~2天即可食用。每次取2羹匙醋蛋液、2羹匙蜂蜜、4羹匙温开水，调匀，早晨空腹或餐后1次饮服，蛋膜吐掉，没有服完前，就该泡第二瓶醋蛋，以便接连饮用。如果怕酸，可以增加蜂蜜和温开水，让酸甜可口。

功效：据各种医疗书刊统计报道：醋蛋液对高血压、脑血栓后遗症、气管炎、风湿病、失眠、便秘、慢性胃炎等疗效明显；对结肠炎、肩周炎、痔疮、鼻窦炎、心脑供血不全、牙痛、粪液自流、坐骨神经痛、肋间神经痛、肛裂、趾端麻木、神经衰弱、动脉硬化、皮炎、绣球风、头屑、三叉神经痛、十二指肠溃疡、上呼吸道感染性咳嗽、尿频、手脚破裂、盗汗、口臭、腹泻、肾炎等病亦有疗效；甚至对冠心病、类风湿、骨质增生、肺结核、面瘫、震颤麻痹、糖尿病、白内障、肺心病、花眼，各种癌症，还有牛皮癣、老年斑等棘手的病，内服外用，也竟然取得喜人的好转。

醋蛋液所以能强身治病，是源于鸡蛋中丰富的卵磷脂。研究证实：当卵磷脂被人体消化后，会释放出胆碱进入人体血液中，很快到达脑部，从而可防止人脑功能老化和记忆衰退。卵磷脂还将脂肪和胆固醇转化成乳状液，使血液循环畅通，减少血管壁内沉积物（脂肪和胆固醇），降低血管栓塞及心脑疾病的发生。醋蛋液还具有活血化瘀的作用，扶正固本，提高人体免疫功能。所以醋蛋液不愧为是强身保健的佳品。

鸡蛋在醋的作用下，不仅杀灭污染微生物，还将蛋白质分解，并与酶的接触面增大，就更容易被人消化吸收。人食醋后，一可消除疲劳；二可降低血压，防止动脉硬化;三可杀伤致病菌;四可滋润美容皮肤;五可促进人体对食物中钙、磷、铁等矿物质的溶解和吸收。

注意:

（1）早晨服、晚上临睡前服、空腹服、饭后服,其功效相同,可按自己的喜好时间服。

（2）普通型的醋,酸度只有3~4度,不能将鸡蛋有效成分化解,即不能被人有效吸收,故不可用。一定要用9度米醋。

（3）初服醋蛋液,可出现大便稀薄,不必管它,几天后便可正常。但是,长期腹泻,说明它不适合你服用,可以减量或完全停服。

（4）小儿大便干燥、食欲不振,亦可服用醋蛋液,只需减量为成人的1/3或1/4。

（5）夏季气温太高时,可将醋蛋液放入冰箱保鲜备用。

（6）长期饮服醋蛋液会引起人体骨质疏松吗?这是许多人关心的问题。告诉你:恰恰相反,醋蛋液中含有容易被人吸收的"醋酸钙",对人的骨骼大有补益。蛋壳被9度醋化解成醋钙粉,就是人体最适宜的钙粉。

医学科研人员认为:醋蛋液能调节人体免疫功能,调整饮食中的营养平衡,从而增强人体抗病能力。所以,劝人不可浅尝即止,贵在坚持饮服。因为人体有差异,有人吃几个醋蛋液就见明显效果,有人吃了几十个醋蛋液才见效果。所以只有坚持服用,才能收到强身保健,延年益寿的功效。

不能饮服醋蛋液的人:

（1）平时就不能吃鸡蛋和醋的人;

（2）患胃酸过多的人;

（3）低血压患者慎用,若感到胃部不适,就不要强饮醋蛋液;

（4）肾炎发病期间不宜饮服;

（5）胆囊切除手术半年内不可饮服;

（6）肝硬化患者应慎用蛋制品;

（7）胆结石病人限用含有油脂配方的醋蛋液,无油脂可以用。

引自:1996年7月5日《生活与健康》报和《中老年自我治病奇效方集锦》。

第十二节 低血压病

处方一 调压汤

组成:党参10克,炙黄芪15克,炒白术10克,当归10克,鹿角胶10克(烊冲),枸杞子10克,熟地30克,柴胡10克,升麻6克,醋香附10克,炒枳壳15克,葛根10克,陈皮6克,砂仁6克(后下),山萸肉15克,桔梗10克,细辛3克,麦芽30克,炙甘草10克,红枣5枚,生姜5片。

用法:水煎3次,分3次服,每日1剂,30剂为1个疗程。

功效:补元益精,疏肝升清。主治低血压。

善后:原方制丸药服,每服5克,日服3次,连服3个月为1个疗程。

医案:张某某,女,54岁,农民。患眩晕、头昏、乏力、心慌多年,近来加重,已影响劳动和家务,故来求治。患者耳鸣,心慌,腰膝酸软,脉细弱,舌黯红,血压75/45mmHg,心率60次/分。诊为体质性低血压,属肾元不足,肝疏泄不及,心脑血虚。投方调压汤治疗,患者连服30余剂,血压正常,诸症消失。嘱其原方制丸服用3个月。随访1年,未见复发。

处方二 扶正升压汤加味一

组成:红参10克,麦冬15克,五味子12克,生地20~30克,炙甘草15克,陈皮15克,枳壳10克,阿胶15克(烊化兑服),黄芪30克。

用法:水煎服,每日1剂。

功效:主治低血压。

医案:邓某,女,49岁。患者素有低血压症,血压总在100~90mmHg/60~50mmHg之间,劳累或登高,自觉头晕、心慌、气短。近月来病情加重,已晕倒2次。故来求治。见患者身体消瘦,面色萎黄,心率94次/分,律齐,舌质淡,尖红,苔正常,脉细弱,血压86/56mmHg。病系气阴两虚,治宜益气养阴,投扶正升压汤加味治疗。患者服药3剂后,诸症减轻,血压升为96/70mmHg。原方再服9剂,诸症消失,血压升至116/80mmHg。嘱其再服3剂以巩固疗效。

处方三　扶正升压汤加味二

组成:党参10克,麦冬15克,五味子12克,生地20~30克,炙甘草15克,陈皮5克,枳壳10克,阿胶15克(烊冲),黄芪30克。

用法:水煎3次,分3次服,每日1剂。

功效:主治低血压。10剂左右可治愈,再服可巩固疗效。

处方四　当归阿胶汤

组成:当归50克,阿胶30克(烊冲),川芎15克,熟地20克,炙首乌50克,黄芪100克,黄精50克,炙甘草10克,桂枝15克,山药100克,砂仁5克(后下)。

用法:水煎3次,分3次服,每日1剂。

功效:主治低血压。连服5剂,血压升至正常。

处方五

组成:炙甘草15~30克,五味子25克,茯苓15克,肉桂15克,桂枝15克。

用法:水煎代茶饮服1天(每次煎沸6~7分钟)。

功效:主治头晕眼花体虚性低血压。3~10剂血压回升,再服4剂巩固疗效。收治5例获效,不易复发。

处方六　生脉汤

组成:党参10克,麦冬10克,五味子10克。

用法:水煎当茶饮,昏厥者鼻饲灌服。

功效:治低血压。服1周血压回升,改服下方。

处方七　升压茶

组成:肉桂10克,桂枝10克,炙甘草10克。

用法:沸水浸泡当茶饮。

功效:治低血压。连饮10~20天可巩固疗效。

注意:上两方不能巩固,是体质太虚,可改用下方治疗。

处方八

组成：鹿茸粉0.2克，鸡蛋1只。

用法：将鸡蛋打开1个小洞，放入鹿茸粉，封口，蒸熟。每天早晨起床后吃1个鹿茸蛋。

功效：恢复体质升血压。连吃15~30个，血压就正常。

注意：不可长服，长服会引起肥胖或血压过高。

处方九

组成：鬼针草30克，党参20克，枸杞子20克，炙甘草15克，大枣10克，肉桂10克，蒲公英16克。

用法：水煎2次，分2次服，每日1剂。

功效：治低血压。服1周血压回升。

第十三节　肺 心 病

概要：本病即以慢性咳嗽咯痰、气促、心悸、乏力、紫绀为主的慢性支气管炎、肺气肿发展为肺及心病的循环系统疾病。40岁以上多患。形成时间约需6~10年。本病属中医"心悸"，现统称"肺心病"。病因为肺病日久，痰气阻滞，导致心脉瘀阻。属本虚标实。治疗本病，不论何期，当治肺为第一要着。肺主气，呼吸之气下供肾纳，肺主通调水道，为肾水之上源；心主血，肺气推动心血运行，故心肾均需肺气之用。肺主一身之气，肺虚则邪气乘虚而入，致肺受壅滞，肾水不能代谢，心血无力运行。肺壅咳嗽气促；肾水代谢失常则下肢水肿或腹水；心血失运则瘀、悸、胸闷、口唇紫绀。故治肺为要，补肺气、宣降肺气为第一，为治源病可愈。但心肾对肺至关重要，因为肺气须心血濡养，尤因气需血载，若心血虚，必影响肺气，肺气伤损，形成咳嗽、气短；肾虽须得肺气而纳，但只有肾气充沛，摄纳正常，肺气才能通畅，呼吸均匀，如肾虚不能纳气，会动则气急，呼吸困难，肺必逆，水气壅，生水肿咳嗽。尤其肾藏精，为元气之根，肺气赖精化生。故肾精肾气虚损，肺气必虚，邪气必乘。故而治疗肺心病，又必须补肾。

处方一

组成：白胡椒20粒，木鳖子（去皮）100克，黑丑、白丑各50克（即黑白牵牛100克）。

用法：上药共烘干，研成末，用白皮鸡蛋清4只，拌和均匀，外敷在内脚踝骨上部（男左女右），敷15个小时。只敷1剂药。

功效：用于肺心病病危之急救。

医案：66岁老人患肺源性心脏病13年，突然病情加重，高烧不退，生命垂危。以本方急救，转危为安。体烧渐渐退去，气顺，能吃，身体有劲。

说明：①敷第二剂药，应间隔半个月以上。②1个月内禁吃梨。③可配合放血退烧，在患者双耳上尖部，用消毒过的针，刺破耳尖，挤出一点血，一般在20分钟后，开始退烧，至3~5小时，体温恢复正常。④配合下面肺心病汤药继续治疗。

处方二　纳气平喘汤

组成：茯苓15克，白术15克，熟附片6克，熟地15克，香橼、鸡内金各9克，山萸肉12克，生山药30克，五味子9克，紫石英15克（先煎），磁石15克（先煎），沉香3克（冲服），紫河车6克（分2次药汁送服）。

用法：中药煎汤分2~3次服，每日1剂。

功效：主治肺心病。

辅助处方

组成：高丽红参10克，蛤蚧1对（选尾粗的去头足），胡桃肉10克（连衣）。

用法：红参切片，与蛤蚧、胡桃肉共蒸，分2天吃完，即2天1剂。

善后：1剂药服3~4天，连服6个月（含参蛤方）；随体质改善，方中红参和熟附片减为3克。

医案：谢某，男，68岁，工人。患者喘咳，吐泡沫痰，气短，活动后加剧，已多年。近来休息时亦气促，已不能劳动。医院检查后诊断为"肺源性心脏病"。来求诊时，见患者呼吸急促，口唇青紫，下肢浮肿，脉细数，舌质淡，苔白腻。病为肾不纳气，治宜温肾培元，纳气平喘。投纳气平喘汤治疗。服药6剂，参蛤方3剂，患者病情明显好转。半年后追访，患者已恢复正常体质，并已参加劳动。叮嘱其不可激动,不可太劳累,不生气,快乐是长寿之本。

处方三　血府逐瘀汤加减

组成:桃仁12克,红花12克,赤芍15克,当归10克,生地12克,川芎12克,枳壳12克,瓜蒌20克,丹参15克,牛膝12克,桔梗10克,甘草5克。

用法:上药水泡20分钟,再煎药2次,分2次服,每日1剂。

加减:气虚加党参15克,南沙参15克;湿重加茯苓12克,桑白皮12克,薏苡仁15克;热重加知母10克,石膏30克,黄芩10克;痰多加川贝粉2克(吞服),胆南星10克,法半夏10克;气喘甚加麻黄5克,苏子10克,厚朴6克。

功效:本方治疗肺心病多例,服药7~30剂不等,均告治愈。

说明:运用清代名医王清任《医林改错》中的血府逐瘀汤加减后,治疗本病,有较好疗效。

处方四　肺心益元汤

组成:炙黄芪10克,川桂枝10克,制附片6克,生地、熟地各15克,炒白术10克,山萸肉10克,当归10克,茯苓10克,细辛3克,炒枳实10克,全瓜蒌10克,三七粉3克(冲服),远志10克,陈皮6克,杏仁10克,五味子10克,炙甘草10克,红枣5枚。

用法:水煎3次,分3次服,每日1剂,30剂为1个疗程,连服2~3个疗程。

加减:偏热加桑白皮10克,鱼腥草10克,黄芩10克,金银花10克;偏寒加半夏10克,干姜5克;咳嗽痰多加莱菔子10克,炒葶苈子5克,川贝母粉2克(吞服),炒竹茹10克;气促加地龙10克,僵蚕10克,沉香6克;紫绀加水蛭6克,丹参15克;下肢水肿或腹水加炒葶苈子10克,车前子10克,泽泻10克;脉数心率快去细辛,加苦参10克,太子参10克,麦冬10克;神志模糊加制胆星10克,郁金15克,石菖蒲5克。

功效:益肾救肺,补血养心。主治慢性肺心病。

善后处方

组成:黄芪、川桂枝、炒白术、山萸肉、当归、云苓、炒枳实、全瓜蒌、杏仁、五味子、广地龙、炙甘草、车前子、丹参、苦参各60克,制附片、陈皮、水蛭、制胆星各40克,生地、熟地各90克,太子参180克,三七、细辛、沉香各20克,红枣30枚。

用法:诸药研粉,用红枣煎汤拌药粉制丸药,如绿豆大小,每次服5克,日服3次。服3个月为1个疗程,连服2~3个疗程。

医案:郑某某,女,62岁,农民。患本病10多年,伴唇紫气促,静卧亦呼吸困难。医院已确诊为"慢性肺源性心脏病"(进入失代偿期)。来求诊时诊为肺肾两虚,痰瘀阻心。投肺心益元汤治疗,加水蛭6克,地龙10克,炒葶苈子6克,水煎服,每日1剂,连服60余剂,咳嗽、喘促及下肢浮肿均减轻,心率由原98次/分降至86次/分。之后用本方加味制丸缓调(善后处方)。连服半年多后,复查咳喘消失,心肺功能改善。随访2年,冬春季节未发作。

按语:本方用黄芪少量补肺气(量大则会壅气胸满);用桂枝、附片补肾阳以温肺;用熟地、山萸肉填补肾精以化气;用白术、茯苓补脾生金(肺),金生水行(肾水);用生地、当归养心血以濡肺气;用远志化痰,入心化心中滞血;用三七补血活血以激活心肺气血之功能;用陈皮、杏仁宣降肺气,不致壅;用细辛通肺气,使肺窍通利;用枳实行气宽中强肌;用瓜蒌化痰气以畅心脉;用五味子助肾纳气又宁心安神;用甘草、红枣益脾养心。诸药组方为肺心益元汤,调整肺、心、肾之间关系以固本。至于偏热、偏寒、偏痰、偏瘀等,可附证加入药物,可注意患者症候表现:偏热者痰黄、身热、口渴、大便干燥、苔黄或黄腻、脉弦数等;偏寒者白沫痰、恶寒、面浮足肿、苔白滑或白腻、脉紧,天冷受寒则症状加重;偏痰者症见痰鸣、气促、头胀、头痛、咳嗽痰多等;偏疼者有明显紫绀、舌质绛、紫黯或瘀斑瘀点等。

处方五　强心汤

组成:红参15克(单煎服),麦冬15克,茯苓25克,白术25克,炮附子10克,细辛10克,桂枝10克,白芍20克,丹参20克,麻黄3克,五味子6克,甘草6克,生姜3片(为药引)。

用法:水煎2次,分2次服,每日1剂。

功效:本方益气养心阴,温阳利水,和血,通脉,治疗肺心病,心功能不全多例,均获得心功能改善。

处方六

组成：桃仁 12 克，红花 12 克，熟地 12 克，当归 10 克，赤芍 15 克，枳壳 10 克，麻黄 8 克，白芥子 20 克，酸枣仁 15 克，丹参 20 克，泽泻 18 克，炙甘草 10 克。

用法：水煎 2 次，分 2 次服，每日 1 剂，30 剂 1 个疗程。

功效：主治肺心病。一般 6~12 剂症状消失。一位陈姓患者愈后随访 1 年没有复发。

善后：加黄芪 25 克，防风 10 克，再服 5~20 剂，诸症痊愈。

第六章　血液系统疾病

第一节　蚕豆病（表现黄疸、贫血）

概要：发病在3~5月间，蚕豆成熟季节，常因进食新鲜蚕豆后引起急性溶血性贫血，少数病人也可在接触花粉之后发病。临床表现以黄疸明显，贫血严重为主。系食了豆毒损伤脾胃，湿热蕴结中焦，肝失疏泄，湿伤脾，热伤胃，热毒由胃络通心，导致血液败坏，气血亏损所致。治宜清热解毒，利湿退黄，益气生血，投清热解毒汤治疗。

处方

组成：鼠曲草（田艾）60克，车前草30克，凤尾草30克，党参30克，茵陈15克，槐花15克，大黄9克。

用法：水煎，分3次服，每日1剂。重症者，每天服2剂，4小时服1次。

加减：胃热呕吐者加竹茹15克；胃寒咳嗽吐泻者加煨生姜15克；吐泻加藿香10克；反胃呕吐喘咳加半夏15克；腹泻者去大黄。

功效：治疗本病多例，均获治愈。服药3天，均可见到退烧、退黄、小便隐血转阴，血色素上升，诸症消失，病获痊愈。

第二节　缺铁性贫血

概要：本病指体内缺铁影响血红蛋白合成，引起缺铁性贫血。各种年龄均可发生，但生育期妇女和婴幼儿多见。病因有四：①有慢性失血史，如消化性溃疡、月经过多、痔疮、钩虫病等；②吸收障碍，如萎缩性胃炎、胃肠道手术后；③营养不良，如偏食等；④需铁量增加，如妊娠期、哺乳期等。临床表现：病程缓慢,早期症状不明显,渐至全身乏力、头昏、心烦失眠、食欲不振、月经失调、皮肤及面色苍白。重症有心悸、气促、口腔炎、舌炎、皮肤干燥皱缩,毛发干枯或脱落,指甲扁平,不光整,脆薄易裂。少数有轻度脾脏肿大,异食怪癖,或吞咽困难,称为缺铁性贫血吞咽困难综合征。诊断本病,必须排除慢性感染和肝肾病所致的贫血、地中海贫血和铁粒幼红细胞贫血等。本病属中医"血劳""萎黄""虚劳"。因先后天亏损、血液生化不足,或因失血等耗伤血液,营血亏少,脏器失其濡养所致的痨病类疾病。

处方一　生血汤

组成:炙黄芪30克,当归20克,杭白芍10克,熟地30克,党参20克,茯苓10克,炒白术10克,甘草6克,制香附10克,砂仁6克(后下),陈皮10克,怀山药30克,紫河车粉6克(分2次吞服),焙鸡内金6克(研粉分2次吞服),生麦芽10克,鸡血藤30克,济阿胶10克(烊冲),煅绿矾0.3克(烊冲),针砂30克(先煎),红枣10枚。

用法:水煎3次,分3次服,每日1剂,30剂为1个疗程。

功效:益气养血,疏肝培脾。

善后:原方制丸药服,每次服5克,日服3次,3个月1个疗程,连服2~3个疗程。

医案:唐某某,女,29岁,农民。6年前因流产出血过多,以后每次月经量多,素感头昏心悸、少眠、乏力、食欲欠佳,屡按缺铁性贫血治疗,终不见效果,迄今不孕,故来求诊。诊为缺铁性贫血(中度),伴继发性不孕。投生血汤治疗,患者服药30余剂,又制丸缓调,服3个月后复查,血红蛋白、红细胞及血清铁、血清总铁结合力均正常。再配服丸药3个月以善后。1年后访,未复发,并已怀孕。

说明:缺铁性贫血,可见化验确诊。

引自:雍履平老师验方。

处方二

组成:当归20克,川芎20克,党参20克,白术20克,熟地15克,甘草15克,阿胶30克(烊化冲服),黄芪30克,枸杞子25克,女贞子25克,鸡血藤25克,首乌15克,陈皮15克。

用法:水煎3次,分3次服,每日1剂。连服21剂,停7天,再服21剂,为1个疗程。

加减:气虚甚者加重黄芪50~100克;气血两虚甚者加重党参50克,熟地30克;偏阳虚加菟丝子20克,巴戟天20克;纳差加山楂20克,鸡内金15克,太子参30克;头晕甚加重至川芎40克;心悸甚加柏子仁20克;乏力加黄精30克。

处方三

组成:生铁末100克,胆矾60克,怀山药40克,鸡内金20克(即为5:3:2:1的比例配药)。

用法:上药研粉,制成蜜丸,黄豆大小,每服5粒,日服3次,与处方二同时服用。

功效:治疗多例,服药42剂,即1个疗程,全部取得显著功效。

处方四

组成:阿胶10克(捣烂),鸡蛋1只,红糖、黄酒各适量。

用法:将鸡蛋、阿胶末、红糖、黄酒搅匀,加水少许,隔水蒸熟,每日服1剂。

功效:连服30天好转,再服30天,诸症消失,血色素由原来63g/L增加到102g/L。本方亦是妇女冬季进补良方。

注意:妇女月经期,或大便溏时,须停服本方。

第三节　溶血性贫血

概要:本病因红细胞破坏加速,而骨髓造血功能失代偿所发生的贫血。正常红细胞生存时间平均为120天,而溶血性贫血的红细胞只能生存15~20天以下。病因有两大类:一是红细胞内在缺陷:如细胞膜异常、红细胞酶异常、血红蛋白中珠蛋白链异常、阵发性睡眠性血红蛋白尿等所致;二是外来因素:如免疫性、机械性、化学、物理、生物因素等所致。实验室检查可确诊本病。本病属中医"血虚""血枯""虚劳""黄疸"范畴,是血液破坏所致。临床上急性溶血起病急骤,突发寒战高热,腰酸背痛,气促乏力,烦躁,尿色如浓红茶或酱油样,并有轻度黄疸。慢性病较缓,除有乏力、苍白、气促、头晕外,或有不同程度的黄疸和肝脾肿大等。

处方一

组成:党参30克,当归15克,熟地15克,生地10克,白芍10克,制附片10克(先煎),麦冬10克,大枣10克,生姜5克,肉桂3克,黄芪30克。

用法:水煎2次,分2次服,每日1剂。

加减:阴虚症状(手足心热)不明显去生地、麦冬;阳虚症状(怕冷)不明显去附片、肉桂。

功效:养阴助阳,益气补血。主治地中海贫血(遗传性溶血性贫血)。

处方二

组成:仙鹤草30克,党参12克,白术12克,续断12克,茯苓9克,白芍9克,当归9克,生地9克,熟地9克,黄芪9克,仙灵脾9克,菟丝子9克,川芎6克,炙甘草6克,红枣7克。

用法:水煎2次,分2次服,每日1剂。

功效:补养脾肾,助阳生阴。主治溶血性贫血。

第四节 再生障碍性贫血

概要:"再生障碍性贫血"是由骨髓造血功能减退或衰竭,使红细胞、白细胞、血小板减少的综合病症。属中医"血枯""虚劳"范畴。本病的产生与心、肝、脾、肾四脏有关,脾肾两脏是关键,故治宜滋阴益肾,健脾补血。

处方一 乌鸡虚劳方

组成:东阿阿胶60克(烊化),鹿角胶60克(烊化),熟地60克,红人参60克

（去芦），当归身35克，黄芪100克，焦白术60克，山萸肉60克，枸杞子35克，淮山药35克，血余炭35克，血见愁60克，乌骨鸡1只（300克，去毛去内脏，焙干）。

用法：上药共研细末，过120目筛，炼蜜为丸，每服12克，早、中、晚3次服。

功效：滋阴益肾，健脾补血。主治再生障碍性贫血，屡见佳效。

医案：任某某，男，26岁。1988年11月患本病，住院治疗半年，未见好转，故来求治。患者体温37.6℃，血压略低，心率90次/分，鼻衄血量多，耳出血，大腿有出血点，神疲头晕，五心烦热，失眠多梦。投乌鸡虚劳方1剂，制丸药服60天，诸症减轻，再投1剂制丸药，又服60天，诸症消失，医院复查痊愈。随访2年未复发。

注意：忌驴肉、马肉、辣椒、阿司匹林。

处方二　人参益血汤

组成：人参6克（党参30克代），白术9克，龟板胶9克（烊化冲服），鹿角胶9克（烊化冲服），阿胶9克（烊化冲服），肉桂3克，龙眼肉12克，陈皮9克，木香9克，当归9克，白芍9克，甘草9克，大枣10枚。

用法：水煎服，每日1剂。

功效：主治再生障碍性贫血。

医案：马某某，女，25岁。患发热而服用氯霉素后，出现头晕、耳鸣、心悸、气短、纳呆、全身乏力、面色少华、舌燥苔薄白、脉虚无力。医院骨髓穿刺检查诊为再生障碍性贫血，为中医脾肾虚损，气血不足之证。治宜补益脾肾，温补气血，投人参益血汤治疗。患者坚持服药3个多月，饮食增加，体力渐增，头痛心悸气短等诸症消失，血红蛋白上升至12克%。追访1年余，未见复发。

引自：王永安老师验方。

处方三　八珍加味汤

组成：党参30克，炒白术15克，炙黄芪60克，当归15克，熟地30克，炙甘草6克，熟附片30~15克，仙鹤草30克，鸡血藤30克，三七5克，广木香6克，鹿角胶15克（烊冲），阿胶15克（烊冲），龟板胶15克（烊冲），首乌30克（炒枣仁30克可代）。

用法：水煎服，每日1剂。

功效：再生障碍性贫血。

医案：毛某，女，35岁。曾因腹泻服氯霉素后引起贫血，后来住院检查，诊断为再生障碍性贫血，长期治疗效果不佳，故来求治。见医院检查：血色素4克%，白细胞2000/mm³，血小板5万/mm³。患者头痛目糊耳鸣，心跳气短，神疲乏力，腰膝酸痛，寐艰多梦，健忘怕冷，午后低烧，五心烦热，口燥咽干，便溏尿黄，下肢浮肿，四肢皮肤有瘀点，舌质淡，苔白腻，脉弦细数无力。治宜补气养血，扶阳益阴，投八珍加味汤治疗。患者服药5剂后，症状见轻，连服3个多月，诸症消失，血象化验均已正常，精力充沛，恢复上班工作。

引自：刘云龙老师验方。

处方四　育真汤加味

组成：黄芪30克，党参20克，元参25克，知母20克，山药20克，生牡蛎25克，生龙骨25克，丹参15克，生地30克，当归25克，鸡血藤50克，三棱5克，白术5克，鹿角胶10克（烊化冲服），制首乌30克，炒枣仁30克，鸡内金6克。

用法：水煎服，每日1剂。

功效：主治再生障碍性贫血。

医案：赵某，女，21岁。因心跳、气短、头晕、食欲不振、倦怠无力、月经不调，医院检查红细胞260万/mm³，白细胞4000/mm³，血色素50%，血小板7万/mm³。骨髓检查报告为再生障碍性贫血。治无大效，故来求治。见患者精神不振、面色苍白、唇淡红、舌质淡红、苔薄白、声音低沉、脉虚数，为气血虚弱，治宜补气益肾，活血补血，投育真汤加味治疗。患者服药半年，红细胞升至410万/mm³，白细胞6200/mm³，血色素80%，血小板17万/mm³，能正常上班工作。追访6年未复发。

处方五

组成：红人参9克，炙甘草6克，炮姜6克，白术15克，核桃仁15克，桑寄生15克，川续断15克，桑葚15克，枸杞15克，女贞子15克，菟丝子15克，五味子15克。

用法：水煎3次，分3次服，每日1剂。

加减：便溏频加补骨脂15克，肉豆蔻5克；脉微细、出大汗、肢冷加制附子10克，麦冬10克；脊背酸痛、冷甚加鹿茸粉1克（分次吞服）；出血过多，头晕心悸失眠加当归15克，黄芪15克，桂圆肉6克；背冷而心中灼热或口舌溃烂加生龟板9克（先煎）。待病情缓解，或稳定后，停服汤药，改服生血丸。

善后处方　生血丸

组成：炒皂砂（皂角子）30克，鹿茸30克，紫河车4只，大枣（去核）200克。

用法：前3味研成粉末；大枣蒸熟，与上面药粉共研泥丸，每服6~10克，每日服2次。

功效：主治再生障碍性贫血，证属脾肾阳虚。收治多例，服药3~6个月，均治愈。随访1~5年不复发。

处方六　复方鹿胎膏

组成：鹿胎膏10克，当归10克，党参30克（或红参6克），薏苡仁30克，生黄芪30克，淡附子6克，川桂枝6克，茯苓12克，生地15克，熟地15克，白芍15克，川续断15克，桑寄生15克，黄精20克，鸡内金5克。

用法：水煎3次，分3次服，每日1剂。

加减：阴虚加女贞子10克，首乌15克，枸杞子12克；鼻衄加牡丹皮炭6克，炒山栀10克，白茅根30克；皮肤紫癜加水牛角10克，元参20克，紫草15克，茜草12克。

功效：补肾壮阳，填精生血。主治再生障碍性贫血，证属脾肾阳虚。收治3例，本方均治愈。

处方七

组成：银花9克，连翘9克，板蓝根9克，黄芩9克，黄柏9克，牡丹皮9克，生地9克，熟地9克，当归9克，枸杞子9克，麦冬9克，菟丝子9克，肉苁蓉9克，淫羊藿9克，蒲公英15克，地丁15克，女贞子15克，黄连3克，茅根30克，仙鹤草30克，茜草12克，地骨皮12克，首乌12克。

用法：水煎3次，分3次服，每日1剂。

功效：孙氏用此方治疗再生障碍性贫血（急劳热毒溢血型）215例，均获显著疗效。

处方八

组成：三七片90克，鸡油适量。

用法：锅内放鸡油，下三七片炸黄，研粉装瓶，每服3克，每日服3次，开水送下。

功效：治再生障碍性贫血之善后。坚持服3~5个月多可临床治愈。

处方九

组成：清灰山羊肝1剂，黑芝麻1000克。

用法：羊肝蒸熟，竹刀切片，瓦上焙干，芝麻炒微黄，两味共研粉末拌匀装瓶，每日早晚各吃10克，开水送下。

功效：治再生障碍性贫血之善后。服3个月后病情缓解，服1年后，血检全部正常，获得临床治愈，恢复工作。

注意：此为民间验方，服药期忌房事，感冒时应停服。治疗或善后，选一个方即可。

第五节　血小板减少症

处方一　杞菊地黄汤加减

组成：枸杞子15克，菊花10克，熟地15克，山药15克，首乌15克，菟丝子20克，桑葚15克，党参15克，黄芪20克，龟板15克，鸡血藤30克，仙茅10克，小蓟15克，大枣5枚。

用法：水煎服，每日1剂。

加减：白细胞减少者加鹿角胶6克（烊化兑服），丹参15克。

功效：主治血小板减少症，证属脾肾两虚。

医案：刘某，女，27岁。患者感觉头晕、面胀、全身无力。近来加重，眼干，心慌,胸闷气短,面色无华,视物不清,腰痛尿频,月经超前、量多。医院化验血红蛋白7克%,白细胞3800/mm^3,血小板6万/mm^3,诊断为"血小板减少症"。来求诊时,投杞菊地黄汤加减治疗。患者服药12剂后,诸症好转。去小蓟、山药、菊花,加当归、丹参各15克,再服12剂,血红蛋白升至11克%,血小板升至110000/mm^3,饮食增加,精神好,月经正常。嘱其常吃红枣。追访1年多,未见异常。

处方二 紫癜汤加减

组成:鸡血藤15克,牡丹皮15克,茜草15克,当归15克,大枣10克,茅根15克,旱莲草20克,三七粉5克(冲服),仙鹤草20克,山栀15克。

用法:水煎服,每日1剂。

功效:主治血小板减少,证属血瘀肌腠。

功效:李某,男,41岁。皮肤反复性出血、瘀斑、鼻衄、龈衄已两年。近来加重,周身皮肤多处有出血点及出血斑,右眼结膜有黄豆大出血斑,口腔右颊黏膜有花生大的出血斑,牙龈渗血,两下眼睑青紫,舌质淡微紫,脉细,血色素110%,血小板2.2万/mm^3, ……诊为"血小板减少性紫癜"。系血瘀于肌腠,治宜活血化瘀,佐以补脾滋肾,投紫癜汤加减治疗。患者服药1周,诸症减轻,出血停止,皮肤瘀斑开始吸收。又服20剂,化验复查血小板已升至16万/mm^3,毛细血管脆性试验转正常。追访5年未见复发。

按语:血症疾病的治疗,历来以凉血止血、补脾摄血、滋阴凉血三大方法为主,活血化瘀方法治疗出血疾病,是中医的反治疗法,历来就有"瘀血不去,血不归经"之说法,实践证明,活血化瘀方法可抑制体内免疫性抗体的发生,减少毛细血管的通透性、脆性,可增加毛细血管的张力作用。用"活血化瘀为主、佐以补脾滋肾"之法,治疗"血瘀肌腠"之血小板减少性紫癜症,有肯定疗效。

处方三

组成:桂圆肉24~50克,侧柏叶(干品)50克。

用法:剪碎,水煎取汁,日服2次,每日1剂。

功效:主治血小板减少。连服15天,治愈。

说明：本方适用于轻症。

处方四

组成：红皮花生米50克，红枣10个。

用法：花生带皮吃，红枣煎汤吃，早晨空腹服用，每日1剂。

功效：主治血小板减少流鼻血。半月见效，1年治愈不发。

说明：本方适用于轻症。

处方五　育血汤

组成：生黄芪15克，党参10克，当归10克，远志10克，炒白术10克，陈皮6克，白蔻仁6克（后下），酸枣仁10克，赤芍、白芍各30克，仙鹤草30克，紫草10克，女贞子10克，旱莲草10克，龟甲胶10克（烊冲），鹿角胶10克（烊冲），济阿胶10克（烊冲），蚤休10克，甘草6克，桂圆肉10枚。

用法：水煎3次，分3次服，每日1剂，30剂为1个疗程，连服2~3个疗程。

功效：滋脾益肾，凉血解毒。主治原发性慢性型血小板减少性紫癜。

善后：原方制丸，每服5克，日服3次，连服3个月为1个疗程。

医案：胡某某，女，28岁，农民。常不明原因发鼻衄，月经过多，四肢皮肤瘀斑，反复2年余。医院诊为血小板减少性紫癜，经治未消，鼻衄、月经过多依然，故来求治。诊为原发性慢性型血小板减少性紫癜。属脾肾亏虚，血少夹热，投"育血汤"治疗。患者连服30剂后，血小板数由原来78×109/L，上升至160×109/L，诸症好转。原方制丸药，连服3个月，医院复查血常规及血小板均正常，诸症消除。追访1年，病愈后未复发。

说明：继发性血小板减少性紫癜，当治其病因。本案例病程已超过半年以上，病情缓慢，故诊为原发性慢性型血小板减少性紫癜。育血汤（丸）以补为主，以消为辅，消补兼施，使脾肾复健，血生有源，邪毒又得泄，自当病愈。

处方六

组成：大猫1只。

用法：把猫去皮去内脏，洗净切小块，按常法红烧，多加调料，按自己胃口

2~3天吃完。在1个月内需连吃2只猫肉。

功效：猫肉性温，味甘酸咸，无毒。补肾补血，润燥、滑肠。治原发性血小板减少性紫癜。

医案：原发性血小板减少性紫癜是较难治愈的。有位男患者患该病久治不效，却从民间得到这个秘方。男患者原血小板不足4万，曾用人造血浆50千克，花生衣煮汤长期饮服，依然不见疗效，后来吃了红烧猫肉2只，血小板上升到8万以上，原症状消失。追访20年未见复发。

按语：猫肉煮熟，汤肉随意吃，在《江苏省中草药就医疗法资料选编》中有记载，《中药大辞典》亦说可治原发性血小板减少性紫癜。

第六节　过敏性紫癜

处方一

组成：紫草10克。

用法：水煎服，每日1剂。

功效：治血管性、过敏性紫癜。治疗7例，全部治愈。

处方二　二妙汤加味

组成：苍术30克，黄柏20克，川断15克，鸡血藤25克，金银花25克，板蓝根25克，大青叶15克，蒲公英50克，连翘15克，石斛20克，滑石20克，甘草10克。

用法：水煎服，每日1剂。

功效：主治过敏性紫癜（毛细血管中毒症）。

医案：郑某，女，28岁。曾患高血压、胆囊炎、慢性结肠炎等。月余前做"人工流产"，1周前因腹痛，服用颠茄片后，全身起疙瘩，痒甚，浮肿，腹痛，继而关节痛，上肢上举受限，不敢走路。体温37.2℃，血压120/100毫米汞柱，胆囊区压痛，全身轻度触痛，双下肢有散在出血斑，皮肤有多处搔痒痕，脉滑数，舌红苔薄黄。诊断为过敏性紫癜（毛细血管中毒症）。此系湿热毒邪留滞，治宜清热化湿，祛风通络,投二妙汤加味治疗。患者服药9剂后,皮疹大消,关节仍痛,加乳香10克,没药10克,继服20剂后痊愈。

处方三　补阳还五汤加减

组成:生黄芪20克,当归10克,赤芍10克,地龙10克,桃仁10克,川芎5克,红花5克,紫珠15克,三七粉6克(分次吞服)。

用法:水煎2次,分2次服,每日1剂。

功效:主治过敏性紫癜。

医案:一患者连服12剂,紫斑消失,关节仍痛。本方减去三七粉,再服6剂,紫斑全消。嘱患者每日服红枣50克,之后诸症痊愈,追访1年未复发。

处方四　清热化瘀汤

组成:生地50克,仙鹤草30克,山楂30克,生石膏120克(先煎),牡丹皮10克,赤芍10克,栀子10克,龙胆草10克,茯苓10克,甘草6克,紫草8克,黄芪30克,当归10克。

用法:水煎3次,分3次服,每日1剂。

功效:过敏性紫癜(热伤血络所致)。

医案:一位32岁陈姓工人,一日睡前发现下肢有瘀点,第二天增多变大。医院诊为"过敏性紫癜",治疗无效,加用激素药反而加剧全身发展,下肢紫黑吓人,故来求治。诊为热伤血络性过敏性紫癜,治宜凉血止血,方用清热化瘀汤。患者服药3剂,身上紫癜消失,下肢瘀点消退80%,再服药3剂,诸症皆愈。追访半年未复发。

第七节　血　友　病

概要:本病是遗传性出血性疾病。主要表现为轻微损伤后大量出血不止,常见皮下组织、肌肉及关节出血。临床表现皮肤黏膜瘀斑,皮下血肿,肌肉出血,形成深部血肿,导致麻痹、坏疽、呕血便血、咯血、尿血、颅内出血、关节出血、关节红肿热痛,甚至关节畸形;舌淡苔白,脉虚弱。血液检查可确诊。本病属中医"血证""虚劳"范畴,多因先天不足,七情所伤,饮食不节,劳倦过度等导致阴虚火旺,湿热内蕴,气虚不摄,火热亢盛所致。治宜健脾养血、活血化瘀。

处方一 血友病专效方

组成:黄芪60克,仙鹤草、木瓜、生牡蛎、党参、鹿含草、仙灵脾各30克,当归、白芍各20克,阿胶15克(烊冲),乳香、没药各10克,三七粉6克(分次吞服)。

用法:水煎2次,分2次服,每日1剂。

功效:健脾养血,活血化瘀。

处方二 当归调血汤

组成:当归9克,赤芍9克,熟地15克,川芎6克,天冬15克,白及9克,知母12克,阿胶6克(烊冲),牡丹皮6克,石斛6克,三七粉6克(单包冲吞),大黄9克,黄柏9克。

用法:水煎服,每日1剂。

功效:主治血友病。

医案:尹某,男,14岁。曾因手指割破后流血不止,后又经常鼻子出血,关节青紫肿痛,活动受限,近半月左眼球红肿高突,视力减退,肘膝关节肿大,行走困难。医院确诊为"血友病",但无特效治疗,故来求治。观患者阴虚内热,血溢经外,瘀于肌腠,治宜调荣养血,投当归调血汤治疗。患者服药3剂,诸症好转,又服3剂,行走顺利,关节肿胀消退,结膜水肿减轻。本方加忍冬(金银花)20克,连翘12克,青葙子20克,连服25剂,患者诸症消失,病获痊愈。

引自:齐强老师验方。

处方三

组成:玄明粉500克。

用法:捣烂,用冷水调和,敷于肿痛患处,3小时后换药再敷,昼夜不停。

功效:治血友病。

医案:一位17岁患者,连敷24小时后,血肿大消,疼痛亦止。该患者每于皮下血肿疼痛,都用此法治疗,屡用屡验。

第八节 败 血 症

处方一 犀角地黄汤加味

组成:水牛角60克,生地30克,牡丹皮10克,赤芍12克,大青叶9克,黄连9克,紫花地丁30克,野菊30克,金银花30克,生石膏30克(先煎),半枝莲15克。

用法:水煎服,每日1剂。

功效:主治败血症(疔毒走黄范畴)。

医案:关某,男,38岁。因面部生一小疮,搔破挤压,继而恶寒不适。医院清解治疗未效,故来求治。患者面目浮肿,小疮痛剧,周围皮肤瘀黯,壮热烦渴,出汗,神志不清,大便结,小便短赤,舌红,苔黄,脉数实。此为败血症,属中医"疔毒走黄"范畴。治宜清热凉血解毒,投本方,患者进药2剂,疮敛热退,神志已清,再进1剂以善后,病获痊愈。

说明:此乃黄耀燊老师验方,用药及时,重剂速效,转危为安,病才痊愈。

处方二 五味清毒汤

组成:金银花15克,蒲公英12克,野菊花12克,紫花地丁12克,紫背天葵根12克。

用法:水煎2次,分2次热服,白酒作引,取微汗。

功效:主治败血症。

医案:患者,男,25岁。高烧40℃不退,医院诊为"败血症",治疗数日,体温40℃不降,故来求治。患者皮肤烙手,舌干口红,为毒热炽盛,投五味清毒汤治疗。患者服5剂后,体温降至39℃,舌红略减,效果不大,可能病重药轻,故本方加羚羊角粉0.1克(吞服),蚤休9克,半枝莲9克(增加清热解毒之功),再服5剂后,体温降至38℃以下。又服5剂,体温正常。再服5剂(共20剂),诸症消失,舌质正常。

善后：可服清养之剂月余保养。

处方三　秦鳖汤加味

组成：秦艽9克，生鳖甲30克，生地15克，知母9克，当归6克，地骨皮9克，牡丹皮6克，青蒿6克，黄芩9克，银柴胡9克，白芍9克，乌梅3克。

用法：水煎服，每日1剂。

功效：主治变应性亚败血症。

医案：朱某，男，4岁。每到午后就发烧，已有年余。发热时左膝关节疼痛，稍肿，并有红色皮疹，面色苍白。午后体温变动在38~40度之间，神志清晰。医院各种检查无异，最后会诊确诊为"变应性亚败血症"，多种抗菌治疗无效，后用强的松、四环素及维生素B、C治疗，症状稍缓，停药又症状如故，故来邀余诊治。患者脉象细数，唇红舌绛，舌苔薄白，为虚劳骨蒸，阴虚发热所致。余投本方1剂服后，发热即退，再服5剂，红疹全部消失，饮食增加，精神大振，舌质转淡红，一直未再发热。原方继服10剂，诸症消尽。观察2年未再复发。

说明：此方为马荫笃老师验方，治疗变应性亚败血症多例，均获治愈。

处方四　青蒿鳖甲汤加减

组成：青蒿、知母、生地、地骨皮、秦艽、牡丹皮、银柴胡、黄芩、白薇各9克，鳖甲、太子参各15克，川黄连2克。

用法：水煎服，每日1剂。

功效：主治变应性亚败血症。

医案：病因阴虚内热。金某，男，50岁。间歇发热11个月，医院诊为变应性亚败血症，久治不愈，故来求治。余投青蒿鳖甲汤加减治疗。患者服药后体温逐日下降，10天后体温正常，又服药4剂以善后。追访未见复发。

第九节　白细胞减少症

处方　养血汤加味

组成：生黄芪15克，党参15克，山药31克，白术15克，茯苓12克，砂仁12克，远志12克，柏子仁15克，炒枣仁25克，狗脊(去毛)15克，枸杞子12克，菟丝子25克，当归15克，丹参18克。

用法：水煎服，每日1剂。

功效：主治白细胞减少症。

医案：邵某，女，42岁。1年前开始患不明原因之头晕，疲惫，两腿沉重，乏力，腰酸，食欲不振。后在医院检查，发现白细胞少，为3100/mm³，多次复查均在1000~3000/mm³左右，服药均无大效，同时出现肢体麻木不适，失眠多梦，故来求治。见患者面色黯黄，舌质淡红，苔薄白，脉沉细无力，为心脾两虚，肾气不足。治宜健脾益气，养心、和血、补肾，投养血汤加味治疗。患者服药15剂后自觉症状减轻，化验白细胞升至6500/mm³。又服药40余剂，多次化验均已正常，恢复上班工作。追访无复发。

引自：刘慧民老师验方。

第七章　消化系统疾病

第一节　消化不良

处方一

组成：鸡内金适量。

用法：文火炒至半焦，研粉，每次吞服 1.5~3 克，日服 2 次。

功效：主治消化不良。1~3 天痊愈。一般服药后 5 分钟，腹中不适消失。无毒副作用。

处方二　温胆汤加减

组成：焦山楂 10 克，炒麦芽 12 克，砂仁 10 克，炒白术 12 克，厚朴 12 克，吴茱萸 10 克，丹参 15 克，三棱 10 克，莪术 10 克，法半夏 12 克，竹茹 10 克，枳实 10 克，陈皮 10 克，茯苓 15 克，生姜 3 克，甘草 6 克，大枣 10 克。

用法：水煎 2 次，分 2 次服，每日 1 剂。

功效：主治慢性胃炎之消化不良。

按语：痰为诸病之源，治痰者治百病。温胆汤消热化痰，是治胆胃之病的良药，化痰理气去瘀，健脾和胃消痛。

处方三

组成：党参 6 克，茯苓 6 克，白芥子 6 克，麦冬 10 克，薏苡仁 15 克，山药 6 克，陈皮 3 克，炒麦芽 10 克，焦山楂 10 克，炒神曲 6 克，炒莱菔子 6 克，甘草 6 克。

用法：水煎 2 次，分 2 次服，每日 1 剂。

加减：有火加元参 6 克；有寒加肉桂 3 克；有痰加法半夏 6 克；有湿加泽泻 5 克；咳嗽加桔梗 6 克；心痛加栀子 6 克；腰痛加熟地 15 克；双足无力加牛膝 15 克。

功效：主治老年人伤食之消化不良。1~3 天治愈。

处方四 无价金丹方

组成：白术30克，枳实10克，苍术10克，猪苓10克，麦芽10克，神曲10克，半夏10克，泽泻7克，赤茯苓7克，川芎7克，黄连7克，白螺蛳壳7克，砂仁5克，草豆蔻5克，黄芩5克，炒莱菔子5克，干生姜5克，陈皮3克，制香附3克，瓜蒌仁3克，槟榔3克，厚朴3克，木香3克，甘草3克，青皮5克。

用法：水煎2次，分3次服，每日1剂。

加减：吞酸加吴茱萸5克；久病体虚加煅牡蛎5克。

功效：消诸积，消痞满恶心、呕吐吞酸。治痰积、食积、酒积、肉积、茶积。亦治脾胃疼痛，屡有神效，以拔病根，不复发。

引自：《寿世保元》。

处方五

组成：砂仁3克，枳实3克。

用法：研碎敷于肚脐中，固定。

加减：肉积加炒山楂片10克，煮后当茶饮；蛋积，以醋兑米汤喝或用炒神曲30克，沸水泡后当茶饮，或煎汤服。

功效：主治积食。均可2日治愈。

处方六

组成：党参15克，厚朴15克，丹参10克，生姜、木香、法半夏各12克，炒莱菔子18克，吴茱萸6克，炙甘草3克。

用法：上药冷水浸泡15分钟，文火煎2次，取汁500毫升，分2次温服，每日1剂，连服5剂便知功效。

加减：便溏去莱菔子，加白术9克，茯苓12克；腹中发凉或因吃生冷而胀气者加荜茇3克；嗳气加焦山楂10克；口腻、苔白厚加藿香9克，佩兰9克，白豆蔻5克（后下）。

功效：此方健脾降逆，理气消胀，除寒排气。主治老年人胃肠胀气。一般须服药5~15剂，善后巩固再服2剂。本方治疗48例，治愈43例，5例治疗欠佳。

说明：老年人胃肠胀气包括胃肠吸收不良综合征，胃肠神经官能症，慢性胃炎,肠炎,胃及十二指肠溃疡之胀气,食后胀气。

处方七

组成:柴胡15克,白芍30克,枳实10克,甘草6克,郁金15克,佛手12克,半夏12克,茯苓12克,陈皮10克,乌药20克,降香12克,竹茹15克,海螵蛸15克。

用法:水煎2次,分2次服,每日1剂。

功效:疏肝和胃,降逆行气,消胀止呕。主治恼怒气滞胃酸呕吐腹胀。一般急症3~5剂,诸症消失,再服2剂以善后巩固。

处方八

组成:黑丑、白丑各60克(即牵牛子120克),白鸡1只(公母不限)。

用法:将鸡洗净去内脏,与黑白丑一起捣烂,用芝麻油炸熟,分次吃完。

功效:主治生气伤胃腹胀。一般吃1~2剂,治愈不复发。此方已治愈20多人。

注意:鸡不须太大,童子鸡即可。医院久治不愈者,可用此方一试。

处方九

组成:肉桂15克,吴茱萸15克。

用法:上药研粉末,加凡士林适量调匀,放在纱布上,烘热贴于肚脐上,24小时换药1次。

功效:主治腹胀。一般2~3次可愈,无毒副作用。

处方十

组成:新鲜杉树枝60克(干品30克),瘦猪肉60克。

用法:杉树枝洗净先煎,后下猪瘦肉,煮熟透,吃肉饮汤。

功效:主治胃胀腹痛久治不愈。轻症1剂止痛,重症3剂缓解。3剂后,单用杉树枝50克煎汤当茶饮,连服20剂治愈。此方已有多人治愈不复发。

处方十一

组成：鲜高粱根（又名"五爪龙"）3~5 个。

用法：洗净，水煎 2 次，分 2 次服，早晚空腹各服 1 次，每日 1 剂。

功效：主治胃腹胀痛。轻症 1 剂，重症 3 剂痊愈。

处方十二

组成：厚朴、枳实各 10 克。

用法：上药研粉末，装瓶，每次取药 2~3 克，用姜葱汁、黄酒调成膏，敷于脐中，固定，3 天换药 1 次。

加减：肝郁加香附、柴胡各 6 克；痰咳加半夏、茯苓各 6 克。

功效：连用 4~6 次可治愈。

处方十三

组成：丹参粉 15 克。

用法：分 3 次服，每次服 5 克，用生姜糖开水送服。

功效：治胀肚难受。

医案：一位患者因生活困难，要求少花钱，故用此单方治疗。服药后毛细血管扩张，血气回流增加，腹胀消失。服药 1 个月，医院化验肝功能正常，腹部不胀。

注意：肝病亦容易胀气，肝病后期会腹水胀肚。治宜让门静脉回流正常，肠系膜加快吸收。糖尿病人不用糖。

处方十四

组成：柴胡 10 克，佛手 10 克，川楝子 10 克，枳壳 10 克，麦芽 10 克，当归 15 克，白芍 15 克，枣仁 12 克，莱菔子 15 克，香附子 15 克，炒五灵脂 15 克。

用法：水煎 2 次，分 2 次服，每日 1 剂。

功效：病因肝胆疏泄失常，致腹胀，服药 6~15 剂均可治愈。

处方十五 温中散寒散

组成：吴茱萸18克，白胡椒9克，香附12克。

用法：上药共研粉末，装瓶，每服4克，热酒送服，每日服3~2次。

功效：温中暖腹，行气止痛。主治小腹寒痛（小肚子痛）。曾治愈多人，均未复发。

按语：疼痛来得急，程度较重，得温痛减，遇冷痛甚。口不渴，大便溏稀。此症多由寒邪入侵，阳气不运，气血受阻所致，治宜温中散寒。

处方十六

组成：白酒、红糖各适量。

用法：一起烧开，糖已化酒中，待温时，一次喝下。

功效：主治小腹寒痛（小肚子痛）。立刻止痛。

说明：适用受凉肚子痛。

处方十七 橘核汤加味

组成：橘核18克，荔核18克，小茴香10克，香附15克，川楝子12克，山楂18克，茯苓18克，大黄12克（后下），甘草6克，郁金10克。

用法：水煎2次，分2次服，每日1剂。

医案：患者张某，男，38岁。因感受风寒，下腹疼痛，反复发作。住院治疗2次，均未痊愈。腹痛时，头汗如珠，少腹拘急，数分钟后可自行缓解。大便干结，小便短赤。医院多项检查，脏器功能正常，体无寒热，腹有压痛，但无包块，口干又苦，舌红、苔黄腻，脉沉细弦。诊为肝气郁阻、湿热互结所致。药用橘核汤加味治疗。患者服3剂后，便通、腹软、思食，痛未再犯。继以健脾益气汤调理5剂告愈。随访，未见复发。

说明：橘核丸处方，源于清代医家程国彭《医学心悟》，原方为：橘核、荔核、小茴香、香附、川楝子、山楂等六味组成，为治疗肝寒气滞作痛、作胀之下焦病症，广见良效。

按语：在我儿童时期，常听老人们说："头痛壁里撞，肚痛要蹬坑"。就是说：头痛可以去撞墙壁，或拍打头部，能止痛；肚痛上厕所解了大便，肚痛就好了。

这话确实有理,也确实灵验,他符合"痛则不通,通则不痛"的中医学原理。一般性头痛,拍打几下头,是会缓解,气路(血气)通了;一般性临时肚痛,解了大便确实舒服了。但前面说的两个病例,则非一般肚痛,"蹲坑"(上厕所)是解决不了的。

处方十八

组成:白酒一口。

用法:只需饮一口白酒,即可止住打嗝。

功效:治呃逆(打嗝)。

处方十九

组成:全瓜蒌3个。

用法:一起水煎2次,分2次服。

功效:治呃逆(打嗝),能彻底治愈。

医案:有人喝了一口白酒停止打嗝了,但到第2天又打嗝了并加重,用此方治愈。

处方二十

组成:双手上举、转头颈加呼吸止打嗝。

用法:双手上举指天,头颈慢慢向左转至极限,再慢慢向右转至极限,配合深长呼吸。

功效:治打嗝,只需1分钟,各类打嗝均可治愈。

处方二十一

组成:指甲,香烟1根。

用法:用自己的指甲嵌入香烟一端内,点燃吸烟。

功效:治呃逆(打嗝)。一般吸2口后即可止嗝。

处方二十二

组成：皂荚1枚。

用法：将皂荚切碎，用蜂蜜拌匀，微炒，研成细末。手指蘸皂荚末少许吸入鼻内，以引喷嚏。

功效：促嚏、祛痰，治愈顽固性呃逆。

处方二十三

组成：威灵仙30克，蜂蜜30克。

用法：水煎取汁，冲蜂蜜，饮服。

功效：治呃逆（打嗝）。1剂治愈。

说明：威灵仙辛、温，祛风湿，止痛。治疗风寒湿痹，腰膝关节疼痛，鱼骨鲠。

处方二十四

组成：佛手柑18克，丁香12克，广木香15克，降香15克，沉香6克，枳壳15克，青皮12克，扁豆24克，藿香12克，焦白术10克，茯神21克，黄芩12克，苏子12克，干柿蒂12克，陈皮12克。

用法：水煎3次，分2天多次饮服。

功效：治严重打嗝。轻症1剂治愈，重症2剂治愈不复发。

处方二十五

组成：黄连12克，半夏12克，全瓜蒌20克，吴茱萸5克，柿蒂12克。

用法：水煎2次，频服，每日1剂。

功效：治声宏呃逆。3剂治愈。

注意：体质虚寒者勿用本方。

处方二十六

组成：白芍30克，龙骨30克（先煎），牡蛎30克（先煎），炙甘草10克，天冬10克，麦冬10克，白薇10克，生地20克，沙参15克，石斛15克，枇杷叶10克，竹茹10克。

用法：水煎2次，少量频服，每日1剂。

功效：专治重症呃逆。

说明：症状表现为患者昼夜不停地呃逆，短促声低，干咳，口干，午后潮热，舌红无苔，脉沉细数，系肺胃阴虚所致。

处方二十七

组成：当归15克，川芎10克，橘红10克，白芍12克，丁香6克，厚朴12克，砂仁6克，藿香15克，代赭石15克，柴胡12克，石斛10克，竹茹6克，炙甘草10克，柿蒂15克，半夏10克。

用法：水煎频服，日1剂。

功效：治声宏频发顽固性呃逆。一般3天见效。

处方二十八

组成：制附片18克，厚朴、枳实、党参各15克，苍术、陈皮各12克，生姜、吴茱萸、大枣各9克，大黄6克（后下），甘草3克。

用法：水煎2次，频服，每日1剂。

功效：寒湿内结，声宏顽性呃逆。

医案：患者旅途劳累，外感风寒，加食生冷，遂见恶风头痛，鼻塞清涕，呃逆频繁，发音宏大。中西针灸治疗半个多月，呃逆依然如故。来求诊时，打嗝连声，出气发凉，腹中冷胀，畏寒喜暖，肢冷蜷卧，大便3天未解，苔白厚，舌质胖，脉沉缓。诊属寒湿内结，胃气失降所致。治宜温中散寒，燥湿通结。患者服用2剂诸症大减，服用4剂诸症消除。本方减去大黄，再连服2剂以巩固疗效。随访未复发。

处方二十九　呃逆汤

组成：生石决明30克（先煎），党参30克，柿蒂30枚。

用法：水煎服，每日1剂。

功效：呃逆汤对各种呃逆均有较好疗效。对于脑手术后脑水肿，颅内高压引起的呃逆也有疗效。

医案：李某，男，53岁。月前中风，舌强语言不清。两周前又发呃逆，频频不断，医治无效。故家属来求治。投本方2剂服后呃逆停止，未再复发。

引自：马端宣老师验方。

第二节　慢性胃肠炎（胃痛）

处方一　五香丸

组成：五灵脂60克，香附子60克，黑丑30克，白丑30克，醋面糊适量。

用法：上药研粉末，用醋面糊调和药粉制成小丸药，每次服3~6克，日服2~3次。

功效：此五香丸治疗慢性肠炎、胃炎，伴便秘有极好疗效，深受老百姓欢迎。

按语：煮熟的麦面糊中加点米醋即可做成醋面糊。《本草求真》："米醋，酸主敛，故书多载散瘀解毒，下气消食。且同木香磨服，则治心腹血气诸痛，……面涂以散损伤积血及杀鱼肉菜荤诸毒。至醋既酸（收），又云能散痛肿者，以消则内散，溃则外散，收处即是散处故耳。"小麦粉甘凉无毒，补中益气和五脏，调经络续气脉，炒面和服断下痢。五灵脂甘辛、温，散瘀止痛，治瘀血诸痛，胃痛腹痛，经闭经痛，崩漏。香附子辛苦、平，理气解郁，活血止痛，治胃痛腹痛，月经不调，痛经，痛肿疮疡。黑白丑苦寒有毒，泻水、下气、杀虫，治水肿，喘满、痰饮、脚气、虫积食滞，大便秘结。

处方二

组成：白芷15克，柴胡6克，枳壳、白芍各10克，炙甘草6克，杏仁、陈皮、黄芪各10克，元胡、焦山楂各10克。

用法：水煎2次，分2次服，每日1剂，7天1个疗程。

功效：主治顽固性胃痛。

医案：一位患者患胃痛20多年，因溃疡或慢性胃炎引起，久治不愈，用本方2个疗程治愈。

处方三

组成：五灵脂、蒲黄、元胡、枳壳、牡丹皮、厚朴各12克，青皮、砂仁各10克，乌药20克，山楂20克，甘草6克，丹参15克。

用法：水煎2次，分2次服，每日1剂。

功效：活血化瘀，和胃降气。主治顽固性胃痛。

处方四

组成：公猪胃1个，蜂蜜500毫升，小母鸡1只（童子鸡）。

用法：将猪胃（即猪肚）洗净，装入蜂蜜；小鸡洗净去内脏，打成小块。全部入盆加盖，无水，无盐，无葱料，锅内蒸熟，吃肉喝汤，分顿吃完。

功效：补益脾胃，精血自生，五脏皆安。饱胀胸闷、饭前胃痛、遇凉隐痛。一般连吃两剂治愈。

医案：一位患者患上述胃病10多年，久治不愈，终于由此方治愈。

按语：此病实为寒性胃溃疡症。用猪胃补胃，属于中医以胃补胃，同气相求之法。

处方五

组成：生花生米10~18粒。

用法：生嚼吃下。

功效：主治反胃吐酸。3分钟内即感舒服。

注意：胆囊切除人，少吃花生。

处方六

组成：海螵蛸60克，鸡蛋壳10个。

用法：将鸡蛋壳在铁锅内小火炒黄，与海螵蛸共研成粉，每服5克，日服3次，开水送服。

功效：治吐酸性胃病有效。

处方七

组成：荜茇9克，佛手14克，肉桂9克，良姜9克，鸡内金9克，广木香9克，小苏打450克。

用法：上药共研粉装瓶，每服6克（1小勺）。

功效：主治反胃吐酸。迅速止痛，无副作用。

处方八　建中散结汤加减

组成：党参30克，白术21克，肉桂9克，茯苓30克，生山楂45克，大黄9克，枳壳9克，川朴9克，瓦楞子30克，代赭石30克，瓜蒌仁30克，苏子6克，甘草3克，生姜3片，大枣5枚。

用法：水煎服，每日1剂。

功效：主治寒胃吐酸之胃炎。

医案：白某，女，32岁，农民。其诉呕吐烂肉状物4天，胃酸痛3个多月。每晚饭后吐食，夜间加重，吐出物为酸水，近4日来吐烂肉状物，每次6~7块，外观淡红色。医院透视两肺无异，胃呈钩形，蠕动缓慢，胃黏膜粗糙，十二指肠未见异常。呕吐物病理检查报告为：黏液凝固体，未见组织成分。此证为中焦虚寒，健运失司，痰饮食积。治宜温中散寒，健脾化饮，清导开结，投建中散结汤加减治疗。患者服药6剂，诸症已减，中焦阳气已渐复，原方去肉桂，加山药30克，当归15克，砂仁6克，再服6剂，诸症皆除，病愈。

处方九　良姜香附汤

组成：高良姜6~15克（酒炒），香附9~15克（醋炒），青皮9克，郁金9~18克，砂仁9克。

用法：水煎服，每日1剂。

功效：凡苔白（舌质不红），肝胃气痛、寒痛，吃生冷引起急性胃炎者，服上药1~3剂即可治愈。

注意：凡肝胃有郁火，舌质红绛者，忌用本方。因为本方"温中散寒"治寒胃痛。

处方十 脾胃虚寒作痛治疗方

（1）饭前服中药方：当归、黄芪、桂枝、大枣各30克，陈皮6克，甘草20克。

用法：水煮，日服3次，每日1剂，连服7天。

（2）饭后服西药方：维生素C 42片，维生素B_6 42片，痢特灵21片。

用法：每次服维C与B_6各2片，痢特灵1片，日服3次，连服7天。

功效：屡治屡验。适用于脾胃虚寒气弱作痛。7天为1个疗程，1~2疗程治愈。

引自：吴清明老师验方。

处方十一

组成：黄芪30克，党参15克，白术12克，炙甘草8克，陈皮10克，干姜12克，黑附子12克（先煎），半夏10克，茯苓15克，吴茱萸10克，乌药15克，砂仁10克，厚朴10克。

用法：水煎2次，分2次服，每日1剂。

功效：温运脾胃，行气补虚。主治脾胃虚弱，少气乏力。7剂治愈。

处方十二

组成：海螵蛸300克，浙贝母75克，砂仁100克，甘草100克。

用法：上药研粉装瓶加盖，饭前吞服1匙，温开水送服，日服3次。

功效：主治胃脘作痛。一般2剂治愈。

处方十三 理中汤

组成：党参20克，白术10克，干姜10克，炙甘草10克。

用法：水煎2次，分2次服，每日1剂。

加减：脐上不适加桂枝6克；吐多加生姜12克；又吐又胃脘作痛加丁香15克，吴茱萸10克；口干渴加重白术15克；腹冷肢寒加重干姜为15克。

功效：温中健脾，补益中气，治脾胃虚寒之疼痛。为诸症尽祛之妙方。

处方十四

组成：木香15克。

用法：用白酒500克浸泡木香10~15天后，每次饮药酒10毫升，即可行气止痛。

功效：主治虚寒性胃痛。一般饮1小口即可见效。曾治疗6例，全部治愈。

处方十五

组成：大麦芽、山楂片、鸡内金、白术、神曲、槟榔片各30克。

用法：上药烘黄（或无油锅内炒黄）不焦黑，研粉末，装瓶加盖，每次服1小匙，温开水送服，每天早晚各服1次。

功效：主治胃寒、胃胀、不想吃饭。有特效，已治愈很多人。

注意：有胃溃疡者，中药服完，再服西药7天，氯霉素2片，痢特灵1片，早晚各服1次。

处方十六

组成：鲜姜片适量

用法：鲜姜片蘸绵白糖，入香油锅内炸成深色，饭前吃2片，日吃3次。

功效：主治寒胃痛。10天见效，半月治愈。

处方十七

组成：花生油适量（患者面色苍白，手足冰凉，脐冷肚痛）。

用法：将花生油适量倒在手掌心，双掌合十，用力搓热后，按于患者肚脐上，约5分钟，患者会肠鸣放屁，有温热感觉，疼痛缓解。

功效：花生油性温芳香，温行气血，气通痛止。主治寒积腹痛（吃了冷食引起）。

处方十八　胃寒散

组成：制附子6克，肉桂4克，干姜10克，苍术10克，厚朴6克，白芍15克，红花10克，元胡12克，枳壳10克，米壳4克，吴茱萸10克，黄芪12克。

用法：上药研粉，装瓶加盖，每次服4克，日服2次。

功效：主治脾胃寒性诸痛。有奇效，活动期胃溃疡连服半个月可治愈。本方治愈胃脘痛病人多例，100%有效。

说明：脾胃寒性诸痛包含脾胃阳虚阴寒痼冷、急慢性胃炎、活动期胃溃疡、胃痉挛、胃癌等。

注意：孕妇忌服。

处方十九

组成：干姜45克，白胡椒30克，丁香15克。

用法：上药研粉，每服3克，开水送下。

功效：治寒性胃痛。

处方二十　理气化瘀汤

组成：广木香6克，制香附10克，元胡10克，当归10克，赤芍、白芍各10克，炙甘草5克，金铃子10克，青、陈皮各6克，红花5克，丹参12克。

用法：水煎服，每日1剂。

见效后的善后处方

组成：木香6克，制香附、旋覆梗、当归、赤芍、白芍、青皮、陈皮、炙鸡内金各10克，炙甘草5克，丹参12克。

功效：主治胃窦炎。

医案：蒋某，男，37岁，工人。胃脘部疼痛，近半年加剧。医院X光钡餐检查证实为"胃窦炎"。西药治疗未效，故来求治。患者舌红，脉细弦，久病入络，兼有瘀血，治宜理气化瘀，投理气化瘀汤治疗。患者连服本方21剂，诸症消失。原方加减善后再服7剂，以求巩固疗效。追访未见复发。

处方二十一

组成：党参、大枣各30克，香附、法半夏各15克，黄芩、黄连、干姜、元胡、生蒲黄、甘草各10克，三七粉6克（冲服）。

用法：水煎2次，分2次服，每日1剂。

　　加减：呕吐泛酸去干姜、甘草、大枣，加竹茹、海螵蛸各10克，吴茱萸5克；热重湿甚去干姜、大枣，加佩兰、藿香、茵陈、木通各10克；嗳气呃逆加旋覆花、柿蒂各8克，代赭石12克；饮食不香加山楂9克，神曲10克；大便秘结加大黄8克（后下）；腹胀加厚朴、木香各8克，去甘草、大枣。

　　功效：此为治胃窦炎专效方。

处方二十二

　　组成：生大蒜3瓣（约8克左右）。

　　用法：去皮，切成薄片，放盘中，让它与空气接触15分钟（会产生大量蒜素，有杀虫治癌功效），每晚餐时拌饭菜吃光，1天吃1次。

　　功效：连吃3个月，治愈胃窦炎。

　　医案：一位南京柏某，男，约40岁，患有多年胃窦炎，每夜半痛醒，医院久治不愈。他姐向我要了这个方子，治好了柏某的胃窦炎。

处方二十三　益胃滋萎汤

　　组成：党参30克，炒白术10克，白茯苓10克，百合30克，怀山药30克，肉苁蓉10克，陈皮6克，砂仁6克（后下），佛手10克，石斛10克，生地10克，白花蛇舌草10克，蒲公英10克，川楝子6克，丹参10克，莪术10克，神曲10克，焙鸡内金6克，甘草10克。

　　用法：水煎2次，分3次服，每日1剂，连服3个月为1个疗程。

　　加减：痛甚加五灵脂10克；脘痛胀甚加莱菔子15克；嗳气频加旋覆花10克；腹泻暂减肉苁蓉（泻止，恢复原方）。

　　功效：理气和血，益气滋萎。主治慢性萎缩性胃炎。

　　善后：原方制丸药服，每服5克，日服3次。

　　医案：王某某，男，69岁，农民。上腹疼痛伴食后脘腹阻胀，反复发作10余年，中西药久治无效。半年前医院胃镜等检查诊为"慢性萎缩性胃炎伴淋巴组织增生"。经服药，脘痛、胀满、嗳气等始终不减，故来求治。投益胃滋萎汤，连服10剂，脘痛锐减，嗳气亦除；患者共服药82剂，胃镜复查，病变范围缩小，舌苔接近正常，诸症消失。原方制丸药服，连服3个月以巩固疗效。访2年无复发。

按语：本病表现为上腹部疼痛、饱胀、消化不良、食欲不振，甚至贫血、消瘦、腹泻及胃黏膜皱襞变薄、充血水肿等，为慢性胃炎之一。病因较复杂，一般认为是中枢神经系统功能失调，影响胃功能和幽门螺杆菌感染引起浅表性胃炎转化而来。但是也应当注意到饮食、体质、劳累及病后失调等因素。中医认为本病属"胃痞"范畴的内脏萎病类疾病。有长期食少，胃部痞胀、腹泻、消瘦、乏力等表现。因胃病日久，脾胃气虚，胃络失养而致萎缩。胃萎缩者，无胃酸分泌，胃液分泌量亦少，故而食少痞胀，消化不良。治宜使胃纳水谷，化精微，五脏有所得，以行血气，方可渐愈。投益胃滋萎汤，可理气和血、益胃滋萎，治疗"慢性萎缩性胃炎"有殊效，久服亦无偏弊。本方治疗不是缺酸光补酸，亦非见痿而用润药，而是用益胃滋萎汤，从调和气血入手，寓攻于和，寓急于缓，虽是清平之方，亦有奇品之效。

处方二十四　参灵汤（散）加味

组成：党参40克，五灵脂15克。

用法：水煎2次服，每日1剂。

散剂处方

组成：西洋参（怕冷用红参）60克，五灵脂60克，金钗石斛60克，白木耳60克，香蘑菇60克。

用法：上药焙干研粉末，装胶囊或散服，每服3克（胶囊4~6粒），每日服3次。

加减：瘀滞明显（舌唇有黑斑）加三七60克；贫血明显加胎胞1只。

功效：益气健脾，化瘀行滞，修复胃黏膜，防止恶性病变，药力平和，持久，适用于各型胃炎治疗。

医案一：吴某，男，40岁，干部。患本病已5年，医院做过抢救治疗，活检无癌变，诊为萎缩性胃炎伴胃黏膜脱垂。治疗5年未见好转，故来求治。投本方"汤""散"治疗8个多月，诸症消失，胃镜复查、X光钡餐检查均无异常。追访2年，无复发。

医案二：金某，女，45岁。患本病1年。来求治，投本方汤、散剂治疗4个月，医院复查痊愈。追访无复发。

按语：《本草纲目》：五灵脂恶人参，损人。没说恶党参，虽然党参与人参功用相同,但殷晓明老师在临床试验中证实:党参与五灵脂同用,治疗胃炎、胃下垂、胃溃疡等症,属于脾虚血瘀型的病人,皆收卓效。

处方二十五 理胃汤

组成:党参10~30克,炒白术10克,白茯苓10克,炙甘草10克,制半夏10克,陈皮6克,砂仁6克(后下),木香6克(后下),旋覆花10~6克(包),川楝子10克,蒲公英15克,徐长卿10克,神曲10克,莪术10克,生乳香6克,佛手15克,冬瓜皮30克。

用法:水煎2次,分3次服,每日1剂,21剂为1个疗程。

加减:胃下垂加枳实10克,鸡内金10克;头痛甚加白蒺藜15克;长期失眠加合欢皮15克。

功效:健脾化湿,清热活血,治浅表性胃炎。

善后处方

组成:枳实20克。

用法:泡茶频服,每日20克,连服1个月。

医案:施某某,女,42岁,农民。上腹隐痛、闷胀、嗳气,时轻时重已5年,久治效不显,近来疼痛加重,故来求治。患者苔薄白,舌淡红,边有齿印瘀点,上腹隐痛,食后尤甚,伴饱胀、嗳气、胃脘压痛。据检查,除慢性浅表性胃炎为主,伴胃下垂1.5厘米,胆囊炎,神经性头痛,宫颈炎等,即为多并症。投理胃汤治疗,患者服药5剂,胃痛减轻,上腹胀闷、嗳气亦好转,仍投原方,先后服药21剂,诸症消失。后又连服枳实茶1个月,1年后胃镜及X线复查,均未见明显异常,胃痛也未复发。

按语:此病要害在脾虚肝郁,理胃汤健脾疏肝,行气活血,清热消滞,诸症自可向安。为了胃下垂,善后专设"枳实茶",确保胃位复固。乳香可以生用、制用,制用则减流通之力,其为治疗本病活血止痛之要药,故生用为佳。

处方二十六

组成:胡桃青皮300克(核桃壳外的青皮),高度白酒1500毫升。

用法:白酒浸泡胡桃青皮半个月,至皮呈黑棕色,无异味。每日临睡时喝1

小杯（30毫升左右）。

功效：主治浅表性胃炎。连饮2个月见大效，喝完一个冬季病愈。一位患了6年胃炎的患者用此方治愈未复发。有治者必愈之说。

处方二十七 黄芩莱菔汤

组成：黄芩10克，炒莱菔子10克（杵），姜半夏10克，陈皮10克，炒白术10克，炙甘草10克，柴胡10克，党参15克，茯苓15克。

用法：水煎2次，分2次服，每日1剂，15剂为1个疗程。

加减：酸水过多加煅瓦楞子10克，白芍15克；苦水过多加生大黄6克；清水、甜水过多加鲜生姜10克，大枣7枚；伴轻度溃疡加白及20克，海螵蛸粉10克。

功效：主治胆汁返流性胃炎。治疗多例，总有效率100%。

第三节 消化性溃疡

处方一

组成：枳实12克，炒白术10克。

用法：水煎2次，分2次服，每日1剂。

加减：胀痛甚者加枳实为15克；胃热口干重者加黄连3克；寒重者加高良姜5克（或者肉桂5克）；胃痛甚者加制元胡10克；胃反酸者加海螵蛸12克；脾虚者加炒白术15克。

功效：枳实行气化痰、消积滞，白术健脾益气、化湿利水、消胀化食。主治溃疡性胃痛。

医案：一男性患者，胃脘胀痛年余，西医诊为胃溃疡，但久治不愈，故要求中药治疗。投本方，患者服3剂见效。原方制丸，每服6克，日服3次，连服1个月治愈。访2年未复发。

处方二

组成：蒺藜50克，枳实50克，白及50克，痢特灵20片。

用法：将中药弄碎，加水1.5公升，砂锅煎沸后，再煎10~15分钟，去渣，将药液装瓶，此为5天药量，分10次服完。每次吃痢特灵2片。

功效：此方已治愈多位胃及十二指肠溃疡患者。一般1~3剂显效，治愈不复发。

处方三

组成：仙人掌3两，鸡蛋清3只，红糖少许。

用法：将仙人掌捣烂如泥，加入蛋清、红糖拌匀，装碗蒸熟，早晨空腹1次服下，每日1剂，21天为1个疗程。

功效：治胃及十二指肠溃疡。一位20年胃溃疡患者，服用本方20天治愈不复发。

处方四　平胃汤加味

组成：炒苍术、厚朴、陈皮、五灵脂、生蒲黄、广木香各10克，归尾12克，丹参、山药、薏米、煅瓦楞各15克，紫草12克，甘草9克。

用法：水煎服，每日1剂。

功效：健胃养血，理气消疡。主治胃溃疡。

善后处方

组成：当归、熟地、沙苑子、枸杞、海螵蛸各120克，党参130克，白术、甘草、广香、陈皮各100克，茯苓、丹参各150克，砂仁70克，元胡90克，蜂蜜1600克。

用法：上药共研粉，蜜炼制丸，每服10克，日服2~3次，姜汤送下。

医案：邓某，男，45岁，干部。医院诊断为"胃溃疡"已5年，饥饱皆痛，呕吐酸水，大便为紫褐色，有时为黑色，潜血试验为阳性。来求治时，投平胃汤加味治疗。患者服药21剂后，诸症消失，大便潜血转阴，饮食增进。后又服善后处方1剂，追访2年未见复发。

处方五

组成：黄毛老母鸡1只，大茴香、小茴香、黄蜂蜡各100克，青盐适量。

用法：将鸡洗净，将茴香装入鸡腹。下砂锅煮熟后再下黄蜂蜡（以防煮老失效）。汤里的油（鸡油与黄蜡凝固一起）分5份，下面条吃（最好当晚饭吃），1天吃1次，3天吃完。连吃4~6剂。

功效：一位胃溃疡患者12年久治不愈，连服本方4剂治愈，多年不复发。冬季服更佳。

处方六

组成：蜂蜜150克，猪板油200克（切碎）。

用法：两味装碗拌匀、蒸熟，分2次吃完，每日1剂。

功效：主治胃及十二指肠球部溃疡。连服2剂治愈，不易复发。

注意：不与其他食物同服。

处方七　消溃散

组成：海螵蛸60克，浙贝母30克，白及60克，生甘草30克，元胡30克，蛋黄粉100克，紫河车粉30克，三七粉30克，吴茱萸15克，黄连24克。

用法：上药共研细粉，装瓶，每服3克，等量白糖拌服，每日服3次。随症状减轻，改为每日服2~1次。每次饭前空腹服。

功效：主治胃及十二指肠球部溃疡。许多人服完1剂，缓解3~6个月，服完2剂，缓解8~12个月，服完3剂，病获痊愈。

医案：刘某，男，42岁，干部。患胃脘疼痛已5年，大便潜血阳性，已住院数次。家属陪来求治，见其面容清瘦，纳呆，胃酸多，打嗝，便结，舌质瘀滞，脉细弦。证系气滞血瘀，治宜活血化瘀，制酸止痛，投消溃散治疗。刘某服完2剂，5年疾患获得治愈。建议刘某再服1剂，确保痊愈。

处方八　黄芪建中汤加减

组成：黄芪30克，党参10克，白及15克，炒白术10克，白芍10克，桂枝6克，陈皮5克，当归10克，炙甘草10克，生姜9克，大枣5枚，饴糖30克（冲服）。

用法：前11味中药水煎取液，冲饴糖后，早、晚空腹温服，每日1剂。

功效：温补脾胃，扶脾益气。主治十二指肠球部溃疡。治疗多人，均获痊愈。

医案：许某，男，45岁。胃镜和X线检查确诊为十二指肠球部溃疡已10年。

虽多次住院治疗,但溃疡始终不愈合,故来求治。建议去医院做胃镜检查,发现十二指肠球部前壁有一个1.5厘米×1.0厘米,深0.2厘米的溃疡面,并伴脾胃虚寒。治宜温补脾胃,投黄芪建中汤加减治疗。许某服药4周,全身症状改善,胃脘胀痛、泛酸等症消失。医院胃镜复诊,十二指肠球部溃疡已完全愈合。随访2年未见复发。

注意:服药期间,禁食生冷,保持乐观情绪。

处方九

组成:煅蚌壳粉300克,枯矾粉150克,甘草粉100克,炼蜂蜜500~600克（蜂蜜入砂锅脱水）。

用法:前三味拌均匀,加入到炼蜜中,拌匀,即可制成中药丸。每次服10~15克,饭前开水送服,每日服3次;重病人每次限服20克,4小时服1次,3天后改为6小时服1次,把药服完为止。

功效:主治酸性胃病及酸性十二指肠溃疡。本方已治愈老胃病数十人,无毒副作用。

注意:忌酸辛刺激性食物;非酸性胃病,请不用本药;胸腹胀痛者,本方加厚朴150~200克。

处方十　甘草芍药汤加味

组成:白芍30克,甘草15克,地榆30克,黄连6克。

用法:水煎服,每日1剂。不可久煎。

功效:主治慢性十二指肠球部溃疡。

医案:徐某,男,35岁,干部。胃脘部疼痛7年,医院拍片诊为慢性十二指肠球部溃疡,久治不效。近日病情加重,仅能食稀饭、面条少许,大便黑色,头昏眼花,舌红,苔黄,脉数。同事陪来求治。证系肝胃郁热,治宜泄热和胃,投甘草芍药汤加味治疗。患者服药1剂痛减,服药5剂诸症消失,去医院复查两次,大便潜血试验均为阴性。见患者体质较差,前方加党参10克,黄芪10克,再服10剂巩固疗效。追访4年未见复发。

处方十一

组成：鸡蛋黄30个，蜂蜜500毫升。

用法：鸡蛋洗净煮熟，取出蛋黄，放铁锅内压烂，用微火熬至焦黑熄火，起锅滤油，油温50度时，倒入蜂蜜中，搅匀即成。早晨空腹服1小匙，每天1次，30天吃完。服药时不用水送服。服药半小时后才可以饮水吃饭。

功效：主治十二指肠溃疡。一般连服4~5剂痊愈，重症服7剂痊愈。此方已治愈多人。

医案：一位患病15年溃疡的患者，服用此方5剂治愈后，追访1年没有复发。

注意：忌食辛、辣食品。

处方十二 消化愈胃汤

组成：炙黄芪10克，川桂枝6克，杭白芍10克，桔梗10克，金银花15克，连翘衣15克，紫地丁15克，蒲公英10克，黄连6克，槟榔6克，旋覆花10克（包），丹参10克，白芷10克，当归10克，制乳香、没药各6克，穿山甲6克，谷芽30克，生龙骨10克（先煎），甘草10克。

用法：水煎3次，分3次服，每日1剂，连服30天为1个疗程，可连服3个月。

功效：清热解毒，化瘀生新，主治胃及十二指肠溃疡。

善后：原方制丸药服3个月为1个疗程。

医案：俞某某，男，43岁，农民。上腹热痛，反复发作3年余，X线及胃镜检查诊为十二指肠球部溃疡伴胃窦炎。中西药治疗缓解后，依然反复发作。近半月来，上腹痛甚，不能进食，食则呕吐，嗳气泛酸水，故来求治。投消化愈胃汤，患者共服30剂，腹痛、呕吐、嗳气均止，隐血消失。原方制丸药，连服3个月。1年后复查，十二指肠球部病变消失，病获痊愈。

处方十三

组成：鸡蛋壳1~2只，鸡肫皮1~2只。

用法：无油铁锅炒黄，研成粉末，分1~2次吞服，开水送下。

功效：主治胃溃疡性胃痛（吃笋后加重剧痛）。轻症、急症，服1~2剂治愈；严重、年久老病，需多日治疗，每天服药2~3次，空腹服药，直至治愈。

说明：该方为民间特效疗法。鸡肫皮可到中药店买到，无毒副作用。

第四节　胃肠神经官能症

概要：本病为高级神经功能紊乱导致胃肠功能障碍。表现胃肠分泌与运动功能失调，如连续嗳气或呕吐，或胸骨后发闷，上腹痛，或脐周腹痛，也可左下腹阵发绞痛。中医认为本病乃神志不舒，气机郁滞，导致脾胃升降失司，胃肠运化失常，属郁病范畴，为所愿不得，神志之郁，表现在胃肠，病根在心肝脑功能失调。

处方一　剿痰安神汤

组成：党参20克，生赭石20克（先煎），制半夏10克，怀山药30克，白茯苓10克，茯神10克，陈皮6克，白芥子10克，丹参10克，石菖蒲6克，制胆星6克，炒枳实10克，郁金10克，娑罗子10克，防风6克，黄连6克，龙齿30克（先煎），炙甘草10克，生姜5克。

用法：水煎2次，分3次服，每日1剂，3周1个疗程。

功效：主治胃肠神经官能症。治疗多例，总有效率为98%。

医案：钱某某，男，26岁。患本病3年，中西药治疗无效，近月来病情加重，故来求治。诊为本病属肝郁脾虚，瘀湿内阻。本方加制甘遂末0.3克，1天吞服1次，连服3天，以利泻水攻痰消胀痛（甘遂有毒，不宜久用）。患者连服本方25剂，诸症消失，宣告治愈。嘱患者保持乐观，宽容为度，多运动。追访半年未见复发。

处方二

组成：猪肚1只（狗肚更佳），鸡蛋7只。

用法：将猪肚洗净，装入鸡蛋，煮熟后，不加盐料，分顿吃完。

功效：主治胃肠神经官能症。一般连续吃3剂，严重者须多吃几剂，可以治愈。

医案：一青年吃啥吐啥，人瘦如柴，服此方治愈，30年不复发。

注意：胃肠神经官能症，必与神经有关，所以保持乐观、宽容至关重要，并可适当参加文化娱乐和体育运动锻炼,开心和活动是最佳"良药"。

处方三 调神活血化痰汤

组成:人参须30克,当归须30克,生赭石30克（先煎）,旋覆花10克（包）,牡丹皮10克,元胡10克,桃仁10克,制半夏10克,陈皮6克,山栀衣10~15克,黄连6~10克,茜草10克,茯神30克,赤芍30克,甘草10克,生姜5片（去皮用）,红枣5枚,青葱管10茎。

用法:水煎2次,分3次服,每日1剂,21剂为1个疗程。

功效:镇静安神,活血化痰。主治食管神经官能症。

善后处方

组成:陈皮、甘草、五味子各6克。

用法:泡茶频饮。

医案:申某,男,45岁。患胃脘痛已3年,近年见一亲戚患食管癌病死,此后自觉食管有堵塞感,吃饭,喝水总觉不畅快,医院检查无异,四处求医无效,故而特来求治。余诊为食管神经症。先对其进行了开导,然后投本方10剂,患者服后诸症减轻,再投10剂,食管梗塞感已除。追访1年,愈后未复发。

处方四 腹痛解痉汤

组成:党参10克,淡吴茱萸6克,川黄连6克,白茯苓10克,乌药尖10克,制香附10克,青皮6克,桔梗10克,炒枳壳6克,杭白芍30克,神曲10克,山楂10克,广木香6克（后下）,官桂6克,炮山甲6克,桃仁10克,降香6克,甘草15克,红枣5枚,生姜5片（或5克,去皮）。

用法:水煎2次,分3次服,每日1剂,21剂为1个疗程。

功效:调和气血,解痉止痛。主治频发性胃肠痉挛。

医案:周某某,男,30岁。患发作性脘腹疼痛1年余,每次冷食后腹痛约1小时,医院诊为"胃肠痉挛",但久治不愈。近来每日发作,故来要求中药治疗。投本方,并嘱禁食生冷、油腻、辛辣之物。服中药30剂后,诸症减轻。原方再服15剂,终获痊愈。访1年无复发。

处方五　四味汤加味

组成：党参30克，茯苓15克，炒白术15克，炙甘草6克，鸡血藤30克，仙鹤草30克，炒小茴3克，红枣10个。

用法：水煎服，每日1剂。

功效：建中益气，补肾止痢（仙鹤草抑制肠道病菌繁殖而止泻），小茴散寒止痛，大枣益脾补中。主治肠功能紊乱（劳伤泻痛）。

医案：陆某，男，50岁，农民。患者于旬前在山里砍柴，从高处跃下，当晚感觉脐周隐痛，喜按，伴腰痛，便溏薄，日行2~3次。舌淡苔白薄，脉沉细。来求诊时诊断为"肠功能紊乱"。祖国医学认为肠功能紊乱多因跳跃、负重或劳急而引起。此例患者又体气虚弱，因猛跳使脾肾气损，升降失常，气机不调，不通则痛，故腹痛便溏；肾主二便，腰为肾府，肾亏则腰痛，溲便之变。舌淡苔白脉沉细均为虚象，治宜健脾补肾，投四味汤加味治疗。陆某服药3剂，病告痊愈。

引自：刘云龙老师验方。

处方六　益肠通便汤

组成：生黄芪24克，仙灵脾15克，桃仁、杏仁各10克，鲜石斛30克，生杷叶10克，赤芍、白芍各15克，生瓦楞30克，刀豆子30克，木瓜12克，生姜3克，香附10克，荷梗10克，川黄连4.5克，酒黄芩10克，保和丸12克（包煎）。

用法：水煎服，每日1剂。

功效：主治肠功能紊乱（久痢变便秘）。

医案：王某，男，47岁，干部。患痢疾20来年，经常腹泻，以后大便初硬后溏，排便困难，每次需1个小时。医院造影检查大肠黏膜肥厚。近3年来排便更困难，时常起而复蹲达2~3个小时，大便呈条状，细如笔杆，有时有黏液，无脓血，痛苦不堪。先后住院检查20余次，肠镜检查无殊，钡餐X光检查显示肠蠕动迟缓，诊断为"肠功能紊乱"。多法治疗，效果不明显，故来求治。患者舌苔薄白，质红，脉沉细。每次大便仍须蹲厕2个小时方能解出，便形细，需用甘油栓开塞露帮忙。此症乃气阴两伤，湿痰内阻，肠胃不和所致。治宜益气养阴，疏肝和胃，理气化痰，投益肠通便汤治疗。患者连服1周后，大便通畅，每次排便时间缩至20分钟，便形已粗如手指。嘱其继续服用，直至痊愈，巩固疗效。

按语：患者久泻，气阴两伤，湿痰内阻，腑气不畅，故大便难下。此症不可攻下，若攻下，则气阴更伤。宜从理气化痰入手，用生芪、仙灵脾、石斛、白芍益气养阴，以助正气，气充血通痰消；保和丸、生姜、川黄连、酒芩燥湿化浊消滞，补而不腻，消而无损；刀豆子温中行气；瓦楞子消痰散结；杏仁、杷叶、木瓜和胃开结，宽肠利气；香附、荷梗、赤芍、桃仁行气活血，使气畅血调痰化，经络疏通，糟粕得行，痼疾显见转机。

引自：关幼波老师验方。

第五节　胃　下　垂

概要：胃下垂是指支持胃的韧带和胃壁、腹壁肌肉松弛，故而导致食后饱胀、嗳气等为特点的慢性胃部疾病。本病属中医"胃缓"。因长期饮食失调、劳倦太过等，使中气亏虚，脾气下陷，肌肉瘦削不坚，固护升举无力，以致胃体下坠。长期从事振动工作，又失调节者，如跑长途大货车的，道路又很不平整的，驾驶员就容易患胃下垂病。治疗当升阳气，又不能太过，升阳太过又会耗伤胃阴，影响胃之降浊，故而脾胃升降适度，是治疗本病用药关键。一要养胃助消化，二要行气促排空，三要升脾降胃偏于升，四要益气养血强胃肌。

处方一　益脾强胃汤

组成：党参30克，黄芪30克，当归须20克，肉桂6克，柴胡10克，升麻6克，炒白术15克，炒枳实10克，鸡内金6克，桔梗10克，旋覆花10克（包），黄连3克，蒲公英10克，怀山药30克，陈皮6克，白茯苓10克，谷、麦芽各15克，甘草6克。

用法：水煎2次，分3次服，饭前服，每日1剂，连服3个月为1个疗程。

功效：升清降浊，益脾强胃。主治胃下垂。

善后：原方制丸药服。

医案：徐某某，男，58岁，患胃下垂已10余年，胃下垂4.6厘米，上腹坠胀不适，进食后胃脘胀痛，嗳气恶心，腹满肠鸣，大便时溏时秘，形体瘦弱，并伴浅表性胃炎。久治不效,故来求治。投益脾强胃汤治疗,患者先后服药85剂,诸症消退,X线复查,胃下垂已由4.6厘米回升至2厘米,胃壁蠕动对称。嘱其原方制丸药,每服5克,日服3次,直至痊愈。

注意:少食多餐,吃饱时,宜躺卧半小时为调护;常炼"提肛缩肾功",将肠胃用提气法上提至脐,呼气时慢慢放下,早晚各练1次,每次不超过20下。这是气功界治疗胃病、胃下垂的有效方法。

处方二 黄芪白术汤

组成:黄芪20克,白术15克,枳壳15克,防风10克,木香5克,砂仁5克。

用法:水煎服,每日1剂。

功效:本方对肠胃下垂均有升提固脱功效。

医案:刘某,女,42岁,教师。患胃下垂多年,久治不愈。近期脘腹胀满,下坠、嗳气、纳呆、大便不爽等症状加重,故来求治。患者舌淡红,苔白腻,脉沉弦缓。系脾虚气滞、升降失调所致。投本方3剂后,患者诸症减轻,再服3剂,诸症消失,之后服用补中益气丸调理半个月。追访2年未见复发。

处方三

组成:猪肚1只,黄芪200克,陈皮30克,大枣10枚,粳米100克,莲肉50克,山药50克。

用法:将猪肚及诸药洗净,文火烧熟,加调味品,分2天吃完。

功效:主治胃下垂。连吃5剂为1个疗程,可使脏器回升复位。

处方四 用升胃膏外敷百会穴加服补中益气丸或汤药

组成:蓖麻子仁粉10~5克,升麻粉10~5克,补中益气丸或汤药。

用法:先将百会穴周围2厘米之头发剃去;将上2味用水调为膏状,为1天用量。将膏药敷在百会穴上,最好增加光照以增温或外加热水袋每次敷半小时,1天敷2次,治疗期间服补中益气丸或汤药。1个月为1个疗程。

功效:主治胃下垂。胃有蠕动感,有上升感。一位43岁女子的胃下垂症,用此法治疗3个月获得痊愈。

注意：凡练功打拳的人，患了胃下垂，可以用"手照上托法"治愈本病。方法为：左手掌近照（距离15~20厘米）胃下部，手心向上托；右手掌远照（距离40厘米左右）上腹部上面。每次照10分钟左右，每日至少2~3次，全身放松无须发功。

处方五

组成：蓖麻仁50克，五倍子50克，麝香止痛膏。

用法：上药捣烂备用，每次取药5克，敷肚脐，外用麝香止痛膏固定，每4天换药1次。

功效：主治胃下垂。一般连敷15次，可以治愈。

第六节　胃　扭　转

处方　益气转胃汤

组成：黄芪30~45克，升麻10克，酒大黄6克，枳壳6~12克，怀牛膝30克，川牛膝12克，党参15克，小茴香15克，甘草3克。

用法：水煎服，每日1剂。

外治处方

组成：白酒250毫升，米醋500毫升。

用法：共加热，用毛巾浸湿，热敷胃部。

功效：主治胃扭转。经内服外治，感到胃部上下翻腾，上腹部发热，大便日解3~4次，有黏液。服药后腹胀减轻，肠胃蠕动增强。

善后处方　补元复胃汤

组成：党参12克，白术10克，茯苓10克，砂仁6克，蔻仁6克，陈皮6克，枳壳6克，厚朴6克，麦芽6克，谷芽6克，神曲6克，山楂6克，木香3克，山药15克，鸡内金12克，甘草6克，大枣6个。

用法：水煎服，每日1剂。

功效：补中益气，健脾和胃。一位胃下垂患者服本方半年得以治愈。

医案：杨某，男，30岁。因饭后剧烈活动，突感上腹不适，随后腹胀、腹痛、纳差，呃腐吐酸，体重日减，经医院消化道造影报告为胃扭转。家属陪患者来求治时，患者体瘦，精神萎靡，频频呃逆，胃痛喜温，喜按。投益气转胃汤内服外敷治疗得舒，善后服补元复胃汤，其病得以痊愈。

第七节　胃黏膜脱垂

概要：本病是由脱垂的黏膜阻塞幽门而致痛，常与胃炎、十二指肠溃疡病同时存在。发病时，上腹部疼痛，进食后尤为剧痛，右侧卧时疼痛更甚。伴有上腹胀，恶心呕吐，嗳气，胃灼热，泛酸，吐血，黑便。舌淡苔薄，脉弱。胃镜及X线检查可确诊。本病属中医"胃痛""呕吐""便血"等范畴。多由脾胃虚弱，纳运失司，胃失和降，脾不统血所致，治宜升提活血。

处方一
组成：黄芪、党参各50克，枳实、丹参各30克，川芎15克，三棱、莪术各12克，升麻、柴胡、红花、蒲黄、牡丹皮、甘草各10克，细辛5克。

用法：水煎2次，分2次服，每日1剂。

加减：伴肥胃性胃炎加王不留行12克，炮山甲10克；合并萎缩性胃炎加地鳖虫10克；伴食道炎加黄连素粉0.4克（饭后服），每日服3次，温开水送服，不能多喝水；合并胃及十二指肠溃疡加白及30克，元胡、儿茶各10克。

功效：此为治疗胃黏膜脱垂专效方。

处方二　补中益气汤加减
组成：党参15克，白术10克，柴胡6克，黄芪30克，升麻6克，陈皮10克，甘草3克。

用法：水煎服，每日1剂。

加减：胃痛重者加川楝子15克，元胡10克，炒枳壳10克。

功效：主治胃黏膜脱垂。此方已治愈多例。

医案：葛某，男，50岁，工人。患者每进食后即疼痛，身体消瘦，行动艰难。医院X光检查为胃黏膜脱垂。来求治时，余投以本方，患者服药3个多月后，病获痊愈。

第八节　直肠脱垂

处方一　肛脱升固汤

组成：炙黄芪30克，党参30克，熟地30克，炒白术30克，当归10克，醋炒升麻6克，嫩柴胡10克，陈皮6克，桔梗10克，炒枳壳15克，生地榆10克，槐花10克，乌梅10克，五味子10克，甘草6克。

用法：水煎2次，分3次服，每日1剂，连服21剂为1个疗程。

功效：益气升陷，清热敛肛。主治直肠脱垂。

善后：原方制丸药服，每服5克，日服3次，服3个月为1个疗程。

医案：葛某某，女，59岁。30年前，产后脱肛，服人参煨猪臀肉治愈，后来凡是负重，肛门仍有坠胀，渐至便秘或泻痢时就肛脱如前。医院诊为"慢性直肠脱垂，伴轻度外痔"。治无大效，故来求治。投本方20余剂，加外洗，肛坠消除。原方制丸药服，连服3个多月，肛脱治愈。访1年未复发。

注意：儿童药量酌减。另配外敷药，鳖头骨1个（煅龙骨可代），煅焙研粉末，加麻油调膏状外敷。配外洗药五倍子30克，白矾6克，水煎取汁，加水后，熏洗患处，早（或中午）晚各洗1次。儿童老人均可使用。

按语：本病治疗奥妙在于补升中气、元气，脱垂自然不发。

处方二

组成：黄芪30克，白术15克，防风6克，麦冬10克。

用法：上药水煎2次，分2次服，每日1剂。

功效：治疗直肠脱垂多例，含1~3度直肠脱垂，服药10~30剂，全部治愈。

处方三

组成：蝉蜕粉50~100克，白矾适量。

用法：先用1%白矾水洗净脱肛部位，涂以香油，再涂蝉蜕粉，并缓缓地将脱肛纳回，每日1次，直至痊愈。

功效：治疗小儿脱肛多例，22~57天均获治愈，追访无一复发。

第九节　食　管　炎

处方一　栀子舒胸汤

组成：生山栀10克，淡豆豉10克，制半夏10克，川黄连5克，全瓜蒌30克。

用法：水煎2次，分2次服，每日1剂。

加减：胸痛重加枳实10克；恶心呕吐加竹茹10克；病程短加牡丹皮10克，郁金10克，金银花10克；病程长加丹参30~15克。

功效：主治食管炎。治疗多例，痊愈92%，好转8%，总有效率100%。

处方二　清膈汤加减

组成：金银花30克，连翘20克，黄芩8克，桔梗10克，元胡10克，乌药12克，枳壳9克，甘草6克。

用法：水煎服，每日1剂。

加减：胸痛加瓜蒌12克；大便秘结加大黄12克；小便热涩加土茯苓12克；咳嗽加川贝粉3克（吞服）。

功效：主治损伤性食管炎。治疗多例，服药3~7剂，全部治愈。

处方三　食管反流汤

组成：当归须30克，生地10克，赤芍、白芍各10克，炮山甲6克，葛根10克，桃仁10克，降香6克，山栀衣30克，丹参10克，制乳香、没药各6克，姜汁炒黄连6克，制半夏10克，陈皮6克，蒲公英10克，白茯苓10克，甘草10克。

用法：水煎3次，分6次服，每日1剂，连服3个月为1个疗程。

功效：清热消瘀，化痰降逆。主治返流性食管炎。

善后：原方制丸或散剂吞服，每次5克（或散剂3克），日服3次（散剂4次）。

医案：叶某某，男，40岁，农民。1年前胸骨后灼热痛，放射至肩臂及背部，进食或饮酒后加重，反复久治不愈，近月来食道吞咽不适，有堵塞感，口泛酸苦，医院已诊为"返流性食管炎"。来求治时脉涩，苔少舌红，二便如常，素喜饮酒。证属痰瘀互结，热郁食管。投食管返流汤治疗，患者服药30剂，胸骨后灼痛好转，吞咽通利，堵塞感消失。本方制散末，共服药4个多月。1年后胃镜复查，食管黏膜恢复正常，诸症消除。

注意：忌辛辣及硬食。

处方四

组成：威灵仙30克，白芍18克，白及15克，枳实12克。

用法：水煎2次，频频含咽，每日1剂。重症（上例患者）应日服2剂，6剂服后，症状减轻，改为每日1剂，再服5剂。

功效：降逆和胃，消炎护膜。主治返流性食管炎。

医案：患者陈某，男，35岁。8月13日初诊，胸骨后灼痛，吞咽不爽，泛酸，不敢进食粗食、硬食及酸辣热烫之物。医院胃镜提示为"返流性食管炎"。患者要求中药治疗。余投本方，该患者5天后胃镜复查，食管黏膜恢复正常，诸症消失。再服3剂巩固疗效。

注意：睡觉时习惯将手臂搭放在枕头上，时间长了会引起"返流性食管炎"，胸骨后灼痛，吞咽不畅。因睡觉扬臂，肌肉牵拉，横膈膜移位，使腹压增高，特别是饱餐的老人，晚期妊娠妇女更应注意，不可扬臂睡觉，手臂当枕头。

第十节 食管憩室（囊状突出）

概要：指食管壁层局部向外膨出，形成圆袋状或囊状的一种消化道憩室病。50岁以上男性多见，女性较少。部位可分为咽食管憩室（上段），胸中部憩室（中段），膈上憩室（下段）三种，上下段为压出性，中段为牵引性。上段多见，中段较少，下段更少。上段憩室直径2~10厘米，因咽下缩肌下缘为食管壁最软弱处，当该肌收缩有环咽肌痉挛，或年老咀嚼功能减退时，易形成该处假性憩室，易压迫食管入口处,故症状较多。早期仅有咽部异物感,渐至食管受压,吞咽困难。本病属中医"食管痹"范畴。由饮食不慎,情志失调,或食管受损,以至气机阻滞,胃气上逆,间歇性进食梗塞、呕吐为主要表现的内脏痹病。痹久必有郁热,憩室常继发炎变。治疗须健脾祛瘀强肌,又要祛湿化痰,清热解毒利咽。

处方　憩室行消汤

组成:党参15克,炙黄芪15克,川桂枝6克,赤芍10克,柴胡6克,白芷10克,射干6克,制半夏10克,炒枳壳6~10克,鸡内金6克,炙鳖甲10克(研粉分3次冲服),蒲公英10克,地鳖虫3克,水蛭3克,僵蚕10克,蝉衣6克,乌梅15克,蜣螂1克,蜂房3克。

用法:水煎2次,分3次服,每日1剂,3个月为1个疗程。

功效:行血消痰,益气通络。主治食管憩室(囊状突出)。

善后:原方制丸服。

医案:张某某,男,58岁,教师。3个月来,咽部不利,有异物感,吞不下,吐不出,胸闷微咳。医院诊为"咽食管憩室"。中西药治疗未好转。患者来求诊时形瘦,面色淡白,苔薄白,为血瘀阻络。投憩室行消汤治疗,患者服药50余剂,咽部异物感消失。原方制丸服3个月,X线复查憩室缩小,症状全消除。

第十一节　胃及消化道出血

处方一　三白紫黄合剂

组成:煎药白茅根30克,紫珠草30克;吞药:白及粉12克,云南白药1克,大黄粉2克。

用法:吞药粉混合后,分作2次吞服,水煎药液送服,早晚各服1次,每日1剂。

加减:呕吐血块,大便多日不解者加大黄粉6克(吞),加代赭石30克(水煎);便血(或柏油样黑便)者加地榆炭15克(水煎)。

功效:止血消瘀。主治消化道急性出血。

医案一:刘某,男,56岁,农民。患十二指肠球部溃疡幽门不全梗阻,腹痛,进食呕吐而出血,吐物为咖啡色残食及血块,大便多日未解,医院观察3天无效,故来求治。投本方,加大黄6克,代赭石30克。患者服药1剂,次日解出黑便甚多,腹痛缓解。再服2剂,大便转为黄色,诸症消失,能进半流质饮食。

医案二:陈某,男,71岁。解大量柏油样便,医院内外科会诊,作钡餐检查,无明确诊断,故邀余诊治。见患者体胖,神清,嗜睡息鼾,腹胀不适,舌质黯红,苔边淡黄黏厚,脉弦滑。投三白紫黄合剂,加地榆炭15克,患者服药之后解出少量黑便,连服6剂,大便转黄,诸症消失,精神爽朗。善后调补即可。

处方二　止血汤

组成:三七10克,熟大黄10克,郁金10克,牛膝8克,白及10克。

用法:水煎2次,分2次服,每日1剂。

加减:虚脱者加人参12克(另蒸服);呕逆气喘加代赭石15~30克;胃痛胀加降香6克;痛连两肋加川楝子10克,白芍12克;胸中烦满加炒栀子8克,茅根18克;胃脘虚冷加砂仁6克(后下);胃阳虚、舌光无苔加石斛15克。

功效:主治胃出血、呕吐、黑便。治疗5例,均获治愈。

医案:王某某,男,62岁。患胃炎3年,突发出血、吐血、黑便,中西药治疗无效,特来求治,诊为"慢性胃炎出血"。本方加炒栀子8克,茅根18克,连服5剂治愈。善后用养胃汤调养。

处方三

组成:白及、三七、海螵蛸、浙贝母各3克。

用法:上药研细粉,每天空腹1次服完。服药后,最好平卧床上,翻滚数次,让药分布胃腔内壁。

功效:主治胃出血、黑便。连服3剂,大便由黑转黄,再服治愈。

处方四

组成:三七20克,白及50克,云南白药50克。

用法:调匀,铁锅内炒至酥脆,冷却后研粉末,装瓶。每次用凉开水送服1匙,日服多次。

功效:主治胃出血、黑便。第2天大便隐血转阴,继服1周,可巩固疗效。

处方五

组成:柿叶250克(取秋季自然落下的)。

用法:洗净晒干,研粉,每日服20克,分次服下,开水送服。

功效:治疗胃出血,尤其对胃溃疡出血有明显疗效。

处方六

组成:酸枣根皮30克。

用法:水400毫升,煎至300毫升,待温凉时1次服下,煎2次,每日服2次,每日1剂。

功效:主治老胃病出血、黑便。连服3天治愈,功在涩精止血。

处方七

组成:大当归1根(90~120克),陈酒500毫升(黄酒)。

用法:将全枝当归切细,用陈酒500毫升慢火煎至满碗(约250毫升),留于锅中保温。待将要吐血时,将血在口中含住,并吸饮一口汤药,连血一起咽下,服完汤药,即可止血。

功效:主治胃及消化道出血之口吐鲜血。1剂治愈。

说明:此方为湖南湘潭市雨湖区联盟村81号莫朝迈献出的祖传秘方。

按语:医家说吐血应戒酒,怎可酒煮当归?莫朝迈说:当归二字,当者,当其归者,引血归经。全当归当定血也。此方为家世传承,从无一失。我认为:酒通血脉,行药势。可兴奋神经,增进血液循环,促进药力发挥,有祛风活血止痛作用。一般多作药引用。本方酒煎当归,酒中的酒精已煎发掉,酒的药效依然存在,所以可以药用。为减轻烧酒的大热,应该用好黄酒。

处方八

组成:盐卤适量(浓盐汤亦可以)。

用法:用盐卤浸泡双足。

功效：治胃及消化道出血之吐衄。

说明：《重庆堂随笔》："盐味最咸，味过咸即渴者，干液之征也，既能干液，则咸味属火无疑。但味虽属火而性下行，虚火上炎者，饮淡盐汤即降，故为引火归元之妙品。吐血不止者，盐卤浸足愈。"

处方九
组成：漏芦果（苎草根）10个，茶花1.5克，赤地榆9克，象牙末3克。

用法：水煎2次，分3次服，每日1剂。

功效：治大肠下血（诸方无效者）。连服30~33剂治愈。

引自：《中药大辞典》《滇南本草》。

处方十
组成：槐花12克，侧柏叶10克，炒荆芥9克，枳壳9克，生地15克，牡丹皮10克，地榆10克，仙鹤草15克，麻仁9克，生甘草10克。

用法：水煎2次，分2次服，每日1剂。

功效：祛风、凉血、止血。主治肠风下血。

第十二节　胰 腺 炎

处方一　化浊清胰汤
组成：银花30克，红藤30克，茵陈30克，龙胆草10克，栀子30克，蒲公英15克，赤芍30克，莪术10克，炮山甲6克，木香10克（后下），蒲黄10克（包），五灵脂10克，炒枳壳6克，佩兰10克，白茯苓10克，柴胡10克，山楂30克，神曲10克，葛根10克。

用法：水煎2次，分3~4次服，每日1剂，2个月为1个疗程。

功效：疏肝导滞，清热化瘀。主治慢性胰腺炎。

善后：原方制丸服，每服5克，日服3次。

医案：倪某某，女，57岁，职工。两年前患胆囊炎，经治疗好转。数月后突发左上腹疼痛、腹泻,医院诊为急性胰腺炎,经治愈出院。近月来腰痛、腹泻反复发作,医院诊为慢性胰腺炎,屡治不愈,症状反复发作。来求治时形体消瘦,面萎黄,上腹疼痛时剧时缓,伴恶心,呕吐。脉细涩,苔薄黄,舌暗红,腹有压痛。诊为慢性复发性胰腺炎,为肝脾湿热,瘀毒内滞。投化浊清胰汤10剂,患者腹痛腹泻均减,原方加减共服50余剂。复查血、便正常,诸症消除。原方制丸,每服5克,日服3次。追访1年未复发。

处方二　泻胰汤

组成:生大黄15克,厚朴10克,炒枳壳10克,广木香10克,蒲公英30克,柴胡15克,黄芩15克,茵陈30克,玄明粉15克(冲服),川楝子10克,姜竹茹6克。

用法:水煎2次服,每日1剂。

功效:主治急性胰腺炎。

医案:张某,女,70岁。上腹持续性疼痛,并阵发性加剧2天,伴呕吐水样物,痛向背部牵引,大便2天未解,起病后食少,口干苦。医院诊断为急性胰腺炎(单纯水肿型),治效不显,故来求治。证系肝胆湿热郁滞,腑失通降,治宜疏肝清热利湿,通腑攻下,投泻胰汤治疗。张某服药1剂后,呕吐已止,腹痛减轻,大便不下。再服1剂,药后4小时泻下稀便5次,腹痛已止,有饥饿感,进流汁少许,第3天进半流质食物,第4天病已告痊愈。

处方三　大承气汤加减

组成:生大黄9克(后下),玄明粉9克(冲服),枳实12克,生山楂15克,红藤30克,败酱草30克。

用法:水煎服,每日2剂。

功效:主治急性胰腺炎。

医案:方某,女,23岁。因食油荤过多,晚上腹部剧烈疼痛,拒按,并向腰背部放射,恶心欲吐,口干,便秘。医院诊断为急性胰腺炎。家人送患者来求治时,其体温38℃,脉小弦,苔薄黄腻。此乃温热互阻中属,延至胰脏,"痛则不通,通则不痛"也,治宜清热解毒通腑,投大承气汤加减治疗。患者服完1剂后,腹痛减轻,服完2剂后,腹痛除尽,热亦退净。医院复查血液已正常,病愈。

按语:此方治疗多例,均药到病除。为张伯臾老师验方也。

第十三节 肠胃息肉

处方一
组成:炒枳壳9克,白芍15克,柴胡12克,甘草5克,炒茱萸3克,黄连6克,神曲12克,砂仁6克,煨葛根6克。

用法:水煎2次,分2次服,每日1剂。

功效:治胃息肉。

二诊处方
组成:丹参15克,元胡9克,陈皮6克,鸡内金9克,柴胡12克,茯苓12克,栀子9克,牡丹皮12克,金钱草18克。

用法:水煎2次,分2次服,每日1剂。

三诊处方
组成:太子参15克,白芍18克,白术9克,甘草6克,砂仁6克,麦芽12克,炒枳壳9克,青皮6克,陈皮6克,茯苓12克。

用法:水煎2次,分2次服,每日1剂。

功效:益气养阴,兼以疏肝。

医案:患者王某,女,42岁。胃脘疼痛18年,近又加重,医院胃镜查诊为"萎缩性胃炎、胃体息肉",治宜疏肝和胃为主。患者服用7剂后,胸闷、纳呆、腹胀均已减轻,呃逆未除。之后患者连服15剂二诊处方后,诸症均减轻。后来患者连服20剂三诊处方后停药。去医院作胃镜复查,结论未见胃体息肉,宣告痊愈。

引自:老中医李子云经验方。

处方二
组成:槟榔10~15克,或用郁李仁10~15克。

用法：上药捣烂，水研取汁，加粳米 100 克，煮粥，空腹吃，每日 1 剂。见效后想停就停，想吃再吃。

功效：主治结肠息肉与便秘。

按语：结肠息肉分三种类型：①增生性息肉；②炎症性息肉；③腺瘤性息肉。前两种为良性息肉病变，后者可能会癌变，但早期癌变亦需要 3~5 年时间。因此应及早作结肠镜检查，属腺瘤性息肉，应在内镜下切除。任何切除手术都应在大医院内治疗和手术。多数结肠息肉患者无明显症状，个别患者有腹胀、大便习惯改变。便秘是结肠息肉的重要原因之一。要减少结肠息肉的发生，应注意以下几点：发生顽固性便秘时，应去医院检查；少吃煎、炒、辛辣之品，多吃纤维较多的蔬菜和水果；适当增强体能锻炼，若能常做"提肛缩肾运动"，每次不超过上提 20 下，能做几次就做几次，可以加强肛肌张力，能治疗脱肛和痔疮，亦治胃病和妇科病。这是一个内按摩功法。养成定时排便习惯，但必须少用泻药，以免肠黏膜应激力减弱，反使便秘加重。

处方三

组成：荸荠 4 枚，海蜇 50 克。

用法：煮汤 2 次服，每日 1 剂。

功效：主治结肠息肉与便秘。

处方四

组成：黄芩 30 克，黄柏 15 克，槟榔 12 克，草果 12 克，黄连 10 克，白蔻 10 克，莱菔子 10 克，枳实 10 克。

用法：水煎 2 次，分 2 次服，每日 1 剂。

另配灌肠处方：云南白药 4 克，锡类散 0.6 克。

用法：温开水 100 毫升，将上药溶于温水中，用导管灌肠，每次 30 分钟，每晚睡前灌 1 次。

功效：此二方为治结肠息肉专效方。

第十四节 霍 乱（大吐大泻）

概要：本病为阳微阴竭所致，治宜回阳固脱，投桂附理中汤加味治疗。

处方 桂附理中汤加味

组成：党参12克，白术9克，茯苓12克，陈皮6克，肉桂6克，制附子9克，炮姜9克，生姜9克，炙甘草9克，大枣5枚。

用法：水煎服，每日1剂。

善后处方 真人治中汤

组成：党参15克，干姜9克，白术12克，炙甘草9克，陈皮6克。

用法：水煎服，每日1剂。

医案：泮某，男，48岁。患者频呕清水，大便泻如水样，腿肚转筋，神昏躁动，昏厥数次。眼窝下陷，四肢厥冷，六脉俱无。时值夏日伏暑，阴阳错杂，肠胃机能失调，吐泻伤阴，筋脉失养则转筋。六脉俱无，为阳微阴竭之象，治宜回阳固脱。投本方3剂后，患者吐泻皆止，神志转清。服善后处方6剂，诸症康复。

按语：李玉泽老师说：霍乱、副霍乱为霍乱弧菌及副霍乱弧菌所引起，其临床表现为剧烈吐泻，失水虚脱为主，仅有轻重之别。中医所指霍乱，即为上吐下泻者，包括霍乱和急性肠胃炎，及急性食物中毒等病症，可同治收效。然而，治疗霍乱，须辨证论治，本例患者为大吐大泻，六脉俱无，汗出如雨，身冷如冰，眼窝竭陷，声小音微，为"阳微阴竭"之候，若不用"回阳固脱"的"桂附理中汤加味"治疗，就不能立即扭转危象，救人于瞬息之间。治疗霍乱的常用药为痧气丸、藿香正气丸、六和汤等，对病初，欲吐不吐，欲泻不泻，心腹绞痛，窍道不通之实证可以治疗。若用到本案病例上，则人命立断矣。因为这类药，皆属辛香走窜之品，决不能用于本案病例。

第十五节　肠道疾病

处方一

组成：粳米40克，茶叶15克，鸡内金15克。

用法：将粳米、鸡内金炒黄，再倒入茶叶同炒至黄黑色，加入水250毫升，煮沸5分钟，待温时，将药汤1次服下（小儿酌减）。

功效：主治急性肠类腹泻（上吐下泻）。

医案：一位患者在医院输液1周，腹泻不愈，人消瘦，走路不稳，故来求治。投以本方，当天见效，第2天再服1剂治愈。

处方二

组成：艾叶（艾绒）适量（5~10克）。

用法：敷灸肚脐（神阙穴）和命门（与脐相对的背部14椎下），每日1次。

功效：温气血，散寒湿，行经止腹痛。主治急性肠炎。此法已治愈多人。

处方三

组成：白矾3克，鸡蛋2只。

用法：将白矾研粉，鸡蛋煮熟，用熟鸡蛋蘸白矾粉吃。

功效：主治腹泻。1次见效，屡试屡效。

处方四

组成：无花果，小儿3~5个，成人7~15个。

用法：将无花果洗净，打碎，煎汤服用（当茶饮2天）。

功效：主治久泻不止，痔疮便血。1剂治愈，多服巩固疗效，无副作用。

处方五　健消汤

组成：柴胡6克，赤芍、白芍各20克，醋香附10克，炒枳实10克，川郁金10克，远志10克，石菖蒲6克，蒲公英15克，台乌药10克，木香6克（后下），茯苓10克，苏梗10克，神曲10克，生姜5片，红枣5枚。

用法：水煎2次，分3次服，每日1剂，30剂为1个疗程。

加减：病程已久，必有蕴毒，加鸦胆子（去壳）10粒，桂圆10粒（去核）。

用法：用桂圆肉包鸦胆子，隔水蒸熟，早晨空腹1次吞服10粒，隔日服1次，7次为1个疗程。

功效：疏肝理气，健脾化滞。主治肠道易激惹综合征（食生冷荤腻即腹泻腹痛）。

医案：姜某某，男，33岁。患本病已3年余，医院查无异常，中西药治疗无效，并伴头痛、头晕、乏力、神疲。医院诊为"肠道易激惹综合征"。患者要求中药治疗，故投以健消汤。患者服汤药30剂，服鸦胆子14次，诸症消失，进食荤、生、冷食亦无腹泻腹痛。

按语：肠道易激惹综合征是指每食荤腻、生冷，尤其食乳制品、鱼虾类或蛋类食品后，迅即发生腹痛、腹泻，或伴肠鸣、头昏、乏力及全身不适。病因可与体质、遗传或饮食因素有关，青壮年多见。本病属中医"肠郁"范畴，与情志不舒，气机郁滞，肠道运化失常有关，故列入"郁病"类。实际上许多患者不仅肝气不舒，且常有痰食积滞、湿热瘀阻。故用健消汤治疗，有疏肝理气、健脾化滞之功效。但肠道久疾，必有蕴毒，故加鸦胆子吞服，增强清热解毒之力。

处方六 升健化浊汤

组成：党参30克，炒白术10克，炙黄芪10克，柴胡6克，黄连6克，制半夏10克，陈皮6克，青皮6克，茯苓10克，泽泻10克，防风6克，羌活6克，白芍15克，莪术10克，白芥子10克，神曲10克，山楂10克，石莲肉30克（打碎），五味子30克，煨姜10克，红枣5枚。

用法：水煎2次，分3次服，每日1剂，30剂1个疗程。

功效：化痰消滞，升阳益肠。主治慢性肠炎。

善后：原方制丸服，每服5克，日服3次。

医案：金某某，男，35岁，农民。大便稀薄，时轻时重3年余，甚时日行大便4~6次，粪稀，偶夹黏液，无脓血，满腹窜痛，便后痛减，屡发不愈。X线及肠镜多次检查无异常发现，中西药治疗不能根除，故来求诊。诊为慢性肠炎，属脾肾两虚，痰湿内滞，投升健化浊汤治疗。患者服药28剂，诸症消失。原方制丸药服，1年后追访，康复如初，没有任何不适。

处方七　四神汤加味

组成：补骨脂12克，吴茱萸6克，肉豆蔻6克，五味子6克，白术10克，茯苓10克，黄芪12克，党参12克，陈皮6克，乌梅3粒，石榴皮6克，制附子6克，桂枝6克。

用法：水煎服，每日1剂。

功效：主治慢性肠炎。

医案：兰某，女，78岁。患肠鸣、腹痛腹泻。每日便泻5~6次，已半年余。伴四肢酸软，小腿肌肉痉挛，腰酸无力，面色黝黑，舌淡苔净，脉沉细，诊断为慢性肠炎。证属脾肾阳虚，命门火衰，治宜温补命门，温脾涩肠，投四神汤加味治疗。患者服完3剂见效，服完6剂诸症皆除，病获痊愈。

按语：方中补骨脂、附子补命门、壮肾阳；吴茱萸、桂枝、肉蔻、白术、党参、黄芪、陈皮、茯苓温脾助消化、升清降浊；五味子、乌梅、石榴皮敛肠止泻，使久泻可止。

引自：詹昌平老师验方。

处方八

组成：茯苓30克，白术20克，川朴10克，枳实10克，肉桂5克，制附子4克，干姜3克，炙甘草3克。

用法：水煎2次，分2次服，每日1剂。

功效：主治慢性肠炎。服药1剂后，痛止胀消，服3剂后，大便由稀变稠，食量增加，再服数剂治愈不发。此方已治愈多人。

说明：肠炎、腹痛、便秘、便稀1日10多次，饭菜不消化，久治无效，本方有极好疗效。

处方九

组成：豆油、鲜姜（生姜）、红糖、白面各1斤（500克）。

用法：豆油在铁锅内熬熟，放入红糖，搅到可以拔丝，加入姜末炒成黄色，再加入白面，待白面熟了，起锅倒入盘中。分3天空腹吃完，胃口小的人，分多次吃完。

功效：主治慢性肠炎。一般1剂治愈不复发。

处方十

组成：木香60克，干姜350克，胡椒30克，红糖150克。

用法：中药研粉，加入红糖拌匀装瓶。每服10克，日服4次，开水送服。

功效：驱寒健脾、温肠止泻，治寒性慢性腹泻。1~2剂治愈。

处方十一

组成：鲜生姜末25克。

用法：25克姜末分2次4口吞服，时间在早上7点、下午2点各服1次。

功效：主治多便肠炎。自觉腹中通气顺畅，大便由每日原来6~7次减至2~3次，连服数天，即可治愈。

处方十二

组成：苍耳子30克。

用法：水煎2次，分早晚空腹温服，每日服1剂。

功效：主治慢性肠炎伴鼻炎。

医案：患者患慢性肠炎、水泻已40年，并伴有鼻炎。来求治时，要求少花钱，故投单方治疗。患者服药至第6天，诸症好转，服药至15剂，40年的腹泻和鼻炎得到治愈。久病必须善后，再服7天，以防复发。

按语：此方功在散风、止痛、祛湿、杀虫，使40年的顽症得以治愈。

处方十三 三味止泻散

组成：山药20克，诃子肉10克，石榴皮10克。

用法：水煎空腹服，每日1剂，分3次服。

善后处方

组成：山药150克，诃子肉、石榴皮各60克。

用法：共研粉，每次服5克，日服3次。

功效：主治溃疡性结肠炎。

医案：周某，女，43岁，干部。医院诊断为溃疡性结肠炎，已3年余，久治不效，故来求治。患者每于午后眩晕头痛，心悸，恶心，胃胀痛。日腹泻5~16次，水谷不化，腹中隐痛喜按，神疲倦怠，面色萎黄，舌质淡，苔白，脉弦细无力。此乃脾胃阳虚，不能运化水谷，治宜滋补脾胃、涩肠止泻，引用郑桥老师验方三味止泻散治疗。患者服药6剂后，腹泻减至日泻2~3次，消化转佳，诸症减轻。继服善后处方，20天后病获痊愈。

处方十四　膈下逐瘀汤加味

组成：桃仁15克，牡丹皮10克，赤芍10克，乌药15克，元胡10克，甘草10克，川芎15克，当归15克，五灵脂10克，红花10克，枳壳10克，香附15克，蒲公英50克，楂炭50克，黄连10克，车前草15克。

用法：水煎服，每日1剂。

功效：主治慢性溃疡性结肠炎。此方治疗多例，均在16~30剂治愈。

医案：马某，男，60岁。患腹痛腹泻已3年多，每日大便3~4次。近日体力过劳，腹泻加重，并伴黏液，有时带血，故来求治。患者左侧腹部压痛，大便红细胞（++）、脓细胞（+），肠镜报告结肠充血，浅表溃疡2处。舌质淡红，苔薄白，脉沉迟。治宜活血逐瘀，清热祛湿，投膈下逐瘀汤加味治疗。患者服药16剂后，诸症消失，大便每日1次，医院复查皆正常，病获痊愈。

处方十五　清消益肠汤

组成：党参30克，炒白术20克，黄连6克，蒲公英15克，败酱草15克，蚤休10克，紫草10克，生薏苡仁30克，赤芍20克，炮山甲6克，僵蚕10克，蝉衣6克，防风10克，三七粉3克（分3次吞服），神曲10克，山楂10克，木香10克（后下），乌药10克，甘草20克。

另配：鸦胆子7粒（去壳另包），桂圆7粒（去核另包）。

用法：中药水煎2次，分3次服，每日1剂，30剂为1个疗程。鸦胆子7粒用桂圆肉7枚包好，放碗内，隔水蒸熟，每隔日早晨空腹吞7粒，7次为1个疗程（计49粒），连服3~4个疗程。

加减：爆发型加莱菔子20克，银花60克（另煎取汤代水煎药），生地30克；

重度慢性型加黄芪20克,当归10克,麦冬10克;轻型加怀山药30克,罂粟壳3克(或五倍子10克)。

功效:清热解毒,益气活血。主治溃疡性结肠炎。

医案:徐某某,男,32岁,农民。脐周及左下腹疼痛,伴脓血黏液便,时轻时重已3年余,医院X线及结肠镜检查,诊为溃疡性结肠炎,中西药治疗未愈。近来腹痛腹泻加重,日行6~8次,后来仅排出少量脓血黏液,左下腹及脐隐痛窜动,形瘦脉涩,苔少舌黯红。来求治时,投清消益肠汤31剂,服鸦胆子14次98粒,诸症消除,体弱渐复。追访1年未再发病。

处方十六

组成:黄柏15克,白头翁30克,地榆炭30克,白及粉3克(冲)。

处方十七

组成:潞党参30克,生地15克,五倍子15克,淡吴茱萸15克。

用法:中药加水煎至100毫升。灌肠前病人先排空大小便。灌肠时病人左侧卧位,略垫高。将27厘米长的18号导尿管消毒后,用石蜡油或甘油润滑后,徐徐插入病人肛门,肛门外留管5厘米;将50毫升或100毫升的注射器,装上中药液50毫升,连接在导管上,把药液注入乙状结肠内。之后迅速拔出导管,抬高臀部片刻,在床上打几个滚,让药液均匀于肠壁面,再躺1小时休息,每天治疗1次。

功效:主治溃疡性结肠炎。药物直达病灶,肠道吸收快,有利快速祛邪和组织修复。此法简便易行,适用广,病者无痛苦,又安全可靠,患者易接受。

医案:刘某某,男,50岁。患本病已久,终未治愈。近来病情加重,是典型的慢性结肠炎患者。来求治时,用处方十七灌汤治疗15天,大便成形腹不痛,血便和黏液消失,连治1个月后,结肠镜检查未见异常。患者高兴地说:"我早该来求您治疗了!"

注意:灌肠药液温度应为37~38℃;灌肠速度为每分钟10毫升,即5~6分钟灌完,甚至可慢些,8~10分钟灌完。

按语:治疗本病,处方可分:急性发作期:患者表现为腹痛、脓血便、里急后重、发热等症为主,腹痛为左下腹隐痛,大便秽臭,小便短赤,时有恶心呕吐,舌质红,苔薄黄腻,脉滑数,治疗用处方十六。慢性缓解期:患者表现为腹部胀痛,大便溏薄,有黏液,时夹血便,形体消瘦,吃饭不香,口淡不渴,舌质红,苔薄白、微腻,脉弦细,治疗可用处方十七。

处方十八　复方驱滴虫汤

组成:仙鹤草30克,土炒白术12克,草果仁、法半夏各6克,补骨脂10克,木香10克,吴茱萸3克。

用法:水煎服,每日1剂。

善后处方

组成:仙鹤草30克,土炒白术15克,厚朴6克,补骨脂6克,熟附子片3克,砂仁3克,党参15克。

用法:水煎服,每日1剂。

功效:主治滴虫性结肠炎。

医案:王某,女,36岁。患反复发作性腹泻已1年余,久治无效,故来求治。患者日行大便4~5次,色黄质稀,伴腹痛,腹胀,畏寒,食纳减少,头昏心慌,腰酸乏力,白带多。脉细弱,舌淡,苔白微腻,精神委顿,腹平软,大便化验滴虫(+++)。证系寒湿与滴虫交滞肠腑,伤及脾肾,致大肠传导功能失司而为泄泻。治宜温补脾肾,佐以驱虫。投复方驱滴虫汤治疗。患者服药10剂诸症愈,大便日1次,化验无滴虫。患者继服15剂后,诸症尽除,医院4次复查大便,均未见滴虫。追访1年多,未见复发。

处方十九　健脾止泻汤

组成:太子参4克,茯苓9克,山药9克,儿茶3克,黄连3克,黄芩5克,焦楂9克,麦芽6克,银花9克,藿香2克,白芍9克。

用法:水煎服,每日1剂。

功效:此方益气健脾,清热燥湿,主治霉菌性肠炎,已治愈此病多例。

医案:患者沈某,男,8个月。其母述:腹泻10多天,每日泻8~9次,哭闹不安。医院化验为霉菌性肠炎。西药治疗无效,故来求治。余投健脾止泻汤治疗。

患儿服药3剂,腹泻减轻,再服3剂,腹泻治愈,化验未见霉菌。

处方二十　复方地榆汤

组成:地榆30克,锡类散8支。

用法:加水200毫升煎地榆至80毫升取液,加入锡类散4支,混合后,分4次作保留灌肠;同时口服锡类散,每次1支,每日4次。

功效:主治伪膜性肠炎。

医案:郭某,女,3岁。患儿高热39~40℃,已持续7天不退,医院用多种抗生素控制感染,体温降至37.5℃;但是第10天开始,患儿突然腹泻,初为水样便,继而为血性水样便,1日泻10余次,每日30~40毫升,伴中等度失水,呕吐腹胀,烦躁不安,脉转细弱,体温复升至38.6℃,大便镜检发现肠伪膜(+++)。诊断为伪膜性肠炎。治疗无效,故来求治。其母因乳汁不足,人工喂养,每有积滞,高热持续,致使脾胃湿蒸热蕴,气血凝结,糟粕积滞,送于肠间,倾刮脂液,化血水下注,化验大便有大量肠伪膜,此为脂膜受损之症。治宜清热解毒,止血生肌,投复方地榆汤治疗。24小时后,腹泻好转,次数减少,水便转溏便。连续3天,大便转为正常。观察1周,没有复发而告愈。

按语:锡类散为中成药,药店有售。其组方《金匮翼》记载:青黛2克,珍珠1克,象牙屑1克(焙),牛黄0.3克,人指甲0.15克,冰片1克,壁钱20个(煅)。共研细粉末。其功效为清热解毒,化腐生肌。常用于口腔疾病,如化脓性扁桃体炎、急性咽喉炎、白喉等,多能收到满意效果,用法与治本病相同。另外,口服锡类散,治疗十二指肠球部溃疡、食道黏液性溃疡等也能收到甚效。

引自:单健民老师验方。

处方二十一　白头翁汤加减

组成:白头翁30克,黄连4.5克,秦皮30克,金银花30克,白芍18克,当归10克,赤小豆30克,田七末3克,地榆炭12克,活血藤30克,甘草5克。

用法:水煎服,每日1剂。

加减:初期正气未衰而腹胀热痛加大黄6克,厚朴5克;病久痛剧、脉细无力加人参6克(蒸服);下血不止、面色苍白加阿胶珠9克(化冲服);下蛔虫者加川椒5克,乌梅9克。

功效:主治坏死性肠炎(瘀血内阻)。

善后处方

组成:仙鹤草30克,土炒白术15克,党参15克,厚朴6克,补骨脂6克,熟附子3克,砂仁3克。

用法:水煎服,每日1剂。

医案:马某,女,13岁,学生。5天前突感腹痛,频频加剧,大便呈红色水样,日泻4~5次,体温38.3℃,神疲,面色苍白,痛苦病容;其心肺无异,腹部胀痛,压痛明显,大便潜血试验阳性。血象检查:血色素6.6克%,红细胞232万/mm^3,白细胞16000/mm^3,中性88%。西医诊断为坏死性肠炎。邀余诊治。见患者脉弦而数,舌红苔黄腻。此乃湿热邪毒灼伤脉络,瘀血内阻,经气不行。治宜清热解毒,除湿化瘀,通经止痛,投白头翁汤加减治疗。患者服药5剂后,诸症已平,大便正常。连服10~15剂善后处方,体质恢复如初。

处方二十二　山药吴萸汤

组成:山药15克,党参9克,白术9克,炮干姜6克,细辛1.5克,吴茱萸6克,生姜9克。

用法:水煎服,每日1剂。

功效:主治消化不良性腹泻(肾虚作泻)。

医案:陈某,男,70岁。3年来晨起腹泻,食谷不化。医院诊断为"消化不良性腹泻"。久治不愈,故来求治。患者舌净,两脉俱虚弱。乃肾虚作泻,下焦之泻,治宜补益肾气,投山药吴萸汤治疗。陈某服药3剂,病获痊愈。追访3个月没有复发。

按语:细辛引药入肾,激发肾阳,驱阴浊之邪,水得正气,气复即可消食止泻。吴茱萸温肝暖肾,清人杨时泰说:"吴萸暖膀胱,水运既清,大肠自固……故可止泻。"

处方二十三

组成:草果10~20克,槟榔5~10克(儿童用小量,成人用大量)。

加减：发热加青蒿12克,地骨皮15克;水泻甚加石榴皮10克。

用法：水煎2次,分2次服,每日1剂。

功效：1~3天见效,多则4~6天止泻。治疗水泻 (完谷不化久泻) 多例,全部治愈。

注意：完谷不化或久泻不止,腹部隐痛,尿少或无尿,发热或不发热,口干渴,纳呆,体倦无力,有脱水征象。脱水严重者,应送医院静脉输液。在治疗期间应吃米粥为主,不食油腻。

处方二十四

组成：熟附片20克 (先煎),肉桂10克 (后下),炮姜15克,炒白术20克,茯苓20克,山药20克,扁豆30克,肉豆蔻15克,吴茱萸15克,补骨脂15克,鸡内金15克,五味子10克,炒党参15克,大枣15克。

用法：水煎2次,分2次服,每日1剂。

功效：主治五更泻。1~2剂见效,有极效。

说明：五更泻,即每天天快亮时肚痛腹泻。

处方二十五

组成：红高粱米500克,红糖500克。

用法：将高粱米炒成焦黄色,拌入红糖,加开水煮成粥,每天尽量吃,至少吃2~3次。

功效：主治五更泻。连吃10天见效,再吃5天巩固不复发。

医案：一位患者患五更泻已3年多,久治不愈,服用本方10天治愈。

处方二十六 健脾止泻汤

组成：太子参4克,茯苓9克,山药9克,儿茶3克,黄连3克,黄芩5克,焦楂9克,麦芽6克,银花9克,广藿香2克,白芍9克。本方为小儿剂量。

用法：水煎服,每日1剂。

功效：此方治疗霉菌性肠炎性腹泻多例,均获痊愈。

医案：余某,男,6个月。其母说,其儿已腹泻10余天,每天泻8~10次,泻下黄色稀水样便,多泡沫及少许黏液,每泻前哭闹不安,似有腹痛。在医院大便化验发现多量霉菌,西药治疗无效,故来求治。患儿营养欠佳,面色萎黄,舌质红,苔黄厚腻,指纹紫滞,为脾胃虚弱之证。治宜益气健脾,清热燥湿,投健脾止泻汤治疗。患者服药3剂,腹泻减至每日2~3次,便物较前稠。原方再服3剂,腹泻已愈,大便化验为正常,无霉菌。

引自:郑建民老师验方。

处方二十七

组成:山药90克,苦参30克,乌梅肉45克,云南白药15克。

用法:上药研粉末,装瓶,饭前每服2克,日服3次,温开水送服。

功效:治霉菌性肠炎、腹痛腹泻。一般7~10天可愈,可服药20天巩固。

注意:禁食生冷、辛辣、油腻食品。

处方二十八

组成:生姜9克,茶叶20克(绿茶佳)。

用法:水煎,分3次温服。

功效:主治菌痢,一般1天治愈。亦可以治疗急性胃肠炎,一般7天可以治愈。

处方二十九

组成:黄连10克,肉桂10克,干姜10克,炒乌梅15克,炒山楂30克,炙甘草6克。

用法:水煎2次,每日1剂,一般日服3次,若急性高热者,首日服2剂,水煎3次,分4~6次服,并注意补液饮水。

加减:赤痢加白头翁20克,黄柏10克,木香10克;白痢(或腹痛)加白芍10克,白头翁20克;慢性痢疾加党参15克,补骨脂10克,白芍10克,罂粟壳10克,白头翁20克,木香10克,白术12克;慢性结肠炎便溏、肛门失禁加党参15克,补骨脂10克,白芍10克,罂粟壳10克,白术12克,煨肉蔻9克,木香10克。

功效:主治急慢性菌痢。屡治屡验,治必愈。

处方三十

组成：白头翁20克，水杨梅20克，鲜马齿苋30克，黄连10克，白芍10克，槟榔6克，陈皮15克，木香10克，大蒜6克（6瓣），炙甘草9克。

用法：水煎2次，分2次服，每日1剂。

功效：主治急性细菌性痢疾。一般3剂痊愈。

说明：此病表现为腹痛、里急后重，泻下赤白黏液、脓血为特征的急性菌痢。

处方三十一 汤泡饮（早晨服）

组成：米壳10克，蜂蜜31克。

用法：水煎米壳取汁，温时冲入蜂蜜，早晨1次服下，每日1剂，此为治标。

处方三十二 当归芍药汤加减（晚上服）

组成：当归60克，白芍60克，莱菔子3克，广木香3克，川黄连9克，地榆12克，枳壳6克，槟榔6克，滑石10克，炙甘草6克。

用法：水煎服，每日1剂，此为治本。

功效：处方三十一和处方三十二标本同治，可治疗各类痢疾，无论老幼妇儿皆有效。田庆顺老师用上2方治疗无数痢疾患者，均获得痊愈。余引用汤泡饮与当归芍药汤加减方治疗各类痢疾均2天获治愈。

医案：袁某，男，31岁，农民。突然发冷发热，泻水便，当日下午现脓血便，里急后重，反复入厕。医院检查体温39℃，大便化验有大量脓细胞及红细胞，诊断为急性细菌性痢疾。治疗4天无效，故来求治中医。病人腹痛，里急后重，泻痢赤白，肛门灼热，小便短赤，舌质红，苔黄腻，脉滑数。系湿热积滞肠中，气血被阻，传导失职。治宜清热解毒，利湿，调气补血。投汤泡饮及当归芍药汤加减方治疗，每日1剂。病人服药2天，诸症全除，恢复健康。

按语：汤泡饮中米壳固涩，强行止泻止痛；蜂蜜缓急，杀虫灭菌治痢；配当归芍药汤加减，调气补血以治本，故收捷效。

处方三十三

组成：陈皮15克，赤芍15克，红花15克，米壳15克，蜂蜜31克。

用法：水煎2次，分2次加蜂蜜服，每日1剂。

功效：主治慢性痢疾性肠炎（久治不愈）。许多人3~5剂治愈。

注意：服药期间不吃肉类。

处方三十四　芍药汤加减

组成：当归50克，白芍50克，槟榔15克，枳壳15克，莱菔子10克，炙甘草5克，酒大黄8克，肉桂5克。

用法：水煎服，每日1剂。

医案：程某，男，39岁，工人。患痢疾便脓血已9年之久，久治不愈。每年须住院。近又日便10多次脓血便，医院用多种药物治疗无效，故来求治。余投本方3剂，腹痛已减轻，便次减少；又服6剂，腹痛止，尚有少量脓血便；再进3剂，病获痊愈。追访2年未见复发。

按语：病因湿热久蕴，留滞大肠所致，治宜调和气血，泄热导滞，解毒止痢，健脾助肾，投芍药汤加减治疗。此方系陈晶老师治疗慢性菌痢的验方。本方重用归、芍以和营养血，槟榔、枳壳行气导滞，肉桂温肾祛寒止痛，共奏调和气血，泄热导滞，解毒止痢，健脾助阳之功而病获痊愈。

处方三十五　白头翁汤加味

组成：白头翁30~15克，黄柏10克，黄连10克，秦皮9克。

用法：水煎服，每日1剂。

加减：病较重者加鸦胆子（去壳）10~15粒，以桂圆肉包之，用药汤分1日2次吞服。

功效：主治阿米巴痢疾。此方已治疗多例，均获得痊愈。

医案：钟某，女，65岁。患病4年，久治不愈。腹痛，便脓血，里急后重，便后肛门灼热，每日大便10多次。医院便检见阿米巴滋养体，诊断为阿米巴痢疾。患者来求治，余投白头翁汤加吞服鸦蛋子，共服药12剂，诸症皆除，病获痊愈。去医院复查，大便正常，查无阳性发现。

处方三十六 连梅汤加味

组成：黄连2克，乌梅2克，麦冬6克，生地6克，阿胶5克，沙参6克，石斛6克，木瓜6克，西洋参2克。此方为幼儿量。

用法：水煎服，每日1剂。

功效：主治中毒性菌痢。

医案：陈某，男，8个月。患儿开始腹泻，每日3~4次，体温38.5℃，医院西药治疗略见好转。然而第2天早餐后，体温突然上升至40.5℃，伴抽搐，大便红白，1日10多次，医院诊断为"中毒性菌痢"，入院输液等治疗15天后，病情见好转出院。出院后约8个小时，又突然发烧，抽搐，昏迷，再入院，治疗5天，仍然处于昏迷，高烧不退，腹泻不止，有时抽搐，治疗无效。经人介绍，其母带其前来求治。见患儿神志昏蒙，体温39.5℃，每日腹泻10余次，多黏液，尿黄，舌红起芒刺，苔黄燥无津，皮肤弹性极差，余急投本方2剂，服药后，病情大见好转，神志清醒，体温降至38℃（肛表），大便次数减至每日2~3次，并少见黏液，舌红，苔黄已稍有津液。见患儿有轻度咳嗽，腹胀，故本方减去沙参、石斛，加入陈皮5克，杏仁3克，厚朴5克，枇杷叶5克，再服3剂。患儿服药后，诸症皆除，病获痊愈。追访半年，未见复发。

按语：病因为外受湿热疫毒之气，内伤饮食生冷，损及胃肠所致，治宜清热解毒，除湿救逆，投连梅汤加味治疗。连梅汤源自《温病条辨》，廖泉清老师在临床上加味治疗中毒性菌痢，均收到捷效。

处方三十七 五消汤加减

组成：焦楂15克，麦芽10克，建曲10克，川厚朴2克，大黄6克，炮姜5克，元胡10克，木香3克，二丑15克。

用法：水煎服，每日1剂。

医案：沈某，女，33岁，农民。产后数日，吃水泡凉面，食后熟睡，醒来时小腹胀满剧痛，触则更通，伴发热，不能进食。经医院治疗，剧痛暂缓。数小时后，剧痛更剧，四肢发凉，腹下坠，入厕解下少量灰黑色黏液便，便后痛仍不减，高烧不降，上午体温39.2℃，下午40.2℃，医院治疗5天，诊断为"中毒性菌痢"。高烧不降，患者要求中药治疗，邀余诊治。患者脉沉迟而虚，系受寒停食，凝结于下焦，治宜消积祛寒，投本方1剂，服药2小时后泻冻胶样黏液便约200毫升，泻后痛止，小腹变软，体温下降。服完二煎药汁，又泻下1次软便。第2天本方去二丑，再服1剂，服后大便、体温均恢复正常，诸症皆除，病获痊愈。

按语：病因寒冷停食，凝结于下焦，壅滞不通所致，治宜消积滞，散寒邪，投五消汤加减治疗。方中焦楂、建曲、麦芽、大黄以消积、除腐、解毒；川朴、木香、元胡以行气、散满、止痛；炮姜以温暖下元而散寒；二丑以缓泻、杀虫、消胀而不伤正，邪以便出，故获效快捷。

第十六节　腹部外科

处方一　理肠溶粘汤

组成：川桂枝10克，桃仁10克，苏木10克，红花10克，当归须30克，炒枳实10克，炮山甲6克，天花粉30克，五灵脂10克，莱菔子30克，神曲10克，杭白芍30克，黄连6克，黄柏10克，黄芩10克，水蛭6克，泽泻10克，青皮10克，柴胡15克，甘草30克。

用法：水煎3次，分3次服，每日1剂，30剂为1个疗程。

善后处方

组成：川桂枝10克，桃仁10克，苏木10克，红花10克，当归须30克，炒枳实10克，炮山甲6克，天花粉30克，五灵脂10克，莱菔子30克，神曲10克，杭白芍30克，黄连6克，黄柏10克，黄芩10克，水蛭6克，泽泻10克，青皮10克，柴胡15克，甘草30克，紫河车30克。

用法：上药共研粉，制丸服用，每服5克，每日服药3次，以巩固疗效。

功效：活血通络，清热化浊。主治肠粘连腹痛。

医案：徐患者，女，33岁，农民。5年前，绝育手术后，腰腹胀痛反复发作，痛甚时，牵制腰部，腹胀如鼓，不排便，不排气。某医院诊为肠粘连性腹痛，治疗3个月，腹痛腹胀发作依然如故。近1周加重，特来求治。投理肠溶粘汤3剂，便通，腹痛腹胀减轻。前方继服30剂，诸症消失。后又继服善后处方，先后治疗4个月。1年后追访，未见复发。

处方二 清肠活血汤

组成:银花藤30克,红藤30克,败酱草15克,蚤休10克,炒枳壳10克,大黄6克,桃仁10克,红花10克,莪术10克,赤芍30克,紫河车10克(或紫河车粉3克,分2次吞服),台乌药10克,木香6克(后下),滑石30克(包),生薏苡仁30克,炒山楂10克,莱菔子15克,甘草10克。

用法:水煎3次,分3次服,每日1剂,14剂为1个疗程。

善后:本方制丸药服巩固治疗,每服5克,每日服3次,1个月为1个疗程。

功效:清肠活血,理气化湿。主治肠粘连腹痛。

医案:袁姓患者,女,31岁,农民。3年前做急性阑尾炎手术后,经常腹下隐隐作痛,严重时胀痛或绞痛,食饱则痛甚,便稀,劳则痛剧。肠鸣、嗳气,腹微膨,脐周压痛,右下腹为重。医院诊为"阑尾炎手术后粘连性肠炎"。来要求中医治疗。余投以清肠活血汤,患者连服15剂,腹痛、肠鸣见轻,食欲增加。连服善后丸药2个月,诸症消失。访1年未复发。

处方三 通气行消汤

组成:炒厚朴10克,生大黄30克,槟榔10克,炒枳实10克,玄明粉10克(烊化),火麻仁10克,郁李仁10克,莱菔子30克,桔梗20克,桃仁10克,车前子30克(包),赤芍30克,莪术10克,乌药10克,甘草15克,红藤30克,杏仁10克。

用法:水煎2次,分3~4次服,每日1剂。症状消失停药。若未诊断明确的,可试服3剂。

功效:行气消瘀,通下润肠。主治动力性肠梗阻(即功能性或神经性肠梗阻)。

医案:李患者,女,52岁,市民。腹部胀痛加剧两天,伴呕吐、腹胀、大便不畅、满腹膨胀。X线腹部片示小肠充气。化验白细胞偏高,脉弦细数,苔薄微黄,舌质黯红。诊为动力性肠梗阻,属湿热蕴腑,瘀浊气滞。投方通气行消汤,患者服第1剂3小时后开始大便,2剂服后,登厕5次,粪稀量多,腹痛腹胀已减,按腹亦不痛,原方减大黄为15克,继服3剂,宣告治愈。

注意:本方不适用于机械性绞窄性肠梗阻。

处方四

组成：莱菔子60克（压粉），鲜菖蒲60克（捣烂），鲜橘叶100克（切碎），白葱5根（略切），白酒50~100克。

用法：上药放锅内炒热，纱布包好，敷熨脐部。药凉了，加白酒再炒热再敷，如此反复多次，直至腹部痛胀减轻，肛门排气排便。

功效：主治各种早期肠梗阻。连治2天，梗阻解除。

处方五

组成：丁香30~60克（研粉）。

用法：用75%酒精调药粉成药饼，直径7厘米左右一块，敷于脐中，外用塑膜、纱布、胶带固定。

功效：主治麻痹性肠梗阻。敷2小时后听到肠鸣，4~8小时可排气排便。

处方六

组成：三七粉适量。

用法：每次服三七粉1克，每日服3次，开水送服。

功效：三七化腐生新。治肠烂欲穿，并能托出骨中毒。治急性坏死性节段性小肠炎或肠梗阻。治疗本病，一般2天腹痛减轻，4~5天肠蠕动恢复，7天左右肠梗阻解除，10天痊愈，继服15天巩固疗效。治疗8例，治愈7例。

引自：《中药大辞典》。

处方七 蜂蜜沉香饮

组成：沉香6克，蜂蜜120克，猪油120克。

用法：沉香和水300毫升煎至200毫升，温时先饮下；蜂蜜加猪油，加热至沸，温时作第2次饮下。每日1剂。

功效：主治老年性肠梗阻（便秘）。

医案一：舒某，男，65岁，农民。两天来腹痛，呕吐，无大便，神疲乏力。医院X光透视有多个杯状液平面。诊断为肠梗阻。拒绝手术治疗，故来求治。此为老年中气不足所致，治宜降气止痛、滋润补中、润肠通便，投李光耀验方蜂蜜沉香饮治疗。舒某于当晚8时先后饮下上药,于次晨腹部发响,大便1次,腹部胀痛随之减轻,早9时又接连大便2次,随之诸症消失。

医案二:于某,男,61岁,患肠梗阻来求治。上午10时先后饮下沉香饮1剂,下午5时排便,排气,诸症消失,后又排大便2次病愈。

处方八 大承气汤加味

组成:生大黄10克,玄明粉5克(冲服),川厚朴5克,枳实10克,莱菔子15克,草果仁3克。

用法:水煎服,每日1剂。

功效:主治老年性肠梗阻(便秘)。

善后处方

组成:党参12克,炒白术10克,茯苓10克,甘草5克,炙黄芪12克,当归身10克,广陈皮6克,柴胡5克,神曲10克。

用法:水煎服,每日1剂。

医案:童某,男,60岁,干部。患者年高体衰,因饱餐,引起脘腹胀痛,肿至中午满腹剧痛不安,手足发麻,呕吐数次。医院急诊,体温38℃,X光透视为高位性肠梗阻。因拒绝手术治疗,故来求治。见患者面容苍白,表情痛苦,额汗淋漓,腹部疼痛拒按,舌红少津,苔薄而黄,口渴欲饮,脉弦数。病因脾虚食滞,治宜急下存阴。投大承气汤加味治疗。童某服药1剂,6小时后即排便排气,疼痛大减,呕吐停止。服药2剂后,解出恶臭大便,疼痛全消,腑气已通,老人尚需调补,不可攻伐太过。故让患者改服5剂善后处方,之后诸症尽除,身体恢复健康。

引自:言庚孚老师验方。

处方九 大承气汤加味

组成:大黄9克,枳实9克,玄明粉18克(冲服),川厚朴6克,茯苓12克,元胡15克,白芍12克。

用法:水煎服,每日1剂。

继服处方 小承气汤

组成:枳壳9克,川厚朴8克,白芍18克,茯苓12克,元胡15克,谷芽20克,甘草3克,苏梗12克。

用法:水煎服,每日1剂。

功效:主治中青年肠梗阻(便秘)。

善后处方(调补即可)

组成:党参12克,炒白术10克,茯苓10克,炙黄芪12克,当归身10克,广陈皮6克,柴胡5克,神曲10克,甘草5克。

用法:水煎服,每日1剂。

医案:一位中青年患者患肠梗阻,服大承气汤加味1剂,7小时后解大便,量多甚臭,随之腹痛缓解。第2天改服小承气汤,服药2剂,诸症消失。之后连服5剂善后处方,诸症痊愈,身体康复如初。

处方十

组成:香附12克,川厚朴10克,木香10克,青皮10克,陈皮10克,桃仁12克,瓜蒌15克,炙麻仁15克,番泻叶6克。

用法:水煎服,每日1剂。

功效:主治各式手术后引起粘连性肠梗阻。服药后,腹痛、腹胀消失,开始排气、排便,宣告肠梗阻获得痊愈。通便后,再服2~3剂,以巩固疗效,防止复发。治疗多例,均告治愈。

注意:若通便成泻,即刻停止服药。

善后处方

组成:党参12克,炒白术10克,茯苓10克,炙黄芪12克,当归身10克,陈皮6克,柴胡5克,神曲10克,甘草5克。

用法:水煎服,每日1剂。

功效:连服5剂,诸症痊愈,身体恢复健康。

处方十一

组成:生大黄10克(后下)、黄芩10克,槟榔10克,木香10克,当归10克,白芍10克,黄连6克,甘草5克,肉桂2克(冲服)。

用法:水煎服,每日1剂。第3煎熏洗患处20分钟。1周为1个疗程。

功效：治疗肛窦炎多例，治疗1~3个疗程，治愈80%，有效率20%，总有效率100%。

处方十二

组成：蒲公英、鱼腥草、苦参、黄柏各30克，大黄（后下）、赤芍各20克，泽泻、木通各10克。

加减：痛甚加乳香、元胡各6克；便秘加玄明粉50克；黏液多加黄芩、黄连各20克；便血加槐花、地榆各15克。

用法：水煎取汤，分早晚2次灌肠，肛内保留20~30分钟，每日1剂。

功效：治疗肛窦炎多例，均获治愈。

处方十三

组成：白花蛇舌草60克，蒲公英30克，大黄25克，牡丹皮15克，败酱草15克，川楝子6克，甘草6克。

用法：水煎2次，分2次服，每日1剂。

功效：本方为急性阑尾炎专效方。

处方十四

组成：红藤60克，紫花地丁30克，乳香9克，没药9克，金银花12克，薏苡仁5克，大黄5克，元胡6克，甘草3克，连翘12克，鲜水菖蒲根30克。

用法：水煎2次，分2次服，每日1剂。

功效：主治急性阑尾炎。一般连服2~3剂可痊愈。

处方十五

组成：地榆20克，当归20克，黄芩20克，金银花20克，生薏苡仁30克，元参20克，麦冬12克。

用法：水煎2次，分2次服，每日1剂。

功效：主治急慢性阑尾炎。急性患者1剂愈；慢性患者多在4~6剂痊愈。

处方十六

组成：香附20克，栀子10克，枳实10克，莪术10克，山楂10克，麦芽10克，木香8克，桃仁10克，鸡内金15克，远志10克，神曲10克，枳壳8克。

用法：水煎2次，分2次服，每日1剂。

功效：主治慢性阑尾炎。一般1剂止痛，3剂治愈。

处方十七　治疝气内服外敷方

（1）内服处方：橘核10克，木香10克，荔枝核10克，柴胡10克，八月瓜壳（八月札）10克，厚朴10克，川楝子7克，白芷7克，桃仁7克，青皮7克，小茴香7克，大茴香3克，海藻3克，昆布3克。

用法：水煎2次，分2次服，每日1剂，连服5剂，5天为1个疗程。

（2）外敷处方：青盐10克，雄黄10克，白矾10克，花椒10克，樟脑粉10克，蓖麻子50粒。

用法：上药研细末，分成5份。每用1份，开水调成糊状饼一块，敷在左手心，固定。1天一换药，5天1个疗程。

功效：内服外敷同时治疗，轻症5天治愈，重症10天治愈。

处方十八　痈脓内消汤加减

组成：连翘、金银花、薏苡仁、生黄芪各60~120克，赤芍、白芍各30~60克，牡丹皮9~30克，没药9~15克，桃仁、生大黄、炮山甲各9~25克。

用法：大砂锅煎2次取汁，小火浓缩成600毫升，分3次服，重症分2次服，每次间隔4小时。或每剂药汁分2次用，一半口服，一半高位灌肠，每次间隔3~4小时。

加减：随症加减。

功效：主治腹腔下部脓肿。治疗多例，用药6~16剂，全部治愈。

处方十九　痔痛康熏洗方

组成：苍术、黄芩、苦参各25克，槐角、五倍子各15克，蛇床子、地榆各20克，冰片2克。

用法：每日1剂，水煎取液，熏洗，坐浴，每次30分钟，每日治疗1次，5~7天为1个疗程。

功效：治肛周病多例，治愈率82%，好转18%，总有效率100%。

说明：本方也能治疗脱肛、肛周脓肿、肛裂、肛漏及痔疮。

处方二十

组成：清凉油1盒。

用法：用清凉油搽敷肛痣，每日2次。

功效：治肛痣、肛脱、前列腺膨大。2天治愈痔疮，肛脱余症2月见大效，并减少夜尿。

处方二十一 八味消痔汤

组成：生大黄、虎杖、黄柏各30克，秦艽、乳香、没药、生蒲黄、生侧柏叶各20克。

用法：每日1剂，水煎，熏洗患处，每次30分钟，每日洗2次，3天为1个疗程。

功效：主治血栓性外痔。治多例，用药3个疗程，治愈96.9%，好转3.1%，总有效率100%。

处方二十二

组成：鱼腥草、仙鹤草各15克，地榆炭、荆芥穗、茜草炭、当归、白术、赤芍各10克，黄柏12克，苦参6克，薏苡仁20克，生大黄15克（另包），白矾20克（另包）。

用法：每日1剂，水煎2次，浓缩后分3次饭后服；第3煎加生大黄15克（后下，煎5分钟），加白矾20克搅匀，倒痰盂内坐熏肛门，温时坐浴，同时轻按揉肛门，将脱出物送入肛门。每次坐浴20分钟，每日2次，3天1个疗程。

功效：治内痔出血多例，治疗1~2个疗程，全部止血治愈。

处方二十三 混合痔治疗方

内服处方

组成：槐实50克，栀子、地榆炭各20克，荆芥炭、当归尾、泽泻、大黄（后下），黄梅、苍术、防风、秦艽、白芷各15克,桃仁10克。

加减:便血去桃仁,加三七6克,仙鹤草12克;便秘加火麻仁、郁李仁各10克。

用法:水煎服,每日1剂。

外洗处方一

组成:蒲公英、紫花地丁各25克,五倍子、黄柏各15克,艾叶、白矾各10克,玄明粉5克。

加减:瘙痒加花椒、苦参、百部、防风各10克。

用法:水煎取液,熏洗坐浴,每次30分钟,每日2次。洗后再外敷消瘀止痛膏,并送回脱出物,丁字带固定,卧床休息。

消瘀止痛膏处方

组成:大黄25克,黄柏、姜黄各15克,木瓜、蒲公英各10克,栀子5克。

用法:研粉,和水或蜂蜜调膏。外涂敷患处,丁字带固定。

功效:治混合痔多例、显效61.3%,有效38.7%,总有效率100%。

外洗处方二

组成:荆芥、连翘、赤芍、五倍子各15克,黄柏、栀子、乳香、没药各12克,苦参60克,白矾30克(后加),玄明粉60克(后加)。

用法:布包加水煎15分钟,每日熏洗2次,大便后加洗1次。每2日用药1剂,回纳痔核,涂凡士林,丁字带固定。

功效:治混合痔多例,均能基本治愈。

处方二十四

组成:全蝎、僵蚕各6克,生鸡蛋15个。

用法:将上2味中药瓦上焙黄,研粉,装瓶加盖。每次取鸡蛋1个,破1个小孔,装入上药粉1/15,搅匀,封口,蒸熟,每天睡前空腹吃1个药蛋,连吃15个药蛋为1个疗程。

功效:治各型痔疮。连吃15个药蛋治愈。再吃1剂(15个药蛋)巩固疗效。此法治疗多例,全部治愈,无一复发。

处方二十五

组成：蓖麻子49粒(去壳)，鸡蛋7个。

用法：鸡蛋一个打一小孔，装入蓖麻子7粒，用纸封住小孔，蒸熟，每天早晨吃蛋和蓖麻子。

功效：治各型痔疮。7天吃完1剂治愈。

医案：一位10多年久治不愈的痔疮患者，用本方1剂，每天吃1个药蛋和蓖麻子，7天治愈。

处方二十六

组成：当归9克，黄芩8克，连翘9克，地榆6克(出血用地榆炭)，赤芍6克，白芷9克，蝉蜕6克(去头足)，槐胶12克(蜜炙)，生地6克，黄柏5克，炙甘草5克。

用法：水煎服，每日1剂。

功效：治出血性内外痔。连服5剂治愈，不复发。

处方二十七

组成：鲜猪苦胆1个，黑豆30粒。

用法：猪苦胆洗净刺一小孔，加入洗净的黑豆，放盖碗内，隔水蒸熟。每天早晚各吃黑豆15粒，白开水送服，每日1剂。

功效：痔疮手术后又复发者，均在服用本方2~4剂获得治愈，不见复发。

医案：一位20年内外混合痔患者，因怕开刀，故来要求治疗，服本方2剂，获得治愈，追访1年未见复发。

处方二十八

组成：炒槐花10克，血余炭8克，麝香3克，炮干姜炭8克，枯矾8克，指甲末3克。

用法：上药研末，装瓶加盖，每服3~6克，白开水送服，每日服2次。

功效：治痔疮便血(久治不效)。上药1剂，血止，病愈。追访未见复发。

处方二十九

组成:炙山甲、僵蚕、炒栀子、赤芍、地榆炭、炒槐花各10克,花粉20克,大黄8克,连翘15克,石决明30克,浙贝、炒当归、黄芩各12克。

用法:水煎服,每日1剂。

功效:主治肛裂及痔疮出血。7剂后痛消、血止,减去地榆炭、炒槐花、大黄,再服7剂病愈。

处方三十

组成:干蒜瓣200克,水池边生长的柳树根须150克。

用法:加水煎取液,倒盆中,先熏后洗,再坐入药水中烫洗,每晚洗1次,每日1剂。

功效:主治肛瘘。连洗3天治愈。访3年未见复发。

医案:一位患者患痔疮肛瘘10多年,久治不效,故来求治。余投本方治愈。

处方三十一

组成:瓦松50~100克(病程长、症重用100克),朴硝30克,黄药子30克。

用法:水煎半小时,药液倒入盆中,熏洗,温时坐洗,每次30分钟,每天1~2次,1剂药用3天。

功效:连服6剂药,病获痊愈。本方清热解毒止血,活血化瘀,生肌敛疮,治愈痔瘘。

处方三十二

组成:鳖甲血适量。

用法:将鳖甲(甲鱼)1只杀后取血装碗中,取一块小瓦片(或石片),洗净,在火中烤热,以手背能承受的热度,用来蘸取甲鱼血,趁热抹烫患处,肛门受到热血刺激后,马上收缩,顺势把直肠缓缓压送入肛门内,使其复位。

功效:治脱肛。1次治愈。

处方三十三

组成：鳖甲（甲鱼）1只（500克以上），大米500克（洗净晾干）。

用法：将活鳖砍头取血，血拌大米，每取血米250克，煮成血米粥，分3次吃完；第2天再用250克血米煮粥，分3次吃完。

功效：连吃2天可治愈肛脱。此方长期流传于横县民间，用之皆效。

处方三十四

组成：五倍子30~60克（打碎），白矾1小块。

用法：水煎30分钟，取液熏洗，后坐洗患处。

功效：主治脱肛。1次治愈。

第十七节　便　秘

处方一　桃核承气汤加味

组成：桃仁13克，桂枝10克，大黄16克，玄明粉10克，甘草6克，水蛭10克。

用法：水煎2次，分2次服，每日1剂。

功效：破瘀，调气，消积。主治肠梗阻性便秘。

善后处方

组成：党参12克，炒白术10克，茯苓10克，甘草5克，炙黄芪12克，当归身10克，广陈皮6克，柴胡5克，神曲10克。

用法：水煎服，每日1剂。

医案：王某，医院诊为肠梗阻性便秘，久治不效，故来求治。投本方1剂，小腹胀痛减轻，大便通下。减大黄为6克，再投2剂，诸症消失。又连服5剂善后处方，诸症尽除，身体恢复健康。

处方二

组成：连翘20~30克（一般10~15克）。

用法：水煎取液当茶饮服（小儿可以加点糖或蜂蜜调味），每日1剂。

功效：主治各类便秘。连饮服1~2周见效。有清热解毒、消痛散结、通便利尿之功。

注意：此药苦凉，不可久服。

处方三

组成：松子仁15克，火麻仁15克，酸枣仁15克，粳米200克，白糖或蜂蜜适量。

用法：上三仁共研碎，与粳米同煮成粥，加入白糖少许，早晚分服，每日1剂。

功效：主治各类便秘。连服1周，便秘痊愈。

处方四

组成：玄明粉100克。

用法：少许米醋煮沸后冲拌玄明粉，拌成饼状敷肚脐上，塑纸盖上，固定。

功效：主治各类便秘。10~20分钟后排便。

处方五　清肠通便汤

组成：桑叶10克，野百合10克，决明子10克，桑葚20克，桔梗6克，大黄6克（后下），玉竹10克，肉苁蓉30克，蜂蜜适量。

用法：下面两法选一个用。

（1）上药10剂的量，研粉末，炼蜜丸，每次服6克，每天服2~3次，饭后服。或上药炒香研粉末，装瓶，每次服1匙，每日服2~3次，饭后服，蜂蜜水送服。

（2）病情严重的，中药水煎服，每日1剂，分2次饭后服，连服2周为1个疗程。

功效：治干硬宿便。

注意：粘在肠壁的宿便多、硬，在清肠通便汤药力的推动下，肠道干结的宿便被脱落排出体外，此过程中，会伴有肚子阵痛，肠道蠕动性肠鸣，属正常现象，坚持服药2~3天后，肠内宿便现象缓解，阵痛、肠鸣现象会随之消除。由于人体和病情各有差异，所服药的量和疗程时间，应灵活掌握、调整。见效后，必须巩固治疗2周，会还你健康和美丽气色。老年人须每半年服用清肠通便汤，2周为

1个疗程,达到清肠、通便、排毒、健康的目的。

　　按语:中医素有"以润为通,通补结合"之说,本方以"肠清茶"加减组成,具有补、润、通合一之功效,可滋润肠壁,软化干硬宿便,清洗肠道褶皱,修复肠黏膜损伤,恢复肠道功能,达到消除宿便,排出毒素,还你健康和美容的功效。此方老年便秘慎用,不是不能用。服药24小时后,会感到肠道轻微蠕动、肠鸣,排便量增多,有宿便毒素者,必有恶臭和豆腐渣状物排出。2~3周后,此时肠道已全面打通,宿便和毒素已清除,口臭、面色晦暗、小腹微凸、顽固便秘等已全面改善或消除。

处方六　益气润肠汤

　　组成:炙黄芪15克,党参15克,炒白术30克,当归15克,熟地30克,升麻6克,炒枳壳6克,柏子仁10克,郁李仁6克,肉苁蓉30克,桔梗10克,火麻仁10克,桃仁10克,杏仁10克,松子仁10克,橘红6克,沉香3克,天花粉10克。

　　用法:水煎2次,分3次服,每日1剂,30剂为1个疗程。

　　功效:益气助运,生津润肠。主治习惯性便秘。

　　善后:原方制丸药服,每服5克,日服3次。

　　医案:郁某,男,60岁,干部。腹胀、便秘5年余,服用中西药,只能缓解一时,之后症状如故。求诊时形瘦面悴,脉细涩,苔薄白,舌淡红质瘦,X线片示肺纹理增粗,两肺稍有透亮度。诊为习惯性便秘,伴慢支及轻度肺气肿。属肺脾气虚,津亏肠燥,投方益气润肠汤治疗。患者服药30剂,腹胀已除,大便3天1次,质软。原方制丸药,连服3个月,大便每天1次。访2年,便秘没有复发。

　　按语:用单方治疗习惯性便秘,是因为血虚肠亏所致之便秘,可用肉苁蓉30克,水煎2次,分2次服,每日1剂。一般4~6天见效,10~15天治痊愈。系标本兼治也。肉苁蓉甘酸,温。温肾壮阳润肠,治妇科病和腰膝冷痛,血枯便秘。

处方七

　　组成:紫草15克,大黄15克。

　　用法:上药冷水浸泡30分钟,再煎沸3分钟,1剂药汤分2次饮服,每日1剂。

　　功效:凉血、活血、清热解毒、通便。主治热性、习惯性便秘。

说明：患者头晕、目赤，血压升高，便秘，尿黄，内火较甚者，可用本方治疗。

处方八

组成：肉苁蓉30克，决明子15克，生大黄10克（后下），白菊花5朵（2克）。

用法：水煎2次，早晚服，每日1剂。上药炒香研粉，每用1匙开水冲服，日服2次。保健用量为每晚1小匙，开水冲服。

功效：温肾养血，解毒祛瘀，清热明目，安和五脏，清肠润肠，消炎通便，主治肠燥便秘久不愈。3天见效。

处方九　滋阴润燥汤加味

组成：生首乌15克，麦冬10克，玉竹10克，大腹皮12克，青、陈皮各6克，生枳壳9克，乌药9克，青橘叶9克。

用法：水煎服，每日1剂。

功效：主治肠燥便秘。

医案：朱某，男，34岁，工人。长期大便秘结，腹胀痛拒按，服通便药得以通便后又小腹胀痛，睡眠不安。曾患右肺结核，经治已稳定，无咳嗽。但大便一直难解，故来求治。见患者舌质红，苔厚腻而黄，脉弦滑。证系肠燥阴虚，气滞作胀，治宜调气畅中，和胃润肠，投滋阴润燥汤加味治疗。患者服药5剂，大便转润，腹胀作痛转轻，睡眠得安。再服药5剂，诸症皆除。

按语：黄文东老师说：老年人长期便秘，久服通便药无效者，应湿润肠道。下法选一可治：①生首乌30克煎服，或制丸，每服6克，日服2次；②黑芝麻捣碎拌蜂蜜服。功效为润肠、解毒、通便。

处方十

组成：韭菜籽250克，蜂蜜250克。

用法：韭菜籽去杂质，铁锅内文火焙干，研粉末，加入蜂蜜调匀，装瓶，每次服50克，每日服3次，饭后服。

功效：主治大便后尿多便秘难愈。服5天见效，连服半月，大便恢复正常。韭菜籽辛、甘、温，温肾强腰膝。治小便频数，遗尿遗精，腰膝疼痛。

处方十一

组成:当归20克,肉苁蓉20克,黄芪30克,生首乌20克,柏子仁10克,炒桃仁10克,瓜蒌仁10克,郁李仁10克,胡桃仁20克,大黄6克。

用法:水煎2次,分2次服,每日1剂。每次服药后,饮1杯淡盐汤。

功效:养血补肾又润肠,治老年人肠燥便秘恰到好处。一般2~3天可见效。

说明:老年人便秘,往往与气、血、肾虚、津亏致使肠燥有关,本方可以治愈。

处方十二

组成:香油、豆油、猪板油各25毫升。

用法:三油合在一起加热融化后,待温时1次喝下。

功效:主治肛肠堵塞,大便不通。半小时后大便通下。此方已治愈多人。

处方十三

组成:蜣螂虫(推车虫)7只(干品)。

用法:全虫焙干,研末,吞服,白开水送下。

功效:主治便秘尿闭、腹大剧痛之危象。

医案:一位妇女患大小便不通。住医院5天,服用大黄、朴硝及灌肠等方法治疗均无效。家人送来求治时,面色晦暗,神疲目合,腹大如坛,剧痛呼号。患者脉微,已出危象,医院已无法治疗。余用本方急救,2个小时后,患者大小便通畅,药到病除。

处方十四

组成:蜣螂7个(干品)。

用法:大便不通用上半截2~7个研末吞服;小便不通用下半截2~7个,研末吞服;大小便都不通用全虫2~7个,研末吞服,白开水送下。

功效:治大便或小便不通。服后2小时,大小便通畅。

处方十五

组成:蜣螂(推车虫)7个,蝼蛄7个(土狗)。

用法：放瓦上用火烘干，都当腰切断。大便不通用上半截2~7个，研末吞服，白开水送下；小便不通用下半截2~7个，研末吞服，白开水送下；大小便都不通，男用上半截2~7个，女用下半截2~7个，研末吞服，白开水送下。

功效：治大便或小便不通。均可获得神效。

处方十六

组成：桃花3~6克。

用法：研末，开水冲服。

功效：大便立通，小便通利，消水肿。

处方十七

组成：炒草决明（青葙子）15克，白菊花3克。

用法：沸水冲泡，当茶饮，每天1剂。

功效：3天治愈五脏气邪、肝热之便秘。患者喜呼："真灵！ 30年的便秘，3天治愈啦。"

处方十八

组成：丁香30~60克，75%酒精（或高度白酒）适量。

用法：丁香研粉，用75%酒精（或高度白酒）调成膏状，敷在肚脐上，直径7厘米左右，外盖塑纸，固定。

功效：2小时后肠鸣，4~8小时后排气排便。须治疗1~3次，患者100%均治痊愈。

按语：腹部手术、腹膜炎、脊椎损伤，可引起肠麻痹之不排气、不排便，可用本方治疗。

处方十九

组成：太子参20克，元参10克，当归10克，炒莱菔子15克，番泻叶4克。

用法：上药研粉末，分5克1包，每晚睡前开水送服1包；或沸水冲泡5~10分钟后饮服。

功效：主治脑卒中便秘。通便后，隔日服用1包，大便正常后才可停药。

说明：患者患有脑溢血、脑血栓，伴便秘者，可用本方治疗便秘。

处方二十

组成：韭菜籽100克。

用法：炒香研末，每次服5克，日服3次，蜂蜜开水送服。

功效：治老人腰酸尿频便秘或老年性肠麻痹无力之便秘。

处方二十一

组成：肉苁蓉30克，黄芪30克，白术15克，陈皮10克，升麻6克，柴胡5克，当归15克，枳实15克，瓜蒌仁30克，松子仁15克，麻仁15克，制大黄10克（后下），炙甘草10克。

用法：水煎2次，分2次服，每日1剂。

功效：主治老年便秘（便干如羊屎）。一般3~7剂见效。

处方二十二

组成：杏仁10克，葱白1支，盐10克，共约100克。

用法：共捣烂如膏状，制成饼状一块，敷在肚脐上，外用塑布包扎固定。

功效：主治老年顽固性便秘。一般10分钟左右排便。

处方二十三

组成：带根菠菜250克，大米100克。

用法：将菠菜洗净留住根，烫半熟，捞出切碎，先将大米熬成粥，再加入菠菜，拌匀煮沸即可。早晚空腹服食，每日1剂。

功效：利五脏，通血脉，下气调中，止渴，润肠通便，降血压。治便秘兼高血压。

注意：简便的方法为将鲜菠菜放沸水中烫约3分钟，之后用麻油拌食，1天吃2次，功效同上。

处方二十四

组成：何首乌60克，大米100克，红枣5枚，绞股蓝30克，冰糖少许。

用法：砂锅煎首乌、绞股蓝，取汁去渣，同大米、红枣煮粥，加冰糖少许，早晚服食。

功效：补肝肾、益气血、润肠通便、降脂。主治便秘兼高血脂、血管硬化。

处方二十五

组成：柏子仁30克，大米50克，蜂蜜少许。

用法：将柏子仁捣烂，与大米同煮成粥，加蜂蜜，早晚服食，每日1剂。

功效：养心安神，润肠止汗。治失眠、健忘、惊悸、肠燥便秘。

处方二十六

组成：甜杏仁15克（泡软去皮），大米50克，冰糖或蜂蜜少许。

用法：将甜杏仁捣烂，与大米同煮成粥，加入冰糖或蜂蜜少许，早晚服食，每日1剂。

功效：润肺、平喘。治虚劳咳喘，肠燥便秘。

处方二十七

组成：无花果30克，大米50克，蜂蜜少许。

用法：先烧大米粥，后下无花果（捣烂），再同煮成粥，加入蜂蜜早晚服食，每日1剂。

功效：健胃清肠，消肿解毒。治疗肠炎、痢疾、便秘、痔疮、喉痛、痈疮、疥癣。

注意：无花果用量，可以增加到60克，以病情轻重而定。随之亦可增加大米至100克。

处方二十八（中成药）

组成：礞石滚痰丸3瓶。

用法：每次服3~12克，每日1次。

功效：治顽痰咳嗽、癫狂惊悸、便秘。

注意：孕妇忌服。

处方二十九

组成：黑芝麻10克，松子仁10克，胡桃仁10克，桃仁10克，甜杏仁10克，大米200克。

用法：五仁混合研碎，同大米共煮成粥，加白糖适量，早晚服食，每日1剂。

功效：补气血，通大便。治便秘兼气血亏虚。

注意：饭量小的人，大米减至100克。

处方三十

组成：食盐一小把，蒜头3片。

用法：上药炒黄，纱布包住，热敷肚脐上，或脐下关元穴，固定。

功效：治大小便不通。

处方三十一

组成：生姜15克，葱白1枝，盐1捻，豆豉30粒。

用法：捣烂上药，纱布包住，敷肚脐上或脐下关元穴，固定，外敷个热水袋更佳。

功效：大小便不通。

处方三十二

组成：明矾末1匙，鲜葱白1根。

用法：两药捣烂，敷在肚脐中，胶布固定，每天治疗1次。

功效：治便秘（包括二便不通）。1~3天，气透便通。

按语：《本草纲目》上册中说："白矾末填满脐中，以新汲水滴之，觉冷透腹内，即自然通。"

处方三十三

组成：土豆1小碗，蜂蜜2匙。

用法：土豆煮熟打浆，待温时，加入蜂蜜2匙（用凉性槐花蜜更好），拌匀，早晚各服1次。

功效：治顽固性便秘。1~3天必见效，以后少量服用，保持大便畅通。土豆纤维素含量较高，为芹菜的4倍多（6比1.4）。

处方三十四　补中益气汤加味

组成：黄芪30克，党参20克，白术20克，肉苁蓉20克，元参20克，麦冬20克，生地30克，柴胡、木香、杏仁、麻仁、当归、炒草决明、枳壳各10克，升麻、大黄各5克。

用法：水煎服，每日1剂。

功效：治疗顽固性便秘很多例，均获治愈，1年后追访，均言没有复发。

善后处方　增液汤

组成：元参50克，麦冬50克，生地50克。

用法：水煎服，每日1剂。只需煎25~30分钟，分2次服。

功效：连服3剂即可，便秘患者均可恢复正常，严重者连服6剂恢复正常。

处方三十五

组成：肉苁蓉15~30克。

用法：煮烂取汁，加羊肉100克，粳米100克煮粥，后加少许葱，姜、盐，再煮1~2沸。每日分2次吃。

功效：补肾通便。

处方三十六

组成：白萝卜500克，蜂蜜60克。

用法：把萝卜切碎捣烂，用纱布包绞取汁，加入蜂蜜调匀，每日分2次服，用温开水冲服，每日1剂。

功效：对老人肠燥津枯之便秘最有效。

处方三十七

组成：莱菔子（即萝卜子）100克。

用法：洗净晾干，研粉末，装瓶备用。每次取药粉10克，白糖调服，12小时服1次。

功效：治疗习惯性便秘有良效。

第十八节　胃柿石症

概要：食入大量未成熟的柿子或大枣、黑枣，在胃内形成结石。表现胃脘阵痛或堵闷、恶心、呕吐、反酸、嗳气、腹泻、腹胀，口中有柴油味上泛，胃脘可触及包块，推可移动，有轻微压痛。X光钡餐及胃镜检查可确诊。治宜消导化滞，消坚破积。

处方一　消滞汤

组成：鸡内金15克，焦楂30克，桃奴（碧桃干）12克。

用法：水煎服，每日1剂，药液冲红糖服。

功效：主治胃柿石症。

医案：许某，男，学生。空腹吃柿子2个，食后自觉不舒，腹痛，饮食减少，病情逐日加重，身体虚弱，食则腹痛更深。近几月来症状加重，多处治疗无明显改善。医院X光钡餐透视，诊为胃内异物，建议手术治疗，其父母不同意，故来要求中药治疗。患儿营养欠佳，形体较瘦，神疲无力，懒于动作，腹部平软，上腹部压痛明显，可触及如梅杏大之包块一个，质硬，推之移动（此为空腹吃柿子，凝聚成块，坚硬不化如石）。治宜消积散滞，投消滞汤治疗。患者服药半小时后，胃内不适欲呕，持续2小时，突感舒畅，欲进食。第2天又服1剂，诸症消失，包块未触到，精神好转。去医院作X光透视复查，报告胃内未见异物。用补中益气、健脾和胃法调理，患者速见康复。

按语：消滞汤只三味中药，看似简单，攻坚破结石力强，故能将胃柿石之沉寒痼疾速除。此为郭俊田老师验方。

处方二　小承气汤加味

组成：制川厚朴、枳实、生大黄、制半夏、陈皮、茜草各9克，生山楂、神曲、生麦芽、槟榔、莱菔子各15克，煅瓦楞30克。

用法：水煎分3次服，每日1剂。

功效：治胃柿石症。许多患者服药14~19天，钡餐透视复查已排完坚硬黑枣团块。

处方三

组成：法半夏、炒白术、焦槟榔、苍术、鸡内金各12克，藿香10克，枳壳10克，陈皮10克，神曲10克，谷芽15克，麦芽15克，三棱8克，莪术8克，白蔻8克，党参6克，生姜3片。

用法：水煎2次，分2次服，每日1剂。

功效：此系治胃柿石症专效方，消滞破积。

注意：须空腹早晚服药。

处方四

组成：鸡内金30克（研粉冲服），白术15克，三棱10克，莪术10克，焦山楂20克，炒莱菔子20克，焦槟榔10克。

用法：水煎2次，分早晚空腹各服1次，鸡内金分2次吞服。

功效：治疗胃石症6例，治愈5例，1例不明。

说明：空腹吃柿子或大枣、黑枣，亦可引起胃石症，即上腹不适或隐痛。

第十九节　贲门痉挛（进食堵呛发噎）

处方　和胃止痉汤加味

组成：生瓦楞30克，刀豆子30克，赤芍30克，白芍30克，当归12克，木瓜12克，藕节12克，旋覆花10克（包煎），代赭石10克（包煎），杏仁10克，橘红10克，红花10克，香附10克，玫瑰花10克，砂仁5克，生姜5克，鸡内金15克，党参 10 克, 焦白术 10 克, 半夏 10 克, 川黄连炭 3 克。

用法 : 水煎服, 每日 1 剂。

功效 : 主治贲门痉挛。

医案 : 曹某, 女, 24 岁。4 年前开始发现胃脘闷痛, 纳食不下而发呛作堵。医院检查确诊为 "贲门痉挛", 建议手术治疗。患者怕手术, 故来求治。主诉其进食时堵呛发噎, 胃脘不舒, 进稀食尚可。常有嗳气, 泛酸, 恶心, 呕吐, 并伴有阵发性剧痛, 片刻又可自行缓解, 继而腰腹胀闷。大便干, 小便利, 月经提前。有胃病史。钡餐 X 线显示 : 食道末端贲门部明显狭窄, 边缘粗糙。舌苔薄白, 脉沉弦。证系气滞血瘀, 痰血瘀结, 肝胃不和。治宜平肝和胃, 活血化痰, 投和胃止痉汤加味治疗。患者服药 18 剂, 诸症消失。医院钡餐 X 线复查显示贲门部狭窄明显已宽, 边缘光滑。

按语 : 贲门痉挛症, 属祖国医学 "噎嗝" 病范畴。所谓 "噎", 指吞咽困难, 哽咽不利而言, 为病之初起 ; 而 "噎嗝" 病包括现代医学诊断的 "膈肌痉挛", 以及 "食道恶性肿瘤" "胃癌" 等疾病。"噎嗝" 病与痰有关, 前人指出 : "噎嗝" 症每由湿痰死血阻塞胃口, 阳结于上, 阴涸于下。所以治疗疑难怪病时, 往往注重治痰。特别是气滞血瘀者, 必致痰血凝结, 客于上焦, 轻则梗塞不通, 重则聚而成块。结块者当用生牡蛎, 山慈姑等化瘀软坚。刀豆子、瓦楞子具有和胃制酸, 扩张食道平滑肌的作用, 配合降逆和胃、行气化痰药物, 治疗本病确有疗效。故重症者, 加生牡蛎 30 克(先煎), 山慈姑 10 克。

第二十节　呕　吐

处方一

组成 : 吴茱萸 9 克, 党参 15 克, 茯苓 15 克, 生姜 12 克, 半夏 12 克, 大枣 12 克, 甘草 3 个, 旋覆花 9 克, 代赭石 18 克,

用法 : 水煎 2 次, 分 2 次服, 每日 1 剂。

功效 : 治顽固性呕吐。

善后处方　六君子加味

组成：党参15克，茯苓15克，白术12克，法半夏12克，陈皮12克，炒谷芽18克，焦山楂18克，生姜9克，大枣9克，炙甘草6克。

用法：水煎2次，分2次服，每日1剂。

功效：健脾益气，和胃止呕。治顽固性呕吐。

医案：张某某，女，31岁，干部。因发热呕吐、腹泻而住院治疗，虽热退泻止，却呕吐不除，由日呕2~3次增至4~5次，转中医治疗，服药50剂，呕吐仍然不止。来求治时已日吐7~8次，吐物为青涎及饮食物。已呕吐3个多月。食少，消瘦，小腹隐痛，头昏，目眩，少气乏力，苔白，舌淡，脉虚弱。诊为肝气犯胃，痰湿上逆所致之症。患者连服本方3剂，诸症转轻，又继服善后处方3剂，诸症痊愈。追访1年，未见复发。

处方二

组成：炼代赭石60克，党参30克。

用法：水煎2次，分2次服，每日1剂。

加减：食滞引起腹胀、恶心、呕吐、胸闷者加莱菔子15克。

功效：主治体虚咳喘反胃呕吐。1~2剂必愈。

处方三

组成：柿饼3个（连柿蒂）。

用法：连蒂捣烂，用白酒送服。

功效：主治反胃吐食。1次止吐。

注意：不吃其他药。

第二十一节　口异症

处方一　四逆平胃散加减

组成：柴胡12克，白芍18克，枳实9克，陈皮9克，川厚朴6克，苍术15克，郁金12克,山楂45克,炒枣仁30克,寒水石15克,甘草6克,百合45克,鸡血藤30克,沙参30克。

用法:水煎服,每日1剂。

功效:疏肝理气,健脾和胃。主治神经官能性"口香"症。

医案:史某,男,56岁。因为生气,引起胁痛腹胀,口出香味,已2年余。中西医药治疗无效。近半年加重,影响饮食。每食,必有香气自咽上冲,甚则恶心呕吐,伴乏力、心悸、失眠、两膝不适,性情急躁,便稀,尿少。苔白腻,脉沉弦。证系肝郁脾虚,胃失和降。来求诊时,投四逆平胃散加减治疗。连服5剂后,患者口香已除,胁痛腹胀、心悸失眠、两膝不适等诸症皆愈。嘱原方再服2剂,追访未见复发。

引自:李加璞老师验方。

处方二 甘露消毒汤加减

组成:藿香10克,白薏苡仁6克(后下),石菖蒲10克,连翘10克,炒黄芩10克,川黄连3克,半夏10克,川厚朴6克,薄荷6克(后下),滑石20克(包),木通6克,生甘草3克。

用法:水煎服,每日1剂。

功效:清热化湿。治夏季感染身热"口臭"。

医案:曹某,女,60岁。发热1周余,医院诊为夏季病毒感染。身热缠绵不退,头昏、口臭、呕恶欲吐,腹胀便溏,舌苔黄腻浊厚,脉濡数。证系湿热蕴伏。来求治时,投甘露消毒汤加减治疗。连服3剂,患者身热退清,口臭尽除,病获痊愈。

引自:王建国老师验方。

处方三 胃苓汤加减

组成:党参12克,丹参20克,薏苡仁12克,茯苓9克,厚朴9克,陈皮9克,焦白术9克,草豆蔻9克,泽泻9克,炮姜9克,苍术6克,当归12克,地肤子15克,熟附片6克,炙甘草9克。

用法:水煎服,每日2次,每日1剂。

功效：主治嗜盐症。

医案：曹某，男，61岁，农民。10余年前开始喜食食盐，逐渐严重，发展至今见食盐不能自控。不仅在饭菜中放食盐，随身也携带食盐，不时入口咀嚼，劳动时亦如此。患者说：食之很香，不觉咸，不口渴，平时喝水也很少。平均每日食食盐100克左右。家属陪来求诊时，见患者面色萎黄，眼眶暗黑，口唇色淡，爪甲苍白，舌质淡，苔薄白而润，脉浮大无力。大便检查未见钩虫卵、蛔虫卵。此证乃脾胃虚寒兼湿。患者有贫血、身痒，加久病必瘀，治宜健脾燥湿，化气利水。患者连服本方21剂，诸症消失。追访8年，未见复发嗜盐。

按语：嗜盐症在临床上并不多见，所以10多年来未能得到治愈。患者查无钩虫、蛔虫卵，故非虫引起嗜盐。当从何施治呢？嗜盐者必口淡。《中医临床症备要》中说："口淡无味……见于病后胃虚的……多为胃有湿浊"。本方"胃苓汤加减"治疗，具有化湿运脾，通阳利水之功，服之振奋脾阳，温化中焦寒湿，故上病治愈。

引自：聂锡钧老师验方。

处方四　健脾疏肝祛湿汤

组成：柴胡5克，薏苡仁30克，白术15克，山楂30克，木香5克，黄芩9克，苍术9克，白豆蔻9克，大腹皮9克，茯苓9克，杏仁9克。

用法：水煎服，每日1剂。

功效：主治嗜食酸醋症。

医案：崔某，男，66岁，农民。常年能食善饥，急躁易怒，喜食酸醋，每餐食醋250毫升多，平时常单饮米醋500毫升多，不吃醋会感到神疲乏力而不适。今因腹胀停食，故来求治。见患者面红，皮肤皱枯而坚厚。心、肺、肝正常。舌绛、苔腻、脉弦滑。证乃肝旺湿滞、脾气不宣，治宜疏肝健脾、祛湿消解，投健脾疏肝祛湿汤治疗（为王艺民老师验方）。患者连服5剂后，诸症消除，已不再嗜食酸醋，恢复常人生活。

按语：酸益肝而胜脾，脾伤则肉皱缩唇揭，故用疏肝健脾祛湿方治疗，能收显效。

处方五　白术散

组成：白术500克（土炒）。

用法：用黄土炒白术后，研为细粉，每次服6克，每日服3次，白开水送服。

功效：主治嗜异症（嗜吃黄土块）。

医案：徐某，男，38岁，工人。自去年开始，患上吃灶膛黄土块之症。四肢瘀重无力，不思饮食，形体消瘦。每天必吃黄土（火炕或灶堂黄土块）3次，每次吃1碗，若不吃，心里难受。口甜，身沉，口出异味。其面色苍白，精神倦怠，舌质淡，苔白厚而滑，脉弦。证系脾运失职，不能制湿，湿郁中焦之故。治宜健脾燥湿。投白术散治疗。患者服完1剂，诸症尽除，不再吃黄土块了，恢复正常人生活。

注意：服药期间忌食瓜果、腥冷食物。

按语：白术甘，苦，性温。甘补脾，苦燥湿，温补脾胃益气，使脾胃之气复苏任职，病得以较快痊愈。

引自：郑侨老师验方。

处方六　指迷七气汤

组成：青皮、陈皮、醋炒三棱、香附、益智仁、藿香、官桂、桔梗、大黄、槟榔、甘草各9~6克。

用法：水煎，放一夜，五更时，空腹温服。

功效：主治好嗜吃生米、墙壁泥之症。

注意：必须照常饮食，不然积虫不下；服药后，肚腹必痛，会泻下鱼冻似的秽物或长虫或血鳖。到正午，积虫下尽后，才用温粥调服，然后再服善后处方退黄丸。

善后处方　退黄丸

组成：平胃散300克（无药，改用养胃丸），绿矾30克，红枣10枚。

用法：上药用醋调糊，制成丸，每服15克，枣汤送下，每日服3次。

功效：1剂除根。

注意：忌生冷和面食。

第二十二节　神经性厌食症

概要：本病女性多见，并有胃神经官能症史。多因饮食不节，多服苦寒，致使脾失健运，胃气呆滞所致。治宜理气解郁，开胃健脾。

处方

组成：党参、焦山楂、焦神曲、鱼腥草各30克，柴胡、白芍、白术各15克，枳实、甘草、茯苓各10克。

用法：水煎2次，分2次服，每日1剂。

功效：此为治神经性厌食症专效方。

按语：因厌食，体重减轻40~50%，女性闭经；偶尔反常饱餐，但事后又吐掉；伴呕吐恶心，舌淡苔白，脉弱；属中医"食郁"。

第二十三节　胆肠驱虫

处方一　驱胆道蛔虫法

（1）内服处方：乌梅15克，川楝子15克，使君子10克，槟榔10克，川花椒4克，黄芩10克，黄连10克，金钱草10克。

用法：水煎2次，分次服，每日1剂。

加减：肺虚咳喘，肾虚遗精遗尿，虚汗，心悸，失眠加五味子10克。

（2）外敷处方：生黄芩10克，槟榔20克，五味子10克，乌梅10克。

用法：上药共研末，用醋调糊饼一块，敷于肚脐上，用塑布固定。

功效：消除腹痛，排出蛔虫。

处方二　安蛔利胆汤

组成：使君子15克，槟榔15克，苦楝皮10克，乌梅20克，川椒10克，大黄15克，鹤虱10克，白芍30克，茵陈10克，蒲公英10克，龙胆草10克，米醋少许（服药时加入少许）。

用法：每日1剂，水煎取汁，加入少许食醋，混合后服下。

功效：主治胆道蛔虫症。服药后很快痛止症缓，此时再服驱蛔灵10片（山道年或灭虫宁可代用）。治疗多例，服药1~4剂，服驱蛔灵2~3次即愈。

医案：汪某，女，63岁。上腹疼痛，并放射至肩和腰，恶心，呕吐，吐出蛔虫2条。当地治疗无效，故来求治。见患者辗转不宁，呼喊不已，表情痛苦。苔薄微黄，脉弦。为蛔虫妄动之胆道蛔虫症。治宜安蛔驱虫利胆。投刘长天安蛔利胆汤加驱蛔灵治疗。汪某服药1剂后痛止，晚服驱蛔灵10片，次晨又服10片，再服汤药1剂，第三天早晨便下蛔虫40余条，病愈。

处方三

组成：乌梅30克，党参30克，细辛6克，黄连6克，淡附子6克，吴茱萸6克，川椒3克，桂枝9克，黄柏9克，甘草9克，大黄9克，枳实9克，厚朴9克，当归15克，白芍15克，柴胡15克，麻仁15克。

用法：砂锅水煎2次，饭前饭后各服1次，小儿药量为1/3左右。

功效：此方已治愈很多胆道蛔虫症。

处方四

组成：茵陈60克，龙胆草10克，大黄10克，花椒10克。

用法：加水600毫升，煎至200毫升，分2次服，每日1剂。小儿用量酌减。

功效：主治胆肠道蛔虫。服药1~4天可以治愈。曾治多例，功效100%。

医案：一位久治不能断根的张姓患者，服本方3剂断根，1年没有复发。

说明：此病发作时患者腹痛剧烈，满头大汗，满床打滚，且易反复发作，本方可以断根。

处方五

组成：花椒6克（微炒），乌梅9克。

用法：水煎2次，分2~3次服，每日1剂。

功效：治胆肠道蛔虫。花椒杀蛔虫，止呕吐及小腹痛。

处方六

组成：花椒5~10克，大米30克。

用法：将花椒研粉，大米煮粥，熟时调下花椒粉，再煮一、二沸，每日吃1~2剂。

功效：治胆肠道蛔虫。小儿吃后15~20分钟，腹痛停止，随后排出蛔虫。

处方七

组成：生姜200克，蜂蜜200克。

用法：生姜捣烂，加水200毫升，煮沸3分钟，取汁，温时冲蜂蜜服，每日1剂。

功效：治胆肠道蛔虫。服后腹痛渐止，第2天排出蛔虫。一般2剂痊愈。

处方八

组成：槟榔120克，南瓜子（炒熟）60克，雷丸15克，使君子15克，桃仁15克，大黄10克。

用法：上药（除南瓜子）用水浸泡4~6小时后，水煎2次，取药液300毫升；将南瓜子炒熟后嚼食咽下；对小儿患者，炒熟研粉拌蜂蜜后吃下；1小时后，服煎好的中药液150毫升，3小时后再服余下的中药150毫升。

功效：本方可驱杀绦虫、蛔虫、钩虫、急性血吸虫、姜片虫、肠寄生虫。

医案：王某，男，11岁。半年来时常腹痛、吐酸，曾排出绦虫节片4次，故来求治。投本方治疗。患者11时吃瓜子，12时服第1次中药，下午2时排下绦虫2尺，4时许服第2次中药，晚8时虫体随大便排出，虫体头节完整，全长1.1米，诸症消失。

注意：本方治疗，不必禁食，可照常进食，不影响驱虫，虫体可随大便排出。有些地区缺少南瓜子可用老倭瓜子代替，功效相同，这是丁世名老师实践证明了的。

说明：本方为10岁以上驱虫处方。

处方九

组成：槟榔120克，雷丸30克，贯众30克，二丑30克，大黄15克。

用法：上药浸泡冷水中一夜，次晨水煎至300毫升，空腹服下。

功效：本方可驱杀绦虫、蛔虫、钩虫、急性血吸虫、姜片虫、肠寄生虫。

医案：患者李某，女，27岁。大便中发现绦虫节片，医院治疗未见驱虫，但大便中仍有绦虫节片，故来求治。投本方，患者服药半小时后，随大便排出完整绦虫，诸症消失。

注意：少数病人服药后，出现剧烈呕吐者，不宜再服本方治疗。

说明：本方为成人驱虫方。

引自：齐金成老师验方。

处方十 千金散加味

组成：槟榔120克，大腹皮10克，玄明粉10克，花椒15克，乌梅15克，仙鹤草15克，南瓜子50克，大黄30克。

用法：上药研碎后，水煎服，每日1剂。服药前，先嗅闻炒鸡蛋的香味片刻，然后吃一小口炒鸡蛋，1~2分钟后，再服上面煎好的中药汤。

功效：治疗绦虫病多例，均告治愈。

处方十一

组成：炒香榧30~60克（治钩虫须60~90克）。

用法：香榧炒熟，每天早晨空腹嚼食。

功效：驱杀蛔虫、钩虫、蛲虫、绦虫、姜片虫病。治疗数例，服食1个月后，医院检验，均未发现虫卵，病告痊愈。

说明：香榧具有杀虫消积，润肺滑肠，驱除肠道寄生虫之功效。

处方十二

组成：槟榔120克，使君子12克。

用法：煎汤，饮服，每3天饮服1剂。

功效：治肠道寄生虫（绦虫、蛔虫、蛲虫、滴虫等）许多例，用药5剂，均告治愈。

处方十三

组成：斑蝥、全蝎、红娘子各7个，大黄60克，白酒1500毫升。

用法：装入瓷罐内，放入沸水中蒸煮至酒耗至为1000毫升。早晚饭后，各饮服10毫升,1剂为1疗程,一般饮服3~4剂。

功效:主治猪囊尾蚴病。治疗数例,全部治愈。皮下囊虫结节消失,有几例并发癫痫的,亦已停止发作。追访2年无复发。

第二十四节　肝　腹　水

处方一

组成:水蛭100克,三七100克,黄芪200克,丹参200克,三棱100克,莪术100克,郁金100克,鳖甲100克,槟榔150克,山楂200克,鸡内金200克。

用法:上药研粉末,拌匀,装胶囊(普通型)。每次服4粒,每天服3次,连服1个月为1个疗程。

功效:主治肝硬化腹水脾肿大。曾治数例,病程半年至5年,配合西药保肝、降压、强心之药的支持,经1个疗程治疗,治愈率70%,有效减轻率30%,总有效率100%。需连服5个月治愈。

注意:感冒、腹泻时须停药;忌酒,忌肥甘厚味。

处方二

组成:商陆20克,芫花6克,大戟3克,茯苓20克,白术20克。

用法:水煎2次,分2次服,每日1剂。

功效:待腹水基本消失后,改服下方。

善后处方

组成:黄芪30克,甘草10克,红花20克,莪术15克,木通20克,通草10克,山豆根6~30克(渐加量),白矾2克。

用法:水煎2次,分2次服,每日1剂,至隔日1剂来巩固疗效。

处方三　消臌汤

组成:灵芝6克,黄花参(黄花倒水莲)15克,白术10克,茯苓15克,黄芪20克,当归10克,白芍10克,鳖甲15克(先煎),穿山甲6克,三棱10克,莪术

10克,地鳖虫6克,三七粉3克(吞服),枳壳10克,桃仁10克,大黄6克,丹参20克,五指牛奶(五指毛桃根)30克,白花丹15克,泽泻15克。

用法:水煎3次,分3次服,每日1剂,饭后服。

功效:主治肝硬化腹水。30天为1个疗程,需服药2~6个疗程。治疗多例,治愈76.3%,好转22.0%,无效1.7%,总有效率98.3%。

医案:一位肝硬化腹水患者多处治疗不愈,用本方治疗3个月痊愈。

注意:症状减轻后,1剂药服2天。

按语:有腹胀腹水、尿少乏力、纳少神疲等症状,肝肿大或肝缩小、质硬,部分有蜘蛛痣、肝掌,腹部静脉曲张,肝功能损害及白、球蛋白比值异常者,可用消臌汤治疗。

处方四　温中丸(汤)

组成:白术60克,茯苓30克,陈皮30克,姜半夏30克,生甘草梢10克,焦神曲30克,生香附45克,苦参15克,厚朴15克,针砂45克(醋炒红后研细末)。

用法:重症不愈者水煎频服,1~2天1剂,症状消缓后,改为制丸药善后。上药研粉末,用醋和水各半拌制成药糊,制成药丸,每服5克,日服2次。

功效:主治肝硬化腹水。一般患者服汤药10剂,加服丸药2~4剂后,即告痊愈。

医案:沈某,男,58岁。患者素爱饮酒,食少腹胀。近来尿量减少,腹大如鼓。医院化验肝功,白球蛋白比倒置,诊断为肝硬化腹水,中西药治疗不效,故来求治。患者因嗜酒,肝脾俱损。症见面色灰黯,鼻部发红,不饥不运,小便短少,口微苦,脘腹胀满,舌质微红,苔浊腻,脉弦数,此乃湿热交阻,肝脾损伤,致使隧道壅塞,遂成臌胀。治宜温中健脾,清热燥湿。投朱丹溪创制的温中丸(汤)治疗。沈某服汤药10剂后,腹胀渐减,小便清长,诸症明显好转,嘱其服丸药,原方4剂研粉制丸药服用后,腹水退尽,食欲增加,肝功能检查,白、球蛋白比例恢复正常,并恢复工作。追访数月,身体良好。

按语:此方治疗肝硬化,无论有无腹水,均能收到良好效果。小便清长,各种症状消失,肝功能恢复正常后停药。若因疲劳又复发者,再服本方,仍能收到良效。

处方五　治肝硬化及腹水四方连用

（1）处方：蒙桂、正沉香、槟榔片、春砂仁、广木香、老豆蔻、车前子各30克。

用法：上药研粉，分10小包，每天空腹服1包，用温开水冲黄酒送服，10天服完。

功效：精神好转，水肿消退，胃纳转佳。继服下方。

（2）处方：蒙桂、正沉香、槟榔片、春砂仁、广木香、老豆蔻、车前子、甘遂、黑白二丑各36克。

用法：同上。

功效：肝硬化腹水全消。需继服下方。

（3）处方：蒙桂、正沉香、槟榔片、春砂仁、广木香、老豆蔻、车前子、甘遂、黑白二丑、蛤粉、琥珀、金边土鳖各20克，守宫尾5条。

用法：同上。

功效：仍需坚持服完下方。

（4）处方：蒙桂、正沉香、槟榔片、春砂仁、广木香、老豆蔻、车前子各36克，珍珠粉3克，麝香1.5克。

用法：同上。

功效：服完4个处方，合计40天，病告痊愈。

处方六　软肝舒木汤

组成：太子参60克（另煎当茶饮），当归须30克，炒白术30克，怀山药30克，白茯苓30克，泽泻30克，赤芍30克，鸡内金10克，三七6克，水蛭3克，水红花子30克，马鞭草30克，虎杖30克，白花蛇舌草30克，徐长卿10克，败酱草15克，田基黄10克，炒枳壳30克。

用法：水煎3次，分3次服，每日1剂。3个月1个疗程。之后制丸药继续服用，处方中鸡内金增至35克，服3个月为1个疗程，连服2~3个疗程以求巩固疗效。

功效：清热化湿，软肝舒木。主治肝炎后肝硬化腹水。

医案：陈某，男，50岁，农民。患乙肝8年，肝功能异常，脾肿大，轻度腹水，屡以肝硬化用药，久治不愈，故来求诊。患者面黄形瘦，下肢水肿，乏力，腹胀，纳差,面颈部见蜘蛛痣,脉缓涩。苔少舌光红,边有瘀点;腹微膨。B超提示肝硬化伴中等腹水,肝缩小,脾肿大,门脉高压,肝功能检查乙肝病毒表面抗原阳性。证为肝郁血瘀,湿热水浊内壅。投方软肝舒木汤治疗。服药3个多月,腹水已退,全身症状好转。原方(鸡内金增至35克)制丸药,每服5克,日服3次,连服4个月,B超复查肝脾稳定,腹水消失,肝功能正常,食欲增加。丸药继服,以求巩固。2年后追访,患者生活起居正常,没有复发。

　　注意:严重肝硬化有出血倾向者,需减去水蛭,并应进软食。

处方七　化湿逐瘀消肿汤

　　组成:鳖甲30克,瞿麦30克,车前子20克,三棱6克,莪术6克,茯苓12克,泽泻18克,川朴6克,赤芍10克,桃仁9克,大蓟、小蓟各30克,腹皮12克,葫芦半个。

　　用法:水煎服,每日1剂。

　　功效:主治肝硬化腹水并脾亢。

　　医案:泮某,男,45岁,农民。近日来腹胀如鼓,医院检查确诊为肝硬化腹水(并脾亢)。患者来要求治疗。见肝、脾均大6厘米,面色萎黄,有蟹爪纹,齿龈常出血,纳少,尿短赤,脉弦数,舌红苔黄腻,证属湿热壅滞,水聚气滞,血瘀成臌,治宜清热化湿,逐瘀消肿。投化湿逐瘀消肿汤治疗。患者连服10剂,腹水退净,脾回缩,食纳增进。继原方加党参15克,黄芪21克,当归12克,以健脾养血善之。服药4个月,肝脾正常。追访多年未见复发。

处方八　胃苓汤(丸)加减

　　组成:苍术12克,厚朴12克,云苓12克,泽泻12克,汉防己12克,当归12克,杜仲12克,青皮10克,广木香6克,肉桂4克。

　　用法:水煎服,每日1剂。亦可研粉制丸药服,每次服8克,每日服2次。

处方九　绿矾巴豆丸

　　组成:煅绿矾粉、巴豆霜粉各15克。

　　用法:上两粉拌和后装瓶(或灌胶囊),每次服0.6~1.2克(和饭团吃),每天饭后吃2次;灌胶囊者,每次服2~4粒,每日服2次。

功效:两方同用,主治晚期血吸虫病腹水。

医案一:崔某,男,37岁。患晚期血吸虫病腹水,治前脐围98厘米,肋围99厘米,双下肢及阴囊均水肿。治疗服用处方八加处方九,治疗30天后,脐围缩小至76厘米,肋围缩小至83厘米,诸症尽除,病告痊愈。

医案二:徐某,男,40岁,农民。三月开始腹胀,纳差,便溏,尿少,腹部逐渐增大,伴周身乏力,行走不便,动则气促等。医院治疗无效,故来求治。患者脉弦滑,舌淡苔白腻。肋围88厘米,脐围92厘米,肝脾触诊有腹水,双下肢无水肿。大便检查为血吸虫卵阳性。诊为"晚期血吸虫病腹水"。服胃苓汤加减36剂后腹水全消。嘱其服用六君子汤巩固疗效。组方为:党参15克,白术18克,白茯苓15克,姜半夏9克,陈皮9克,甘草6克。水煎服,每日1剂。服药10剂后,患者肝功能恢复正常,肋围缩至80厘米,脐围缩至75厘米,余症尽除。追访未见复发。

按语:王定寰、何子胥两位老师在湖南用上两方合用治疗晚期血吸虫病腹水有效率93%,复发率仅7.82%。

第二十五节　肝硬化

处方一　生地沙参汤

组成:生地15克,南沙参12克,麦冬9克,归身9克,甘杞子9克,川楝子6克,丹参6克,广郁金9克,生麦芽12克,生鳖甲12克,粉猪苓12克,川连3克。

用法:水煎服,每日1剂。

功效:主治早期肝硬化。

医案:陈某,男,42岁,干部。肝大,疼痛已6年,医院诊为早期肝硬化,久治不效。故求中医治疗。患者肝区疼痛,食欲欠佳,腹胀,口干恶心,心烦不宁,下肢轻度浮肿,小便黄赤,苔黄,舌质红、少津,脉细弦。为肝经郁热,阴伤化火。治宜养阴柔肝,疏肝活络。投生地沙参汤治疗,同时配合西药保肝药物。患者服本方35剂后,症状消失,肝质变软。追访2年,身体稳定,病未发展。

处方二　虎蛇疗肝汤加减

组成：虎杖30克，白花蛇舌草30克，茵陈30克，豨莶草30克，丹参30克，红枣30克，滑石15克，茯苓15克，藿香9克，郁金9克，甘草9克，半枝莲30克，金钱草30克，大黄6克。

用法：水煎服，每日1剂，配合西药治疗。

功效：主治坏死后性肝硬化。

医案：郭某，男，45岁，工人。10年前曾患急性黄疸型肝炎，以后反复出现黄疸，肝功化验不正常。6个月前因急腹症住院，剖腹中见胆囊正常，肝脏缩小，质硬，呈砂粒状结节，色黯红，有炎性浸润，胆总管及胰腺均正常。取肝左叶一块送检，病理报告为坏死后性肝硬化。家属送患者来求治时，见患者面目及全身黄染，小便黄赤，肝区疼痛，口苦而黏，大便溏而不爽，苔黄腻，舌红紫，脉弦。证系湿热蕴滞，肝血瘀阻，治宜清利湿热，活血化瘀。投虎蛇疗肝汤加减治疗。患者服药6个多月，黄疸消退，肝功能检查恢复正常。之后，继续以本方加减治疗一段时间，恢复工作。追访4年余，未见复发。

引自：万文谟老师验方。

处方三　疏肝利胆汤

组成：茵陈、薏苡仁各30克，青蒿、板蓝根、丹参各15克，黄芩、姜黄、青皮各12克，柴胡10克，通草6克。

用法：水煎服，每日1剂。

功效：主治胆汁性肝硬化。

继服处方

组成：当归、金银花、板蓝根、茯苓各15克，赤芍、郁金、香附、连翘、败酱草、橘叶、党参、白术各12克，茵陈、薏苡仁各30克。

用法：水煎服，每日1剂。

医案：患者服疏肝利胆汤3个月，病情稳定，但仍有寒热。嘱服用"继服处方"。患者服"继服处方"2周，黄疸消退，冷热已无，食量增加。再服"继服处方"1个月，诸症消失，各项检验已正常。

引自：吴绍基、丁文正老师验方。

处方四　三仙胃苓汤加味

组成：生山楂、熟山楂各180克，炒麦芽21克，炒神曲15克，苍、白术各15克，猪、茯苓各15克，青、陈皮各9克，姜厚朴12克，泽泻15克，嫩桂枝9克，醋香附15克，丹参15克，甘草6克，制附片9克，何首乌30克，莱菔子30克。

用法：水煎服，每日1剂。

功效：主治脂肪性肝硬化。

继服处方

组成：党参15克，白术18克，茯苓30克，陈皮9克，半夏9克，黄芪21克，当归9克，升麻3克，柴胡9克，肉桂粉3克(分次冲服)，白芍15克，焦楂90克，香附15克，丹参15克，甘草3克。

用法：水煎服，每日1剂。

继服处方加减

组成：生山楂、熟山楂各120克，苍、白术各15克，猪、茯苓各15克，陈皮9克，姜厚朴12克，泽泻15克，嫩桂枝9克，醋香附15克，丹参15克，甘草6克，何首乌30克，生莱菔子30克，麻黄3克，姜皮15克，葱白15克。

用法：水煎服，每日1剂。

善后处方　六君子汤加味

组成：党参15克，白术18克，白茯苓15克，姜半夏9克，陈皮9克，甘草6克，柴胡9克，白芍15克，当归9克，丹参15克，香附15克，桂枝9克。

用法：水煎服，每日1剂。

医案：沈某，男，45岁，干部。患者身胖如肿，腹大如瓮，皮肌如棉，头昏目眩，乏力懒言，面色㿠白，舌质胖嫩，灰青瘀点，苔白厚腻，声音微弱。5年前患过慢性肝炎，伴动脉硬化症。曾多次住院，肝大肋下四指，病情加重。医院诊为"脂肪性肝硬化"，久治无效，故来求治。证系肝瘀脾湿，阳气不足，痰脂瘀结之病变。治宜疏肝健脾，化湿消脂，祛痰助阳。投三仙胃苓汤加味治疗。患者服药3剂后，矢气甚臭，尿多混浊，泻便如酱，腹鸣胀减，身觉轻爽。继服6剂，体胖减轻，腹大缩小，四肢及腹背变温，尿多便畅，舌淡苔退。脉象沉缓，此乃消导太过，怕伤中气，宜扶正祛邪治疗。改服"继服处方"，服药3剂后，精神大振，行动有劲，头昏、心悸、气短均消失，血压120/80mmHg，皮肌转健，睡眠佳，瘀点已化，脉象浮缓。治宜健脾利温,温化痰饮,解肌消脂,服"继服处方加减",继续治疗,以求发汗消脂。患者服3剂后,大汗如油,黏腻腥臭,被褥全湿,矢气如雷,次日起床,身轻非常,肥胖消下大半,胸腹满胀已除,尿多秽浊。原肝大肋下四指,今仅指半,饥渴食增,面色转润,舌红苔净,脉象缓弱,除乏困,诸症皆消(若汗不出,可继服到出大汗时)。患者服善后处方,即六君子汤加味数剂后,脾虚气短、手足倦怠、久病虚弱等诸症皆消,身体康复如初,恢复正常工作。病愈后,追访数年,未见复发。

按语:刘长太老师用三仙胃苓汤加味治疗2例脂肪肝,4例肥胖病,均获治愈。余引用此方治疗数例,亦获得治愈。

处方五

组成:活泥鳅500克(宜2寸左右长),煅牡蛎30克,玄明粉15克,丹参30克,虎杖30克,柴胡10克。

用法:将泥鳅养在清水中;将中药烘干,研粉。每次取药粉10克,撒于养泥鳅的水中,1天撒3次药,3天换1次水,见死泥鳅去掉,养活的,9天后即成药用泥鳅。

服药方法(三法选一即可):

(1)活吞。每次3~5条,每天吞2~3次。

(2)熟食。先取煅牡蛎15克,煎汤,去渣取汁,煮泥鳅10~15条,泥鳅大一点也可以,少加点盐,1次连汤带骨全吃完,每天吃2剂(即2次);泥鳅大骨头难嚼咽,可用3法。

(3)吞散剂。用3份泥鳅干(活泥鳅闷死焙干),1份煅牡蛎,共烘干研粉。每次吞服5~10克(按人体大小、病情而定量),每天吞服2次。此法可用大一点的泥鳅。

功效:凡肝硬化三指、四指的,来求治时,用三种服用方法中任何一法都可以治愈。此方已治愈数十例肝硬化症,一般都在服药20天至3个月痊愈。

医案:祁门县竹器厂厂长因肝炎转成肝硬化住院2个月,专家认为已无药可医,劝说回家。祁门中医院中医师方爵如听民间说吃泥鳅可以治肝硬化的启迪,用上述处方治愈了这位39岁男性邱厂长的肝硬化的"不治之症"。邱厂长治病心切,他活吞泥鳅,一日吞2次,后来一日吞3次,半个月后,肝区柔软,能进餐一碗粥,精神亦已振奋。继服2个月,到出院3个月,请患者再到东方医院复查,专家们惊讶地问他用什么药治好的,说你病已痊愈。

按语:凡非血吸虫型,无腹水之肝硬化;凡肝硬化三指、四指的,本方均可治愈。

引自:安徽祁门中医院医师方爵如老师荐方。

第二十六节　慢性肝昏迷

处方　清肝开窍汤加味

组成:生芪15克,当归10克,赤芍15克,白芍15克,首乌藤30克,茵陈15克,藿香10克,佩兰10克,杏仁10克,橘红10克,郁金10克,远志10克,菖蒲10克,川黄连4.5克,琥珀粉1.2克(冲服),羚羊角粉0.6克(冲服),酸枣仁15克,百合12克,合欢皮12克。

用法:水煎服,每日1剂。

功效:主治慢性肝昏迷。

医案:李某,男,37岁。患者因肝硬化,医院给予脾切除术,手术良好。术后,逐渐失眠,至通宵不寐,严重时连续十几昼夜不得安睡,渐至舌塞,上唇麻木,两臂不能抬高,每次10多分钟,后又有无意识动作,及说胡话,白天头昏头痛,记忆力极差,急躁易怒,鼻衄,视物不清,大便干硬难解。曾多种治疗:中西药、针灸、理疗、耳针、水针等,治疗两年多,仍不见好转,故来求治。见患者右手及面部发麻,午后双上肢不能抬高,失眠,夜间盗汗,有时意识模糊,口鼻干燥,大便3~4天1次。舌苔黄,脉沉弦。证系气血两虚,肝胆余热未清,湿痰蒙窍,治宜调补气血,芳化痰湿,清肝开窍,投清肝开窍汤加味治疗。患者服药近百剂,睡眠好转,头痛头晕,急躁易怒等均消失,视物清楚,记忆力有恢复,舌苔薄白,脉转沉滑,谷丙转氨酶正常,血氨降至0.1毫克%。追访半年未再复发。

按语:慢性肝昏迷,多见于肝硬化、肝质破坏、肝功能损害,呈慢性发展,到后期肝功能衰竭,出现神经系统症候,到末期可以全昏迷。其病因多因久病自虚,气血不足,阴阳俱损,血不养肝,虚风内动;外加湿毒热邪潜伏血分,进一步鼓动虚风,邪正交争,以至时而发生昏蒙,烦躁易怒,视物不清,头晕健忘,疲乏嗜卧,脘胀痛,纳食不香等。忧郁、忿怒、过劳时,易致痰迷窍闭神昏。治疗方法总不外补虚扶正、醒神开窍,佐以清利余邪。

第二十七节 肝脓肿

处方一 柴胡清肝汤加减

组成:柴胡9克,黄芩15克,苦参15克,茵陈15克,蒲公英15克,板蓝根30克,大黄6克,连翘15克,广木香9克,生三仙各9克,赤芍15克,甘草6克。

用法:水煎服,每日1剂。

医案:刘某,男,25岁,战士。高烧39~40℃,右胁疼痛,脘腹胀满,食欲不振伴恶心呕吐,肝大压痛,超声检查,在锁骨中线第六及第七肋间分别见一液平面,其一宽1.5厘米,距表皮深3厘米,另一宽1厘米,距表皮深约4.5厘米,医院确诊为肝脓肿,由内科转外科,输注大量抗生素后体温下降到38℃,根据病情,内、外科会诊决定仍以静脉输注抗菌,但是3天后体温不降,诸症也无减轻,于是在家属要求下,邀余会诊。患者脉象弦数,舌红、苔黄厚欠津,据上症状,系邪蕴血瘀,溃腐为脓,治宜疏肝解毒,排脓化腐,投柴胡清肝汤加减治疗。患者服药6剂后,体温降至37.5℃,食纳增加,腹胀减轻。原方再服6剂,体温正常,症状均消,超声波检查,原两处液面已不明显。照原方继服6剂,患者痊愈出院。

按语:肝脓肿是一种危重疾病,其病因有阿米巴性和细菌性之别,病因不同,治亦各异。只要中西配合,各扬其长,可收妙手回春之效。

引自:赵冠英老师之验方。

处方二 番泻叶饮

组成:番泻叶12克。

用法:开水浸泡,凉后去渣,1次饮净;上、下午各饮1次,每日2剂。

功效:饮至大便通利后,即可停药,换服杀虫消痈汤。

换服处方　杀虫消痈汤

组成：苦参片15克，土茯苓15克，鱼腥草12克，金银花12克，净连翘10克，黄芩10克，茵陈15克，赤芍药15克，生甘草5克。

用法：水煎服，每日1剂。

功效：主治肝脓肿（阿米巴性）。

医案：崔某，男，38岁，工人。患者已在医院先后进行过6次肝穿，抽出棕褐色脓液1000毫升，确诊为"阿米巴性肝脓疡"，西药治疗10天，病无转机，故来求治。复查患者体温40.3℃，超声波提示腋前线至腋中线第七肋间可探及进4.5出6.5之2厘米左右液平面；X线提示右侧横膈抬高，活动受限，肝脓阴影扩大，右第七、八肋间可见2.5厘米长液平面。症见高烧不退，右胁疼痛，口渴喜饮，纳差腹胀，腑气不通，小便黄赤，脉弦数，舌质红，苔黄腻。患者说：病源于受凉，历时半月余。证系湿热内蕴，结于脏腑，虫毒为痈，治宜通腑泄毒，清热除湿，杀虫消痈。投番泻叶饮加杀虫消痈汤连用。崔某饮下番泻叶汤后，当日泻奇臭便，高烧即退。继服杀虫消痈汤4剂，诸症消失。再服4剂巩固疗效。医院超声波、X线、血验报告均为正常。追访半年未复发。

引自：言庚孚老师验方。

处方三　治肝右叶脓肿方

初诊处方：银花30克，连翘12克，黑山栀15克，龙胆草12克，蒲公英30克，牡丹皮9克，赤芍9克，鸡血藤15克，橘皮9克，川木香6克。

用法：水煎2次，分2次服，每日1剂。连服21剂。

二诊处方：黑山栀9克，黄芩12克，赤芍12克，粉牡丹皮9克，川羌活9克，薄荷6克，青黛9克（包），牛蒡子9克，柴胡15克，生甘草6克。

用法：水煎服，每日1剂，连服20剂。

三诊处方：用二诊处方加生黄芩15克。

用法：水煎服，每日1剂，连服20剂。

医案：蒋某，男，38岁。B超见肝第六肋间有7.8厘米×6厘米和第四肋间有5.1厘米×5.9厘米两个包块，诊为肝右叶脓肿。住院25天，症减出院。近日感到痛甚，来求中医治疗。患者正气尚实，毒邪尚盛，治宜疏达清解。患者服用初诊处方21剂后,痛已止,热已退,仍有胸闷。服用二诊处方20剂后,B超检查尚见1.7厘米×1.6厘米1个包块。再服用三诊处方,连服20剂后,再次B超检查,已无包块,诸症消失,病告痊愈。

处方四　复元活血汤

组成:柴胡、当归、红花、穿山甲、大黄(后下)、桃仁各10克,瓜蒌根15克,甘草6克。

用法:水煎2次,分2次服,每日1剂。

加减:肝胆湿热瘀滞加茵陈、飞滑石各30克,连翘、石菖蒲、白豆蔻、藿香各10克;热毒盛、气滞血瘀(细菌性肝脓肿会有寒战高热)加野菊花、银花、紫花地丁、土茯苓、蒲公英各15克;恢复期善后(正虚,瘀毒未净)加白术、川芎各10克,熟地、白芍各12克,党参、茯苓各15克;阴虚内热加青蒿、知母、地骨皮各10克,鳖甲、生地各15克。

功效:活血化瘀,疏肝清热解毒,理气和血止痛。治疗肝脓肿屡获良效。

处方五

组成:生地20,牡丹皮、黄连各10克,银花、生薏苡仁、败酱草、鱼腥草各30克,连翘15克,生大黄10克(后下)。

用法:水煎服,开始每日服2剂,连服3天,症状缓解后,改每日服1剂,连服30余剂。

功效:主治肝脓肿。

医案:陈某,男,37岁。B超见肝右叶10厘米×8厘米脓腔,系肝气郁结成痈。治宜清热解毒,凉血活血。陈某服药一段时间后,B超检查,脓肿已被吸收,宣告痊愈。

处方六

组成:金银花180~300克,夜明砂20~30克(包煎),赤芍12~24克,生牡蛎20~30克,丁香1~3克,焦栀子6~12克,郁金6~12克,两头尖10~15克,当归10~15克。

用法：水煎服或鼻饲，每次服200~400毫升，初起4~6小时服1次，每日1剂。

加减：腹腔积液加刘寄奴15克，丹参15克，炮山甲10克；黄疸加片姜黄12克，川楝子12克；恶心呕吐加半夏10克，陈皮10克。

功效：清解火毒，活血化瘀。本方曾治愈细菌性肝脓肿多例。

第二十八节　肝　炎

处方一　甘草绿豆汤

组成：生甘草30克，绿豆50克。

用法：水煎，分2~3次服，每日1剂。

功效：主治药物中毒性肝炎。服药12~30天，8例患者症状消除，谷丙转氨酶全部正常，病获痊愈。

医案：徐某，男，61岁。因多年失眠，彻夜不寐，医院用冬眠灵50毫克，日服3次，共用22天，之后自觉纳差，乏力，厌油恶心，腹胀，查谷丙转氨酶增高为550单位，会诊为"药物中毒性肝炎"。约中医会诊，见患者目黄染，纳少腹胀，尿黄赤，舌苔黄腻而垢，脉弱而数。证为药毒伤肝，肝阴受损，治宜养肝解毒。投甘草绿豆汤治疗，水煎2次分服，每日1剂。服药7剂后，患者诸症减轻，再服7剂，谷丙转氨酶正常，食纳、精神好转，目黄、尿黄消失。嘱其原方再服7剂，巩固疗效。

注意：长期过量服用生甘草，会引起水肿和血压升高。

按语：甘草解毒，早在《神农本草经》《名医别录》都有记载"解百药毒"。绿豆解毒在《开宝本草》中载有绿豆"煮食消肿下气，压热解毒……"叶天士说："解百毒，甘草二两，绿豆一升，水煎服，立效。"在民间，早有甘草、绿豆用来解食物中毒和药物中毒的广泛应用。

处方二　舒肝汤

组成：柴胡12克，连翘12克，赤芍12克，甘草6克，板蓝根12克，红花6克。

用法：水煎服，每日1剂。

加减：湿重舌苔腻者加茵陈、车前草各18克；大便干结加大黄9克；发热者加黄芩、栀子各12克；食欲不振加焦楂15克，炒谷芽、炒麦芽各10克；谷丙转氨酶较高加大黄6克，车前草18克，人参叶18克。

功效：主治药物中毒性肝炎。治疗多例，服药1~3个月，谷丙转氨酶均降至正常，各项症状消失病愈（其中有伴结核病者，停抗结核药，待谷丙转氨酶正常，再与抗结核药同服）。

处方三 疗伤降酶汤

组成：生黄芪15克（10~15克），太子参30克，当归30克，生地10克，苍术10克，白术10克，佩兰10克，苏梗10克，赤芍20克（10~20克），丹参30克，五味子30克，山豆根15克（10~15克），垂盆草20克（10~20克），猪苓10克，大黄10克（6~10克，后下），炒薏苡仁30克。

用法：水煎3次，分3次服，每日1剂，30剂为1个疗程。

功效：益气养血，活血解毒。主治肝修补术后转氨酶持续升高。

医案：赵某，女，35岁，农民。半年前被汽车撞倒，急送医院，诊为"肝破裂"，行肝修术。术后腹胀，纳少，乏力，相继巩膜黄染，小便色黄。中西药治疗2个多月，仍无效果。后由术者推荐来求治。患者面色萎黄，巩膜黄染，精神委顿，脉细涩，舌淡红，口干不饮，小便色黄，大便干燥。证属气血虚损，湿热瘀毒互结，治宜益气养血，活血解毒。投方疗伤降酶汤，连服15剂，患者食欲及精神好转，目黄、尿黄已退，大便稀，日行2~3次。本方减大黄为6克，再服10剂。复查，诸症悉除，愈后未复发。

按语：凡因暴力致肝破裂，经手术修复后，而谷丙转氨酶持续升高，并伴黄疸，系肝功能损害性疾病。久治不愈。中医谓"阳黄""胁痛"范畴，由气血损伤，湿热血瘀浊滞，阻郁肝络所致。宜用疗伤降酶汤治疗，每收良效。一味以保肝和病毒肝炎论治，收效不佳。本方益气养血、活血、渗湿、化湿、燥湿，辅以泄热通腑祛毒，使气血之损得复，湿热瘀浊得除，获得捷效。

处方四 黄肿丸

组成：肉桂（安桂）15克，丁香15克，茵陈120克，制附片60克，枯矾45克，糯米250克,黑大豆100克,鸡内金45克,豆蔻24克。

用法:上药研粉末,过筛,炼蜜丸,每服10克,每日服3次,白开水送下。

功效:主治迁延性肝炎。

医案:罗某,女,33岁。腹部胀满,面黄肌瘦,足肿,纳呆,便秘（2~3天1次便）,睡眠差。医院诊为"迁延性肝炎",治疗半年余,未见好转,故来求治。引朱祖经老师验方黄肿丸治疗。患者用药1剂,诸症皆除。患者原来多年闭经,服药后,月经复又来潮。

注意:忌鱼腥、油腻、葱姜椒蒜。

处方五

组成:青黛170克,血竭150克,沉香90克,犀角90克。

用法:将上药研粉,过筛,制丸100粒。每次服10粒,每日服2次,开水送服。

功效:主治慢性肝炎（久治不愈）。服药直至抗原转阴,再服用下方。

继服处方

组成:冬虫草90克,蜂尸170克,西洋参15克,刺五加9克。

用法:上药研粉,过筛,制成丸或散,每次服3~5克,每天服2次。

功效:两个处方连用,3个月可以治愈。

医案:患者梁某10年前患了慢性肝炎,跑了很多医院,花了两万多元钱,病却没治好,还曾几次轻生。后得到秘方,服药3个月,终于治愈了肝炎顽症。她出于善德之心,献出上述秘方,愿天下患者亦早日康复。

注意:可以用白开水,更可以用糖开水送服上药。

处方六

组成:柴胡24克,黄芩、半夏、党参、茵陈、枳壳、牡丹皮、栀子各25克,甘草9克。

用法:水煎2次,分2次服,每日1剂。

功效:主治急性肝炎（无黄疸型）。

医案:本病初起类似外感。一位男青年患恶寒发热2天,胁痛,腹胀1个月,恶心呕吐,疲乏无力,小便短黄。诊为"急性无黄疸型肝炎"。治宜清肝利胆。

患者连服本方3剂后,肋腹胀痛减轻。二诊原方加大黄6克,又服10剂,诸症消失,肝功能恢复正常,宣告病愈。

处方七

组成:泥鳅粉500克。

用法:活泥鳅放清水中养1天,滴几滴植物油(如菜油、豆油),使其吐净废物,千万不可洗去泥鳅滑涎,然后将泥鳅烘干(100度为宜),研成粉末,装瓶。每次服15~10克,1天服2~3次,饭后温开水送服。小儿酌减用量。泥鳅粉500克,为成人半个月用量。

功效:泥鳅性平,味甘,补中气,祛湿邪,治疗急慢性传染性肝炎、消渴、阳痿、痔疾、疥癣等,有良效。治疗甲肝可自觉症状消失,短期内肝功能恢复正常;有除黄疸、保肝、缩肝脾,使转氨酶下降等功效。曾治疗传染性肝炎多例,服泥鳅粉1~2个月,治愈80.0%,好转7.5%,无效12.5%;治黄疸肝炎7例,平均26天临床治愈100.0%。

处方八

组成:新宰杀的公猪苦胆1只。

用法:当即划破,倒入碗里,一口喝完胆汁,然后取白糖和甜食吃些,以改善口中苦味。每天吃1次,连吃5天为1个疗程。

功效:轻症服5天治愈,重症连服10天治愈,本方可谓是治甲型肝炎特效方。

医案:凌沟村传说有位50多岁老汉,身患甲肝,无力去县城医院看病,偶遇一位老中医,于是讲述了自己的病情和家中困境,老中医就传授他上述秘方。患者找到村里宰猪师傅,每天要一个公猪胆喝,吃了6天,病痊愈,精神恢复如初,一直没有复发。

引自:《老病号治病绝招》及凌沟村曹作荐方。

处方九

组成:茵陈30克,茜草18克,板蓝根15克,白茅根60克。

用法:水煎服,每日1剂。儿童剂量酌减。

加减：便秘加大黄10克（后下）；呕吐加枳实10克；腹痛加郁金25克，元胡15克；腹胀加枳壳15克，川厚朴10克。

功效：主治甲型肝炎。服至肝功能正常。可与西药同服。治疗多例，全部治愈。

处方十

组成：茵陈50克，虎杖、板蓝根、重楼、蒲公英、车前子各30克，土茯苓、苦参、白术各15克，郁金25克，赤芍、白芍、泽泻、茯苓、丹参各20克。

用法：水煎3次，分3次服，每日1剂。随症加减。儿童剂量酌减。

功效：主治甲型肝炎。治疗多例，均于7~14天治愈。

处方十一　健肝乙型汤

组成：茵陈60克（另煎取液代水煎药），山栀10克（10~15克），板蓝根20克（20~30克），白花蛇舌草30克（30~60克），贯众10克，土茯苓10克（10~30克），垂盆草20克（15~30克），虎杖20克（10~30克），大黄10克（6~40克），开金锁10克，田基黄10克，焙鸡内金6克（6~10克），小蓟30克（10~30克），败酱草15克（10~15克），陈皮6克（6~10克），猪苓10克（10~20克），赤芍30克（20~40克），蚤休10克，山豆根10克。

用法：水煎3次，分3次服，每日1剂。30剂为1个疗程，连服2~3个疗程。

加减：大便不实加山药30克；腹胀甚加山楂、神曲或麦芽各10~20克；转氨酶顽固不降加五味子10~30克；黄疸长期不退加赤芍至40克；神情淡漠或便秘加肉苁蓉10~15克。

功效：清热化湿，祛毒保肝。本方治疗乙型肝炎很多例，痊愈90%。

善后处方

组成：茵陈、白花蛇舌草120克，山栀、败酱草、生黄芪、党参各30克，板蓝根、土茯苓、垂盆草、虎杖、小蓟、丹参、半枝莲、连翘、炒薏苡仁各60克，贯众、金荞麦、田基草、焙鸡内金、陈皮、蚤休、山豆根、肉桂、生甘草、三七、紫草各20克，赤芍、大黄各80克，猪苓40克，青黛6克。

用法：服药后期改为丸药。上药研粉，水制丸药，较蜜丸容易吸收和贮存。

每次服5克,日服3次,饭后温水送服,3个月为1个疗程,可连服3~4个疗程。

医案:郑某,男,50岁,农民。患乙型肝炎已5年,多方治疗,病未稳定。近期病情加重,故来求治。诊为慢性活动性乙型肝炎。属疫毒久羁,血热肝损,投健肝乙型汤治疗,患者服药60余剂,各项指标已好转。善后连服丸药2个疗程。复查显示肝功能正常,表面抗原及核心抗体均转阴,B超显示肝脾肿大均已回缩,肝区无压痛,诸症皆痊愈。追访1年,肝炎愈后未复发。

处方十二

组成:板蓝根20克,败酱草30克,白花蛇舌草30克,仙灵脾15克,补骨脂15克,当归15克,怀牛膝15克,桑寄生15克,茯苓15克,泽泻12克,女贞子12克,连翘10克,郁金10克。

用法:水煎3次,分3次服,每日1剂。3个月为1个疗程。

加减:热重加茵陈15克,栀子10克,黄柏10克,大黄10克;湿重加苍术10克,藿香10克,滑石10克;胁痛甚加元胡10克,川楝子10克,佛手6克,制香附10克;腹胀纳呆加姜半夏10克,焦山楂10克,麦芽12克,神曲6克,木香5克;肝硬化加鳖甲15克,生牡蛎30克(先煎),地鳖虫5克;腹水加防己10克,川椒5克,大黄10克,葶苈子5克(包)。

功效:主治乙型病毒性肝炎。各项肝功能指标可很快恢复正常。

说明:本病多为体虚标实,脾肾虚弱为其本。可以配合西药治疗。

处方十三 泽漆麻汤

组成:泽漆麻40克,大黄12克,柴胡12克,赤芍15克,猪苓10克,青皮10克,陈皮10克,荔枝核30克(打碎),贯众10克,甘草10克。

用法:水煎2次,分2次服,每日1剂。

功效:主治无黄疸传染性乙型肝炎。服药后,患者出汗为疗效最佳。30剂为1个疗程。有95%的患者服药后得以治愈;服药3个疗程后,有70%患者的抗原转阴。

注意:服药期间忌猪油、驴马肉、鸡肉,直至病愈;忌房事百日。

说明:本方为成人剂量。

处方十四　蚂蚁散

组成：蚂蚁12克，太子参12克，黄芪12克，淫羊藿10克，白术12克，金银花6克，田基黄10克，白花蛇舌草10克，茵陈10克，山栀子10克，五味子10克，炮山甲6克。

用法：上药研粉，装瓶。每次服5克，开水吞服，每日服3次，连服60天，即2个疗程。

功效：主治乙型肝炎。30天后，全身症状消除，食欲大增，再服30天，肝功能恢复正常，乙肝转阴。

处方十五

组成：灵芝10克，丹参8克，黄芪10克。

用法：水煎3次，分3次服，每日1剂。

功效：主治乙型肝炎。灵芝保肝，减缩肝脾肿大，促进肝细胞修复。

医案：一位老人住院治疗3次未愈，服用本方10天见效，25天消肿，45天后肝功能恢复正常。

处方十六　犀泽汤

组成：广犀角粉3克（吞服），泽兰15克，败酱草15克，土茯苓30克，对坐草30克，平地木30克。

用法：水煎服，每日1剂。

功效：主治传染性乙型肝炎。

医案：吴某，女，26岁。医院诊断为无黄疸型传染性乙型肝炎已4个多月，谷丙转氨酶200单位，HAA阳性，肝区疼痛，舌紫，苔薄腻。乃肝之瘀热胶着不化。余引颜德馨老师验方犀泽汤治疗后，肝功各项指标恢复正常，谷丙转氨酶降至正常，HAA转阴。追访3年，一切良好。

按语：犀角泽兰汤治疗活动期慢性肝炎亦有效，有降酶降絮作用。

处方十七　乙肝携带方

组成：炙黄芪40克，熟地40克，紫河车40克，肉桂15克，炮山甲15克，全蝎

5克,白花蛇舌草75克,虎杖75克,贯众40克,土茯苓40克,山豆根25克,田基黄25克,半枝莲40克,败酱草25克,蚤休25克,青黛5克,赤芍75克,大黄15克,水蛭15克,三七7克,鸡内金15克,薏苡仁25克,猪苓25克,陈皮15克。

　　用法:上药研粉过筛,水泛制丸,绿豆大,每服5克,每日服3次,连服3个月为1个疗程,可服用2~4个疗程。

　　功效:清热解毒,活血通络。主治乙肝病毒携带综合征。

　　医案:夏某,男,26岁,会计。乙肝病毒携带多年,常感肝区隐痛,劳累后尤显,极易疲劳,有时全身酸楚,喜卧思睡,心烦意乱,性功能低下。医院诊为"乙肝病毒携带综合征"。来求诊时神萎,脉细涩,苔薄白,舌淡红,边有瘀斑。辨证为疫毒内稽,肝肾亏损而失调。投"乙肝携带方"治疗,诸药研粉过筛,水泛制丸,绿豆大小,每次服5克,每日服3次,患者连服3个多月,精神转佳,睡眠安香。原方续服,半年后复查,e抗原转阴。原方再服,再查,乙肝表面抗原、e抗原、核心抗体"三阳"均转阴。后连查3次,均无异常,诸症痊愈。

　　按语:本病是指乙型肝炎治愈后半年,或无肝炎病症,是血液中检查出乙肝病毒阳性,肝功能正常,但有上腹胀闷,肝区隐痛,劳累后加重,易疲劳,腰膝酸软或全身酸痛,情绪不稳定,心情急躁或抑郁,失眠或思睡,对病忧心忡忡。中医认为本病属"疫毒"范畴,由邪毒与气血交混,留凝于肝络,影响肝气疏泄所致。治疗用乙肝携带方,意在祛除湿热,以绝疫毒繁殖;并用通络搜剔之品,直捣病毒壁垒;诸药相伍,共奏扶正祛邪之功。本病常无明显症状而被忽视,突然肝炎、肝硬化发作,就是乙肝病毒携带者。

处方十八　清肝利黄汤

　　组成:金钱草50克,茵陈50克,板蓝根50克,黄芩25克,车前草20克,玄明粉15克(冲服),枳壳20克,木香15克,焦三仙各15克,柴胡15克。

　　用法:水煎服,每日1剂。

　　加减:偏热而大便干燥者去木香,加大黄10克;偏湿而呕吐恶心者去玄明粉,加半夏15克,藿香15克;食欲不佳而腹胀者加砂仁15克,陈皮15克,川厚朴15克;肝脾大而不消者加鳖甲50克,丹参30克;转氨酶高而不降者加五味子50克,平地木30克,六月雪30克,板蓝根15克。

功效：主治急性黄疸型传染性肝炎。治疗多例，1个月内多数治愈。

医案：陈某，男，15岁，学生。5天来厌食、厌油、乏力、恶心呕吐，精神倦怠，巩膜黄染，皮肤色黄，苔腻而黄，医院诊断为急性黄疸型传染性肝炎（湿热型）。家长求余诊治。余投清肝利黄汤，去木香，加五味子50克。患者服药3剂后，胃肠症状改善，又服药6剂，黄疸消失，诸症皆去，唯觉乏力，再服药3剂后，精神转佳，肝、脾均不触及。原方再服12剂以巩固疗效。医院复查，肝功化验，完全正常，病获痊愈。

处方十九　黄疸汤

组成：茵陈30~60克，威灵仙30克，丹参30克，大黄6~15克。

用法：水煎服，每日1剂。

功效：袁厚尧老师用黄疸汤治疗急性黄疸型传染性肝炎52例，均在半个多月治愈。

医案：郑某，男，17岁。医院诊为本病，家长求余治疗，投本方15剂病愈。医院化验和检查均已正常（退黄8天，降酶13天）。

处方二十

组成：白花蛇舌草30克，六月雪26克，苦参20克，秦艽、茵陈、丹参、板蓝根、丝瓜络各15克，柴胡、郁金、香附各10克，枳壳、甘草各6克，田基黄10克。

用法：水煎2次，分2次服，每日1剂。

功效：此为治病毒性肝炎专效方。

处方二十一　茵陈汤

组成：茵陈30~40克，山栀10克，大黄10克，红枣50克。

用法：水煎2次，分2~3次服，每日1剂。

加减：肝区痛加柴胡10克，川楝子10克；久痛不止，痛如针刺加红花3克；食欲差加神曲6~15克。

功效：主治病毒性肝炎。治疗多例，21~30天，治愈96.7%，好转3.3%，总有效率100.0%。

注意：每次服药，加饮葡萄糖粉60~100克，红茶或白开水冲饮。

处方二十二 茵蒲清肝汤

组成：茵陈30~60克，蒲公英30~60克，生山栀10克，柴胡10克，银花12克，白芍10克，板蓝根15克，郁金10克，枳壳10克，大黄6克，云苓16克，山楂10克，甘草10克。

用法：水煎服，每日1剂。

加减：黄疸重者，茵陈用60克，蒲公英30克；黄疸不明显者，蒲公英用60克，茵陈30克；肝区疼痛明显者加元胡10克；肝肿大明显者加红花6克，丹参10克；便溏者减量或不用大黄；呕吐者加竹茹6克；服药数剂后，麝浊与麝絮持高不降者去蒲公英、银花、板蓝根，加黄芪20克，党参15克，丹参15克，黄精15克。

功效：主治病毒性肝炎（急性传染性）。治疗多例，多数病人均在短期内康复。

善后处方 健肝汤

组成：柴胡6克，山栀6克，白芍12克，瓜蒌12克，红花3克，焦山楂12克，甘草3克。

用法：水煎服，每日1剂。

医案：李某，女，9岁。医院诊断为"无黄疸型急性传染性肝炎"，家长怕照顾困难，不同意住院治疗，故来求余在家中治疗服药。见患儿面色无华，舌苔薄黄，脉弦数。投本方加减治疗，患者服药27剂，不足1个月，诸症皆除。肝功复查，除谷丙转氨酶较正常值略高外，其他各项指标均已在正常以内。之后投健肝汤调治，服药7剂后，谷丙转氨酶恢复正常，病获痊愈。

处方二十三 健肝丙字汤

组成：生黄芪15克，金银花15克（10~15克），白花蛇舌草30克，虎杖30克（10~30克），紫草10克，丹参10克，赤芍30克，山豆根10克，败酱草15克（10~15克），水蛭6克（3~6克），陈皮6克，三七6克（3~6克），大黄10克（3~15克），炮山甲6克（3~6克），垂盆草30克（15~30克），小蓟30克（10~30克），青黛2克（2~3克包），肉桂6克（3~6克），生薏苡仁30克（10~30克）。

用法：水煎3次，分3次服，每日1剂。30剂为1个疗程，连服2个疗程。

功效：清热解毒，凉血活血。主治丙型病毒性肝炎。

善后：制丸药服，3个月为1个疗程，服后去复查。

医案：杨某，女，27岁，农民。5年前，因剖腹产输血而感染丙肝病毒，常感上腹胀闷，肝区不适，小便黄色，喜凉饮。中西药治疗5个来月，谷丙转氨酶总持续在200L以上。治出无门的情况下，经人介绍来求治。患者脉濡数，苔少、舌黯红，化验血清ALT280U，血清抗~HCV阳性，为慢性丙型病毒性肝炎。属疫毒阻络，肝热瘀滞。投方健肝丙字汤，患者先后服药40余剂停药，半年后复查，转氨酶反跳（86U），又服本方20剂，再原方制丸药，每服5克，日服3次，连服3个月停药，1年后第3次复查，肝功能皆正常，血抗阴性，诸症除。

按语：此症易反弹，治疗当彻底，坚持较长时期服药，方能祛净病毒，治痊愈。

处方二十四　治黄疸型肝炎方

初诊处方　甘露消毒丹加味

组成：白豆蔻12克（打碎后下），藿香15克，石菖蒲12克，茵陈40克，滑石20克，淡竹叶15克，黄芩12克，连翘15克，柴胡15克，虎杖20克，板蓝根30克，金银花30克，薄荷10克（后下）。

用法：水煎4次分服，每日1剂。

功效：清热化湿，解毒利便。主治黄疸型肝炎。

二诊处方

组成：原方去连翘、薄荷，加苍术12克，砂仁12克，山楂15克。

用法：同上。

善后处方　六君子汤加味

组成：党参12克，白术10克，茯苓15克，半夏10克，陈皮10克，炙甘草6克，茵陈20克，五味子6克，黄芪12克，柴胡10克，白芍10克，山楂12克。

用法：水煎2次，分2次服，每日1剂。

医案：邓某，女，27岁。患黄疸肝炎转来求治，运用《温热经纬》中甘露消毒丹加味治疗。患者连服初诊处方7剂后，黄退，但纳呆乏力，肋胀。二诊时，连服其处方5剂，诸症减轻，肝功正常。后又连服5剂善后处方，诸症消除，病告痊愈。

处方二十五 黄疸立消汤

组成：苍耳子10克，薄荷10克（后下），木通10克，茵陈10克，砂仁10克（另包，研末，分2次吞服）。

用法：上药加水加黄酒100毫升，煎至1碗温服，煎2次，早晚服，每日1剂。

加减：小便赤如浓茶者加川黄连3克。

功效：主治黄疸型肝炎。每日1剂，连服2天，黄疸消退。故被患者称为"黄疸立消汤"。

处方二十六

组成：泥鳅若干条，薄荷10克（1天用量）。

用法：泥鳅水中养几天，吐净杂物，入烘箱100度烘干，研粉，用薄荷汤水送服，每次服9克泥鳅粉，日服3次，饭后服。小儿减量。

功效：主治急慢性传染性肝炎、黄疸型肝炎。泥鳅滑涎抗菌消炎，其肉暖中益气、解毒收痔，薄荷散风清热解郁。治本病35例，含黄疸型32例，病程长者7个月，服药12~16天，痊愈33例，明显好转2例，有效率100.0%。

引自：辽宁省义县城关医院资料报道。

处方二十七

组成：金雀根（土黄芪）200~100克，红枣400~200克。

用法：水煎2次，分2次服，吃红枣饮汤，每日1剂。

功效：主治急慢性黄疸肝炎。连服2天，小便转清，连服15天，抽血化验，各项指标正常，病治愈。

注意：忌酸、辣、酒，禁劳累。

说明：本方为杭州附近富阳区场口镇地方上流传几代的祖传秘方，已治愈无数穷人的黄疸肝炎。

处方二十八

组成：美人焦根240~120克。

用法：水煎2次，早晚分服，每日1剂。

功效：保肝利胆退热毒。主治急性黄疸肝炎。治多例，服药20~47天，有96.6%治愈，3.4%好转，100%有效。

注意：忌鱼虾、辛辣、荤油。

处方二十九

组成：小槐花根30克，黄芪20克，五味子20克，甘草10克。

用法：水煎2次，早晚分服，每日1剂。

功效：清热泻水，利水退黄。主治湿热黄疸传染性肝炎。连服5天见效，连服25~45天治愈，病程严重者仍需延长几天。

处方三十　疏肝调神汤

组成：柴胡10克，川楝子10克，赤芍15克，白芍15克，醋香附10克，炒枳壳15克，炒白术10克，白茯苓10克，茵陈30克，山栀衣10克，升麻6克，防风6克，橘皮6克，橘络6克，淡苁蓉10克，生地10克，神曲10克，麦芽15克，甘草6克。

用法：水煎3次，分3次服，每日1剂。30剂为1个疗程。

功效：疏肝调神，健脾益肾。主治肝炎后综合征。

善后：制丸药服。

医案：王某，男，37岁，司机。3个月前，患病毒性黄疸肝炎，住院治疗，后治愈出院。出院后，常感到上腹不适，肝区隐痛，全身乏力，食纳不香，精神萎靡，忧心忡忡，疑为肝炎未愈；少眠多梦，腰膝酸软，性欲淡漠，面色晦滞，形体略瘦，表情抑郁；脉细涩，苔薄黄，舌偏红，小便微黄，大便正常。来求诊时，肝区有轻微触痛，化验肝功能正常，总胆红素偏高，B超示肝光点较密，肝略大，胆、脾、胰无异常。诊为肝炎后遗症。属肝失疏泄，湿热余毒未尽，扰乱神明。投方疏肝调神汤，患者连服30剂，再复查，诸症全除而告痊愈。

按语：患了肝炎（包括别的病种），不可长期忧心忡忡，精神负担过重，否则会加重病变发展，造成不良后果。若能乐观大度，自身的抗病免疫功能就会增强，加上中药清热解毒、疏肝健脾、调和气血之治疗，患者精神安定，食欲增进，就可加快康复。

处方三十一

组成：丹参20克，刺蒺藜12克，牡丹皮10克，五灵脂10克，炒川楝子10克，郁金15克，厚朴12克，橘叶10克，白芍15克，当归10克，山楂12克。

用法：水煎服，每日1剂。

功效：治肝炎治愈后仍胁痛腹胀。一般3~7天显效，再服20剂，可巩固疗效，防止复发。

第二十九节 脂 肪 肝

概要：本病是右上腹隐痛、胀痛或腹胀、乏力及肝脏体积增大，是一种脂类代谢障碍性疾病。病因虽不完全清楚，但可能与遗传、感染或进食不当等因素引起肝内脂肪堆积有关。本病可合并高血脂、高血压、胆石症以及乙肝病毒携带等症。本病属中医"积聚""胁痛"范畴，现统称"肝癖（痞）"。认为因肝失疏泄，脾失健运，痰浊瘀积于肝所致。治疗本病，唯以和肝疏肝、祛痰化湿、活血消瘀为大法。

处方一 脂肝消脂丸

组成：当归须12克，牡蛎粉12克，白芥子10克，莱菔子10克，白茯苓30克，川楝子6克，山楂30克，三七4克，何首乌16克，丹参10克，蒲黄12克，决明子30克，芦荟6克，水蛭6克，泽泻30克，麦芽12克，肉桂6克，炒白术30克，陈皮10克。

用法：水煎3次，分3次服，每日1剂，3个月为1个疗程。汤药可以加速疗效。

加减：胁痛甚加青皮6克，赤芍20克；便秘加大黄6克（后下）；乙肝病毒携带者加虎杖20克，白花蛇舌草20克。

功效：祛痰化湿，活血消脂。主治脂肪肝。

善后处方

组成：将上面汤药及必须要加的药，药量加至5倍。

用法：将诸药研成粉，过筛，水泛制丸药，绿豆大小，每次服5克，每日服3

次,连服3个月为1个疗程,然后作B超检查对比。

医案:崔某,男,57岁,干部。腹胀胁痛时时发作3年余,来求治时肠鸣、便秘、面色黑黝、体胖、苔薄白、舌质黯红;乙肝病毒表面抗原阳性,血检胆固醇8.90mmol/L(正常值3.10~5.70mmol/L)、甘油三酯14.8mmol/L(正常值0.56~1.70mmol/L);肝脾B超印象:脂肪肝;脾略大。辨证为肝失疏泄,湿热痰瘀壅滞。治疗用脂肝消脂丸处方,诸药研粉,过筛,水泛制丸,如绿豆大,每服5克,日服3次。连服4个月,患者腹胀肝痛减轻,原方再服3个多月,复查血脂、胆固醇及肝超声基本正常,诸症消失。但HBsAg仍然阳性。

注意:丸药善后巩固尤为重要。

按语:乙肝病毒携带,必须专门治疗。因为有1%~2%可演变为肝硬化或肝癌。然而西药尚无特效药,唯以保肝、节食之权宜之策,而中药用活血化瘀、消滞,清热解毒,舒肝健脾等法,有望缓解、控制,甚至获得治愈。本例用丸药治疗,是缓病缓治,所谓"王道无近功,多服自有益"。

处方二

组成:柴胡15克,郁金15克,赤芍15克,山楂20克,草决明15克,首乌片20克,泽泻15克,茯苓15克,茵陈30克,半夏10克,川楝子12克。

用法:水煎,分3次服,每日1剂。2个月为1个疗程。

加减:肝区痛,伴脾肿大加牡蛎20克,丹参15克,元胡15克。

功效:本方可活血化瘀,降脂祛痰,促进脂肪代谢,改善肝脏微循环,有效治疗脂肪肝。

按语:酒精性脂肪肝,营养过剩性脂肪肝,病毒性肝炎性脂肪肝、内分泌性脂肪肝、药物中毒所致性脂肪肝,本方可统治。

第三十节　肝　囊　肿

概要:本病临床表现为右上腹或右肋膨胀突起,常有腹胀纳少,乏力,渐至息短气粗,甚至囊肿增大至脐,影响进食和活动,往往疑为肝硬化、肝癌,每从B

超检查可以确诊。病因一般认为由先天性肝脏畸形或感染肝包虫,排泄受阻,形成囊腔积液潴留,压迫周围组织,部位不同可产生不同症状。但早期多无症状。中医视为"肝瘤",实属"癥积""痞癖"范畴。肝积当在左肋下,肺积当在右肋下,此病位在右,病变在肝,故非肝积,非肺积。积在五脏病属血分,用药应当活血,然而本病又有积液,必须兼顾治之,方书有云:凝血蕴裹不散,津液涩渗著而不去,积乃成矣。本着"留者行之,坚者削之"之旨,组方肝囊消积汤治疗本病,屡获理想疗效。

处方　肝囊消积汤

组成:红参15克(高血压者用孩儿参30克代),当归尾10克,炒苍术10克,川桂枝10克,丹参10克,制乳香6克,制没药6克,水蛭6克,地鳖虫6克(3~6克),茯苓10克,猪苓10克,泽泻10克,水红花子30克,槟榔10克,牵牛子10克,木香6克(后下),八月札30克,柴胡10克,败酱草15克。

用法:汤药水煎3次,分3次服,每日1剂(武火煎沸,改文火煎20分钟),连服3个月为1个疗程。

加服处方　肝囊消积丸

组成:猪牙皂45克,煨甘遂45克,八月札90克,水红花子90克,槟榔90克,牵牛子45克,木香45克,太子参180克,益智仁90克,鸡内金90克,大青叶90克。

用法:上药研粉,过筛,水泛制丸药,绿豆大,每次服3克,每日服1~3次,连服3个月为1个疗程。配合汤药一同服。

功效:行气化水,消积破癥。

善后:单服丸药,每次服3克,温开水送下,每天服3次,连服3个月为1个疗程。

医案:张某,男,59岁,干部。右上腹渐进性肿胀已5年,始疑肝炎、肝硬化、肝癌,后经B超检查,诊为肝囊肿,经中西药治疗乏效,慕名来求诊。患者面色晦滞,体微胖,精神犹可,思食纳少,身易倦怠,腰酸重,素畏寒,易感冒,脉弦数,苔白舌红,边有瘀斑。有高血压病史,前列腺增生Ⅱ度,右肋下稍突起,扪及囊性包块。B超示:肝外形不规则增大,见囊性肿物约5.9厘米×4.5厘米,边界规则：双肾左侧约3.0厘米×2.5厘米、右侧约2.1厘米×1.0厘米，囊性肿物。胆、脾、胰未见明显异常。诊为肝囊肿伴肾囊肿。肝功能正常。辨证为肝肾失调，气不化水，饮瘀蓄积。治用肝囊消积汤，每日1剂，水煎3次，分3次服。20剂服后，患者自觉腹胀渐松。原方继服，又加服丸药，每次3克，日服1次。服药80多天后，B超复查，肝、肾囊肿基本消除，高血压、前列腺肥大症状亦较前减轻。嘱其继续单服丸药，3个月为1个疗程。

按语：本病多伴合并症，只要抓住主症，余症迎刃而解，终获痊愈。

第三十一节　肝肾综合征（臌胀病）

概要：本病为重症肝病，包括肝硬化、重症肝炎病中出现功能性肾功能不全，病情顽固，预后险恶的肝肾综合征。本病属中医"肿胀""臌胀"病范畴，其特点是"三阶一歧"，即感染、肝病、肝硬化，三个台阶上升，旁及肾脏歧生肾功能不全。腹胀身皆大，色苍黄、腹筋起之臌胀症，也有四肢不肿，无论何类胀病，"症最难治"，尤其本病胀而兼肿，治疗更难。西医学认为，肝肾综合征预后极差，即使有效，也仅使病情暂时逆转。中医学治疗肿胀病方法颇多，有汗利分消、理瘀导滞，等等，不胜枚举。本病由肝起，水由肝生，内水为主，治宜肿胀之间治胀为主；肿甚治肿，宜缓不宜急；治寒宜温不宜热，治热宜清不宜下。故从理瘀导滞、宣通气机入手，组方肝肾两拯汤，治疗本病，有一定疗效，可延长患者生存期。

处方　肝肾两拯汤

组成：太子参30~60克，三七3~10克，仙灵脾10克，仙茅10克，炒苍术10~30克，升麻3~6克，柴胡10~15克，茯苓30~60克，泽泻10~30克，猪苓20~30克，鸡内金10~15克，水红花子10~30克，水蛭3~6克，莪术6~10克，虎杖10~30克，赤芍10~30克，败酱草10~15克，桃仁6~10克，沉香3~6克。

用法：水煎3次，分3次服，每日1剂，3个月为1个疗程。

加减：血压不高加生黄芪10~30克；腹水甚加牵牛子6~10克，车前子10~30克；脾大加马鞭草10~30克，牡蛎10~30克；便秘加大黄10~15克（后下）；恶心呕吐、食不下加鸡内金散（鸡内金、沉香、砂仁、香橼各30克，研粉拌匀装瓶），每服5克，日服3次。

功效：理瘀导滞，宣通气机。主治肝肾综合征。

善后：原方制丸药服，每服5克，日服3次，3个月为1个疗程。

医案：闻某，男，51岁，干部。1年前，患乙型病毒性肝炎，经治疗症状好转。3个月后，突然腹胀，渐至全身水肿，某医院诊为肝硬化伴腹水，住院治疗3个月，效果不佳，腹水由少量发展为大量，并需每半月抽腹水1次。后又合并肾功能不全，只得婉言劝其出院，带药回家。因友人推荐来求治。患者面色㿠白，全身水肿，脉虚大，苔水白，舌质淡红而胖。自述全身乏力，畏寒，腹胀，不思食，时而恶心，大便时稀，小便短少；超声印象：肝硬化并腹水（中量），脾略大，胆囊壁水肿，门脉1.7厘米。诊为肝肾综合征（进行性氮质血症期），辨证为肝肾虚损，水瘀热浊毒潴留。投方肝肾两拯汤治疗，服药5剂，腹胀加重，服药易吐。加鸡内金散，再服生姜汁和药汁，又服药60剂，全身水肿已消，血尿素氮已由110mmol/L降至98mmol/L，全身症状改善，食欲增进。原方加黄芪30克，又服药60剂（嘱其适当忌盐），腹水基本消失，尿素氮降至19.6mmol/L，接近正常。复以前方加重鸡内金和沉香，制成丸药服，3个月为1个疗程。嘱其不可间断服药。2年以后，听说患者病情复发加重而死。从来治疗至死亡，共存活3年1个月。若不间断服药，也许还能延长生存时间。

按语：肝肾综合征病情发展快，死亡率极高，当进入氮质血症期，一般存活3~6个月。本案患者肝肾功能已损害，尤其尿素氮升高，腹水中度，病已属深重，加上肝脏轻度萎缩，门脉高压，患者体质每况愈下，用药难进。然经近1年的治疗，病情却缓解，延长了生存期，说明中药治疗本病有一定优势。

第三十二节　胆　囊　炎

处方一　清胆汤

组成：生黄芪31~64克，金钱草62克，满天星31克，威灵仙31克，柴胡12~24克，白芍12~15克，郁金12克，蒲公英24~31克，元胡9~12克，白花蛇舌草31克,淮山药24克,鸡内金9~12克。

用法:水煎服,每日1剂,20剂为1个疗程。

加减:体弱气虚加重生黄芪为64克;常出汗加浮小麦31~62克,麻黄根12克;血虚者加鸡血藤24克;无气滞腹痛去元胡;胃纳已恢复去淮山药;有胆道泥沙结石者加重鸡内金为12克;恶心呕吐者加法半夏9克,竹茹9克;便秘加大黄9克(后下);腹胀痛者加玄明粉9克(冲服)。

功效:主治胆囊炎。

医案一:王某,女,36岁。1年前患急性胆囊炎,虽经治疗,但近来又复发,常伴低烧,故来求治。患者脉弦滑,苔薄黄,系肝胆气滞,湿热内郁。治宜舒肝利胆,理气解郁,消化温热,投清胆汤治疗。患者服药20剂,低烧及诸症全消。停药1个月,再服药20剂,诸症痊愈。追访11年未见复发。

医案二:姜某,男,50岁。右腹痛已近3年,近来病加重,医院诊为胆囊炎。来求诊时,余投本方,患者服药20剂后,诸症消失,停药1个月后复查,仍为正常,病获痊愈。

处方二 火龙汤加味

组成:炒川楝子9克,炒小茴香9克,盐水炒艾叶5克,柴胡3克,淡黄芩5克。

用法:水煎服,每日1剂。

功效:主治胆囊炎。

医案:任某,女,31岁。因胸脘满痛,住医院治疗,检查后诊断为"胆囊炎",但治疗效果不显,经家属要求,邀余会诊。见病人胸脘作痛,时痛时止,身有寒热,舌苔厚,又灰黑微黄,痛止时,舌苔灰黑色渐退,寒热亦除。患者已怀孕5个月,其脉弦而略数。中医认为心为君主,不受邪,故多属邪犯心支络,非真心痛,故辨证为孕妇支络心痛,兼寒热,治宜化湿热以清其内,温经气以散其外,理气血以除疼痛。投火龙汤加味治痛。患者连服2剂,痛止,寒热无,舌苔灰黄已退。再诊,方中去柴胡、黄芩,再服2剂,以巩固疗效,病获痊愈出院。1年后追访,病未复发,并已生下健康的宝宝。

引自:吴承忠老师验方。

处方三

组成：大黄30~60克。

用法：水煎，1~2小时服1次，1剂药服1天。

功效：2~3天，腰痛及腰部症状消失，体温正常，3~4天后，白细胞恢复正常，4~6天可以治愈。本方治疗胆囊炎10例，平均用大黄248克。

处方四

组成：虎杖15克，车前草15克，十大功劳15克。

用法：水煎3次，分3次服，每日1剂。

加减：伴胆石症加虎杖为30克，加金钱草、郁金各30克。

功效：主治胆囊炎。服药1剂，自觉身体舒服，服药2剂，病情好转，再服3剂，症除病愈。病情严重者，服药30天，可治愈，不复发。

处方五

组成：猪苦胆1个，江米150克。

用法：江米炒黄，与猪苦胆汁拌匀，每天早、晚各吃10克，用面汤或温开水送服。

功效：主治胆囊炎。轻症3剂治愈，重症5剂治愈。

医案：3年病史的赵某，服药3剂，胆囊炎治愈，1年多未见复发。

处方六　胆囊炎通降汤

组成：柴胡10克（6~15克），川楝子10克（6~15克），元胡10克（6~10克），郁金10克（6~15克），莪术10克（6~15克），大黄6克（3~15克），赤芍30克（10~30克），滑石30克（30~40克），赤茯苓30克（20~40克），黄芩10克（6~10克），金银花30克（15~40克），连翘衣15克（10~30克），青皮10克（6~10克），陈皮10克（6~15克），木香6克（6~10克），制香附10克（10~15克），谷芽30克（10~30克），麦芽30克（10~30克）。

用法：水煎3次，分3次服，每日1剂。14剂为1个疗程。

功效：泄热、化痰、疏胆，消瘀、通降、止痛。主治慢性胆囊炎。

善后：原方加量制丸药服，每服5克，日服3次，连服3个月为1个疗程。

医案：李某，女，39岁，农民。上腹疼痛9年，老当"胃痛"治疗，疼痛依然剧烈，夜晚发作，在床上打滚。到市级医院B超检查，诊为慢性疝痛型胆囊炎（即无结石型胆囊炎）。患者要求中医药治疗，故来求治。辨证为胆气胆络郁阻，湿热痰瘀互结，投方胆囊炎通降汤治疗。患者连服15剂，上腹疼痛消失，余症减轻。原方加量研粉制丸，绿豆大，每服5克，日服3次，饭后温开水送服。连服3个月，诸症痊愈。追访3年未再复发。

处方七

组成：柴胡24克，黄芩15克，半夏15克，党参15克，枳壳15克，白芍15克，大黄9克，郁金9克，甘草9克。

用法：水煎2次，分2次服，每日1剂。

功效：主治慢性胆囊炎。

医案：蒋某，男，38岁，干部。右胸肋胀痛，拒按，牵引右肩疼痛，神疲乏力，汗出较多，口干口苦，病程半年。医院诊为"慢性胆囊炎"，属中医肝郁气滞，横逆犯胃。治宜疏肝理气，缓急止痛。患者连服本方3剂，诸症好转。再服10剂，诸症痊愈。

处方八

组成：玉米须60克，茵陈30克，山栀子15克，广郁金15克。

用法：水煎服，早晚各服1次，每日1剂。

功效：主治慢性胆囊炎。服3剂痛消，服6剂痊愈不发。

处方九

组成：蒲公英50克（新鲜全草100~150克）。

用法：凉水泡药片刻，之后以文火煎沸5分钟，饭后当茶饮。每日1剂，随病情缓解，2天换药1次，连服15~30天（15天1个疗程）。

功效：治疗急、慢性和亚急性胆囊炎多例，1~2个疗程胀痛消失，病告痊愈。

处方十　柴胡清肝汤

组成：柴胡10克，黄芩12克，茵陈30克，栀子15克，金钱草30克，白芍21克，丹参18克，川楝子12克，元胡15克，郁金15克，佛手20克，大黄6克，甘草5克。

用法：将中药水泡15分钟后，浓煎3次，分3次服，每日1剂。

加减：胆气犯胃，致恶心呕吐加竹茹15克，法半夏10克，苏梗12克，生姜3片；伴黄疸，重用茵陈50克，金钱草50克，加赤小豆30克；大便溏减栀子、大黄，加干姜10克；便秘，腑气不通加重大黄10~15克，加枳实15克，瓜蒌30克；疼痛剧烈，重用元胡30克，加乳香、没药各6克；纳呆乏力减栀子，加党参30克，焦三仙各30克，砂仁6克，白蔻仁6克（后下）；伴结石加鸡内金30克，山楂20克。

功效：治疗急、慢性胆囊炎患者22例，一般服药4剂后，症状减轻；服药10剂，有10例治愈；服药30剂，有12例全部治愈，治愈率100%。

注意：忌辛辣油腻食物。年老体弱患者，药量减少1/3。

处方十一

组成：柴胡18克，枳实18克，生大黄9克（后下），玄明粉9克（冲服），黄芩9克，半夏9克，元胡12克，白芍12克，甘草6克。

用法：水煎分3次服，每日1剂。

功效：主治慢性胆囊炎急性发作。

二诊处方　柴芍六君子汤加味

组成：柴胡10克，白芍10克，党参15克，炒白术9克，白茯苓9克，制半夏9克，陈皮6克，炙甘草6克，当归6克，白豆蔻5克（后下），苏梗6克。

用法：水煎分3次服，每日1剂。

医案：陈某，女，40岁，农民。有胆囊病史，久治未愈。5日前食油腻物后，脘肋隐痛加剧，寒热往来伴呕吐。医院诊为慢性胆囊炎急性发作。治疗3天不效，故来求中医治疗。患者大便干结，已5天未解，舌红苔黄。患者服药1剂后，泻下2次，寒热退，脘肋胀痛减轻，呕吐止，能进食稀粥。服药2剂，脘肋胀痛消失。连服3剂二诊处方后痊愈，再服3剂巩固不复发。

第三十三节 胆结石

概要：胆结石可发生在肝胆管和总胆管内。胆石成因说法不一，一般认为与胆汁瘀滞、细菌感染和胆汁成分改变有关。胆石所含成分可分为三类：①胆固醇结石（多在胆囊中）；②胆色素结石（多在胆管中，呈泥砂状）；③混合型结石（胆固醇、胆红素和钙盐等成分，多存在于胆囊或胆管内）。临床表现：①胆囊结石，半数无明显症状，待结石较大较多时，有胆源性消化不良，右上腹胀闷不适，结石阻塞，多在夜间发作，似急性胆囊炎症状，可触及肿大的胆囊，但腹膜刺激较轻；②肝胆管结石，症状很不典型，常有肝区或胸肋胀痛，不规则畏寒发热，或有轻微黄疸。因长期胆汁瘀积，后期可形成胆汁性肝硬化和肝肿大；③胆总管结石，主要表现为腹痛，寒战发热和黄疸三大症状。上述三类结石，均可B超检查确诊。

中医统称为"胆石"。认为因嗜食肥甘及湿浊热邪虫毒等，蕴聚于胆，胆汁瘀积，与邪毒凝结而成砂石。在实践中发现，生结石的人多数有生闷气的经历。治疗本病，西医多采用手术疗法。但是并非万能。手术后遗症问题，一些肝胆管结石、胆总管内泥砂型结石、老年体弱多病者的胆结石，并非西医手术能治疗的，仍须发挥中医中药之长，并能取得良效。

处方一（治急性期） 清胆止痛汤

组成：柴胡12克，黄芩10克，半夏10克，白芍12克，大黄12克（后下），枳实12克，元胡10克，木香10克，泽兰12克，生姜6克，大枣3枚，三七粉5克（分2次冲服）。

用法：水煎服，每日1剂（必要时每日2剂，分4次服）。

功效：主治慢性胆囊炎并胆石症。

善后处方（治慢性期） 复方金铃子散

组成：炒川楝子（金铃子）30克，元胡30克（醋炙），郁金60克，蒲公英60克，鸡内金30克。

用法：上药共研粉末，每次服6克，每日服3~4次，服3个月为1个疗程。

注意：服药期间，忌食刺激性及油腻、腥荤食物。

医案：郭某，女，50岁。患右上腹痛已10年之久，每月发作2~3次，每次疼痛剧烈,弯腰捧腹,辗转翻滚,痛引肩背,呕吐恶心,冷汗淋漓。在某医院经超声波检查、造影等诊断为"慢性胆囊炎并胆石症",药物治疗效果不佳。患者急性发作时,家属送来,要求救治。见症状同前,大便干,小便黄赤,舌红苔黄厚,脉弦紧,巩膜轻度黄染,系肝胆郁滞。治宜疏肝利胆,化瘀止痛,消除"急性发作";理气和血、健脾消滞,以治慢性病痛。患者服药1剂,痛减,连服3剂后,诸症消失。服善后处方第1个疗程期间,发作2次,程度较轻。又服第2个疗程,脘腹已无不舒,消化功能恢复,腹痛未再出现。追访3年,未见复发。

引自:苏礼老师验方。苏老师曾治愈100多例,急性"止痛"3剂左右,慢性治疗1~3个疗程均可使症状消失或痊愈。

处方二 疏肝利胆汤(丸)

组成:柴胡12克,枳实12克,青皮10克,陈皮10克,虎杖根30克,银花30克,生大黄12克(后下),玄明粉10克,金钱草30克,茵陈30克,郁金12克,川楝子12克,元胡10克,白芍12克。

用法:水煎服,每日1剂;制丸服,每次服6~9克,温开水送服,每日服2~3次。

功效:利胆、消炎作用明显。主治胆囊炎并胆石症。对急性发作者,当用汤剂治疗;对转入慢性或慢性患者,宜用丸剂治疗。

医案:郭某,男,52岁,干部。1年前在医院做过胆石症手术,这次医院又诊为胆道残留结石,建议作第二次手术除结石,患者拒绝,故来求治。余投本方7剂,诸症消失。嘱服丸药半年。追访1年没有复发。

处方三 胆石排溶汤

组成:蒲公英30~60克,金钱草30~60克,土大黄10~15克,土牛膝10~15克,漏芦5~10克,鸡内金6~10克,大黄6~15克(后下),玄明粉3~10克,(烊冲),车前子10~30克(包),滑石10~30克(包),郁金10~30克,青皮6~10克,炒枳壳15~60克,木香6~10克(后下),川楝子10~15克,八月札15~30克,水蛭3~6克,明矾1~3克。

用法:水煎3次,分3次服,每日1剂,连服42剂为1个疗程。药量由小渐大,或据证使用大剂量冲击。

功效：清热化湿，祛痰散结，排石溶石。主治胆管胆囊泥砂型结石。

善后处方

组成：汤药量加3~5倍，其中鸡内金加至180克，玄明粉加至60克，滑石加至90克，明矾加至10克。

用法：诸药研粉过筛，水泛为丸，如绿豆大小，每次服5克，每日服3次，3个月为1个疗程，连服2个疗程，再去复查。

医案：鲍某，女，45岁，农民。右肋部胀闷不适，时有疼痛，伴灼热感，已有6年。始以"胃病"治疗不效，后经B超检查，诊为"胆管内泥砂型结石"，服药不见好转，近来腹部胀痛加重，不思进食，全身乏力，故来求诊。B超检查胆管、胆囊泥砂状结石，合并胆囊炎。辨证湿热浊瘀凝石，胆道疏利不畅。投方胆石排溶汤治疗。余将胆石排溶汤剂量变为：蒲公英、金钱草、车前子（包）、滑石（包）、郁金、炒枳壳、八月札各30克，土大黄、土牛膝、川楝子各15克，漏芦、鸡内金、青皮各10克，大黄、木香（后下）、水蛭各6克，玄明粉（烊冲）、明矾各3克。本方始服2剂时，患者大便见稀，日行2~3次，原方继服，大便又正常了，先后加减共服药40余剂，腹胀减轻，食欲增进，胁痛未作，唯感乏力。前方制丸药，药量变为：鸡内金180克，蒲公英、金钱草、车前子、炒枳壳、八月札、郁金、滑石各120克，土大黄、土牛膝、川楝子各60克，漏芦、青皮、大黄、水蛭、玄明粉、木香各25克，明矾15克。连服2个疗程，即半年。2次B超复查，胆管、胆囊结石消失，余症亦除。

按语：泥砂型结石最难消除，开刀亦不能消除。故用药须较长时日。凡胆结石症患者，多有合并症，因为人体内环境一旦遭受污染，气血精津必将紊乱，湿热、浊毒、痰瘀凝滞横生，结石形成亦属此类，治疗当取通、疏、化、理，祛邪为先导，一通则百通，若扶正不祛邪，则邪气决不自灭，只能殃及无辜。

处方四

组成：金钱草40克，生鸡内金粉9克。

用法：水煎金钱草取汁，送服生鸡内金粉3克，1天服3次，即1天服9克鸡内金粉。

功效：主治胆管泥砂型结石。

医案：良某，女，40岁，农民。右肋部胀痛多年，医院B超检查诊为胆管泥砂样结石，服药无效，开刀医生也束手无策。患者也无经济能力治病了。由医生介绍过来问：是否有经济有效的治疗泥砂型结石的方法？并要求给予治疗。同情患者，关爱患者，帮助患者是一个医生的天职，是医生的良心，因为医是"仁术"！于是给他开出一个省钱又有效的处方。患者连服本方30天，诸症消失，精神恢复如初，与家人同来表达感谢。

说明：本方亦适用于膀胱结石的治疗。

处方五

组成：三棱15克，莪术15克，穿山甲10克，牛膝10克，金钱草25克，海金沙20克，鸡内金10克，木通10克，猪苓15克，滑石15克，石苇10克，车前子10克，大黄3克（后下），青皮10克，枳壳10克，甘草6克。

用法：水煎3次，分3次服，每日1剂。连服15天为1个疗程，休息3天，再服1个疗程。

功效：主治肾、输尿管、膀胱、胆管结石。一般4~20天开始排石，30天治愈。已治愈许多患者。

处方六

组成：金钱草40克，海金沙25克，车前子15克，生地50克，牛膝5克，滑石20克，甘草15克，木通15克，瞿麦15克，威灵仙30克。

用法：水煎3次，分3次服，每日1剂。服药15分钟后，原地轻轻跳动几下，帮助排石。

功效：主治胆结石。服药3~5剂后，开始排石，服药10剂后，可去医院复查。

按语：注意配合食疗，每天吃生核桃仁4~6个，吃完8斤核桃排石。核桃动血，出血者不可多吃。吃核桃须多饮开水，以利多尿排石。少吃油脂类，多吃香菇、木耳、海带、粗粮、豆类等富含维生素和纤维素丰富之物，以利促进胆汁排泄，冲击结石。木耳是很好的和血养营，软化血管，溶石良药。黑木耳吃法很多，随意炒菜吃均可以。

处方七

组成：茵陈30克，金钱草30克，枳实18克，白芍15克，谷芽15克，麦芽15克，柴胡9克，木香9克，黄连9克，鸡内金12克，甘草6克，郁金10克。

用法：水煎2次，分2次服，每日1剂。

功效：主治胆结石。连服10剂治愈。本方已治愈多人。

注意：年老体虚者，服用本方引起腹泻严重者当停药，待腹泻停止后，减量服用。

处方八

组成：虎杖50克，柴胡6克。

用法：水煎2次，分2次服，每日1剂，连服半月为1个疗程。

功效：主治胆结石。一般服1~2个疗程，即可痊愈。本方活血通络，祛风湿，疏肝散郁，排石溶石在其中。

处方九

组成：柴胡20克，栀子15克，大黄10克，茵陈40克，龙胆草40克，白芍10克，郁金10克，沉香6克，鸡内金20克，威灵仙15克。

用法：水煎2次，分2次服，每日1剂。

功效：主治老人胆总管结石。

医案：65岁老妇，曾因胆结石症将胆囊摘除。4月8日上腹疼痛，去医院B超检查，发现肝胆总管结石3粒：0.7厘米×0.6厘米，1.5厘米×1.2厘米，2.5厘米×2.0厘米（胆总管内径2.0厘米）。患者要求中医药治疗。其手足心热、纳差、尿少、色深，属湿热黄疸，阴虚内热。治宜清热利胆消炎，止痛排石化石。6月1日，劝患者再作B超复查，结果肝胆总管结石全无，宣告痊愈。

处方十

组成：柴胡15克，黄芩15克，栀子12克，川楝子12克，元胡12克，枳壳12克，青皮12克，白芍12克，木香12克，竹茹12克，牡丹皮12克，麦芽18克，茵陈30克，金钱草30克，甘草6克。

用法：水煎2次，分2次服，每日1剂。

处方十一

组成：柴胡9克，白芍9克，郁金9克，川楝子9克，党参15克，白术12克，茯苓12克，陈皮12克，法半夏12克，茵陈18克，麦芽24克，炙甘草6克。

用法：水煎2次，分2次服，每日1剂。

功效：主治胆结石伴黄疸。

医案：徐某，女，35岁，农民。右胁胀痛10年余，近食油腻之物，痛如刀绞，伴恶寒发热，黄疸呕吐，小便色如浓茶。医院胆囊造影，诊断为胆结石症。患者要求中医药治疗，故来求治。患者肝胆郁热至瘀并犯脾胃，治宜舒肝利胆，行气活血，以治其本。对体虚患者，可轮换服用两个处方（即处方十和处方十一），以防止腹泻次数多，身体更虚弱。连服3剂后，疼痛、恶心呕吐消失，食增，心烦口苦大减，大便次数日增4次。为防止腹泻次数多，身体更加虚弱，故应改服处方十一，治宜健脾强胃为主，疏肝利胆为辅。连服2剂处方十一后，诸症消失，饮食大增。之后让患者两个处方轮换服用，具体方法为：处方十服2剂，停药3天，再服处方十一2剂，停药3天；再服处方十2剂，停药3天，再服处方十一2剂，停药3天……。如此服药2个月，医院复查，胆囊无异常，结石全无，宣告痊愈。随访3年未见复发。

处方十二

组成：金钱草60克，茵陈30克，栀子18克，元胡18克。

用法：上药共研粉末，装瓶。每次服3克，每日服4次，连服1个月。小儿、老年虚弱者可减量服用。

功效：主治胆管炎伴胆结石。曾治疗多例。胆管炎伴胆结石之疗效达到100%；胆囊炎伴胆结石之疗效达到92.3%；排石率达到95%。

处方十三

组成：生大核桃4~6个（若山核桃需10个）。

用法：取仁生吃，1天分2次吃下，白开水送服，不间断地吃。

功效：主治胆囊息肉伴胆结石。

医案：患者腹部隐痛，有胸闷、恶心、呕吐，寒战、发热等症状，医院诊断为胆石症伴胆囊息肉。患者家境不济，不想吃药。由家人和朋友陪来，问有无别的治疗方法。问患者家乡出产什么？回答出产大核桃，也有小核桃（山核桃）。患者没有出血症状，于是开出本方。连吃3个月后，患者腹痛减轻，连吃半年后，医院B超复查，胆囊息肉和胆结石全部消失，诸症痊愈。嘱其继续减量服食大核桃仁半年。追访3年未复发。

处方十四

组成：金钱草15克，枳实15克，半枝莲15克，生山楂15克，藏茵陈12克，香附12克，虎杖12克，牡丹皮12克，广郁金12克，川楝子10克，柴胡6克，大黄3克（后下）。

用法：水煎2次，分2次服，每日1剂。

加减：胀痛甚加隔山消12克；伴泥砂样结石加鸡内金10克，海金沙10克。

功效：主治胆囊炎伴胆结石。一般服药12~24剂可获痊愈。

第三十四节　胆囊息肉

概要：胆囊息肉可分2种，一是腺瘤性息肉，另一种是炎性息肉。前一种腺瘤性息肉多见，亦较难治，少数有癌变倾向。后者为继发性，容易治疗。病因可能与遗传、精神、饮食及慢性胆道感染有关。临床表现为上腹痛胀，右胁刺痛或牵制背部酸胀痛，腹胀、嗳气、恶心、食少，甚至咽堵、心慌、少眠等症。B超检查可确诊。中医认为多因肝胆湿热，痰瘀气滞，壅阻胆腑，气血久郁瘤结所致。肝脉布胁，胆脉循胁，故胁痛皆为肝胆所病。气血痰瘀食滞，皆可致痛。重症可手术切除胆囊，一般可用中药宣腑通泄，清热化湿，消痰祛瘀可除。若虚人久积不便攻治，宜攻补兼施，以求克敌，故重用破血行气，疏肝利胆，消痰化瘀祛息肉，组方胆息化症汤治疗，疗效满意。

处方　胆息化症汤

组成：当归尾10克,赤芍15克,桃仁10克,茜草根10克,生地10克,金钱草30克,山栀衣15克,黄芩10克,制乳香6克,丹参10克,醋香附10克,青皮10克,炒枳壳10克,川楝子10克,白芥子15克,炒葶苈子3克,地鳖虫6克,蜣螂1克。

用法：水煎3次,分3次服,每日1剂。30剂为1个疗程。

善后处方

组成：汤药处方加炙鳖甲50克,乌梅150克,僵蚕80克,蝉衣60克,炒薏苡仁100克,花蕊石100克,八月札60克。

用法：汤药加丸药方（量可加倍）共研为粉末,泛水制丸,如绿豆大小,每次服5克,每日服3次,连服3个月为1个疗程。可服1~2个疗程。

功效：疏肝利胆,消痰化瘀祛息肉。主治胆囊息肉。

医案：姜某,女,31岁,农民。右腹胀痛嗳气2年余,B超查见胆囊后壁及颈部约有0.6厘米胆囊息肉。不愿手术,要求服中药。故投方胆息化症汤治疗,患者先后服药35剂,上腹胀痛消失,余症好转。让其继服丸药2个疗程,B超复查,胆囊息肉消失,诸症痊愈。1年后未见复发。

按语：本方治疗本病很多例,病程3个月至5年,年龄31~65岁,男女皆有,息肉多在1厘米以内,均用"胆息化症汤（丸）"治疗,多取得满意效果。本病往往伴有慢性轻度浅表性胃炎,随着胆囊息肉的消失,全身症状亦消失。

第三十五节　胆道感染

处方一　柴胡莪术汤

组成：柴胡12克,白芍12克,青皮10克,太子参30克,莪术15克。

用法：水煎服,每日1剂。

加减：舌红苔黄者加金钱草30克,茵陈30克,大黄10克。

功效：主治慢性胆道感染。

医案：陈某,女,34岁。10年前因患胆结石,已切除胆囊,此后,常畏寒发热,伴右上腹不适,目黄,尿黄。医院以清热利胆治疗后好转,但不久又复发。故患者要求余来诊治。见患者神疲纳呆,大便时溏时结,口干苦,小便微黄,舌淡,苔白、脉弦。胆道造影已无石影。此乃胆络瘀滞,治宜舒肝理气,行瘀消疸,投柴胡莪术汤治疗。患者服药7剂后,腹痛消失,诸症大减,又服数剂,病获痊愈。随访数年,未见复发。

按语:病在百脉,瘀热在里,久病多瘀,血行黄自灭,故舒肝理气,行瘀消疸当愈。

处方二　胆管复舒汤

组成:旋覆花10克(包),茜草根10克,当归须15克,元胡10克,制乳香6克,制没药6克,丹参10克,桃仁10克,降香6克,郁金10克,山栀15克,黄连6克,黄芩10克,炒枳壳6克,川楝子10克,炮干姜6克,青皮6克,白芥子10克,炒葶苈子3克。

用法:水煎3次,分3次服,每日1剂,30剂为1个疗程。

功效:清热化湿,消瘀通络。主治术后慢性胆管炎。

善后:原方制丸服,每服5克,日服3次,连服3个月为1个疗程。

医案:姜某,男,57岁。胆结石手术摘除胆囊已2年,术后上腹饱胀,右胸肋不适,偶感刺痛,时而嗳气,食不香,头昏,失眠,全身乏力,尿略频,大便干结,性淡漠,脉缓,苔白舌红,心、肺及肝功能正常,空腹血糖7.1mmol/L,B超示胆总管1.3厘米。半年前胆管感染发热住院治愈,诊为"术后慢性胆管炎"。治疗投方"胆管复舒汤",患者服药30余剂,腹胀、胁痛减轻,余症好转。嘱忌糖类,饭食八成饱。原方药量加倍,泛水制丸,连服3月余。B超复查,胆总管0.7厘米,血糖正常,诸症皆愈。

按语:术后胆管炎症,临床并不少见。本症胆总管增大增粗,非经治疗是不能缓解或痊愈的。本案患者手术摘除胆囊已2年,胆管炎症未除,已影响日常生活。经本处方治疗数月,终获痊愈。

第三十六节 胆 绞 痛

概要：胆绞痛多为反复发作，突然右上腹剧烈疼痛，阵发性加剧，疼痛向右侧肩背放射，伴有高热寒战，恶心呕吐，厌油腻。胆区拒按，有时可扪及肿大的胆囊。胆绞痛属中医"胁痛"范畴，为肝气郁滞，脉络失和，疏泄不利，治宜疏利肝胆，缓解疼痛。

推拿按摩（气功治疗）：

背部：胆俞穴（第十胸棘突下，脊柱旁开1.5寸）治肝胆病，一指推、点、按、揉或按摩阿是穴（背部最痛点）。意念力透腹部胆囊，胆舒止痛。患者有酸胀感，疼痛渐渐缓解。如弄不明白穴位，可在上下背部、中骨旁筋上按揉即可缓解（即为原始点按推治疗，加温敷，即可缓解）。

处方

组成：柴胡、当归、茯苓、白术、木香、香附、郁金各15克，牡丹皮、栀子、鸡内金、甘草、煨姜各10克，元胡20克，党参、白芍、金钱草各30克。

用法：水煎2次，分3次服，每日1剂。

加减：黄疸减金钱草，加茵陈30克；湿重加厚朴15克，大黄9克（后下）；伴胆道蛔虫减甘草，加乌梅10克。

医案：邻居陈先生突发胆绞痛，其家人来请我救治，见陈先生在床上翻滚叫痛，确是疼痛难忍了，只得给他推拿按摩（方法见上），后服药2剂，诸症消失。再服药2剂，巩固不复发。

第八章　呼吸系统疾病

第一节　感　冒

概要：许多人认为感冒是小病，挺几天就过去了。但是，对于老年人和身体虚弱的人来说，感冒非小病。感冒会引狼入室，引起并发症。

（1）引发支气管炎。一些老人感冒后不及时治疗，使病毒或细菌直入气管或支气管，轻则咳嗽、胸痛，重则发烧咳喘、咯浓痰，肺可闻到啰音；迁延不愈者，演变为慢性支气管炎。

（2）引发肺炎。一些老年人感冒后，突然发热、胸痛、咳嗽、气喘，双肺可闻到水泡音，X光片可见大片阴影。

（3）引发心肌炎。感冒后1~4周，感冒病毒（柯萨奇病毒、流感病毒、肺炎病毒、链球菌等）可直接或间接导致心肌炎。表现为低热，气急，呼吸困难，心前区闷痛等。

（4）引发肾炎。感冒使上呼吸道感染后1~2周，会出现浮肿、少尿、血尿，血压升高等症状，即已并发肾小球肾炎，应及时治疗。

（5）引发风湿性关节炎。体虚老人患感冒1~4周后，感冒病毒链球菌侵入机体关节，出现大关节局部红肿、热痛，应及时抗炎、抗风湿治疗，可以获得治愈。

由上可见，必须重视感冒的及时治疗。

处方一　增液汤合生脉散加味

组成：元参30克，生地24克，麦冬18克，乌梅15克，人参12克，白芍12克，五味子9克。

用法：水煎，2小时服1次，日服5次，每日1剂。

加减：对消渴病人，五味子、麦冬各加至30克；老人下元冷，排尿困难，膨满切痛，危重欲死者，应加茯苓25克，泽泻15克；夜尿多者，益智仁加至30克，茯苓减为3克；老人耳鸣者，加全蝎49枚，炒微黄色，研粉末，装瓶，每次吞服9克，温酒送下，每日服2次。

功效：主治风寒感冒。

善后处方　八仙长寿汤

组成：生地16克，山茱萸8克，干山药8克，白茯苓6克，牡丹皮6克，益智仁4克，五味子4克，麦冬4克。

用法：水煎，空腹服，每日1剂。

医案：2001年4月20日《民族医药报》报道说：某医院为一位"外感风寒"患者治疗感冒病，投用麻黄汤发汗。患者出了大汗，口渴少饮，本应改方调治。但仍用原方，致出汗更多。结果患者神志恍惚，心烦不安，手足躁动，身热，手足却冷，大便难下。此乃"津亏所致之热厥危候"。患者转由陈国华医师治疗，投方增液汤合生脉散加味。患者第二天大便下，神智复苏，身热大减。原方继服3剂，每日1剂，患者得安。继服善后处方3剂后，病获痊愈。

注意：对危重病人应注意，煎中药时应忌犯铁器。

处方二　青银汤

组成：青蒿6克（后下），银柴胡12克，桔梗12克，黄芩12克，连翘12克，银花12克，板蓝根12克。

用法：水煎服，每日1剂。

加减：头痛、全身骨节痛加桑枝20克，葛根30克，荆子12克；恶寒、口不渴，舌苔白腻者加草果6克；高热不退者加紫雪丹1.5克（冲服），生石膏30克；上焦热盛、咳喘有痰加青天葵10克，桑白皮12克，天竺黄12克，川贝粉3克（分2次吞服）；咽痛、扁桃体肿大加马勃6克，山豆根10克；体虚者加党参12克，桑寄生30克；伤津口干加西洋参6克（另煎服），石斛12克，知母12克。

功效：主治流行性感冒。2~4剂退热治愈为97.2%，无效2.8%。

说明：方中青蒿发散风邪，银柴胡清热镇痛发汗，二药合用发汗力强，故要注意患者不可发汗太多而伤津，用方控制在4剂，以后可参考用增液汤合生脉散加味和八仙长寿汤善后。此方是陈炯抗医师验方。

处方三

组成：大葱2株（约100~150克），米醋100~150毫升。

用法：空腹吃大葱，用米醋送服。

功效：主治流行性感冒。1天吃1次，一般1次治愈。严重者连吃3天，退烧、止咳，诸症痊愈。

注意：有胃病的人勿用。可以改为用5度米醋滴鼻孔，3小时滴1次。功效同上。

处方四　清热解毒汤

组成：板蓝根30克，金银花30克，蒲公英30克，连翘壳30克，芦根30克，山楂10克，栀仁10克，生大黄10克，羌活15克，陈皮5克，生甘草3克。

用法：水煎服，每日1剂。

加减：热偏高加黄芩9克；寒偏盛加生姜6克；湿偏多加生薏苡仁25克，苍术9克；热高口渴加生石膏40克（打碎先煎）；咳嗽频繁、热咳加鱼腥草25克；寒咳加法半夏9克；咯痰不爽加冬瓜仁、光杏仁（去皮杏仁）各10克；腹泻腹痛加神曲12克，木香6克。

功效：主治流行性感冒。1~3剂可愈。

处方五　葛芷黄汤

组成：葛根12~15克，白芷9~12克，辛夷9克，连翘15克，板蓝根30克，浙贝母9~12克。

用法：水煎服，每日1剂。

加减：热重无汗加荆芥穗12克；体虚加明沙参18~24克；咳重加杏仁9~12克；咳而咽干加川贝粉6~9克（分次吞服），去浙贝母；感冒夹湿加重白芷12~15克，加车前草12~15克；流感者加佩兰12~15克。

功效：此方对"风寒、风热、流感"之感冒一方统治，只需剂量及加减调节。2~6剂治愈和显效95.2%，不见效4.8%。

按语：此方引自赵棣华医师验方。方中葛根发汗解表，须"适可而止"。但葛根对颈、背肌肉紧张强痛有显效。佩兰加板蓝根对抑制流感病毒有较强疗效。

处方六

组成：陈皮15克，半夏10克，茯苓20克，甘草10克，紫菀15克，款冬花15克，金银花15克，生姜3片，大枣5枚，核桃仁20克，冰糖30克（药汁冲化冰糖）。

用法：水煎服，并吃光核桃仁，每日1剂。

功效：主治感冒、咳嗽、发烧。此方治疗多人，均在1~3剂获得痊愈。

医案：有一位患者在医院治疗无效，故来求治。其服药3剂后痊愈。

处方七　石膏三黄汤加味

组成：生石膏15克，黄芩6克，黄连6克，黄柏6克，麻黄6克，葛根15克，山栀10克。

用法：水煎服，每日1剂。

功效：治疗数例同类感冒夹色病（行房事者），此方3剂均获痊愈。

医案：任某，男，30岁，工人。工作时淋了雨，回家又凉水冲洗，夜间又行房事。当晚感到身沉体酸，全身疼痛，畏寒发热，口苦口干，呕吐，面赤，目红，无汗。第二天医院诊为"感冒"，治疗功效不显，体温39.2摄氏度。家人陪同来求治。问明起病原因，见患者舌淡带黄，脉弦浮。系外感温热，内伤房事，表里邪袭，治宜解表清里，泻火解毒。投《通俗伤寒论》中石膏三黄汤加味治疗（覃复佳老师验方）。患者服药1剂后，体温降至正常，头痛大减，全身舒适，能进食和安睡，再进2剂，诸症消除，病获痊愈。

处方八

组成：一枝黄花30克，板蓝根18克，马鞭草10克，藿香梗10克，薄荷5克，甘草3克。

用法：水煎服，每日1剂。

加减：偏风寒加荆芥、防风、羌活各10克；偏风热加黄芩、淡豆豉各10克，或用金银花、连翘各10克；寒热起伏加柴胡、黄芩各8克；挟湿邪加苍术9克；挟暑邪加香薷10克；挟食滞加焦山楂、焦六曲各10克；鼻塞明显加辛夷6克；头痛明显加白芷9克；咳嗽频数加杏仁10克；咽痛红肿加土牛膝16克；高热、抽搐加僵蚕8克，钩藤15克；腹泻加苍术、山楂各10克；皮疹加赤芍8克。

功效：主治感冒。1~3剂可痊愈。

说明：中医认为"伤风""感冒"是由六淫之邪乘人体虚弱袭于肌表而犯肺卫所致。治宜祛风解表。

处方九　退热汤

组成：秦艽10克，青蒿10克，桑叶10克，菊花10克，薄荷10克（后下），钩藤10克（后下），芦根20克，生薏苡仁15克，郁金10克，浙贝10克，白通草3克，大豆卷15克。

用法：水煎2次服，每日1剂。

功效：疏风解表，宣透风热，清热解暑，渗利湿热。治疗春夏感冒发热，屡用屡效。

处方十　感冒宁汤（有特效）

组成：苏叶、薄荷、藿香、防风、荆芥各10克，金银花12克，苍术、黄芪各15克，甘草3克。

用法：水煎，分3次服，每日1剂。

加减：咽喉痛加桔梗10克，僵蚕6克；咳嗽痰稠加浙贝10克；痰清稀加制半夏6克，陈皮9克；头痛加白芷9克，川芎9克；夏季感冒无汗加香薷6克；口渴多汗、小便短赤加滑石15克，石膏20克，荷叶10克。

功效：祛风解邪固表。一般3剂治愈，重症6剂可愈。小儿减量。屡用屡效。

说明：对普通型、肠胃型、流行性、习惯性之感冒，可用感冒宁汤（有特效）治疗。

处方十一　感冒立愈汤

组成：桂枝、白芍、杏仁各10克，厚朴5克，莱菔子7.5克，白前10克，炙麻黄5克，蜈蚣2条，全蝎6克，生姜3片，大枣3枚。

用法：水煎服，每日1剂。

加减：外感缠绵难愈，或表虚不固，屡犯外感，症状前后相似，必深藏邪毒，加炮穿山甲10克，皂刺10克，蜂房6克，黄芪15克（搜邪外出，方能受补。黄芪补虚,治小儿百病也)。

功效:宣肺豁痰,调和营卫,镇痉熄风。治风寒感冒引起高热、喘热、抽搐。1剂服后症状减轻,2剂服后诸症消失,病获治愈。屡用屡验。

处方十二 十神汤

组成:葛根、赤芍、香附各10克,升麻、陈皮、川芎、白芷各6克,紫苏7克,麻黄、甘草各3克。

用法:水煎2次服,每日1剂。

加减:春季发病加荆芥10克;夏季发病加藿香10克;秋季发病加黄芩15克;冬季发病加金银花20克。

功效:宣肺解表,祛风止痛,利咽止咳。主治风寒感冒引起上呼吸道感染。曾治疗多例,均1~4剂全部治愈。

处方十三 耳尖放血退热法

用法:用缝衣针消毒后,在双耳尖穴点刺放血(挤出一点即可)。

功效:此穴治疗炎症、发热、高血压、眼疾等症。对感冒高烧者,15~20分钟开始退烧,3~5小时体温恢复正常。一患者高烧40度,用西药不退烧,以耳针治愈。

处方十四

组成:羚羊角丝10~20克。

用法:用温开水浸泡2小时,凉后当茶水服,随泡随饮,连泡饮5次;若还未退热,换新药,再泡饮治愈。

功效:治感冒高烧不退。一般1剂可以退热,2剂必愈。更可以选用耳尖放血,若无明显退烧,再饮服羚羊角丝汤,两法连用可立即退烧,治愈感冒。

注意:婴幼儿用1~2克,5岁以内用5克,12周岁用10克。羚羊角丝性咸寒,入肺肝心三经,有疏散解热,托邪外出之功。

处方十五 清骨散加味

组成:银柴胡12克,胡黄连12克,秦艽12克,青蒿10克,鳖甲12克(打碎先煎),地骨皮12克,知母10克,太子参12克,生地15克,炙甘草6克。

用法:水煎服,每日1剂。

功效:主治感冒高烧不退。

医案:一位农民工冒雨劳动着凉后,周身酸痛不适,头痛发热达40.5℃,医院中西药治疗20天仍无效。家属和朋友用车送来求治。此系热邪侵袭,久病伤阴,阴虚生内热。治宜滋阴清热,佐以益气生津,投清骨散加味治疗。患者服药3剂后,体温降至37.2℃,再服3剂后,体温降至36.2℃,精力充沛,诸症消失,病获痊愈。随访两年未见复发。

处方十六

组成:防风9克,川芎12克,辛夷9克,生甘草9克,薄荷9克,羌活6克,独活12克,升麻12克,葛根12克,白芷9克,藁本9克,炒黄芩15克,生姜3片。

用法:水煎服,每日1剂。

功效:主治风寒感冒头疼发热有红色痰。1~3剂见良效。

善后处方 人参养荣汤

组成:熟地12克,白芍12克,麦冬18克,五味子12克,炒黄柏6克,远志9克,陈皮6克,人参9克(另蒸冲服。身寒用红参,身热用白参或西洋参),白术12克,白茯苓9克,归身(酒洗)9克,川芎9克。

用法:水煎2次服,每日1剂。

功效:1~3剂病获痊愈。

引自:《寿世保元》"四时感冒"。

处方十七

组成:生姜丝50克(去皮切丝),鸭蛋2只,白酒20毫升,盐少许。

用法:姜丝加水煎沸,打入鸭蛋,下白酒、食盐,搅匀煎3~5分钟,趁热饮食,盖被发汗。

功效:治冬季感冒。1剂治愈。

处方十八

组成：蒜瓣25~30克，葱白25~30克，生姜25~30克。

用法：上药切碎，加水250毫升煎煮。首次饮服3/5，3小时后再服2/5。

功效：主治感冒鼻塞。服药1小时后，鼻通、汗出、身爽，1~2剂痊愈。

注意：儿童减量用，幼儿免用。

处方十九　荆防排毒汤加减

组成：荆芥、防风各10克，桑叶9克，豆豉12克，羌活、独活各10克，前胡6克，陈皮6克，薄荷6克（后下），鲜姜2片，杏仁10克，焦枳壳6克，苏叶9克。

用法：水煎服，每日1剂。

加减：嗳气腹胀加神曲、焦枳实各10克，莱菔子12克；素有哮喘者加款冬花12克，细辛10克，葶苈子15克，苏子15克；咽痛、扁桃体红肿者去鲜姜、独活，加连翘、银花各10克，马勃3克，牛蒡子10克，蝉蜕6克。

功效：主治上呼吸道感染（外感风寒）。

医案：余某，男，24岁。外感风寒，表现咳嗽、鼻塞、恶心，舌苔薄白。治宜辛温解表，投荆防排毒汤加减治疗。患者服药1剂，诸症消失而病愈。嘱其注意避风，多饮开水。

处方二十　青紫解毒汤

组成：大青叶60克，紫草60克。

用法：上药用水浸泡30~60分钟，然后文火煎沸，沸后煎3~5分钟即可（不可煎久，否则效降），分2次服，每日1剂。

功效：清热凉血，益阴润燥。治疗病毒性上感多例，一般1~2剂治愈，少数3~4剂治愈。愈后无反复，无副作用。

医案：崔某，男，17岁。半个月来，每天上午体温达38℃左右，下午高达40℃。面黄消瘦，体倦无力，饮食减少。医院检查颈淋巴结及咽部正常。但治疗无效，故来求治。诊断为病毒性上感，投青紫解毒汤治疗。患者服药2剂，病获痊愈，访半月，无复发。

注意：小儿患者，药量各减至30克。

引自：牟敬周老师验方。

处方二十一　来复汤

组成：茱萸肉60克，生龙骨30克(捣)，生牡蛎30克(捣)，生白芍18克，党参15克，炙甘草10克。

用法：水煎2次，分3次服，每日1剂。

功效：补肝肾，涩精气，固虚脱，暖腰膝，助水脏，除一切风气。治眩晕耳鸣，肝虚寒热，虚汗不止，心摇脉散，阳痿遗精，小便频数。

说明：寒温外感诸症，或大病后不能自复之寒热往来、虚汗淋漓、目睛上窜、势危欲脱，或喘逆，气虚不足以息，都可投来复汤治疗。

第二节　咳　嗽

处方一

组成：杏仁100克，化猪板油50~60克，冰糖100克。

用法：猪油入铁锅，炒黄杏仁，加入冰糖，待冰糖化完，拌匀起锅，分3次吃完。

功效：主治感冒后剧咳不止或"老慢支"。

医案：一位患者感冒后，吃了卤鹅(系发物)后引起剧烈咳嗽，大小医院亦没有治愈。来求治，1剂治愈。患者喜出望外，不敢相信真的治好啦！嘱患者再吃1剂，巩固疗效。

按语：此民方治疗"老慢支"亦有意想不到的特殊疗效。这也叫"单方一味气煞名医"也。

处方二

组成：香油适量，鸡蛋1~2个，姜末、米醋各1两，白糖少许。

用法：用香油煎鸡蛋，蛋内加入姜末、米醋、白糖少许，早晚各吃1次。

功效：主治感冒后久咳不愈。

医案:一位患者感冒后引起咳嗽,服用各种药物均不见效,夜晚亦咳而不能眠,十分痛苦。来求诊时,投以本方,当晚见效,连吃2天治愈。

说明:病轻者,姜、醋可减量。

处方三

组成:炙款冬花10克,川贝母10克(粉用6克,多次吞服),白矾2克。

用法:水煎后代茶饮服,每天1剂。

功效:主治感冒后久咳顽咳。服药2~3天治愈,此方已治愈了许多人。

说明:痰在喉中吐不出,夜咳更甚不得眠者,可服本方,有显效。

处方四 百合固金丸(汤)

组成:生地15克,熟地15克,麦冬12克,百合12克,芍药15克,当归10克,川贝母10克(粉用3克,分次吞服),元参15克,桔梗10克,甘草10克。

用法:水煎,分3次温服,每日1剂。亦可研粉制丸药,每次服9克,每日服3次,7天为1个疗程。任选一法服用。

功效:养阴润肺,化痰止咳。主治肺虚久咳。

医案:患者李某,男,30岁。久咳1年。患者咽燥口干,痰中带血,午后潮热,久治不愈,故来求治。余引用清代《医方集解》中百合固金丸治疗。投本方7剂后,患者咳嗽停止,再服7剂,疗效得到巩固,诸症消失,病获痊愈。

处方五

组成:侧柏叶100克,红枣7枚,百合120克,冰糖12克。

用法:水煎浓液,代茶饮服,早晚不断,每日1剂。

功效:主治年久咳嗽。轻症10天治愈,重症15~20天治愈。

说明:侧柏叶可凉血、止血、祛风湿、散肿毒。治疗咳嗽、高血压,有杀虫之功;泻肺逆、泻心火、利尿、散瘀;补阴,性燥,大益脾土,以润其肺。故可治久咳。

注意:服药期间,忌食荤腥、煎炒之食物;侧柏叶鲜品比干品更有效,量需加至200克。

处方六

组成：鲜枇杷叶100克，红糖100克。

用法：将枇杷叶刷去毛绒，洗净、剪（切）碎，用文火在锅内烘炒，见有1/3变成焦黑色，倒入500毫升红糖水，再煎10分钟左右，取汁，分2次内服，每日1剂。

功效：治风寒、风热久咳、干咳、胸痛有特效，老少皆宜。连服7天可见佳效。

说明：枇杷叶含苦杏仁苷，人体吸收后，分解为氰酸和苯甲醛，具有抗癌作用；苯甲醛又转变为类似阿司匹林的物质，它具有很强的镇痛作用，又偏于理肺，还能解酒，清上焦之火。

处方七

组成：仙人掌一块（2年以上肉厚的）。

用法：去皮、洗净，趁湿贴喉部，固定。

功效：治久咳。轻症当晚不咳。连贴治愈。

处方八

组成：胡椒粉适量，白酒少许，伤湿膏药2张。

用法：将胡椒粉加少量白酒调成膏状，分放在两张膏药中间；另外用热毛巾搓揉肺部皮肤，再将膏药分贴于两个肺尖处。

功效：主治久咳。贴24小时揭掉，1~3次痊愈。

处方九

组成：全瓜蒌1个，冰糖50克。

用法：将瓜蒌洗干净弄破碎，放入冰糖，加入水750克，饭锅蒸熟，分早、中、晚1天吃完，小儿分2~3天服完。

功效：主治久咳。连吃1~3剂可治愈。

处方十

组成：大蒜20~30瓣，冰糖5克。

用法：上药放碗中，加水100克，放饭锅中蒸熟，睡前服下。小儿适当减量。

功效：连服3~5个晚上，治愈久咳。此方优于服用其他药。

处方十一

组成：独头蒜1个，伤湿止痛膏（或追风膏）2张。

用法：将蒜头捣碎，分放在两张膏药中间，每晚睡前，先洗脚，然后在脚心涌泉穴周围涂上凡士林或猪油（为防止起泡），再贴上蒜泥膏药，第2天早晨揭去。

功效：连贴3~5个晚上，久咳治愈。

处方十二

组成：白矾50克，陈醋30克，大葱白（带根须）3根。

用法：白矾研粉末，大葱白洗净烘熟捣烂，与白矾、陈醋一起拌匀。睡前洗脚并擦干净，将上药按男左女右，包敷在脚心上，每次包敷12~24小时，每天1次为1剂量。

功效：主治久咳。轻症1~2剂痊愈，重症3~5次治愈。一患者35年陈年久咳，用本方5次治愈。

处方十三

组成：白果仁12克（炒黄去壳），白茯苓6克，桑白皮6克，乌豆50克，人乳汁25克，蜂蜜50克。

用法：前4味水煎2次，分2次服，将人乳和蜂蜜分2次，与中药汁冲服，每日1剂。

加减：虚劳咳嗽者加山药100克。

功效：主治久咳失声。

按语：人乳消痰补虚生血，山药滋脾补肾，诸药止咳复声，10剂见病愈。

处方十四

组成：蛤蚧1对（去头足），党参、山药、麦冬、百合各30克。

用法：上药研粉，加蜂蜜制丸药，每服3~5克，日服2~3次，温开水送服。

功效：主治肺虚久咳、动则气喘。连服10天治愈。

处方十五

组成：蛤蚧一对（去头足），阿胶、鹿角胶、生犀角、羚羊角各8克。

用法：文火熬煎，3大碗水，熬至半碗，卧时细细服下，每日1剂。

功效：主治肺痈久咳。服至痊愈，才可停药。

按语：症见咳血，晓夕不止，喉中气塞，胸腹噎痛。

处方十六

组成：炙紫菀12克，阿胶15克（烊冲），知母10克，川贝粉3克（分次吞服），茯苓10克，桔梗10克，五味子10克，莲子10克，党参30克，黄芪30克，山药20克，甘草5克。

用法：水煎2次，分2~3次服，每日1剂，5日1个疗程。

功效：专治阵发性顽咳、体倦、咽喉充血等。

处方十七

组成：沙参15克，阿胶15克（烊冲），鲜藕30克，鲜百合30克，鲜枇杷叶30克（洗去绒毛。干品用15克），冰糖适量。

用法：水煎，饭前服，每日1剂。

功效：主治肺虚久咳无痰。1周痊愈。

注意：有痰不用阿胶。

处方十八　川贝枇杷膏方

组成：川贝6克（若用粉3克，每次吞服1克，日服3次），枇杷叶12克，沙参9克，茯神9克，橘红9克，桔梗6克，法半夏6克，五味子5克，瓜蒌12克，款冬花6克，远志6克，杏仁6克，合欢皮9克，生姜3克，甘草3克，薄荷3克（后下），蜂蜜20克（冲），麦芽糖20克（冲）。

用法：水煎2次，分3次服，每日1剂。

功效：久服可消久咳，除顽痰，补中益气，清心降火，润肺养颜，治疗顽咳难眠，喉痛声哑。

处方十九　固金汤

组成：百合9克，生地12克，熟地12克，麦冬9克，川贝6克~3克（用粉，每吞服1克，日吞3次），枇杷叶15克。

用法：水煎3次服，每日1剂。小儿减量。

功效：养阴润肺，化痰止咳。治咽干喉痛，肺肾阴虚，痰中带血。连服4周，总有效率97%。

注意：脾虚便溏者忌服本方。

处方二十

组成：川贝母15克，梨250克（去核），冰糖60克。

用法：加水500克，蒸熟取汁，分2天服完，日服3次。

功效：治热咳神效。

注意：寒咳禁服。

处方二十一

组成：麦冬、枇杷叶各15克，天冬，知母各12克，川贝、杏仁各9克，甘草6克。

用法：冷水泡药20分钟，煎沸后改文火煎，取汁450克，化入冰糖50克，分3次空腹服。

加减：干咳化痰加沙参、百合各10克；干咳剧烈加罂粟壳9克，五味子6克，乌梅6克；咳血加白及、侧柏叶、生地各10克；便秘加火麻仁12克，当归、白芍各10克；鼻子出血加茅根30克，炒栀子10克；气短乏力多汗加西洋参5克，五味子10克。

功效：主治燥热咳嗽（干咳痰少，秋季多发）。

医案：李某，男，45岁，干部。干咳月余，夜晚更剧，此方未作加减，服4剂治愈。

处方二十二　速效止咳汤

组成：炙款冬花、炙僵蚕各8~12克，川贝母、炙罂粟壳4~6克，桔梗6~8克，炙全蝎2~3克。

用法：水煎2次，分3次服，每日1剂。

加减：风寒咳嗽加杏仁9克，生姜5片；风热咳嗽加桑叶10克，连翘10克；中风痰多咳嗽加制南星10克，天竺黄10克；肺热咳嗽加太子参10克，百部10克；肾虚咳嗽加仙茅10克，核桃仁10克；急支咳嗽减罂粟壳为3克，或全去。

功效：治各类咳嗽。治多例，1~5剂治愈99.0%，再多服几剂，会100%有效。

处方二十三

组成：鱼腥草30克，黄芩、苦杏仁、紫苏子、桑白皮、紫菀、前胡、百部各15克，甘草10克。

用法：水煎，分2~3次服，每日1剂。儿童减量服。

加减：发热加柴胡、连翘各15克；胸闷或胸背胀痛加瓜蒌皮、枳壳各15克；咽喉肿痛加桔梗、射干各15克。

功效：主治风热咳嗽。轻症3天转安，重症7天转安。

处方二十四

组成：蒲公英50~30克（干品），黄芩30克，生石膏30克，桃仁12克。

用法：水煎服，每日1剂。

功效：主治黄痰咳喘。3~6剂治愈。

处方二十五

组成：冬瓜子18克，薏苡仁30克，苇茎15克，桃仁12克。

用法：上药冷水泡20分钟，煎沸后，改文火煎20分钟，取汁分3次服。轻症每日服1剂，重症每日服2剂。

加减：黄痰伴寒热加麻黄9克，生石膏30克，金银花18克，连翘18克，杏仁12克，甘草3克；脓痰腥臭伴胸痛气短或发热甚者加瓜蒌15克，黄连9克，桔梗12克，半夏12克，甘草3克；痰中带血或纯血者加白茅根30克，炒栀子15克。

功效：治疗热咳黄痰、血痰、脓痰，屡见佳效。

注意：忌食辛辣香燥、酒、油腻之品。

说明:急支、肺炎伴寒热、胸痛、气短,治宜清肺化痰,可服用本方。

处方二十六 辛润理肺汤

组成:带节麻黄4克,带皮杏仁10克(去尖),炙甘草6克,桔梗5克,佛耳草10克(包),橘红5克,当归10克,炮姜4克,生姜1片。

用法:上药水泡30分钟,煎沸30分钟,煎2次,分2次服,每日1剂。

加减:喉中燥痒、咳频(为凉燥闭窍)加炒荆芥5克,枇杷叶10克;咳时遗尿(为肺气失敛)加五味子3克;咳引胸痛(为肺气郁闭)加广郁金10克,桃仁泥5克;咳血(为震伤络脉)加荆芥炭5克,广郁金10克;干咳变痰咳、痰多(为肺气通、祛邪外出)加姜半夏5克。

功效:辛凉润肺,治气逆干咳。5剂见效,10~15剂痊愈,屡见佳效。

处方二十七

组成:熟地30克,山药18克,山萸肉18克,牡丹皮12克,茯苓12克,麦冬15克,党参20克,五味子9克,泽泻9克。

用法:水煎2次,分2次服,每日1剂。

功效:滋肾养肺,纳气平喘。主治咳喘,尤其是子时咳喘(伴阳强早遗)。

善后:上药2倍,研粉,制成药丸,每服5克,早晚各服1次。

医案:宋某,男,35岁。阳强易举,早泄遗精,故肾阴虚,肺失肾阴之润,肺不生气,口鼻干燥,子时发喘咳。治宜滋肾养肺,纳气平喘。患者服药2剂,喘息大减,再服4剂喘平。后制丸,直至药服尽,病痊愈。追访2年未见复发。

处方二十八 香附汤

组成:香附10克,苏叶10克,紫菀10克,百部10克,鲜生姜5片。

用法:水煎分多次饮服,睡前必须服1次,每日1剂。

医案一:一位儿童,素来体虚,受风寒后咳嗽,久治不愈,其家长听人介绍,带其特来求治。投香附汤治疗。患者连服5剂,病情好转,再服5剂获得治愈。

医案二:有两位小孩,先患肺炎,治愈后体质虚弱,遇冷就感冒、咳嗽,夜不能卧,到处求医不愈。也用本方10剂,获得治愈。

处方二十九　龙牡汤

组成：生龙骨20克，生牡蛎20克，炒酸枣仁20克。

用法：水煎分3次服，每日1剂。

加减：外感加桔梗、柴胡、射干各6克；风热痰多加浙贝母9克；口干加太子参9克，沙参12克。

功效：主治咳逆难眠。屡见良效。

按语：痰，水也，随火而生，龙骨能引逆上之火、泛滥之水而归其宅；与牡蛎同用，为治痰之神品。龙骨收敛正气又祛邪气，入海固元、敛汗。本病治用龙牡汤。

处方三十

组成：桑叶16克，鸡蛋3个。

用法：水煎桑叶，沸3~5分钟，再打入鸡蛋3只，煎3~5分钟，分早、中、晚各服1次，连蛋带汤一起吃，每日1剂。

功效：主治青少年百日咳。连吃几剂，治愈不复发。

处方三十一

组成：生地15克，玉竹30克，杏仁10克，瓜蒌仁10克，川贝母10克（若用粉吞每次1克，日吞3次），淡黄芩10克，射干10克，制南星6克，陈皮6克，炒枳壳6克，赤芍30克，广地龙10克，僵蚕10克，蝉衣6克，白茯苓10克，猪苓10克，车前子10克（包），炒竹茹10克，甘草10克。

用法：水煎2次，分3次服，每日1剂，30剂为1个疗程。

功效：清热化痰，养阴润喉。主治慢性喉源性干咳痒咳。

善后：原方制丸药服，每服5克，日服3次。

医案：武某，男，53岁，干部。干咳无痰已2年，喜烟酒，喉黏膜轻度充血。诊为本病，投本方服30余剂，诸症改善。原方制丸药连服2个月，前后共计治疗3个月，咳除，喉清，诸症痊愈。访1年，咳嗽未复发。

注意：忌烟酒。

处方三十二

组成：咳停片或强力枇杷露，氨茶碱，息斯敏，谷维素。

用法：咳停片或强力枇杷露，每服15毫升，日服3次；氨茶碱，每服1片，日服3次；息斯敏，每服1片，日服1~3次；谷维素，每服2片，日服3次。

功效：主治顽固性痒咳。一般7天痊愈。此方已治愈多人。

善后：用咳停片和谷维素两味药服1周。

注意：痒咳消失后，氨茶碱和息斯敏须停止服用。

说明：中西药久治不愈者，本方可治愈。心脏病患者禁用本处方。

处方三十三

组成：地龙、诃子、藏青果、乌梅、麦冬、防风各10克，蝉衣、五味子、射干、远志各6克，粉沙参15克。

用法：水煎，分2次服，每日1剂。

加服：蜂蜜蒸梨肉或白萝卜块，具有甘凉、滋润咽喉、止咳功效。

功效：主治顽固性痒咳。5天1个疗程，1~3个疗程见佳效。

说明：中西药久治不愈者，本方可治愈。

处方三十四

组成：生姜片。

用法：口含生姜1~2片，含碎后，缓缓咽下。每天含2~3次。

功效：主治秋冬痒咳。连服3~5天治愈；初症当天治愈，十分灵验。

处方三十五

组成：桑白皮30克，金银花20克，连翘、黄芩、苏子、浙贝母、地龙、紫菀、牡丹皮各12克，葶苈子10克，桔梗、陈皮各9克，杏仁6克，甘草6克。

用法：水煎服，每日1剂。8~12岁以下的孩子，1剂药服2天，5天1个疗程。

加减：咽痒加牛蒡子15克，山豆根12克；痰黄稠加冬瓜仁12克，射干10克；无痰干咳加五味子10克。

功效：主治"黄痰""咽痒"夜甚之顽咳。治多例，1~3个疗程治愈88.9%，好转11.1%,总有效率100%。

第三节　气胸和肺不张

处方一

组成:黄芪60克,党参、白及、麦冬、草决明、淮山药各30克,五味子15克,杏仁12克,苏子、莱菔子各10克。

用法:水煎2次,分3次服,每日1剂。

加减:痰清稀加白芥子8克;痰黄加瓜蒌仁10克,桔梗10克;气紧加薤白10克;便秘加大黄8克(后下)。

功效:属于治自发性气胸专效处方。

处方二　补肾纳气汤

组成:熟地15克,山萸肉15克,党参15克,山药20克,茯苓12克,苏子12克,五味子12克,磁石12克,肉桂5克,沉香3克(后下),蛤蚧6克,炙甘草6克。

用法:水煎2次,分2~3次服,每日1剂。

功效:补肾纳气,降气平喘。主治气胸。治15例,痊愈和显效10例,有效5例,总有效率100%。

按语:这15例患者中,有12例是由慢支肺气肿引发"气胸",另有3例是由肺结核引发"气胸"。经1个月左右的治疗,都获得满意疗效。

处方三　葶苈大黄汤

组成:葶苈子15~30克,大黄10~30克(后下),桑白皮10~15克,厚朴10克,枳壳12~15克,桔梗15~18克,大枣5~10枚。

用法:水煎沸10~15分钟,取汁后,再煎第2煎,两次药汁合并,每2~4小时服1次,待病情缓解后,1天服药2~3次,每日1剂。

加减:胸痛加细辛3~6克;咳白痰加白芥子9~12克;咳黄痰加瓜蒌仁

10~15克;汗多、失眠加黄芪30克,煅牡蛎30克,煅龙骨30克。

功效:主治气胸。治11例(其中肺气肿引发4例,肺结核引发5例,自发2例),3天愈8例,7天愈2例,无效1例,总有效率91%。

处方四 枳桔二陈汤加味

组成:法半夏10克,陈皮6克,茯苓12克,甘草3克,桔梗10克,枳壳5克,苏梗10克,柴胡10克。

用法:水煎服,每日1剂。

功效:主治外伤性气胸。

医案:郑某,女,41岁。患风湿性四肢及背肩疼痛,某医师以针刺四肢,后针刺背部"阿是"穴,仅捻动数下,患者即觉胸闷不舒,要求拔针,医生又捻数下,胸闷难支,出针后,症状加重,呼吸困难。医生用活血散瘀之品服治,无效。病情危急。故来求治。病因针刺引起"外伤性气胸"。气为血帅,气不行则血不散,血不散则气不通,不通则痛;肺为娇脏,肺经主气,气多血少,治当利气调中。活血治疗,效果当然不显。其病因肺络受伤,血瘀(伤微)、气滞(为主)。治宜调中利气,宣通肺络。投枳桔二陈汤加味治疗。郑某服药1剂病感减轻,服药3剂病获痊愈。追访半年,未有复发。

处方五 瓜蒌枳桔汤

组成:瓜蒌12克,枳壳10克,茯苓10克,半夏10克,陈皮10克,甘草3克,青皮6克,桔梗6克。

用法:水煎2次,分2次服,每日1剂。

加减:痰多咳甚加蜜冬花10克,蜜枇杷叶10克;咳痰血加白及6克,藕节炭10克;痛甚加元胡6克,郁金10克;血胸加桃仁10克,红花6克,丹参15克,葶苈子10克。

功效:治肋骨骨折引发"血气胸"。治34例(包括气胸6例,血胸5例,血气胸23例),服药12~40天痊愈,总有效率100%。

处方六　疗伤理气汤

组成：苏子10克，陈皮10克，半夏10克，前胡10克，厚朴10克，旋覆花10克，甘草10克，川牛膝10克，五味子10~15克，山萸肉10~20克，代赭石30克。

用法：水煎分2~3次服，每日1剂。

加减：胸积液加葶苈子10克，桑皮15克；肺热加桑皮15克，连翘15~20克，银花30克，鱼腥草30克；咳痰加川贝粉3克（分次吞服），枇杷叶15~20克；便秘加生大黄5~10克，苦杏仁10克；气阴不足加太子参15克，麦冬10~20克，沙参15~20克；胸痛加三七粉3~5克（分次吞，黄酒送服），郁金15~20克。

功效：主治损伤性、闭合性"气胸"。治疗13例，肃降肺气，摄纳肾气，治愈和显效13例，总有效率100%。

处方七　香附旋覆汤

组成：香附10克，旋覆花10克（包煎），炙苏子10克，光杏仁10克，桔梗10克，制半夏10克，桃仁10克，红花10克，当归10克，赤芍10克，柴胡10克，茯苓18克，薏苡仁30克，元胡12克。

用法：水煎2次，分3次服，每日1剂。

加减：便秘加大黄10克，枳实10克；咳血多加田七5克，藕节炭5克，茜草5克；肺热加桑白皮15克，黄芩10克，芦根18克；喘咳多痰加生麻黄6克，川贝粉3克（分次吞服），枇杷叶15克；胸痛加乳香6克，没药6克；骨折外敷消瘀接骨膏，胶布固定胸廓。

骨折外敷处方　消瘀接骨膏

组成：紫荆皮10克，当归10克，姜黄6克，生大黄10克，赤芍10克，地鳖虫6克，血竭3克，川断10克，川芎6克，骨碎补10克，没药6克，煅自然铜15克。

用法：将上药烘干，研粉末，用上方内服药汁拌和成膏状，外敷于胸部骨折处，外加白布或纱布、胶布等固定。

功效：主治外伤性气胸。治疗34例，痊愈和显效14例，有效20例，总有效率100%。

处方八　顺气化瘀汤

组成:苏子12克,白芥子10克,莱菔子10克,葶苈子10克,半夏10克,茯苓10克,橘红10克,浙贝母10克,生牡蛎30克(先煎),甘草6克。

用法:水煎2次,分2次服,每日1剂。

功效:主治肺不张性气胸。收治1例,服药月余获愈。

处方九　通肺活血汤

组成:桃仁、红花、当归、柴胡、地鳖虫、川芎、赤芍、皂角刺、炮山甲、佛手片、八月札、广郁金、花粉各10克,桔梗6克,杏仁5克,川贝粉3克(分次吞服)。

用法:水煎2次,分2次服,每日1剂。连服1个月后,改服继服处方一。

继服处方一

组成:原方加生黄芪40克,党参20克,川牛膝10克。

用法:水煎服,每日1剂,连服1个月后,改服继服处方二。

继服处方二

组成:原方加生牡蛎30克(先煎),浙贝母10克。

用法:水煎服,隔日1剂,连服20剂。

功效:主治慢性肺不张伴局部慢性炎症性气胸。治疗数例,均获痊愈,有效率100%。前后服药3个多月。

处方十　麻桑芩杏汤

组成:蜜炙麻黄10~15克,炙桑皮10克,杏仁10克,淡黄芩5克,桔梗5克,炒牛蒡子6克,生甘草3克。

用法:水煎2次,分2次服,每日1剂。

加减:肾虚加紫河车粉3~6克(用姜枣汤送吞,分2~3次,1天吞服);累及肝胆加柴胡6克,白芍药10克,茵陈12克。

功效:治急性肺不张引起胸闷咳喘多痰。治疗2例,服药1个多月均获痊愈。

处方十一　归脾汤加减

组成:党参10克,炒白术10克,茯苓10克,炙黄芪10克,当归身10克,炙远志 6 克,炒枣仁 10 克,煨木香 3 克,龙眼肉 15 克,焦六曲 10 克,枸杞子 15 克,桔梗 10 克,狗骨粉 15 克,炙甘草 3 克。

用法:水煎服,每日 1 剂。

功效:治肺门淋巴结结核并肺不张咯血。

医案:李某,男,20 岁,工人。患者咳嗽气促,痰中带血,心悸盗汗,食欲不振,纳后饱胀,失眠多梦,大便干结,形体消瘦,神疲乏力,脉濡缓,舌淡红,边缘不齐,苔薄白。当地医院以"支气管肺炎"治疗 20 多天无效,在某大医院 X 光片检查后,诊断为"肺门淋巴结结核并右肺中叶不张",行抗痨治疗 1 年余,仅稍好转,故来求治。见患者肺病日久,已损及子而肾亏矣,肾主骨,故患者牙齿松而酸痛,部分脱落。患者痰中带血,其标在肺,其本在心脾,心不主血、脾不统血,造成肺家经血不固,咯血日久,气血俱虚。故治宜培土(脾)生金(肺),益气养血,宁心安神。投归脾汤加减治疗。患者连服 65 剂,诸症消失,病获痊愈。1 年后医院复查,胸透报告心肺正常。

按语:言庚孚老师在治疗"肺痨咯血"中运用此方,屡见良效。引用后确有功效。

第四节　肺　气　肿

处方一

组成:苏子 10 克,白芥子 10 克,莱菔子 10 克,生山药 60 克,元参 30 克。

用法:水煎服,每日 1 剂。

功效:主治肺气肿。

医案:项某,男,66 岁,农民。患咳喘已 8 年,医院胸透诊断为"肺气肿",久治不愈,故来求治。见患者咳嗽气喘,呼吸困难,痰多质黏,带泡沫,胸满闷痛,伴头昏无力,心烦口干,舌红少津,脉细数。病为痰热久蕴,肺阴受损,阴虚则生内热,热甚痰多,痰阻气逆,喘症发作,乃正虚邪实,虚实夹杂之证。治宜扶正祛邪,标本兼治。投三子养亲汤加味治疗。服药 3 剂,患者诸症大减,再服 3 剂咳喘消失,又服 3 剂巩固疗效,多年顽症顿获痊愈。追访 3 年未见复发。

按语：此乃刘长天老师验方。他说：山药、元参合三子，乃治老年痰喘之效方也。

处方二

组成：水白梨500克，薏苡仁50克，冰糖30克。

用法：加水1大碗，共煮熟，1天吃完。

功效：利湿消肿，润肺，止热咳又消痰。主治肺气肿。

医案：77岁老人患肺气肿，医院久治不愈，花钱不少，本方连吃1个月治愈，已2年不犯。

处方三　桑肺汤

组成：桑白皮15克，猪肺半个（约200克），蜜枣3个。

用法：洗净猪肺（1个猪肺分2次用），与上药共煎。吃肺喝汤，每日1剂。

功效：主治肺气肿。连吃数日，自觉轻松平和似愈，再吃几次巩固疗效。

说明：肺热咳、气喘痰多、面目浮肿，可服用本方。

处方四　桂枝龙牡汤加减

组成：龙骨20克（先煎），牡蛎30克（先煎），代赭石30克（先煎），桂枝3~5克，白芍10克，当归10克，炙苏子10克（包煎），五味子5克，沉香3克（后下），麦冬10克，太子参15克。

用法：水煎服，每日1剂。

加减：咽干、舌光、痰带血，去桂枝，加石斛、北沙参各12克；咳痰甚加款冬花、百部、炙紫菀各10克；自汗加炙黄芪15克；病情稳定后加山药20克，黄芪15克，北沙参10克，茯苓15克。

功效：主治肺气肿。

医案：王某，男，60岁。患咳嗽气急，不能平卧，怕冷，心悸，头昏，胸闷，脉细，苔腻。X光胸透提示：严重肺气肿。家属陪来求治。投桂枝龙牡汤加减治疗。患者服药3剂后，气平胸舒，已能平卧，畏寒好转，睡眠改善，胃纳增加。原方加黄芪15克，山药20克，北沙参15克，茯苓15克，再服20剂后，诸症消失，病获治愈。

按语：本方可治严重性肺气肿。此乃黄煌老师验方。黄老师说，他用此方治疗老年慢性气管炎、肺心病、支气管哮喘、癔病性喘息等也有较好疗效。

处方五

组成：生姜1块(大枣大小)，鸡蛋1只。

用法：将生姜切碎，凉水1小碗，打入鸡蛋、姜末，搅打匀，放锅内蒸成鸡蛋羹1碗，天天热吃1碗。

功效：治咳喘转成肺气肿。连吃1~2个月，咳喘消失。

处方六

组成：猪肺1只，五味子12克，诃子9克(捣烂)，葶苈子12克。

用法：猪肺洗净切条，三味中药用纱布包好，放入砂锅同煎，文火炖烂，不加盐酱，分2天6次将肺和汤全吃完。

功效：主治肺气肿伴慢性支气管炎。1周2剂，连吃3~6剂可治愈。

处方七

组成：黄芪12克，熟地15克，茯苓8克，山药15克，山萸肉12克，北沙参12克，薏苡仁15克，葶苈子6克，麦冬12克，五味子6克，乌梅6克，杏仁9克，川贝粉3克(分次吞服)，桑白皮9克，木香6克，当归9克，川芎9克，枳壳9克，青礞石9~15克，半夏9克，陈皮9克，甘草9克，干姜6克。

用法：水煎分3次温服，每日1剂。

加减：失眠者加茯苓为15克，五味子为12克。

功效：主治肺气肿，尤其是老年肺气肿。一般6~9剂见大效，继服可以治愈本病。

注意：青礞石，甘咸平，祛痰下气镇痉。治老痰停积，气喘咳逆，惊痫。所以不宜久服，久服须减量。

说明：由气管炎引起肺气肿，可用本方治疗。

处方八　呼吸法

用法：吸气时，两臂上举，挺胸直腰；呼气时，两臂放下，身体略向前倾，呼尽肺气。再举手慢慢吸气。此法也叫吸短呼长。但必须吸足，才能慢慢长呼，呼尽废气。

功效：经常运用"举手呼吸"，有利提高肺活量，排尽久存的病气、废气，充足新鲜空气和氧气，促进新陈代谢，提高免疫功能，修复肺部病变细胞，治愈肺气肿和改善肺功能。

注意：精神欠佳者，不可吸短呼长，甚至须吸长呼短，或长吸长呼。

按语：本方法的原理是：举起手臂时，胸肌抬起，胸腔内压下降，吸入的空气有利进入肺泡；放下手臂时，胸廓下垂缩小，胸腔内压增加，有利肺气呼出体外，身体前倾，就是利用胸肌压迫肺气呼出。举手呼吸法，实际上就是"自我人工呼吸法"。注意不可太用力，缓慢轻松地进行。

处方九

组成：人参10克（阴虚火重用西洋参，阳虚怕冷用红参），冬虫夏草10克，蛤蚧1对（去头足），选尾粗的为佳。

用法：上药烘干研粉，装胶囊，或散服，或拌饭服，每次服5克，每日服3次，连服1个月为1个疗程。

加减：舌唇有瘀斑点加丹参10克，桃仁5克；胸痛加沉香5克，没药5克。

功效：补肺益肾平喘咳。主治阻塞性肺气肿伴慢性支气管炎。治30例，治愈和好转29例，总有效率96.6%。

注意：随病情减轻，药量可减少服用。小儿用量适当减少。

处方十

组成：山药30克，白果10克（炒黄去壳），芡实12克，茯苓30克，白术15克，黄芪30克，牛蒡12克，苏子10克，莱菔子12克，甘草10克。

用法：水煎2次，分2次服，每日1剂。

加减：胸闷加瓜蒌仁9克；呼气难加黄芪为60克；呼吸俱难加党参12克，麦冬12克，五味子9克；便溏或便秘加白术为20克；发热、黄痰加金银花15克，连翘12克;心悸浮肿畏寒加红参6克,附子9克;冬季症状加重即阳虚加红参9克,制附子9克;夏日湿盛,头重胸闷加杏仁6克,薏苡仁15克,白蔻仁5克;五心烦热、失眠、颧红,为阴虚,加沙参15克,麦冬9克,知母9克。

功效:主治阻塞性肺气肿。

引自:陈剑鸣验方。

处方十一

组成:地龙15~30克,党参15~30克,麦冬15~30克,五味子15~30克,乌梅15~30克,甘草10克,陈皮10克,青礞石10克。

用法:水煎3次,分3次服,每日1剂。

功效:治重症肺气肿和血管内凝血症30例,获得显效24例,好转5例,无效1例,总有效率96.6%。

注意:随病情缓解,药量可以减少。

第五节 支气管结石

处方

组成:瓜蒌30克,生龙骨30克(先煎),生牡蛎30克(先煎),鸡内金20克,皂角刺15克,浙贝母15克,前胡15克,枳壳12克,法半夏12克,川贝6克。

用法:水煎2次,分2次服,每日1剂,30剂为1个疗程。

加减:咯血加桑白皮10克,白茅根10克;便秘加大黄8克(后下);小便不利加金钱草20克,车前草20克。

功效:此为治支气管结石专效处方。

医案:患者自感大石压胸,喉中有异物感。医院B超检查发现"支气管结石"。治宜活血理气,涤痰排石。患者服用一段时间药剂后病愈。

第六节　支气管炎、咯血

处方一　小青龙加石膏汤

组成:麻黄、桂枝、白芍、干姜、细辛、五味子、大枣、甘草各20克,半夏30克,生石膏120克。

用法:水煎分2次服,每日1剂。

功效:本方治急性支气管炎患者多例,均在1~6天痊愈;治疗刺激性干咳多例亦获良效。

医案:患者王某,女,37岁。1个月前因淋雨受凉发病,恶寒发热,咽痒咳嗽,医院诊为急性支气管炎,用药后仍然咳嗽频剧,故来求治。咳时弯腰曲背,小便自遗,夜不能眠,故而心烦。舌淡苔薄白,脉浮紧。证系寒饮郁肺、肺失肃降;治宜温化水饮、开郁清降。投小青龙加石膏汤治疗。患者服完2剂,病告痊愈。

按语:细辛一味辛温,祛风散寒、止痛。若患者体弱,药量酌减。

引自:熊永厚老师验方。

处方二　补元御风汤

组成:党参15克,当归10克,熟地30克,鹿角霜10克,焙鸡内金6克,怀山药30克,炙麻黄6克,杏仁10克,川贝母粉3~6克(分次吞服),桑白皮10克,陈皮10克,黄芩10克,白茯苓10克,蝉衣6克,僵蚕10克,炒葶苈子6克,甘草10克。

用法:水煎3次,分3次服,每日1剂。连服42剂为1个疗程。

功效:补元御风,健脾化痰。主治慢性支气管炎。症状缓解后,改服丸方以善后巩固疗效。

善后处方　补元御风丸

组成:党参15克,当归10克,熟地30克,鹿角霜10克,焙鸡内金6克,怀山药30克,炙麻黄6克,杏仁10克,川贝母10克,桑白皮10克,陈皮10克,黄芩10克,白茯苓10克,蝉衣6克,僵蚕10克,炒葶苈子6克,甘草10克,紫河车10克,五味子10克,山萸肉10克,金樱子10克,肉苁蓉10克,炙黄芪15克,远志10克,沉香6克,广地龙10克,水蛭6克,全蝎3克,蜂房6克,冰糖30克。

用法:将上药增加5倍量,研粉,过筛,用冰糖化水,伴药粉,制成丸,如绿豆大小,每次服5克,每日服3次,连服3个月为1个疗程。

功效:汤方使症状缓解,再用丸方连服,使邪去正复,体内抵抗力增强,邪气无机可乘,病愈后可不再复发。已治疗近百例,均获满意疗效。

医案:刘某,女,46岁,农民。5年前患感冒咳嗽,治愈后,又受风寒,咳嗽不止,逢冬必发。此次咳嗽咯痰已月余,早晚尤重。脉细弱,苔薄白,舌淡红,边有齿痕。来求诊,诊为慢性支气管炎,单纯型,迁延期。属脾肾气虚,痰浊蕴肺。投补元御风汤20剂,咳嗽缓解,痰亦少。继服补元御风丸3个月,之后诸症痊愈,3年没有复发(3年后患者来时自述)。

处方三 三拗汤加味

组成:炙麻黄、炒杏仁、甘草、桔梗、百部、五味子、川贝母各6克,前胡9克,紫菀9克,炙兜铃12克,百合15克,麦冬9克。

用法:水煎服,每日1剂,分2次服。

加减:泡沫痰又喘急者加制南星6克;痰多者加半夏、橘红、茯苓各9克;胸痛、痰壅难出加瓜蒌皮6克;气郁不疏加枳壳6克;胸闷气急加苏子梗、款冬花各9克;肺热便干喘急加莱菔子、桑白皮各9克;咳嗽连声加生阿胶9克(烊化冲服);气虚心悸加党参15克。

功效:治疗多例,均6~9剂痊愈。

善后:服人参健脾丸,以巩固疗效。

处方四 蛤蚧苏子汤(也叫麦冬地黄汤)

组成:熟地15克,麦冬10克,五味子6克,补骨脂10克,胡桃肉20克,山药20克,山萸肉10克,茯苓15克,泽泻10克,党参20克,蛤蚧粉5克(冲服或蛤蚧1对,去头足,打粉后分2天吞服),苏子10克,炙甘草10克。

用法:水煎2次,分3次服,每日1剂。30剂为1个疗程。

功效:改善体质,提高免疫功能,补肾纳气,控制发病。主治老年慢性支气管炎。

处方五

组成：白醋250毫升（1次用量）。

用法：倒在小铁勺中，炖在煤气炉或其他炉灶上，人坐到跟前，用鼻子闻蒸发出来的米醋热气，每晚治疗1次。

功效：主治老年慢性支气管炎。连治4~6次，即可不再咳嗽。再治即可巩固疗效。

医案：一位68岁老人说他患慢性支气管炎，几家医院的著名中西医生都看了，吃了几年药都没有治好，病情越来越重。说："是否已无药可治了？那些没有效果的药，我真不想吃了。"我对他说：只要您有信心，不吃药也可以治好。服本方6次后，咳止，叮嘱他再多服用几次，以巩固疗效。

按语：米醋酸、苦、温、无毒。消痈肿，治疮癣，出血昏晕（急性脑贫血）。对呼吸道传染病，如流感、流脑、白喉、麻疹等有防治作用，感冒、鼻塞、支气管咳嗽均在有效治疗之中。

处方六

组成：鲜生姜片5克，核桃仁15克。

用法：1口生姜，1口核桃，或一起生吃，每日分2~3次，饭后吃。

处方七

组成：芹菜根15克，荆芥穗6克（后下），花椒10粒，茯苓9克，冰糖12克（分2次用）。

用法：水煎10分钟，再加入荆芥穗煎5分钟；第2煎，煎10分钟。每煎冲化冰糖6克。饭后服，每日服2~3次，每日1剂。

功效：连服3~5天显效，多服可治愈。处方六和处方七连用，已治愈多人。

处方八　白虎汤

组成：西瓜1个（2500~5000克），生姜200克，蜂蜜150毫升，麻油150毫升，大枣10个（去核）。

用法：将西瓜开个小孔，去除一些瓜和籽，将生姜切片后放入瓜内，再将蜂蜜、麻油、大枣放入西瓜内,将原西瓜皮盖好。整个西瓜放锅内隔水文火蒸到熟烂。连瓜皮全部分次吃光。

功效:主治支气管炎。连吃2剂可治愈,再吃2剂可巩固疗效。一患者30年不愈的支气管炎,被治愈了。

注意:蒸时不可以进水。蒸的时间也会长些,约3小时左右。

处方九 九味神效汤

组成:白茯苓、川贝、杏仁、桑皮、甘草、五味子、半夏、当归、陈皮各6克。

用法:开药3剂,按下法煎服。第1剂药,第1天下午5点钟煎,晚上9点钟服药,药渣留起来备用;第2剂药,第2天晚上9点钟煎,第3天早上7点钟服,药渣留起来备用;第3剂药,第4天早上7点钟煎,中午11点钟服药,药渣留起来备用;第五天,下午5点钟,将前面3剂药渣合在一起,加水煎,晚上9点钟服药。上药从晚上9点开始服药,经早晨7点,中午11点,到晚上9点服药后为1个疗程3剂结束。此方神奇,妙不可言,已治愈无数人。每次服药前,先饮1杯冰糖水,服药后,再饮1杯冰糖水。红糖水亦可以。

加减:久咳引起头痛风湿痛加川芎6克;个别老年患者,服药后出现皮疹瘙痒加赤芍6克;湿热瘙痒,心肺积热者加苦参6克。

功效:主治支气管炎。一般多年久治不愈的支气管炎,3剂药治愈。严重多年支气管炎,可重复1~2个疗程(加3~6剂),必获痊愈,若再加服1个疗程作为巩固疗法,可不再复发。

医案:杭州一位老教育工作者,患支气管炎多年,每年要在医院输液8个月,医院后来取她的痰液培养菌苗,再给她注射治疗,仍没有控制住她的病,就靠激素治疗维持着。她女儿来找我,要求给她母亲开个处方治疗。就给她开了上面九味神效汤6剂,及服药方法,要她分10天服完。第9天来电话说:已基本治好了,只有少许一点咳嗽。叫她原方复买6剂,再照法服用。第5天来人说,完全好了。只服了3剂。余下3剂的药给她大女儿拿去服了,大女儿也是严重支气管炎。患者说:"这药真是仙药了!"后来查问多次,回答都说"没有复发"。

注意:服药期间须忌烟、酒、茶、盐、姜、蒜、辣椒等物及房事。

按语:药方解读:白茯苓甘平,益心脾肺肾,利水湿,治脾虚、心悸失眠、咳嗽痰多,强精益髓。川贝辛苦、微寒,润肺化痰,泄热散结,治肺虚久咳、气喘痰多,痈肿。杏仁辛苦、甘、温,化痰止咳、降气润肠,治感冒咳嗽,吐痰不利,气喘,便秘。桑皮甘辛寒,润肺利水,治肺热咳嗽,气喘痰多,脸面浮肿。甘草甘平,和中益气,解毒祛痰。五味子酸、温,敛肺止汗,益肾涩精,治肺虚咳喘,肾虚遗精,心悸失眠。清半夏辛、温,燥湿化痰,和胃止呕,治咳嗽气喘痰多,胸脘胀满,反胃痰厥。当归甘辛、苦、温,补血活血、化瘀、润肠。陈皮苦辛温,理气和胃,燥湿化痰。上药配伍治疗支气管炎,疗效神奇。

处方十

组成:白茯苓、川贝、杏仁、桑皮、甘草、五味子、清半夏、当归、陈皮各12~15克。

用法:第1天煎第1剂药,晚上9时服,留药渣;第2天煎第2剂药,早上7时服,留药渣;第3天煎第3剂药,中午11时服,留药渣;第4天煎前面的3剂药渣,晚上9时服。3剂药,4天服完。每次服药前后,各饮1杯冰糖水。

加减:同上。

功效:主治支气管炎。

注意:若患感冒肺炎咳嗽,九味方不用。

说明:有人问可否用普通方法煎药服用? 实践证明是可以的。办法是剂量可以加1倍,即每味12克,有人用15克,并多服几剂,仍然是功效神速。

处方十一

组成:癞蛤蟆1只,鸡蛋1个。

用法:将鸡蛋放入癞蛤蟆口中,外用黄泥包住癞蛤蟆,放进柴火堆内烧几分钟,熟了,剥去鸡蛋壳吃蛋,1日吃1个蛋。

功效:主治老年气管炎。吃4~6个鸡蛋,治愈不复发。一位老太太的气管炎,吃了4个鸡蛋就治好了,一直没有复发。有的要吃6只鸡蛋才治痊愈。

注意:癞蛤蟆不要吃。

处方十二 三补汤

组成：熟地24克，山药、白术、天冬各15克，半夏、紫菀各9克，百合、五味子、莲子肉、补骨脂、茯苓各12克，龙骨、牡蛎各24克，枣仁15克，白芍、沙参、枸杞子各15克，川贝粉3克（分次吞服），冬虫夏草9克，胡桃肉30克，磁石、甘草、人参（单煎兑入），鹿角胶（单煎兑入）各9克。

用法：水煎3次，早中晚分服，每日1剂，连服15~20剂。

功效：治慢性支气管炎、支气管哮喘、肺气肿、肺心病。此方三伏天服用更佳。止咳、化痰、平喘，屡用屡验。

处方十三 张氏止咳散

组成：桑叶、杏仁泥、炒枳壳、前胡、甘草各10克，桔梗6克。

用法：水煎2次，分3次服，每日1剂。

加减：风热咳（声高痰少苔白）加薄荷6克，炒牛蒡子10克；寒咳（声重痰难出，色白苔白或头痛）加紫苏10克，陈皮10克；湿咳（声重浊痰、色白不稠，或头晕身重，苔白）加苍术6克，厚朴、陈皮、茯苓、法半夏各10克；热咳（痰胶黏稠，色黄或胸中隐痛，舌红苔白或黄）加马兜铃、天花粉各10克，鲜苇根30克，川贝粉6克（冲吞）；燥咳（声清扬，痰少难出，喉舌干燥，津液不足，舌红）加沙参、浙贝母、瓜蒌皮、知母、陈皮各10克；火咳（干咳无痰，气上冲喉，口干舌燥）加天冬、元参、知母、天花粉各12克，生石膏15克；瘀血咳（痰中带血丝，胸胁刺痛，舌有瘀斑点）加紫菀、茜草、降香、鹿角霜各10克，桃仁6克，血竭粉、三七粉各3~6克（分次冲吞）；老痰咳（痰胶色灰黑、成团块，不易咳出，咽干）加旋覆花、玄明粉（冲服）、瓜蒌仁各10克，青黛6克，海浮石15克，蛤蚧1对（蒸熟）分2天吃完，或礞石滚痰丸3克，饭后服，每日1次；寒湿咳（痰稀色白、咳不出，得热咳缓，遇寒咳剧）加陈皮、法半夏、白茯苓各9克，干姜、桂枝各5克。

功效：辛凉轻清宣散。主治急性支气管炎。连服3~5剂见效，再继续连服，可巩固疗效。

说明：由各种原因犯肺所致之咳嗽，用"张氏止咳散"治疗。

处方十四　逐瘀扶正宣肺汤

组成：党参20克，黄芪20克，丹参20克，藏红花6克，炒桃仁10克，降香6克，五味子6克，麦冬10克，炒杏仁10克，茯苓15克，炙甘草10克。

用法：水煎3次，分3次服，每日1剂。

功效：改善微循环，促进新陈代谢，化瘀通气，痰液可出，咳喘可平。主治慢性支气管炎（含肺心病）。活血化瘀，疗效独特。

处方十五

组成：柴胡24克，黄芩、半夏、党参、枳壳、金银花、连翘、麦冬、牡丹皮、栀子各15克，瓜蒌21克，杏仁、甘草各9克。

用法：水煎2次，分2次服，每日1剂。

功效：主治外感风邪引起之急性支气管炎。连服5剂治痊愈。

医案：一位少年男患者，咳嗽5天，医治无效，咳恶胸痛，寒热，体温39度，头痛鼻塞，口苦咽干，诊为"急性支气管炎"。治宜清泄肺热。

处方十六

组成：北沙参120克，天冬60克，麦冬60克，五味子48克，熟地240克，生地60克，蒸白术48克，茯神60克，远志48克，酸枣仁36克，冬虫夏草60克，龟板120克，北枸杞120克，夏枯草60克，川贝母60克，当归身60克，银柴胡48克，川黄连30克，川楝肉36克，紫丹参48克，甘草24克，蜂蜜、冰糖各适量。

用法：上药21味加水文火煎熬，取头、二煎药液，去渣浓缩，然后加入冰糖、蜂蜜收膏，装瓶。每次服15克，温开水送服，每天服3次。

功效：主治支气管扩张大咯血（含肺结核咯血）。

医案：患者朱某，男，36岁，干部。五年前开始经常咯血，曾住院治疗，虽暂止血，但不能根治。今又咯血盈盆，省医院诊断为"支气管扩张症"。家属送患者来求治。见患者大量咯血，伴轻度咳嗽，气短，面色无华，乏力，舌质略红，少苔，脉细。证系肾精亏虚，水不涵木，木火犯金，肺络损伤而致咯血。治宜益气养阴，滋补肝肾。投支扩止血膏治疗。患者服药1剂后，咯血全止，诸症消失。

嘱患者每年冬季服药1剂,连服三冬。病未复发。追访患者身体健壮,已无病象。

注意:此方亦适用肺结核咯血。此药膏,若在夏天应放入冰箱,以防变质。

引自:戴会禧老师验方。他用此方已治愈20多名患者。

处方十七 旋覆代赭汤加减

组成:旋覆花10克,代赭石30克,北沙参12克,生甘草5克,川百部10克,炙紫菀8克,侧柏叶20克,仙鹤草12克,白茅根15克,生白及12克。

用法:水煎服,每日1剂。

加减:咳嗽剧烈者加炙麻黄9克,苦杏仁9克,紫苏子10克;脓痰者加鱼腥草30克(后下),淡黄芩10克,川黄连3克;咯血甚者加云南白药粉4克(吞服),或三七粉4克(吞服);大便干结加生大黄15克,瓜蒌仁15克;食欲不振加焦山楂15克,炒谷芽、炒麦芽各20克。

功效:主治支气管扩张大咯血。

医案:朱某,男,41岁,工人。1周前开始咳嗽,昨日因运动量稍大而发生咯血,血色鲜红,1日内咯血6次,血量约250毫升。患者前几年因咯血住院3次。本次咯血,医院诊断为"支气管扩张大咯血"。其立即卧床休息,投西药治疗,但仍咯血不止,每日约咯血200毫升左右。故约余会诊。见患者咳逆上气,咯血不止,纳食不振,大便干结,脉弦,舌质稍红,舌苔薄黄。证系久咳,脉气不敛,血随气逆,而咯血不止。治宜降气镇咳、止血。投旋覆代赭汤加减治疗。患者朱某,用原方加云南白药4克吞服,连服6剂,咯血全止,加减连服20剂,诸症消失,病获痊愈。

按语:此方引自章文亮老师验方。章老师用此方治疗11例,服药2~3剂见效,15~40剂病获痊愈。

处方十八 清肺宁络汤(分汤方和丸方两部分)

(1)汤药处方

组成:生地30克,地骨皮30克,白薇30克,元参15克,青蒿10克,白芍20克,黄芩10克,夏枯草15克,鱼腥草30克,蛤黛散10克(布包),海浮石20克(先煎),太子参30克,怀山药30克,百合30克,济阿胶10克(烊冲),三七粉

3克（分次吞服），白及15克，仙鹤草30克，藕节3个（或30克）。

用法：水煎3次，分3次服，每日1剂。42剂为1个疗程。

（2）丸药处方

组成：汤药方加牡丹皮10克，麦冬10克，橘皮、橘络各6克，山栀衣10克，石斛10克，浙贝母10克，诃子肉10克，北沙参10克，全瓜蒌各30克，生龙骨15克。

用法：将丸药剂量适当加倍，研粉制丸药，绿豆大小，每服5克，每日服3次，连服4个月为1个疗程。

功效：清肺宁络，化痰敛肺。主治支气管扩张咯血。

医案：陈某，女，43岁，农民。咯血反复发作已8年，多次检查诊为"支气管扩张咯血"。这次发作已半年，断续咯血不止，每日出血2~3次，少则数口，多则10毫升以上，血色鲜或紫黯，无痰咳，气管不痒。神清，脉弱，苔白微腻，舌红有裂纹。经检查诊为"支气管扩张咯血"，为阴虚火旺，痰瘀内结，肺络伤损。投清肺宁洛汤40余剂，咯血止。用丸药处方4倍量，研粉，和水制丸药，连服4个月。半年后复查，诸症痊愈。追访2年，咯血没有复发。

按语：此病男性多于女性。本方清肝降火、化瘀消痰，凉血止血宁络，使肺复肃降，气清络宁，咯血自愈。

处方十九

组成：白茅根25克，小蓟20克，桑白皮15克，赤芍15克，白术15克，党参30克，桔梗12克，紫菀12克，百合12克，千日红15克，百部10克，白及18克，天冬10克，麦冬10克。

用法：水煎2次，分3次服，每日1剂，15剂1个疗程。

功效：主治支气管扩张咯血。治76例，服药1~2个疗程，痊愈67例，好8例，无效1例，总有效率98.6%。无效1例，下方治愈。

处方二十

组成：生地18克，牡丹皮15克，七叶一枝花25克，白花蛇舌草30克，地龙5克，白僵蚕5克，制水蛭5克，地鳖虫5克，麻黄6克，白芥子15克，胆南星9克，全瓜蒌18克,黄连12克,黄芩12克,鱼腥草25克。

用法:水煎2次,分3次服,每日1剂。开5剂。

功效:主治支气管扩张咯血。

善后处方 健脾益气汤

组成:党参30克,白术15克,茯苓12克,薏苡仁30克,山药15克,炙黄芪20克,当归6克,陈皮15克,枳壳12克,炙甘草10克。

用法:水煎2次,分2次服,每日1剂。连服15剂。

医案:崔某,女,31岁,干部。患支气管扩张咯血已20多年,各大医院久治不愈,来此求治,服药1个月,虽未治愈,但希望坚持治疗,他相信会治愈。医患同心,是治愈顽症的有力基础。20余年的沉疴,治用"破血通络,豁痰润肠,清热解毒",重剂攻克。5剂药服完,病已治愈大半,医患共喜。继服本方10剂痊愈。继服15剂后,嘱其改服补中益气丸,让其坚持服药半年,以巩固疗效,控制复发。追访1年半,没有复发。

按语:补中益气汤(丸),使脾胃气实,肺有所养;肺气升降有力,肾水自生而升,心火得降,水火相济,天地交泰,国泰民安。

处方二十一 侧柏叶汤加味

组成:侧柏叶30克,陈艾叶9克,姜炭6克,白茅根30克,大、小蓟各25克,旱莲草30克,仙鹤草30克。

用法:水煎2次,分3次服,每日1剂,重症每日2剂。

功效:凉血、活血,收敛止血不瘀。主治支气管扩张咯血。一般2~3剂止血。屡用屡验。

处方二十二 镇冲止血汤

组成:代赭石60克(先煎),生地30克,太子参30克,百合15克,白及15克,桑白皮(吴茱萸汁炒)12克,阿胶10克(烊冲),侧柏炭10克,藕节7个。

用法:水煎2次,分3次服,每日1剂。

功效:主治支气管扩张咯血。连服5~7剂止血后,改服丸药处方。

丸药处方

组成：代赭石90克，生地60克，阿胶60克，紫河车60克，太子参30克，桑白皮30克，沙参30克，麦冬30克，百合30克，海浮石30克，白及30克，田三七20克，诃子20克，川贝20克。

用法：上药研粉，蜜炼为丸，每服10克，日服2次，1个月1个疗程，重症服3个月。

功效：治多例，1~3个月全部止血，咳嗽减轻，体重增加，有效率100%。追访1~4年无一恶化。

处方二十三　清热凉血止血汤

组成：藕节40克，仙鹤草30克，鱼腥草30克，白及30克，生地30克，紫珠草30克，桑白皮30克，牡丹皮20克，白茅根20克，佛手12克，郁金18克，台乌药15克，甘草10克。

用法：水煎2次，分3次服，每日1剂，7剂为1个疗程。

加减：外邪犯肺加桑叶12克，菊花12克；痰浊内盛加川贝10克，天竺黄12克；反复咯血加炙黄芪15克，太子参15克；喘发作加苏子12克，麻黄6克；肾精不足加山萸肉15克，枸杞子15克；胃脘胀痛加白术15克，广木香6克。

功效：主治支气管扩张咯血。治多例，1~2疗程治愈66.0%，好转32.0%，无效2.0%，总有效率98%。

处方二十四

组成：生赭石30克（先煎），清半夏10克，生白芍15克，瓜蒌仁15克，竹茹、牛蒡子、制大黄、牡丹皮各10克，生甘草3克，三七粉6克（分2次吞服）。

用法：水煎浓缩，冷后频服。

功效：治吐血症（干呕口苦，便秘）。止血后，继服数剂，以巩固疗效。

处方二十五　黄白止血汤

组成：小蓟草15~30克（鲜用60克），白及15克，生蒲黄15克，三七粉9克（包），蛤蚧粉9克（包），阿胶9克（烊化冲服）。

用法：水煎2次，分2次服，每日1剂。药粉和阿胶都分次冲服、吞服。

功效：补虚，泻实，清热止血。治支气管扩张伴各型出血。轻症1~3剂止血；中度者3~7剂止血；重症7~14剂止血。

处方二十六　益气化瘀膏

组成：党参、麦冬、生地、百部、陈皮、诃子、海蛤壳各50克，半夏、益母草、丹参各30克，五味子、桃仁各15克，枸杞子40克，花蕊石60克。

用法：第1煎1.5小时取汁，第2煎1小时取汁，2汁合并，加入川贝粉25克，三七粉12克，青黛15克，阿胶75克，竹沥30毫升。再煎半小时，加入冰糖250克，蜂蜜250克，文火熬成膏状，每次服20毫升，每日服3次。

功效：主治支气管扩张。治多例，服3~6剂，症状痊愈。随访1年，1例复发，原方再服，症状又全消失。

善后：继服2剂以求巩固疗效，不再复发。

处方二十七

组成：大蒜泥适量，凡士林适量。

用法：先用凡士林抹在两脚心涌泉穴，再敷上一层蒜泥，外面用纱布、胶布固定。

功效：主治咯血。敷10~20分钟取下，咯血可止。

注意：没有凡士林，用猪油代。

说明：由肺结核、支气管扩张、肺癌引起咯血，本方可治。

处方二十八

组成：白茅根60克，生地炭15克，栀子炭10克，花蕊石10克，猪肺1只。

用法：4味中药加水2碗煎至1碗，用这碗药汁来煮猪肺（猪肺先洗净），熟后分次吃完。

功效：主治咯血。连服数剂，即可治愈。

处方二十九

组成：当归、白芍、桃仁、川贝母各3克，白术、牡丹皮、黄芩、炒栀子各15克，青皮、桔梗各2克，甘草1克。

用法：水煎2次，温服，每日1剂。

加减：伴潮热加柴胡、赤茯苓各3克；病严重加回龙汤（童尿或自己的尿），与中药兑服。

功效：主治咯血。百无一死，皆可治愈。

注意：千万不可服凉药，服凉药必死。

处方三十

组成：生地12克，熟地12克，焦山栀6克，麦冬15克，知母10克，牛膝10克，枇杷叶10克，龟板30克（先煎），侧柏叶30克，旱莲草30克。

用法：水煎2次，分2次服，每日1剂。

功效：主治肺结核咯血。一般1~2剂止血。

处方三十一　三炭止血汤

组成：黑姜炭6克，侧柏炭50克，陈艾炭9克，仙鹤草30克，大、小蓟各25克，白茅根30克。

用法：上药水煎，兑童尿冲服，轻症每日1剂，重症日夜2剂，分多次温服。

功效：引火归元，凉血、止血、行血。2~3天可止血，有神效。

说明：本方尤治肺结核大量咯血。

处方三十二　白及四味散

组成：白及120克，生大黄90克，儿茶60克，白矾30克（4∶3∶2∶1之比例配方）。

用法：上药研粉，装瓶，每次服1~2克，每日服4次，凉开水送服。

功效：主治肺结核咯血（含支气管扩张咯血）。

医案：马某，女，48岁。患肺结核，痰中带血已1个多月，医院汤药加打针均不能止血，故来求治。余投本方治疗，患者服药5天后，咯血已止，诸症见轻。

引自:程亦成老师验方。

第七节　胸部外伤致肺积血危症

处方　活血行瘀汤

组成:瓜蒂9克,桃仁30克,红花30克。

用法:加水浓煎后顿服。

医案:郑某,男,36岁,工人。吊装时胸部受到猛击,重度呼吸困难,医院诊其脉搏沉绝,两肺音浊,充实如肝,心音微弱,诊为"危重不治"。患者家属要求中医救治,并约余会诊。见病虽危及,究在初起,瘀血尚易推动,但是要它消散亦难,瘀血在胸,可逆势倾吐消瘀,有望获得捷效。投活血行瘀汤治疗。患者服药后,大吐,肺内积瘀咯出,黑色瘀血吐净,得以生还。调理月余后患者重新开始工作。

引自:台湾庄慈祥著的《中医用药秘法奇验集》处方。

第八节　肺　水　肿

处方一

组成:冬瓜子120克,西瓜子(或甜瓜子)120克,茯苓50克(三药共打碎)。

用法:共打碎后,加水煎汤,代茶饮服,每日1剂,直至治愈。

功效:清肺、化痰、排脓、益心脾、利水湿,治咳嗽痰多、肺水肿。

处方二

组成:虎杖、赤芍、半枝莲、鱼腥草、生大黄、葶苈子、大红枣各30克,牡丹皮12克,玄明粉10克(冲服)。

用法:水煎服,每日1剂。

功效:对外感寒湿、饮食不节、劳欲过度、中阳素虚所致肺水肿,都有极佳疗效。

第九节　哮　喘

处方一　哮喘病人的饮食

1. "四可吃"：

（1）可吃瘦肉、鸡蛋、家禽、豆制品；

（2）可吃水果蔬菜，如橘、梨、西红柿、菠菜、白菜、胡萝卜；

（3）可吃木耳、花生、核桃、蜂蜜、海带；

（4）可吃豆浆、牛奶。

总之，须补充蛋白质、维生素C和润肺食物，配合治疗可收到事半功倍之效果。

2. "三不可吃"：

（1）不吃生冷或过热之食物；

（2）不吃肥肉、海鱼、虾、蟹；

（3）不吃辣椒、胡椒、姜、葱、蒜，不抽香烟，不喝酒。

处方二　固肾强肺汤

组成：当归10克，炙麻黄6克，炒葶苈子6~15克，桑白皮10克，川贝10克，淡黄芩10克，杏仁10克，僵蚕10克，白茯苓10克，水蛭6克，陈皮6克，木香6克（后下），远志10克，五味子10克，蜂房6克，甘草10克，冰糖30克。

用法：水煎2次，分3次服，每日1剂。服至缓解，改服丸药方善后。

善后处方

组成：上方加熟地10克，鹿角霜10克，党参10克，炙黄芪10克，紫河车10克，蛤蚧1对（去头足），炒白术10克，桂枝10克，沉香6克，怀山药30克，核桃肉10克。

用法：药量可增加3~5倍，研粉过筛，冰糖化水拌药粉制丸药，绿豆大小，每次服5克，每日服3次。汤药42剂为1个疗程，丸药服3个月为1个疗程。

功效：固摄肾气，疏利气机，强肺止喘。主治哮喘性支气管炎。

医案：周某，男，18岁，学生。从2岁咳嗽伴哮喘至今，冬春季必发作，持续1~2个月后缓解。中西药治疗效果不显，故来求治。诊为"哮喘性支气管炎"，投固肾强肺汤（丸）治疗。患者服汤药41剂，咳喘停止。用丸药方5倍量，研粉制丸,连服3个多月,诸症痊愈。访5年,咳喘未再发作。

处方三　急救止哮散

组成:紫河车粉12克,高丽参10克(虚热烦倦者,改用高丽白参10克,或美国西洋参10克),大蛤蚧1对(选尾粗为佳),冰糖50克。

用法:两法选一。

(1)蛤蚧去头足后,与人参、紫河车研成粉,拌匀,每次服6克,每日空腹服3次,冰糖水送服。儿童减量服,每次3克,日服3次。

(2)加清水1匙,黄酒、冰糖适量,隔水蒸熟(沸半小时)。分2天吃完,每日早中晚空腹服用3次,儿童3天吃完。

功效:2天控制哮喘,再服恢复元神元气,提高免疫功能,增强体质,控制哮喘复发。

处方四

组成:独花向日葵盘。

用法:独花向日葵盘连弯梗摘下,去籽后切碎,放入砂锅水煎,汤液当茶饮。每日1剂(花盘大,按2日1个用)。

功效:葵花盘温肺化痰定喘,平肝祛风,消滞气。主治哮喘。服3日好转,15~30天治愈。

引自:《验方珍藏》。

处方五

组成:党参90克,白术50克,茯苓60克,砂仁30克,前胡30克,麻黄15克,桑白皮30克,地骨皮25克,薏苡仁60克,山药50克,菟丝子60克,覆盆子60克,杏仁15克,五味子30克,苏子30克,白芥子20克,柴胡28克,牛膝30克,桃仁25克,丹参30克,黄连20克,黄芩25克,益智仁30克,乌药25克。

用法:上药研粉,制成丸药,如绿豆大小,每服9克,每日服3次。

功效:主治哮喘。

医案:患者,女,32岁。由感冒引起哮喘至今已10年,久治不愈,反复发作。

治宜健脾固肾,理肺气。患者坚持服药2个月,终获痊愈。随访2年未复发。

注意:为防止复发,每年入秋前1个月开始服药1剂;服药期间忌辛辣、油腻。

处方六

组成:炙麻黄9克(发热者不用炙麻黄),桂枝9克,细辛9克,生半夏9克,干姜2片,苏子9克,杏仁9克,炙水蛭粉2克(分2次吞服),丹参30克。

用法:水煎2次,分2次服,每日1剂。

功效:主治哮喘。

医案:一位60岁男子,患哮喘已10年余,久治不效,遇寒即发,不能卧,形瘦、神疲,口唇紫绀。患者服用本方3剂见效,直至痊愈。此方多验。

处方七

组成:麻黄5克(后下),射干9克,杏仁12克,厚朴15克,炒苏子9克,白芥子5克,干姜3克,细辛3克,枳实5克,胆南星9克,半夏9克,陈皮5克,鹅管石9克(煅杵包)。

用法:上药浸泡水中30分钟,然后煎沸10分钟,再加入麻黄煎8分钟,分2次温服,每日1剂。

功效:主治哮喘。

医案:张某,男,30岁,农民。患哮喘10余年,每年秋冬必发病。近日因外感风寒又发哮喘,痰白泡沫状,吐难,喉内哮鸣,胸闷,不能平卧,形寒身热、神倦、口黏、纳差、便秘、苔舌白腻、脉细滑。患者服用本方2剂后病见好转,1周痊愈。

处方八　哮喘必效汤

组成:麻黄5克(后下),射干9克,杏仁9克,厚朴5克,苏子9克,葶苈子9克,陈皮5克,制半夏9克,茯苓10克,甘草5克,枳实5克,胆南星9克,鹅管石9克(煅杵包)。

用法:上药浸泡水中30分钟,然后煎沸10分钟,再加入麻黄煎8分钟,分2次温服,每日1剂。

加减:口渴、心烦、苔黄去厚朴,加生石膏30克(先煎),桑白皮9克;痰白泡沫状去半夏、茯苓、甘草,加干姜3克,细辛3克,五味子3克;痰黄黏去厚朴、葶苈子,加桑白皮9克,炒黄芩5克,制半夏改竹沥半夏9克;咽痛、喉痒、鼻塞去厚朴、半夏、葶苈子,加前胡9克,蝉衣5克,桔梗5克;咳甚胁痛去葶苈子、厚朴,加白芥子5克,橘络5克;腹胀纳差去葶苈子、茯苓、甘草,加莱菔子9克,大腹皮9克,焦山楂12克,炒麦芽12克。

功效:止咳、化痰、降气平喘。主治哮喘。

处方九

组成:紫皮蒜头500克,冰糖200克,蜂蜜200克。

用法:将蒜拍烂,入砂锅,加水过蒜面,煮沸后,改文火炖成粥样,加入冰糖,溶化后,待凉,再加入蜂蜜拌匀,装瓶,每日早晚各服1匙。

功效:主治哮喘。

医案:一患者连服本方6个月,将30年哮喘治愈,没有再发病。

处方十　金匮皂角丸

组成:红枣500克,炙皂角粉90克。

用法:红枣去皮核,捣成泥状,加入炙皂角粉,加开水和制成丸(也可用蜂蜜代水)药。每次服3~5克,每口服3次。

功效:此方健脾和胃,通窍祛痰平喘。治痰涎阻塞咽喉,咳嗽痰多气急。

医案:赵某,男,50岁,农民。患哮喘40余年,连服本方2剂,获得治愈。随访2年未见复发。

处方十一

组成:制附子9克,炙麻黄9克,五味子9克,细辛9克,款冬花15克,紫河车粉3克(分次吞服)。

用法:水煎2次,分2次服,每日1剂。

功效:主治寒性哮喘。1剂服后得安,连服至愈。

处方十二

组成：紫河车粉100克，蛤蚧2对（去头足），炙麻黄50克，地龙100克，百部100克，桔梗50克，陈皮50克，炒海螵蛸200克，款冬花50克，甘草30克，灵芝100克，冰糖500克。

用法：上药共研粉，拌匀装瓶，每服3克，每日服3次，连服3个月为1个疗程。

功效：主治慢性哮喘。屡用屡验。已有多人治疗后不复发。

处方十三

组成：海螵蛸500克，白糖1000克。

用法：将海螵蛸在铁锅内焙干或烘干，研成粉末，加白糖调匀，装瓶。成人每次服15~25克，儿童酌减，每日服3次，温开水送服。

功效：主治慢性哮喘。连服15天见效，收治8例，病程3~27年，中西药久治无效，服此药2周后见效，哮喘控制7例，未见复发，1例好转，总有效率100%。

引自：《中药大辞典》。

处方十四

组成：党参15克，炙麻黄6克，苏子9克，杏仁9克，射干9克，白茯苓12克，厚朴5克，白芥子5克，陈皮5克，当归8克，白果肉5枚，甘草4克，沉香3克（后下）。

用法：水煎2次，分3次服，每日1剂。

参蛤膏处方

组成：生晒参50克（或党参100克），蛤蚧2对，杏仁80克，麻黄50克，炙甘草50克，红枣100克（去核），白果肉50枚，生姜50克，冰糖500克。

用法：人参另煎，收膏时冲入；蛤蚧去头足后研细末，收膏时拌入；另6味中药，用水浸泡1夜，再浓煎3次，去渣，3次汁水合1，再煎浓缩，加入人参汤、蛤蚧粉，再加入冰糖，用文火收膏后装瓶。每天早晚各服1匙，开水冲服。此膏可以长年服用。

功效：主治慢性哮喘。

医案：患者王某，女，17岁。自幼患哮喘病，反复发作，咯痰不利，胸闷气滞，喉间喘鸣，夜不安枕，面色苍白，畏风自汗，月经不调，舌淡苔薄白。连服3剂，哮喘停止，咯痰利，夜安眠。改服参蛤膏，服用一段时间后，诸症消失，体健神旺。随访2年，哮喘没有再复发。

处方十五

组成：高丽红参30克，蛤蚧1对(去头足)，龟板30克(醋炙)，款冬花30克，川贝母30克，炒杏仁30克，皂角30克，桃仁30克。

用法：上药共研粉，装瓶，每服6克，日服3次，空腹服，用冰糖水送服。

功效：主治哮喘，尤其是重症哮喘。2天可控制哮喘。发作煎服功效更佳。

注意：忌烟酒茶、猪肉及刺激性食物。患者虚火重，可改用高丽白参或美国西洋参。

处方十六　补肾宣肺汤

组成：射干15克，桑皮12克，杏仁12克，前胡12克，紫苏子12克，葶苈子12克，玉竹12克，枸杞子12克，怀牛膝12克，菟丝子12克，地龙12克，麻黄6克，甘草6克，僵蚕6克，菖蒲3克。

用法：水煎2次，分3次服，每日1剂，30剂1个疗程。儿童减量。

加减：阴虚加北沙参15克，麦冬10克，川贝6克；阳虚畏寒加葫芦巴12克，淡苁蓉10克；喉痒干咳加牛蒡子15克，蝉衣12克；肺寒气虚加太子参15克，当归12克，川芎10克，莱菔子10克；外感加鱼腥草12克，银花12克；久咳加炒全蝎6克。

功效：主治咳嗽变异性哮喘。治61例，愈60例，有效率98.3%。

注意：忌刺激和咸食。

处方十七　三子养亲汤加味

组成：苏子10克，白芥子10克，莱菔子10克，生山药60克，元参30克，麻黄4克，制附子3克，磁石6克(先煎)，黄芪10克，白术10克。

用法：水煎服，每日1剂。

功效：主治肺气肿咳喘胸闷之哮喘。证系痰涎壅盛，气逆则喘。服药3剂，诸症大减，继服6剂，诸症消失。

医案：患者田某，男，67岁。患本病6年，久治不愈，来求治时投本方9剂治愈。追访3年未复发。

按语：若配服哮喘丸，功效更佳。处方：皂角15克，枯矾10克，豆豉36克，莱菔子36克，蜂蜜适量。将这4味药同蜂蜜研粉，蜜炼为丸，每服3克，日服2~3次。孕妇忌服。

处方十八　截喘汤加味

组成：佛耳草15克，碧桃干15克，老鹳草15克，旋覆花10克，全瓜蒌10克，姜半夏10克，防风10克，五味子6克，炙麻黄9克（发热者不用炙麻黄），合欢皮9克，开金锁15克，细辛2克，皂角3克。

用法：水煎2次，分3次服，每日1剂，15剂为1个疗程。饭后半小时温服药液。

加减：肾虚加肉苁蓉15克，巴戟天15克，补骨脂15克，或蛤蚧5克（蛤蚧一对，研碎分次用）；阴虚有热加黄柏9克，知母9克，元参9克，生地9克；气虚加白参5克（单蒸服），黄芪30克；咳甚无痰或吐痰不利加南天竹子6克，马勃6克，天浆壳5只；热喘加生石膏30克，知母10克，黄芩10克；寒喘加炮附片9克，肉桂3克，鹅管石9克（研粉服）；痰多咯不爽加苏子10克，白芥子10克，莱菔子10克；便秘加大黄10克（后下）。

功效：降逆纳气，化痰截喘。治慢支、肺气肿、支气管哮喘。

善后处方　人参蛤蚧散

组成：紫河车200克，蛤蚧2对，高丽白参10克（阳虚怕冷用红参）。

用法：上药研粉，装瓶，每服3克，每日早晚各服1次，冰糖水送服，连服3个月。

功效：扶正固本，强身消喘。

医案：陈某，男，46岁。有哮喘病史30年，秋冬必发喘。近日发病，医院治疗无效，12月25日来求诊，诊为"风寒挟痰之哮喘"，投截喘汤加味治疗，患者服药3剂，哮喘缓解，再服14剂症状全消。继服人参蛤蚧散，以巩固疗效。追访1年没有复发哮喘。

注意：忌生冷辛辣等刺激物和烟酒。

按语：本方不分寒热虚实，不管哮喘发作与否，皆可服用。佛耳草、老鹳草、碧桃干三味清热解毒，祛痰镇咳平喘，对金黄葡萄球菌、肺炎球菌、链球菌及流感病毒等均有抑制作用。配合其他药物，可化痰散结，润肠通腑。五味子益气生津，补肾宁心，治疗肺虚咳喘，肾虚遗精，遗尿，虚汗，心悸，失眠。所以本方亦适用于慢支、肺气肿引起之哮喘。

处方十九　固本平喘汤

组成：党参20克，五味子8克，熟地25克，山药30克，杏仁15克，生赭石15克，生龙骨、牡蛎各25克。

用法：水煎2次，分3次服，每日1剂，30剂为1个疗程。

加减：寒痰加细辛3克，干姜3克；热痰加鱼腥草25克（后下），桑白皮15克；痰盛加半夏10克，葶苈子10克。

功效：调补肺肾，止咳化痰，平喘降逆，标本同治。主治哮喘，尤其是体虚性支气管哮喘。

善后处方

组成：西洋参50克，蛤蚧2对（去头足），紫河车粉50克，生赭石50克（不能研粉，就不用）。

用法：将上药研粉，蜜炼为药丸，如绿豆大小，每次服3克，每日分早中晚各服1次，连服3个月为1个疗程。

医案：陈某，男，35岁，农民。患哮喘10年，无季节性。患者服本方30剂后，多年顽疾治愈。为了防止再次复发，劝患者继服善后处方，之后诸症痊愈。访1年未见复发。

处方二十　固本治哮汤

组成：蛤蚧1对（去头足后研粉，分2天冲吞），太子参30克，海浮石30克（先煎），淡豆豉10克，广地龙10克，紫菀10克，皂角3克，制南星6克，细辛6克，炙麻黄6克，钟乳石15克（先煎），桑白皮10克，五味子10克，沉香6克，炒葶苈子6克，杏仁10克，黄芩10克，生龙骨20克（先煎），甘草6克。

用法：水煎2次，分3次服，每日1剂，连服42剂为1个疗程。

功效：主治支气管哮喘。一般5剂哮喘停止，连服40剂痊愈。

善后处方

组成：上面汤药方加制半夏10克，白矾3克，制川乌3克，川椒3克，款冬花10克，神曲10克，元参30克，干姜10克，川贝10克，栀衣10克，苏子10克，水蛭6克，僵蚕10克，熟地30克，蜂房6克。

用法：原方药量增加4~2倍，研粉，过筛，用水制丸，如绿豆大小，每服5克，每日服3次，服3个月为1个疗程。儿童药量酌减。

功效：补肾纳气，降逆消痰。主治支气管哮喘。

医案：陆某，男，37岁，工人。从童年起患哮喘至今已31年，家族无同类病史，无季节性，诱因不明确。曾用氨茶碱和激素药治疗，常能控制，此次发病，服氨茶碱和激素也不管用。所以由家人护送来求治。患者端坐不能平卧，呼气困难，喉有哮喘，偶尔呛咳，痰稠白，桶状胸，两肺广泛哮鸣音及干啰音。X线胸片示两肺纹理增粗，血检白细胞数及嗜酸性粒细胞略增高。发病前身微寒，夜盗汗，脉细数，苔白舌红，发病已10余小时。诊为支气管哮喘急性发作（混合型），伴轻度肺气肿。属肺肾气虚，邪留肺络。在西药地塞米松及氨茶碱对症维持治疗同时，中药投"固本治哮汤（丸）"方，患者先服汤药5剂后，哮喘已止，继服汤药40余剂，哮喘未再发作。将丸药方4倍量制丸，连服3个余月，访2年未复发。

按语：经本方治疗，使元气渐复，体力增强，抗病邪能力提高，病根自拔，自然不易复发。

处方二十一

组成：生石膏25克（先煎），生地20克，知母20克，桑白皮15克，瓜蒌15克，川贝母20克，麻黄10克，白芥子15克，法半夏8克，杏仁10克，苏子15克，五味子25克，陈皮15克，枳壳15克，甘草10克。

用法：水煎2次，分3次服，每日1剂。开药5剂。

功效：主治支气管哮喘。

医案：许某，女，30岁，农民。患喘症已半年，经人介绍来求治。诊为实热壅肺，支气管哮喘。治宜清泄肺热，宽胸利气，平喘化痰，养阴生津。患者服本方5剂后,病已好转。因患者家贫,故而复方5剂量,研粉制丸药服,每服9克,日服3次,终获痊愈。随访半年未见复发。

处方二十二 白果定喘汤

组成:白果肉21粒,炙麻黄9克(发热者不用炙麻黄),炙桑白皮6克,光杏仁5克(寒哮用10克),苏子6克,炒款冬花6克,炒黄芩5克(热哮用10克),法半夏6克,甘草3克。

用法:水煎2次,分2次服,每日1剂,30剂1个疗程。

功效:主治哮喘。原金陵一家药铺(店),就是用这个白果定喘汤治疗哮喘,病人无不见效,故而店主以此发家。此方亦因此流传至今。我在运用此方时亦见良效,就怕见效后停药,不加善后巩固,难免复发,但复发再服,仍有效果。

按语:白果甘苦涩,平,有小毒。敛肺定喘,涩精、止带。治咳嗽气喘,小便频数,带下,遗精。但是,小儿生食7~15粒会中毒。所以必须炒熟才可吃,食量不可超过25粒,过量中毒。解毒方法:甘草60克,水煎服解毒;白果壳30克,水煎服解毒;白果树皮60克,煎服后解毒。以上三法选一即可。2.此方经众多名医运用,处方名称有叫"千金定喘汤",有叫"摄生众妙方"等,内容相同,剂量克重少有调整。足以证明此方之功效不虚。例如"摄生众妙方":白果21粒,麻黄9克,苏子6克,甘草3克,款冬花9克,杏仁5克(去皮尖),炙桑白皮9克,炒黄芩5克,法半夏9克。水3碗煎至2碗,每服1碗,不拘时。

引自:《本草纲目》。

处方二十三 肾气汤加味

组成:熟地15克,淮山药15克,茯苓15克,枸杞子9克,泽泻9克,牡丹皮9克,制附子9克,胆南星9克,葶苈子9克,肉桂粉3克(另包冲服)。

用法:水煎服,每日1剂。

功效:主治哮喘,尤其是支气管哮喘。加减治疗数例,亦均获治愈。

医案:刘某,男,63岁,干部。患支气管哮喘已20余年,逐年加重,久治不效,故来求治。症见胸闷、气急、气短,动则更甚,不能平卧,上楼更困难,痰多为泡沫;脉细弦缓,舌淡红偏晦,苔白较厚。投肾气汤加味治疗,患者服完3剂即能平卧,气不急,再连服20余剂,诸症消失。追访2年,未见复发。

说明:证为肾气虚弱、寒痰阻肺,治宜泻肺益肾纳气,可投肾气汤加味治疗。

处方二十四　白果平喘膏

组成:炙麻黄10克,白果肉10克,苍耳子10克,青木香10克,蝉衣10克,防风10克,辛夷10克,百部10克,黄芩10克,地龙10克,苏子6克,细辛3克,冰糖适量。

用法:照此比例,可以加量几倍。水煎3次,去药渣,3汁合一浓煎为膏状,装瓶,每服1匙,饭后半小时服,每日服3~2次,连服10天为1个疗程。

功效:主治支气管哮喘。治数例,服药10~30天,治愈和显效100%。

处方二十五　复方麻黄膏

组成:麻黄33克,紫菀33克,杏仁33克,川贝15克,鲜生姜汁30克,蜂蜜30克,香油30克。

用法:上药研粉,鲜姜榨取汁30毫升,香油下锅煮沸,加入蜂蜜,见沸下姜汁,再煮沸后,加入药粉,煮5~6分钟,即成膏状,装瓶密封,分14天服完。每次饭后半小时1匙,开水送服,每日服2次。服完1剂,停药7天,再服第2剂药。

功效:主治支气管哮喘。治疗78例,治愈和显效78例,有效率100%。

处方二十六

组成:蚯蚓100条,桑叶3克,天门冬10克,百部10克,骨碎补10克,白糖适量。

用法:将蚯蚓洗净,加水浓煎,加白糖熬成膏状,每服1汤匙,日服2次;用4味中药煎汤送服地龙膏。

功效:清热镇痉平喘。主治支气管哮喘(虚劳喘咳)。连服2剂治愈。

处方二十七　地龙皂角散

组成:地龙干15克,炙皂角15克,炙水蛭10克,蜈蚣10克,麻黄6克,蟾蜍(癞蛤蟆)干1只,高丽白参1支(约10克左右)。

用法：上药研粉，装胶囊，体强服6克，体弱服3克，日服3次，温开水送服，30天1个疗程。

功效：主治支气管哮喘（年久痰滞）。治49例，3天起见效，白细胞恢复正常，肺功能改善。近期治愈41例，有效7例，无效1例，总有效率97.9%。

按语：蟾蜍，辛、凉、有毒。入心、肝、脾、肺四经。破结行水湿，化毒杀虫定痛。治慢性支气管炎。本方用中药店加工过的干品。若用活蟾蜍，必须去头、皮、去内脏，焙干研末，加其他中药后拌匀服用。蟾蜍的卵、腮腺、皮肤腺的分泌物，含有多种毒性物质，烧煮不能破坏其毒性。故蟾蜍不宜食用。

处方二十八　哮喘停膏

组成：制南星、法半夏、桔梗、川贝、细辛、杏仁、生甘草、五味子各15克，生麻黄、白苏子、款冬花、生紫菀各9克，麻油200克，白蜜120克，生姜汁120克。

用法：将前12味药入麻油中浸泡24小时，然后煎枯、去渣、滤净，再加入白蜜及姜汁，文火熬成膏状，以滴水成珠为度，约为440克。每天五更鸡鸣时，用开水冲服1小匙。小儿药量酌减。

功效：主治支气管哮喘（寒邪犯肺）。

善后：服用人参健脾丸及河车大造丸，以培土生金，补肾益肺，巩固疗效。

医案：患者张某，男，38岁，干部。患支气管哮喘已6年之久，久治不能减少发作，故来求治。见患者多因受凉发作，呼吸困难，咳吐白黏泡沫痰，症为寒邪犯肺之支气管哮喘。投哮喘停膏治疗。患者服药3天后，喘息逐渐停止，连服30天后，病获痊愈。嘱其继服人参健脾丸与河车大造丸以巩固疗效。追访数年未见复发。

注意：服药期间禁食生冷、酒、虾、蟹等。

按语：此方源于佛学书籍《西方公据经验良方》，万文谟老师加工引用数十年，治疗寒证哮喘屡获佳效。若非寒性哮喘，去掉生姜汁即可。

处方二十九　前胡汤加味

组成：前胡12克，杏仁9克，桑叶12克，知母12克，麦冬9克，黄芩9克，金银花15克，款冬花9克，枇杷叶12克，桔梗9克，天花粉15克，甘草6克。

用法：水煎服，每日1剂。

功效：主治支气管哮喘（痰火犯肺）。

医案：患者李某，女，26岁，干部。数月来，咳嗽喘息，咽中痰鸣，呼吸困难，咯痰色黄黏稠，胸满闷痛，口渴心烦，面红唇赤，舌质红，苔黄，脉滑有力，证系痰火犯肺，淤塞肺窍，肺失肃降，气道不利而致喘嗽。医院诊断为支气管哮喘。久治不效，故来求治。痰火壅盛寒治之，用前胡汤清热化痰宣肺治疗。投本方4剂后，患者诸症减轻，又服5剂，哮喘消失，气道通利，生津润肺，久病痊愈。

注意：忌食腥辣之物。

处方三十　补肾理肺汤

组成：熟地24克，山药30克，茯苓15克，麻黄9克，杏仁9克，苏子15克，党参24克，当归15克，五味子9克，补骨脂30克。

用法：水煎服，每日1剂。

加减：咯痰不利加桑皮12克，冬瓜子30克；胸闷，遇冷加重，加干姜6克，桂枝9克；痰多或消化不良，加陈皮12克，白术10克；口干，手足心热（脉细数），去补骨脂，加地骨皮30克。

功效：主治支气管哮喘并肺气肿。

医案：康某，男，37岁，干部。患本病已8年之久。每天离不开氨茶碱等药物。经友人介绍来求治。症见患者胸闷喘息，呼吸急促，每天喘息大发作数次。平素咳嗽、痰多、气短，动则喘息加重；胃脘胀满，消化不良；喘息重时影响睡眠。证系肾不纳气，寒凝气滞，肺气壅塞所致哮喘，治宜补肾纳气，理肺平喘，投补肾理肺汤治疗。患者服本方7剂，已停服西药，再服9剂，诸症消失，呼吸均匀。继续服用10多剂，病获痊愈。追访8年，未见复发。

处方三十一

组成：青木香、桑白皮、清半夏、白茯苓、甘草、当归、川贝母、杏仁、五味子各6克。开药3剂。

用法：第一天晚上，煎服第1剂药，药渣保留；第二天早上，煎服第2剂药，药渣保留；第二天中午，煎服第3剂药，药渣保留；第二天晚上，3剂药渣加一起同煎1次,取药汁顿服。每次服药后,必须服1杯冰糖水。

功效:主治痰多质稀之哮喘。一般3剂治愈,久病、重症12剂治愈,已治愈许多久治不愈的哮喘。

医案一:一位57岁老人,平时不能干活,走路上气不接下气,后用此方4剂治好了气喘病。一位21岁女青年,从3岁起患哮喘病,久治不愈,一年比一年重,后用此方1剂见效,将药量加1倍连服2剂见大效,再服2剂宣告痊愈。

医案二:一位女工自幼患哮喘,到处求医,用尽中西药、针灸、按摩、理疗,还有"兔脑埋藏""清炖全猫""松塔豆腐""冰糖"等等,凡闻效方无所不试,可惜均无寸效。病情日益加剧。11月初咳喘难忍,实在无可奈何了,家人用抄来的"此方"3剂,照法服用,随感发热、恶心、头昏(当时没感冒),黏性凉痰连吐不已,并腹泻几天,之后,不喘不咳,哮喘治愈。

注意:治疗期间,忌烟、辣、葱、蒜、酒,禁房事7天。

按语:此为民间传转奇方,似二陈汤减去陈皮,加川贝、杏仁、桑皮、五味子、青木香、当归而成。它功在祛痰平喘止咳,对舌苔白腻而无外邪寒热之湿痰久喘咳嗽者功效显著;对黄痰热证恐效不著。医药界于1963年夏季曾有人对此方研讨过,由于传抄怕误,没有结果。多少年来社会上仍在流传,说明它有一定疗效,否则该自生自灭了。经此方治好的哮喘病人都说它"太神奇了"。我运用此方中,还没有见到上述吐例。上例吐利,原因是患者"痰结气凝较重",在青木香等药力作用下,又因患者体力不支,故而出现吐利,是药效祛病反应。也有可能与"杏仁"等药物加工不规范有关;若从正规中药店买的中药,应该是没有问题的。

引自:《中老年自我治病奇效方集锦》。

处方三十二 脱敏汤

组成:炙麻黄9克,钩藤15克,葶苈子9克,乌梅6克,蝉衣9克,凤凰衣6克,石苇30克,甘草3~15克,僵蚕9~15克,野冬青果3~9克(无果用茎叶)。

用法:水煎2次,分3次服,每日1剂,30剂1个疗程。

加减:营卫不和(营气在血脉中,卫气在全身,抗外邪,控制汗孔、皮毛)加桂枝9克,白芍6克;寒痰伏肺加川椒5克,干姜5克,细辛3克,五味子5克;痰热蕴肺加鱼腥草9克,开金锁9克,秦皮9克,海浮石15克;肺肾阳虚加元参15克,麦冬12克,木蝴蝶9克;黄痰量多或咯血加芦根18克,薏苡仁15克,冬瓜仁9克,侧柏叶9克,鱼腥草9克,开金锁9克;有风热表证加荆芥9克,防风5克,白芷5克,板蓝根9克,贯众9克,野菊花9克;伴慢性支气管炎加平地木12克,旋覆花9克,百部9克,紫菀9克;鼻塞流黄涕加苍耳子19克,白芷5克,辛夷5克,紫花地丁9克。

功效:宣肺平喘,止咳祛痰,抗过敏。主治过敏性哮喘。治疗多例,治愈显效97.8%,无效2.2%,总有效率97.8%。

处方三十三

组成:薄荷、苍耳子、防风、菊花、鱼腥草各100克。

用法:上药研粉,装瓶密封防出气;在口罩上方夹层中开个口,装入药粉,缝口,防止药粉倒出。不戴时,口罩放入塑料袋。

功效:有清香气味,闻至通窍,5分钟起效,可防治过敏性哮喘的发病。收治多例,有86%没有发病,得到控制,另有14%发病,总有效率86%。若再配合服用药物,可治愈哮喘。

处方三十四　人参蛤蚧散

组成:蛤蚧1对(去头足),炒杏仁50克,炙甘草50克,知母20克,桑白皮20克,人参20克,茯苓20克,川贝20克。

用法:上药研粉末,装瓶,每服5克,每日服3~2次。

功效:主治喘咳、咯脓血、生面疮、身黄肿。连服5剂获佳效。

引自:《卫生宝鉴》。

处方三十五　菟丝子贴膏

组成:菟丝子20克,杜仲100克,白芥子30克,僵蚕30克,元胡30克,甘遂10克,细辛10克,红丹3克,香油适量。

用法:上药研粉,用香油拌药,加入红丹,制成2厘米×2厘米左右贴敷膏块,装瓶密封。取药贴敷肺俞穴、膏肓穴、大椎穴。发病前贴,或连贴2个月为1个疗程。皮肤过敏者,可贴3天,停3天再贴。可停一切西药和其他中药。

功效:主治哮喘(缓解期)。治多例,有99.2%没有发病,只有1人发病,再服药治疗后得到控制。

处方三十六

组成:白芥子、元胡、甘遂各30克,洋金花15克,麝香1.5克,姜汁适量。

用法:上药研粉,用姜汁调湿药粉,敷贴于大椎穴,肺俞穴,膏肓穴。每穴敷药少许。上午11时~下午2时,气温最高时敷贴效果最好。可选初伏天、中伏天、末伏天的第1天各敷贴1次。

功效:祛痰降气平喘。主治支气管哮喘、支气管炎、肺气肿。为冬病夏治良法。

注意:视体质决定贴的时间长短。敷后有烧灼痛感,一般不处理;严重者,用消毒针挑破水泡,外涂紫药水即可。

处方三十七

组成:胡桃肉15克,山萸肉15克,菟丝子15克,熟地15克,山药18克,生赭石24克,生牡蛎24克,麦冬12克,五味子9克,沉香6克,肉桂3克。

用法:水煎3次,分3次服,每日1剂。

加减:肺肾气虚上喘加服"参蛤散"(高丽白参10克1支,蛤蚧1对去头足后,研粉),每服3克,日服2~3次。

功效:主治肾虚哮喘。

医案:患者10年来喘不能卧,张口抬肩,胸胀欲便,咳咯泡沫状痰,尿清长,多汗,口舌微紫,唇燥咽干,呼吸困难,遗精滑精,龟头寒冷,苔白舌红,脉弱。为"肾阳、肾阴两虚亏,虚火上浮致喘"。治宜"温肾固涩,滋阴制火,降气平喘"。10年来,患者在各大医院用各种中西药治疗,均不长效。因为久病必累及肾虚,《内经》有云:"呼出心与肺,吸入肝与肾。"肾若虚时,纳气乏力。患者咽干舌红,即为肾阴不足,虚火上炎。所以治疗不可光治肺而不顾肾。本方"温肾固涩,滋阴制火,降气平喘",患者连服5剂平喘,再服15剂,诸症痊愈。随访多年未见复发。

处方三十八

组成：川贝50克，罂粟壳50克，芝麻500克（打碎），冰糖250~500克，乌骨鸡1只。

用法：乌鸡去毛去内脏，中药研碎装鸡肚内，缝合，隔水蒸4~6小时以烂为度，分3天或4天吃完。

功效：主治哮喘，尤其是难治性哮喘。连服2~3剂痊愈。

注意：忌烟、酒、辛辣及房事，防止感冒。

处方三十九　高丽乌鸡汤

组成：紫苏子15~20克，紫菀10~15克，黄芪15克，炙枇杷叶10克，桃仁9克，怀山药18克，高丽参片10~8克（阴虚火旺者用高丽白参10克），乌骨鸡1只。

用法：将中药用纱布包煎，取汁去渣，再下高丽参和乌骨鸡，文火煎炖2小时。吃鸡肉饮汤，分数次吃完，一般2天吃完。

加减：高热抽搐、神昏痰迷、咽喉肿痛加牛黄1~2分（吞服）；高血压加鬼针草30克或决明子30克（炒黄）；咳嗽痰多气喘加苏子20克；咳喘吐痰不利加紫菀15克。

功效：主治哮喘（虚损大汗，多年难愈）患者连服5剂，身强见奇效，多年哮喘获得治愈。

处方四十　祛哮汤

组成：葶苈子15克，小青皮15克，陈皮15克，槟榔10克，牡荆子15克，卫矛10克，生大黄10克，生姜3片。

用法：水煎2次，分2次服，每日1剂，30剂1个疗程。

功效：泻肺除壅，涤痰祛瘀，利气平喘，疗效极佳。主治支气管哮喘（发作期）。

善后处方

组成：西洋参50克，蛤蚧2对（去头足），紫河车粉50克，生赭石50克。

用法：上药研粉，蜜炼为丸（或粉用），早中晚各服3克，连服3个月。

医案：吴某，男，29岁。7月16日来求诊。自3岁患上哮喘，久治不愈，复发加重，不得卧，大便干结如羊粪，唇绀，舌暗红，哮鸣（++），投本方治疗，服药

21剂获愈。之后将上药制丸服用,连服3个月巩固疗效。随访1年未复发。

第十节 肺 炎

处方一 复方清毒化瘀汤

组成:千里光30克,鱼腥草30克,穿心莲30克,白花蛇舌草60克,虎杖21克,黄芩15克,毛冬青根15克,赤芍18克,当归尾24克,生地24克,川芎12克,桃仁12克,甘草9克。

用法:水煎2次,取药液400毫升,分4次服,每次服100毫升,每日1剂。

加减:热盛伤津加麦冬15克,北沙参15克;胸痛不适加郁金15克,元胡10克;痰多黄稠加瓜蒌皮15克,冬瓜仁10克,桔梗5克;咳喘甚者加桑白皮15克,葶苈子6克(包煎),炙麻黄6克,杏仁9克;咳血痰加白茅根20克,茜草炭10克;便黄短赤加车前草10克,黄柏5克;血亏虚者加黄芪40克,党参10克。

功效:主治大叶性肺炎。

医案:患者陆某,男,29岁。发病已5天,高热咳嗽,吐铁锈色痰,伴痰鸣气急,口渴,尿少而黄,烦躁不安,食欲差,舌质红,苔黄,脉洪滑数。X光胸透提示"大叶性肺炎"。医院治不理想,故来求治。此乃痰热上壅,热伤肺络,肺失清宣,治当清热消毒,化瘀宣肺。投本方加冬瓜仁12克,杏仁9克,桑白皮15克,葶苈子9克,车前子15克,茜草炭12克,炙麻黄6克,郁金9克。患者连服7剂,诸症尽除,再服3剂,巩固疗效,病获治愈。

按语:此乃高文武老师有效验方,已治愈多例。

处方二

组成:鱼腥草、金银花各20~30克,连翘10~15克,麻黄3~5克,杏仁、大黄各5~10克,葶苈子10~30克,桃仁、红花各5~15克,生石膏30克~50克(先煎),浙贝母10~15克。

用法:水煎2次,分2次服,每日1剂,5天1个疗程。

加减:痰浊壅肺加瓜蒌15克,法半夏10克;气短加黄芪10~30克,党参

10~30克（或高丽白参10克另炖服）；喘促重加地龙5~10克，苏子3~10克；咯血加田七粉3克（2次吞服），藕节15~30克，白茅根10~30克。

功效：主治老年性肺炎。治多例，痊愈90%，有效10%，总有效率100%。

处方三　肺炎合剂

组成：麻黄6克，杏仁10克，生石膏40克（先煎），虎杖15克，金银花20克，大青叶、柴胡、黄芩各15克，鱼腥草20克，青蒿、贯众各15克，七叶一枝花12克，地龙、僵蚕各10克，野菊花15克，甘草6克。

用法：水煎2次，分2次服，每日1剂。小儿药量酌减。

功效：清热解毒，宣肺平喘。主治肺热、喘咳型肺炎。治小儿肺炎多例，6~10天全部治愈。

说明：本方含治急性支气管炎。

处方四　千金苇茎汤加味

组成：冬瓜子、薏苡仁各30克，苇茎、麦冬各15克，党参20克，桃仁、桔梗各9克。

用法：水煎2次，分2次服，每日1剂。

功效：老年右大叶性肺炎（虚实兼杂）。

医案：一患者来求治，2剂药后，退热，脓痰大减，大便通解。连服4剂后，诸症消失。之后改服肺炎合剂方（见前），直至诸症痊愈。随访1年未见复发。

处方五

组成：仙人掌1块（2年以上）。

用法：去皮刺、洗净，趁湿贴喉部，用纱布固定，24小时换药1次。

功效：主治老年肺炎久咳。轻者当晚见效不咳。

处方六

组成：鲜芦根50克，薏苡仁30克，冬瓜子18克，黄精12克，川贝母9克，桑白皮9克。

用法：水煎2次，分2次服，每日1剂。

加减：高热加地龙9克，前胡9克；咳多湿重加北杏仁12克（去皮尖），车前子9克，甘草6克；痰多加瓜蒌皮15克，黄芩9克。

功效：主治肺炎高热。连服3剂退热得愈，再服"肺炎合剂"（见前页），治愈肺炎。

说明：本方含治支气管炎高烧。

处方七

组成：生石膏45克（先煎），生地24克，鱼腥草15克，蒲公英15克，板蓝根15克，杏仁12克（去皮尖），金银花12克，黄芩12克，麻黄9克（先煎去沫），生甘草6克。

用法：水煎2次，分2次服，每日1剂。

加减：痰多加川贝8克，青黛8克，蛤蚧粉8克，去生地；便秘加大黄8克，瓜蒌仁8克；胸痛加枳壳8克，橘络8克；咽痛加桔梗8克，元参8克。

功效：此为治病毒性肺炎专效处方。

处方八

组成：胡椒15克，丁香9克，葱白30克。

用法：前2味研末，加葱白共捣烂。一部分敷贴在颈后大椎穴，胶布固定。另一部分放于掌心，合掌放于两大腿中间夹住，盖被蜷卧。

功效：主治风寒性肺炎。汗出即愈。

处方九

组成：大葱白125克，薄荷叶6克，黄酒125克。

用法：大葱放碗中捣汁，加入温开水半茶杯，捣匀去渣；黄酒炖开，冲薄荷叶1~2分钟，去渣，导入葱汁和匀；用这3味药汁搽两手心、两脚心、两太阳穴、两肘窝、两腘窝、尾闾两旁、前后胸肋骨间。搽时力度适可。

功效：主治风热性肺炎。连治3次可治愈。

第十一节 矽 肺

概要：矽肺是由于长期大量吸入含有游离二氧化硅粉尘后，引起肺内发生广泛的结节性纤维化所致。初起缓慢无症状，随后逐渐发展出现咳嗽、咳痰、针刺样胸痛、胸闷、气急，甚至有头晕、乏力、心悸、失眠、饮食不振等。X线片上的结节阴影或间质纤维网状阴影为主诊。中医认为本病属"胸痹""咳喘""肺痿""肺痨"范畴。多因燥伤津液，痰瘀（粉尘）阻络，阴阳失调，脏腑虚损所致。治宜润肺化痰止咳。

处方

组成：北沙参、麦冬、生鳖甲（先煎）、海藻、生薏苡仁、海蛤壳（先煎）各12克，莱菔子9克。

用法：水煎2次，分2次服，每日1剂。

加减：咳频加紫菀12克；胸痛加郁金10克；气喘加炙苏子9克；痰多加川贝母粉3克（吞服）；咳血加白茅根30克；唇色青紫加丹参12克，当归9克；体虚盗汗加煅牡蛎18克，黄芪皮12克。

功效：此为专效处方。

第十二节 肺吸虫病

处方 宣肺祛瘀汤加味

组成：北沙参9克，薏苡仁12克，天冬12克，麦冬12克，甘草6克，浙贝母6克，代赭石12克，瓜蒌仁6克，平地木24克，元参9克，蛤壳12克，旋覆花9克（包），杏仁9克，冬瓜子12克。

用法：水煎服，每日1剂。

功效：此方润肺化痰解毒，活血祛瘀散结。主治肺吸虫病。

医案：田某，男，21岁。患慢性咳嗽，吐痰似烂桃样，医院在痰中查到肺吸虫卵，确诊为"肺吸虫病"。家属要求中药治疗，故来求治。余投宣肺祛瘀汤加味治疗。患者服药10剂后,痰中血明显减少,诸症转轻。嘱其继续服用,直至痊愈。

引自:何任老师验方。

第十三节　结　核　病

处方一　抗结核合剂

组成:猫爪草40克,天葵子20克,薏苡仁30克,蒸百部15克,生牡蛎30克(先煎),天龙末(冲服)。

用法:水煎2次,分2次服,每日1剂;第3次水煎取液外洗患处。3个月为1个疗程。

加减:结核脑膜炎加红花6克,珍珠粉(冲服)1克;肺结核加麦冬15克,北沙参12克;淋巴结核加元宝草30克,浙贝母10克;结核性胸膜炎加葶苈子12克,大枣10克;结核性腹膜炎加制附片6克,败酱草15克;肾或膀胱结核加芦根20克,冬瓜子15克;骨结核加黄芪15克,鹿角胶10克(烊冲);皮肤结核加升麻6克,乌梢蛇15克;喉结核加甘草10克,僵蚕10克,红花12克,桃仁10克;肠结核加怀山药15克,芡实15克,黄芪20克,升麻10克;子宫内膜结核加红花12克,桃仁10克,三七粉3克(吞服)。

功效:清热祛痰,软坚散结,抗痨杀虫,有较好疗效。治肺结核,服药2~3个月可愈。

按语:本方可治包括全身内外各部位的各种结核病。猫爪草甘辛温,入肝、肺二经,主治瘰疬、肺结核、疟疾。单味猫爪草用60~120克,功效为散结消肿、清热解毒。治颈淋巴结核,肺结核,经2~3个月治疗,均可痊愈。

处方二

组成:狼毒60~90克,鸡蛋22只。

用法:狼毒加水3000~4000毫升,煮沸1小时,待药液冷却后,加入鸡蛋,再用小火煮熟鸡蛋,浸泡7天即成。每天吃鸡蛋1只,连吃21个鸡蛋为1个疗程(另1只鸡蛋备用,破壳蛋不吃,以防中毒)。

功效：主治各种结核病，如肺结核，肠结核等。共治疗多例，痊愈88.1%，好转8.3%，无效3.6%，有效率96.4%。

按语：狼毒，苦辛平，有毒。入肺经兼心经气分。祛痰，破积杀虫。治水肿腹胀，痰、食、虫积，心腹疼痛，慢性气管炎，咳嗽，气喘，各类结核，疥癣，痔瘘。治法有狼毒煮大枣，每吃10粒，日吃3次；本方是狼毒煮鸡蛋，原理相同。由于本方有毒，只有久治不愈的病才可用本方治疗。详见《中药大辞典》下册。

处方三

组成：黄芪25克，白术9克，党参15克，当归12克，白及12克，黄芩炭9克，丹参10克，生地炭15克，侧柏炭10克，藕节炭10克。

用法：水煎2次，分2次服，每日1剂。

加减：咳咯紫黑色痰加川芎12克，益母草10克；体胖多湿、纳差乏力多痰，或舌有齿印者加茯苓25克，陈皮12克；失血多、面色萎黄苍白加阿胶12克（烊冲），熟地15克，砂仁6克；干咳咯血量多且鲜红者加牛膝15克，杏仁9克，黄芩改为生黄芩；便秘加大黄炭6克。

功效：主治顽固性肺结核。连服7~8剂，各种症状均获治愈。再服数剂，以巩固疗效。

处方四　二麻四仁汤

组成：麻黄（带节蜜炙）5克，麻黄根5克，苦杏仁（去皮）、白果仁（打碎）、桃仁、郁李仁各9克。

用法：水煎2次，分2次服，每日1剂。

加减：外感发热加土茯苓15克，连翘10克，忍冬藤15克；呛咳不止加百部10克，款冬花10克，车前草10克；食欲不振加焦山楂10克，焦白术10克，焦谷芽12克；胸膈痞满加柴胡6克，牡蛎30克，菖蒲6克；气阴两亏，舌光口干加党参12克，沙参12克，麦冬10克；心气不振，足肘浮肿加制附子10克，熟地12克，酸枣仁10克；阳气浮上，下肢不温，烦躁失眠加制附子10克，磁石30克，补骨脂10克。

功效：开肺润燥涤痰，顺气宁咳，宽胸定喘。主治虚中挟实，重症肺结核。

服药3~6个月,症状消失或缓解,痰菌转阴,胸片复查,病灶吸收,或空洞关闭,疗效显著。

处方五

组成:炙枇杷叶12克,炙百合12克,炙桑叶15克,炙甘草15克,麦冬12克,款冬花12克,桔梗12克,半夏12克,知母12克,山豆根3克,莲座蓟25克(或大蓟代),蜂蜜120克。

用法:水煎2次,两汁合并,温后冲蜂蜜,搅匀后,分2次服,每日1剂。

功效:空洞型出血肺结核(特效方)。重症3剂治愈,轻症2剂治愈。

善后:2日服1剂,连服至痊愈,以巩固疗效。

处方六

组成:蛤蚧1对(选尾粗的好,力在尾),杏仁、玉竹、瓜蒌仁、白芥子各6克,白及9克,白石英9克,白毛鸭1只。

用法:将蛤蚧用食油炸一下;将白石英,放火上烧红,取出放凉,和蛤蚧一起研细末;将纯白毛鸭去毛去内脏,将上药7味放入鸭内,加水,用砂锅煮至肉烂。吃药渣、鸭肉,饮汤,每天吃1次,分3天吃完为1剂。

功效:主治肺结核(特效方)。轻症3~4剂,重症7~8剂可治愈。

注意:从吃药开始一百天内,不吃辣椒、醋,禁房事。

按语:蛤蚧,性味咸平,归肺、肾经,功效补肺益肾,定喘止咳。治虚劳、肺痿、喘咳、咯血、消渴、阳痿。但外感风寒者忌服。《本草经疏》:"蛤蚧,其主久肺痨咳嗽、淋沥者,皆肺肾为病,劳极则肺肾虚而生热,故外邪易侵,内证兼发也。蛤蚧属阴,能补水之上源,则肺肾皆得所养,而劳热咳嗽自除;肺朝百脉,通调水道,下输膀胱,肺气清,故淋沥水道自通也。"《雷公炮炙论》:"凡使须认雄雌,若雄为蛤,皮粗、口大、身小、尾粗;雌为蚧,口尖、身大、尾小。""蛤蚧,其毒在眼"。《海药本草》:"……力在尾,尾不全者无效。"

处方七 鸡汁救肺汤

组成:南沙参、肥玉竹各15克,天冬、麦冬、炙百部、茯苓、地骨皮、黄柏叶各10克,炙紫菀、桔梗、生甘草各3克,生牡蛎30克(先煎),本鸡1只(约500克)。

用法:取母鸡净肉,加水(不放盐酒佐料),用文火煎熬,取鸡肉汁6杯,分3天服完,日服2杯;将中药加水浸泡30分钟,再文火煎40分钟,取汁后,再加水2次煎30分钟,2汁混合,分上下午各服1次,同时服鸡汁1杯。中药每日1剂,本鸡3天1只,30天为1个疗程。须连服2个疗程。

功效:主治空洞型肺结核。杀虫补虚加速康复,标本同治,一般2个月可治愈。

注意:忌烟酒辛辣等刺激食物,节制房事。

引自:苏州名医黄一峰验方。

处方八　扶本抗痨汤

组成:怀山药60克,生地30克,潞党参10克,当归10克,济阿胶10克(烊冲),白薇10克,海浮石20克(先煎),夏枯草20克,白及10克,壁虎10克,仙鹤草10克,白茯苓10克,天冬10克,麦冬10克,神曲10克,北沙参10克,杭白芍10克,杏仁10克,橘皮6克。

用法:水煎3次,分3次服,每日1剂,42剂为1个疗程,须连服1~2个疗程。

功效:主治体质特异性肺结核。

善后处方

组成:汤方加熟地30克,地骨皮10克,牡丹皮10克,紫河车30克,炒白术10克,川贝母10克,鹿角胶10克,龟甲胶10克,水蛭6克,地鳖虫6克,三七粉3克,黄柏叶10克,炙甘草10克。

用法:丸方3倍量,研粉,阿胶、鹿角胶、龟甲胶化水,拌药粉制药丸,绿豆大小,每服5克,每日服3次,连服3个月为1个疗程,可连服3~4个疗程。

功效:补气养血益精,清热化瘀抗痨。主治体质特异性肺结核。

医案:王某,男,21岁,学生。1年前患"浸润型(Ⅲ型)肺结核",西药治疗8个月,复查病况如前,又出现腹胀、恶心呕吐、巩膜黄染,小便呈酱黄色,故来求诊。诊为体质特异性肺结核,对抗痨药耐药及耐受力弱所致肝功能损害。为阴虚内热,痨虫蚀肺,兼夹湿热。投药扶本抗痨汤,加茵陈30克。患者连服20剂,之后腹胀恶心已除,巩膜黄染已退,小便转清,肝功正常。上方去茵陈,继服80余剂,胸片示病灶吸收,体力渐复。善后处方3倍量制丸继续服用2个疗程。

1年后复查,诸症恢复正常,返校复读。

按语:西药损害肝功时,如改用中药扶本抗痨汤急救,丸药善后,坚持服药可屡获良效。守方为要诀也。

处方九　益肺汤加味

组成:沙参9克,紫菀12克,桔梗9克,炙甘草6克,炒杏仁9克,百部9克,夏枯草12克,陈皮9克,半夏9克,白及15克,山药24克,白术9克,鸡内金12克,白豆蔻9克,当归9克,炒酸枣仁18克,炙桑皮9克。

用法:水煎2次混合后,分2次服,每日1剂。

功效:主治浸润性肺结核。

处方十　益肺流浸膏

组成:夏枯草240克,益母草90克,当归45克,桔梗90克,丹参60克,沙参90克,陈皮45克,百合45克,半夏45克,白及150克,柿霜60克,红糖120克。

用法:前9味水煎3次,取药汁,加入白及、柿霜、红糖,文火收膏,每服20毫升,每日服3次。

功效:益肺健脾,行瘀化痰散结。主治浸润性肺结核。

医案:患者张某,女,25岁。1年前开始咳嗽、食欲不振、疲乏无力,胸痛、消瘦,月经延后至经闭已3个月。经医院拍片诊断为"浸润性肺结核"。治疗1个多月,无改善,故来求治。见患者体瘦、舌红、苔薄白、脉沉细。投前面处方九36剂,本方2剂,诸症好转,嘱其照方继服。治疗2个月后,已恢复工作。其继续服药至5个月,去医院X光复查,结核病灶已痊愈,月经亦已完全正常。

说明:证系脾肺两虚,血瘀痰结,治宜益肺健脾,行瘀化痰散结。可用处方九益肺汤加味与处方十益肺流浸膏同时治疗。

引自:刘惠民老师验方。

第十四节　肺 脓 肿

概要：此病由湿热内蕴，热毒伤肺引起。初由咳嗽咯痰，延致寒热，胸胁疼痛，咳则痛剧，时吐黏痰，病延日久，大咯脓血，其痰腥臭异常。在脓肿破溃期，体温接近正常，形体消瘦，面色无华，口咽干燥，舌苔黄腻，脉象滑数，可诊为肺脓肿。在边远农村，医疗条件差，尚不能确症者，可令患者生嚼黄豆，患者感到其味香甜，即可诊为肺脓肿；若患者感到其味腥臭，就不是肺脓肿。

处方一　桃仁化瘀汤加味

组成：桃仁、连翘、金银花各15克，川贝、苦杏仁、黄芩、甘草各10克，桔梗、牡丹皮各12克，薏苡仁、鱼腥草、白茅根各30克。

用法：水煎服，每日1剂。

加减：气虚多汗加黄芪、党参各15克；咯血加生地15克，三七粉5克（分2次吞服）；口干咽燥加南沙参15克，麦冬12克；痰浊多加桑白皮10克，葶苈子10克。

功效：主治慢性肺脓肿。数例患者均因医院抗生素治疗疗效不佳，来要求治疗，服本方14~42剂后，均获治愈。

处方二

组成：生黄豆浆适量。

用法：生黄豆浆任意服用。

功效：生黄豆浆具有清热解毒，豁痰化瘀功效。本方主治肺脓肿。

医案：患者田某，男，58岁，农民。患本病后，服用生黄豆浆10多天，脓量渐减，发热渐退，食纳增进。服豆浆20多天后，患者感觉到豆浆腥气，实难吞咽，停服，其诸症消减，逐渐康复。追访1年未见复发。

按语：此为丰明德、丰永高两位老师的实践经验。他们认为生黄豆浆气味腥，鱼腥草、冬瓜子、瓜蒌子、败酱草、桔梗等均具腥味之药，是治疗肺脓肿的首选药材。

处方三 清热排脓汤

组成:冬瓜子30克,银花30克,蒲公英30克,生薏苡仁30克,鲜芦根60克,桔梗10克,牡丹皮10克,枳实10克,葶苈子10克,川贝10克,桃仁10克,苏子10克,黄芩15克。

用法:水煎服,每日1剂,分2次服。

功效:主治肺脓肿。

医案:张某,男,45岁。患者高烧咳嗽,吐黏脓痰,有臭味,胸疼痛,呼吸促,口渴,舌红,苔黄,脉滑数有力。医院诊为肺脓肿。家属送患者来求治。投本方2剂后,患者诸症减轻,痰臭仍在,原方继服5剂后诸症尽除,病获痊愈。

按语:此乃实证,以清肺解毒排脓为主,药量宜大,方可制治,保全肺气于津液得愈。崔洪勋老师说:酒癖者患之预后不佳,若见气喘、音哑、脓臭、爪甲青紫者,凶多吉少。

处方四 苇茎桔梗汤加味

组成:苇根、桔梗、冬瓜仁、鱼腥草各50克,生薏苡仁、银花、瓜蒌、黄芩、甘草各25克,连翘20克,黄芪15克。

用法:水煎服,每日1剂。

功效:主治肺脓肿。曾治疗多例,均获治愈。

处方五 清肺化痈汤

组成:鱼腥草15克,大青叶12克,金银花10克,连翘10克,生石膏12克,川黄连3克,干芦根15克,燀桃仁10克,冬瓜仁15克,苦杏仁10克,瓜蒌仁12克,浙贝母10克,玉桔梗10克,生甘草5克。

用法:水煎2次,分2次服,每日1剂。

加减:尿赤或痰带血加白茅根15克。

功效:解毒泻热,清肺排脓。主治肺脓肿。几位患者经数月治疗,均获治愈,屡获捷效。

处方六

组成：鱼腥草30克，金银花30克，桔梗15克，浙贝母10克，桃仁10克，甘草10克。

用法：上药加水3000毫升，用武火煮开后，倒入有嘴的壶内，用文火（小火）继煮；取一根约3尺长的小竹管，打通竹节，洗净，一端插入壶嘴，另一端，患者用口缓慢吸吮壶内蒸气，每次熏吸药物蒸气1~2小时，吸后，去药渣，喝药液，隔日1剂。

功效：本方清热解毒，理肺排脓。主治肺脓肿。一般用药3~5剂治愈或显效。

引自：著名中医江西程爵堂祖传方。

处方七　宣肺解毒汤

组成：金银花30克，连翘18克，鲜苇根30克，桑叶10克，薄荷5克，冬瓜仁15克，杏仁10克，瓜蒌仁12克，苦桔梗5克，生甘草5克。

用法：水煎3次，分3次服，每日1剂。

加减：胸痛加犀黄丸3克（吞服）；痰多加黛蛤粉30克；恶寒重加荆芥3克；无寒发热加生石膏30克，知母、栀子各10克；胸痛憋气加葶苈子12克，瓜蒌20克。

功效：解表清里，宣肺解毒，消痈肿。主治肺脓肿（未溃期）。治愈率100%，屡验。

按语：《金匮要略》："始萌可救，脓成则死。"王季儒老师经验：肺痈初期治愈百分百，成脓轻者能愈，重则难保十全。

第十五节　胸腔病变

处方一　抗痨敛溃汤

组成：炙黄芪30克，当归10克，党参10克，熟地30克，白芥子10克，鹿角霜10克，瓜蒌30克，连翘衣15克，夏枯草10克，杭白芍10克，蒲公英20克，制乳香6克，制没药6克，皂角刺6克，炮山甲6克，全蝎2克，蜈蚣2条，地鳖虫6克，甘草10克。

用法：水煎3次，分3次服，每日1剂，42剂为1个疗程，连服1~2个疗程。

功效：主治胸壁结核瘘管。

善后丸方

组成：汤方加壁虎10克，白蔹10克，白芷10克，川芎10克，丹参10克，桔梗10克，白蒺藜10克，炮干姜6克，肉桂6克。

用法：以丸方5倍量，研粉过筛，水泛制为丸，绿豆大小，每服5克，每日服3次，3个月为1个疗程，连服1~3个疗程。

功效：温阳益气，通络解毒。主治胸壁结核瘘管。

医案：芦某，男，33岁，农民。胸壁患结核已13年，前胸局部漫肿坚硬，治疗不消，渐至有波动感，于是今春手术切开引流。术后脓汁如豆腐渣汁，继则流出清稀脓液，间有紫黑色渗出液，一直不断，刀口也不愈合。即或愈合，脓腔渗液，使胸局部又隆起，唯以注射器针管抽脓液，每次约20毫升左右。由于久用西药乏效，故来求诊中医治疗。诊为"胸壁结核瘘管"，属气血两亏，痰瘀浊毒内结，痨虫蚀骨。投方抗痨敛溃汤治疗，患者连服40余剂，疮口脓液渐少，身热已退。以丸剂5倍量，研粉制丸药，连服2个疗程即6个月，疮口愈合，诸症全消，体质恢复正常。随访2年，未见复发。

按语：患者从童年感染结核，治疗不彻底，从而由肺痨累及至骨痨。虽用抗痨药，时日已久，产生耐药性，加上长期不愈，身体素质日益下降，药效吸收更差，故不能见效。改用中药，扶正与祛邪双管齐下，使正胜邪去，病当自愈。这便是中医药治疗疑难病的优势所在也。

处方二

组成：瓜蒌仁20~30克，薤白15~20克，白酒适量。

用法：水煎2次，分2次服，服前冲入适量白酒温服。

功效：可消除喘息、咳唾、气短之症状。主治胸部憋闷。

说明：气郁痰阻，痹阻胸阳，咳唾气短，苔白，为痰郁气滞之证，治宜通阳宣痹。

处方三

组成：黄芩15克，川朴10克，茯苓15克，苏梗15克，姜黄15克，麦芽15

克,白芍10克,腊梅花10克。

　　用法:水煎2次,分3次服,每日1剂。

　　功效:主治胸闷(像鸡蛋塞胸口)。连服3剂好转,再服3剂治愈。

　　善后:再服3剂巩固疗效。

处方四

　　组成:鸡1只(男用母鸡,女用公鸡),蜂蜜200克。

　　用法:鸡去杂洗净,加水炖烂,停火待温加蜂蜜,停5~10分钟后,吃鸡饮汤。

　　功效:主治胸膜炎。连服2剂,已治愈多人,功效神奇。

　　说明:不论干性、湿性胸膜炎,本方已治愈多例患者。

处方五

　　组成:银柴胡15克,淡黄芩15克,牡蛎粉15克,瓜蒌皮9克。

　　用法:水煎2次,分3次服,每日1剂。

　　功效:主治胸膜炎。连服5剂症状消失,再服5剂善后巩固,治愈不复发。已治愈10多例。

处方六　二草六子汤

　　组成:夏枯草30克,鱼腥草30克,炒葶苈子10~40克,莱菔子10~30克,白芥子10克,全瓜蒌30克,杏仁10克,桃仁10克,丹参15克,连翘10~30克,黄芩10克,银柴胡10克,鳖甲15克(先煎),川桂枝10克,炒枳壳6克,桔梗6克,猪苓10~30克,茯苓10~20克,薤白头10~30克。

　　用法:水煎3次,分3次服,每日1剂,42剂为1个疗程。善后制丸服。

　　功效:行气消痰、温阳化水。主治渗出性胸膜炎。

　　医案:樊某,男,43岁,农民。半年前右侧胸痛,咳嗽伴发热,经医院检查,诊为"渗出性胸膜炎",住院治疗两周,症状缓解,带药出院。6个月来,用抗生素、抗痨药及中药治疗,但咳嗽、低热,胸胀闷及气短日益加重,故来求治。患者

语颤音,B超显示右侧胸腔积液中等量。证属热郁气滞,饮浊停蓄。投二草六子

汤治疗。患者服药20剂后,咳嗽、胸闷、气短稍减,复查胸水亦减少。原方葶苈子加至40克,莱菔子加至30克,再服20余剂后,X线等复查,诸症消除。原方5倍量,研粉制丸药,每服5克,日服3次,连服4个月后,再度复查,胸水消失,余症皆愈。

按语:渗出性胸膜炎在临床上有90%以上属结核性,而本案病例为非结核性。患者前期在某医院用抗生素、抗痨药治疗过,可能对愈病有一定作用,但是治疗半年,胸水反而逐渐增多。来此治疗,用汤药加丸药也将近半年,胸水日消,直至痊愈,表明本处方从水治标,从因治本,标本兼治,具有良好功效。

处方七　胁痛和络汤

组成:当归须30克,瓜蒌皮30克,茜草根10克,炒枳壳6克,青皮6克,元胡10克,制乳香6克,丹参10克,桃仁10克,降香6克,山栀衣10克,夏枯草15克,鱼腥草15克,炮山甲6克,川楝子6克,柴胡6克,蒲公英15克,天花粉30克,白芥子10克。

用法:水煎3次,分3次服,每日1剂,30剂为1个疗程。

功效:疏肝活血、通络止痛。主治干性胸膜炎。

善后:制丸药服。

医案:杨某,男,57岁,农民。3年前,肺部感染治愈后,右侧胸痛时重时轻一直不断,服消炎止痛药亦无效。数月来又干咳无痰,右胸痛如针刺,时感全身不适,食不甘味,身体乏力;脉微数,苔薄白,舌红;呼吸音低,可闻及胸膜摩擦音;X线胸片示两肺纹理增粗,右侧胸膜增厚并广泛粘连。诊为"右侧干性胸膜炎",属阴虚络热,瘀阻气滞,投胁痛和络汤治疗。患者服药30余剂,胸痛、咳嗽已止,诸症尽除。1年后复查,胸膜改善,胸痛未复发。

按语:该患者由急性肺部感染迁延所致,病久入络而胸部刺痛不休。今用化瘀通络、疏肝清火止痛之处方,使其瘀化络和,火清气行,病愈痛除。

处方八

组成:桑白皮、地骨皮、桔梗、百部、杏仁、陈皮、茯苓、泽泻各12克,葶苈子、白术各10克,芦根30克,甘草6克。

用法：水煎2次,分2次服,每日1剂。

加减：肺有炎症加银花、连翘各12克;外伤引起者加当归、桃仁、红花各12克;痛甚加元胡、川楝子、枳壳各12克。

功效：主治胸腔积液。治8例,均获显效。

处方九　清热解毒汤

组成：大青叶15克,板蓝根15克,金银花9克,黄芩12克,甘草6克。

用法：水煎服,每日1剂。

功效：清热解毒汤对传染性单核细胞增多症的治疗和预防均有显著疗效。

医案：某地在中秋前后发生传染性单核细胞增多症,高峰时每日发病40余人,多为青壮年。解放军李玉林老师辨证为"热毒郁肺"。治宜清热解毒,投清热解毒汤治疗。患者服药2~4剂病愈。为了控制快速流行,按本方比例,大锅煎药,药汤分送各户,预防服药,才使患者数量很快下降,迅速控制了此病流行。

第九章 泌尿和生殖系统疾病

第一节 肾 炎

处方一 肾炎清消汤

组成：炙黄芪30克，生地30克，怀山药30克，石莲肉30克，白茯苓30克，泽泻10~30克，牡丹皮10克，防风6克，蝉衣15克，连翘20~40克，鱼腥草20~40克（后下），益母草30~60克，赤芍30克，水红花子10克，五加皮10克，大腹皮10克，陈皮10克，小蓟30克，车前子10~30克（包）。

用法：水煎2次，分3次服，42剂为1个疗程。后期可制丸药服。

功效：益肾活血，祛风化湿。主治急性肾炎。

医案：尤某，男，34岁，工人。全身水肿渐进加重已1个多月。病由数天前感冒治愈后，发现眼睑浮肿，波及全身，医院诊为急性肾炎，治时肿消，停药又肿，故来求诊。余嘱患者必须严格忌盐食及绝对休息，并投本方10剂，患者服药后，尿量增加，水肿渐消，精神稍振，先后服药40余剂，诸症消失。原方制丸药服1剂，以巩固疗效。追访2年，尿检皆正常。

处方二 导赤汤加味

组成：生地12克，木通12克，甘草梢6克，竹叶9克，萹蓄12克，石苇12克，大、小蓟各30克，海金沙12克，白茅根30克。

用法：水煎服，每日1剂。

功效：主治急性肾炎（血淋）。

医案：单某，男，20岁。患小便频急，热痛尿血，腰痛发烧，头晕浮肿，面赤舌红，苔薄黄，呼吸急促，脉弦数。医院尿检后诊为急性肾炎。家属来要求中药治疗。此为湿热型血淋病，即湿热下注，灼伤肾与膀胱之阴，治宜清热利尿止血。投导赤汤加味治疗。患者服药5剂后，血尿止，尿频、尿急、热痛、浮肿均消大半，此乃三焦气化渐复,湿热欲消之象。原方加连翘12克,以清十二经之热,患者又服8剂后,小便正常,浮肿诸症尽除,尿检已正常。再服3剂,巩固疗效。

引自:郑侨老师验方。

处方三 肾炎扶元汤

组成:炙黄芪30克,山萸肉10克,泽泻20克,熟地30克,白茯苓10克,牡丹皮10克,怀山药30克,怀牛膝10克,鸡内金10克,五加皮30克,半边莲30克,连翘20克,益母草30克,水红花子30克,车前子10克(包),蝉衣15克,苏叶10克,菟丝子30克,生龙骨20克(先煎),路路通10克。

用法:水煎2次服,每日1剂,3个月为1个疗程。后期制丸药服。

加减:高血压型加女贞子30克,地龙10克;肾变型加决明子30克,红参10克;隐匿型加罂粟壳3克,黄精30克;亚急性加大黄60克,红参10克,共研粉,每次服3克,每日服3次;反复型和混合型加鸡内金30克,僵蚕60克,研粉,每次服3克,每日服3次。

功效:益肾扶元,泄热化湿。主治慢性肾炎。

医案:陈某,男,55岁,农民。浮肿乏力已3年多。早年患急性肾炎,西医治愈。此次浮肿诊为慢性肾炎,治疗效果不佳,故来求治。患者面色浮白、头昏、乏力、畏寒、脉缓无力、苔薄白、舌红而瘦、大便溏、尿少。(检查略)诊为肾变型慢性肾炎。投本方,并嘱其忌盐食和必须休息。患者服药10剂后,全身症状改善,但尿液无变化。本方照服,另加决明子90克,红参30克,研粉,每服3克,每日服3次。患者服用90多剂后,水肿消退,血压及肾功能均转正常。前方制丸药继服,前后服药半年。1年后复查,均无异常,病属治愈。

处方四

组成:黄芪、白茅根各30克,党参24克,丹参21克,山药18克,杜仲、续断、茯苓、车前子各15克,巴戟天、菟丝子、白术各12克,甘草3克。

用法:水煎服,每日1剂。

功效:主治慢性肾炎。

医案:患者腰痛、夜尿多,劳则加剧,为肾气虚弱;患者精神倦怠,四肢乏力,食少便溏,为脾气虚弱;苔薄白,舌质淡,脉沉缓而弱,为脾肾气虚。治宜补肾气,健脾胃。患者服药6剂后,精神好转,饮食增加。守方继服6剂,腰痛消失,夜尿减少,再服6剂,诸症消失。为巩固疗效,嘱患者每周服药3剂,连服3个月,病获痊愈。追访多年,未见复发。

处方五　真武汤加减

组成:黄芪6克,熟附子6克,防己9克,桂枝5克,茯苓15克,淫羊藿15克,丹参30克,党参15克,当归15克。

用法:水煎服,每日1剂。

功效:主治慢性肾炎。

医案:向某,男,55岁,农民。自述5年前因浮肿、尿频、腰痛而住院治疗。浮肿消退出院,但几年来腰部胀痛,久站痛加重,小便清长,多次医院尿检,均为蛋白++至+++,服用多种西药,未见好转,体质日渐衰弱,腰酸怕冷,体困肢沉,故来求治。患者舌质淡白,苔白滑,脉沉细弦,血压106/80mmHg,尿蛋白+++,红细胞少许。证系脾肾阳虚,湿困脾阳,久病气虚致瘀。治宜温补肾阳,健脾化湿,养血活血化瘀,投真武汤加减治疗。患者服药3剂后,尿检正常,腰酸减轻。再服3剂后,再尿检均正常,腰酸愈。嘱患者每周服本方1剂以巩固疗效。追访3年,未见复发。

处方六

组成:田螺1个,荞麦粉适量。

用法:取出田螺肉,捣烂,加入荞麦粉拌匀再捣匀,摊布上,贴敷脐部,以胶带固定。每天换药1次,夏天换药2次。

功效:主治慢性肾炎。用药2~3天即可治愈。

处方七

组成:茴香籽90~150克,猪尿泡1个(带尿)。

用法:将茴香籽放入猪尿泡中,挂阴凉处风干。用时加水煎熬,每剂药煎3次,分3次饮服药汤。

功效:主治老年严重肾炎。治疗数例,用药1~3剂,彻底治愈。

医案:一位老太太患肾炎久治不效,服药1剂后痊愈。

处方八

组成:老生姜300克,大红枣300克,红糖200克,黑、白二丑(黑白牵牛)22克。

用法:生姜去皮捣烂绞取汁液;红枣煮熟去皮、核;二丑研粉末。四药放碗中拌匀,入锅蒸1个小时后取出,分成9份,每日吃3次,每次吃1份,连吃3天。

功效:主治急、慢性肾炎。已治许多例,2~3剂治愈。

注意:必须嚼烂吃下;服药期间,严禁吃盐食;忌酒和高脂肪及对胃有刺激的食物;停用其他中药(服此药时期);孕妇禁服。

引自:《中老年自我治病奇效方集锦》。

处方九

组成:商陆、泽泻各15~30克,生韭菜12~200克。

用法:加水浓煎,温服,每日1剂。

加减:急性肾炎可用本方;亚急性肾炎加茯苓皮30克,五加皮15克;慢性肾炎加黄芪30克,木瓜15克;营养性浮肿加薏苡仁60克。

功效:医院难治的肾炎,用本方4~10剂均可治愈。

注意:小儿减量用。

引自:《中老年自我治病奇效方集锦》。

处方十

组成:玉米须60克。

用法:水煎取液代茶饮服,每日1剂。

功效:主治肾炎。连服8个月治愈不复发。

注意:服药期间停用其他药。

处方十一

组成：猪胃1个，紫皮独头蒜7头。

用法：猪胃洗净，装入去皮蒜，放锅中煮熟烂，分次将蒜肉和汤全部吃光。

功效：主治肾炎。治数例，轻症1剂治愈，重症4剂治愈。追访无一复发。

处方十二

组成：蝼蛄3只，鲜鸡蛋1只。

用法：将蝼蛄放瓦上文火焙焦，研粉末；将鸡蛋打一小孔，把蝼蛄粉放入蛋内，外用纸封口，再用黄土泥包鸡蛋（半厘米厚），放炭火中烧熟，去壳吃，每天吃1个，连吃10个。

功效：蝼蛄咸寒，有小毒。主治肾炎水肿，头面肿，利大小便，通石淋，治十种水病。治肾炎数例，服药5~10天，均获痊愈。一位患者在医院治疗无效，回来用本方治愈。

处方十三

组成：鲫鱼250克，茶叶50克，煅绿矾6克。

用法：将鲫鱼破开，洗净去内脏，把茶叶、绿矾放进鱼肚内，放碗中，不加盐，入锅蒸熟，于晚饭后半小时1次吃完。吃后须频频喝浓茶水（绿茶为宜）。

功效：主治肾炎水肿。2小时后，开始大量排尿，一夜小便多次，病毒随尿液排出。一般服用1剂见效，次日浮肿消除，肾炎治愈。

注意：患者须多饮水，以防止脱水。

处方十四

组成：鲫鱼（或鲤鱼）250克，大蒜瓣5克，赤小豆适量。

用法：鲫鱼（或鲤鱼）洗净去内脏，放入大蒜瓣，再用已浸泡好的赤小豆填满鱼腹，放碗中，隔水蒸熟，趁热蘸糖醋，1天内吃光，连吃5~7天。

功效：主治肾炎水肿。

医案：一位患者患肾炎浮肿5年，久治不愈，后得此方，1天1剂，连吃6剂（6条鱼），肿消病愈。追访3个月未复发。

处方十五

组成：生黄芪 120 克，糯米 30 克。

用法：水煎黄芪，取汁加糯米煮成 1 碗粥，令病人家属用小匙给患者频服。

功效：主治危重水肿、气喘。

医案：清代医著《冷庐医话》记载：王某患肿胀病，气喘声嘶，二便不通畅，生命垂危。求医于海宁许珊林，患者服本方不久，喘平，大小便通畅，全身浮肿消失，病获痊愈。

处方十六

组成：生黄芪 30~60 克，生薏苡仁 30 克，赤小豆 15 克，鸡内金粉 10 克，广陈皮 10 克，白术 10 克，糯米 30 克。

用法：黄芪、陈皮、白术加水 700 毫升，煎 20 分钟，去渣，下薏苡仁、赤小豆煮 30 分钟，再下鸡内金粉和糯米，煮成粥，1 日吃完，每日 1 剂。

功效：理气和胃、强心利尿、降血糖、消浮肿，主治慢性肾炎及肾盂肾炎之浮肿，3 天治愈。

处方十七

组成：黑丑 45 克，制香附 30 克，广木香 6 克，芝麻 50 克（略炒）。

用法：水煎服，重症每次服 1/2 量，轻症每次服 1/4 量，日服 2 次。上药共研粉，重症每次服 1/2 量，轻症每次服 1/4 量，日服 2 次。

功效：主治四肢、头、面、胸腔和腹部水肿积液、二便不利。药到肿消。

注意：忌盐。水肿消退后，须服补药调理数周。

说明：患者病危，可用本方急救。

处方十八　健脾益气方

组成：党参 15 克，白术 15 克，山药 15 克，黄芪 15 克，芡实 15 克，莲子肉 15 克，砂仁 3 克，薏苡仁 30 克，茯苓 10 克，陈皮 10 克，红枣 15 枚。

用法：水煎服，每日 1 剂。

加减：胸闷腹胀加厚朴花 10 克，枳壳 10 克；四肢怕冷加桂枝 10 克。

功效：用于肾炎水肿消退后的调理。

处方十九　温补肾阳方

组成：杜仲10克，补骨脂10克，山萸肉10克，菟丝子10克，覆盆子10克，仙灵脾10克，五味子10克，巴戟天10克，金樱子15克，芡实15克，熟地15克。

用法：水煎服，每日1剂。另配金匮肾气丸（中成药），每服8粒，日服3次。

功效：用于肾炎水肿消退后的调理。

处方二十　滋阴益肾方

组成：生地10克，熟地10克，山萸肉10克，枸杞子10克，北沙参10克，麦冬10克，怀牛膝10克，牡丹皮10克，当归10克，五味子10克，白术15克，陈皮10克。

用法：水煎服，每日1剂。

加减：血尿加小蓟15克；血压偏高加珍珠母30克，钩藤10克。

功效：用于肾炎水肿消退后的调理。

说明：症为头晕眼花，耳鸣目涩，虚烦失眠，腰膝酸软，手足心热，口燥唇干，血压增高，面色潮红，可用本方治疗。

处方二十一　祛邪化湿方

组成：苍术10克，黄柏10克，泽泻10克，茯苓10克，滑石10克，白茅根20克，薏苡仁20克，车前子20克，蒲公英15克，木通5克。

用法：水煎服，每日1剂。

加减：大便干结不畅加生大黄（后下）10克；呕吐加法半夏10克，竹茹10克。

功效：用于肾炎水肿消退后的调理。

说明：余邪未清，湿未化，湿为阴邪，其性重浊黏，不易消除，临床表现胸闷发热，大便干结，小便短赤或混浊，或尿时涩痛，尿检有蛋白、红细胞。

处方二十二　肾炎清血汤

组成：生黄芪10~30克，太子参10~30克，生地10~30克，五加皮10~30

克,广地龙6~10克,赤芍10~30克,苏叶6~15克,防风6~10克,蝉衣6~15克,益母草30~60克,紫草6~15克,半边莲10~30克,茯苓10~30克,连翘10~30克,鸡内金3~10克,路路通6~10克,怀山药10~30克,三七粉1~3克(冲吞),生甘草15~30克。

用法:水煎,分3次服,每日1剂,3个月为1个疗程。

加减:出血严重加小蓟30~60克。

功效:益气凉血,清热祛风。主治紫癜性肾炎。

医案:邱某,男,32岁,干部。双下肢及臀部皮肤紫癜,时轻时重已4月余,医院皮肤科检查诊为紫癜性肾炎,西药治无缓解,故来求治。余嘱其忌盐食及房事。并投本方加减共服药70余剂,皮肤紫癜及浮肿消失,尿液和血液检查均无异常。本方制丸药服用,前后治疗8个月,随访1年未见复发。

注意:青少年用小剂量,壮年可用大剂量。

按语:紫癜性肾炎,又称过敏性紫癜性肾炎,是以皮肤紫癜、蛋白尿、血尿或水肿及高血压为主的一种继发性肾小球疾病。好发于青少年和壮年。中医谓"血证""肌衄""斑疹"及"皮水""石水"范畴,认为因外感风热邪毒深入血分,化热迫血外溢或脏腑虚损而气血不运,瘀阻脉络,血不归经所致的,以皮肤紫癜或浮肿及伴血尿、蛋白尿为主要表现的出血类疾病。本病既有皮肤紫癜,又有血尿,表明阳络、阴络皆伤,阴络伤由于元气不足,阳络伤由于卫气不固,邪气乘虚而入,深入血分动扰脉络而出血。故治宜益气祛邪,投雍履平肾炎清血汤治疗。

第二节　肾囊肿并积水

概要:本病乃指肾区单侧或双侧触及肿块,并伴腰酸腰痛,及下肢水肿,是一种泌尿系先天畸形疾病。40岁以上人多见。病因多由肾系先天畸形日渐发展,或因劳累继发感染形成积液所致。中医谓"积聚""水癖"范畴。乃缘于先天元气虚弱,肾阳不足,水湿不运,蓄积日久,水瘀互结,遂成窠囊。属下肢水肿,腹内痞块、腰痛、血尿、肾功能减退等为主要表现的积聚类疾病。治宜温肾利水,行血化瘀,投温肾消肿汤治疗。

处方　温肾消肿汤

组成：益智仁30克,川桂枝10克,熟地10克,生黄芪10克,炒白术10克,赤茯苓10克,桃仁10克,大腹皮10克,大青叶15克,赤芍15克,车前子（包）15克,川牛膝20克,黑白丑各6克,水蛭6克。

用法：水煎分3次服,每服5克,每日1剂,2个月为1个疗程,后期制丸药服。

功效：温阳利水,行气活血。主治肾囊肿并积水。治疗多例,均告治愈。

医案：陈某,男,68岁,干部。左侧腰痛1年半,两下肢及足水肿,行卧均艰难。医院诊为左侧肾囊肿积水,经治不效,多次囊内穿刺抽水,然而越抽积水越多,症状加重,病情日迫,故而慕名前来求治。患者面㿠虚肿,行动迟缓,舌淡胖,苔淡白,脉细涩,左肾区隆起,按之肿胀,有压痛,两下肢水肿,按之凹陷。（化验略）属肾阳不足,气化失司,湿浊寒瘀留滞,治宜温肾行水,活血化浊,投温肾消肿汤治疗。患者服药50余剂,尿检正常,诸症大减。让患者本方制丸药服用,6个月后复查,肾功能正常,诸症消失。

引自:雍履平老师验方。

第三节　睾丸鞘膜积液

处方

组成：小茴香30克,橘核30克。

用法：上药炒热,分4份装布袋,轮流热敷患处,每日1剂。

功效：主治睾丸鞘膜积液。治疗数例,坚持每天治疗,15天左右,均告治愈。追访无一复发。

第四节　肾功能衰竭（尿毒症）

处方一　护肾消衰汤

组成：炙黄芪30克,潞党参10克,生地10克,山萸肉10克,怀山药30克,泽泻10克,白茯苓10克,牡丹皮10克,五味子10克,巴戟天10克,仙灵脾10克,五加皮10克,麦冬10克,水红花籽10克,益母草30克,水蛭3克,地鳖虫3克,白花蛇舌草15克,苏叶10克,防风6克,蝉衣6克。

用法:水煎,分3次服,每日1剂,1个月为1个疗程,连服2~3个疗程,后期制丸药服用。

功效:温肾活血,祛风清热。用于治疗尿毒症前期症尤宜。若用于尿毒症期,仍需随证加减药物。

二诊处方

组成:制半夏、生赭石(先煎)、白茯苓、炒竹茹各30克,砂仁(后下)、木香(后下)、沉香、降香各6克,白檀香3克,生姜汁10滴(兑服)。

用法:水煎服,每日1剂,连服5剂。

三诊处方

组成:原方护肾消衰汤10剂,另配大黄、红参各30克,鸡内金60克。

用法:研粉,每次服1克,每日服2次。

四诊处方

组成:原方护肾消衰汤20剂,另配鸡内金200克。

用法:研粉,每次吞服3克,每日服2次。

五诊处方

组成:再投原方护肾消衰汤20剂,另以原方20倍量,研粉制丸药。

用法:丸药制成绿豆大小,每次服5克,每日服3次。

医案:王某,女,62岁,农民。3年前患全身水肿,医院诊为慢性肾炎,经反复治疗,水肿消退,但肾功能逐渐减退。数月服药无效,病情日重,卧床不起。今因慕名,由家属多人扶送来求诊。患者面色灰黯、消瘦、乏力,行走需人扶着,口有尿味;食少腹胀,脉细弱,苔淡白,舌淡红。医院化验诊为慢性肾衰竭(尿毒症前期)。辨证为阳虚血瘀、湿热留滞。治宜温肾、活血、祛风,投护肾消衰汤10剂,另配大黄30克,红参20克,研粉,每服1克,每日服2次。二诊时患者腹胀严重,饮食减少。急则治标,宜和胃降浊,投二诊处方治疗。三诊来时,二诊处方见效,脘腹胀消除,饮食增进,精神好转,已能行走。投原方护肾消衰汤10剂,另配大黄、红参各30克,鸡内金60克,研粉,每次服1克,每日服2次。四诊时患者精神大振,由家人伴行来诊。投原方护肾消衰汤20剂,另配鸡内金200克,研粉,每次吞服3克,每日服2次。五诊时诸症大减,面有华色。复查化验,血肌酐112.0mmol/L,血尿素氮16.8mmol/L,已基本正常。再投原方护肾消衰汤20剂,另以原方20倍量,研粉制丸药,如绿豆大小,每次服5克,每日服3次,以善其后,和胃补脾益肾,增强体力。嘱患者起居宜静,静中求动,即多息少动,以利气血流动、排浊正常。肾脏不萎,"精神乃治"也。

处方二

组成:大戟3克,芫花3克,甘遂3克,大枣20枚(另包)。

用法:前3味中药研成粉末,装瓶备用。用时取大枣10枚,加水煎取枣汤半碗,送服上药粉3克(不可多吃),1天1次。

功效:主治急性肾功能衰竭。服药后0.5~1小时,患者出现腹泻腹痛;1~2小时开始排尿,尿量逐渐增加至1日3000~4000毫升。

注意:浮肿严重,体质尚好者第2天可以再用红枣汤送服2克。体质稍弱者,第1天也只能服2克,第2天服1克。本方为峻下之剂,毒性较大,体质太虚弱者禁用。要多饮浓茶水,以防脱水。待水肿退净,须及时换药调理,以保善后(参照前面处方护肾消衰汤治疗)。

说明:各种原因引起的急性肾功能衰竭,周身水肿,日尿量少于500毫升者,西药治疗无效者,可用本方抢救,必获奇效。

处方三

组成:连翘20克,桃仁15克,红花15克,当归15克,枳壳15克,葛根30克,柴胡10克,大黄3克,砂仁10克,草果仁15克,半枝莲30克,香橼20克,佛手20克。

用法:水煎服,每日1剂。

加减:脾肾阳虚加杜仲20克,菟丝子20克,黄芪20克;脾肾阴虚加山萸肉15克,枸杞子20克。

功效:本方为慢性肾衰竭治标方。服药数剂后,病情缓解见效,改服下方以治本,宜健脾益肾祛邪。

处方四

组成：党参20克，生黄芪20克，生地20克，山药20克，茯苓20克，泽泻15克，丹参20克，枸杞子20克，杜仲20克，女贞子20克，菟丝子20克。

用法：水煎服，每日1剂。

加减：祛湿浊加草果仁20克，砂仁10克，陈皮10克；化瘀滞加赤芍20克，当归15克，红花10克。

功效：本方为慢性肾衰竭治本方。健脾益肾祛邪得效后，须进一步扶正祛邪调理，可继服下方。

处方五

组成：处方四加大黄6～30克，生牡蛎50克，黄芩50克，蒲公英30克。

用法：水煎服，每日1剂。有必要时，可取药液200毫升灌肠。

功效：本方为治疗慢性肾衰竭扶正祛邪方，以善后巩固疗效。

注意：患者大便溏者，大黄改用酒制大黄。

说明：治疗慢性肾衰竭可处方三、处方四、处方五先后连用。

处方六　温阳降浊汤加味

组成：熟附片10～15克，大黄10～15克，厚朴10克，黑白丑15克，泽泻15～30克，生姜10～15克，谷、麦芽各12克，陈皮10克，生牡蛎30克，茯苓15克，连翘15克，茅根30克，钩藤15克，白术15克。

用法：水煎服，每日1剂，连服3日。

功效：主治尿毒症。

另配保留灌肠处方

组成：大黄、牡蛎各30克。

用法：水煎取液，作保留灌肠，每日1次，每日1剂，连用3日。

医案：柴某，女，15岁。因全身浮肿、尿闭2天，经医院诊断为急性肾炎而住院治疗。连续3天头痛头昏，未进饮食，阵发脐周痛，呕吐频繁，2天未解小便，用甘露醇、利尿剂治疗无效，而转院治疗；血压130/90mmHg；尿检：蛋白++，白细胞+，红细胞++，⋯⋯诊断为：①急性肾炎；②尿毒症。给予抗感染、利尿、降压等结合治疗3天,病无明显好转,故来求治。见患者全身轻度浮肿,小便不利（12小时只解20毫升）、恶心、呕吐、渴不欲饮,腹胀,矢气则舒,纳呆、困倦、头昏,2天未解大便,舌边尖偏红,脉象缓滑。证系湿困脾阳、浊阴上逆、湿郁化热之象。治宜温阳降浊,行气利水,佐以清热。投温阳降浊汤加味治疗。服药后不久,患者小便每日解下500毫升,已进食,不再呕吐,腹胀减轻,大便转溏,浮肿稍减。本方减去大黄,再服8剂,诸症皆除。患者每日解下尿量达1000毫升左右,医院血、尿检查皆已正常,宣告尿毒症已愈。转入脾胃调理数日,以恢复体质。多次追访,患者身体良好,没有复发。

按语:本方随症加减,结合西医治疗,数例急慢性肾炎所致尿毒症,均获得治愈或好转。

处方七

组成:生大黄30克,炮附子10克,生牡蛎30克,益母草30克,丹参20克,蒲公英20克。

用法:水煎30分钟,取汁200毫升,温度降至37~40℃时可灌肠用。准备灌肠桶1个（药店有售）,导管1根（药店有售）,止血钳1把（药店有售）。将药液200毫升倒入灌肠桶,导管一端接灌肠桶,先用止血钳夹住,以防药液流出;另一头缓缓插入患者肛门20~25厘米,抬高灌肠桶,松开止血钳,让药液慢慢灌入肛门,一般10~15分钟灌完,慢慢拔出导管。让药液保留2~4小时后,才可排出,每日灌肠1次。

功效:主治尿毒症。

处方八

组成:麻黄、细辛、桂枝、防风、羌活、独活、苍术、生艾叶、附子各20克。

用法:水煎20分钟,取液2000毫升,倒入水桶,待温时泡双足40分钟,让全身出微汗,每日足浴1次（药液可以用一半,加温一半）。

功效:排汗消水肿,降低血尿素氮、肌酐,降低体内毒素。主治尿毒症。

处方九　尿毒症口服中药治疗（选一种用之）

（1）口干渴、手足心热、大便干者服六味地黄丸。

（2）口不干，怕风怕冷，大便稀者服金匮肾气丸，加服丹参片、金莲花片。

（3）或服专效方汤药，处方：黑豆90克（打碎），制附片20克（先煎），党参15克，生大黄10克（后下），炒枳实10克，甘草5克。

用法：水煎服，每日1剂。

加减：尿少尿闭加车前子30克（包煎），蟋蟀4只（研粉吞服）；恶心呕吐加姜炒竹茹、姜制半夏各10克；呕吐频发时另加玉枢丹1克（化服）；食欲不振加鸡内金、炒谷芽、炒麦芽、山楂各10克；昏沉嗜睡加广郁金10克，石菖蒲12克；呃逆频发加丁香3克，柿蒂10克；昏迷抽搐加安宫牛黄丸2粒（分2次温开水化服）；热盛烦躁者加紫雪丹1克（温开水化服）。

功效：宁心、泻肺、利水、温阳。系治尿毒症专效方。

处方十　复肾汤

组成：黄柏、大黄（后下）、黑丑、杏仁、干姜、桂枝、远志、蒲公英、丁香、甘草、五味子各10克，生地35克，知母20克，枸杞50克，黄芪、党参、白芍各15克，柴胡5克，黄芩10克，瞿麦15克。

用法：水煎2次服，每日1剂。

功效：有双向调节功效。主治慢性肾炎尿毒症。

医案：金某，男，40岁。患多年腰痛，1周前暴食后突发高度浮肿、尿闭、恶心、呕吐、腹胀、心悸眩晕、卧床不起。医院诊为慢性肾炎尿毒症。经治疗无效，不见滴尿，病势日重。尿检蛋白++++，红细胞++，白细胞+，尿素氮100毫克%以上，二氧化碳结合力30%容积以下。脉弦缓，重按无力，舌苔白而厚腻，腹大如鼓，危在旦夕。家属急求救治。余投复肾汤治疗。急煎本方1剂，患者当晚10时小便通利，病情缓解。本方加减治疗月余患者获愈。

引自：郭振英荐方。

处方十一

组成：生大黄、益母草、黄芪、车前子、生牡蛎、淡附子各30克，炒枳壳

10克。

用法：上药共研细末，拌匀制成丸药，每丸3克，敷于脐中1丸，用纱布固定。每3天换药1次，8周为1个疗程，连治4~5个疗程。

功效：对脾肾气虚型、脾肾阳虚型、阴阳两虚型之尿毒症均有效验。

处方十二

组成：白花蛇舌草125克，半枝莲125克。

用法：将上药分成10包，每日早饭后各取1包用沸水冲泡，加盖10分钟后，去沫饮服，再续水当茶喝1天。病情缓解后，可减量1/2泡服。

功效：连饮3~4个月治愈尿毒症。

第五节　泌尿系统结石

处方一　三金二石汤

组成：桑树根（或桑枝代）30克，金钱草30克，海金沙30克，鸡内金10克（砂炒研末，分吞），滑石30克，石苇15克，王不留行9克，牛膝9克，萆薢9克。

用法：水煎服，每日1剂，分3次服。

加减：肾盂积水者加炒白芥子、炒莱菔子各15克。

功效：主治肾结石。

医案：马某，男，干部。突发腰痛牵扯下腹放射。医院尿检：蛋白+，红细胞++++，X线拍片确诊为右肾结石。要求服中药，故来求治。治宜清热利湿，通淋止痛，投三金二石汤治疗。马某服药5剂后说早晨排尿突然阻塞，刺痛难忍（有物卡住），奋然用力，黄豆大结石随尿喷出，顿感全身轻松，腰痛渐消，医院X线拍片报告双肾及输尿管未见结石阴影。之后给予补肾健脾除湿汤剂数日。追访半年，腰痛未发，尿检正常。

处方二　珍金汤加减

组成：珍珠母60克，鸡内金12克，路路通15克，王不留行12克，海金沙15

克,海浮石15克,小茴香9克,泽泻12克,麦冬9克,丝瓜络12克。

用法:水煎服,每日1剂。

功效:此方可治疗泌尿系各部位结石,均可收到满意疗效。

医案:一位患者服药5剂后,排出大小结石11粒(大如黄豆,小如绿豆),体征全部消失而痊愈。追访半年未复发。

说明:泌尿结石,总因湿热下注日久,尿中杂质结聚成石,治宜清热利湿,通淋排石。亦可用珍金汤加减治疗。

引自:王满诚老师验方。

处方三

组成:鸡内金15克,地龙20克,金钱草40克,牛膝15克,海金沙15克,石苇12克,车前子20克(包),赤芍15克,滑石30克(包),茯苓15克,泽泻12克,甘草8克。

用法:水煎,饭前服,每日1剂。

加减:肾阳虚加淫羊藿、巴戟天各30克;肾阴虚加山萸肉、枸杞、生地各15克;血尿加大蓟、小蓟、蒲黄各10克;气虚加党参、黄芪各30克;腰痛加川断、杜仲各12克;感染加金银花30克,黄连3克,黄柏10克。

功效:能排泌尿系结石(含肾、尿管结石)。

医案一:刘某,男,24岁。患血尿、腰痛,彩超显示右肾有0.6厘米×0.9厘米结石,膀胱有2.5厘米×1.3厘米结石。治宜本方加蒲黄10克,生地15克。水煎服药后15分钟作原地跳跃数次。服药3天后排出2.5厘米×1.3厘米结石1块。

医案二:许某,男,50岁。患腰痛,血尿。B超及X光片见左侧输尿管上段有2.0厘米×1.2厘米结石1块,久治不愈,故来求治。投本方加黄芪50克,淫羊藿20克,杜仲15克。水煎服15剂时,患者突感小便艰难而涩,欲尿而不出,尿道痛似刀割,用全力排尿,终于从尿道排出2.0厘米×1.2厘米结石1块,之后全身轻松,诸症消除。继续服药5剂以善其后。患者共计服药20剂,多年疾患终获治愈。

处方四

组成：核桃仁500克，芝麻油500克，蜂蜜500克，鸡内金200克。

用法：将核桃、鸡内金炒香、打粉，加芝麻油、蜂蜜（糖尿病人可不用蜂蜜，或少用），拌匀，隔水蒸过，加盖备用。每次吃2~3匙，每日吃2~3次。

功效：主治泌尿系各类结石。溶石、化石、排石，轻症半剂，重症1~2剂必愈。

处方五

组成：滑石20克，木通6克，金银花10克，车前草12克，金钱草15克，海金沙15克，瞿麦10克，泽泻10克，萹蓄10克，甘草10克，生地10克。

用法：水煎3次分服，每日1剂，5剂为1个疗程。

功效：主治肾结石。一般连服2~3个疗程可愈。

医案：钱某，40岁。医院检查发现1.2厘米肾结石，治疗不下，疼痛依旧，故来求治。钱某服药12剂后排出结石，病获痊愈。

注意：须多饮水，服药15分钟后，原地跳动数次，以利排石。

处方六

组成：鲜金钱草50克，鲜白茅根100克，地骨皮50克，火硝30克。

用法：加水1000毫升，煎沸后，文火再煎15~20分钟，取汁装保温瓶，当茶饮1天，每日1剂，煎2次。

另包：菠菜籽1000克。

用法：锅内文火炒黄，研粉末，装瓶，每次干吃或开水送服50~100克，每天服3~4次，7天为1个疗程。

功效：主治肾结石。轻症1个疗程，重症2~3个疗程，最多4个疗程可治愈。

处方七　真武汤加味

组成：制附片20~30克（先煎），茯苓30克，白术15克，白芍50~30克，干姜12克，鸡内金18克，海金沙15克，石苇15克，车前草30克，滑石20克，黄芪30克，甘草10克。

用法：水煎服，每日1剂。

功效：主治肾结石。

医案：田某，男，50岁。患肾结石伴肾盂积水，腰背剧烈绞痛，腰痛连阴部，呻吟不止，可见到血尿。西药不效，故来求治。见患者面色苍白，四肢逆冷，舌淡胖，苔白滑，脉迟弱，为脾肾阳虚，石阻脉络，水蓄肾腑。治宜温肾行湿，通络排石，佐以扶正。投真武汤加味治疗。先开3剂服后，患者绞痛已止，四肢转温，积水已消。又开3剂，加附子为30克，白芍减为30克，加巴戟天15克，天葵子20克，金钱草30克。嘱患者多饮水，服药15分钟后，原地跳动以利排石。第5天排下结石，病获痊愈。

处方八

组成：黑木耳30克，白菜、胡萝卜各10克。

用法：共炒一盘，每餐吃光，每日吃3次。

功效：主治肾结石。

医案：一位患者患有肾结石，用本方连吃10天，医院复查已无结石。

处方九

组成：杉树脑头（树杈枝尖头）36个（新鲜的），红糖、白糖各100克。

用法：加水2碗，煎至1碗服用，每日1剂，水煎2次服。

功效：主治尿道结石。

医案：一位患者每次小便疼痛难熬（结石作痛），连服本方3~4日，半个绿豆大的结石从小便中排出，排尿不再疼痛，治愈不复发。

处方十

组成：鸡内金3个，金钱草25克，威灵仙30克。

用法：水煎2次，分3次服，每日1剂。

功效：主治尿道结石。治疗数例，都是1剂见效治愈。

处方十一

组成：南瓜藤（爬上架的瓜藤）50~100克。

用法：沸水冲泡当茶饮，每日1剂。

功效：主治尿道结石。

医案：一位患者患尿路结石疼痛难忍，服本方半年左右，医院复查结石全消。

处方十二

组成：生地25克，金钱草50克，冬葵子25克，炒车前子（先煎）30克，胡桃仁50克（单吃），石苇15克，瞿麦30克，牛膝25克，滑石粉30克（后下），玄明粉20克（先煎），甘草10克，威灵仙60克。

用法：水煎3次空腹服，每日1剂。

功效：主治尿道结石。连服7剂，排出结石。

处方十三

组成：金钱草、海金沙各50克，薏苡仁、冬葵子各12克，甘草梢、鸡内金各10克，乳香9克，牛膝、琥珀末（另包吞服）各15克，木通5克。

用法：水煎服，每日1剂。

功效：主治输尿管结石。

医案：一位患者患输尿管结石，服用本方2剂后，病情减轻；服药4剂后，结石从尿管排出，疼痛消失病愈。

第六节　乳　糜　尿

处方一　乳糜血尿汤

组成：黄芪30克，杜仲15克，续断10克，当归10克，川牛膝10克，丹参15克，益母草30克，生蒲黄15克（包），土茯苓30克，仙鹤草30克，淡秋石15克，木香6克。

用法：水煎服，每日1剂。

功效：主治乳糜血尿证。

医案：江某，男，42岁，工人。患血尿5个多月，久治不愈。近来腰酸胀，尿中有紫血块,伴米泔水样尿液,全身乏力,紧张,恐惧,省医院检查诊断为乳糜血尿:蛋白++,乳糜++++,有血块。来求治时,舌质淡,脉细涩,为瘀阻膀胱,肾气不固。治宜固肾益气,活血化瘀,投乳糜血尿汤治疗。江某服药7剂,乳糜+,未见血块及蛋白。再服5剂,诸症消失。之后服六味地黄丸调理月余,追访2年未见复发。

说明:彭义士老师用此方治疗10多例乳糜血尿症,均获痊愈。

处方二　冬葵萆薢汤

组成:冬葵子20克,萆薢30克,白糖少许。

用法:水煎早晚服,每日1剂。

功效:主治乳糜尿(*血丝虫病*)。

医案:张某,女,38岁。患血丝虫病3年。近20天来小便混浊呈乳白色,带凝块,每食荤腥之物加重。医院诊为乳糜尿。来求治时,舌苔黄而根腻,脉濡数,为湿热下注,治宜清热利湿,投冬葵萆薢汤治疗。张某服药10天,精神好转,尿不混浊,医院尿检正常。再服数剂巩固疗效,追访半年未再复发。

处方三

组成:萆薢30克,海金沙30克,茯苓18克,石苇30克,萹蓄15克,白茅根30克,旱莲草15克,六一散15克,白术12克,猪苓12克,桃仁10克,红花10克,三七粉3克(*冲服*)。

用法:水煎服,每日1剂。

功效:主治乳糜尿(*血丝虫病*)。

医案:马某,男,30岁,干部。数年前曾患血丝虫病。1个月前尿呈乳白色,伴有血块,排尿困难,有时需要导尿。医院尿检:蛋白++,红细胞+++,乳糜+,诊断为乳糜血尿。患者来求治时,诊为湿热下注。治宜清热通淋,健脾化浊。余投本方治疗,患者服药10剂后,诸症减轻,再服10剂,尿色清淡,尿检正常。原方减去三七粉,再服10剂巩固疗效。追访5年未复发。

处方四　制乳健补汤

组成：党参30克，炒白术30克，茯苓10克，怀山药30克，补骨脂10克，菟丝子15克，石莲肉30克，白扁豆30克，赤芍30克，大蓟、小蓟各10克，益母草30克，半枝莲15克，紫花地丁10克，败酱草15克，嫩射干10克，生薏苡仁10克，罂粟壳6克，粉甘草10克。

用法：水煎，分3次服，每日1剂，30剂为1个疗程。亦可制丸药服。无须忌口。

功效：健脾补肾，清热凉血。主治频发性乳糜尿。

医案：陈某，男，63岁，农民。患乳白尿时轻时重已8年，近来加重已3个月。西药久治不效。浊尿严重，常有紫黯色凝块堵塞尿道，致排尿艰难。面黄肿，体瘦弱，头昏乏力，腰酸腿软。脉细涩，苔薄白，舌黯红有裂纹。来求治时，余投本方5剂后，乳尿消失，再服25剂，诸症消失，体力恢复。追访1年，病未复发。

处方五　补益脾肾汤

组成：黄芪30克，党参30克，远志9克，白术9克，当归12克，阿胶9克（烊化冲服），茯苓9克，仙鹤草30克，熟地15克，小蓟30克，甘草6克，大枣5枚。

用法：水煎服，每日1剂。

功效：主治阵发性睡眠性血红蛋白尿。

医案：黄某，男，64岁。小便如酱油色，已1年左右，反复发作，每周发作数次，伴全身乏力、头晕、心慌、气短，饮食减少，腹背酸痛，精神困惫，脉虚弱，舌质淡。患者曾在上海医院诊为"阵发性睡眠性血红蛋白尿"。多方久治无效，故来求治。查患者有贫血貌，精神萎靡不振，心率100次/分，心尖区闻及Ⅲ级收缩期杂音，双肺闻及散在性干性啰音。肝在右锁骨中线肋缘下3厘米，触痛不明显。脾在左锁骨中线肋缘下2厘米，质软。血色素4.5克%，红细胞200万/mm³。中医证为脾肾两虚。脾为气血生化之源，为后天之本，脾虚则固摄无力；肾是生命之本，又为先天之本，肾阴虚则火旺，虚火妄动，损伤血络而致尿血。治宜健脾益肾，凉血止血。余投补益脾肾汤治疗。患者服药2剂后，酱油色尿变为淡黄色尿。连服本方2个多月，诸症消失，体力渐增，血色素由原4.5克%升为10克%。停药后追访半年未见复发。

处方六

组成：生黄芪30克，薏苡仁30克，赤小豆30克，鸡内金粉10克，金橘饼2枚（服药时各嚼服1枚），糯米30克。

用法：加水600毫升，单煎黄芪20分钟后，捞去药渣，加入薏苡仁、赤小豆煮30分钟，再加入鸡内金、糯米，熬成药粥。分2次服，同时吃嚼金橘饼1枚，每日1剂。

功效：本方扶正祛邪、标本同治慢性肾病，对后期浮肿和蛋白尿疗效显著。服药粥1个月症状减轻，连服3个月，症状消失，再服3个月，可以巩固疗效，避免尿毒症的发生。

按语：肾病（肾炎）后期的蛋白尿极为顽固，几十年不愈，一劳累或感冒，病势加重，年限拖长，往往形成尿毒症。《冷庐医话》中有一个药粥方加味治疗该病有良效。

处方七

组成：黄芪30克，党参、杜仲、续断各15克，巴戟、仙茅、白术、茯苓、陈皮、大枣各12克，甘草3克。

用法：文火久煎，取汁600毫升，分3次温服，每日1剂。连服5剂后，停3天，再服，服至10~15剂为1个疗程。

功效：主治蛋白尿。

善后：本方剂量加倍，研粉末，以蜂蜜制丸，每服6克，每日服3次，或原方再服10剂善后，以巩固疗效。

注意：小儿剂量可减。饮食宜低盐，才可速取功效；治疗期间须禁房事，以免伤肾，加重肾病；预防感冒，以免加重蛋白尿，复发肾炎水肿。

第七节　血　尿

处方一　赤豆汤加味

组成：赤小豆30~45克，当归9~12克，马齿苋30克。

用法：水煎服,每日1剂。

功效：主治血尿。

医案一：高某,女,26岁。5个月来,尿检红细胞+++,查无原因,久治不愈,故来求治。此乃热伤血络,治宜清热泻火止血,投赤豆汤加味治疗。高某服药6剂后,医院复查正常。继服1个月,以巩固疗效。多次复查化验小便,均为正常。

医案二：陈某,女,70岁。血尿、黑色血块尿,无热度,腰腹胀痛,查无原因,病已3年,故来求治。投本方5剂后,尿检红细胞少数,再服药20剂,获得治愈。

引自：李学铭老师验方。

处方二　血淋安汤

组成：红参6克,北黄芪15克,全当归10克,净地龙10克,鲜茅根15克,粉甘草3克。

用法：水煎服,每日1剂。

功效：主治血尿。

善后处方　八珍汤加味

组成：当归10克,白术10克,白茯苓12克,党参12克,熟地12克,白芍10克,生黄芪10克,川芎10克,熟附子3克,炙甘草6克。

用法：水煎服,每日1剂。

医案：易某,男,72岁,干部。小便带血反复发作已7年,每次发作均查无原因,久治不愈,故来求治。见患者脉虚弱,舌质淡胖嫩、苔薄白,面色无华。此乃气血双亏,气不统血。治宜补气摄血,养血止血,投血淋安汤治疗。易某服药5剂,血尿已止,食纳增加,然精神欠佳。又服药20剂后,诸症痊愈。追访3年无复发。

处方三

组成：生地、茱萸肉、山药、元参各15克,知母、茯苓、泽泻、牡丹皮各12克,牛膝、大蓟、小蓟、黄柏各9克。

用法：水煎服,每日1剂。

功效：主治血尿。

医案：田某头昏、耳鸣、咽干，为肾阴亏损也，治宜滋阴降火。患者服本方4剂后血尿止，尿检正常。再服6剂，巩固疗效。

处方四

组成：萹蓄12克，瞿麦12克，车前子12克(包)，滑石12克，栀子10克，大黄10克，木通6克，甘草3克，琥珀3克(冲服)，小蓟15克。

用法：水煎服，每日1剂，3剂为1个疗程。

功效：主治血淋。

医案：患者小腹拘急疼痛，小便热涩刺痛，尿急、尿频、尿混浊、色深红——血尿。尿检红细胞与脓细胞阳性。患者服用本方3剂见效，再服痊愈。

第八节 遗 尿 症

概要：本病为常在熟睡时不自知地排尿的神经泌尿系疾病。3岁以上儿童多见，成年亦有人患。中医谓"遗尿"。认为因禀赋不足，肾气不固，或湿热瘀血内蕴，膀胱失约所致的以入睡后尿自排出的肾系疾病。治宜调补心肾，清热活血。

处方一

组成：炙黄芪30克，人参须30克，当归尾15克，广地龙10克，赤芍30克，桔梗10克，五加皮15克，茯神15克，远志10克，石菖蒲6克，桑螵蛸10克，川杜仲10克，生龙骨30克(先煎)，龟甲15克(先煎)，柴胡10克，山栀衣10克，木通6克。

用法：水煎分3次服，每日1剂，42剂为1个疗程。后期制丸药服。儿童减量。

功效：调补心肾，清热活血。主治遗尿症。

医案：袁某，女，12岁，学生。自3岁起尿床，至今久治不愈。来求治，投本方40剂治愈。原方制丸药服3个月以巩固疗效。访1年未复发。

处方二　桑螵散（汤）加味

组成：党参15克，桑螵蛸15克，远志6克，茯神9克，五味子6克，乌药6克，山药12克，石菖蒲6克，龟甲12克，当归9克，菟丝子12克，益智仁15克，补中益气丸30克（包），煅龙骨12克，煅牡蛎12克。

用法：水煎服，每日1剂。

功效：主治遗尿症。

医案：余某，女，18岁。家长说：患者自幼遗尿，至今已10多年，久治不愈，甚为痛苦，故来求治。此乃肾气不固之证。治宜补肾、益气、固摄。引何任老师桑螵散（汤）加味治疗。余某共计服药7剂，十多年的疾病得以治愈。访未复发。

处方三　补中益气汤加味

组成：黄芪20克，益智仁15克，柴胡6克，党参12克，桑螵蛸9克，陈皮6克，甘草6克，覆盆子12克，升麻6克，当归9克，白术9克。

用法：水煎服，每日1剂。

功效：主治尿失禁。

医案：薛某，女，30岁。患者面色㿠白，小便不能自控，故来求治。其脉象弱，苔薄，系肾气虚，膀胱失约，治宜补肾固摄，投补中益气汤加味治疗。患者服药5剂后，面色转正，诸症皆愈。嘱其原方再服5剂，以巩固疗效。

处方四　益肾补气汤

组成：黄芪5克，柴胡3克，炒枳壳3克，炒杜仲10克，菟丝子10克，潼沙苑6克，覆盆子6克，桑葚6克，生薏苡仁12克，淮山药12克，乌药2克。

用法：水煎服，每日1剂。

功效：主治尿失禁。

医案：余某，女，20岁，因乘车忍尿不解，引起下肢沉重，浮肿，小便频数、不痛，每日小便达20余次，有时不能自约，点滴外流，腰酸痛不适，但尿检无异常，故来求治。此乃肾气虚亏、膀胱失约引起尿失禁（尿道括约肌松弛）。治宜调气益肾，投益肾补气汤治疗。患者服药1剂后，小便次数减少，共服4剂，浮肿、腰痛全消，小便日解4~5次，余症尽除，复如常人。

处方五

组成:桑螵蛸30克,金樱子30克,淮山药30克,五味子15克,菟丝子15克,巴戟天15克,补骨脂12克,益智仁10克。

用法:水煎服,每日1剂。

功效:此为治腹压性尿失禁专效方,治之必愈。

按语:如咳嗽、打喷嚏、大笑时尿失禁,即为腹压性尿失禁。此病病因多发生在女人产伤、手术损伤之后,多为气虚所致。治宜补肾益气治疗。

处方六

组成:煅牡蛎18克(先煎),炙黄芪、山药各15克,覆盆子、台乌药、桑螵蛸、益智仁各12克,麻黄5克,党参12克,炙升麻6克。

用法:水煎服,每日1剂。

加减:肾阳虚加附片9克,肉桂3克;肾阴虚加生地15克,五味子6克。

功效:此方为膀胱括约肌麻痹性尿失禁专效方,治之必愈。

处方七

组成:茱萸肉20克,益智仁15克,党参12克,白术12克,山药10克。

用法:水煎服,每日1剂。

功效:治夜尿频、尿失禁、沥不尽。3剂见效,再服巩固疗效。

说明:此为方龙潭家秘方。

处方八

组成:益智仁10克,杜仲10克,淫羊藿6克,菟丝子10克,制首乌15克,熟地10克,鹿角霜10克(先煎),补骨脂10克,枸杞10克。

用法:水煎服,每日1剂。

功效:治夜尿频、尿失禁、沥不尽。3剂见效,加服巩固疗效。

处方九　补中益气汤加味

组成:黄芪40克,党参20克,白术15克,当归15克,枳壳15克,乌药15

克,柴胡10克,升麻6克,陈皮6克,炙甘草6克,益智仁30克,肉苁蓉30克,五味子12克,远志10克。

用法:水煎服,每日1剂。

功效:主治老年性尿失禁。先服6剂,夜尿降为1次,食欲增加,睡眠转佳,精神好;再服10剂,诸症消失,病获痊愈。一般7~14剂均可治愈。本方补脾,升提中气,恢复气机升降,制约水道而治本。

处方十

组成:生龙骨30克,补骨脂9克,鸡蛋1只。

用法:水煎去渣,打入鸡蛋煮熟,睡前吃蛋饮汤,每日1剂。

功效:主治老年性尿失禁。连服7~10天见效。

第九节 尿潴留

处方一 通关汤(丸)加味

组成:知母10克,黄柏10克,肉桂10克,熟附片10克,枳壳10克,升麻6克。

用法:水煎服,每日1剂。

功效:主治尿潴留。

医案:吴某,女,38岁。患尿潴留入医院治疗2周无效,包括西药、针灸及田螺敷脐等治疗,均未解除尿潴留,故来约余诊治。此为邪热客于下焦,肾关开无能,膀胱气化无力,治宜温养少火,升清降浊。余投通关丸(汤)加味治疗。吴某服药后,自觉肠蠕动增强,1小时后,小便通利,1剂治愈。

按语:李东垣的《兰室秘藏》中"通关丸(又名滋肾丸)"原方只有知母、黄柏、肉桂三味组成,治疗下热尿闭。取知柏苦寒泻下,肉桂助气化而通利小便。李滨老师加味附片、枳壳、升麻后,强心生气,清阳升腾,浊阴自降,速使小便通利。本方治疗前列腺肥大并尿潴留亦有效。

处方二

组成：生蒲黄15克，滑石、泽泻各15克，琥珀3克（冲服），瞿麦10克，萹蓄10克，生甘草5克。

用法：水泡1小时后，浓煎2次，混合后分2次温服，每日1剂；病重每日2剂，分日夜各服1剂。

加减：大便秘结加生大黄12克（泡水代茶饮）；伴喘咳加葶苈子10克，苏子10克。

功效：主治尿潴留。一般服药2~3剂可恢复自主排尿，再服5~15剂巩固疗效。

处方三　通关汤

组成：黄芪30克，甘草10克，知母10克，黄柏10克，肉桂10克。

用法：水煎分2次服，每日1剂。

功效：前列腺肥大并尿潴留。

医案：罗某，男，60岁，农民。患小便不利大便不畅，后因受凉，病势加重，小便淋漓热痛或不通，须导尿解出。经省医院肛检诊为前列腺肥大并尿潴留。由于不愿手术，故来求治。患者舌质红，苔黄腻，脉滑数，系湿热结于膀胱，膀胱气化不利。治宜补气、滋肾、通关，投通关汤治疗。罗某服药1剂后，小便能自行排出，服完3剂后，小便通畅。

处方四　桃仁承气汤加味

组成：桃仁15克，大黄15克，玄明粉10克，肉桂5克，甘草3克，水蛭6克，虻虫6克，三棱15克，莪术15克，王不留行15克，牛膝10克，车前子30克，瞿麦30克，荔枝核15克，橘核15克。

用法：水煎服，每日1剂。

功效：前列腺炎并前列腺肥大急性尿潴留。

善后处方　癃闭汤（益气健脾，温补滋肾）

组成：黄芪30克，茯苓12克，莲子18克，萆薢12克，车前子15克，王不留行12克，吴茱萸5克，肉桂5克，熟地30克，肉苁蓉15克，甘草梢10克。

用法：水煎服，每日1剂。

加减：因导尿引起感染热痛者加金银花30克，土茯苓30克；食欲减少者加陈皮10克，砂仁9克。

医案：陈某，男，30岁，工人。起病月余，尿频、尿急、尿痛，淋漓难尽，甚至走路时也有尿液滴出。医院诊为"前列腺炎"，抗生素治疗无效，病情加重，排不出尿来。转院诊为"前列腺炎合并前列腺肥大急性尿潴留"。患者小腹膨隆，膀胱充盈过甚。急则治标，消毒后导尿处治。患者要求中药治疗，故约余会诊。证系血结于下，湿热交阻，水道不通。治宜破血逐瘀理气通关。投桃仁承气汤加味治疗。患者服药2剂后，痛苦缓解，导尿口有小便自流，故拔除导尿管，第3天能自行少量排尿，服完第5剂中药，排尿基本爽快，连服15剂后，排尿通畅，痛苦消失。继服癃闭汤数剂后，诸症消失，病获痊愈。

处方五　通关汤加味

组成：知母10克，黄柏10克，肉桂10克，沉香6克，牛膝10克，滑石10克，冬葵子20克，王不留行20克，石苇10克，赤芍10克，桃仁6克，丹参10克，黄芪20克。

用法：水煎服，每日1剂。

功效：主治阑尾术后尿潴留。

医案：王某，女，59岁，农民。患者突感右下腹疼痛，持续10多小时后入医院，保守治疗3天无效，腹痛加剧，伴发热，出现右下腹压痛及反跳痛，诊断为阑尾蜂窝组织炎。经手术治疗后，出现小腹胀，小便甚少，到次日无尿，腹胀甚，经西药、针灸、中药治疗无效，只能依靠导尿治疗，自己不能排尿，治疗1周无进展。约余会诊。阑尾术后引起尿潴留，系湿热内生，气血瘀滞，加上术后元气亏损，膀胱气化无力，形成尿潴留，属中医癃闭范畴。治宜清热利尿，活血通络，投通关汤加味治疗。患者服药1剂后排尿50毫升，服完3剂，小便通畅，病获治愈。

处方六

组成：萆薢、败酱草、石苇、桃仁、王不留行、漏芦、萹蓄、鹿角霜各12克，瞿麦、黄柏、槐花、甘草、肉苁蓉各6克，制乳香、制没药、砂仁各3克，路路通8枚。

用法：水煎服，每日1剂。

加减：待小便畅通后，减去路路通，加山茱萸、巴戟天各12克。

功效：主治老年急性尿潴留。

医案：一位患者由前列腺增生引起"尿路闭塞"，医院只能动手术，患者和家属都怕动手术，故来求治。余投本方救治。患者服用本方1剂见效，连服2个月后痊愈。嘱其继服数剂，以巩固疗效。

处方七

组成：白矾60克，食盐30克，鲜葱白1个。

用法：上药捣烂敷脐中，以纱布固定。

功效：主治老年尿潴留。敷1小时即可排尿。

处方八

组成：蟋蟀（蛐蛐）3个（干品）。

用法：研末，白开水送服。

功效：主治尿闭。不到20分钟，尿通，松快。

说明：本品辛咸温，利尿。用量5~10只，按年龄、体质、病轻重而增减用量。亦可以用"蝼蛄"（土狗），其咸、寒，治水肿、小便不通。用量3~5只。它们的差别是：蟋蟀辛咸，温性；蝼蛄咸，寒性。它们都是通尿、无毒之品。

处方九

组成：大田螺1个，食盐少许。

用法：去壳，连屎带肉，加盐少许，共捣如泥，敷于脐上，外贴麝香止痛膏1张。夏天至少敷60分钟，平时最好隔日换药1次。

功效：主治尿闭。连用5剂痊愈，再用3剂巩固不复发。

说明：前列腺肥大（5.8厘米×4.5厘米）、质硬，引起尿闭不通，本方可治愈（洗净肚脐后敷治）。

处方十

组成：鲜葱白、白矾粉各15~20克。

用法：2药共捣烂，敷于肚脐上，纱布固定。

功效：主治尿闭。

医案：一位患糖尿病、心脏病的老妇，突然尿闭，腹大如鼓。患者服用本方约半小时后，小便顺利排下，病愈不再复发。

第十节　泌尿系感染

处方一　肾盂清化汤

组成：生地30克，官桂10克，制香附10克，银花20克，连翘20克，川牛膝15克，败酱草30克，鱼腥草30克，益母草30克，凤尾草30克，赤芍30克，桃仁10克，车前子（包）10~30克，生地榆10~30克，冬葵子10克，滑石（包）30克，赤茯苓10克，泽泻10克，甘草10克。

用法：水煎分3次服，每日1剂，42剂为1个疗程，后期可制丸药服。

加减：气虚加党参10克，炙黄芪30克；血虚加当归10克，阿胶10克（烊冲）。

功效：清热解毒，活血渗湿。主治慢性肾盂肾炎。

医案：工某，女，45岁，农民。5年前患急性肾盂肾炎，治愈不久，又感低热，口干舌苦，腰酸痛，久治不见好转。近1年来下肢水肿，面部浮肿，两腿沉重，全身乏力，头昏少寐，食纳不香，大便三四日不解，小便短涩而频，时有热烫感。B超示右肾盂有积液。诊为慢性肾盂肾炎。余投本方30剂，发热已退，尿检正常，加减共服药45剂，3个月后复查，肾盂积液消失，诸症皆除。追访1年未见复发。

按语：慢性肾盂肾炎乃系女性之尿频尿急、腰痛或低热为主的、上尿路感染性泌尿系疾病。中医谓"热淋""血淋""腰痛""水肿"范畴，现统称"肾著（着）"。由肾瘅（劳累造成的病）迁延不愈而成，以乏力、腰痛、腰酸、排尿异常为主要表现的内脏胀（着）病类疾病。治宜清热解毒，活血渗湿，投肾盂清化汤治疗。该患者系农妇，操劳无间，原病愈后未能调护，治疗亦未彻底，故而急性肾盂肾炎形成慢性。

处方二　僵蚕四白汤

组成：白僵蚕9克，白果5粒（打碎），白茅根30克，桑白皮9克，地肤子15克，黄芪30克，当归15克，熟地12克，阿胶9克（烊化冲服），肉桂5克。

用法：水煎服，每日1剂。

功效：主治慢性肾盂肾炎。

医案：梁某，女，36岁，工人。其患慢性肾盂肾炎已6年，时轻时重反复发作。虽经久治，总不能痊愈。尿检蛋白常在++以上，故来求诊。见患者面色萎黄，腰酸痛，身重浮肿，下肢尤甚，神疲体倦，失眠多梦，苔白，脉细无力。证系脾肾阳虚，治宜温肾健脾，利水消肿，填精养血。投僵蚕四白汤治疗。患者连服14剂后，诸症皆除，医院化验均正常，病获痊愈。

处方三

组成：金银花、板蓝根、鱼腥草各30克，瞿麦12克，车前子（包）、泽泻各15克，海金沙12克，甘草梢10克。

用法：上药水泡半小时再煎，早晚2次服，每日1剂。

功效：主治急性肾盂肾炎。连服4~6剂见愈。

处方四　泌感汤

组成：大青叶30克，蒲公英15克，连翘10克，旱莲草15克，川断12克，怀牛膝12克，川黄柏10克，知母10克，滑石10克，栀子6克，甘草3克，海金沙3克。

用法：水煎服，每日1剂。

功效：主治急性泌尿系感染。

医案：吴某，女，45岁。患者说：3日来发热恶寒，尿急、尿频、尿痛，尿色深红，伴腰痛倦怠，曾在医院化验：尿脓球++++，红细胞+，蛋白+。诊为急性泌尿系感染，服西药无效，故来求服中药治疗。此属淋证范畴，为湿热内蕴，下注膀胱，引起一系列泌尿系症状。其急性发作，治宜清热、化湿、解毒，投泌感汤治疗。患者服药4剂后，诸症好转，医院尿检脓球+，红细胞少数，蛋白±。患者声音嘶哑，加生地30克，元参25克，以凉血滋阴，再服3剂后，患者全身症状消失，尿检转阴,病获痊愈。追访1年未见复发。

处方五

组成:红藤20~30克,白茯苓20~30克,萱麻根20~30克。

用法:以下二法选一即可。1.上药研粉,每次服3克,每日服2次,开水送服。2.小剂量水煎取液,当茶水频服。

功效:主治五淋涩痛(小便血淋)。用者多说服后即通,功效如神。

处方六

组成:石苇、车前子各12克,金钱草15克,冬葵子、萹蓄、瞿麦、制大黄、栀子仁、炙甘草各10克,滑石15克。

用法:水煎服,每日1剂。

功效:主治砂石热淋。一般服2~6剂可收功效,再服巩固疗效。

按语:此病症为小便淋漓涩痛,小腹胀痛,尿中常见小砂石,或排尿突然中断。

处方七　毒淋汤加减

组成:土茯苓、金银花各30克,甘草梢5克,海金沙10克(布包),鸦胆子30粒(去壳,桂圆肉包,饭后3次吞服),白芍15克,石苇、三七粉(分次吞服)各6克。

用法:水煎服,每日1剂。

加减:湿热下注重者加重土茯苓为60克;火炎毒盛加生地、淡竹叶各15克,川黄连6克;阴虚火旺去石苇、海金沙,加知母、黄柏、生地、女贞子、墨旱莲各10克;阳虚毒恋去石苇、海金沙,加肉桂、熟附子各9克。

功效:治淋病多例,用药17天,全治愈。

按语:应夫妻同治;治疗期忌房事,才可防止复发。

处方八　劳淋清化汤

组成:生黄芪30克,当归尾15克,生地30克,升麻6克,乌药15克,川楝子10克,赤芍30克,桃仁10克,银花30克,野菊花15克,紫背天葵15克,紫花地丁15克,蒲公英10克,败酱草15克,虎杖10克,琥珀粉2克(冲服),小蓟

30克,水蛭6克,生甘草15克。

用法:水煎分3次服,每日1剂,30剂为1个疗程。亦可制丸药服。

功效:清热解毒,凉血消瘀。主治慢性下尿路感染。

医案:马某,男,35岁。患尿频、尿急、尿痛,反复发作1年余,西药治疗,症状缓解后,又复发,每天排尿10次以上,尿量少,排不尽,小腹微胀不适,脉弦数,苔薄黄,舌红,膀胱区有轻压痛。医院诊为慢性下尿路感染。系急性感染迁延而成。辨证为湿热流注,气滞血瘀,投方劳淋清化汤治疗。患者服药26剂后,诸症消失,尿检正常。随访半年,未见复发。

按语:劳淋清化汤,用清热解毒和化瘀之品,于泻中求补,消中求和,以取得最佳疗效。

处方九 荷叶汤一

组成:荷叶12克,枣树皮12克,豆豉12克,半夏6克,枳壳6克,制没药6克,通草3克。

用法:水煎分2次服,每日1剂。

功效:主治尿路感染。治疗多例,均全部治愈。一般服药1~2剂治愈,最多服药5剂痊愈。

处方十 荷叶汤二

组成:荷叶15克,淡豆豉15克,苍术5克,琥珀粉3克(吞服)。

用法:水煎服,每日1剂。

功效:主治尿路感染。本病尿急、尿频、尿痛,小腹坠胀,伴发热,全身不适。服本方1~2剂诸症大减,5剂痊愈。本方尤治反复发作尿道感染。

处方十一

组成:马齿苋、白头翁各30克,桉树叶、栀子、生地各15克,川牛膝、竹叶、木通、赤芍各12克,乌梅18克,甘草3克。

用法:文火水煎2次,取液60毫升,分3次温服,每日1剂,7剂为1个疗程。

加减:血尿加白茅根30克,小蓟15克;少腹胀痛甚者加桃仁10克,琥珀粉

3克(吞服);腰部胀痛加黄柏、知母、杜仲各10克。

功效:本方具有利尿通淋、抗菌消炎、活血止痛之功效。主治尿路感染。患者一般服药7剂见效,应服2~3个疗程。

注意:保持阴部清洁卫生,治疗期间禁止性交;忌食辛辣香燥及油腻之品,饮食不宜过咸;脾胃虚弱者,不宜服用本方。

处方十二　八正散加味

组成:生薏苡仁30克,萹蓄20克,金银花20克,金钱草20克,大黄15克(后下),瞿麦12克,车前子10克,滑石10克,山栀子10克,木通10克,灯心草10克,土茯苓10克,蒲公英30克,甘草6克。

用法:水煎2次,早晚分服,每日1剂;药渣加水作第3煎30分钟,去渣,趁药液较热坐浴30~60分钟,每日1次,10天为1个疗程。

加减:小腹或尿道胀急加川楝子12克,元胡15克;阴道瘙痒加苦参15克,地肤子10克;血尿加白茅根30克,生地20克;尿液混浊加萆薢15克,石苇15克;腰痛加牛膝15克,桑寄生15克;性功能障碍加菟丝子15克,巴戟天12克。

功效:主治尿道炎。服药10剂见效,服药20剂治愈。本方治疗多例,均获治愈。

注意:治疗期间忌辛辣食物和忌饮酒,停止性生活。

按语:本病为性传播疾病。主要病因为淋球菌(NC),沙眼衣原体(CT)或解脲支原体(UU)感染。属中医"淋症""狐病"范畴,内因为欲火狂动,不能发泄,致败精湿热留滞为患,外因为阴器瘀浊未净,辄与交媾,致败精邪毒感触为患。其病理机制是湿热蕴阻下焦所致。治宜清热解毒、利水通淋,投方八正散加味治疗。

处方十三

组成:新鲜柳树枝内皮适量。

用法:沸水浸泡或文火煎后当茶饮,多饮为佳,每日1剂。

功效:主治尿道炎。服药半日后,症状消失。

处方十四

组成：白花蛇舌草60克，蒲公英30克，白茅根30克，海金沙10克（包），车前草30克，甘草6克。

用法：水煎服，每日1剂（2煎合一，分3次服）。

加减：发热加金银花30克，连翘15克；有脓尿加败酱草30克；久病体虚加黄芪15克，党参15克；尿道刺痛剧烈加琥珀粉3克（吞服）。

功效：清热利湿，通淋止痛。主治急性尿路感染。

医案：阮某，女，30岁。尿频、尿急、尿痛、腰痛，西医诊为急性尿路感染，治不效，故来求治。余投本方8剂告愈。访2年未复发。

处方十五

组成：马齿苋200克（鲜品400克），白茅根100克，红糖50克。

用法：水煎服，每日1剂。

功效：主治急性尿路感染。连服3剂，症状消失，病获愈，继服可巩固疗效。

处方十六　防治膀胱炎法

方法：早晨起床后，分次喝一大杯白开水，然后外出活动，初有尿意（不是真要尿出）时，开始原地跳跃（幅度勿大），不累为度。待真想尿时，马上去排尿（禁止憋尿）。

功效：一夜的膀胱中尿液废物、毒素，经跳跃冲洗，全部被冲出体外，利于对膀胱炎、膀胱癌的防治。

处方十七

组成：石苇、泽泻、鸭跖草、忍冬藤、生地各30克，车前草20克，土牛膝15克，黄柏、知母、竹叶、牡丹皮各12克，木通、甘草梢各10克。

用法：水煎服，每日1剂。

功效：此为治膀胱炎专效方，1~3剂可获治愈。

处方十八

组成：金钱草30克，磨盘根30克，白茅根20克，车前草10克，海金沙20克，蒲公英20克。

用法：水煎服，每日1剂。

加减：伴血尿加茜草12克，侧柏叶12克，卷柏12克，旱莲草10克。

功效：主治膀胱炎。轻症2~3剂，重症5~8剂可治愈。

处方十九

组成：当归12克，赤芍12克，云苓12克，银花12克，瞿麦12克，生白术10克，川牛膝10克，牡丹皮10克，猪苓10克，天花粉10克，知母6克，生地6克，甘草梢6克。

用法：水煎服，每日1剂。

功效：一般1剂见效，3剂可愈。

处方二十

组成：响铃草30克，车前草20克，猪鬃草15克，淡竹叶10克。

用法：水煎服，每日1剂。

功效：一般2~3剂可治愈。

第十一节　尿道综合征（尿频和排尿困难）

概要：尿道综合征是指有尿频、尿急、尿痛或排尿困难等症状，但膀胱和尿道检查无明显器质性病变的一组非特异性症候群。常见于尿道外口解剖异常（如小阴唇融合、尿道处女膜融合、处女膜伞等）、尿道远离梗阻、泌尿系感染以及局部化学性、机械性刺激等因素所引起。

处方一　调气舒缩汤

组成：炙黄芪20克，党参20克，炒白术20克，炙甘草10克，菟丝子15克，葫芦巴10克,官桂10克,鹿角霜10克,小茴香10克,桑螵蛸10克,当归尾10克,炒枳实10克,五倍子10克,赤芍15克,漏芦10克,虎杖10克,桃仁10克,柴胡10克,升麻6克,琥珀2克(吞服)。

用法:水煎2次,分3次服,每日1剂,42剂为1个疗程。

功效:温肾益脾,扶正祛邪。主治尿道综合征。

医案:斯某,女,60岁。排尿不利,频次增多,已5年余,医院检查无异常,抗生素治疗无效,故来求治。患者头昏少眠乏力,全身不适,日夜排尿7~8次,小腹不舒,为"尿道综合征",属脾肾气虚不摄,尿道肌弛张失调所致。余投本方30余剂治愈。访1年未复发。

处方二　调气舒摄汤

组成:炙黄芪20克,党参15克,炒白术20克,炙甘草10克,菟丝子15克,葫芦巴10克,棬官桂10克,鹿角霜10克,小茴香10克,桑螵蛸10克,当归尾10克,炒枳实10克,五倍子10克,赤芍15克,漏芦10克,虎杖10克,桃仁10克,柴胡10克,升麻6克,琥珀粉2克(冲服)。

用法:水煎分3次服,每日1剂,42剂为1个疗程,亦可制丸药服。

功效:益气活血、温肾固摄。主治尿道综合征。

医案:赵某,女,63岁,教师。排尿不利,尿频加重已5年多,医院检查未见异常,抗生素治疗无效。时而头昏,少寐,全身乏力不适,故来求治。患者脉细涩、苔薄白、舌淡红而胖,边有齿印,每日排尿七八次,小腹偶感急胀不舒。诊为"尿道综合征",属脾肾气虚不摄,尿道肌弛张失调。投本方煎2次,分3次饭前服,连服30余剂,排尿正常,继以原方制丸药,每服5克,每日服3次,以巩固疗效。追访1年,未再复发。

按语:患者从教多年,难免久立、久视、多言。久立伤骨、久视伤血、多言伤气。故筋骨气血先伤,加上年龄已高,五脏精气渐减,故先天肾阳虚,后天脾虚气陷,阳虚气陷日久,则尿艰尿频难愈。故查无感染,病灶存在,当以扶正治之。温肾、益脾、调气皆为扶正,扶正必然祛邪,清热、除湿、化瘀皆是祛邪。本处方扶正为主,祛邪为辅,故生速效。

第十二节　前列腺病

处方一　益元疏利汤

组成：黄芪15克，熟地30克，山萸肉30克，怀山药30克，当归10克，白芍10克，鹿角霜10克，龟甲10克（先煎），女贞子30克，乌药10克，广地龙10克，升麻6克，滑石30克，怀牛膝10克，王不留行10克，炮山甲6克，车前子30克（包），虎杖30克，琥珀粉1克（冲服）。

用法：水煎2次，分3次服，每日1剂，90剂为1个疗程。

功效：主治前列腺肥大、增生。

善后：原方制丸药服，每服6克，日服3次，连服3个月。

医案：曹某，男，77岁。患尿频、尿闭反复发作20余年，夜间尿频尤甚，渐至点滴难出，时轻时重。医院诊为"前列腺肥大、增生"，行导尿、抗炎治疗。停药后，排尿困难加重，会阴坠胀不适，目视模糊，耳闭失聪，已影响正常生活，故来求治。患者前列腺肥大+++（如鸡蛋大），属元气衰减，湿热瘀滞。投本方90剂，小便淋漓已除，会阴坠胀减轻。原方制丸服，连服3个月。追访1年无复发。

处方二

组成：云母石25克，鸡嗉子15~20克。

用法：水煎半小时，分3次温服。1剂药用3天，再换新药。

功效：主治前列腺肥大、增生。连服半月效果显著，继服至痊愈。半月无效即停用，说明他不适用。

医案：李老75岁，前列腺肥大似鸡蛋，不愿手术，服本方1个月，获得痊愈。

说明：此为景颇族验方。

处方三

组成：沙参、薏苡仁、白术、葫芦巴、车前子（包）、牛膝、瞿麦各20克，木香15克，甘草10克。

用法：水煎服，每日1剂，10天1疗程。

加减：湿热蕴结去白术，加金银花15克，苍术10克，白茅根、白花蛇舌草各20克；肝郁脾虚、胸肋胀痛、脉弦加柴胡、大黄各6克，瓜蒌仁15克，青皮10克；气虚血瘀，舌有瘀点斑去瞿麦、车前子，加桃仁、益智仁各10克，地鳖虫6克，蜈蚣1条；肾阳虚，畏寒肢冷，脉细无力去瞿麦、车前子、沙参，加熟附片（先煎）、红参（另炖服）各10克，菟丝子、熟地各15克。

功效：主治前列腺肥大、增生。2~3个疗程可以治愈。

说明：前列腺肥大，表现小便不畅，排尿无力，或成点滴，可服用本方。

处方四　三黄桂甲汤

组成：生黄芪30克，生地25克，生大黄15克，肉桂3克，穿山甲、王不留行、赤芍各10克，琥珀粉3克（冲服）。

用法：水煎服，每日1剂。

功效：主治前列腺增生。

医案：李某，男，63岁。患前列腺增生已3年多，久治不效，故来求治。证属气滞血瘀，治宜补气滋肾通络祛瘀。投三黄桂甲汤治疗。患者服7剂后小便畅通，服10剂治愈。再服5剂巩固疗效。访1年未复发。

处方五

组成：蒲黄、滑石、生大黄、泽泻、萹蓄各10克，琥珀3克（冲服）。

用法：水煎服，每日1剂，重症每日2剂。

功效：主治前列腺增生。一般服药2剂后即排尿通畅，再服治愈、巩固。

说明：本方亦治前列腺肥大尿潴留。

处方六

组成：熟地40克，山茱萸20克，山药20克，牡丹皮15克，泽泻15克，制附片10克，肉桂10克，车前子10克，牛膝15克，桃仁10克。

用法：水煎服，每日1剂。

功效：主治前列腺肥大。

医案：肖某服药6剂，诸症痊愈。追访3年没有复发。

处方七

组成：吴茱萸 100 克，大葱 1000 克。

用法：将大葱切碎（2厘米左右），加食盐少许，同吴茱萸一起下锅内炒热（不加水，不可太烫，以防烫伤皮肤），取一半，用纱布包，外敷于小腹。药凉了，换锅内另一半，再热敷于小腹。每天早晚各敷 1 次。1 剂药可用 7 天，7 天为 1 个疗程。

功效：主治前列腺肥大尿潴留。一般 1 剂见效，重症 2 剂见效。

处方八

组成：明矾、食盐、葱白各 500 克左右。

用法：共捣烂后，取葱适量，敷于肚脐上，用纱布、胶布固定，每日换药 1 次。

功效：主治前列腺肥大尿潴留。当夜见效。若要见效快，将上药炒热，热敷在小腹，以纱布固定。2~4 小时见效，气透尿通。

处方九　清化固奇汤

组成：败酱草 30 克，蒲公英 30 克，银花 30 克，蚤休 30 克，当归 10 克，丹参 15 克，制乳香 10 克，制没药 10 克，地鳖虫 6 克，虎杖 20 克，琥珀粉 2 克（分次吞服），黄柏 10 克，白茯苓 10 克，鹿角霜 20 克，菟丝子 10 克，柏子仁 10 克，熟地 30 克，甘草 30 克，知母 10 克。

用法：水煎 2 次，分 3 次服，每日 1 剂。30 剂为 1 个疗程。

功效：滋阴补肾。主治慢性前列腺炎。

善后：原方制丸药服。每服 6 克，日服 3 次，连服 3 个月。

医案：郑某，男，32 岁。患本病反复发作已 3 年多，近半年加重，久治不效，故来求治。其前列腺稍增大，硬度中等，有压痛。尿检呈脓样浅黄色，脓细胞++++……诊为慢性前列腺炎，属肾气虚损，湿热瘀滞。投本方治疗。患者服药 35 剂，尿频、尿急、尿痛均消除，精神好转，全身不适全改善。原方制丸药，连服 3 个月，嘱其节制房事。追访 1 年，复查正常，无复发。

处方十

组成：干核桃壳 500 克，鸡蛋 3 只。

用法：文火炖核桃壳2小时，加入鸡蛋（带壳）再炖2小时。每次吃蛋1只，饮汤1碗，食3次，每日1剂。

功效：主治慢性前列腺炎。连服3剂诸症好转，小便畅通。

处方十一 膀胱化浊汤加味

组成：黄芪20克，党参15克，桑螵蛸10克，丹参12克，女贞子15克，菟丝子12克，小茴香6克，台乌药10克，泽泻12克，车前子10克，两头尖10克，王不留行15克。

用法：水煎服，每日1剂。

功效：主治慢性前列腺炎。

医案：刘某，男，58岁，干部。半年前已在医院检查诊断为慢性前列腺炎，用西药加电疗医治两个多月，后又服中药5个来月，功效不著，故来求治。见患者尿频不畅，时有点滴而下，尿道刺痛，少腹胀痛，会阴部不适，时有头晕头痛（有高血压病），脉沉细弦，舌边有齿痕，苔白厚。证系脾肾气虚，膀胱气化不行，下焦湿浊内蕴。治宜固脾肾，利膀胱，化湿浊。投膀胱化浊汤加味治疗。患者服药3剂后排尿稍畅，继服10剂，诸症好转，小便已畅，大便正常。嘱其再服数剂巩固疗效。

处方十二

组成：鲜马齿苋500克。

用法：将马齿苋洗净捣烂，用纱布包挤取汁水，加少许白糖和开水，一起喝下。每天早晚空腹喝。每天1剂。

功效：主治前列腺炎。马齿苋又名豆瓣菜，味酸、性寒，有清热解毒、凉血、祛湿、消炎利尿的功效。一般服用1周治愈。

注意：无鲜品时，可去中药店买干品200克，先浸泡1小时后再煎服，服时加糖适量。孕妇慎用。

处方十三

组成：按摩会阴穴。

方法：早晚在床上用左右手按摩会阴穴，顺时针方向和逆时针方向各按摩100~120下。

功效：主治前列腺炎。坚持10~30天，尿频、尿急、尿痛、尿滴沥症状全部消失。

说明：会阴穴位于人体肛门和生殖器的中间凹陷处。

处方十四

组成：葵花杆的根部（去须）适量。

用法：切碎片，水煎取液加白糖少许，1天饮3次（需用秋后干葵花杆根为佳）。

功效：主治尿等待。连服7天治愈不发。

第十三节　肾　结　核

处方一

组成：生地、熟地各300克，山萸肉150克，生、煅牡蛎各360克，五味子75克，甜苁蓉300克，桑螵蛸300克，地骨皮240克，枸杞240克，白薇240克，炙甘草60克，夜交藤600克，糯米根750克，煅人中白160克，淮山药300克。

处方二

组成：阿胶360克（另烊，收膏时加入），龟板膏120克（另烊，收膏时加入）。

处方三

组成：海狗肾60克，黄狗肾90克。

用法：将处方一药物用水浸一夜，然后水煎3次，取浓缩的药液3000毫升；再加入处方二药膏，并加入白蜜1500毫升，白糖1000克，加温成膏；然后将处方三切片，焙干，研细粉，之后投入，拌匀即成。每次服1汤匙，每日服3次，开水冲服。

功效：汤承祖老师曾治疗单侧肾结核3例，双侧肾结核2例，均为久治不愈者,用上方2剂,均获得治愈。

医案:患者陈某,男,36岁。患双侧肾结核已3年,住院不愈,已回家休息1年余。现尿频尿急,一昼夜行尿很多次,腰酸痛,面发黑,消瘦,午后潮热,失眠盗汗,眩晕神疲,纳少便干,脉弱无力,舌红少苔。尿化验为蛋白(+++),红细胞(+++),白细胞少许。投汤氏肾痨膏治疗,患者服完1剂,行尿次数明显减少,腰痛大减,胃纳与精神好转,大便通畅,日行1次,潮热消失,睡眠转佳,尿化验好转。原方继服1剂,诸症尽除,尿检正常,疗效巩固,病告痊愈。随访已数年,健康如常人。

第十四节　肾绞痛休克(急性发作)

处方　理中汤加味

组成:熟附片3克,干姜6克,肉桂3克,红参3克,甘草6克,白术6克。

用法:水煎服,每日1剂。

功效:主治肾绞痛休克。

外敷处方

组成:雄鸡1只。

用法:急用"刀劈雄鸡",趁热(不去内脏)贴敷在患者肚脐上。

医案:黄某,男,20岁,工人。突然少腹疼痛,牵至阴囊,而缩入。随即身凉脉伏,气息欲绝,眼合口闭,两手握拳,不省人事。医院诊断为"肾绞痛休克",约中医吴肖安医师治疗,急用"刀劈雄鸡",趁热(不去内脏)贴敷在患者肚脐上。片刻,病人苏醒。敷约1小时即可。之后服温肾散寒的理中汤加味调理,服药2剂即可痊愈。黄某已恢复如初。

按语:睾丸为外肾,《内经》病机十九条谓"诸寒收引,皆属于肾"。其病在肾,属寒证,故治宜温肾散寒。

第十五节 肾 下 垂

处方 温中行气汤

组成：肉桂6克，干姜10克，党参20克，黄芪20克，葛根12克，柴胡10克，花槟榔8克，枳壳12克，九香虫10克，五灵脂6克，鸡内金10克，甘草8克。

用法：水煎2次服，每日1剂。

功效：主治肾下垂。

医案：殷某，男，30岁，干部。上腹胀满，及腰部不舒，身体日渐消瘦。医院超声波探查发现两侧肾脏下垂，诊断为肾下垂。患者来求治时，诊为中焦虚寒。治宜温中行气，投温中行气汤治疗。服本方同时，患者每天坚持炼"提肛缩肾"吸气（提气），呼气（轻轻放下），再提、再放下，每次练功20下，每天2~3次。服药治疗20多天，患者精神好转，症状消失，医院超声波及X光拍片证实，肾双双复位正常。追访半年，没有复发。

说明：此方对胃下垂也有疗效。

引自：殷晓明老师验方。

第十六节 阴茎静脉曲张

概要：少数男性，因久站劳累，房事过度，或遗传等因素，导致阴茎浅静脉及下淋巴回流受阻，而出现曲张静脉团。初期，平卧时张度稍缓，到后期，曲张静脉团形成固定，阴茎勃举时有胀痛，性交时有不适感或搽痛感，影响性交快感和性生活质量。治宜益气通瘀，清肝疏筋。投益通汤治疗。

处方 益通汤

组成：党参30克，黄芪30克，当归20克，生地30克，桃仁10克，红花10克，牛膝10克，水蛭3克，地鳖虫3克，炮山甲6克，王不留行10克，莪术10克，赤芍10克，白芍10克，山栀衣10克，陈皮6克，甘草10克。

用法:水煎3次,分3次服,每日1剂。30剂为1个疗程。

善后:可制丸药服。

功效:益气通瘀,清肝疏筋。主治阴茎静脉曲张,疼痛。

医案:张某,男,40岁,教师。患本病20年,性交时痛,红润渗液。投本方30多剂治愈,未复发。

第十七节　阴茎异常勃起(强中病)

概要:强中病是中医的病名,病机多为肝肾阴虚,相火炽盛,治宜补阴制阳为本。

处方

组成:龟板24克,牡蛎24克,昆布60克,海藻60克,另配知柏地黄丸(中成药)。

用法:中药水煎服,分早晚与知柏地黄丸同服,每日1剂。

功效:主治阴茎异常勃起。

医案:唐某,男,28岁。因犯手淫,使阴茎勃起不衰已年余,伴头昏脑胀,面赤口渴,神烦不安。时值酷夏,苦疾难言。曾服龙胆泻肝汤、知柏地黄丸、三甲复脉汤等中药数十剂,未见效。思想负担增加,影响食睡,精神不振,故来求治。患者舌光无苔,脉弦数有力。投本方10剂后,诸症消失,病获痊愈。

按语:患者曾服用知柏地黄丸不愈,是因为药力不够,药效不达,故重用龟板、牡蛎、昆布、海藻,以增强滋阴软坚之功而收效。此为黄寿人老师的验方。

第十八节　阳　痿

处方一

组成:补骨脂120克,菟丝子120克,胡桃仁30克,乳香、没药、沉香各10克。

用法：上药共研细末，蜜炼为丸，每服6克，空腹盐汤送服，或温酒送服，每日2~3次。

功效：清肝化湿，消瘀益肾。治疗下元虚败之阳痿不举有效。

按语：此方乃唐玄宗时，一位广州知府张寿太尉，得到此方于南方，兴喜作诗云：三年时节向边隅，人信方知药力殊，夺得春光来在手，青娥休笑白髭须。

处方二

组成：炒补骨脂、菟丝子、淫羊藿、枸杞子、金樱子各15克，乳香、没药、沉香、胡桃仁（可单吃）各6克。

用法：水煎服，每日1剂。

功效：清肝化湿，消瘀益肾。主治阳痿。

处方三

组成：羊肾1只，羊肉2刀，枸杞子50克（或枸杞叶150克），葱白2根，大米适量。

用法：洗净切碎，加食盐少许，煮粥吃，每日1剂。

功效：清肝化湿，消瘀益肾。主治阳痿。此为太医忽思慧给仁宗皇帝的验方。

处方四

组成：韭菜60克，粳米100克。

用法：洗净切碎，煮成粥吃，每日1剂。

功效：清肝化湿，消瘀益肾。主治阳痿。

处方五

组成：枸杞子30克，羊肾1对，葱白7根，粳米100克，食盐少许，生姜3片。

用法：将羊肾洗净、切碎，煮粥吃，每日1剂。

功效：清肝化湿，消瘀益肾。主治阳痿。

处方六

组成：阳起石20克，锁阳15克，淫羊藿15克，鹿角霜15克，熟地15克，生地15克，菟丝子12克，山萸肉12克，巴戟天12克，补骨脂10克，蜈蚣2条。

用法：水煎服，每日1剂。

加减：气虚加党参18克，黄芪12克；血虚加当归12克，川芎6克；阴虚加枸杞子15克，黄精12克。

功效：清肝化湿，消瘀益肾。主治阳痿。服药12~20天起效。

处方七

组成：党参、白术、巴戟天各30克，黄芪15克，五味子、肉桂、远志、柏子仁各3克，熟地60克，山茱萸10克。

用法：水煎，分2次服，每日1剂。

功效：清肝化湿，消瘀益肾。主治阳痿。阳痿初起者，2剂治愈。

处方八 清化益肾汤

组成：柴胡10克，龙胆草10克，炙黄芪30克，山栀衣10克，木通6克，黄柏10克，知母10克，山萸肉20克，熟地30克，夜交藤30克，川牛膝10克，皂角刺3克，当归须10克，车前子10克（包），甘草10克，覆盆子15克，蛇床子10克，蜈蚣2条，土茯苓20克。

用法：水煎3次，分3次服，每日1剂。每次服药后，卧床休息0.5~1小时。30剂为1个疗程，连服2~3个疗程。

加减：便秘加肉苁蓉30克；老年性阳痿加鹅管石、巴戟天、仙灵脾、菟丝子各12克，补骨脂9克，韭菜子10克，鸡内金10克，马钱子粉1分（冲服）；疏肝加苏梗、枳壳、香附、娑罗子、路路通、薄荷各10克。

功效：清肝化湿，消瘀益肾。主治阳痿。

善后：加枳壳15克后，研粉制丸药服，3个月为1个疗程，或每周服药2~3剂。

医案：吕某，男，27岁。婚后2年，入房阳举不坚，渐进性加重，医院服药久治不效，故来求治。余投清化益肾汤治疗。吕某服药30剂后阳事渐兴，坚持善后6个月,复查正常,性事满意。

处方九

组成:生地15克,知母12克,天花粉12克,石膏20克,山药15克,竹茹9克,陈皮9克,仙茅9克,仙灵脾9克。

用法:水煎服,每日1剂,30剂为1个疗程。

加减:小便黄热或淋漓涩痛去仙茅、仙灵脾、天花粉,加黄连6克,防风10克,薏苡仁30克,泽泻12克,黄柏10克,牛膝9克;肾亏乏力、腰酸梦遗、手足心热去仙茅,加山萸肉、枸杞子各12克,泽泻、牡丹皮各9克,熟地15克;肾阳虚去石膏、生地、竹茹,加制附子6克,肉桂3克,杜仲、茯苓、熟地各15克。

功效:主治阳痿。此方有奇效,已治愈多例。

说明:患者胃津不足,却体壮形盛,唯其阳事不举,此为多数阳痿病人的通病。治宜滋阴清胃兴阳。本方专治阳痿,热盛津亏,口干舌红症。

处方十

组成:吴茱萸30克,细辛10克。

用法:上药研粉末备用。每次取药粉适量,加点温水调膏状,敷于肚脐上,胶布固定。早晨起床时取下,每晚敷1次。

功效:主治阳痿。连敷1周渐兴,敷2周后性欲增强,敷3周治愈阳痿病,房事恢复正常。此方温中解郁,祛风散寒,止痛壮阳。已治愈多人寒邪性阳痿。

说明:寒邪外袭,肾窍郁闭,宗筋失用之阳痿,外敷亦可治愈。

处方十一

组成:黄精100克,臭牡丹根50克,白糖500克,熟猪板油150克,炒黑糯米1000克。

用法:黄精、臭牡丹根、黑米3味中药烘干研粉末;将白糖、猪油熔化后,加入中药粉中拌匀,装瓶备用。每次空腹服用50克,每日服3次,温开水送服。

功效:主治阳痿。服用1~3剂痊愈,人都说用之则灵。

按语:黄精具有补中益气、润心肺、强筋骨、安五脏、治五劳七伤之功效;臭牡丹根可行气、健脾、祛风、平肝、消肿、解毒之功效,加上白糖、猪油、黑糯米,全方合用,具有健五脏,壮肾阳,治愈阳痿极效。尤治老年性阳痿。本方为彝族人祖传秘方。

处方十二　治溥仪阳痿方一

组成:鹿茸15~30克(长毛切片),山药30克(研碎),白酒2瓶。

用法:浸泡7天,饮药酒,每日饮3小杯。药渣焙干研粉内服,每次服3克,每日服3次。

功效:主治阳痿。

处方十三　治溥仪阳痿方二

组成:沉香150克,木香30克,青盐30克,川楝子肉(青盐炒)90克,枳壳(酒浸后炒干)90克,韭菜子(酒浸后炒干)90克。

用法:上药研粉制丸药服,每服6克,每日服3次。

功效:处方十二和处方十三同用,很快治愈阳痿。

善后:仍须小剂量服用处方十二和处方十三,以巩固疗效。

说明:据报导,毛泽东、周恩来请张荣增中医师给溥仪治疗阳痿病,张荣增医师献出4代祖传秘方,即处方十二、处方十三,治愈了溥仪的阳痿顽症,溥仪才有条件与李淑贤结婚。

第十九节　男女性冷淡

处方一

组成:红参20克,蛤蚧1对,肉苁蓉50克,米酒500毫升。

用法:上药浸泡1周后饮服,以不醉为度。

功效:治早泄,男女性冷淡,性欲减退。

处方二

组成:细辛10克,川椒20克,蛇床子30克,吴茱萸15克,肉桂10克,淫羊藿30克,石榴皮30克,菊花30克,麻黄6克,罂粟壳10克。

用法:水煎2次,倒入浴盆,男女洗外阴30~50分钟。每日1剂。

功效:主治男女性冷淡,性欲减退。洗1次后即有性欲,洗3~9次,性欲增强,性生活恢复正常。

处方三　调肝悦精汤

组成:薄荷6克,柴胡10克,醋香附10克,橘核30克,太子参30克,熟地30克,紫河车粉10克(分3次吞服),肉苁蓉10克,菟丝子10克,补骨脂10克,当归30克,枸杞子10克,巴戟天10克,怀山药30克,鹿角胶10克(烊冲),白茯苓10克,合欢皮30克,蜈蚣2条,甘草30克。

用法:水煎3次,分3次服,每日1剂,30剂为1个疗程。

功效:填精温肾,养血疏肝。主治射精无快感。

善后:制丸药服。

医案:王某,男,43岁。患本病1年,伴右胁痛而来求诊。投本方28剂,节欲3个月,病获痊愈。访1年,性生活正常。

第二十节　男性不育症

概要:男性不育是指少数男性,婚后性生活正常,女性又无异常,却2年无生育的男性疾病。其病因往往由性腺功能减低所致,其一为精子数低,或精子活动力减退,或精子畸形,大量死精;其二为睾丸有病,如精细管退化,睾丸缩小变软等。中医认为不育虽为肾虚,但虚中夹实,治宜补肾泻实,温阳滋阴,清化湿热,祛除败浊,净化精子精液,造就生存环境,又要活血通络,使精子伸展灵动有机,功收全效。

处方一　疏补促嗣汤

组成：熟地、生地各30克，当归30克，龙胆草6克，柴胡6克，木通6克，泽泻10克，水蛭3克，地鳖虫3克，蜈蚣1条（研冲），覆盆子10克，韭菜子30克，蛇床子30克，巴戟天10克，肉苁蓉10克，女贞子30克，菟丝子30克，车前子10克（包），甘草30克。

用法：水煎3次，分3次服，每日1剂，30剂为1个疗程。

功效：疏化补肾，生精促嗣。主治男性不育。

善后：制丸药服。

医案：蒋某，男，27岁。婚后2年不育，伴性冷淡，时有早泄。喜暖畏寒，便干尿浊不清。停止性交3天后，医院化验精液量1.5ml，精子活动率40%，活动力一般，精子计数65×10^9/L（0.65亿/ml）。诊断为男子不育症。投本方30剂后，复验精子上升为90×10^9/L，正常为（100~150）$\times 10^9$/L。嘱其原方制丸药连服3个月。追访，告知其妻已怀孕。

注意：节制房事，忌食辛辣食物。

处方二

组成：补中益气丸（中成药）。

用法：每次服6克，每日服3次。

功效：主治男性精少精冷不育。

按语：日本筑波大学泌尿科专家古井慎一等研究发现：补中益气丸可促进睾丸间质细胞产生雄激素；原发性精子缺乏症，服本药3个月后，40%的人精子数增加，46%的人精子运动率提高。

处方三

组成：泽泻30克，白茅根30克，桑寄生30克，萆薢25克，龟板20克（先煎），丹参15克，水蛭粉3克（分2次吞服），黄柏15克，猪苓15克，茯苓15克，枸杞子15克，益智仁12克，石菖蒲12克，台乌药12克，车前子10克（包），莲子芯10克，黄芩10克。

用法：水煎服，每日1剂。15天为1个疗程。

功效：主治男性精液液化迟缓或不化液引起不育。破血化瘀，清利湿热，温肾化浊，专治男性不育。

处方四

组成：鲤鱼1条（250~500克重，红、白鳞均可），制黄精（米酒湿润透）50~75克。

用法：将鲤鱼洗净，去内脏，不要去鳞，在鱼腹里装入制黄精，用砂锅加水煮熟透，晚上睡前30分钟，饮汤吃肉，1次吃完，吃不完，第2天早晨吃完。

功效：主治肾亏不育。连服5剂（5个晚上），直至性欲提高后，再吃2天，以求巩固疗效。

注意：治疗和病愈后2个月内，忌食生冷、酸辣食品；病愈后15~30天，每晚睡前，喝纯牛奶250毫升，以巩固疗效；鲤鱼汤可加香油、盐、姜丝等佐料；无不育症，凡是体虚的中老年人均可服用本方，无副作用；性生活不可太频。

说明：本方为民间五代秘传方。

处方五

组成：生地15~30克，黄柏10~20克，牡丹皮10克，赤芍15克，车前子20克（包），萆薢15~30克，枸杞子12克，肉苁蓉15克，菟丝子15克，仙灵脾20~40克。

用法：文火水煎，分早晚空腹服，每日1剂，30剂为1个疗程。

加减：阴虚甚加重生地为30克；阳虚甚加倍仙灵脾为40克；湿甚加重萆薢为30克；热甚加重黄柏为20克。

功效：主治男子不育（精子活力低下）。治疗多例，1个疗程后去医院复查，痊愈率79%，显效率14%，无效率7%，总有效率93%。应继续服药1~2个疗程以获得痊愈。

善后：蜜炼制丸，每服10克，日服3次。

处方六　温通生精汤

组成：熟地、生地、黄精、菟丝子、甘草各30克，枸杞子、当归、茯苓、山楂、肉苁蓉、补骨脂、鹿角胶（烊冲）、紫河车（分3次吞服）、五味子、鸡内金、虎杖各

10克,地鳖虫、炮山甲各6克。

用法:水煎3次,分3次服,每日1剂。30剂为1个疗程。

功效:补肾温阳,通窍生精。主治无精子症。

善后:制丸药服3个月。

医案:陈某,男,28岁。结婚4年未育,为此夫妻不和,医院久治无效,故而来求治。患者体弱怕冷,手足欠温,腰膝酸软,左下肢时有麻木,性生活基本正常,大便时溏,尿频尿急,好烟酒。脉细涩,苔薄白,舌淡红,边有瘀点。医检确诊为无精子症。余投温通生精汤治疗。陈某服用本方60余剂,医院复查精液中精子数为42×10^9/L(正常值为$100\sim150 \times 10^9$/L),精子活动力较好。继续服药2个月,又善后服用丸药(原方制丸药,每服6克,每日服3次,淡盐汤或白开水送服)3个月。再次医院复查,均获正常。追访1年,告知其妻已怀孕。

注意:嘱患者节制房事,忌食辛辣。

处方七 熟地山药汤

组成:熟地50克,山药10克,牡丹皮10克,泽泻10克,熟附子10克,柴胡10克,白芍10克,枸杞子25克,茯苓15克,白术15克,人参20克,当归30克,甘草6克。

用法:水煎服,每日1剂。

功效:主治无精子症。

医案:甘某,男,30岁,工人。结婚1年多,其爱人未怀孕,医院检查,女方无病,男方精液没有精子。经多次医治,仍无改变。自觉腰痛,两腿疲乏无力,其他正常。来求治时,见患者舌红苔少,脉沉细缓,诊为先天肾气亏损,后天脾气不健,肝失生发,致使精虫不生。治宜补脾益肾平肝,投熟地山药汤治疗。甘某服本方21剂后,复查精液,每毫升精子数少于0.6亿。再服15剂后,精子增加为0.8亿,活动度为80%。其爱人在次年顺利产一女婴。

引自:梁国卿、杨连生老师验方。

第二十一节　遗　精

处方一　清心固精汤

组成：生地、丹参、黄柏、酸枣仁、白茯苓、麦冬、五味子、车前子（包）、远志、金樱子、桑螵蛸、白石脂各10克，生龙骨、牡蛎、山药、茯神、滑石（包）各30克。

用法：水煎3次，分3次服，每日1剂，30剂为1个疗程。

功效：安神定志，清心固精。主治性神经衰弱性遗精。

善后：可制丸药服。

医案：刘某，男，26岁。患本病1年余，久治不愈而来求治。余投本方10剂诸症好转，再服35剂获得痊愈。访1年无复发。

处方二

组成：炒桑螵蛸100克。

用法：上药研粉末，每次服5克，早晚各服1次，淡盐汤送服。

功效：桑螵蛸性味咸甘平，功效为固精缩尿。治疗肾虚遗精、遗尿、尿频、带下。肾虚遗精患者，连服本方3天治愈不发。此单方已治愈几十人，追访未见复发。

处方三

组成：刺猬皮100克（干品）。

用法：上药研粉末，分为7包，每日服1包，甜酒或蜂蜜水送服。

功效：已治愈因肾虚、精失不固引起遗精者多人，其功为收敛固涩。

注意：对阳火旺盛、梦遗者，本方无效。

处方四

组成：即大补阴丸，组方为黄柏、知母、熟地、龟板。

用法：中药店有成药销售。每晨吞服9克，或早晚分服，淡盐汤水送服。

功效：主治有梦遗精。

处方五

组成:即知柏地黄丸,组方为黄柏、知母、熟地、山萸肉、山药、泽泻、牡丹皮、茯苓。

用法:八味中药制成的中成药知柏地黄丸中药店有售,每天早、晚吞服各9克。

功效:主治有梦遗精。屡见神效。

处方六　玉锁丹

组成:五倍子30克,白茯苓15克,白龙骨15克,莲须15克,芡实15克,菟丝子20克,杜仲10克,牡蛎30克,山药15克。

用法:水煎服,每日1剂。

功效:主治滑精。此方屡见极效。

善后:上药研粉,制药丸,每服9克,早晚空腹服,淡盐汤送服。

处方七　地黄汤加减

组成:熟地30克,山萸肉25克,山药25克,芡实15克,牡丹皮15克,白茯苓15克,莲须15克,龙骨15克,鱼鳔25克,蛤蚧1对(去头足)。

用法:水煎服,每日1剂。

功效:主治无梦或有梦遗精。连治1个月,必获痊愈。

善后:上药研粉,制蜜丸,每日早、晚各服9克。

处方八　安神养血固精汤

组成:鲜生地15克,当归身10克,芡实10克,茯神10克,远志肉9克,炒酸枣仁10克,阿胶10克(烊冲),砂仁3克,煅牡蛎12克,白芍12克,煅龙骨10克,川贝母10克,知母10克。

用法:水煎服,每日1剂。

功效:安神、养血、固精。主治戒毒后之遗精。来治疗者服药1个月无不见效。

第二十二节　外阴炎症

处方一　大补阴丸加味

组成：黄柏、熟地各15克，知母、龟甲各12克，金银花30克，荔枝核20克，猪脊髓1匙(蒸熟兑服)。

用法：水煎服，每日1剂。

加减：睾丸肿大疼痛加元参30克，海藻15克，牡丹皮5克；胀痛加橘核15克；微痛加赤芍12克，生甘草6克；少腹痛加元胡、川楝子各6克；肿痛硬结加海藻15克，川楝子20克；发热加败酱草30克。

功效：治附睾炎多例，全部治愈，双侧睾丸大小恢复正常。

处方二

组成：老生姜适量。

用法：洗净生姜后，切片约0.2厘米厚。每次用6~10片，外敷患侧阴囊，盖上纱布，兜起阴囊。每日换药1~2次，至愈为止。

功效：治疗急性附睾炎多例，2~5天全部治愈。

处方三　四黄汤

组成：黄连、黄芩、黄柏、白矾、芫花各15克，苦参、百部、生大黄、生地榆、土茯苓、仙鹤草各20克，生甘草10克，硼砂8克。

用法：每日1剂，水煎，浸洗患处30分钟，每日洗3次。5天1个疗程。

注意：忌辛辣酒食及用肥皂类清洗。

功效：治包皮阴茎炎多例，均获治愈。

处方四　治急性附睾睾丸炎方

（1）内服处方

组成：黄柏、龙胆各15克，蒲公英、紫花地丁各30克，川楝子、桃仁、元胡、柴胡各10克，荔枝核20克，生甘草4克。

用法：水煎服，每日1剂。

加减：全身高热、阴囊内红肿加黄芩、栀子各15克，败酱草30克；湿重、阴囊水肿加木通、泽泻各10克，车前子15克；睾丸痛剧加橘核15克，乳香、没药各6克；睾丸硬结甚去甘草，加昆布10克，海藻、海浮石各15克；年老体弱加黄芪、党参、白术各15克。

（2）外用处方

组成：败酱草、千里光、马齿苋各150~300克。

用法：水煎取液，熏洗或湿敷，每次15~30分钟，每日治疗2~3次。如有鲜药，可捣烂外敷患处，功效更佳。

功效：治疗本病多例，疗程2~12天，全部治愈。1年后随访多例，均无复发。

处方五　仙鹤白莲汤加减

组成：仙鹤草、茅根炭各30克，墨旱莲、生地炭、山茱萸、金银花、白花蛇舌草各20克，半枝莲、女贞子、枸杞子各15克，黄芩炭10克。

用法：水煎服，每日1剂。15天1个疗程。

加减：阴虚加生地、元参、龟甲各15克；湿热加黄柏、蒲公英各10克；气阴两虚加党参、黄芪、阿胶各15克（阿胶烊化冲服）。

功效：治精囊炎多例，用药1~2个疗程，全部治愈。

处方六　黄连黄柏汤

组成：黄连30克，黄柏60克。

用法：水煎取液，冲洗疮面，然后湿敷患处，每天治疗1~3次。

功效：治疗男性外阴部溃疡数例，3~7次均获治愈。

处方七　治龟头炎伴溃疡方（早期）

（1）处方

组成：知母、黄柏、甘草各6克，金银花45克，元参、腊梅各15克，重楼10克，龙胆草、白芷各5克，蝉蜕3克，薏苡仁50克，牡丹皮9克，赤芍12克。

用法：水煎服，每日1剂。

（2）处方

组成：人参叶30克，重楼、野菊花、白蔹、紫草、腊梅各20克，白及9克，白芷5克。

用法：水煎取液，待冷后，湿敷洗涤，早晚各1次，每日1剂。

（3）处方

组成：珍珠粉末、黄连各2克，白凡士林100克。

用法：三药拌匀成膏，每晚洗后外涂。

功效：治多例，用药15~30天均治愈。

处方八 治龟头炎伴溃疡及溃后不敛方（中晚期）

（1）处方 黄芪三花汤

组成：太子参、土茯苓各30克，黄芪、金银花各45克，元参、腊梅各15克，白芷5克，蝉蜕3克，薏苡仁50克，重楼、皂角刺各10克，牡丹皮9克，赤芍12克，甘草6克。

用法：水煎服，每日1剂。

（2）处方 参叶三白汤

组成：人参叶30克，重楼、野菊花、白蔹、紫草、腊梅各20克，白及9克，白芷5克。

用法：水煎取液，每日1剂，冷湿敷洗，早晚各1次。

（3）处方

组成：珍珠末、黄连各2克，白凡士林100克。

用法：三药拌匀成膏，每晚洗后外涂。

功效：治本病多例，4例崩溃性龟头炎3个月治愈，其余30天治愈。

第十章　内分泌代谢疾病

第一节　糖　尿　病

概要：糖尿病自始至终都是阴虚病。病程初起期，为阴虚燥热；病程初期，为气阴两虚；病程后期，为阴阳俱虚，缠绵难愈，终身服药。治疗宜滋肾润肺，补胰降糖，复活胰岛细胞，增强胰腺分泌功能，调节脂质代谢，降低血脂，防止血管合并症，改善微循环，恢复病变血管功能。糖尿病在医学界被称为"百病之母"。中医分为上消、中消、下消三症，以肺、脾、肾三脏亏损为主。表现为多饮、多尿、多食，体重下降（称为三多一少），血糖增高，尿糖阳性（增高），全身疲乏无力，四肢麻木、疼痛，精神差，视力下降，性功能低落，久之出现五脏六腑并发症，最后出现严重酮症酸中毒，高渗昏迷。

本病属中医"消渴"病范畴。为先天不足外邪侵袭，使人体气机失调所致。引起酮症酸中毒，是因为糖尿病控制不当，或感染、外伤、手术、麻醉、妊娠等引起；西药治标，不治本，表面降糖，但机体无糖代谢没有改变，病情仍继续潜在发展，最终发生严重致命并发症酮症酸中毒。症状表现为疲乏软弱，极度口渴，厌食，恶心，呕吐，呼吸加快，呼气有烂苹果气味；初期尿量多，晚期减少，甚至闭尿；皮肤干燥，舌唇干红；到循环衰竭时，心跳加快，血压降低，四肢厥冷，倦睡而渐入昏迷。

处方一　降糖汤

组成：生地、熟地各20克，生龙骨、牡蛎各15克（先煎），山萸肉10克，怀山药30克，天花粉30克，三七粉3克（分3次吞服），茯苓10克，泽泻10克，陈皮6克，水蛭6克，僵蚕10克，蝉衣6克，五味子30克，赤芍20克，鸡内金6克，广地龙10克、牡丹皮10克，黄芪10克，翻白草30克。

用法：水煎3次，分3次服，每日1剂，30剂为1个疗程。

加减：血压偏高加益母草、怀牛膝或鬼针草各30克；血脂偏高、动脉硬化加丹参、绞股蓝、决明子各10克；伴冠心病加降香10克。

功效：益肾养阴，活血降糖。主治糖尿病（由胰岛素分泌不足引起的原发性糖尿病）。

善后：本方加五味子、鸡内金各适量，共研粉，每次服4克，每日服3次，连续服3个月。

医案：陈某，女，63岁，农民。患糖尿病10余年，长期用降糖灵等维持治疗。近期病情加重，手足无力，左侧肢体多汗，尿糖+++，空腹血糖11.6mmol/L（正常值4.48~6.72mmol/L），餐后2小时血糖17.4mmol/L。诊为Ⅱ型糖尿病。属脾肾两虚，痰湿血瘀。投方降糖汤治疗，患者服药30剂，停服西药。复查尿糖－，空腹血糖4.6mmol/L，餐后2小时血糖10.2mmmol/L。之后制丸药服，连服3个月。追访1年，病情稳定，未见复发。

处方二

组成：大生地50克，山萸肉15克，怀山药15克，肥玉竹15克，女贞子15克，甘枸杞15克，寸麦冬30~15克，生首乌15克（无便秘者应用制首乌，补肝肾益精血），地骨皮30克，乌梅肉10克，缩砂仁5克（研末分冲），生甘草15克，元参20克，黄精15克，石斛20克。

用法：水煎2次，分2次服，每日1剂。

加减：若病情迁延失治，已步入阴损及阳、三消症已不甚明显，症有气虚、畏寒、神衰者，可加熟附片15克（先煎），肉桂8克。

功效：主治糖尿病（初期）。

医案：陈某，女，52岁，体质丰满。月前突然口干暴饮不解渴，小便频繁，多食善饥，体倦神萎。医院检查：尿糖+++，血糖高，诊为"糖尿病"。服西药有明显反应，故来求中医治疗。脉浮大而虚，舌红少苔，大便已3日未解，病属阴虚阳亢，津液亏耗。投养阴生津汤治疗。患者服药15剂后，诸症减轻，再服60剂，血糖、尿糖均恢复正常，病已治愈。嘱其原方隔日服1剂，以求巩固。访2年未复发。

注意：忌房事1~2年；慎饮食，少吃肥甘刺激性食物；忌愤怒，不生气；注意四季冷暖；适度运动，勿过劳。

处方三　降糖汤（丸）

组成：五味子12克，知母12克，麦冬12克，山药30克，生地30克，元参15克，黄芪15克，苍术6克，石膏60克，党参30克，枸杞15克，制首乌15克。

用法：水煎2次，分2次服，每日1剂。

加减：高血压、冠心病加葛根12克，黄芩12克，丹参30克；皮肤疖肿加蒲公英12克，黄柏12克，僵蚕12克；失眠多梦加炒酸枣仁15克；尿频多加山萸肉15克。

功效：主治中、轻型糖尿病。治多例，服药10天见效，30剂左右血糖恢复正常。

善后：原方制丸药，每服9克，每日服3次，直至痊愈。

注意：服药40剂无效，应换方治疗。重型糖尿病，应配合西药治疗。

处方四

组成：生黄芪30克，生地30克，苍术15克，元参30克，葛根15克，丹参30克。

用法：水煎2次，分2次服，每日1剂。

加减：尿糖不降加天花粉30克，乌梅10克；血糖不降加党参、知母各10克，生石膏30~60克，翻白草50~30克；血糖高又饥饿加玉竹15克，熟地30克；尿中出现酮体加黄芩、白术各10克，黄连5克，茯苓15克；下身瘙痒加黄柏、知母各10克，苦参15~20克；皮肤瘙痒加白蒺藜10克，地肤子15克，白鲜皮15克；失眠加首乌、女贞子、白蒺藜各10克，炒酸枣仁15克；心悸加菖蒲、远志各10克，生龙骨30克，生牡蛎30克；大便溏加薏苡仁20克，芡实10克；自觉燥热加肉桂3克（引火归元，散寒止痛，活血通经）；腰痛、下肢无力加桑寄生20~30克，狗脊15~30克。

功效：益气养阴、活血降糖，主治气阴两虚型糖尿病。

善后处方

组成：生地120克，天冬60克，红参60克，何首乌60克，紫河车60克，翻白草60克。

用法：上药研粉，蜜炼为丸，早晚各服10克。

功效：连服3~6个月，均见良效。

处方五　玉液汤加味

组成：淮山药30克，生黄芪15克，知母15克，生鸡内金6克，葛根5克，天花粉10克，山萸肉15克。

用法：水煎2次，分2次服，每日1剂。

功效：主治糖尿病，证属肾气虚衰。

善后：原方制丸药，每服9克，日服3次。

医案：庄某，男，50岁，农民。医院诊断为"糖尿病"，病延3年，中西药久治效果不佳，故来求治。症见患者面色苍白，四肢无力，多食善饥，小便含甜，且如脂膏，频数量多，口干舌淡、苔白，六脉沉细无力。为气阴消耗，肾阳虚弱，下焦约束无力，元气耗散。治宜升元气，滋肾阴，平渴饮，投方玉液汤加味治疗。患者服药5剂，诸症好转，连服56剂，诸症消失，临床治愈。原方制丸药服，以巩固疗效。

处方六

组成：生黄芪40克，泽泻30克，生地25克，赤芍、当归、栀仁各20克，黄柏、黄连、黄芩各15克，翻白草50克。

用法：水煎2次，分2次服，每日1剂。

加减：头痛头晕加夏枯草、钩藤、菊花各12克，生石决明25克；胸闷刺痛加红花、丹参、山楂各10克；渴饮无度加石斛、玉竹、知母各10克，生石膏30克（先煎）；恶心呕吐加陈皮、竹茹、旋覆花各8克，代赭石12克；小便频多加桑螵蛸、覆盆子各10克；疮疡疖肿加蒲公英、金银花、马齿苋、紫花地丁各10克。

功效：本方为糖尿病酮症专效药。

处方七　玉泉散

组成：白粉葛10克，天花粉10克，麦冬10克，生地10克，五味子3克，糯米 10 克。

用法：水煎 2 次，分 2 次服，每日 1 剂。

功效：主治糖尿病。1959 年，名人谢觉哉用本方治愈了他的糖尿病后说：这个药方真是"救世良药"。

善后：上方研粉，制丸服，每服 10 克，每日服 3 次。

说明：本方为清代名医叶天士之"玉泉散"圣方。

处方八

组成：元参、麦冬、熟地、黄芪各 90 克，茯苓、栀子、天花粉各 15 克，山萸肉 30 克，豆豉 45 克，知母 30 克。

用法：水煎 3 次，和匀，早中晚饭后各服 1 次，每日 1 剂。

加减：上消烦渴多饮者加生石膏 50 克；中消多食善饥、便秘者加玄明粉 8 克；下消尿多似脂膏者加龙骨、牡蛎各 15 克；失眠多梦者加炒酸枣仁 15 克；尿频者加黄柏 9 克，肉桂 6 克，或白果肉 9 克。

功效：主治糖尿病。

医案：一位患者，尿糖 4 个 + 号，诊为糖尿病，久治不愈，故来求治。投本方治愈。患者连服 10 剂，诸症消失，再服痊愈。访 5 年不复发。

处方九

组成：白毛鸡 1 只（2 年以上的鸡，男用母鸡，女用公鸡），好米醋 250 毫升。

用法：宰鸡煺毛去内脏，用清水冲洗干净后，将米醋倒入鸡肚内，不加盐，开口朝上放陶瓷盆内，铁锅蒸熟。早晨空腹吃，1 次吃不完，下次早晨空腹再吃，一般 1~3 次吃完。

功效：主治糖尿病。轻症吃完 1 只，重症吃完 2 只，尿糖转阴，血糖降至正常。

按语：若能隔日再服用，有望治愈。

引自：《民族医药报》2002 年 4 月 26 日的报道。

处方十 三草汤

组成：翻白草 50 克，鬼针草 30 克，豨莶草 15 克，绞股蓝 15~20 克，天花粉

15克,元参30克,麦冬30克,黄芪15克,黄精15克,炙鸡内金3克(研粉分次
吞服)。

用法:水煎2次,分2次服,每日1剂。

加减:视力减退加枸杞子15克,蕤仁15克;肥胖者加绞股蓝至20克;阴虚
及阳虚加肉桂2克,仙灵脾10克,菟丝子15克;便秘加大黄10克,桔梗6克;
体质虚弱加紫河车粉3克(2次吞)。

功效:老年性(Ⅱ型)糖尿病。治疗多例,连服7天见效,有1~3个月诸症消
失,有6~8个月治愈的。

善后:原方研粉制丸药服,每服9克,每日服3次,控制复发。

说明:老年人糖尿病,伴有高血压、高血脂者,可用三草汤治疗。

处方十一　生脉白虎汤加味

组成:党参50克,麦冬40克,五味子10克,知母20克,红梅15克,甘草
10克。

用法:水煎2次,分2次服,每日1剂。

加减:上消烦渴多饮加生石膏50克,天花粉50克;中消多食善饥加黄芩15
克,玄明粉6克;下消尿多如脂膏加益智仁10克,覆盆子15克,五倍子6克;盗
汗甚者加当归12克,黄芪12克,龙骨15克(先煎)。

功效:主治糖尿病,证属阴虚阳亢。

医案:患者牟某,男,37岁,职工。因经济原因夫妻不和,情志抑郁、头晕、
失眠,继发糖尿病,住院治疗效果不佳,来要求中医治疗。患者形瘦、头昏、失眠,
烦渴多饮,小便频数,时常盗汗,脉洪数,舌无苔,尿检阳性。投生脉白虎汤加味
治疗。患者服药6剂,诸症大减,连服35剂诸症痊愈,恢复正常工作。

注意:常加精神安慰,嘱其精神快乐,是最好的良药。

处方十二　消渴汤加减

组成:党参9克,石膏60克,茯苓9克,川连3克,黄芩9克,知母9克,天花
粉15克,知柏地黄丸15克(包煎),天冬12克,麦冬9克,杜仲12克,潼蒺藜9
克,狗脊9克,鸡内金6克,佩兰叶9克,生白术9克,龟板30克,石斛9克,菟丝

子12克,生地15克,熟地15克,山药20克。

用法:水煎2次,分2次服,每日1剂。

功效:主治糖尿病,证属阴虚火旺。

医案:患者包某,男,50岁,干部。医院诊断糖尿病后,西药救治效果不著,故来求治,投消渴汤加减方治疗。患者服药20剂,诸症减轻,又进20剂,尿糖、血糖转阴。连续服药2个月,诸症痊愈,恢复工作。追访10年没有复发。

处方十三

组成:木香10克,当归15克,川芎15克,益母草30克,葛根30克,黄芪30克,丹参30克,山药30克,赤芍12克,苍术12克。

用法:水煎2次,分2次服,每日1剂。

加减:血脂高加绞股蓝30克。

功效:主治Ⅱ型糖尿病。

医案:患者张某,患Ⅱ型糖尿病已10多年,久治不愈,已引起下肢水肿溃烂,患者十分痛苦,故来求治。投本方治疗。患者坚持服用110剂,诸症消失,终获痊愈。

处方十四

组成:生地18克,元参15克,石斛15克,沙参15克,麦冬12克,天花粉10克,枸杞子10克,知母10克。

用法:水煎2次,分2次服,每日1剂。

功效:主治糖尿病,证属肺肾阴虚。本方加减治疗50天后,复查尿糖转阴。

善后处方

组成:党参15克,黄芪15克,山药15克,熟地18克,芡实18克,五味子10克,女贞子10克,麦冬10克,知母10克。

用法:水煎2克,分2次服,每日1剂。

功效:健脾补肾。

医案:患者陈某,女,28岁。口渴多饮,咽干舌燥,小便频多,五心烦热,多食善饥,周身无力,右眼白内障,只有光感,舌红苔薄黄,脉滑数。治宜甘寒养阴,生津止渴。患者连治本方50天,病痊愈。后结婚生子,母子健康。追访1年,尿检阴性。

处方十五

组成:黑大豆250克,天花粉250克。

用法:将黑豆洗净,炒熟,与天花粉共研成粉,拌匀,制丸或散服。每次服6克,每日服3次。可用开水送服;若早晨用"熟豆浆"1小碗送服,功效更佳。

功效:主治糖尿病(肾虚难治)。连服1~2个月,血糖尿糖恢复正常。

注意:脾胃虚寒,大便滑泄者慎用。

按语:本方为《普济方》救命丸。有人单独服饮豆浆治疗糖尿病,以为饮得越多越好,结果尿检变成豆浆色,叫其停服后,才消失。豆浆是好东西,但不宜饮太多,1天饮3小碗就够了,太多就超量,会尿豆浆尿。豆浆中含有丰富的谷氨酸和天门冬氨酸,能使支气管扩张,消除气喘,以强体质,抵抗感冒和过敏。老年人或体质弱或过敏体质的人,血液中的游离氨基酸比健康人群要少得多,对冷热的抵抗力弱,容易伤风感冒气喘,此时血管呈收缩状态,若碰到谷氨酸和天门冬氨酸,支气管就会扩张开来,气喘症状随之消失。豆浆中加入味精和少量食盐,功效更佳,过敏性气喘会不知不觉中消失。《本草汇言》说:黑大豆解百毒,祛风利水散热,用于风痹瘫痪、黄疸水肿、烦渴热结。熟食利肠,炒食闭气,生捣食之解毒,敷之散痈肿,多食腹胀下利。故孙真人说:少食醒脾,多食损脾也。天花粉味甘,微苦,性寒。清热生津,解渴,消肿排脓。治疗热病口渴,疮痈肿毒,肺痈,主消渴(糖尿病),补虚安中,降火宁心,津液复生。

引自:《中药大辞典》。

处方十六

组成:苞米缨子(棒子尖部突出的红缨子)30~60克。

用法:水煎取汁,每次饮300毫升,每日饮3次。

功效:主治糖尿病。有10人由此治愈,饮2周至2个月。

处方十七

组成：水豆腐1大碗。

用法：每天早晨空腹服，加点酱油温服。

功效：主治糖尿病。饮1周至半年有数人治愈。

处方十八

组成：核桃2个（用仁切碎），黑木耳2片（切碎），红皮鸡蛋2个。

用法：三味打匀，不加佐料，蒸熟，每天早晨空腹服1次。无毒副作用。

功效：主治糖尿病。一般服1个月，停3天，再服1个月。一位7年病史的患者，服用此方27天治愈，另一位患者2个月治愈糖尿病。

处方十九

组成：大鲤鱼1条，米醋30克。

用法：将鲤鱼煮熟，1日1剂，连吃10剂。

处方二十

组成：干海带60克（鲜品120克），米醋适量。

用法：加醋煮熟，每日1剂，连吃15剂。

功效：本方与上方连用25天，可治愈糖尿病并腿肿。两方健胃利水消肿，软坚利尿，治脚气浮肿。

处方二十一

组成：桂枝、生附片各50克，紫丹参、忍冬藤、生黄芪各100克，乳香、没药各24克。

用法：加水5000毫升，煎沸后，再用文火煎20分钟。取药汁放于木桶内，降温后，浸泡双脚30分钟。每日1次。1剂药煎泡5天。

功效：温阳益气，活血通络。主治糖尿病并足部感染。治疗15~80天，数位患者均脚趾破溃愈合，疼痛消失。

处方二十二　五汁饮

组成：青白色的梨200克，西瓜皮200克，鲜藕200克，荸荠（地栗）200克，乌梅100克。

用法：前4味洗净打汁，乌梅水煎取汁冲果汁。每次饮半杯至1杯，日饮3~4次。

功效：治疗糖尿病口渴症极佳。

注意：寒胃人员慎用。

说明：本方为古方"五汁饮"。

处方二十三

组成：桂枝30克，红花15克，丹参30克，威灵仙30克，苏木30克，木瓜15克，泽兰30克，地龙30克，制川乌10克，制草乌10克，制乳香15克，制没药15克，透骨草30克。

用法：水煎30分钟，取药液，先熏后浸泡患肢，每次熏洗1小时，药冷再加温，每天熏洗2次。每日1剂，10剂为1个疗程。

加减：冷痛麻木加大桂枝、川乌、草乌量；烧灼感甚加金银花20克，赤芍20克；麻木甚加全蝎10克，蜈蚣5条。

功效：主治糖尿病"周围性神经病变"。

医案：楚某，男，60岁。双下肢麻木，发冷，刺痛，已2年，患糖尿病已8年。医院诊为"糖尿病周围性神经病变"，住院治疗，效果不佳，故来求治。患者体胖、便秘、小便数，舌淡见瘀斑，苔黄厚，脉沉弦数。属气虚血痹。治宜内服益气活血、化瘀通络之中药。中药熏洗可治疗"神经病变"。患者熏洗2剂后，症状减轻，洗10剂后症状大减，继用直至痊愈。随访半年，未见复发。

按语：本病属中医内科"痹症"范畴，与代谢异常和血管损害有关，导致微循环障碍。属中医气虚，经络瘀阻，阳气不通。治宜温通经脉，活血通络，用本方熏洗可显著减轻本病症状，控制病情，有独特效果。

处方二十四

组成：翻白草50克，鬼针草30克，白果肉10克，仙鹤草30克，地骨皮15

克,绞股蓝20克。

用法:水煎2次服,每日1剂。

功效:清热缩尿,上潮于口,解咳平喘,降血压,降血糖。主治糖尿病并咳喘夜尿频多。

处方二十五

组成:制附片10克(先煎),熟地24克,山药21克,山萸肉、仙灵脾各15克,肉桂、茯苓、仙茅、巴戟、菟丝子各12克,牡丹皮、泽泻各9克。

用法:水煎2次,分2次服,每日1剂。

功效:主治糖尿病之肾阴虚冷引发高烧不退。

医案:患者李某,42岁,农民。高烧至40.5℃,曾用几种抗生素治疗,仍热度不退,伴口渴多饮。尿量每日由3000毫升增至10000毫升以上。会诊中见患者周身皮肤灼热,无汗,不恶寒,尿清畅,无灼热疼痛。患者面赤微热,腰部和阴部却冷,苔薄白,舌质淡,脉沉数无力。此乃肾脏虚寒所致之消渴性高烧,治宜温补肾阳。患者连服2剂,热减,服4剂热退,尿量减至正常,服6剂后,诸症消失。原方减仙茅、仙灵脾、巴戟、菟丝子,再服数剂痊愈。随访5年未复发。

引自:陈国华医师验方。

处方二十六

组成:生地、石膏各30克,石斛、天花粉、麦冬各15克,知母、牡丹皮各12克。

用法:水煎2次,分2次服,每日1剂。

功效:主治糖尿病并多食善饥。曾治20例,服此方15~25剂,临床治愈,其中2例不复发。

善后:隔日服1剂。或原方制丸药,每次服9克,每日服3次,连服3~6个月。以上两法任选一法即可。

按语:见好就收,必然引来复发,若能善后巩固治疗,就可防止复发。

处方二十七

组成:熟地、山萸肉、黄精、枸杞子、黄芪、太子参、仙灵脾各15克,山药、天花粉各40克,阳起石30克,水蛭6克,蜈蚣2条,苍术、白僵蚕、仙茅各10克,翻白草50克。

用法:水煎2次,分2次服,每日1剂。

加减:小便频数加桑螵蛸、覆盆子、益智仁各10克;头晕耳鸣加菊花、磁石各12克。

功效:治糖尿病性阳痿、尿频、腰膝酸软等,治41例,服药2~6个月均获显效。

注意:忌高糖、高盐饮食。

按语:此病素来棘手,必须耐心坚持服药,必收良效。

处方二十八

组成:黄芪60克,丹参、生地、元参、连翘、金银花、蒲公英、黄芩各30克,大黄12克(后下),黄连10克。

用法:水煎2次,分2次服,每日1剂。

加减:高热不退加羚羊角粉2克(2次冲服);恶心呕吐加陈皮、法半夏、竹茹各10克;胸脘痞闷,胎厚腻加藿香、佩兰各10克;饮食不香加乌梅、鸡内金各10克;烦渴多饮加生石膏、知母、人参叶各12克。

外敷处方

组成:蒲公英、紫花地丁、野菊花、元参、黄芩各30克,牡丹皮15克,黄连10克。

用法:加水浓煎,纱布浸透药液,做冷湿外敷。

功效:清热解毒,扶正消疖。主治糖尿病并发疖肿,此方为专效方。

第二节 低 血 糖

处方一

组成:饴糖30克(冲入服),党参、黄芪、制首乌、淮山药各15克,枸杞子、生白芍各12克,桂枝7克。

用法：水煎2次，分2次服，每日1剂。

加减：汗多加煅牡蛎30克（先煎）；心悸加柏子仁10克，磁石20克（先煎）；头晕加川芎7克，白芷6克。

功效：温补脾胃，平衡血糖。主治交感自发性血糖过低症。

处方二

组成：钩藤（后下）、生麦芽、生地、白芍、怀牛膝各30克，麦冬、菊花、桑叶、当归各15克，朱茯神、甘草各10克。

用法：水煎2次，分2次服，每日1剂。

功效：主治神经功能性低血糖症。病情缓解稳定后，可改服杞菊地黄丸（成药），以求巩固疗效。

第三节　高脂血症

概要：高脂血症以肥胖、心烦、胸闷、便秘、腹痛为主，具有脑力、体力衰退，头痛、眩晕、消化不良，苔薄黄或厚腻，脉沉弦等症。高脂血症多因厚味、痰湿内结，或肝郁化火，血胆固醇、甘油三酯增高所致。本证属中医"痰症""脂人""痰瘀"等范畴。由嗜食肥甘、七情劳伤、好坐好静所致。治宜清热利湿，解郁化痰。

处方一　降血脂食物

（1）山楂：现代药理学研究发现山楂具有扩张血管，降低血压，降低胆固醇等作用。也可以用山楂、菊花各10克，决明子15克，共煎汤代茶饮服。可降血脂、降血压。

（2）大豆：大豆含有丰富的植物蛋白，具有降低胆固醇作用。连吃大豆2~3周后，血液胆固醇可下降14%至21%。

（3）燕麦：具有降低胆固醇和甘油三酯的作用，因为燕麦含有丰富的亚油酸和皂苷素，可以降低血清总胆固醇、甘油三酯，防治动脉粥样硬化。

（4）葵花子：含有不饱和脂肪酸，对降低胆固醇，治疗动脉硬化、冠心病等有辅助疗效。每日临睡前生嚼葵花子9~15克即可。

（5）玉米：含有丰富的钙、磷、硒和卵磷脂、维生素E等，均具有降低血清胆固醇的作用。例如印第安人的主食是玉米，他们几乎没有患过高血压、冠心病。

（6）海带：含有丰富的牛磺酸，可降低血及胆汁中的胆固醇；还含有食物纤维褐藻酸，可抑制胆固醇的吸收，促进其排泄。

（7）蘑菇：蘑菇中的腺嘌呤衍生物，具有明显降血脂作用。

（8）圆葱：圆葱中的二烯丙基二硫化物和含硫氨基酸，具有良好的降血脂作用，可预防动脉粥样硬化；圆葱含前列腺素A，有舒张血管，降低血压的功效（圆葱即洋葱）。

（9）大蒜：含有硫化物的混合物，可减少血中胆固醇和阻止血栓形成，有助增加高密度脂蛋白，保护心脏动脉；大蒜中的挥发性辣素可消除血管中的脂肪，是防止高脂血症和动脉粥样硬化的良药。

（10）牛奶：牛奶中的乳清酸，能有效地抑制胆固醇的生物合成，牛奶中的钙质可减少人体对胆固醇合成酶的吸收。

（11）蜜橘：有助于提高肝脏的解毒能力，加速胆固醇转化，降低血胆固醇和血脂的含量，防止动脉粥样硬化。

（12）苹果：含有丰富的钾，可排除体内多余的钠盐，如每天吃3个以上的苹果，就能维持满意的血压。

（13）淡菜粥：淡菜50克，温水泡3小时后，烧开，去心，加入粳米50克同煮成粥，每日早晚温服，有助于高脂血症及动脉粥样硬化的治疗，有补虚，去胸中烦热，降丹石毒（古称"丹石毒"包括高血压、血管硬化等）功效。

（14）黑木耳20克，大洋葱头1个。热炒、凉拌任意吃，每天吃1剂。一位患者甘油三酯8.9毫摩/升，用此方8个月，医院复查血脂恢复正常。

（15）茄子：美国研究发现：茄子纤维中所含的抑制角苷，有降低胆固醇的功效。巴西科学家用茄子汁给肥胖兔子使用，结果比不吃茄子汁的兔子，体内胆固醇含量下降10%。

处方二

组成：茵陈30克，泽泻、槐米各18克，生麦芽、生山楂、制首乌各12克。

用法：水煎2次，分2次服，每日1剂。

加减：火盛加山栀、菊花各9克；湿盛加生薏苡仁15克，陈皮9克；气滞加莪术12克，郁金9克；血瘀加茺蔚子9克，三七粉2克（吞服）；气虚加党参、黄芪各12克；血虚加当归9克；肾阴虚加楮实子、枸杞子各10克；肾阳虚加补骨脂12克，仙茅10克；肝阳上亢加珍珠母30克（先煎），钩藤12克（后下）。

功效：清热利湿，解郁化痰，降血脂。

处方三

组成：仙灵脾15克，泽泻15克，姜黄15克，山楂15克，水蛭10克，大黄10克，绞股蓝10克，三七粉6克（分次冲服）。

用法：水煎2次，分2次服，每日1剂。

功效：连服30天，降低血脂、血黏，改善血流。

善后：每日泡煎山楂片3克，当茶饮。

处方四

组成：淡海藻12克，菟丝子12克，柿树叶10克（鲜品30克），葛根、海蛤壳各10克。

用法：水煎3次服，每日1剂。3个月为1个疗程。

功效：降血脂。治多例，总有效率93.75%。

处方五

组成：制首乌15克，丹参15克，山楂15克，黄芪12克，地龙12克，陈皮6克，苍术6克，赤芍10克。

用法：水煎2次，分2次服，每日1剂，3个月1个疗程。

加减：腰膝酸弱加枸杞子20克，熟地15克；胸闷肢麻加半夏12克，白术12克，天麻15克；痰阻加陈皮15克，僵蚕15克，红花6克，瓜蒌15克，桂枝6克，降香10克。

功效：行气化痰消脂。主治高脂血症。治疗多例，1个疗程治愈50%，好转46.7%，无效3.3%，总有效率为96.7%。

处方六　消脂汤（丸）

组成：炒苍术6克，炒枳壳6克，何首乌6克，决明子18克，炒山楂18克，泽泻12克，红花6克，丹参6克，车前子6克，肉苁蓉6克，刺蒺藜6克，杭菊花6克，茺蔚子6克，白茯苓9克，陈皮4克，石菖蒲4克，制胆星4克，川郁金6克，远志6克。

用法：水煎分3次服，每日1剂；上药加至10倍，研粉泛水制丸药，每服5克，每日服3次，3个月为1疗程，连服2~3个疗程。

功效：主治高脂血症。

医案：患者胡某，女，61岁。10年来，头晕、头痛、血压偏高，血糖、血脂偏高。近来头昏加重，医院诊为"高脂血症"。属阴阳失调，痰瘀湿浊内阻。患者要求中医治疗，故投以消脂汤（丸）。胡某连服6个月，复查血压、血脂、胆固醇皆降至正常。访2年，诸症均正常。

处方七　降脂汤

组成：枸杞子10克，首乌15克，草决明15克，山楂15克，丹参20克，泽泻15克，黄精15克。

用法：水煎2次，分多次服，或代茶饮，每日1剂。3个月为1个疗程。

功效：主治高脂血症。一般1~3个月血脂降至正常，诸症改善。治疗多例，均获良效。

医案：患者蔡某，男，41岁，身高174厘米，体重86千克。急躁、胸闷、气短、食欲旺盛、便秘、眩晕，发作已3个多月。医院检查血压128/90mmHg，脉弦细，舌质黯红；化验胆固醇320mg%，β脂蛋白1578mg%，三酸甘油酯96mg%，确诊为高脂血症。患者只能坚持半日工作，要求中药治疗，故来求治。投降脂汤治疗，3个月为1个疗程。患者服药1个月后复查，体重降至74千克，血压116/78mmHg，胆固醇降至289mg%，β脂蛋白降至460mg%，三酸甘油酯75mg%，患者已全日上班工作。嘱患者继服本方。半年后患者复查血压

118/72mmHg,胆固醇180mg%,β脂蛋白218mg%,三酸甘油酯64mg%。

处方八

组成:半夏12克,白术12克,天麻10克,茯苓15克,陈皮10克,生姜12克,代赭石12克,胆南星10克,白芥子15克,石菖蒲15克,泽泻15克,瓜蒌15克,甘草6克。

用法:水煎服,每日1剂。

加减:脘闷纳差加白蔻仁、砂仁各10克;痰热加黄芩、竹茹、天竺黄各10克。

功效:降脂化浊。主治痰浊内蕴之"高脂血症"。

处方九 清脂汤

组成:何首乌、女贞子、枸杞子、黑芝麻、桑寄生、熟地、泽泻、麦冬各15克。

用法:水煎服,每日1剂。

功效:主治高脂血症,证属肝肾阴虚。

按语:肝肾阴虚型多为老年体弱的高脂血人,表现为腰酸腿软,耳鸣眼花乏力,治宜滋阴补肾,可用清脂汤治疗。

处方十 温胆汤加减

组成:半夏、陈皮、茯苓、竹茹、胆南星、杏仁各10克,白金丸10克。

用法:水煎服,每日1剂。

功效:主治高脂血症,证属脾虚痰浊。

按语:脾虚痰浊型表现为腹胀纳呆,咳嗽痰多,便溏,四肢倦怠。治宜健脾和胃、化痰祛湿,可用温胆汤加减治疗。

处方十一 龙胆泻肝汤加减

组成:菊花、明天麻、龙胆草、蔓荆子各15克,粉牡丹皮、生山栀、车前子、生地各15克,麦冬30克。

用法:水煎服,每日1剂。

功效:主治高脂血症,证属肝郁化火。

按语：肝郁化火型表现为烦躁易怒，面红目赤，口干舌燥，尿黄便干，头晕头痛。合并高血压病。治宜清肝泻火，可用龙胆泻肝汤加减治疗。

处方十二　冠心汤

组成：川芎、丹参、郁金、红花、生蒲黄、茺蔚子各15克。

另配：脂可清胶囊（脂可清胶囊含荜茇子、黄芩、茵陈蒿、山楂、泽泻、大黄、木香等），每服3粒，日服3次。

用法：中药水煎2次，分2次服，每日1剂。

功效：理气活血、降血脂。主治高脂血症，证属气滞血瘀。

按语：气滞血瘀型表现为胸痛、胸闷、痛处固定，舌暗或有瘀点。合并冠心病。治宜理气活血散瘀，可用冠心汤治疗。

处方十三

组成：天麻12克，钩藤20克，石决明20克，牛膝15克，益母草20克，黄芩10克，山栀子10克，桑寄生15克，夜交藤20克，茯苓15克，首乌15克，菊花15克，蔓荆子15克。

用法：水煎服，每日1剂。

加减：便秘加大黄、玄明粉各10克；手足震颤加龙骨、牡蛎、珍珠母各20克；肝火偏盛加龙胆草，牡丹皮各10克。

功效：平肝潜阳。主治高脂血症，证属肝阳上亢。

处方十四　桑葚汤

组成：桑葚15克，五味子6克，党参15克，怀山药30克，丹参30克，生山楂15克，泽泻15克，枳壳15克。

用法：水煎2次，分2次服，每日1剂。

加减：肾阳虚（肢体冷）加锁阳15克；肾阴虚（内热）加黄柏10克，生地12克；脾虚纳少加焦山楂、焦白术、焦谷芽各10克；血压高加桑寄生、槐米各10克；糖尿病加山萸肉、粉葛根各10克。

功效：滋肾生精，健脾补气，降浊通络，屡见良效。老年性高脂血症伴白内障初中期。

处方十五

组成：党参15克，茯苓15克，熟地15克，山萸肉12克，杜仲15克，牛膝15克，菟丝子20克，肉桂8克，制首乌15克，银杏叶18克，紫河车粉6克（分3次吞服），枸杞子20克，甘草6克。

用法：水煎2次，分3次服，每日1剂。

功效：温补肾阳，充养脑髓，降血脂。

处方十六

组成：绞股蓝30克，山楂15克，决明子15克，大黄3克。

用法：水煎2次服，每日1剂。

功效：主治高脂血、动脉硬化。降脂减肥，1个月为1个疗程，连服2~3个月。

处方十七　血府逐瘀汤加味

组成：当归10克，生地15克，桃仁12克，红花12克，赤芍15克，枳壳12克，党参20克，全蝎8克，水蛭10克，地鳖虫10克，炙甘草10克，瓜蒌15克，五灵脂12克，绞股蓝30克。

用法：水煎2次，分2次服，每日1剂。

功效：通心、通脑、通脉络，降脂减肥。主治高脂血症，证属瘀血阻络。

处方十八

组成：丹参15克，决明子30克，山楂15克，钩藤30克，益母草30克。

用法：水煎代茶饮。

功效：祛痰、导滞、降血脂。

处方十九　降脂汤

组成：黄芪20克，泽泻15克，党参15克，川芎15克，白术15克，山楂15克，麦芽15克，陈皮15克，丹参15克。

用法：水煎2次，分2次服，每日1剂。3个月为1个疗程。

功效：补气化湿，消积通脉，降血脂。治疗多例，总有效率93.3%。

处方二十　宁脂汤

组成：太子参、白术、泽泻、丹参、山楂各10克，半夏、陈皮各6克，玄明粉3克，荷叶15克。

用法：水煎2次，分2次服，每日1剂。

功效：健脾化痰，消积导滞，活血化瘀，降脂减肥。

第四节　尿　崩

概要：本病是尿量特多，和烦渴为主的内分泌系及代谢疾病。发病机理主要由下丘脑-神经脑垂体机能减退、抗利尿激素分泌过少，影响肾小管的吸收所致。可分原发性和继发性两类，原发性病因不明，可有遗传性，仅占少数；继发性占多数，病因大致有四：①鞍内或附近肿瘤，占半数；②炎症，如脑炎、脑膜炎、鼻咽感染或结核感染；③血管病变、血液病、颅骨创伤，细胞浸润；④垂体或间脑手术后。临床表现，以年轻成人多见，尿量特多，饮水甚频，总量与尿量相等。若限饮，尿仍多，毕现失水，伴头痛，疲乏，皮肤干燥，唾液、汗液减少，肌肉痛，体重减轻，体温降低，心动过速及便秘，严重时引起精神失常、循环障碍而虚脱。饮水过量，又可发生水中毒，如头痛、恶心、肌肉运动不协调，甚至昏迷。本病不同于肾源性多尿病、精神烦渴多饮症、高渗性多尿病。

中医谓本病"下消"范畴，现统称"尿崩"。认为因肾虚下元不固，或脑神经病变及肾、肾气失司，水津直下泄所致。尿多如崩，尿清如水，烦渴多饮。治疗本病，可着眼于元阳大衰，金寒水冷，水不化气，气悉化水，是本病多尿、口渴的病理基点；唐容川指出"瘀血则发渴"，认为气为血阻，水津不能上布，能作渴，就是说，活血化瘀可治疗尿崩也。据上而言，临床注意运用"温阳化气、益阴滋源和疏络活血"，可获良效。

处方一

组成：石斛15克，生地12克，熟地12克，黄芪12克，甘草12克，天冬10克，麦冬10克，枸杞子10克，玉竹10克，赤芍10克，白芍10克，桃仁10克，川芎10克，威灵仙10克，苦参6克，红花6克，大枣6枚。

用法：水煎服，每日1剂，7剂为1个疗程，连服1~3个疗程。

功效：本方滋阴、益气、活血。主治尿崩症。

说明：1天尿排量超过5升以上者为尿崩。

处方二　化气调溺汤

组成：制附片10克，肉桂10克，熟地30克，炙黄芪15克，山萸肉、怀山药各30克，白茯苓30克，泽泻30克，牡丹皮10克，五味子30克，麦冬10克，鹿角霜30克，石莲肉30克，益智仁30克，广地龙10克，柴胡10克，全蝎3克，水蛭6克，蝉衣15克。

用法：水煎2次，分3次服，每日1剂，3个月为1个疗程。

功效：温阳活血，化气调溺。阳旺阴生，浊泌清分，尿崩停止，烦渴自息也。

善后：上药研粉制丸药服。每服9克，日服3次。

医案：崔某，男，34岁，干部。患多尿、口渴反复发作已5年余，医院检查确诊为"下丘脑-垂体性尿崩症"，用西药治疗一度好转，但不持久。近半年来，发作症状加重，每昼夜饮水5水瓶，排尿量相等，多饮多尿，全身无力，已丧失工作能力。来求诊时，面悴形瘦，气短行缓，心烦少寐，腹胀便秘，食少畏寒，四肢欠温，皮肤干燥，脉细数，苔少舌红质瘦；头有创伤史。诊为"肾阳不足，郁阻气机之尿崩症"。投化气调溺汤治疗。患者服药30剂后，多饮多尿症减轻，由5瓶减少到2瓶，尿饮相等。原方继服至90多剂后，昼夜饮水及尿量约2000毫升左右，全身症状显著改善。原方制丸药服，1年后再复查，尿量及尿比重正常，诸症消失，身体恢复正常。

处方三　鹿茸汤加减

组成：熟地15克，炙黄芪12克，五味子6克，怀山药30克，麦冬12克，元参12克，补骨脂10克，地骨皮6克，党参12克，炒鸡内金粉3克（2次冲服），鹿茸粉1克（2次吞服），桑螵蛸15克，锁阳15克，山萸肉10克。

用法：水煎服，每日1剂。

功效：主治尿崩症。

医案：彭某，男，50岁。年前开始口干作渴，多饮多尿，尿液浊混，伴早泄遗精病史，头晕乏力，心烦盗汗。医院诊为尿崩症，治疗月余，疗效不巩固，故来求治。患者面色潮红，舌绛苔白微黄，脉细弦弱。日饮水4000多毫升，尿量相等。证属精气亏损，肾摄不固，约束无力所致。治宜滋阴补肾，益气生津，投鹿茸汤加减治疗。患者服药半个月后，诸症减轻，再服1个半月，医院复查各项指标均正常，遗精亦停止，精神好转，病痊愈。

处方四　固摄汤

组成：黄芪30克，升麻6克，葛根20克，天花粉15克，桑螵蛸15克，煅牡蛎30克，五味子12克，炒白术10克，陈皮6克，甘草6克。

用法：水煎服，每日1剂。

功效：主治尿崩症。

医案：范某，男，28岁。因车祸昏迷2小时许。1周后出现多饮多尿，约10分钟小便1次，昼夜饮水10多暖瓶。医院诊为尿崩症。服药无效，故来求治。患者脉细数而弱，舌红苔黄燥，属肺肾阴虚，升降失司，治宜益气固涩，投固摄汤治疗。范某服药35剂，饮水量每日1~2暖瓶，精神好转，医院复查，各项检查指标均属正常。

第五节　肥　胖　症

处方一　蔬菜七天减肥法

用法：头三天只吃萝卜、白菜、芹菜等蔬菜，油脂禁用荤油，少用蔬油；第四、五天每餐加少量瘦肉；第六、七天，每餐加食50~100克面食，仍以蔬菜为主食。

功效：一位患者经七天蔬菜减肥法后，减轻体重5千克，腰围减缩3厘米，上楼不再大喘气。他说：适当时候再减肥1~2次，并要加强适度的身体锻炼。

注意:七天中间有饥饿感时,可以吃些水果或果脯、瓜类。七天后,必须慢慢恢复饮食,仍须少食脂肪类食物,更需注意晚餐要少吃,才可防止肥胖反弹。

引自:相关报道。

处方二

组成:干荷叶10~15克(鲜品30克左右)。

用法:水煎,代茶饮服,1天1剂。

功效:减肥。

医案:患者吴某,体重87.5千克,饮服荷叶茶60天后,体重降至81.5千克,减肥6千克。患者称它为"神方"。另一些患者,饮服3个月后,也多有显著减肥功效。

注意:用量因人而异,自己控制。

按语:荷叶含莲碱、荷叶碱、杏黄罂粟碱、槲皮素、荷叶黄酮等多种生物碱,以及树脂、鞣质等。据动物试验表明,其能直接扩张血管,降低血压,尚有止血、止泻功效。荷叶清香,易被人接受。

处方三

组成:干荷叶1000克,山楂250克,浙贝母100克,皂角50克,生大黄50克,陈皮50克。

用法:上药研细末,拌匀,30份为1个疗程。用沸水浸泡1份(约30克),分2次饮服。

功效:通便减肥。主治肥胖症。

注意:服药后,若大便每天超过4次,应当减少大黄药量,或减去大黄。

处方四

组成:鲜荷叶10张,生山楂100克,生薏苡仁100克,陈皮50克。

用法:上药烘干后,研成细末,每天50克,开水冲服。

功效:治疗肥胖症。

处方五

组成:秋霜桑叶(古称"神仙叶")5~6克(干品)。

用法:晚上冷开水浸泡桑叶,第二天早晨加点热开水后,空腹服下,白天继续用开水当茶饮服,到晚上把桑叶渣倒掉,再重新取桑叶,冷开水浸泡,之后再如前法服用。

功效:主治肥胖症。

医案:一位57岁干部,体重90千克,手脚麻木,心悸气短,盗汗乏力,上楼气喘。服用本方1年,诸症消失,体重由90千克降至74千克,减肥16千克。

按语:中国农科院蚕桑研究所对桑叶测定:含水75.22%,粗蛋白4.18%,粗碳水化合物16.92%,含多种氨基酸。有助身体健康,消除肥胖、脚气、水肿和盗汗。自古就有秋桑叶减肥的传说。

处方六

组成:黄花、防风各15克,生山楂30克,生大黄9克,白术15克,丹参、茵陈各30克,川芎15克,水牛角30克,制首乌15克。

用法:水煎2次服,每日1剂。

功效:主治肥胖症。35天见良效。

注意:特胖者,药量加1/2;控制饮食,晚餐必须少吃,否则极易肥胖;适当锻炼身体,练下蹲,收腹肌,促进血液流通,大脑供氧,有利健身减肥。

处方七 消脂丸

组成:炒苍术20克(50克),竹沥半夏12克(30克),陈皮12克(30克),制香附12克(30克),白茯苓12克(30克),车前子12克(30克),生地12克(30克),怀山药20克(50克),桔梗12克(30克),何首乌20克(50克),炒枳实12克(30克),川牛膝12克(30克),牡丹皮12克(30克),生蒲黄12克(30克),泽泻20克(50克),白芥子12克(30克),大黄6克(15克),红花12克(30克),山楂20克(50克),姜汁4ml(10ml),干荷叶20克(50克)。

用法:小数量可以水煎2次服,每日1剂,1个月为1个疗程,可连服疗程。括号中大数量或加倍,为制丸药的剂量。丸药每次服5克,每日服3次,饭后开水送服,3个月为1个疗程。

功效:通气散湿,消痰减肥。主治单纯性肥胖症。

医案:徐某某,女,34岁,干部。身体肥胖已14年,全身困顿,走路气短,时感头昏、恶心,大便干结,小便短少,体重70千克,身高162厘米,有家族肥胖病史。属痰湿瘀滞,脾虚肝壅。投方"消脂丸"治疗。上药研粉,入姜汁和水拌制成丸药,每服5克,每日饭后服3次。并嘱患者适度限食,保持八分饱,晚饭更须少吃主食,限肥脂和盐,适度活动,散步亦好。3个月后,患者体重减轻14千克,诸症减轻。原方再服1剂,以巩固疗效。

第六节　甲状腺疾病

处方一

组成:熟地20克,天花粉10克,天冬10克,石斛10克,女贞子30克,赤芍30克,甘菊花10~15克,茵陈10克,川楝子10克,夏枯草10克,龟甲20克(先煎),生牡蛎20克(先煎),磁石30克(先煎),济阿胶10克(烊冲),怀牛膝10克,五味子10克,酸枣仁15克,茯神20克,黄药子10克。

用法:水煎2次,分3次服,每日1剂。30剂为1个疗程。

功效:滋阴和阳,清肝散结。主治甲状腺功能亢进。

善后:制丸药服3~6个月以巩固疗效。

医案:王某,女,33岁,农民。心慌、失眠、多汗、形体消瘦,表情紧张,坐立不安;脉数,舌红少苔,两眼球微突,双侧甲状腺呈结节性肿大,随吞咽上下移动,手指震颤,食量增多,怕热,面烘热,多汗,尤以手脚为甚;心悸气短,焦急,激动。医院测检,诊为甲状腺功能亢进症。属阴虚火旺、痰气互结。患者来要求中药治疗,投本方10剂,心慌、多汗减轻,焦躁稍安,原方续服,先后六诊,共服药60余剂,诸症皆安。原方制丸药,嘱服3~6个月,以巩固疗效。复查2年,甲状腺和眼突明显减轻,余症正常。

按语:甲状腺功能亢进症,是由甲状腺分泌过旺而引起的一种内分泌疾病。由于它因精神创伤或发育、经期、妊娠、感染等,导致大脑皮层机能紊乱,经交感神经作用于甲状腺而形成,故有人将它列入脑病范畴。临床表现性情急躁、怕热多汗、面热、激动、失眠、手指细小震颤;心悸、心律失常;消瘦、低烧、食欲亢进。检查可见甲状腺肿大,眼球突出,血压收缩压增高,脉压增大。不经治疗,症状加剧,会出现高热、神智昏迷、呕吐、腹泻失水、循环衰竭等"甲状腺危象",此时应中西医合力抢救。中医名为"瘿气"。认为因情志内伤,阴虚气郁,痰气互结,化火伤阴而成,治宜滋阴清肝。

方中熟地、石斛、龟甲、女贞子、天门冬,滋阴养肝肾;菊花、夏枯草,清肝火散瘿结;海浮石、牡蛎,软坚散结,清热化痰;赤芍、天花粉,清热凉血活血;茵陈、川楝子,疏肝行气;阿胶滋阴养血;五味子、磁石、酸枣仁、茯神,补肾益肝,宁心安神;黄药子凉血降火,消瘿解毒,用于复发症尤宜。诸药组方,具有滋阴和阳、清肝散结之功。雍履平老师用此方治疗疑难病甲状腺功能亢进症屡获良效。

处方二

组成:紫菜60克,黄药子60克。

用法:上药用白酒泡7~10天,每日适量饮服。

功效:主治甲状腺肿大。连服1个月,消肿如初。

处方三

组成:桑白皮30克,地骨皮20克,黄连9克,黄芩12克,栀子12克,黄柏10克,连翘15克,夏枯草30克,浙贝母15克,板蓝根30克,虎杖20克,蒲公英20克,甘草6克。

用法:水煎服,每日1剂。

功效:主治甲状腺炎。

医案:见患者甲状腺肿大,质硬有结节,触痛明显,医院诊为甲状腺炎。患者要求中药治疗。患者发热口渴,双侧甲状腺肿大疼痛,咽干咳嗽,大便秘结,小便黄,属热邪壅肺胃,治宜清热泻肺,化痰降气。患者连服本方7剂见效,继而治愈。

第十一章　外科疾病

第一节　创伤感染

处方一

组成：猪板油（煎炸去渣取油）1000克，生大黄100克，白芷21克，花椒25克，槐枝、桑枝各150克（药量照比例增加使用），铅粉6克，硼砂粉30克，轻粉15克，白蜡50克（另包）。

用法：猪油熬开，加入中药熬至枯焦起青烟，去渣后，下白蜡，离火，待其熔化；油冷时，再下铅粉、硼砂、轻粉，搅匀，倒入盛有消毒纱布的容器中，使纱布浸透。创面消毒后，取药纱布覆盖于创面上，外加塑膜、纱布包扎固定。每1~2天换药1次。

功效：治外伤性创伤面多例，治疗15~93天，全部治愈。

处方二

组成：虎杖、九节茶、两面针各60~100克。

用法：每日1剂，水煎过滤取液，待温度适宜时（约30℃），用棉球蘸药液，清洗创面，并用浸透药液的纱布覆盖创面，每日2次治疗。不用抗生素。

功效：主治创面感染治疗多例，用药5~14天均治愈。

处方三　玉红膏

组成：紫草300克，全当归、白鲜皮、白芷、大黄、黄柏、黄连、苦参各100克，菜籽油2000克，另包黄蜡500克，煅石膏粉、血竭各100克，冰片50克。

用法：前9味慢火煎微枯，滤去渣，加入后4味搅匀。清理创面，将本品涂纱布上敷于创面。伤口深有瘘管，先用本药条引流。

功效：主治创口感染。每日1~2次，1~5周均治愈。

处方四　二妙散加味

组成：黄柏、苍术、当归、甘草各10克，白术12克，丹参、白芍、淮山药各20克。

用法：水煎服，每日1剂，10天为1个疗程。

加减：气虚加党参20克，黄芪30克；疼痛加制乳香、制没药各9克；肥胖湿甚加苍术10克，薏苡仁15克。

功效：治术后创口不愈又痛。治本病多例，如阑尾切除术后，切口不愈，经治38天痊愈。

处方五

组成：蓖麻籽7粒，白糖1匙。

用法：共捣泥状，敷患处，纱布固定至愈。

功效：治伤破处进水发炎肿痛。4~12小时肿消痛止。

处方六

组成：连翘、黄芪、苍术、丹参、土茯苓各20克，煅石膏30克，生甘草、轻粉、当归各10克，食盐50克。

用法：每2日1剂。水煎取液，待药温适宜时（35~40℃），浸泡患处，每次泡30~60分钟，每日泡2~3次，10天为1个疗程。

功效：主治四肢创伤感染。治本病多例，用药1~3个疗程，全部治愈。

注意：停其他治疗。

处方七

组成：蓖麻籽数粒。

用法：捣烂如泥，敷在患处刺上固定。

功效：本方可用于拔刺。敷24小时，刺自出，拔掉即愈。

处方八　逍遥丸加减

组成：当归30克，白芍30克，白术30克，茯苓30克，牡丹皮45克，炒栀子45克，甘草30克。

用法：上药共研粉末，制水丸，每次服10~6克，每日服2次。开水送服。

功效：滋养肝血。治指甲剥离症。

医案：傅某，男，49岁。患者近1个月来，双手指甲发白发空，从指甲游离缘向甲根部蔓延。经医院治疗无效，故来求治。见患者双手十指甲全变软，呈灰白色，无光泽，为指甲剥离症，系肝经血燥，爪失所养，治宜滋养肝血。投以本方，患者进药10天，有7枚手指甲已转正常。嘱其原方再进药10剂，药尽症除。

引自：朱仁康老师验方。

处方九

组成：仙人掌适量（不花钱）。

用法：去外刺，捣成泥状。伤口用盐汤冲洗后，敷上药泥，纱布包，外套塑料袋（无毒无字的）。

功效：趾甲踢掀感染流脓。

医案：一位农民工趾甲踢掀，第二天感染流脓又疼痛，去医院治疗必须拔甲，患者不敢拔，经人介绍由工友扶来求治。患者要求不拔甲，少花钱，能早日上班工作。敷药泥后，患者疼痛消失。每天换药1次。3天趾甲自行脱落，不痛不痒，只等生出新趾甲。没花1分钱，没影响上班（换了轻便工作）。

处方十

组成：新鲜韭菜250克，食盐3克。

用法：将韭菜切碎，加盐末3克，拌匀，用木锤将其捣烂如泥状，敷于患处，外用纱布包住固定。再用白酒30克，分次倒在纱布上，以保持纱布的湿润。每天敷药1次，每次敷3~4小时。第2天再敷1次。

功效：主治足踝部软组织损伤。治疗本病多例，全部治愈。外敷1次，局部肿胀消退，疼痛减轻，第2天再敷后，即可治愈。多例治愈，均无副作用。

处方十一

组成：荆芥、防风、紫苏叶、刘寄奴各10克，桑枝、松节、桂枝、伸筋草各15克，细辛4克，羌活、独活各8克。

用法：上药捣碎，沸水浸泡，熏洗患处，每次泡洗1~2小时，每天泡洗2~1次，每日1剂，连用7剂（7天）为1个疗程。

功效：主治足踝部软组织损伤。治疗多例，1~2个疗程全部治愈。

处方十二　损伤散

组成：荆芥、防风、乳香、没药、胡椒各30克（等份）。

用法：上药共研粉末，装瓶。

连用处方　乌虎丹

组成：制乌头、红花各15克，虎杖、丹参各30克。

用法：用50度白酒浸泡1周。

治疗时：取处方十二药粉适量，加连用处方药酒液调成糊状，敷于患处，外用塑膜、纱布包扎固定5~7小时，同时作轻微活动。每日治疗1次。7次为1个疗程。

功效：治软组织损伤很多例，全部治愈。

处方十三　铁打散

组成：桃仁6克，红花15克，乳香15克，没药15克，栀子15克，赤芍15克，白芷15克，生大黄15克。

用法：共研细末，过筛备用。用时取药适量，加酒精调糊状外敷患处，用纱布固定，每2~3日换药1次。

功效：主治软组织挫伤。治疗多人，均1~4次后痊愈。

医案一：斯某，男，35岁。撞伤阴部，10多天来疼痛不能行走，故来求治。余用上药外敷3次治愈。

医案二：叶某，男，25岁。右臂外伤肿起，疼痛月余不消，故来求治。余用此方治疗，敷药4次，肿消痛止，康复如初。

注意：皮肤破损、眼睛处均忌用。

处方十四　消肿止痛汤

组成：菊花15克，蒲公英15克，地丁15克，穿心莲15克，玄明粉10克，羌活9克,独活9克,细辛9克,乳香15克,没药15克,川椒6克,透骨草9克。

用法:水煎数沸,取液内服加外温洗患处,每日洗数次,或单用外洗患处。

加减:胸痛加青皮12克,瓜蒌15克。

功效:主治软组织急性炎症。

医案一:杨某,男,53岁。足跟摔伤,红肿热痛,不能穿鞋,不能行走,医院拍片为跟骨骨折,治疗不愈,来求治。余投本方,患者泡双足3天见效,1周痊愈。

医案二:郑某,女,30岁。双乳红肿热痛,医院诊为急性乳腺炎,西药效果不佳,来求治。余投本方加青皮、瓜蒌,水煎取液,口服和外洗患处,经3天治疗,诸症皆消,病获痊愈。

处方十五

组成:落地生根(土三七)适量(按伤面大小定量,约250~500克)。

用法:将上药烘至焦黄,研末,装瓶备用。用艾叶煎汤(或盐水)洗净患处,然后将药粉撒于伤口上,纱布包扎,每日换药1次。

功效:治伤疡久不收口。连治7~15天收口愈合。

按语:落地生根,性味寒、酸,入肺、肾二经。功在凉血、止血,消肿解毒。外敷疮疡,能消肿止痛,拔毒生肌。

处方十六

组成:桉树叶适量(约250~500克),艾叶(或盐水)适量。

用法:水煎桉叶至浓汁,去渣装瓶。艾叶煎汤(或盐水)洗患处后,涂桉叶糊,纱布包扎,每日换药1次。

功效:主治伤疡久不收口,本方可令其半月收口愈合。

说明:本方亦适用于神经性皮炎、痈疮肿毒、麻风溃疡之煎汤外洗。

处方十七　乳香定痛散

组成:乳香6克,没药6克,煅寒水石12克,滑石12克,冰片1克。

用法:共研末,搽患处。

功效：主治疮疡疼痛不可忍。

处方十八

组成：五倍子50克，大黄50克，地榆100克，白及100克，青黛50克。

用法：上药共研粉末。用盐水冲洗患处后，撒药粉于创面。每日1次。

功效：主治外伤等感染疮溃疡。数日收敛自愈。

第二节　肌肤坏死

处方一

组成：荆芥、当归各20克，红花、花椒、艾叶各30克，防风25克，桂枝50克。

用法：水煎取液浓缩至500毫升，加苯甲酸钠2.5克（无，就不加）。用盐水清洗创面后，消毒纱布浸透药液后外敷创面。并用60~100W灯烤创面40分钟，然后包扎固定。每日治疗2~3次。

功效：主治外伤性肌肤坏死。患者病程5天至3年，经治疗28~40天后，全部治愈。伤口无瘢痕，皮肤再生良好。功效100%。

处方二　长皮膏

组成：象皮粉70克，生地120克，当归90克，大黄90克，轻粉9克，地骨皮60克，生龟板60克，甘草60克，黄蜡60克，白蜡60克，血余炭30克，麻油135克。

用法：上药共研粉，麻油调成膏状。清理创面，剪去黑皮肤，盐水冲洗。用抗生素液浸泡的纱布（庆大霉素或红霉素等）敷创面，每日换纱布1次，待创面见到新鲜肉芽后，改用长皮膏敷创面，3天换药1次。

功效：滋阴养血活血，祛瘀祛腐生肌长皮。主治四肢皮肤大面积坏死。

注意：轻粉有毒，不可内服。

处方三

组成：川桂枝、生附片各50克，紫丹参、忍冬藤、生黄芪各100克，乳香、没药各24克。

用法：上药加水5000毫升，用文火煮沸后再煎20分钟，取药液倒入木桶，待药温降至适宜时(50℃)浸泡患足；木桶外套一只比桶高15厘米左右的塑料袋，袋口扎在腿上，以保持药液温度；每次浸泡30分钟，每晚1次。每剂药可反复应用5天。

功效：主治糖尿病性趾端坏死。治疗本病多例，连续浸泡15~80天，全部获得临床治疗。

第三节　各种疮毒

处方一

组成：鲜马齿苋5000克，枯矾粉30克。

用法：秋季采来马齿苋，用砂锅加水浓煎过滤，再浓缩为黑色糊状，拌入枯矾粉，滚成棒状，数小时后变硬（可长期保存）。用此药蘸开水，在患处涂抹，每日数次。

功效：治一切皮肤疮疾、面疹脓尖及流行性腮腺炎。红肿很快消失，治愈。无副作用。

注意：此药禁犯铁器，以防降低效果。

处方二

组成：吴茱萸粉30克，呋喃西林20克，白及粉10克。

用法：照此比例调配，加香油调成膏状，涂于患处，每日涂2次。

功效：主治黄水疮。一般涂1~3次可治愈。

处方三

组成：蜂房1个，白矾5克，冰片5克，蜈蚣4条，黄连15克，青黛10克，芝麻油适量,蒲公英300克。

用法:白矾捣碎,装入蜂房中,火烤至白矾成枯矾,再与其他4味药共研成粉末,麻油调稀,密封阴处。挑破脓疱,用20%蒲公英煎液清洗患处后,再用药膏涂患处,每日1次。

功效:主治黄水脓疱疮(有传染性),直至痊愈。

处方四

组成:百草霜(杂草烧后附在锅底的黑灰),枯矾粉、冰片粉各适量(3~5克)。

用法:三粉拌匀,撒于疮面,用纱布固定。

功效:主治黄水脓疱疮(有传染性)。黄水很快吸干,结痂,脱落,1次见效。

处方五

组成:樟脑粉、炉甘石粉、轻粉各3~6克,冰片粉、煅石膏粉、煅牡蛎粉各2~4克。

用法:上6味药共研粉,过筛,和匀装瓶,盖紧备用。取2块手帕大的新纱布,放盐开水中浸泡片刻,待不烫时,取1块轻挤一下,团起来捂在疮上,纱布不热时,换一块热的再捂疮上,轮流捂泡30分钟(盐水凉时应加热),然后将泡起的脓血、烂肉,轻轻揩去,有小白脓头未破皮的,用消毒针挑破,轻轻挤出脓头,挤不出就不挤,不可太重。然后用干净小竹片取药粉撒在疮口上,不宜太多,重点处可多一点。最后取一块比疮头略大的白纸或卫生纸,涂上菜油后,盖在疮头上,以防药粉撒落和疮头干痛。每天换药2次。

功效:主治瘩背疮(对口疮)。治疗3天可见大效,高烧全退,疼痛停止,红肿消失,疮头缩小,饮食恢复正常。再治2~3天即获痊愈。

注意:2块洗泡的纱布必须当即洗净、消毒、晾干,或不用,换新的纱布。停用其他药物。

处方六

组成:五倍子30克,蜂蜜、黑陈醋各适量。

用法:将五倍子焙成焦黄色,研成极细末装瓶盖紧备用。用时以1份五倍子,

3份蜂蜜,适量黑醋,调和成膏状,敷于患处,面积大于患处1厘米。每天换药1次。若已破溃,宜流出溃口,以利排脓(亦可采用上一处方和洗泡法治疗)。

功效:清热解毒。主治发背、痈疽、多头脓疮红肿,一般治疗3~6天即愈。

处方七

组成:枸杞子适量。

用法:把药放新瓦上焙焦,研细末,装瓶加盖。用时视脑疽(颈后毒疮)红肿面大小,取药粉适量,加菜油调膏,敷于患处,范围略大于红肿面,厚约2毫米左右,包扎固定。

功效:治脑疽(俗称对口疮、偏口疮)。敷药1小时左右,患处有针刺样感觉,为正常药力表现,随后疼痛减缓,直至疼痛消失。每日换药1次,4~5天治愈。

医案:一位37岁患者,后发际处患鸡蛋大一个肿块,中间有黄豆粒大的脓头,已7天,医院用了各种消炎药均未见效。患者出现恶寒怕冷,疼痛难忍,夜间尤甚,故来求治。余诊断为脑疽(颈后毒疮),投本法治疗5天,获得治愈。

处方八　葱蜜膏

组成:大葱100克,蜂蜜100克。

用法:共捣如泥为软膏,敷于患处,每日换药1~2次,外用纱布包扎。

功效:治颈后部疖肿(对口疮)。此方简便、廉价、有效,深受普通百姓欢迎。

医案:许某,男,50岁。后颈部生一疙瘩,周身发烧、疼痛、倦怠无力,肿痛加重,夜不能眠,头向前低,转动受限。医院诊为“颈痛”。打针不效,故来求治。余引用《医宗金鉴》葱蜜膏方治疗。敷药到第二天,患者自觉疙瘩缩小,连治4周,硬肿消退,头转自如,再敷2天巩固疗效。追访半年,未见复发。

处方九　清利通络汤

组成:紫花地丁、金银花各30克,野菊花15克,黄柏、牡丹皮、赤芍、泽兰、牛膝、泽泻各10克,萆薢、碧玉散(包)各12克。

用法:水煎服,每日1剂,药渣外敷患处,保持湿润。

加减:肿胀甚加防己、车前子各12克;苔腻纳呆加苍术10克,生薏仁20

克；反复发作、肿胀难消加桃仁12克，鸡血藤15克。

功效：治下肢丹毒多例，用药4~16天，治愈93.3%，好转6.7%，再继续服用，全部治愈。

处方十　四妙勇安汤

组成：元参15克，当归10克，金银花20克，甘草6克。

用法：水煎服。每日1剂。

加减：病发于颜面加桑叶15克，菊花、牛蒡子各12克；发于胸腹加柴胡、郁金、黄芩、龙胆各10克；发于下肢加黄柏、猪苓、牛膝各10克，赤小豆15克；高热加知母12克，生石膏30克，天花粉15克；血热加牡丹皮、赤芍、紫草各12克；便秘加大黄10克；反复发作加防己、路路通各10克，鸡血藤、冬瓜子各15克；肿胀加泽泻、木瓜各10克，乳香、没药各6克，薏苡仁15克。

外敷处方

组成：马勃、朴硝各90克，冰片5克，马齿苋90克，香油适量。

用法：前3味药捣研细末，再捣烂马齿苋，4药合在一起，加香油适量，调成糊状，外敷于患处。每天换药1次。

功效：治丹毒多例，用药2~7天，全部治愈。

处方十一

组成：栀子50克，木瓜、姜黄、蒲公英各100克，黄柏150克，大黄250克。

用法：共研粉，2∶1蜂蜜水调膏。药摊纱布上，敷在大于手术口的创面上，覆盖固定。1日或2日换药1次。

功效：治疗术后丹毒多例，经2~12天，全部治愈，无一复发。

处方十二

组成：蜂蜡100克，血藤根、叶粉各20克。

用法：将蜂蜡投入搪瓷缸内，放火上溶化，掺入血藤根、叶粉，搅匀，离火。趁软时，捏作1厘米厚，与疽等大、等形的圆饼。

用时：敷于疮面上，外用纱布胶带固定，每日换药1次。

功效：治有头疽（毒疮）多例，用药3~11天全部治愈。

处方十三

组成：枇杷叶适量。

用法：将枇杷叶切细，用湿粗纸包，放于灰火中煨熟，装入布袋，乘热温熨患部，冷则更换，亦可用热水袋加温，1日熨2~3次，每次温熨半小时。

功效：治阴疽、恶疮、癥块（腹内结块）、肿瘤。据文献报道，有位患子宫颈癌的人，用此法温熨治疗，终于获得痊愈。

处方十四

组成：六神丸6~7粒。

用法：用食醋泡六神丸1刻钟后，将药液涂患处。

功效：治无名肿痛（毒）。涂1~2次病除。

处方十五

组成：仙人掌（4寸长）1块。

用法：去刺去皮，洗净，细嚼吃下，1天吃1次。

功效：治无名肿痛（毒）。吃2天，肿痛消失。

注意：仙人掌的汁液，不可入目，入目有失明之说。

处方十六

组成：苍术1000克。

用法：水煎3次，取液，慢火熬成浓膏，加入蜂蜜250克，调成膏。每次服1匙，每日服2次，开水送下。

功效：治丹毒。

处方十七

组成：绿豆15克，生姜30克。

用法：绿豆泡水1日，与生姜共捣糊状，涂患处，每日1次。

功效：治丹毒。

处方十八

组成：豆腐200克，雄黄粉30克。

用法：共捣糊状，涂患处，每日1次。

功效：治丹毒。

处方十九

组成：仙人掌根10克。

用法：捣烂后，涂患处，每日1次。

功效：治丹毒。

处方二十

组成：五倍子30克，菜油20克。

用法：上药捣烂，加菜油调成糊状，涂患处，每日涂1~2次。

功效：治丹毒。

处方二十一

组成：活泥鳅10~12条。

用法：先水养清洗去泥污；再放盆中，加入白糖适量，搅拌约10分钟，取其滑液糖浆，涂于患处，干了再涂。

功效：治丹毒、面疔、指头疔、耳下腮腺炎。泥鳅滑液有强力抗菌消炎作用，涂敷数次，治疗前述诸病，均可见效。

处方二十二

组成：苍耳子虫100条，麻油40毫升。

用法：用麻油浸泡苍耳虫，密封。疮面用盐水消毒后，将苍耳子虫捣烂如泥，敷于疮头，外用纱布覆盖，每日换药1次。

功效：治颜面疔疮。治疗多例，经治4~6天，换药3~5次，全部治愈。

处方二十三

组成：六神丸15粒,牛黄上清丸1丸。

用法：上药加几滴凉开水,磨研成糊膏,外敷于疔疮上,厚0.5毫米左右,以纱布盖患面,每日换药1次。发热者加口服上面二丸即可。

功效：主治疔疮。治多例,均2~8天全治愈。

处方二十四

组成：野菊花10~20克,积雪草10~20克,紫花地丁草（犁头草）10~20克。

用法：上药混合捣烂,敷于患处,纱布包固,每日换药1剂。

功效：主治疔疮。第1剂敷后,次日小疮破口;第2剂敷后,小疮收口;第3剂敷后,基本治愈;第4剂敷后,皮肤平整无疤痕,病告痊愈。

处方二十五

组成：云南白药粉少许。

用法：用水调糊状,涂敷患处。

功效：主治疔疮。当晚止痒水干,次日痊愈。

注意：疮口深宽者,药敷厚点,并留小口,纱布包扎;疮较小,药全敷,不留口;疮面结痂,勿用手扯,待其自然脱落。

处方二十六

组成：蜘蛛1只（在屋檐下结网、暗褐色的）。

用法：一个方法是：轻轻拉脱蜘蛛的头不用,挤出一点液体后,捣烂,直接贴敷于疔疮上,胶布固定,半天后除去;另一方法是：拉去头后,加点义乌糖（红糖）,一起捣烂,直接贴敷于疔疮上,胶布固定。

功效：治反唇疔。一般治疗1次即可痊愈。

处方二十七

组成：紫花地丁30克,鲜生地18克,草河车10克,黄芩10克,牡丹皮10克,赤芍10克,连翘10克,金银花10克,半枝莲10克,野菊花10克,生甘草3克。

用法：水煎服，每日1剂。

加减：恶寒发热加桑叶10克，防风10克；肿甚毒盛加黄连3克，大青叶15克；壮热口渴加淡竹叶10克，生石膏30克；大便秘结加大黄10克，郁李仁15克；脓出不畅加穿山甲9~6克，皂角刺10克。

功效：此为治蛇头疔专效方。

外治处方

组成：患病初期外表敷贴治疗（选一个外治方法即可）；病至中期已成脓肿宜开刀排脓（须循经直开）；病至后期久不收口者，取黄柏30克，水煎取汤，温凉时，清洗患处；然后取黄柏研粉过筛，将药粉撒于疮面，用纱布固定，每天换药1次。

按语：蛇头疔为脓性指头炎，多发于手指罗纹处，常由外伤引起，如针、竹、木刺伤为诱因而发病。初起为局部肿胀，无头，或痒或麻，继而焮热疼痛，红肿明显，全身可发生寒热，饮食减少，睡眠不安等。中医认为，蛇头疔为伤口感染毒气，血凝气滞，阻于皮肉之间，留于经络之中，热盛肉腐，脓毒未能外泄，筋骨受累，毒邪流入经脉而成本病。治宜清热解毒，引专效方治疗。

处方二十八

组成：活田螺1只，冰片少许。

用法：将冰片放入田螺内，即化水涂之。

功效：主治蛇头疔（手足指趾肿痛）。2天即可治愈。

处方二十九

组成：咸酱瓜1段。

用法：把咸酱瓜套指上，每日换药1次。

功效：主治蛇头疔（手足指趾肿痛）。

处方三十

组成：益母草60克，石苇90克，海螵蛸60克，五倍子60克。

用法：上药研粉，酒精调敷，每日1次。

功效：主治蛇头疔（手足指趾肿痛）。半小时止痛，3天治愈。

处方三十一

组成：马齿苋 30 克，蒲公英 30 克。

用法：水煎取汤，熏洗患指，每次 10 分钟，每日洗 2 次。

功效：主治早期蛇头疔。

处方三十二

组成：黄柏 10 克，大黄 10 克，白芷 10 克。

用法：3 药共研粉，过筛，用凡士林调成膏状，外敷患处，用纱布固定，每日换药 1 次。

功效：主治早期蛇头疔。3~6 天红肿痛消而痊愈。

处方三十三

组成：枸杞子 15 克，冰片 0.5 克，食醋适量。

用法：用白酒、水各 50 毫升，煎烂杞子后捣糊，加入冰片、食醋调匀，装入小塑袋，套于患指上，包扎固定，12 小时取下。每日 1 剂。

功效：主治手指蛇头疔。1 次治疗，肿痛大减，3 天治愈。

处方三十四

组成：猪苦胆 1 个，雄黄粉 1 克，冰片粉 0.5 克。

用法：后 2 粉拌匀；苦胆切一个患指大小的孔，倒出点胆汁，加入药粉在胆内；将患指伸入猪苦胆内，用纱布条捆扎固定。

功效：主治手指蛇头疔。当晚痛减，次日肿消，轻症者，治疗 1 次痊愈。

处方三十五　五味消毒饮

组成：金银花 15 克，蒲公英 12 克，野菊花 12 克，紫花地丁 12 克，紫背天葵根 12 克，蚤休 9 克，半枝莲 9 克，白酒适量（作引）。

用法：水煎热服，每日 1 剂。

功效：主治疔毒走黄。

医案：一位 52 岁男子，上臂紫色疔毒，某医院割治后，患者漫肿昏迷，病呈危急,要求中医治疗。余投五味消毒饮治疗。服药6个小时后,患者神志清醒,继续进原方10剂,病获痊愈。

按语:上药5味,对葡萄球菌有抑制作用,是治疗毒要药。

处方三十六

组成:马尾松内层白皮适量,鸡蛋清适量。

用法:将马尾松内层白皮捣烂,鸡蛋清调敷疔疮上。每日换药1次。

功效:主治脸、嘴边、手指初生或穿头之疔疮。很快消炎止痛痊愈。

处方三十七

组成:猪胆汁1~2只,陈旧旱烟杆内黑色烟油适量。

用法:上2药入铁勺中,放火上加热、搅拌,熬成褐黑色黏膏,涂敷于患处。

功效:主治红丝疔(急性淋巴管炎)。30分钟后,红线即见回缩,2小时后,红线全消,全身症状减轻;第2天再敷治1次,病告痊愈。

处方三十八

组成:鱼腥草适量。

用法:湿纸包药后,火中煨熟、捣烂,贴敷患处,用纱布固定。

功效:治痈疽(毒疮)不破头(脓排不出)。鱼腥草有止血、止痛、消炎、防腐之功效。对竹、木、弹片等刺,有吸刺、破头、排脓功效。鱼腥草有"代刀草"之说。

处方三十九

组成:半枝莲适量。

用法:捣烂后,敷于患处,1日数敷。

功效:治流脓性羊胡子疮。10分钟减痒,敷3天脓水停止,结疤,1周治愈。

处方四十

组成:仙人掌1片,白矾适量。

用法：仙人掌去刺洗净，切丝，加入适量白矾后，捣成泥状，摊于纱布上，敷患处，用胶布固定，每日换药1次。

功效：治面颊疮（腮瘘流脓）。3天脓止，第5天发痒、长肉，愈后不复发。

处方四十一　三黄汤

组成：黄芩、黄柏、黄连、板蓝根、皂角刺、蒲公英、野菊花、重楼、红花各15克。

用法：每日1剂，水煎，熏洗患处，每日3次。洗后用无菌纱布敷盖，避免受压。

功效：主治感染性褥疮。治本病多例，用药7~20天均治愈。

处方四十二

组成：鲜地龙100克，白糖300克。

用法：地龙洗净后捣烂，加白糖拌匀，放在冰箱内（或8~10℃处）备用。用时，创面用盐水消毒后，取本品外敷，外盖塑料膜，再用纱布包扎，每日换药1次。

功效：治感染性褥疮。治本病多例，7~20天均治愈。

处方四十三

组成：卷柏、白矾各1份，地榆2份。

用法：共研粉备用。用时以盐水洗净疮面后涂撒本品，用纱布固定，每天换药1次。

功效：治褥疮数例，加按摩1周治愈。

处方四十四

组成：当归、红花、象皮（可用黄牛片或水牛皮20克代）、紫草、酒大黄各20克，血竭、厚朴各6克，乳香、没药、连翘、金银花各10克，阿胶30克，白蜡30克。

用法：上药用纯麻油浸泡36小时以上，然后煎至油沸，待药变成金黄色时，捞出药渣，加入白蜡30克，拌匀，制条备用。用时以盐水洗净疮面，外敷上药，用纱布、胶布固定，1~2天换药1次。

功效：治疗本病多例，经治17~22天，全部治愈。

处方四十五

组成：黑木耳、白砂糖各30克。

用法：焙干后去杂、研粉，加糖拌匀，加温开水调膏后，外敷疮面。用塑膜、纱布、胶带固定，1~2日换药1次。

功效：治疗4期褥疮多例，2个月内全部治愈。

处方四十六

组成：滑石粉20克，冰片粉1克，制炉甘石粉1克。

用法：三药粉拌匀，装瓶。用盐水洗患处后，撒上药粉，以纱布固定，每日2次。

功效：主治褥疮。1~3日褥疮结痂，4~5日痊愈。

处方四十七

组成：白芷30克，柴胡30克，凡士林适量。

用法：两药研粉，用凡士林调成糊状，上锅蒸5分钟。以盐水洗净患处，涂药后，用纱布固定，每日换药1次。

功效：主治褥疮。一位92岁老太，用此法5次治愈褥疮。

第四节 淋 巴 病

处方一 隔蒜灸

用法：用三棱针，从红丝的两端，点刺出血；在红丝远心端，放上独头蒜片（厚约5mm）；蒜片上用艾条施灸，此时可见红丝线渐渐向近中心端回缩，灸至红丝不再回缩时停灸。

功效：治疗急性淋巴管炎多例，经灸治1~3次，全部治愈。

处方二 化结汤加味

组成：党参12克，焦白术9克，全当归9克，炒白芍9克，制半夏9克，陈皮

6克,蛇舌草30克,蛇六谷30克(先煎),蛇莓30克,夏枯草15克,海藻12克,黄药子12克,元参12克,麦冬12克。

用法:水煎服,每日1剂。连服12个月。

功效:主治全身性淋巴结肿大。

善后处方

组成:党参9克,元参9克,麦冬12克,夏枯草12克,海藻12克,蛇舌草30克,蛇六谷30克(先煎),蛇莓15克,土茯苓30克。

用法:水煎服,每日1剂。连服4个月。

医案:陈某,男,30岁。来求治时,患者身体消瘦,面色㿠白,精神委顿,见颈部两侧、颌下、腋窝、腹股沟等处均可触及蚕豆大小、杏核大小之淋巴结,质略硬,可推动,压痛不明显。曾去几家医院诊治,均诊为何杰金氏病,建议作活检。因知其亲属死于何杰金氏病,故不愿作活组织检查,而来求诊治疗。余按瘰疬施治,加抗肿瘤药物,引顾伯华老师验方,服本方3个月,淋巴结均见缩小,发热未作,精神好转,体力渐复,胃口转佳。再服药9个月,淋巴结全部消失,诸症痊愈,体重增加,已恢复正常工作。为了巩固疗效,建议服用善后处方4个月。后追访半年,没有复发。

处方三

组成:白头翁120克(胃差加陈皮6克,儿童减量为白头翁100克,陈皮5克)。

用法:水煎服,每日1剂。

功效:治急性淋巴结结核(含淋巴结炎)。一患者患淋巴结结核1年,15剂治愈。14岁学生颈淋巴结肿,4剂治愈。

处方四 结核散

组成:蜈蚣30条,全蝎100克,白芥子15克。

用法:共研细末,分30包,每天1包。每包分为2份,每份装入一个鸡蛋内,搅匀,蒸熟,早晚各吃1只药蛋。吃30天为1个疗程。

功效:主治淋巴结结核。

医案:袁某,女,25岁。右侧颈部起疙瘩三个,一个如核桃大,另外两个如杏核大,已1年余,医院诊为淋巴结结核,治疗半年不效,并见发展,故来求治。余投本方1剂,治疗1个月,淋巴结消失,病获痊愈。追访未见复发。

第五节　静脉曲张

处方一　静脉曲张舒缓汤

组成:炙黄芪15~30克,党参10克,当归10克,炒白术10克,熟地15克,川芎10克,白芍10克,茯苓10克,桔梗6克,升麻6克,柴胡10克,川牛膝10克,桃仁10克,红花10克,牡丹皮10克,山栀衣10克,宣木瓜10克,陈皮6克,甘草6克。

用法:水煎2次,分3次服,每日1剂,30剂为1个疗程。善后制丸药服,3个月为1个疗程。

功效:益脾升气,活血通脉。主治下肢静脉曲张。

医案:吴某,女,40岁,工人。因久立走路酸胀、疼痛逐渐加重已20年。腿静脉隆起弯曲如蚯蚓状,团块青紫色,小腿及足背水肿,团块曾喷血1次。患者脉细涩,苔白舌黯红,为气虚血陷、脉弱瘀滞。投本方水煎服30余剂,诸症消失。原方制丸药连服3个月,病获痊愈。追访1年,未见复发。

处方二　补阳还五汤

组成:黄芪20~50克,当归10克,赤芍8克,地龙、川芎、桃仁、红花各6克。

用法:水煎服,每日1剂。

加减:已形成溃疡者加白及15克。

功效:主治下肢静脉曲张。治本病多例,用药1~3个月后,治愈停药半年以上未复发者为70%,停药3个月又复发者为30%,再服本方又治愈(即症状改善,下肢无沉重、无浮肿,尿量增加,溃疡愈合,表面结痂脱落,紫黯红皮肤变为淡粉色)。

处方三　下肢静脉曲张并发溃疡一法

内服处方　补阳还五汤加减

组成：黄芪50~20克，当归15~10克，赤芍8克，地龙6克，川芎6克，桃仁6克，红花6克，白及15克，白术6克，鸡内金6克，酸枣仁10克，制乳香6克，制没药6克。

用法：水煎服，每日1剂。

外洗处方

组成：大黄30克，黄柏30克，苦参30克，地龙30克，丹参30克，鸡血藤30克。

用法：水煎取液2000毫升，外洗疮面，每次洗30分钟，每天洗1次，1剂中药可煎洗2~3次。若不吃中药，先用外洗加外敷治疗，每天须洗2次，每日1剂洗药。

加减：患肢肿胀加薏苡仁、防己、木通各30克；渗液多加土茯苓、苍术各30克。

外敷处方（溃疡严重者）

组成：黄芪50克，制乳香10克，制没药10克，轻粉10克，银朱10克，血竭5克，铜绿2克，麻油适量。

用法：上药研细末，装瓶加盖。取药适量，加麻油调膏，外敷疮面，以无毒纱布包扎固定。随外洗时换药。亦可每天或2天换药1次。

外敷处方（溃疡缓解而未收口时）

组成：炉甘石粉30克（或炉甘石粉20克，煅石膏粉10克）。

用法：每次清洗疮面后，敷上炉甘石粉，以无菌纱布包扎固定。

功效：收湿生肌，治愈溃病。内服加外洗、外敷连治，下肢静脉曲张伴溃疡症，一般1~3周，全部治愈。严重者，1~3个月必然痊愈。

医案：姜某，女，70岁。患下肢静脉曲张并发溃疡，溃疡处麻、刺痛严重。多家省级医院治疗半年毫无效果，医院建议她住院治疗，她不肯住院清疮治疗，故来求治。余投补阳还五汤加减治疗，加外洗和外敷同治，3个月内治愈。

处方四　下肢静脉曲张并发溃疡二法

内服处方　升气活血汤

组成：黄芪50克，升麻、柴胡、葛根、赤芍、红花、川芎、牡丹皮、白芷、甘草各20克，生地30克，苦杏仁15克。

用法：水煎服,每日1剂。

加减：静脉曲张红肿疼痛加大青叶20克,石膏30克,知母10克;湿疮(或溃疡)加黄柏15克,苍术20克,白术15克。

外敷处方

组成：黄芪50克,乳香、没药、轻粉、银朱各10克,血竭5克,铜绿2克。

用法：上药研粉,加麻油调匀,外敷疮面。每日换药1次。

功效：治疗本病多例,用药1~3个月,全部治愈,溃疡愈合。随访2年,溃疡复发1例,仍用本方治愈,再巩固几天,防止复发。

处方五　活血渗湿汤加减

组成：丹参、赤芍、当归、金银花各15克,黄芩、桃仁各12克,独活、甘草各6克。

用法：水煎服,每日1剂。

加减：下肢踝部伸屈不利加牛膝10克;肿胀明显加薏苡仁12克。

功效：治下肢深静脉炎数例,用药1~3个月,全部治愈。

处方六　祛腐生肌散

组成：海螵蛸100克,蜈蚣100克(100条干品),另包紫金牛200克(甘草可代)。

用法：前2味研粉末,装瓶加盖;取紫金牛20克,水煎取液洗疮面;洗后取药粉适量,加麻油调糊敷疮面,以纱布固定。每1~2天换药1次。

功效：祛腐生肌,敛疮止血,蜈蚣解毒散结,促使伤口愈合。主治静脉曲张伴溃疡(小腿溃疡)。

医案：赵某,男,23岁。6年前左小腿抓伤后腐烂、溃疡,西药治疗半年无效,故来求治。见患者双下肢静脉曲张,左腿6.5厘米×5.5厘米溃疡面,深达骨膜,腐浊流脓,恶臭,四周皮肤发硬,呈青紫色。投祛腐生肌散治疗。赵某用药1个月,6年顽症终获痊愈。

第六节 静 脉 炎

处方一

组成：茵陈30克,赤小豆12克,炒薏苡仁24克,泽泻9克,炒苍术9克,炒黄柏9克,苦参12克,防己9克,佩兰9克,木通9克,白蔻9克,生甘草3克,牛膝12克,炒地龙12克,赤芍15克,忍冬藤30克。

用法：水煎服,每日1剂。

功效：主治血栓性静脉炎。

医案：朱某,女,43岁。患左腿肿胀、疼痛、发热,卧床不起,经治疗无效,故来求治。见患肢自膝关节肿至足背,较健肢粗5.5厘米,小腿肚紧韧,压痛明显,皮肤灼热,其色深红、沉重,纳呆食少,口干不欲饮,舌苔白腻,脉滑数,小便短赤。诊为"血栓性静脉炎"。治宜清热利湿,活血通络、化浊,投茵陈赤豆汤加减治疗。患者服药2月余,诸症消失,病获痊愈。

引自：李廷来老师验方。

处方二 水蛭消肿汤

组成：水蛭15克,当归15克,川芎15克,赤芍15克,生地15克,川牛膝20克,防己20克,赤小豆30克,黄芪60克,黄柏12克,苍术15克,露蜂房18克,白花蛇舌草30克,甘草6克。

用法：水煎服,每日1剂。

功效：主治血栓性静脉炎。

外敷处方 消肿止痛散（溃疡不用外敷）

组成：乳香、没药、川芎、紫草各等份（约各10~50克）,蜈蚣2~5条,冰片3克。

用法：上药研粉,用米泔水或酒或醋,调药粉敷患处,每次半小时,日敷1~2次。

医案：孙某,男,50岁,工人。患本病多年,久治不效,故来求治。投水蛭消肿汤内服,加外敷治疗。下肢深静脉血栓形成,属于气滞血瘀,痹阻经脉,治宜活血行气、通经活脉。余投内服加外敷处方,治疗7天见效,再6天痊愈。访半年未复发。

处方三

组成：赤小豆粉适量，蜂蜜适量。

用法：2 药加水适量，调成糊状，摊于双层纱布上（厚度1厘米左右），贴敷患处。

功效：治静脉炎（静脉输液后引起）。敷24小时后，肿痛消失，2日治愈。

第七节　脉　管　炎

处方一　驱淫保脱汤

组成：薏苡仁30克，茯苓60克，桂心3克，白术30克，车前子15克。

用法：水煎服，每日1剂。配合外治。

功效：主治血栓闭塞性脉管炎。

外搽处方

组成：土蜂房30克。

用法：将土蜂房煅烧存性，研细末，米醋调糊，频搽患处。

医案一：田某，男，50岁。左足拇趾及小趾坏死各半，干疡黑，痛不可忍，夜重难眠已1年余，医院以青霉素治疗不愈，近月加重，故来求治。证系气血两虚，邪毒深延，治宜败毒生肌。投用侯士林老师验方驱淫保脱汤治疗。田某服8剂后痛止，精神好转。共服药80余剂，坏疽脱落，疡口愈合（每天用外治处方频搽患处），再服20剂以巩固疗效。

医案二：一位患者中指末节干死半段，疼痛难忍，夜不能眠，用本方内服加外搽50天，治疗痊愈。

处方二　清营拓脉汤

组成：当归50克，泽兰50克，金银花50克，元参25克，生地25克，钩藤25克，生黄芪50克，米壳20克，薏米30克，鸡血藤25克，水蛭15克，生甘草20克，蟾酥0.03克（冲药服）。

用法：水煎服，每日1剂。

功效：主治血管闭塞性脉管炎。

外搽处方

组成：土蜂房30克。

用法：煅烧存性，研细粉末，米醋调糊，频搽患处。

医案：王某，男，30岁。左上肢凉麻剧痛，左拇指溃烂2月余，西药治疗无效，故来求治。投本方治疗30天，疼痛消失，溃疡面愈合（每天用外治处方频搽患处）。追访半年，未见复发。

按语：证系寒凝瘀阻，瘀久化热，严重者肢体筋腐、骨脱。治宜清热解毒，祛湿通脉。可用谭鸿雁老师验方清营拓脉汤治疗。

处方三

组成：制附子100克，肉桂100克，干姜100克，甘草100克，毛冬青100克，黄芪100克，桂枝50克，党参50克，白芍50克，苍术50克。

用法：水煎服，每日1剂，分2次服。

功效：治寒症性脉管炎。

外敷处方

组成：新鲜胎盘血200毫升，普鲁卡因100克，冰片40克，樟脑20克，凡士林100克。

用法：共调和匀。用于干性或湿性坏死期之溃疡面的外敷。

医案：黄某，男，52岁。3年前双足发凉、麻木、无痛感。3年后开始疼痛，逐渐加重，不能平卧。医院诊为脉管炎，住院治疗无效，故来求治。见患者双下肢肌肉萎缩发凉，足部黄黑色，左足大趾溃疡，余9趾有黑色硬痂，行走跛行。诊断为血栓闭塞性脉管炎(寒证型)，治宜回阳通脉，温经散寒，投本方内服，加外敷处方治疗。患者服药5剂后，溃疡面已结痂，行走接近正常，继续服药12剂后，诸症消失，病获痊愈。追访多次，未见复发。

按语：证系阳气不足，寒凝血瘀，治宜回阳通脉，温经散寒，可投万盛玉老师验方治疗。

处方四

组成：金银花200克，蒲公英100克，苍术100克，薏苡仁100克，黄芪100

克,制附子50克,干姜50克,肉桂50克,甘草100克,党参50克,白术50克,连翘40克。

用法:水煎服,每日1剂,分2次服。

功效:治热症性脉管炎。

外敷处方　同上

用法:同上。

医案:侯某,女,50岁。医院动员其双下肢截肢,患者不愿,故来求治。余投本方内服加外敷至9天后,坏死组织及死骨完全自行脱落,扶杖可以行走,服药共24剂,创面全部愈合,免除了截肢之苦。并能做些家务劳动。追访1年,未见复发。

按语:证系郁而化热,经脉不通,治宜回阳通脉,清热通经,可投万盛玉老师验方治疗。

第八节　烧　烫　伤

处方一

组成:苦参、蒲公英各30克,生甘草、乳香、没药、黄连各10克。

用法:每日1剂,加水1000毫升,煎至700毫升,待凉至微温时,分3次清洗患处,洗后用纱布覆盖。

功效:治Ⅰ、Ⅱ度烫伤多例,均10天治愈。

处方二

组成:红木香(研粉末)250克,麻油1000克。

用法:上药调匀。盐水清创后,取本品涂敷创面。每日换药1次。茶叶开水冷洗创面。

功效:治浅Ⅱ度烧伤。治多例,2~15天全部治愈。

处方三

组成:紫草、白芷、忍冬藤各30克,冰片2克,麻油400克。

用法:前3味入麻油中煮沸,熬至焦枯,去渣待冷后,加入冰片搅匀。清创面后,用纱布浸透药液外敷患处,7天换药1次;头面、会阴部Ⅱ度创面直接外涂本品,每日2~3次直至创面干洁,不加盖料。深Ⅱ度及感染创面,可平整地敷一层浸透本药液的纱布,不包扎,每日至隔日换药1次。如见干燥,可在换药间隔时间内在油纱布外再加紫草油适量即可。

功效:治浅Ⅱ度、深Ⅱ度烧伤。治多例,浅Ⅱ度7~14天治愈,深Ⅱ度及感染创面,21天内均治愈。

处方四

组成:滑石600克,硼砂90克,龙骨120克,川贝母、朱砂、冰片各18克,凡士林适量。

用法:上药研细末,加凡士林调成软膏。创面消毒后将药膏均匀地涂于纱布上,再敷贴于患处,包扎固定,1~2日换药1次。对生长过度的肉芽,行肉芽切除术。对重症,可配合西医抗炎、补液,纠正电解质紊乱等措施。

功效:主治Ⅱ度、Ⅲ度烧伤。治重度烧伤,全部1级治愈(无瘢痕,关节功能正常)。Ⅱ度烧伤平均24.5天治愈,Ⅲ度烧伤平均40.2天治愈。

处方五

组成:夜关门、酸枣根皮、地榆、土大黄各20克,白人参10克,冰片2克。

用法:5药水煎至药液牵丝,去渣,凉时加凡士林、冰片调膏。清创后涂上药膏,隔日换药1次。

功效:治烧烫伤多例,均治愈无痕。

处方六

组成:老南瓜瓤加南瓜籽适量。

用法:晒干,瓦上烤干研粉,菜油调敷患处,每日换3次。或用嫩南瓜切薄片,抹上菜油后,贴敷患处,功效一样。

功效：治烧烫伤（小面积伤）。此法3~6天均可治愈。此法已治愈多人烧烫伤。

处方七

组成：海金沙适量（按创面定量）。

用法：用菜油（或香油）调海金沙，敷于患处，第1次敷后，须36小时后换药。第2次换药，已见好转，并无疤痕。

功效：此方已治愈多人烧烫伤（小面积伤）。

处方八

组成：豆油、蜂蜜、醋各适量。

用法：豆油入锅加热，加入蜂醋1比1量，加热化开，摊纱布上，敷患处，包扎好，每日换药1~2次。

功效：此法治愈数人烧烫伤（小面积伤）。

处方九

组成：土豆皮适量。

用法：将土豆煮20~25分钟，然后剥下皮，贴敷在伤口上面，用纱布固定。每日换药1次。

功效：治烧烫伤（小面积伤）。贴敷3~5天痊愈。无痛、无疤痕、无后遗症。为烧烫伤"治病绝招"。

处方十

组成：自己的尿液。

功效：治烧烫伤（小面积伤）。尿液可消炎、止痛，康复快、无疤痕、无后遗症，又无需花钱。

医案：一位民工被开水烫伤了右脚，他听说自己的尿液可以治疗烫伤，就马上用尿冲洗伤口，开头有热疼的感觉，但见水泡不起，肿痛渐消，知是有效。他每天早晚或午休时，都用尿液冲洗患处，晚间还浸泡10分钟，再用清水洗净。一个多星期后来对我说：已经完全好转，无疤痕。

处方十一

组成：鸡蛋清适量。

功效：治烧烫伤（小面积伤）。鸡蛋清可消肿、止痛，无疤痕。

医案：一位妇女被开水烫伤胸部和乳房，疼痛难忍，要求急救。余取出鲜鸡蛋15只，打取蛋清，将药用纱布浸满蛋清液后，敷盖患处，再用纱布固定包扎。告知其家人，若见纱布干了，用毛笔刷上新的蛋清液，保持纱布湿润不干。第二天，疼痛、红肿全消，恢复原来正常肤色，无任何疤痕。

处方十二

组成：蚕皮、香油各适量。

用法：将蚕皮放瓦上烧成灰，加香油调成糊状，涂抹患处。

功效：治烧烫伤（小面积伤）。一般治疗2天痊愈。

处方十三

组成：杏叶100克，紫草50克，香油250毫升。

用法：2药剪碎放碗中，将加热的香油倒入碗中炸药即成，油涂患处，1天多次。

功效：治烧烫伤（小面积伤）。止痛，很快愈合，无疤痕。

处方十四

组成：猪毛适量。

用法：将猪毛烧化成灰，加鸡蛋清调糊状，敷于患处，每天1~2次。

功效：治疗Ⅰ~Ⅲ度烧烫伤有特效。

处方十五

组成：高粱米饭。

用法：将高粱米饭咀嚼成糊状，敷于患处（水泡不挑破），每日换药1~3次。

功效：治烧烫伤（小面积伤）。治疗2~3天，Ⅱ度烫伤治愈，不留疤痕。

处方十六

组成：美宝湿润烧伤膏1支。

用法：频搽患处。

功效：治烧烫伤（小面积伤）。治愈后无疤痕。

处方十七

组成：鲜葡萄适量。

用法：洗净去籽敷患处，干时换新的。

功效：治烧烫伤（小面积伤）。敷后止痛，1至数日愈，无疤痕。

说明：本方适用于Ⅰ~深Ⅱ度烫伤（民间治疗）。

处方十八

组成：白糖50克，冰片3克，香油适量。

用法：用砂锅将白糖炒焦黑成块为度，起锅，放入冰片，共研成粉，加香油调为膏。用膏涂抹患处。1日涂数次。

功效：治烧烫伤（小面积伤）。涂后即止痛，治疗3~5天痊愈。

处方十九

组成：合欢皮500克。

用法：烘干，研粉，装瓶备用；将药粉撒创面，每日换药1次。

功效：治疗烧烫伤，立即止痛，第2天见新肉芽生出，治疗4~6天可愈，功效神奇。

处方二十

组成：豆腐1块，白糖5克。

用法：2味拌匀，敷患处，干了换新的。

功效：治烧烫伤（小面积伤）。立即止痛，3天左右痊愈，无疤痕。

处方二十一

组成：两面针250克，金樱根250克。

用法：加水1000毫升，煎至500毫升停火。药液凉时，用药棉浸药液湿敷患处，干了加药液，保持湿润。

功效：治烧烫伤（小面积伤）。2天治愈烧烫伤，Ⅰ~Ⅱ度烧伤尤效。

处方二十二

组成：生石膏30克，寒水石30克，生大黄24克，赤石脂18克，冰片6克。

用法：共研粉，装瓶，用时取药粉适量，加茶油（或香油）调糊状，敷患处，每日2次。

内服处方

组成：金银花15克，生地18克，石斛15克。

用法：水煎服，每日1剂，连服3剂。

功效：治烧烫伤（小面积伤）。轻症3~5天治愈，重症6~10天愈合，不留疤痕。

第九节　动物咬伤

处方一　败毒汤

组成：荆芥9克，防风9克，云苓10克，川芎6克，羌活6克，独活6克，柴胡9克，前胡9克，银花12克，萹蓄9克，瞿麦9克，虎杖根30克，车前子6克，牡丹皮10克。

用法：水煎分3次服，每日1剂。连服7~10剂。

功效：治被狗咬伤（狂犬病潜伏期）。

处方二　黑虎丹

组成：炙川乌60克，炙草乌60克，煅自然铜60克，炙马钱子60克。

用法：4药共研细粉末，每次1克，米酒冲服，每日服2次。与处方一交替服用。

功效：治被狗咬伤（狂犬病潜伏期）。治疗许多例，均服药半个月左右治愈，无一复发。

处方三

组成：碘酒适量，醋精适量（或九度醋）。

功效：治被蝎子蜇伤。

医案：一位青年在劳动中被蝎子蜇了中指，很快两腋窝淋巴结肿大，去医院涂药无效，故来求问治法。余给涂抹碘酒消毒，后又涂抹醋精（九度醋亦可以），立刻止痛，再次涂抹醋精，3分钟治疗痊愈。此为"蒙医妙诊"。

注意：被蝎子蜇着，应当及时挤出毒液，这很重要。

处方四

组成：耳屎适量。

用法：立刻挤出毒液，挖耳屎压伤口。

功效：治被蜈蚣咬伤（速痛手臂）。半小时止痛，半天治愈。

处方五

组成：独头蒜汁液适量。

用法：独头蒜汁涂搽患处10分钟，每小时1次，直至痛停肿消。

功效：治被蜈蚣咬伤。蒜汁解毒止痛，3~10次痊愈。

处方六

组成：人尿适量。

用法：立解尿液于盆器中，浸泡患处，或当即尿淋患处，之后再浸泡患处。

功效：治被黄蜂（马蜂）蜇伤。已治愈多人。

按语：黄蜂蜇伤疼痛难忍，过敏体质者会发生休克，甚至丧命。本方可谓是简单、速效的治法。

处方七

组成：蚯蚓屎适量。

用法：用蚯蚓屎搽马蜂蜇伤处，再用唾液拌蚯蚓屎，搽敷患处。

功效：治被黄蜂蜇伤。立即止痛、痊愈。

处方八

组成：枫树嫩叶适量。

用法：将枫树嫩叶捣烂，涂搽患处10分钟。

功效：治被黄蜂蜇伤。立即消肿止痛，其效快捷。枫树叶汁对各种蜂蜇之伤，均有消肿、解毒、镇痛之功效。

处方九

组成：黄连、全蝎各5~10克，黄柏、黄芩各10~15克，郁金、姜黄、元参各10克，钩藤30克（后下），生地30~50克，麦冬20克，龙胆5克，太子参20~30克，半边莲10~30克。

用法：水煎。轻型每日1剂，分2次服；中型每日1.5剂，分3次服；重型每日2剂，分4次服，或每小时鼻饲1次。另配鲜凤仙花全草汁（或凤仙花30克，煎汤当茶饮），频饮活血，解蛇毒。可多吃西瓜。外治：高位绷带束缚，创口用双氧水（或盐水）反复冲洗；在局麻下，在蛇伤牙痕中间作"十"字切开，长约1厘米，深0.2~0.3厘米，挤出毒血，自上向下用力挤压出毒液；伤口用浓盐汤浸泡过的纱布覆盖；患肢（伤口除外）涂行水解毒散（处方：雄黄粉1份，五灵脂粉1份，用九度白醋调糊，或50度白酒调糊）。

加减：便秘加大黄10克（后下）；呕吐去龙胆，加生姜6克；咽痛加山豆根10克；瘀斑加阿胶（烊冲）、仙鹤草各15克；血尿加白茅根30克，大、小蓟各10克；尿少加泽泻10克，车前草30克；烦躁加石菖蒲、干地龙各10克；神昏加安宫牛黄丸1粒（磨冲）。

功效：治蝮蛇咬伤多例，平均9天半全部治愈。

处方十

组成：麻黄9克，桂枝12克，苦杏仁、玄明粉（另包）各10克，大黄（后下）、半枝莲各30克，甘草6克，蜈蚣3~5条。

用法：水煎服，每日1剂。

加减：紫肿痛甚，体温升高加金银花30~100克；痰喘、呼吸急促加川贝粉6克(分次吞服)。

外敷处方一　拔毒膏

组成：五倍子30克，生川乌3克(或制川乌10克)，生草乌3克（或制草乌10克），皂角刺30克，银朱3克，麝香3克。

用法：上药研粉末，用九度白醋调膏（或50度白酒调膏），外敷患处肿胀部，5日换药1次。

外敷效方二

组成：生胆南星、白芷各150克，雄黄90克，牡丹皮、生黄柏各180克，夏枯草120克。

用法：上药研细末，取药20~200克，用九度白醋调糊（或温开水调糊），直接敷于病变部位，用纱布固定，1~2日换药1次。另外配合中药内服，以解全身中毒。

功效：治蝮蛇咬伤多例，用药6~23天，换药4~11次，全部治愈。

善后处方

组成：苍耳子、穿山甲（代）、威灵仙、半枝莲、白芷各15克。

用法：50~60度白酒500克，浸泡上药15天后去渣，每次饮药酒适量，每日饮3次。

功效：治蝮蛇咬伤多例，经治3~9天，全部治愈。追访无复发，无后遗症。

处方十一

组成：赤芍叶适量。

用法：不用水洗，必须用口嚼烂上药，涂敷在伤口处，用纱布固定。

功效：治被毒蛇咬伤。立即止痛，24小时后痊愈。

注意：赤芍必须口嚼烂涂敷才有效；敷上的药，不可掉下来，掉下来再敷上去已无效了。如蛇咬伤厉害,加赤芍煎汤口服,即用赤芍15克,水煎服,每日1剂。外敷加内服,治愈毒蛇咬伤严重者很多例。

引自:《医学文选》。

处方十二

组成:徐长卿90克(干品50克)。

用法:水煎2次服,第3煎药液外洗患处,药渣外敷于患处,每日1剂。

功效:治被毒蛇咬伤(医无效者)。连服3剂可治愈。

处方十三

组成:旱烟竿内烟油适量,取黄豆大半粒。

用法:温开水送服。

功效:治被毒蛇咬伤。立解蛇毒。

处方十四

组成:小青蛙数只,雄黄粉0.5克。

用法:捣烂、拌匀,外敷患处,用纱布固定。

功效:清热解毒,止痛。治被毒蛇咬伤。

第十二章　皮肤科疾病

第一节　各类脱发

处方一　润络熄风汤

组成：生、熟地各30克，当归、赤芍、鸡血藤、茯神各30克，白芷、炙黄芪、红花、柏子仁、肉苁蓉、火麻仁、白蒺藜、广地龙、桑葚、酸枣仁、僵蚕各10克，川芎、蝉衣各6克。

用法：水煎2次，分3次服，每日1剂，3个月为1个疗程。

功效：益精养血，润络熄风。主治脂溢性脱发。

善后：制丸药服。

医案：华某，男，48岁，教师。素有头皮油脂分泌较多，1年来头发不断脱落，梳头时尤多，每日脱落大约200根以上，渐至头发稀疏而眉毛亦少，故来求诊。问知因1年前工作换位，心情不遂，后觉脱发，瘙痒，头屑过多，伴腰酸乏力，心烦少寐，脉涩，苔薄黄，舌红。诊为脂溢性脱发，属血虚风扰。余投以本方，患者连服78剂，后又制丸药服3个月。嘱其病期少洗头，少吃辛辣、油腻食物，保持心情舒畅，之后诸症消失，追访1年无发病。

按语：本病乃青壮年的皮脂腺机能亢进，致头部毛发或眉毛稀疏脱落的皮肤附属器疾病。病因与精神因素、遗传、病后体弱或产后内分泌功能失调而引起皮脂腺活动紊乱有关。中医名为"发蛀脱发"。认为因湿热上蒸或阴虚血弱所致的头发细软、稀疏、脱落，并有油腻或干燥鳞屑斑、头皮瘙痒为主要表现的皮肤病。"发"为血之余，血宜润养，血虚血燥易生风。故治疗本病宜润络熄风。补精益气为之润，通络活血，血行风自灭。组方润络熄风汤治疗本病，功效益精养血，润络熄风，每收良效。

处方二

组成：陈醋适量。

用法：将陈醋兑入热水盆中，浸泡头皮，反复揉搓和点按头顶，每周浸洗3次。

功效：主治脂溢性脱发。可促进血液循环旺盛，有利消脂生新发，防止脱发。

处方三

组成：硼砂6克，冰片3克，玄明粉6克，明矾6克。

用法：先用洗发液洗头，再用温开水1500毫升将上药熔化后洗头，让头发自然干燥，每周洗1~2次。

功效：脂溢性头皮炎及脱发。有效率达到95%。

处方四

组成：党参、黄芪各30克，当归、菟丝子、肉苁蓉、仙灵脾、覆盆子、补骨脂各12克，熟地、枸杞子、鹿角胶（烊化冲服）、广巴戟各20克。

用法：水煎服，每日1剂。

功效：主治脂溢性脱发、斑秃、全秃。此为生发汤，加外搽处方有100%疗效。

外搽处方　生发酊

组成：旱莲草、侧柏叶、补骨脂、老生姜、川花椒各30克，红娘子、斑蝥各4克，75%酒精500毫升（高度白酒可代用）。

用法：上药浸泡3天后可用。每日药棉蘸药液搽头皮至湿润，日搽3次。

医案：一位50岁男子，全秃3年，久治无效。来求诊时，投本方内服加外搽处方治疗，60天生出黄白红绒毛，渐渐变粗变黑，治至6个月，已满头黑发。

注意：红娘子、斑蝥有毒，不可多搽，外开处方不用这2味，加干辣椒3只。

处方五　复方黑豆汤

组成：炒黑大豆30克，补骨脂12克，熟地15克，生地15克，黄精15克，制首乌30克，苦参15克，白鲜皮12克，蝉衣6克，白术10克，防风10克，陈皮6克，生黄芪15克，甘草6克。

用法：水煎服，每日1剂。

功效：养血、祛风、生发。主治奇痒性脱发。

医案：沈某，女，35岁。头皮瘙痒，头发枯黄，头顶脱发约5厘米×5厘米，久治无效，故来求治。治宜养血祛风生发，投复方黑豆汤治疗。沈某服本方30剂后已生出新发，再服30余剂，病获痊愈，已无脱发。

处方六　首乌生发汤

组成：制首乌30克，首乌藤15克，熟地15克，侧柏叶15克，黄精15克，枸杞子12克，骨碎补12克，当归12克，白芍12克，红枣5枚，鹿角胶12克（烊化冲服）。

用法：水煎，分3次服，每日1剂。

功效：此方治疗青年女性脱发数例，均获满意疗效。

医案：赵某，女，26岁。脱发年余，几乎成秃头，久治无果，经人介绍来求治。投首乌生发汤治疗。赵某服药30剂，见长出新发，但还有脱发，坚持服药60余剂，长成满头新发。追访2年，头发生长良好，没有脱发。

注意：脾胃虚弱者，加白术12克，陈皮6克。

按语：青年女性脱发，属于肝血不足，肾精虚衰，发不得养，因而脱发。治宜补肾精，益肝血，发受血养，脱发自愈。

处方七　血瘀生发汤

组成：血余炭6克，胡桃仁6克，熟地10克，生地10克，党参10克，何首乌30克，巴戟天10克，菟丝子10克，杜仲10克，续断10克，鹿角胶珠10克（烊化冲服），小茴香3克，山药10克，肉苁蓉10克，当归12克，茯苓12克，枸杞子10克，女贞子10克，旱莲草10克，白芍12克，川芎6克，白术10克，甘草3克，陈皮6克。

用法：水煎分3次用，每日1剂。

功效：补益肝肾。主治脱发，证属肝郁血虚脱发。

医案：郑某，男，33岁。患遗精脱发，头皮奇痒，医院诊为斑秃，药物加理疗，未见效果，故来求治。见患者头发稀少，眉毛全脱，胡须亦稀少，眠、食尚可，为肝郁血虚，血不养发所致。投本方30剂后，病人头发、眉毛、胡须均已生长，劝其继续服药,以恢复常人发型。

处方八

组成:鲜侧柏叶100克,75%酒精250毫升。

用法:将鲜侧柏叶用酒精浸泡7天后(加盖),用药棉蘸药液涂搽患处,每日3~4次。

功效:主治斑秃。治疗多例,均于10~30天后,长出新细头发,逐渐变密变黑,治疗3个月后,头发生长如常人。

按语:侧柏叶味苦涩,性凉,入肝、心、脾、肺四经。能清肺热,凉血解毒,加酒精强烈挥发,渗透头皮,对斑秃有治疗作用。其缺点是效果较慢,所以需增加内服药,达到标本同治,疗效即可加快。

处方九

组成:生地15克,当归12克,磁石30克,砂仁6克,熟地15克,川芎6克,墨旱莲15克,桑葚15克,白芍12克,制首乌30克,朱茯神15克,木瓜10克,黄精15克,鹿角胶12克(烊冲服),白术10克,陈皮6克。

用法:水煎服,每日1剂。

功效:补肾荣发,养血宁心,祛风生发。主治老年斑秃、脱发。加外搽治疗,疗效为100%。

外搽处方

组成:鲜侧柏叶100克,尖红辣椒10只,75%酒精250毫升。

用法:加盖浸泡7天后可用,用棉签蘸药液搽患处,每日3~4次。

功效:二方共用,标本同治。治疗多例,均10天后长出新细头发,治疗3个月,头发生长似常人。

处方十　美髯汤加减

组成:制首乌30克,当归30克,白芍12克,鹿角胶珠10克(烊冲),旱莲草15克,桑葚子15克,菟丝子10克,补骨脂10克,枸杞子10克,怀牛膝10克,代赭石6克,淡竹叶10克,连翘6克,白术10克,陈皮6克,炙甘草6克。

用法：水煎服，每日1剂。

加减：失眠严重者加首乌藤15克，龙齿15克；斑秃严重者可加外搽洗治疗，处方见下面外搽处方。

功效：主治斑秃。此方治疗数例，均在20~30剂后，患处长出新头发，服药2~3个月后，治愈秃发。

处方十一　桃仁生发汤

组成：桃仁、红花、生地、熟地、蝉蜕、赤芍各10克，当归12克，川芎6克，白芍12克，制首乌30克，枸杞子12克，旱莲草、桑葚、菟丝子、侧柏叶、女贞子各15克。

用法：水煎服，每日1剂，分3次服，30天为1个疗程。

功效：主治斑秃。曾治数例，服药1~3个疗程，均获痊愈，患者均长满黑发，不复发。

外搽处方

组成：骨碎补15克，斑蝥5只，高度白酒150毫升（或用75%酒精150毫升浸泡）。

用法：浸泡7天，之后用药液外搽脱发处，每天2次（斑蝥有毒，不可搽太多，湿润即可）。

功效：半个月生出新头发。

注意：忌辛辣、腥燥酒热之物，治疗期间忌房事。

处方十二　天王补心丹加味

组成：生地15克，熟地15克，天冬15克，麦冬15克，茯苓10克，炒远志6克，炒酸枣仁20克，柏子仁20克，五味子10克，当归12克，桔梗10克，沙参20克，丹参15克，元参15克，旱莲草15克，女贞子15克，制首乌30克，鹿角胶珠（烊冲）10克，白术12克，陈皮6克，甘草3克。

用法：水煎服，分3次服，每日1剂。

功效：主治严重失眠性全秃脱发。

医案一：许某，女，26岁。近2年来严重失眠多梦，形体消瘦，1年前开始头发、眉毛脱落，至今已全部脱光，成了光头，只能戴假发。多处治疗不见效果，故来求治。患者舌质红,无苔,脉细数,乃心阴虚,心肾不交,治宜滋阴清热,补心安神,投天王补心丹加味治疗。许某服药3个月,睡眠改善,精神好,头发、眉毛大部分生长出来,再服药60剂,头发、眉毛全部长好。

医案二:一位60岁男患者,头发全脱,服本方200剂,头发全部长好。

处方十三　二至丸加味

组成:女贞子15克,菟丝子15克,旱莲草15克,桑葚子15克,制首乌30克,肉苁蓉15克,熟地15克,生地15克,枸杞子15克,当归30克,茯苓15克,白术12克,陈皮6克,首乌藤15克,龙齿15克。

用法:水煎服,每日1剂。

功效:主治全秃。

医案:陈某,女,28岁。产后睡眠不佳,精神紧张,引起头发全部脱落。四处求医未见功效,故来求治。患者睡眠不佳,精神紧张,乃为肝郁血虚,血不养发,发自脱也,治宜补肝肾以养发。投二至丸加味治疗,半年后发生。

处方十四

组成:牛骨头250克。

用法:每天用牛骨250克洗净打碎,加水1000毫升,文火煮4小时,去骨取汁,配馒头或面条吃。

功效:治老年人早秃。连吃1~3个月,痊愈。

按语:若因缺乏黏蛋白和骨胶质引起老年早秃,可用本食疗方治愈。

处方十五

组成:鸡内金适量。

用法:文火炒黄,研粉末,每服5克,每日服3次,开水送服。

功效:治发枯不泽、神疲脱发、白发。

按语:白发脱发,与特殊氨基酸、黑色素缺乏有关。鸡内金消积滞,健脾胃,促进各类营养物质吸收,不仅能提高氨基酸、黑色素含量,更能补肾固肾,生血活血,黑发生发。

处方十六

组成：当归20克，生黄芪10克，广地龙3克，地鳖虫3克，水蛭3克，僵蚕6克，地骨皮10克，茯苓30克，生、熟地各10克，石菖蒲3克，远志3克，川牛膝6克，菟丝子10克，天麻3克，羌活3克，白芍6克，川芎3克，肉苁蓉15克，穿山甲3克，鹿角霜6克，合欢皮6皮，制首乌20克，桑葚子15克。

用法：水煎服，每日1剂，分3次饭后服，连服3个月为1个疗程。

功效：益精养血，消痰祛风，化瘀乌发。主治少年白发症。

善后：原方10剂量，研粉制丸药，每服5克，日服3次，连服3个月。

医案：泮某，女，20岁。从15岁开始，白发渐多，梳头时有少量脱发，甚为烦恼，医院久治无效，故来求诊。此为少年白发症，属肾虚血瘀。投本方连服3个月，白发、黄发消失。原方制丸药，连服3个月，巩固疗效。

按语：青年男女发间白发，或黑发变黄变白，为毛发营养与代谢障碍性疾病。病因与精神因素、遗传或内分泌失调有关。中医认为与精血不足或血瘀凝滞络脉所致。"发"为血之余，血盛发自润，血衰发必枯，血热发则黄，血败发则白，血败实为血瘀。须发之荣枯，与人体精血充旺与否有密切关系，督脉阳精盛，须发面体光润，肾华精气盛，发则润而黑。唯有活血化瘀，补养精血，须发变白为黑，或控制白发再生。

处方十七

组成：预防脱发、白发法。

做法：①增加铜元素：多食猪肝、贝壳类、菌类、果仁和燕麦等。②多食黑发食物：黑芝麻、核桃、桑葚、桑叶；鸡油亦乌发。③十指梳头：每次梳100~300梳，由前至后梳，不可左右梳。

功效：防治脱发、早白。

处方十八

组成：王不留行15克，白芷15克。

用法：上药共研细末，干掺于头发头皮中，包1夜。

功效：主治头皮屑。1~3次治疗可愈。

引自:《中药大辞典》。

处方十九

组成:花椒20克,明矾40克,食盐40克。

用法:用沸水沏开,焖5~6分钟,待温时,浸洗头皮,1天洗2次,每日1剂。每次洗时,加温后洗。

功效:主治头屑头痒。连洗2~3天治愈。

处方二十

组成:鲜松树叶600克。

用法:水煎沸10分钟,取汁洗头。

功效:杀虫止痒。主治头屑头痒。

第二节　毛周角化症(鱼鳞病)

处方　鱼鳞汤

组成:生地、熟地各20克,黑芝麻40克,枸杞子、何首乌、白鲜皮、地肤子、丹参、苦参、防风各15克,当归20克,川芎、桂枝、蝉蜕、甘草各10克,大枣3枚,生黄芪20克,秦艽15克。

用法:水煎早晚分服,每日1剂。

加减:心悸、气短、失眠、健忘者加炒枣仁、合欢花各10克,党参、生黄芪各15克;纳呆脘胀者减生地、熟地,加白术、鸡内金各10克,砂仁5克;便溏者减黑芝麻、枸杞子、生地、熟地,加白术、山药各15克;自汗多者减防风,加生黄芪20克;初春、深秋、冬季甚者加麻黄10克,威灵仙15克。

功效:滋补肝肾,健脾润燥,益气养血,祛风活络。主治毛周角化症。

善后:将上药共研粉末,制蜜丸,每服10克,早晚各服1次。

医案:胡某,男,19岁,学生。患者家长说:生后不久即见全身皮肤干燥,随年龄增长而加重,色灰、糙裂,浴后皮鳞翘起,微痒,冬重夏轻。曾多处治疗不见有效,现伴有头晕耳鸣,腰酸,倦怠,汗腺分泌减少,自感周身不适。查见患者四肢、胸腹、躯干皮肤均呈鱼鳞状,鳞屑色泽深灰,干而不润,手摸有刺手感,苔白腻,舌质红,投鱼鳞汤加减治疗。患者服用30余剂后,皮肤已润,鳞屑减少,诸症基本消除。将上药共研粉末,制蜜丸,连服6个月,皮肤恢复似常人,全身已无不适。追访1年半未见复发。

按语:小儿药量酌减。初次服药,有胃脘不舒感,加入炒神曲、炒山楂、炒麦芽、炒鸡内金各10克,直至痊愈。

第三节　手足皲裂

处方一

组成:熟透的香蕉1支,甘油10克。

用法:将香蕉肉和甘油混合拌匀;将患处洗净、擦干,用上药反复搓揉患处数分钟,每日早晚各治疗1次。

功效:主治手足皲裂。坚持3~5天可以治愈。

说明:光用香蕉皮内层轻搓患处也有效。

处方二

组成:猪油70克,蜂蜜130克,硫黄20克(研粉末)。

用法:猪油煎沸后,冷却,加入蜂蜜调匀,再加入硫黄粉调匀。每日3次,涂抹患处。

功效:主治手足皲裂。坚持3天可以治愈。

处方三

组成:茶叶适量,伤湿止痛膏1张。

用法:用热茶叶水泡患肢20分钟,抹干后贴伤湿膏。

功效:主治手足皲裂。2~3天治愈。

第四节　手足脱皮症

概要：此病又名"剥落性角质松懈症""汗疱症"，医院难治。用下面处方均可以治愈。

处方一

组成：维生素C注射液6~10支。

用法：用药液涂抹患处，每天涂2次，3天1个疗程。

功效：治手足脱皮症。连涂1~2个疗程，均可以治愈。此法已治愈多例，疗效100%。

按语：这是否可以说"单方一味，气煞名医"呢？世上的难事，都因为没有发现解决的方法，一旦发现了，才知道很简单。

处方二

组成：大蒜头适量。

用法：取蒜瓣捣碎成泥状，涂于患处，早晚各涂1次，每次15~20分钟。

功效：治手足脱皮症。连涂3天至1周，均可痊愈。一般不会复发。

处方三

组成：仙人掌适量。

用法：去掉仙人掌外皮、刺，洗净，捣烂成泥，用纱布包紧，拧取汁液，涂抹患处，1日2~3次。

功效：治手足脱皮症。连治8天痊愈。

处方四

组成：侧柏叶250克，野艾叶60克，桐油适量（约150克）。

用法：将前2味药加水300毫升，煎沸后待用；先用桐油涂抹患处，再用纸蘸桐油，用火点燃熏烤患处，然后将患肢浸泡中药汤中，洗至药汤凉后即可，每天1次。

功效：主治手足脱皮症。轻症1次治愈，重症3~5次治愈。一位手掌脱皮患者，用此法治愈未复发。

注意：半个月内，忌用碱水洗手及接触腐蚀物品。

处方五

组成：狗脊30克，苍耳子15克，金钱草15克，白芷15克，五倍子15克，苦参15克，当归20克，地肤子20克，元参60克，辛夷花10克。

用法：加水5000毫升，煎至3000毫升，待温时，浸泡患肢20分钟左右。每日浸泡2~3次，每日1剂。

功效：主治手足脱皮症。4~6剂治愈。一位手足脱皮患者久治不愈，用本方5剂治愈未复发。

注意：治疗期间，忌食辛辣，忌用碱水洗患处。

第五节　面斑

处方一

组成：丹参30克，浮萍30克，鸡血藤30克，生地20克，连翘15克，红花10克，川芎10克，荆芥10克，生甘草10克。

用法：水煎服，每日1剂，早晚分服。

功效：主治雀斑。一般连服6~18剂可获全效。

按语：中医认为雀斑多由肝郁血虚或肺热郁于脉络，加风邪外袭，风血相搏，血液郁滞而成。治宜养肝解郁，清肺泄热，活血祛风。

处方二

组成：生地30克，当归须30克，女贞子30克，牡丹皮10克，白茯苓30克，泽泻10克，山栀衣10克，赤、白芍各30克，炒白术10克，柴胡10克，柏子仁10克，白芷10克，僵蚕10克，桃仁10克，红花10克，凌霄花6克，甘草10克。

用法：水煎2次，分3次服，每日1剂，3个月为1个疗程。

功效：滋水清火，活血疏肝。主治黄褐斑。

善后：制丸药服。

外搓处方　玉容散

组成：白丑、白蔹、细辛、甘松、白及、白莲心、白芷、白术、白僵蚕、白茯苓、荆芥、独活、羌活、白附子、白扁豆、防风、白丁香各等份（约各10克）。

用法：上药研粉末，装瓶密封。用时取药粉少许，水调浓糊，抹搓脸上患斑，良久后洗去，早晚各抹搓1次，轻轻按摩面部，效果更好。

医案：吴某，女，35岁。面部满布不规则的淡褐色及蝶翼状斑点，眼眶、面颊尤显。从产后始发至今已10年余，中西药久治不除，故来求治。患者服本方85剂，又用原方制丸药连服3个月，并外用玉容散抹脸配合治疗，终获治愈。追访2年，面色正常，全身症状消失。

按语：本病乃女性面部呈淡褐色或蝶翼状斑片的一种色素障碍性皮肤疾病。病因与内分泌腺紊乱，或精神因素，孕育，生殖器疾患及慢性肝病有关。病程缓慢，治疗难收速效。中医名为黑斑。认为因水不制火，或血弱不华所致。治宜内服，外搓，情绪调达，心有所依，水火相济，必收良效。内服，外调，加精神安护，气血调和，肝气得以畅达，身体内外自然恢复常态。

引自：雍履平老师验方。

第六节　湿　疹

处方一

组成：蛇床子10克，花椒10克，野菊花10克，地肤子10克，苦参15克，露蜂房10克，土茯苓10克，千里光10克，黄柏10克，冰片10克，七叶一枝花10克。

用法：加水浸泡30分钟以上，煎沸浓缩至1500毫升，去渣，兑入冰片，趁热熏洗外生殖器，温时坐浴20分钟。女性可用冲洗器取药冲洗阴道内。每日1剂，每晚治疗1次，10天1个疗程。

功效：主治生殖器念珠菌病（阴痒）。治疗3天见效。

注意：防止烫伤；妇女经期停用，经净之后3天可用本法治疗；治疗期间，禁止性生活。

按语：本病有不洁性交传播，或与本病患者性接触后而感染。所以，治疗本病，应追查其伴侣是否也患本病，应同时治疗。治宜清热燥湿，杀虫止痒。

处方二

组成：党参50克，苍术50克，荆芥35克，防风35克，艾叶30克，蛇床子6克，白鲜皮50克，甘草50克。

用法：加水1500毫升，煎至1000毫升，温时坐洗20分钟。每日1剂。

加减：伴感染加金银花35克。

功效：主治阴囊湿疹。连治2天见愈。

处方三

组成：生晒参30克，蛇床子30克，地肤子15克，白矾12克，川椒12克。

用法：水煎2次，早晚熏洗，每次30分钟，每日1剂。

功效：3剂治愈脚气、皮肤、妇阴等湿疹瘙痒。此方有较强清热燥湿，祛风杀虫功效。

处方四

组成：藿香正气水。

用法：用药棉蘸藿香正气水搽患处。

功效：主治湿疹瘙痒。一位患者患湿疹奇痒已半年，用此方得以治愈，故称其"极效"。

处方五

组成：鲜马齿苋适量。

用法：将马齿苋捣烂，敷于患处，每日换药2~3次。

功效：6~7天治愈湿疹。

处方六

组成：土豆适量。

用法：土豆切片，外搽患处，每日搽4~5次。

功效：治湿疹。

处方七

组成：绿豆粉、香油各适量。

用法：将绿豆粉炒黄，待凉后用香油调糊状，敷于患处，每天1~2次。

功效：专治流黄水湿疹。

处方八

组成：花椒1把，蒜杆1根（剪3~4截），端午艾3~4枝。

用法：上药水煎取液，温时搽洗患处，早、中、晚各洗1次，每天1剂。

功效：主治湿疹瘙痒。直至痊愈。本方治疗婴儿湿疹（红粒瘙痒）有特效。

处方九

组成：硫黄20克，吴茱萸20克，茶油适量。

用法：前2味药用纱布包好，泡在茶油中24小时。然后每晚睡前，用此药包直接搽患处，直至有灼热感为度。

功效：主治湿疹瘙痒。连搽数晚，即可痊愈。

说明：此为治湿疹奇痒之壮医疗法。

处方十

组成：大黄、黄柏各30克，青黛、密陀僧各20克，五倍子、枯矾各15克，轻粉、黄丹各10克，冰片5克。

用法：大黄、黄柏烘黄研粉；其他药共研粉，众药粉拌匀装瓶；将患处洗净，取药粉少许，香油调糊，搽患处，1日搽数次。

功效：主治阴囊湿疹（绣球风）。一般1剂治愈。

处方十一

组成：鲜黄花菜根（或黄花菜）500克（干品用250克）。

用法：水煎取液，熏洗1个半小时，每日1次。1剂药熏洗4次。

功效：治阴囊湿疹。一般1剂治愈，严重者2剂必愈。治愈不发。

处方十二　祛风胜湿汤

组成：羌活、防风、黄连、黄柏、蝉衣、苍耳子、川椒目各6克，炒苍术、猪苓、泽泻、僵蚕、何首乌、白芷、地肤子、黄芪、甘草各10克，滑石（包）、海风藤各30克，赤芍15克。

用法：水煎2次，分3次服，每日1剂，亦可以1~2煎内服，3煎药液外洗。急性者，1个月为1个疗程；慢性者，3个月为1个疗程。

功效：清热燥湿，祛风止痒。主治湿疹。

善后：制丸药服，每服6克，日服3次，连服3个月。

医案：郝某，男，22岁。胸背及四肢散在性血疹渗液，伴瘙痒时重时轻1年余，医院诊为慢性湿疹。久治不愈，故来求诊。投本方加减治疗，患者共服药55剂，1、2煎内服，第3煎用来洗澡。之后痒止，皮疹消退，为巩固疗效，本方制丸药，让患者连服3个月。追访1年，湿疹未再复发。

引自：雍履平老师验方。

处方十三

组成：苦参30克，防风10克，荆芥10克，地肤子30克，白鲜皮20克，黄柏10克，透骨草30克，桑叶30克，豨莶草30克，白矾10克，马齿苋30克（鲜品50克），滑石15克。

用法：上药用纱布包，加水煎沸15分钟，待温时，用纱布或药棉蘸药液洗患处，渗出严重者，可湿敷患处，每日洗1~2次。1剂药可用2天，6天1个疗程。

功效：主治湿疹。急性湿疹2~3个疗程治愈；亚急性须增加2个疗程。若配合内服药，可缩短疗程。

处方十四

组成:薏苡仁30克,黄柏12克,生地15克,苍术9克,牛膝9克,苦参9克,土茯苓9克,当归9克,赤芍9克,川芎9克,白蒺藜9克,牡丹皮9克,蝉蜕9克,白术9克。

用法:水煎服,每日1剂。

加减:便秘者加胡麻仁15克,何首乌15克。

功效:主治湿疹。

医案:史某,男,28岁,干部。患皮肤湿疹已2年,久治不愈。近半月尤甚,初发全身,后以四肢为主,发痒,搔破出血或流黄水,影响睡眠。此为脾湿化热,血燥生风。治宜养血清热,祛风除湿。患者连服本方23剂,诸症消失。让其加服7剂,巩固疗效。追访2年未复发。

按语:湿疹四肢为主,是脾不运湿,湿聚生热,热盛生风,风湿上搏于皮肤引起本病。故本方以清热除湿,养血祛风而获良效。

处方十五

组成:生地、土牛膝各15克,赤芍、牡丹皮、紫草、皂角刺、苍术、陈皮、钻地风各9克,白鲜皮12克,土茯苓30克。

用法:水煎服,每日1剂。

加减:风热咳嗽、痰多加浙贝母12克;筋骨痛加大钻地风量为15克。

功效:主治风湿性皮肤瘙痒。

医案:何某,男,72岁。患者10年来,每到秋后两下肢皮肤瘙痒,逐渐蔓延至大腿、躯干、上肢、颈部,挠后皮肤脱白屑或出小血疹,至次年2月渐渐缓解。现正发作,周身奇痒难忍,夜不安睡,脉弦,舌红,苔黄稍干。系风湿郁于肌肤,日久伤营,夏感秋凉风燥,血虚邪争,引痒不休。治宜养血润燥,祛风利湿。患者服药1剂后,周身痒已止,能安寐,让其再服1剂巩固疗效。

引自:杨少华老师验方。

处方十六

组成:苍术、赤芍、牡丹皮各20克,丹参、薏苡仁各30克,黄柏、槟榔、大腹皮、生地各15克,桃仁、木通、当归、枳壳、小栀子、防风、荆芥、甘草各10克。

用法:水煎服,每日1剂。

功效:主治慢性湿疹。一般连服8剂治愈。

处方十七

组成:土茯苓60克,苍术10克,川芎10克,甘草6克。

用法:水煎服,每日1剂。

加减:渗液者加黄连6克,银花12克;干性者加地骨皮10克,紫草15克。

功效:祛风湿,解热毒,健脾胃。主治湿疹。

医案:魏某,女,28岁。患慢性湿疹已7年,病伴腹泻纳差,本方加白术15克,陈皮10克,连服8剂治愈。

按语:本方治疗湿疹疗效显著,对过敏性皮肤病,疥疮,梅毒,脓疱疮,皮肤瘙痒症,神经性皮炎等亦有疗效。

引自:胡天雄老师验方。

处方十八

组成:紫草40克,大黄10克,黄柏8克。

用法:上药切细,加入生菜油400毫升,泡1月余。洗净患处,涂药油后,盖无菌纱布,早晚各涂油1次。

功效:主治湿疹(糜烂渗液痒痛难忍)。3~5天后,损伤皮肤好转。轻症1剂治愈,重症2剂治愈。对久治不愈者有效。

处方十九　苦参汤

组成:苦参60克,明矾50克,生硝60克,川椒15克,艾叶15克,荆芥15克。

用法:水煎取液,熏洗患处,每次洗20分钟,每日洗两次,每日1剂药。

加减:痒剧者加蛇床子30克,地肤子30克。

功效：主治肛周湿疹奇痒。

医案：林某，男，60岁。肛门奇痒难忍，夜不能眠已4年余。医院诊为肛周慢性湿疹。久治不效，故来求治。投苦参汤外洗治疗。患者连洗3剂痒减，洗6剂获得痊愈。追访2月未见复发。

第七节　荨 麻 疹

处方一　止痒永安汤

组成：苍术12克，麻黄、白芷、蝉蜕、薄荷、独活、赤芍、天麻、桃仁、甘草各6克，荆芥穗、当归尾、僵蚕各9克，藏红花6克。

用法：水煎服，每日1剂。

功效：治疗各种皮肤病，尤其是急慢性荨麻疹，收效迅捷。

注意：每次服药后，加服半碗热稀粥，然后盖被发微汗。发出微汗即意味着病愈。须避风。

引自：石广济老师验方。

处方二

组成：苦参、蝉蜕、川椒、秦艽、黄柏、荆芥、川芎各15克，白鲜皮、地肤子各30克，蛇床子20克，蜈蚣1条（去头）。

用法：水煎服，每日1剂。

功效：本方对顽固性荨麻疹，久治不愈，见风加重者，有良好疗效。

处方三　消风汤

组成：当归须30克，生地30克，乌梅10克，路路通10克，赤、白芍各15克，广地龙10克，炙黄芪10克，全蝎2克，蜈蚣1条，僵蚕10克，蝉衣6克，乌梢蛇10克，苦参10克，大黄3克，何首乌10克，银花藤30克。

用法：水煎2次，分3次服，每日1剂。21剂为1个疗程。

功效：入血走肤，搜风、逐风、抗过敏，活血凉血以疏络，泻火解毒，渗湿止痒,入肝肾养阴。全方具有凉血熄风,消热解毒之功效。主治慢性荨麻疹。临床屡治屡验。

医案:丁某,女,44岁,农民。全身风团瘙痒反复发作已5年,久治不愈,故来求治。诊为慢性荨麻疹,为气虚血热,风毒滞肤。治宜凉血熄风,消热解毒。投消风汤治疗。患者服药20剂,风团消失,瘙痒止息。访1年未复发。

按语:本病系突发性全身出现鲜红色或瓷白色风团的过敏性皮肤病。慢性荨麻疹是由急性发展而来,受冷,风吹,日晒,接触花粉或羽毛等物,以及吃鱼虾蟹和腐败食物,肠寄生虫(如今少见),消化不良,药物过敏,精神因素等,均可诱发本病。临床为突然发生,皮肤出现大小不等,形状不一的血疹斑,小像米粒,大呈片状,中间略白,边缘较红而不规则,有像地图状,称风团。异常瘙痒,发生快,消退也快,数小时后消退,但又不断成批发出,每天发1批至几批,大约1周左右,可停止发生。然而,慢性者反复发作,长达数周、数月或数年,屡治屡发,病人极为痛苦和烦恼。

急性发作期,部分重症发生于黏膜,可引起心烦、呼吸困难、腹痛腹泻等症状;若发生于喉头黏膜,可引起喉头水肿,必须及时救治,防止窒息而死。有的发生在眼睑,口唇,生殖器等组织,出现局部肿胀,绷紧,麻木感,不痒或微痒,称"血管神经性水肿",1~2日可消退。本病急性发作易治,慢性反复发作较难治。中医名为"鬼风疙瘩""风疹块",现统称"瘾疹"。认为因风邪外侵所致。然而,若无"体虚"基础,不能单独为病。故而治疗用药要"扶正",尤要"祛邪",邪去正复,久病自当渐愈。中医雍履平老师长期观察,用虫类有情之品组方治疗慢性反复发作之荨麻疹,屡收良效,对急性荨麻疹治疗,亦可截断其慢性形成。投消风汤治疗。

处方四

组成:当归、白芍、垂柳枝、防风、蕲蛇各10克,细辛、木通、炙甘草、麻黄各6克,白蒺藜15克,大枣7枚。

用法:水煎服,每日1剂,10天1个疗程。

加减:口渴喜凉加生石膏30克,知母10克;瘙痒剧烈加全蝎6克,海桐皮15克;大便干燥加生大黄6克(后下)。

功效：主治慢性荨麻疹。曾治多例，连服 1~3 个疗程，97%痊愈，3%显效，总有效率100%。

处方五

组成：鸡冠花10克，向日葵10克。

用法：水煎取汁冲冰糖50克1次服，每天服1~2次。

功效：2天可痊愈。治急性荨麻疹有特效。

外搽处方

组成：食醋200毫升，白酒100毫升。

用法：混合后，涂患处，每日3次。

功效：数分钟后见效，3天治愈。

说明：将以上两种方法同时使用，效果更佳。

处方六

组成：大活蝎子8只，高粱酒1000毫升。

用法：活蝎子全部泡酒，1周后日饮1盅。

功效：治顽固性荨麻疹。

外搽处方

组成：鲜桃叶120克，泡75%酒精适量。

用法：将仙桃叶泡75%酒精内，3天后取药汁涂患处，每日涂4次。

功效：1周治愈，且不复发。

说明：对百医无效之荨麻疹，本方内服加外搽必愈。

第八节　各类瘙痒

概要：无任何先兆的瘙痒，往往是多种疾病的信号。

（1）神经方面有脑动脉硬化，神经衰弱的病人，常有阵发性瘙痒；脑瘤患者的鼻孔部位常有剧烈瘙痒。

（2）淋巴肿瘤常有全身性皮肤瘙痒。肝癌、胰头癌晚期，常有顽固性皮肤瘙痒。

（3）糖尿病人常有皮肤和阴部瘙痒。

（4）甲状腺功能亢进或功能减退，都会出现瘙痒。

（5）慢性肾炎，肾功能不全时，血中尿毒素增高，钙磷代谢紊乱，甲状腺激素分泌增多和表皮内维甲醇含量增高等因素，常引起全身皮肤瘙痒；妇女月经失调，卵巢病变，阴道滴虫或真菌感染，分娩前均可发生外阴瘙痒。

（6）痔核，阴道寄生虫可引起肛门瘙痒，肝胆疾病亦可引起皮肤瘙痒。

所以治痒要与原发病结合治疗。

处方一　滋血止痒汤

组成：生地、熟地各20克，麦冬、天冬、桃仁、红花、瓜蒌、菊花、生麦芽各10克，当归、黄芪、赤芍、白芍各15克，黄芩、苦参、防风、蝉衣各6克，黄连3克，何首乌20克。

用法：水煎服，每日1剂，30剂为1个疗程，并配合外洗治疗。

功效：主治老年皮肤顽固性瘙痒。

善后：制丸药服。每服6克，每日服2~3次。

外洗处方

组成：防风、苍耳子、川椒目、苍术、陈艾叶、苦参、蝉衣各10克，海风藤30克。

用法：水煎取汁，加水洗澡。每天洗1~2次，每日1剂。

医案：孙某，男，79岁。全身皮肤瘙痒反复发作10年余，中西药久治，时好时发，再用无效，故来求治。患者饮食日减，四肢乏力，头重脚轻，瘙痒致夜不能眠，遍身抓痕条条，搓破，渗液，结痂，稀疏或密集成片，口干，苔黄，舌质暗红，脉细弱。投本方内服并配合外洗，治疗31天，瘙痒止，诸症消失。嘱其内服方制丸药，每服6克，每日服2~3次。追访1年未见复发。

按语：年高元亏血少，气不布津，血少不能荣肤，风热由生，久而血络滞涩，络不和则瘙痒也，今用此2方滋血止痒，内服外洗，阴血充润，风热消散，瘙痒自愈。

处方二

组成：败酱草20克。

用法：煎汤当茶饮1天。

功效：全身皮肤瘙痒（遇风遇寒发痒）。一般连服2个月治愈。

医案：一天在城隍山喝茶，听同坐的两个人说：他爱人，王某，女，50岁，患全身瘙痒病已1年多，遇风遇寒时瘙痒加重，痒时踏脚踩地，急需温热水浸泡才可减轻瘙痒。各大医院治疗，久治无效。一位名医说：此病无特效药可治。我听了忍不住说道：治疗瘙痒有多种方法，这路边的败酱草洗净煎汤当茶饮服，若能坚持服用2个月，顽固的全身瘙痒症亦能治愈。不过我不主张你们自己采药，怕有污染，最好到中药店买，每天用败酱草20克（干品），煎汤当茶饮1天。关键是坚持服药，才能治愈不复发。将近1个多月，打电话来说，已治愈，不再痒了。我劝其坚持服足2个月，以防止复发。后来追访1年余，未再复发。

按语：败酱草味苦性平，清热解毒，排脓破瘀，治痈肿疥癣。《药性论》：治毒风顽痹。主破多年瘀血，能化脓为水。王女士的顽固性瘙痒，即是瘀滞性"毒风顽痹"，终获痊愈。

处方三

组成：大枣18枚，鲜姜27片。

用法：用瓷杯或药罐，加水煎半小时，分早、中、晚饭后各服1次，晚上把大枣吃掉。每日1剂。

功效：治浑身奇痒。

医案：患者皮肤不红肿、无血疹、无内病，却久治无效，苦不堪言。患者连服本方5剂，瘙痒消失，加服2剂，以巩固疗效。

处方四 消肿汤

组成：木槿皮50克，丹参、百部各15克，雄黄3克，米醋1000毫升。

用法：上药泡醋24小时，用火加热后洗搽患处30分钟。

功效：主治瘙痒。1次可止痒、消肿、结疤，再搽痊愈。

处方五

组成：淘米水500毫升，炒熟的盐100克。

用法：上药用铁锅煎沸，倒盆内，待温时搽洗患处，每日洗1次，每天1剂。

功效：治皮肤瘙痒。一般3天瘙痒消失。

善后：愈后须炖服泥鳅数条（250~500克），可根治瘙痒症，不复发。

处方六

组成：熟地、紫草、地龙、防风各15克，赤芍20克，当归、红花、炮山甲片各10克，桃仁3克，乌梢蛇30克，山慈姑12克，大黄10克（后下）。

用法：水煎服，每日1剂。

功效：治疗顽固性皮肤瘙痒3剂见效，再服痊愈。

处方七

组成：蛇床子250克，白矾50克。

用法：水煎，取液，每晚洗患处（洗澡），每日1剂。

功效：治老年性皮肤瘙痒。洗1次止痒，洗4~6次治愈。

处方八　止痒永安汤

组成：龙胆草12克，麻黄、白芷、蝉蜕、薄荷、独活、赤芍、天麻、桃仁、荆芥、僵蚕、当归尾、甘草各6克，红花3克。

用法：水煎分2次服，每日1剂。

功效：主治瘙痒性各种皮肤病。连服3剂，症状全消，再加服2剂以巩固疗效。

注意：每次服药后，吃半碗热粥。

处方九

组成：白酒500毫升，樟脑丸24粒。

用法：上药同放砂锅内，加水烧热，待樟脑丸融化即可。用干净棉球蘸药液洗搽患处。

功效：治湿痒。洗搽患处10次可痊愈，不复发。

说明：樟树叶煎汤洗患处，也能止痒；牛唾液抹患处，可立即止痒。本方比例不变，量可以增减。

处方十

组成：鲜橘子皮适量。

用法：用新剥下的橘子皮里层反复涂搽患处。

功效：治皮肤瘙痒。立即止痒，连续涂搽7天，可根治，不复发。

处方十一

组成：米醋半碗（约200克），红糖100克，生姜30克（切细），大枣18枚。

用法：同煎1~2沸，每服1小杯（可加温开水），饭后服，日服3次，晚上吃红枣。

功效：主治鱼蟹过敏，发风疹，遍身瘙痒。5剂治愈，加服2剂巩固疗效。

处方十二

组成：黄芪60~120克，乌梅30克，赤芍15克，生地30~50克，生甘草10~15克。

用法：水煎分3次服，每日1剂。

功效：主治过敏性瘙痒。连服5剂治愈。

第九节　皮　炎

处方一　解毒祛风汤

组成：防风10克，当归30克，生地30克，苦参10克，炒苍术10克，蝉衣6克，火麻仁10克，知母10克，牛蒡子15克，生石膏30克（先煎），连翘30克，黄连6克，桔梗6克，僵蚕10克，桃仁10克，赤芍30克，红花10克，木通6克，甘草10克。

用法：水煎2次，分3次服，每日1剂，30剂为1个疗程。

功效：清热解毒，活血祛风。主治脂溢性皮炎。

医案：肖某，女，22岁。面部浮肿，伴白屑、瘙痒已半年。医院诊为脂溢性皮炎，内、外用药治疗总不愈。来求诊时，投本方10剂，患者服药后，面部皮疹见退，痒亦减轻。再连服20剂，获得治愈。

按语：本病为成年男女头面皮脂腺较多部位出现红斑性皮疹的一种皮肤附属器疾病。与皮脂腺代谢功能紊乱有关。中医名为"面游风"，以为因脾肺湿热或感受风邪所致的面部红斑，脱屑、瘙痒，甚至肿胀、糜烂为主要表现的皮肤病。治宜清热燥湿，凉血祛风。用解毒祛风汤治疗，每收良效。

处方二

组成：荆芥、防风、蝉蜕、葛根各6克，升麻3克，白鲜皮、苦参、赤芍、胡麻仁各10克，生地、天花粉各15克，制首乌30克，佛手12克。

用法：水煎2次服，每日1剂，30天1个疗程。

功效：主治脂溢性皮炎。3~5个月治愈。

外洗处方

组成：苦参、蛇床子、苍耳子、黄柏、硫黄各15克，薄荷、防风、川椒子、制川乌各6克，荆芥、白鲜皮、地肤子、硼砂各10克，蝉蜕3克。

用法：水煎取液，洗头，保持1小时以上，再用清水洗净。1剂药用2天。

医案：一位患者患本病30多年，虽亦久治，终不能愈。后用此内服加外洗方治愈。

按语：在实践中又证明，光用此内服处方需3~5个月治愈，若配合外洗处方治疗，1个月即可治愈顽固性脂溢性皮炎。

处方三

组成：金银花、紫草、黄柏、苦参、白鲜皮、蛇床子、艾叶、藁本各30克，雄黄、硫黄、白矾各20克，冰片3克。

用法：加水浓煎，取液，乘温洗头面，每天加温洗3~5次，每天用药1剂。10天为1个疗程。

功效：祛风解毒，清热燥湿，凉血消疹，消炎收敛，生肌长皮，去屑除痒。主治脂溢性皮炎。轻症10天消失，重症30天痊愈。

处方四

组成：鲜生姜适量。

用法：捣烂取汁，每日抹患处2次。

功效：一般3天治愈。

处方五

组成：当归须30克，鸡血藤30克，首乌藤30克，合欢皮30克，广地龙10克，黄芩6克，苦参10克，黄连3克，大黄3克，僵蚕10克，全蝎2克，生地10克，白芷10克，防风6克，炒枳壳6克，赤芍30克，牡丹皮30克。

用法：水煎2次，分3次服，每日1剂，30剂为1个疗程，或制丸服。

功效：祛风活血，主治神经性皮炎。

外搽处方　皮炎止痒酊

组成：木槿皮50克，制南星30克，斑蝥3只，羊蹄根（白鲜皮代）30克，白酒、米醋各250克。

用法：浸泡7天，取液外搽患处，每日搽2次（本药有毒，不可入口）。

功效：祛风散火，活血止痒，治疗神经性皮炎，疗效显著。

医案：戚某，男，28岁，农民。后颈项瘙痒2年余，医院诊断为神经性皮炎，久治无效，故来求治。见颈后发际至第7颈椎之间有针头大小扁平血疹，干燥而坚实，并有苔藓样斑片；皮肤粗厚，瘙痒发作越搔越痒，夜晚尤甚；脉细涩，舌红少苔，诊为神经性皮炎。病因与患者平素食辛辣，及与枕后长发和衣领刺激有关，加治疗不当，延绵不愈。投内服加外搽方治疗1个月后终获痊愈。追访2年，瘙痒未复发。

按语：神经性皮炎乃皮肤神经功能障碍致剧烈瘙痒的慢性皮肤疾病。中医名"摄领疮""顽癣"，认为因风湿蕴肤，经气不畅所致，好发于颈部，四肢，腰骶，以剧烈瘙痒为主的皮肤病。虽为风湿热邪外侵，但根本原因乃经气不通。痒为痛之微，痛则不通，痒即不通、有瘀，病久入络，故治宜活血通络熄风。

处方六

组成：艾蒿200克，韭菜20克，花椒50克。

用法：加水煎沸，趁热熏洗患处。每日洗1~3次，每日1剂。

功效：主治神经性皮炎。连洗3~5剂，药到病除，无副作用。

医案：一位陈姓患者，患神经性皮炎20多年，奇痒难忍，久治不愈，最后终于由本方治愈。

注意：忌食腥辣、茶酒、母禽、肥肉。

处方七

组成：大蒜适量。

用法：大蒜捣泥汁，涂抹患处。5~10分钟后用温水洗去，每日涂1次。

医案：主治神经性皮炎。患者瘙痒难耐已5年，连涂本方5天，5年疾患得治愈。

处方八

组成：黄柏6克，玄明粉3克。

用法：水煎取液，待冷后，温敷患处，每日4~6次，每日1剂。

功效：主治眼睑部隐翅虫皮炎。治本病多例，用药3天后，皮损均消失而渐见痊愈。

按语：隐翅虫皮炎，发生皮疹广泛，严重伴全身症状者，可用"解毒汤"内服治疗。

处方九

组成：栀子、牡丹皮、白鲜皮、金银花各12克，生甘草、黄连各6克，黄芩10克，连翘15克，苦参10克。

用法：水煎服，每日1剂。

加减：红斑血疹皮损者，外用冰片、炉甘石煎洗；红肿有脓水者用黄芩、黄柏、生大黄各15克，生地榆30克水煎湿敷。

功效：治隐翅虫皮炎多例，均获治愈。

处方十

组成：紫草20克，白蒺藜20克，红花10克，七叶一枝花15克，蝉蜕12克，甘草6克。

用法：水煎，早、中、晚3次服，每日1剂。

功效：主治接触性皮炎。曾治多例，均获治愈。其效活血凉血，祛风解毒，止痒、消炎、脱敏。

按语：皮肤黏膜受外界植物、化学物质的刺激后，发生皮肤炎症，如红肿、血疹、大疱，伴瘙痒烧灼感，本方屡用屡验。

处方十一

组成：鲜桃叶100克，陈醋150克，白酒100克。

用法：将鲜桃叶洗净切碎，泡在醋、酒中7天后，用药液涂患处，日涂3~4次。

功效：主治日光性皮炎。3~5天治愈。

第十节　结节性红斑

处方一　桂枝芍药汤加味

组成：桂枝、赤芍、知母、白术、防风各15克，丹参、地龙、乌梢蛇各20克，地鳖虫、甘草、生姜各10克，麻黄、制附子各6克。

用法：水煎服，每日1剂。

功效：主治结节性红斑。治疗本病多例，服药8~18剂，全部治愈，治疗期间不再使用激素。治愈后，随访1年均无复发。

处方二

组成：苍术24克，黄柏、木瓜、泽泻、陈皮、乳香、没药、威灵仙各10克，牛膝、杜仲各15克，白芍12克，羌活、甘草各6克，蜈蚣3条。

用法：水煎服，每日1剂。

加减：下肢困重加防风、白术、薏苡仁各15克；湿热重去杜仲、白芍，加炒栀子、龙胆各 10 克;发热加金银花、蒲公英各 15 克;便秘加大黄 10 克(后下)。

功效:主治结节性红斑。治本病多例,治 7~28 天全治愈。

处方三　补阳还五汤加味

组成:炙黄芪 20 克,当归、赤芍、地龙、桃仁、川牛膝各 10 克,川芎 6 克,红花 6 克,忍冬藤 30 克。

用法:水煎服,每日 1 剂。

功效:主治结节性红斑皮疹。

医案:徐某,男,60 岁。两下肢患皮疹 10 年,每次发作有畏寒发热,四肢无力,膝关节痛,随后出现如豆大小般结节,呈红色,有痛感,西医久治不效,故来求治。患者舌质淡红,体胖,舌边有瘀点,属气虚血瘀脉阻。治宜益气活血、化瘀通络,投补阳还五汤加味。患者连服本方 10 剂,皮疹基本消失,再服 5 剂,10 年顽症获治愈。

第十一节　下肢蜂窝组织炎

处方

组成:五倍子 50 克,米醋适量。

用法:将五倍子研成细末,加米醋调成糊状,患处消毒后,将药糊敷于红肿处,2~3 天换药 1 次。

功效:治下肢蜂窝组织炎。

医案:一位患者左下肢患蜂窝组织炎,皮肤红肿,内有硬块,痛痒,发烧。医院打针、吃药无效,故来求治。这位患者,换药 2 次,即 6 天,治好了病痛,至今不复发。

第十二节 毛 囊 炎

处方一 消炎解毒汤

组成：金银花30克，连翘20克，重楼15克，栀子10克，丹参12克，皂角刺、葛根、防风各10克，生甘草6克。

用法：水煎服，每日1剂。

外抹处方 醋酒液

组成：九度白醋2份，50度白酒1份。

用法：2味合一，装瓶，用时涂抹患处，每日2~3次。

功效：治疗多发性毛囊炎多例，5~10天均治愈。

处方二

组成：五倍子适量，九度白醋适量。

用法：用文火将五倍子炒至黑色，待凉脆后研末，加入九度白醋，调成糊状；剪去毛发，用白酒或碘酒消毒，去脓痂；上药摊于无菌纱布上，敷于患处，每日换药1次。

功效：治多发性化脓性毛囊炎。治本病多例，用药5~10天，全部治愈。

第十三节 皮肤溃疡

处方一 去腐生肌汤

组成：黄芪30克，党参15~20克，丹参、桃仁、红花、三棱、莪术、水蛭、大青叶各10克，蒲公英15克，土茯苓、紫花地丁、泽泻各12克。

用法：水煎服，每日1剂。

加减：下肢溃疡加牛膝10克；脾胃虚弱加白术10克。

外用处方一 化腐散

组成：生石膏20克，硼砂30克，朱砂、冰片各9克。

用法：共研细末，均匀薄撒患处。待腐物去后，用生肌散。

外用处方二　生肌散

组成：煅石膏30克，制乳香、血竭各15克，龙骨、白芷各3克，轻粉15克，鸡内金、冰片各6克，珍珠粉0.3克。

用法：共研细末，均匀薄撒患处，每日1剂。

功效：难治性皮肤溃疡多例，经治疗，完全愈合不留瘢痕占88.2%，微留瘢痕的占11.8%，总有效率100%。

处方二　消疽膏

组成：红花、紫草、黄芪、当归、血竭各30克，麝香1~3克。

用法：前5味加水煎熬成膏，再加入麝香拌匀。用时将药膏均摊于白布上，外敷疮面，3~6天换药1次。

功效：主治慢性皮肤溃疡。治疗本病许多例，换药4~15次，全部治愈。

处方三

组成：黄芪10克，麦冬10克，熟地10克，党参20克，茯苓10克，甘草、白芍各3克，川芎、桂枝、当归各5克。

用法：水煎服，每日1剂。

加减：气血两虚，伤口灰白色，脓液清稀或脓液少许，神疲乏力，脉细弱者，黄芪、桂枝加倍，另加金银花、连翘各15克；脓较稠厚，间有发热者减桂枝，加金银花、连翘、蒲公英各20克。

功效：主治皮肤溃疡久不愈合。治疗多例，2周均痊愈。

处方四

组成：猪毛适量。

用法：洗净猪毛后，放铁锅内文火炒成炭，研成细粉末，装瓶密封。用盐水洗净患处，敷猪毛炭。也可用麻油调猪毛炭为糊状，涂敷患处，每日换药1次。

功效：治皮肤溃疡难收口。一般10天可痊愈。

处方五

组成：黄芩200克。

用法：加水1500毫升，武火煎沸后，文火煎至500毫升，取汁装瓶；以纱布浸透药液外敷患面，干时再淋上药液，保持湿润。

功效：治顽固性皮肤溃疡。3~5小时渗液减少，2周后生出新肉芽，1个月后治愈。治疗多例，均获满意疗效。

第十四节 下肢溃疡

处方一 解毒生肌膏

组成：当归60克，大黄20克，白芷15克，紫草10克，甘草30克，麻油500克，血竭10克，炮山甲粉10克，轻粉10克，冰片10克，炉甘石粉30克，熟石膏粉60克，黄蜡60克。

用法：前6味慢火熬至微枯，滤去药渣，加入后6味化开调匀，再加入黄蜡，微火化开即成"解毒生肌膏"。取膏摊于纱布上，敷在溃疡面上，开始每天换药1次，待新生肉芽增多，疮面分泌物较多时，改为每2天换药1次。

功效：主治小腿溃疡—臁骨外露。治疗臁骨外露多例，经治疗11~46天全部治愈。追访2年，1例在1年后复发，再照法治疗愈合。

处方二 通经解毒汤

组成：金银花、蒲公英、川牛膝、生地、紫花地丁、当归、赤芍、丹参各30克，川芎、红花各15克，通草、木通各12克，丝瓜络20克。

用法：水煎服，每日1剂。

加减：湿盛加薏苡仁、苍术各12克；寒重加桂枝12克；肾虚加续断、杜仲各15克。

外敷处方一 三七膏

组成：红丹、乳香、血竭各9克，煅石膏24克，三七20克。

用法：上药研成细粉，加凡士林制成软膏（或麻油调膏），敷贴患处。待新肉芽生长出时,改敷复方黄柏液。

外敷处方二　复方黄柏液

组成:金银花、蒲公英、黄柏、连翘各30克。

用法:水煎取液。浸六层纱布条,外敷于患处,每日1~2次。

功效:治疗小腿溃疡多例,用药15~36天,全部治愈。

处方三　去腐生肌灵

组成:轻粉、血竭、冰片、制乳香、制没药各6克,煅石膏、牛皮胶各9克,白芨18克,蜈蚣12克,丹参15克。

用法:研粉,用蛋黄油调成糊状。摊于纱布上,厚2~3毫米,敷贴患处。脓多1~2日换药1次,肉芽新生3~5日换药1次。3个月1个疗程。若溃疡面渗液红肿糜烂,可在溃疡口周围撒"湿疹散"(煅石膏15克,寒水石9克,氧化锌3克。研细末)。

功效:治疗下肢溃疡很多例,治疗10~95天,治愈83.9%,好转16.1%,继续治疗有望全部治愈。有效率为100%。

处方四

组成:川黄连、枯矾各15克,艾蒿20克。

用法:前2味研细末,香油调膏;艾蒿先用10克煎汤,取液洗患处,然后涂敷药膏,纱布固定;4天后,再用艾蒿10克煎汤取液洗患处,然后上药膏,纱布固定。

功效:主治腿疮。一般2次治愈。严重的3~4次可治愈。

第十五节　老年黑色寿斑

概要:本病是体内氧化而形成自由基过多,产生脂褐素沉积于皮肤所致。一般老年人的面部、手背部多见。治疗有以下方法。

处方一　养气活血汤

组成：黄芪18克，薏苡仁18克，当归、生地、牡丹皮、郁金、丝瓜络、首乌、骨碎补、麦冬各10克，红花6克，炙大黄6克。

用法：水煎服，每日1剂，须连服3个月。

功效：益气，养血，活血，化瘀，促使寿斑消退，不致加深发展。

处方二

组成：维生素E100毫克，维生素C200毫克。

用法：成人每次（0.1克）服1~2片，每天服3次，连服3个月。

功效：抗氧化，促使寿斑消退。

处方三

组成：生姜、蜂蜜各适量。

用法：生姜用沸水冲泡，待温时，再加蜂蜜，搅匀，频饮。

功效：促使寿斑消退。

处方四

组成：青松叶适量。

用法：将松树叶（无污染的）洗净，剪碎，沸水冲泡当茶饮用。

功效：活血化瘀，疏通血管，促使寿斑消退。

注意：若是患者火重，可加一倍侧柏叶，洗净、剪碎、泡饮，其功效凉血止血。

处方五

组成：按摩。

用法：用手指肉面按摩老年斑块，亦可用生姜片搓磨老年斑块，使皮肤红热为度，每日按摩3次。

功效：改善微循环，促使老年斑消退。

第十六节 皮肤无汗症

概要：是指无分季节的皮肤无汗，并感闷热的疾病。病因复杂，一般认为与精神、神经和感染有关，甚至伴有神经衰弱症，久治不愈。中医认为是胃气不足和真阳衰减，不能蒸发化津，或血虚犯风，营卫失谐，久郁汗孔，致使汗不能出。《内经》说；夺血者无汗，夺汗者无血，是指热病伤津无汗或失血多而无汗，因血汗同流。肺气通于皮毛，肺失宣发，汗难外泄，故治宜益胃气，养真阳，宣肺疏表，内外相济。投补中益气汤加减治疗。

处方 补中益气汤加减

组成：紫苏叶10克，青皮6克，忍冬藤20克，杏仁10克，细辛3克，柴胡10克，当归30克，白芍30克，甘草20克，生地30克，丹参10克，桃仁10克，红花6克，肉桂6克，党参30克，炒白术30克，怀山药30克，升麻6克，葱白5茎。

用法：水煎3次，分3次服，若夏天，第3煎药液加水洗澡。每日1剂，3个月为1个疗程。

功效：益气生津，活血宣窍，治无汗症确有良效。

医案：曹某，男，35岁，工人。患全身无汗症已4年，无论冬夏，进食，洗澡，运动，皆无汗出，全身不适，有闷热感，手足时而发凉。有时头昏，心慌，乏力，目视模糊，性生活淡漠。诊为无汗症。属脾肾两虚，风瘀两搏。治宜益气生津，活血宣窍，投本方治疗。患者先后服药90剂，食、浴时已有汗出，诸症亦除。原方1剂制丸药，连续服3个月痊愈。

第十七节 痤 疮

概要：本病系青年男女颜面部及胸背部出现的丘疹性慢性皮肤病，病因可能与代谢失调引起皮脂腺功能障碍有关。中医名为"粉刺"。认为因肺风、胃热或肺瘀所致。《医宗金鉴》谓本病为"肺风粉刺"。

处方一　消痤汤

组成：防风6克，蝉衣6克，僵蚕10克，当归尾30克，赤芍30克，刺蒺藜10克，白鲜皮10克，紫草10克，威灵仙10克，大青叶15克，桑白皮10克，绿升麻6克，葛根10克，红花6克，黄连3克，白芷10克，牛蒡子10克。

用法：水煎3次，分3次服，每日1剂，30剂为1个疗程。亦可制丸服。

功效：清热祛风，活血消痤。雍履平老师用消痤汤治疗40多例，总有效率90%以上。确有清热祛风，活血消痤之功。

医案：赵某，女，37岁，面部密集性针头大小血疹16年，久治不愈。来求治时投本方30剂，面部皮疹消失。本方制丸药服3个月，1年不复发。

处方二　凉血疏风汤

组成：水牛角（先煎）30克，生地30克，赤芍10克，牡丹皮10克，黄连10克（研粉冲服），黄芩10克，桑叶10克，蝉衣10克，当归尾6克。

用法：水煎服，每日1剂。

功效：凉血解毒，活血疏风，面部痤疮得愈。

医案：李某，女，25岁。面部红疹奇痒，搔破后灼痛不堪，食辛辣酒醋立即加剧。缠绵6年百药无效，故来求治。投凉血疏风汤治疗后，"血活风自灭"。李某服药2剂，疹消面爽，继服2剂巩固疗效，追访未见复发。

注意：忌食辛辣。

引自：刘云龙老师处方。

处方三　化瘀消坚汤加味

组成：生地30克，牡丹皮9克，赤芍9克，蒲公英15克，蚤休9克，夏枯草9克，昆布9克，海藻9克，炒三棱9克，炒莪术9克。

用法：水煎服，每日1剂。

功效：主治囊肿性痤疮。

医案：江某，男，21岁。3年来面部出现黑头粉刺，面部油多发亮，继之形成脓疱及囊肿，痒痛相兼，排出脓液后形成疤痕疙瘩，缠绵不愈，屡治不效。来求治时，投化瘀消坚汤加味治疗。患者服药21剂后，痤疮囊肿转平。

处方四

组成：黄芩、大黄、硫黄各等分（即黄芩30克，大黄10克，硫黄3克）。

用法：上药研粉末，拌匀装瓶密封。加凉开水调糊敷涂患处，每晚1次，早晨洗去。

加减：痛痒者加食醋少许。

功效：主治囊肿性痤疮。10天1个疗程。治多例，1~3个疗程治愈。

处方五

组成：仙人掌（或龙爪）适量。

用法：去刺洗净，捣成泥状，涂敷患处，每日几次涂敷。

功效：主治青春痘（小疙瘩）。数天治疗后，即见痊愈。

第十八节　秃　疮

处方

组成：炒川楝子（去核取肉）15克，凡士林（或熟猪油）30克。

用法：将川楝子烘黄，研成细末，加猪油（或凡士林）调成糊膏；清理患处，将头面残余毛发清除，用盐水洗净后，涂上药膏，用力摩擦润透。每日清洗换药1次。

功效：治疗本病多例，经用药5~10天，全部治愈。

第十九节　冻　疮

处方一　桂枝汤

组成：桂枝10克，白芍10克，赤芍10克，炙甘草6克，生姜6克，大枣12枚（去核），黄酒50克（后下）。

用法：水煎1、2汁早晚温服，第3煎汁趁热浸洗患处。每日1剂。

加减：寒重、痒痛甚者加麻黄6克，细辛3克；气虚神疲乏力加黄芪15克；

阳虚畏寒加熟附子6克,细辛3克,桂枝加至15克;唇舌有紫黯者加丹参12克,红花6克。

功效:主治顽固性冻疮(久治不愈)。一般用药5~7剂可愈。

处方二

组成:牛脂30克,樟脑10克,甘油10克,香料适量。

用法:将牛脂放入容器,加温至熔化,再放入樟脑、甘油、香料,拌至冷凝为膏,装瓶。用时温化抹患处。

功效:本方适用于1~2度冷冻伤及皲裂,有良效。

按语:此方为安徽董九栋的"家传冷疮凝膏",适用于未破溃之冻疮。自己用来治疗冻疮,不必加香料。

处方三

组成:风油精1瓶(或藿香正气水)。

用法:涂抹患处,轻揉搓至热。

功效:治冻疮。每日治3次以上,1周痊愈。

处方四

组成:麝香虎骨膏7~14张。

用法:贴患处,24小时换1次膏药,溃烂者勿用。

功效:治冻疮。治13例,1~2周全部治愈。

处方五

组成:生姜、酒精或高度白酒适量。

用法:生姜切碎,浸泡酒中20~30天;取姜酒涂搽患处,每日3次以上。

功效:治冻疮。2周内痊愈。

处方六

组成:大葱1支。

用法:炉上烤熟软,顺势剪开,敷于患处(注意别烫着),固定,隔日换药1次。

功效：治冻疮。5次痊愈。

处方七

组成：霜后茄子秧适量。

用法：连根洗净，切段，水煎沸10~15分钟，水温时熏洗患处。1次药可多次加温用。

功效：治冻疮。治则必愈，愈后不复发。

处方八

组成：鲜芦荟叶适量。

用法：去刺，洗净，取汁水涂抹患处。

功效：治冻疮。3天速愈。

处方九

组成：桂枝、苏木各100克，细辛、艾叶、当归、生姜、花椒各60克，樟脑30克，辣椒6枚，75%乙醇3000毫升。

用法：浸泡7天，滤去药渣，用本品外搽患处，每日3次。

功效：主治冻疮。

说明：本方适用于无皮损者。

处方十

组成：桂枝、苏木各15克，艾叶、当归、生姜、花椒各10克。

用法：水煎，待温时（40度）浸洗患处10~15分钟，每日3次。

功效：治冻疮多例，用药2~5天，均告治愈。

说明：本方适用于有皮损者。

处方十一

组成：芝麻花适量。

用法：于6月正午时，用芝麻花搽冻疮部位，直至见有针尖大的血珠出来为止。忍痛连搽3个中午。

功效：治冻疮。到冬天此处不再生冻疮，100%有效。

说明：此法为冬病夏治法，尤适用于每年固定生冻疮者。

处方十二

组成：云南白药粉适量。

用法：将云南白药粉敷于破溃处，用纱布固定，每日换药1次。

功效：治冻疮溃烂。次日结痂，1周内可治愈。

处方十三

组成：鸡蛋1只。

用法：将鸡蛋煮熟，剥取蛋黄，放入铁锅，用小火烧烤出油，趁热用蛋黄油涂搽冻疮溃疡处，用纱布固定。

功效：治冻疮溃烂。1次见效，重症2~3次可痊愈。

处方十四

组成：红霉素软膏（专治溃烂冻疮，于患处涂抹）1只，正红花油1瓶（专治未溃烂之冻疮）。

用法：涂搽患处，每日3次，连治3~8天。溃烂者膏油合用。

功效：治冻疮溃烂。治疗多例，全部治愈。

第二十节　疥　疮

处方一　疥疮散

组成：硫黄6克，枯矾6克，樟脑6克，五倍子12克，密陀僧12克，大风子肉6克，水银1克，火硝1克，白矾1克，猪油50~100克。

用法：上药研粉，用猪油调糊，蒸热后趁热涂搽患处。

功效：主治疥疮。

医案：陈某，男，23岁。患疥疮1年余，全身奇痒，烦躁，局部已搔破流血，有些已感染化脓，实痒难忍。中西药，打针，硫黄膏等治疗，只能缓解不能治愈，故来求治。本病属湿热毒滞，治宜去毒杀虫，投疥疮散治疗。第2天患者疥疮变黑，过3~5天结痂，第6天再照法治疗1次，终获痊愈。追访2个月没复发。

处方二

组成：苦参、青蒿、夜交藤、野菊花各15克，花椒12克，川芎、红花各10克。

用法：水煎沸25分钟，晚间洗全身30分钟，浴后外抹硫黄膏（凡士林100克，硫黄粉20克调匀即成）。衣被沸水洗、烈日晒。

加减：感染者加黄柏、银花、蒲公英各10克；湿疹者加樟树叶、荆芥各10克。

功效：主治疥疮。3~9天100%治愈。

处方三

组成：百部30克，蛇床子30克，硫黄30克，猪油100克。

用法：局部疥疮者，水煎3味研粉，加猪油调糊状，蒸热，烫敷患处；全身疥疮严重者上药加倍（即2剂1次用），水煎汤后洗澡；每日1~2剂，每天晚上治疗1次。

功效：主治疥疮。连治3~5天痊愈。

注意：治疗（洗澡）后，不要另外用水洗掉药渍药味。

处方四

组成：活蝌蚪。

用法：河中捞来活蝌蚪，放清水中养20分钟，以清除蝌蚪肚中泥污。每天吃1次活蝌蚪6~7只（杯中带水1次喝下）。

功效：治疥疮。连吃2~3次，疥疮全消退，治愈不复发。

处方五

组成：杀猪煺毛后洗猪的热水桶。

医案：一少年患疥疮1年，奇痒难忍。让患者进入农家杀猪煺毛后洗猪的热水桶泡澡洗全身，1次治愈，愈后没复发。

功效：治疥疮。

处方六

组成：巴豆、木鳖子、大风子、胡桃肉、红枣各7个，白矾、水银各1.5克，雄黄3克，熟猪油15克。

用法：上药捣泥状，用猪油调膏；取药在手心（除头、阴部、双乳），每晚1次搓摸患处，搓后遍身发热。

功效：治疗各种疥疮（疙瘩，瘙痒，流血，脓水黄水），药用完，病痊愈。

处方七

组成：大腹子，蛇床子各1克，硫黄0.6克，轻粉0.5克，麻油少许。

用法：上药研粉，加入轻粉、麻油调成糊状。取药在手心，用药手搽疥疮至破、热。

功效：治疥疮，尤其是小儿疥疮。每天搽疥疮1次，一般治疗2次痊愈。

第二十一节　漆　疮（红斑块，红疱）

处方一

组成：活螃蟹1~2只（或活虾250克）。

用法：煮汤抹患处。严重者，生捣烂，以纱布滤汁涂抹患处，早、中、晚各抹1次。

功效：治漆疮。一般2天治愈。

说明：痛痒难忍者，本方可治愈。

处方二

组成：贯众、白前各60克，桑枝、黄柏各15克。

用法：水煎服，每日1剂，药渣再煎洗患处。

功效：治疗漆疮多例，一般2剂治愈，严重者5剂治愈。

处方三

组成：明矾100克。

用法：水煎取汁洗患处，每日洗几次。

功效：3~5天可治愈漆疮。

第二十二节　癣　病

概要：癣病，是由真菌感染引起的一种皮肤疾病，按部位可分为体癣，股癣，手足癣，甲癣（灰指甲），无论哪种癣，都会自身传染，或传染给他人。

癣病是可以治愈的，但须注意以下几点：

（1）最佳治疗方案是口服加外洗贴敷同时进行，对较轻微浅表的癣病才可以光用外治。

（2）无论何种癣病均须按疗程治疗，体癣、股癣2周，头癣、手足癣4~6周，甲癣12周以上，这是由真菌生长繁殖和皮肤、指甲或趾甲的生长速度、代谢过程决定的。今后的新药或中药，疗效会有所提前，但也绝不可能1次治愈，一抹除根。下面提到的"7天治愈"，都是指临床治愈，为防止复发，均须继续治疗，直至根治。上面说的疗程时间均为西药疗程时间。

（3）外用药时间一长会产生耐药性，当及时调用新药。并要注意清洁卫生，防止再感染。

处方一　涤癣浸泡液

组成：木槿皮30克，苦参10克，白鲜皮10克，大风子10克（薏苡仁30克代），密陀僧（打碎）10克，斑蝥2个，川椒目（研）5克，硫黄（研）5克，枯矾5克，升药底（研）2克（儿茶10克代），轻粉2克，米醋1000毫升。

用法：诸药入醋浸泡3天，取药醋泡手足。最好的方法是：取适量醋液于塑料布袋内,手或足插入袋内,包扎,勿让药液漏出,晚泡晨去,手、足轮泡,不影响活动,是连日或隔日浸泡,视病情而定。浸泡后,不要用清水洗手足。3次为1个疗程。

加减:足癣糜烂型者去斑蝥,加地肤子20克。

功效:清热燥湿,祛风杀虫。主治手足癣。

善后处方　祛风地黄丸

组成:生地、熟地各120克,白蒺藜、川牛膝各90克,知母、黄柏、枸杞子各60克,菟丝子、独活各30克,土茯苓、白鲜皮、当归各20克。

用法:制蜜丸,每服9克,日服3次,连服3个月。

医案:王某,女,64岁。患手癣多年,久治不愈,故来求治。患者掌心皮肤增厚,皲裂干燥,连及指间,手背,环形鳞屑成片,时发水疱,瘙痒,指甲肥厚空疏,白屑叠起,诊为手癣。投本方泡治,两手轮治隔日1次,一手共泡3次。复诊时两掌心及手背鳞屑脱落,指甲变软。追访1年,两手皮肤光润,指甲新生。

处方二

组成:白凤仙花2支(连根),明矾200克,九度醋400毫升。

用法:2药打碎泡入醋中。每晚睡前,用醋药外敷患处,早晨取下。或1日3次泡洗药液。

功效:主治鹅掌风。7天可治愈,应继续治疗直至根除。

处方三

组成:95%酒精200毫升,樟脑粉15克。

用法:上药调和溶化,以棉球蘸药液,点燃棉球烤患处10~15分钟,早晚各烤1次。

功效:治手足癣,鹅掌风。烤时痒加重,坚持治疗,直至痊愈。一般1~2周见愈,继续治疗可根除。

处方四

组成:瓦楞子(打碎)、当归、苦参、荜茇、杏仁(打碎)各10克,九度醋750

毫升。

用法：上药浸入醋中3天即可，将患手洗净抹干，将其泡入醋药中，每次20分钟，然后让手自然干（不洗），睡前1次，或早晚各泡1次。10天1个疗程。

功效：主治鹅掌风。一般1~2个疗程治愈，重症者3~4个疗程治愈。此方对灰指甲，鸡眼，脚癣都有疗效。

处方五

组成：榆树汁适量。

用法：用榆树枝去皮或截断面冒出来的树脂浆，搽涂患处，亦可用小块树枝煎浓汁来搽洗患处，每天1~2次。

功效：治疗1~2次见效，再治必愈。对各种癣病，如面癣、手癣、丹毒、疥癣都有效。

处方六

组成：香油120毫升，当归、紫草各10克，黄蜡15克，奶酥油适量（约60毫升）。

用法：香油、奶油混合后煎开，再下当归、紫草，炸枯后去渣，加入黄蜡，溶化后，用柳条搅匀。待凉后，涂抹患处，每日搽5~6次。

内服处方

组成：生地、熟地各120克，白蒺藜、川牛膝各90克，知母、黄柏、枸杞子各60克，菟丝子、独活各30克。

用法：上药研粉制蜜丸，每服9克，日服2次，黄酒送服（夏天淡盐汤送服）。亦可减量煎汤服。

功效：主治手足癣，鹅掌风，灰指甲。1剂药可治愈，轻症半剂见愈。

处方七

组成：生石灰、食用碱各20克，生姜汁50毫升。

用法：前2味研粉，用生姜汁把研后的药粉调为糊状，药瓶密封；用药糊涂患处；片刻后，灰指甲变软时，用快刀削去，再涂药，再削，再涂药，直至有痛感时洗去。一般每天涂药 1~2 次。

功效：主治灰指甲。连治 3~5 天，会长出新的健康的指甲。

处方八

组成：凤仙花数朵，九度米醋少许。

用法：上药捣烂如泥状，外敷患甲上，1 小时后洗去，快刀削去灰指甲。1 天治疗 1 次。

功效：治灰指甲。3~5 次治愈，长出新指甲。

处方九

组成：醋精适量。

用法：涂抹患处，每日数次。

功效：治灰指甲、甲沟炎。直至长出新指甲。

处方十

组成：紫皮大蒜。

用法：切片贴患指甲上。几天后稍有疼痛。

功效：治灰指甲、甲沟炎。直至长出新指甲。

处方十一

组成：凤仙花茎、叶 50 克，5% 冰醋 100 毫升。

用法：上药洗净切碎，泡冰醋 2 小时以上，削薄患指甲，浸泡药汁 1 小时，之后让其自然干。

功效：主治灰指甲、甲沟炎。长出新甲，剪去病指甲，约 1 个月治愈。

处方十二

组成：大蒜捣碎，九度醋适量。

用法：浸泡 3 天可用。泡患指 30 分钟，每日 2 次。

功效：主治灰指甲、甲沟炎。1 个月治愈。

处方十三

组成：75度酒精60~100毫升，复方新诺明6片。

用法：捣碎熔化加盖，棉球蘸液敷患指（趾）甲，干了再敷，直至痊愈。

功效：主治甲沟炎。3~5天治愈灰指甲、甲沟炎。

处方十四

组成：食碱10克，高度食醋30毫升。

用法：溶化后，浸泡患甲20分钟，每日2次。

功效：主治甲沟炎。2~3天治愈甲沟炎。

处方十五

组成：乌梅1~2枚。

用法：将乌梅放瓦上文火烤酥，去核，研细末；将患处用淡盐水清洗后，洒上乌梅粉，用纱布包扎。

功效：治甲沟炎。2~5天治愈甲沟炎。

处方十六

组成：红花油1瓶。

用法：药棉敷，固定，每日换药油1次。

功效：治甲沟炎。4天治愈指甲炎。

处方十七

组成：鲜芹菜500克。

用法：加水3000毫升，煮沸30分钟，倒入脚盆先熏（毛巾盖严），温时泡洗，直至水凉。每天洗1~2次。

功效：治脚癣（足癣、脚气）。轻症1次见效，重症3次见愈。

处方十八

组成：一枝黄花50~100克。

用法：水煎洗患处，每次半小时，每日洗2次，7天1个疗程。

功效：治手癣、脚癣（足癣、脚气）。坚持治疗，一位5年和一位10年的手足癣患者得到治愈。

处方十九

组成：豆浆2大碗，花椒、透骨草各15克。

用法：上药共煎至1碗，待温时浸洗患处2小时，每日1次。

功效：治脚癣（足癣、脚气）。连用3剂，患者见愈，不留斑痕。病严重者，须多用数天。

处方二十

组成：柳树叶适量。

用法：水煎取液，洗泡患脚，白天用柳树嫩叶芽拧成小丸，塞脚缝。

功效：治脚癣（足癣、脚气）。

医案：一位战士患脚趾红肿，趾缝糜烂，医院治疗无效，故来求治。建议他用柳树叶治疗。第2天感觉见效，再治疗几次得到痊愈。此法已治愈许多脚癣患者。

处方二十一

组成：韭菜1手把（或大蒜、韭菜各50克）。

用法：捣烂，放盒内，倒入开水后，浸泡患脚或癣手，泡30分钟，如此3次。

功效：治脚癣（足癣、脚气）。1天治疗1次，3天后，脱皮不痒，再治几次痊愈。

处方二十二

组成：大蒜5~6瓣，花椒15粒。

用法：花椒炒焦，加蒜捣烂敷患处1~2小时，每天1次。

功效：治糜烂型、鳞屑型、水泡型脚癣。敷后出现黄水，有痛感（无害），轻症3次愈，重症须坚持治疗可愈。

处方二十三

组成：芦荟叶适量。

用法：芦荟去刺，洗净，取汁液搽洗患处。

功效：治脚癣（脚气）。

医案：一位20年脚癣患者，此法6天治愈，坚持久治有效根除。

处方二十四

组成：猪苦胆1个，冰片5克。

用法：先醋洗患处，抹干；胆汁加冰片装瓶，涂搽患处，每天3次。

功效：治脚癣（脚气）。3天治愈脚癣。

处方二十五

组成：秦皮、木槿皮、黄柏、龙胆草、桉树叶、柳树叶、板蓝根、连翘各9克，丁香3克，紫花地丁30克，贝齿15克，苦参15克。

用法：上药水泡2小时后，再煎20分钟。温时泡脚，每日泡1~2次，让脚自然晾干。

功效：清热解痒、祛湿毒，无副作用。主治脚癣（脚气）。坚持治疗直至痊愈。

注意：为防止复发，可将上药1剂研粉末，取适量药粉，撒于鞋内。适时换新药粉。小儿用本方，药量减半使用。

处方二十六

组成：苦参15克，花椒10克，绿茶10克，陈醋50毫升。

用法：上药用沸水2500毫升浸泡2小时，睡前泡洗双脚30分钟。同时将袜子也浸泡到药液中，然后清水洗净晒干。每日1剂，连用7天为1个疗程。

功效：主治脚癣（脚气）。

医案：斯某某，男，65岁。双脚奇痒10余年，久治不愈，故来求治。症见趾间糜烂、皲裂，足底皮肤脱屑，镜检真菌阳性，夜痒难忍，夏季加重。诊为脚气。投本方泡脚7天后复诊，见双脚光滑，皲裂、瘙痒消失。连治2周，医院镜检真菌阴性，脚气治愈。嘱患者间断地保健性泡洗治疗1周，以求巩固。追访未复发。

处方二十七

组成：鲜柳树叶250克。

用法：沸水浸泡，加盖3分钟，待温时泡脚20分钟，每天泡1次。症状好转，可隔1天泡1次。泡后涂三年生"龙爪叶"汁更效。

功效：治脚癣（脚气）。轻者4次，重者1个月治愈。

处方二十八

组成：绿茶10~15克。

用法：开水冲泡茶叶，温后泡脚30分钟，每天1次。

功效：治脚癣（脚气）。连泡治5~7天，可愈。一位奇痒难忍多年，并夏日加重的脚气患者服本方终获治愈。

处方二十九

组成：碘酒。

用法：药棉沾碘酒后，夹在脚趾缝内，每天1次。

医案：治脚癣（脚气）。一位脚气患者用此法4~5天后，溃烂脚缝痊愈不痒。追访亦不复发。

处方三十

组成：鲜无花果叶50克。

用法：水煎后泡脚，每日1剂。

功效：治脚癣（脚气）。1~2天治愈，对疥、癣、疮亦有特效。

处方三十一

组成：香椿鲜叶适量。

用法：沸水泡出香味后，待温时泡患脚30分钟。

功效：治脚癣（脚气）。泡3~4次可治愈。

处方三十二

组成：明矾25克，干姜15克。

用法：水煎化后，温时泡脚30分钟，每日1次。1剂药可用2天。洗后自然晾干。

功效：治脚癣，尤其对脚汗有特效，5~6天治愈。

处方三十三　紫草汤

组成：紫草9克，茜草9克，南红花9克，鲜生地15克，生栀仁6克，酒黄芩9克，生瑰花30克，土茯苓30克，泽泻9克，茵陈蒿9克，车前子9克，生甘草9克。

用法：水煎服，每日1剂。

功效：主治牛皮癣继发红皮症。

外抹处方

组成：黄柏粉30克，黄芩粉30克，凡士林240克。

用法：抹敷患处，每日1次。

医案：张某某，男，21岁。全身皮损呈广泛性潮红肿胀，自觉奇痒，伴大量脱屑，两小腿肿胀更加明显，有黄水浸润，渗出不止。西药诊断为牛皮癣继发红皮症，经朋友介绍特来求治。此症乃湿热内蕴，血热炽盛，治宜清热利湿，凉血活血。引用炳南老师紫草汤治疗。患者服药15剂后诸症大减。之后本方加当归、黄芪、茯苓各10克，水煎连服8剂，后又服紫草汤23剂，诸症痊愈。

处方三十四

组成：斑蝥10克，95%酒精150毫升，甘油30毫升。

用法：斑蝥浸酒精1周，加甘油拌匀，药液搽患处，1天任意涂搽。

功效：主治牛皮癣。一般3天见愈，若配合内服更佳。

注意：起水泡，不要挑破，让其自行破流，脱皮，如此才不留疤痕。此药有毒，不涂好皮肤。

处方三十五

组成：生苦杏仁适量，九度醋少许。

用法：杏仁研粉，加醋调糊状，涂敷患处，用纱布固定，24小时换药1次。

功效：治牛皮癣。轻症5次愈，重症坚持治疗必愈。

处方三十六

组成：生巴豆（去壳）30克，雄黄15克。

用法：将2味药研粉，加水调成糊状，搽患处，水疱让它自消后，再搽痒处（好皮肤禁涂药糊）。

功效：治牛皮癣。一般2次可愈。

处方三十七

组成：蟾蜍（癞蛤蟆）1只（晾干），花椒80克，乌梢蛇200克，地肤子60克，麻黄80克，白鲜皮60克，牡丹皮60克，全虫60克，白术60克，白芷80克，防风80克，苦参50克，蛇床子80克。

用法：上药拌匀研细末，每服5克，日服3次，开水送服。

功效：主治牛皮癣。一般1剂治愈，2剂除根。本方清热除湿，养胃健脾，排出病毒，已治愈多例，随访无复发。

处方三十八

组成：杉树枝，或榆树枝，或柳树枝。

用法：将树枝打碎成小块，加水煎取汁，洗泡患处，1日洗泡3~4次。

功效：治牛皮癣。连治3~6天，已有多人治愈。

处方三十九

组成：自己的尿。

用法：用自己的尿涂抹患处。

功效：治牛皮癣。每日数次，1个月治愈手癣、足癣。

处方四十

组成：鲜独头蒜2个，芝麻油适量。

用法：蒜头去皮捣烂，用麻油拌匀，涂敷头癣上后固定，每日1次。

功效：治头面身癣。涂治10~20天见愈，严重者25天治愈。

处方四十一

组成：川黄连50克，花椒25克，95%酒精适量。

用法：将2味药放入酒精中浸泡3天，之后以棉球蘸药液涂于患处，每天3~4次。

功效：治头面身癣。连治10~20天治愈。

处方四十二

组成：桃树叶适量。

用法：桃叶捣汁，抹身面癣疮。

功效：治身面癣疮有效。

注意：亦可以将桃叶煎汤洗敷癣面。

引自：《千金方》《中药大辞典》。

处方四十三　滋血熄风汤

组成：生地、熟地、何首乌、银花藤、赤芍、川牛膝、当归各30克，威灵仙、蚤休、山豆根、白鲜皮、紫草、苦参、僵蚕、广地龙、火麻仁、车前子各10克，大黄6克，蝉衣6克。

用法：水煎3次，分3次服，每日1剂，90剂为1个疗程。或制丸药服。

功效：清热解毒，滋血熄风。主治银屑病。

医案：蔡某，女，38岁。头部发间及左下肢鳞屑堆积瘙痒，时轻时重已10余年，医院诊为银屑病，久治无效，近期加重，故来求治。抓去鳞屑，皮呈红色，痒痛麻木，夏轻冬重，脉数，苔干舌红。诊为寻常型银屑病，属血虚风燥，瘀热蕴肌。投本方85剂，又制丸药服，每服9克，日服2~3次，连服3个月，获痊愈，访2年未复发。

注意：凡"进行期"应服汤剂，"静止期"可服丸药。

按语：本病乃非感染性的一种红斑鳞屑性慢性皮肤病。为皮肤科难治病之一。其病程漫长,可反复发作,迁延几年至几十年,迄今病因不明,可能与自身免疫功能低下和神经内分泌功能失调有关。它无传染性,但有遗传性。临床有五型:

（1）寻常型。早期冬发夏愈,或冬重夏轻,到后期就无规则性了。皮损活动分"进行期""静止期""退行期"。

（2）脓包型。多发于手掌足趾,严重者波及全身,损害为脓疱,指甲病变常见。

（3）渗出型。炎症有渗液和结痂,多伴关节病变。

（4）关节炎型,侵及肘膝等大小关节,有似类风湿性关节炎,重者发生关节僵硬。

（5）红皮病型。

中医名为"白疕",又名"白壳疮",因禀赋素弱,或血虚风燥,湿滞血瘀所致。《医宗金鉴》曰:"白疕之形如疹芥,色白而痒多不快,因由风邪客皮肤,亦由风燥难荣外。"雍履平老师所用滋血熄风汤具有清热解毒、滋血熄风之功效,治疗银屑病每获良效。

处方四十四

组成:水牛角粉（先煎）、生地、白花蛇舌草、土茯苓、白鲜皮、七叶一枝花各30克,赤芍、牡丹皮、苦参各10克。

用法:水煎服,每日1剂,3个月1个疗程（停西药）。

加减:血瘀甚者减水牛角粉、土茯苓,加丹参30克,莪术、红花各10克;血热甚者加生槐花、生石膏各30克,白茅根、玳瑁粉各10克;血燥甚者加当归、鸡血藤、天冬、麦冬各15克;便秘加大黄10克（后下）;痒甚加全蝎3克,威灵仙、地肤子各10克;咽炎或扁桃体炎加金银花、板蓝根、连翘各10克。

功效:主治银屑病。1个疗程痊愈85%,显效15%。

处方四十五 白虎汤加减

组成:生地15克,赤芍9克,牡丹皮15克,紫草15克,金银花15克,土茯苓30克,生薏苡仁30克,蛇蜕12克,黄连6克,荆芥炭6克,生石膏30克,知母

15克,生甘草6克。

　　用法:水煎服,每日1剂。

　　功效:此方治疗10多例进展期银屑病,均以6~20剂治疗痊愈。

处方四十六

　　组成:炒槐花60克。

　　用法:研粉末,每次3克当茶饮,每日饮3次。

处方四十七

　　组成:紫草根15克,苦参10克,达克宁软膏适量。

　　用法:前二药共研粉,之后加入达克宁软膏适量,外涂患处,每日涂3次。

　　功效:主治进展期银屑病。治疗多例,处方四十六和处方四十七同用,均获治愈。

处方四十八

　　组成:乌梅、何首乌、丹参各15克,白鲜皮10克,僵蚕5克,土茯苓50克。

　　用法:水煎2次,混合后分早晚服,每日1剂。

　　外敷处方

　　组成:硫黄、雄黄、花椒、轻粉、防风各20克。

　　用法:上药共研粉末,用凡士林或香油调成膏糊状,外敷患处,每日换药1次。

　　功效:主治银屑病。7~10天内服加外敷治愈慢性银屑病。

处方四十九

　　组成:乌梢蛇、荆芥、防风、羌活、黄连、黄芩、金银花、连翘各10克,蝉衣、生甘草各6克。

　　用法:水煎服,每日1剂。

　　外搽处方

　　组成:密陀僧、海螵蛸、川椒各30克,硫黄15克。

　　用法:上药研细末,装瓶密封,以防漏气。切生姜1片,蘸药粉搽抹患处,每日早晚各搽1次,每次5~10分钟,搽后勿用水洗。

功效:主治花斑癣。一般1~2周治愈汗斑。二方同时治疗可疏风活血,有抑制皮肤霉菌、止痒、收敛等功效。

按语:本病是皮肤上出现紫斑、白斑交叉的真菌病。游走成片,上有细小糠秕鳞屑,刮之明显,瘙痒,患者舌边有瘀点,苔薄黄,脉弦滑。中医俗称"汗斑"。由体热、风邪和湿气入侵,与气血凝滞,毛窍闭塞所致,治宜搜风清热。用内服、外搽同时治疗。

处方五十

组成:蛇床子50克,雄黄、硫黄、密陀僧、枯矾、硼砂各30克,樟脑、轻粉各10克,冰片5克。

用法:上药研极细过筛,装瓶密封,防漏气;取药末少许,加醋精调成稀糊状,用鲜生姜片蘸药糊涂搽患处,每日搽3~5次。7天1个疗程,直至痊愈。

功效:主治花斑癣。每次搽至皮肤红色为度。一般1个疗程治愈,2个疗程巩固,防止复发。

注意:此药不可入口、鼻、眼。

处方五十一

组成:煤油50毫升,硫黄15克,茄子2个。

用法:硫黄研粉,加煤油煎沸,至硫黄完全溶解;将茄子横切开,蘸药液搽患处,每日2次。

功效:主治花斑癣。一般3天治愈花斑癣。

第二十三节 白 癜 风

处方一

组成:旱莲草90克,白芷60克,何首乌60克,沙蒺藜60克,刺蒺藜60克,紫草45克,七叶一枝花30克,紫丹参30克,苦参30克,苍术24克。

用法：将上药共研粉末，装瓶密封，每次服6克，每日服3次，开水送服。

功效：主治白癜风。

外搽处方

组成：肉桂30克，补骨脂90克。

用法：用水、酒各半，浸泡上药1周，用棉球蘸药液外搽患处5~10分钟，每日搽2~3次。

功效：外搽祛邪荣肤，内服祛风活血，除湿清热，补益肝肾。

医案：患者朱某，男，50岁，干部。颈项、面部、臀骶、肩臂等处有大小不等的白斑，白斑与皮肤边界清楚，但白斑逐渐发展。两年久治不效，故来求治。投本方内服2剂，外搽1剂，病获痊愈。

注意：忌酒、辛辣、酸性食物。

处方二　白癜散

组成：生地120克，白蒺藜120克，川芎30克，蝉衣30克，薄荷30克，红花20克，地肤子100克，当归60克，桃仁60克，僵蚕60克，赤芍60克。

用法：上药烘干研粉，装瓶。每次服10克，每日服3次，空腹或半空腹时服。

外搽处方

组成：补骨脂300克，75%酒精600毫升。

用法：酒精泡补骨脂1周后，棉球蘸药液搽患处，每次5~15分钟，每日搽2次。

功效：主治白癜风。内服3剂，外搽1~2剂，白斑消退，无色素沉着，恢复至正常肤色。

注意：忌酒、辛辣及酸性食品。

第二十四节　腋　臭（狐臭）

处方一

组成：丁香18克，红升丹27克，石膏45克。

用法：（石膏洗净去杂）上药研粉过筛，装瓶内，密封。用时，药棉蘸药粉，涂搽腋窝,每日1次,连涂5天。

功效:主治腋臭。治疗多例,全部治愈。

处方二

组成:洗必泰,75%酒精100毫升,香水适量。

用法:上药混合后,药棉蘸药涂患处。

功效:主治腋臭。1次涂后7天不臭,连涂8~10次,即可治愈。

处方三

组成:桂圆6枚,胡椒27粒。

用法:共研细粉末,用药棉蘸药粉涂患处。

功效:治腋臭。轻者1剂断根,重症2~3剂愈。

处方四

组成:密陀僧(粉末)5克。

用法:蒸热的饼(或去皮热馒头)1个,劈开两片,涂上密陀僧粉5克,急夹在腋下,略睡少时,待饼冷了,弃去。1周治疗1次。

功效:治腋臭。有人治疗1次根治,严重者2~3次亦可治愈。

处方五

组成:自己的尿液。

用法:用自己的尿趁热搽腋窝,每日1次。

功效:治腋臭。不间断地搽2周即可治愈。

处方六

组成:密陀僧1份,生大蒜3份。

用法:大蒜去皮切碎捣烂如泥;密陀僧研粉,两药混合拌匀,装瓶;每取5克,摊纱布上,外敷腋下,以胶布固定。每天换药1次,7天1个疗程。若不适,可减少敷腋时间。

功效：治腋臭。

处方七

组成：麝香0.5克，胆矾1克，淀粉1.5克，田螺2个。

用法：拔下田螺盖放入上药一夜，化水搽腋下，每日2~3次。

功效：治腋臭。有特效，2~4周治愈。

第二十五节　脚　臭

处方一

组成：白酒250~300毫升，冰糖50克，热水200毫升。

用法：热水200毫升冲白酒和冰糖，温时泡脚，每晚1次。

功效：治脚臭。治疗3~5次可以痊愈。

处方二

组成：复方新诺明2克。

用法：研粉末，撒于洁净的鞋内。洗净脚，穿洁净袜子，穿药鞋。

功效：治脚臭。1~2次治愈脚臭，不复发。

处方三

组成：苦参100克，花椒30克，陈醋300毫升。

用法：将2药用醋浸泡后，再煎沸即止。每天临睡前，用棉花蘸药液搽患处，每天治疗1次。

功效：治脚臭。2~3天见效，再涂10天巩固。

第二十六节 疣类皮肤病

处方一

组成:新鲜丝瓜叶数张。

用法:将丝瓜叶捣碎绞汁,涂抹患处,每日涂数次。对于头、面部的,可在晚上涂抹,次晨洗去。

功效:主治皮肤浅表性肉赘。用药10天后,肉赘缩小,治疗1个月后,肉赘消失。

处方二 解毒消疣汤

组成:大青叶20克,板蓝根30克,紫草10克,马齿苋30克,蚤休10克,白鲜皮10克,骨碎补10克,土茯苓30克,甘草10克。

用法:水煎服,每日1剂。30剂为1个疗程。

功效:清热凉血,解毒消疣。主治传染性软疣。若能加药液外洗,疗效更佳(第3煎药液外洗)。

医案:倪某,男,34岁。颈项,胸部及四肢有粟米大小半球形隆起已1年余,久治不效,故来求治。见患者前颈项及胸部有半球形粟米大小血疹,散在性分布,并夹有数个成群,表面蜡样光泽,中央有脐窝,不痛不痒。诊为传染性软疣,属风热蕴结,毒瘀滞肤。投本方煎服1、2煎,第3煎加水洗澡。患者服药10剂后,颈胸部疣状已消退,四肢软疣依然。原方再进20剂,软疣全部消除,皮肤光滑如常,获痊愈。

按语:本病乃病毒感染的一种疣类皮肤疾病。全身任何部位均可发生,但以面颈部、前胸及四肢为多见。主要为皮肤呈半球形绿豆大小的隆起,中心有脐窝,蜡样光泽,常为数个一群,一般无痛痒感。中医名为"鼠乳"。认为因风邪博于肌肤,兼感邪毒所致,形如鼠乳为主要表现的疣病,治疗以清热解毒,凉血祛风为大法。投解毒消疣汤治疗。

处方三 鸦胆子液

组成:鸦胆子50克,蛇床子10克,大黄10克,薏苡仁10克,75%酒精250

毫升。

　　用法：上药研粉，酒精泡1周后，用棉球蘸药液抹涂扁平疣，每天3~5次。

　　功效：主治扁平疣。连续外涂7~14天，治疗多例，均100%治愈。

处方四　克疣汤

　　组成：白花蛇舌草30克，马齿苋30克，生薏苡仁30克，板蓝根30克，土茯苓20克，生牡蛎20克（先煎），夏枯草12克，木贼草12克，紫草12克，赤芍10克，红花6克，甘草6克。

　　用法：水煎服，每日1剂。

　　功效：主治扁平疣。

　　医案：葛某，男，23岁。患湿热毒邪蕴积肌肤之扁平疣，连服15剂克疣汤治愈。追访半年未复发。

处方五　消疣汤

　　组成：荆芥、生甘草各10克，蝉蜕8克，板蓝根、金银花各30克，苍耳子15克。

　　用法：水煎3次混合后，一半分2次温服，另一半外洗患处。每日1剂，6剂1个疗程。

　　功效：主治扁平疣。治多例，全部治愈，1年无复发。

处方六　清热解毒汤

　　组成：板蓝根、生薏苡仁各60克，柴胡、黄芩、连翘、桃仁各10克，防风8克，陈皮、生大黄各6克，麻黄5克，甘草9克。

　　用法：水煎服，每日1剂，连服20~30天，药渣再煎后外洗患处。

　　加减：病在面部加桑叶6克，桔梗8克；病在下肢加牛膝10克；皮疹呈深褐色，发展快，舌质红，加青黛10克，夏枯草10克，皂角刺6克；痒甚加蝉蜕6克，荆芥6克；月经期减桃仁。

　　功效：清热解毒，疏风克邪，活血散结。主治扁平疣。治疗很多例，治愈率97.8%，好转2.2%，总有效率100%。

处方七 清解汤

组成：马齿苋60克，败酱草、大青叶各20克，薏苡仁30克，紫草、赤芍、白芍各15克，桃仁、红花、香附各12克，生甘草10克，明矾15克（另包，外洗时用）。

用法：上药水浸30~60分钟，然后水煎3次，1、2煎混合后分早晚服，第3煎药液加入明矾15克后，搽洗患处，每日洗2~4次，每日1剂。6天为1个疗程，连用1~4个疗程。

加减：瘙痒加地肤子20克；疼痛加石决明15克；趾疣质坚而厚加炮山甲60克，皂角刺10克。

功效：主治扁平疣。治疗多例，6~20天全部治愈。

处方八

组成：连翘、夏枯草、藿香、佩兰、薏苡仁、茯苓、板蓝根、白鲜皮、扁豆各15克，白术、陈皮各10克，甘草3克。

用法：水煎3次，分3次服，每日1剂。

功效：主治扁平疣。治疗多例，均在8~20剂治愈，有一例坚持服药40剂治愈。追访均未复发。

处方九

组成：白花蛇舌草、旱莲草、生薏苡仁、败酱草、板蓝根、大青叶、马齿苋各30克，三棱、莪术各10克。

用法：水煎服，每日1剂。

外洗处方

组成：百部、苍术、蛇床子、苦参各30克，黄柏15克，松花粉50克（另包外用）。

用法：水煎，外洗患处，然后撒上松花粉。

功效：主治尖锐湿疣。内服加外洗2周治愈，再治巩固疗效。

按语：本病好发于外阴部（冠状沟，包皮内叶，大小阴唇，会阴），肛门周围，少数可见于腋窝、脐窝、乳房皲裂或趾缝处。初起为细小淡红色血疹，逐渐增大，表面凹凸不平，湿润柔软，有乳头样或菜花样凸起，根部有蒂，表面糜烂，皮肤损裂处有混浊浆液渗出,带有恶臭。尖锐湿疣属中医"湿热下注"范畴。多由湿热下注,气血失和,腠理不密,复感淫秽邪毒,湿浊与秽毒凝聚,瘀结于肛、阴而成。治宜清热解毒,软坚消肿。

处方十

组成:鸦胆子仁50克。

用法:鸦胆子仁研粉末,加少许米酒,调成糊状,装瓶;将避孕套中间取一小洞,套住疣体,以保护周围皮肤,再用牙签取药膏,敷在疣上,用棉花和胶布固定。

功效:主治尖锐湿疣。2~3天疣体自行脱落。

外洗处方

组成:鸦胆子30克,黄柏、苦参、蒲公英各20克,冰片5克。

用法:加水浓煎成100毫升左右,加入冰片拌匀,用来洗患处(病在阴道,就冲洗阴道),隔日洗1次。

功效:治尖锐湿疣。洗4~8次,可防止复发。

处方十一　马齿苋汤

组成:马齿苋60克,蜂房9克,大青叶15克,生薏苡仁30克。

用法:水煎服,每日1剂。

功效:治寻常疣(瘊子)。

医案:朱某,女,45岁。先在左额部生了一个刺疣,初为乳头状突起,渐渐长大。其后,面部又陆续出现了几个。曾用艾灸,鸦胆子仁捣涂及内服中药等治疗,均未见效,故来求治。左额赘疣已似花生米大,乌褐色;左额及下额另有3个如黄豆大瘊体。诊为寻常疣,为外感毒邪,蕴结肌肤,治宜清热解毒。投马齿苋汤治疗。患者服本方5剂,疣体全部脱落。

处方十二

组成:鲜生姜、九度醋各适量。

用法:生姜切片泡九度醋3天之后。用姜醋涂搽瘊体,2小时1次。

功效:治寻常疣(瘊子)。连搽4天,瘊子掉下,无疤痕。

第二十七节　痣、鸡眼、老茧

处方一

组成：石灰粉，固体碱各1份。

用法：用酒精适量调成糊状；在塑布中间取一小洞，套在黑痣上；取药膏点敷在黑痣上。

功效：治黑痣。半天见效，黑痣自动除去，皮肉不痛。

处方二

组成：煤油，柴油，汽油，任选一样。

用法：用药棉签蘸油，搽患处至热为度，每天搽2次，7天1个疗程。

功效：治鱼鳞痣。一般7天即可治愈。

处方三

组成：蜈蚣若干条，菜油适量。

用法：将蜈蚣烘干研粉，加菜油调糊状装瓶；将患处用热水泡软，修去硬皮，涂敷膏药在鸡眼上，用纱布固定，12小时换药1次。

功效：治脚底鸡眼。一般3天后治愈，不留疤痕。

处方四

组成：蜂胶适量。

用法：热水泡洗患脚后修去硬皮，将蜂胶捏成小饼状，敷于鸡眼上，用纱布固定。

功效：治脚底鸡眼。轻症1次，重症2~3次治愈。

处方五

组成：荞麦3克，荸荠1个。

用法：共捣烂，敷于鸡眼上。

功效：治脚底鸡眼。有人用它24小时治愈。

处方六

组成：乌梅100克，九度醋30克，盐5克。

用法：上药泡1天，乌梅贴鸡眼处固定。

功效：治脚底鸡眼。1天换药1次，4天脱落治愈。

处方七

组成：硫黄末适量，胶布1块。

用法：将硫黄粉末敷在老茧上，用胶布盖住，固定，不换药。

功效：治脚底老茧。贴20天后，老茧变软，脱落不复发。

处方八

组成：石灰粉末、面碱（或小苏打）各适量。

用法：两药和匀，敷在老茧上，纱布固定。

功效：治脚底老茧。数天后变软，不复发。

第二十八节　带状疱疹

概要：本病乃非传染性病毒性急性发作红斑并带有小水疱，密集成条索状之皮肤疾病。愈后神经痛是指治愈后，沿肋间神经分布区或三叉神经分布区病变处依然持续疼痛，久久不能停止的一种后遗症。带状疱疹病因较为复杂，与自体免疫功能低下有关，精神创伤，病后及摩擦、压迫等是促发因素。好发于胸侧、腰、腹、臀部或颜面等处。发病前，有局部感觉过敏和神经痛，并有轻度发热和全身不适。2~3天后，皮肤见不规则小红斑，继则红斑上小水疱密集成群，常沿所属皮肤感觉神经分布区分批出现，若在躯干或四肢可依次排列成带状，呈单侧分布，有灼热和剧痛，数日后，水疱干燥结痂，脱落后不留瘢痕。严重者，疱疹间有出血或化脓，局部淋巴结肿大，有压痛。虽可在两周左右恢复，但愈后常留有神经痛，可延续1~2个月，甚至更长时间，尤以肋间神经和三叉神经分布区疼痛多见。

中医病名为"缠腰火丹""串腰龙""蛇串疮",现统称为"蛇串疮"。因为本病并非都在腰部,认为因肝脾湿热,秉感邪毒所致,不论风火、肝火、湿热,总不离内外,内为肝、脾、肺、心功能失调而亢盛,外为风气邪毒入侵,阳胜之邪,两阳相合,火必炎炎,气血受熏,故治疗要泻火解毒,又要活血凉血。组方消毒活血汤,邪毒速愈,疼痛尽消,配合外敷,疗效更佳。

处方一　消毒活血汤

组成:济银花、连翘衣、蒲公英、当归、甘草各15克,龙胆草、乳香、没药、穿山甲各6克,大青叶、赤芍各20克,柏子仁、丹参、紫草各10克,太子参、茯神各30克。

用法:水煎2次,分3次服,每日1剂,10剂为1个疗程。

功效:清热解毒,活血舒络。主治带状疱疹及愈后神经痛。

外涂处方　青黛散

组成:青黛20克,米醋适量。

用法:将青黛和米醋调成糊状,外涂患处,每天2~3次。

医案:郝某,男,46岁。右上肢内侧及胸肋部肿痛已10天,有多块不规则带状密集小水疱,底呈红斑,灼热剧痛,夜晚难眠;脉数,苔少舌红,体温37.8℃,全身不适,诊为带状疱疹。属脾肝湿热,邪毒犯肤。投消毒活血汤10剂,外涂青黛散治疗,药尽痊愈。

按语:此病须一次治疗痊愈,若服药见效后,未等到痊愈,就停药,必留后遗症,仍有神经疼痛不休。再用本方继续服用,余毒消净,气滞血瘀化解了,"通则不痛"了,病才会痊愈。

处方二

组成:青黛15克,雄黄、枯矾各10克。

用法:上药研粉末,浓茶水调糊外涂或敷患处,每日2~3次。

功效:主治带状疱疹及愈后神经痛。轻症1剂治愈,重症2剂获痊愈。

处方三

组成：龙胆草、黄芩、山栀子、柴胡、车前子（包）、泽泻、木通各25克，当归、生地各20克，甘草6克，大黄10克，板蓝根、白花蛇舌草各30克，川楝子、赤芍、元胡各25克。

用法：水煎服，每日1剂。

功效：主治带状疱疹。连服10剂，病获痊愈。

处方四

组成：龙胆草12克，山栀子10克，大青叶30克，板蓝根30克，金银花30克，猪苓15克，赤芍15克，元胡15克，防风15克。

用法：水煎服，每日1剂。

加减：舌苔黄、便秘加大黄15克；热盛加牡丹皮12克；湿盛加生薏苡仁30克；瘙痒加苦参10克。

功效：主治带状疱疹。服药3~5剂痊愈，屡治屡效。

处方五

组成：板蓝根、蒲公英、生地各30克，连翘、紫草、金银花各15~30克，黄芩、牡丹皮各15克，甘草12克。

用法：每日1剂，水煎服，3天1个疗程。

加减：病在胸部加柴胡10克，赤芍15克；病在腰腹部加元胡15克；病在面额部加川芎10克；病初、病渐重，加重板蓝根、生地、紫草；病情稳定，病程长或继发感染，加重金银花、蒲公英、连翘、黄芩；病情顽固加徐长卿20克。

功效：主治带状疱疹。治本病许多例，经治疗均治愈。

处方六

组成：雄黄6克，活鸡肠黏液（去粪）。

用法：取活鸡肠黏液于碗中，加入雄黄拌匀成糊状，涂患处，日涂数次。

功效：主治带状疱疹。治疗数例，全见痊愈，人称神效，立竿见影。

处方七

组成：蜈蚣3条，鸡蛋清适量。

用法：将蜈蚣烘干研末，加蛋清调糊，涂于患处，每天涂5次。

功效：主治带状疱疹。一般3天结痂痊愈。

注意：若全身有症状，须配合内服中药"龙胆泻肝汤加减"（见第十四章第一节）治疗。

处方八

组成：针刺大骨空穴。

用法：位于大拇指关节向手心方向弯曲，可以见到回弯处有两小骨棱突起，正中骨缝处就是"大骨空穴"，即拇指背侧指间关节横纹中点处。盐水消毒后（包括针和手），用针刺破双手"大骨空穴"，挤出一点血。每天治疗1次。

功效：主治带状疱疹。2天后，水泡枯干，3天痊愈。

处方九

组成：旱烟袋之烟油。

用法：先用消毒针头在疱疹的两个源头前面，即没有感染的皮肤上轻刺几下，并涂上烟油，以控制蔓延。半小时后，在针刺部位和疱疹病区全部涂上烟油。

功效：主治带状疱疹。2~3天结痂痊愈。若能在治疗期间，适量服些维生素B$_1$、B$_2$，功效更佳。

处方十

组成：头发一撮，香油适量。

用法：若疱疹在脸上、身上较集中，称"蜘蛛疮"，涂烟油不方便，可以用头发一撮，蘸香油烧着吹灭，迅速烫病灶多次，以不痒为宜。

功效：主治带状疱疹。一般治疗3次就能见效。若能在治疗期间，适量服些维生素B$_1$、B$_2$，功效更佳。

处方十一

组成：鲜韭菜根20克,活蚯蚓5条,香油适量。

用法：上药共捣如泥,加香油调成糊状,涂敷患处,1日涂3~4次。

注意：若无韭菜根,鲜韭菜500克捣烂绞取汁液代用。

功效：主治带状疱疹。轻症2剂治愈,重症3~4剂治愈。

处方十二　针刺龙眼穴

用法：龙眼穴在小手指外侧二、三骨节之间横纹尽处,握拳取穴。用盐水消毒后(包括针和手),针刺龙眼穴,挤出两三滴血,每日或隔日治疗1次。

功效：主治带状疱疹。治疗多例,治愈85%,好转15%。

处方十三

组成：地龙(即蚯蚓)干,香油适量。

用法：地龙干6克,研粉末,加香油调糊状,抹涂患处,早晚各涂1次。

功效：主治带状疱疹。半小时后止痛,连治4~5天治愈。

处方十四

组成：鲜侧柏叶适量。

用法：鲜侧柏叶适量,捣成末,加鸡蛋清调成糊状,直接外敷患处,纱布固定,6小时换药1次。

功效：主治带状疱疹。2天显效,5~7天治愈。轻症可1天换药1次,3天结痂痊愈。

处方十五

组成：蒲公英根适量。

用法：先用蒲公英根部奶液涂搽患处,然后将蒲公英捣烂,贴敷患处,每天换药1次。

功效：主治带状疱疹。一般连治3天可愈。

注意：不可未愈就停治,以免留下后遗症。不论采用任何方法治疗,均应彻底治愈。

处方十六

组成：蜈蚣3条（瓦上烘干），雄黄9克，香油适量。

用法：蜈蚣、雄黄共研粉末，加香油调涂患处，每日涂3次。

功效：主治带状疱疹。患者涂药1次后痛止，涂3次体温下降，1天后，疱疹即消大半，2~3天病获痊愈。

处方十七

组成：牛黄解毒片适量，生理盐水适量。

用法：将牛黄解毒片压碎，加生理盐水调成糊状，外涂患处，每天涂3~4次。

功效：主治带状疱疹。3~6天治愈，不留后遗症。

处方十八

组成：大叶金钱草（又名"对坐草""过路黄"）适量，香油适量。

用法：文火将大叶金钱草（看疮面多少而定）煅炭研细末，加香油调糊状，涂患处，每日涂3次。

功效：主治带状疱疹。一般4天可治愈。

处方十九

组成：黑木耳15克，雄黄15克，冰片2~3克，香油适量（干性带状疱疹用）。

用法：将黑木耳瓦上焙焦，加雄黄、冰片，共研成粉末，装瓶。对湿性带状疱疹，干粉敷一层；对干性带状疱疹，加香油调糊状，敷于患处一层。每天治疗2次。

功效：主治带状疱疹。5~7天愈，最长10天必痊愈。

处方二十

组成：农家锅底灰适量。

用法：农家烧柴草的锅底灰适量，研细后，涂于患处；再用生锈的镰刀刃（或斧刃）贴于疱疹两头,再贴疱疹疮面,稍加压,坚持2~3分钟。每日治疗2~3次。

功效:主治带状疱疹。轻症1天治愈,重症2~3天治愈,不留后遗症。

处方二十一

组成:生地、白芍、绿豆衣各15克,水牛角片、牡丹皮、紫草各12克,赤芍、七叶一枝花、连翘芯、生甘草、当归、生蒲黄（包）各10克,胡黄连、龙胆草各6克。

用法:水煎服,每日1剂。

功效:主治带状疱疹及后遗疼痛难忍。

善后处方　养血护正汤

组成:黄芪、当归、丹参各20克,白术、防风、炙甘草、黑山栀、薄荷（后下）、生蒲黄（包）、五灵脂各10克,芍药、牡丹皮各12克。

用法:水煎服,每日1剂。

医案:一位患者患有带状疱疹后遗症已3年,疼痛难忍,连服本方28剂,火毒尽去,疼痛消失。再连服21剂,3年顽痛消除。患者说:"如同云开见日出。"

处方二十二

组成:沙参10克,麦冬10克,当归10克,生地15克,枸杞子15克,川楝子15克,白芍15克,甘草10克,赤芍10克,牡丹皮10克,蒲公英30克,全蝎4克（研粉分次吞服）。

用法:水煎服,每日1剂。

功效:主治带状疱疹及后遗疼痛。连服3~6剂治愈,屡治屡验。

处方二十三

组成:王不留行、生大黄各100克。

用法:文火烘干研粉,装瓶密封。未溃破用香油调药敷患处;如已溃破,用药粉直敷患处,待干痛止,再用香油调药糊敷患处,外加包扎。

功效:主治带状疱疹。20分钟痛止。日治2~3次。3日结痂,3~5日痊愈。治疗多例,均治愈,无不良反应。

处方二十四

组成：明矾10克，琥珀3克，冰片4克，蜈蚣2条。

用法：焙干研末，用蛋清调糊敷患处。

功效：主治带状疱疹灼热疼痛难忍。随干随涂当日止痛，3日治愈。

第十三章 骨伤科疾病

第一节 肩 周 炎

概要：本病乃肩关节疼痛、活动受限的腱鞘、筋膜、滑囊疾病。严重者三角肌萎缩。X线检查可显示肩部骨质疏松。中医属"肩痹"，认为因体虚、劳损而风寒侵袭肩部，使经气不利所致。治宜和营活血，祛风除湿、舒筋止痛。

处方一

组成：当归10克，白芷10克，炒白术10克，赤芍10克，川芎6克，红花6克，苏木6克，穿山甲6克，荆芥6克，防风6克，天麻6克，羌活6克，片姜黄10克，威灵仙10克，连翘衣15克，蝉衣6克，海桐皮10克，松节15克，甘草6克。

用法：水煎3次，分3次服，每日1剂，42剂为1个疗程。后期制丸药或泡酒服，3个月为1个疗程。

加减：气虚加党参、黄芪各15克；血虚加生地、白芍各10克；肩背痛加重羌活为15克，狗脊、鹿角胶各10克；腰背痛加杜仲、独活、沙苑子各10克；臂指痛加桂枝10克；骨节痛加重松节量为30克；下肢痛、腰痛加牛膝、薏苡仁、五加皮各15克；经络痛加桑寄生、钩藤各10克；久痛不愈必有湿痰败血瘀滞，加桂心、胆星、川乌、地龙、桃仁各10克，红花加量为10克。

功效：祛风解痉，透经舒筋。主治肩周炎。

医案：林某，男，36岁。患肩、肘疼痛10年余，夜痛尤甚，肩关节活动受限，久治不愈，故来求治。余投以本方，患者连服40余剂，疼痛完全消失。3个月后，因劳累复发，原方制丸药，每服5克，每日服3次，连服3个月，诸症消失，恢复健康。原方1剂，泡白酒1000毫升，7天后中、晚饮服0.5~1杯，巩固疗效。追访2年未复发。

处方二

组成：防风12克，羌活10克，独活6克，桑枝30克，川芎10克，白芍10克，乌梅20克，红花10克，丹参15克，桂枝10克，党参10克，白术10克，威灵仙15克，陈皮10克。

用法：水煎服，每日1剂。

功效：主治肩周炎。一般1剂消痛，5剂诸症消失，再服巩固疗效，病获痊愈。

处方三

组成：元胡、独活、桂枝、秦艽、当归、海风藤、制乳香、制没药、木香各15克，桑枝20克。

用法：上药研碎，炒热，布包热敷患处半小时，每天敷2次。

功效：主治肩周炎。

处方四

组成：老生姜300克（洗净），细辛80克（研末）；60度白酒100克。

用法：两药混合，捣成泥状，炒热，加入白酒拌匀，再炒片刻；药摊纱布上，热敷疼痛处，每晚热敷1次。

功效：温经活血，祛痹止痛。主治肩周炎。一般治疗5~15天病获痊愈。

处方五

组成：麻黄5克，桂枝10克，姜黄6克，白芥子10克，炮附子10克（先煎），淫羊藿15克，熟地15克，当归10克，制乳香6克，制没药6克。

用法：水煎沸30分钟，每剂煎2次，分早晚2次服，每日1剂，10天1个疗程。

加减：肩部冰冷加制川乌5克（先煎），细辛3克；麻木重者加制南星6克，苍术6克；酸楚无力加黄芪10克，川断10克；外伤久痛加桃仁6克，穿山甲6克。

功效：主治肩周炎。一般1~2个疗程，配合外敷治疗，或肩部锻炼，可治愈。

注意：肩部保暖，切勿受凉。

处方六

组成：桂枝、苏梗各30克，细辛15克，食盐20克。

用法：锅内炒黄，布包敷痛处30分钟。

功效：主治肩周炎。4小时热敷1次，10剂治愈。

处方七

组成：制南星、制川乌、制草乌、羌活、苍术、姜黄、生半夏各30克，红花、细辛各10克，白附子、白芷、制乳香、制没药各15克，白胡椒3克，食醋、蜂蜜、白酒、葱白（捣烂）、鲜姜（捣烂）各适量。

用法：上药研粉末，加食醋、蜂蜜、白酒、葱白（捣烂）、鲜姜（捣烂）各适量，拌匀，炒热，装布袋，热敷患处；每次热敷30分钟（亦可外加热水袋增温），每日热敷2~3次。1剂药用3~5天。

功效：祛风解痉、祛瘀止痛、祛湿行气活血、散结消肿胀麻。主治肩周炎。轻症7~10天治愈，重症10~15天治愈。已治愈多例。

注意：本方严禁入口。

说明：本方为肩周炎外敷特效方。

第二节　膝关节病

处方一　强筋壮膝汤

组成：熟地30克，当归15克，杭白芍15克，川桂枝10克，山萸肉10克，桑寄生10克，补骨脂10克，川牛膝10克，龟甲10克，焙鸡内金10克，陈皮10克，制川乌6克，制南星6克，威灵仙15克，广地龙10克，寻骨风10克，制乳香6克，汉防己10克，油松节15克。

用法：水煎3次，分3次服，每日1剂，42剂为1个疗程。

加减：风湿性关节炎加豨莶草12克，络石藤15克，忍冬藤15克；类风湿性关节炎加炮山甲10克，全蝎6克，蜈蚣2条，石斛10克，锁阳10克；结核性膝关节炎加夏枯草10克，壁虎2克，元参10克。

功效：补肝益肾，强筋壮骨。主治膝关节骨性关节炎。

善后：制丸药服，或泡酒饮服，3个月为1个疗程。

医案：许某，女，46岁。患右膝关节疼痛3年余，医院检查为右膝关节骨刺，诊为膝关节骨性关节炎，合并胆石症、脂肪肝。属脾肾阳虚，肝肾阴弱，痰瘀湿热结滞，投本方先治其膝痛。患者服药40余剂，膝痛消除，行走正常。原方加山楂10克，鸡内金加为20克，制丸药，每服5克，每日服3次，连服6个月，膝关节骨刺基本消失，B超提示胆结石变小。

按语：油松节一味，在专业医院有备，一般医院、中药店无货，可不用，或自备加入。多吃核桃肉可溶石排石，日吃4~6只核桃肉，连吃3000克，必见良效。

处方二　健膝汤

组成：鸡血藤30克，鹿含草20克，伸筋草20克，透骨草（凤仙花根）20克（不可久服），威灵仙20克，老鹳草20克，牛膝15克，木瓜15克，骨碎补12克，路路通10克。

用法：每日1剂，水煎2次，药液合一后分早晚服，每日1剂；药渣装布袋再煎取液，加黄酒适量，趁热洗患处，加按摩20分钟；再将药渣袋热敷患处20分钟。

加减：寒湿加制川乌10克，桂枝9克，苍术12克；湿热加生薏苡仁30克，黄柏15克，苍术15克；肿胀加天仙藤15克，丹参30克，地龙10克。

功效：养血活血，通络散瘀，软坚透骨，祛风除湿，舒筋止痛。主治膝关节骨质增生性关节炎。

医案：文某，男，69岁。患本病而肿胀，本方加丹参、地龙治疗10天见效，再服45剂痊愈。追访3年未见复发。

处方三

组成：生白芷适量（约250克）。

用法：上药研粉末，内服每次6克，黄酒送服，每日服2次；外敷，每次约50克，白酒调糊状，摊于纱布上，敷于患处，每日换药1~2次。

功效：活血止痛，消肿散结，主治关节囊积液，局部红肿疼痛，活动受限。一般9~15天可以治愈。

处方四

组成：五倍子300克，桑枝300克。

用法：上药研粉过筛备用；用陈醋1500毫升入锅内煎熬至150毫升，加入药粉，拌成膏状，摊纱布上，敷于患处，每日换药1次。

功效：收敛肿毒溃疡、风寒湿痹脚肿，专治骨节风疾，老年鹤膝风；一般连治10天可愈。

处方五

组成：黄芪60克，白芍30克，川牛膝30克，大枣30克，桂枝12克，生姜10克，山甲珠10克，白芥子10克，秦艽15克，防己15克。

用法：水煎服，每日1剂。

外敷处方

组成：白芥子60克（微炒捣烂），大葱30克，生姜30克。

用法：3药共捣烂，外敷患处2~3天。

功效：主治关节腔积液。内服加外敷治疗，屡治屡效，为"专效方"治疗。

说明：患处起泡、破皮为正常现象。

处方六　利湿消肿汤

组成：萆薢10克，薏苡仁30克，生黄芪30克，益母草30克，土牛膝30克，土茯苓30克，茯苓皮30克，车前子30克。

用法：水煎分2次服，每日1剂。

加减：急性损伤性滑膜炎加生地12克，牡丹皮10克，黄柏10克；慢性滑膜炎、滑囊炎加三棱10克，莪术10克；炎消、肿退、痛减后加山萸肉15克；继发感染（局部红、热、痛伴身热）加金银花10克，连翘10克，大黄10克，牡丹皮10克。

功效：主治膝关节积液。

医案：孔某，女，50岁。患膝关节积液，系滑膜炎引起，本方治疗13天后，获得痊愈。

按语：膝关节积液，是滑膜炎的主要表现。引起滑膜炎的病因很多，如结核、类风湿、半月板损伤等，积液为标，炎症为其本，本方为标本同治。

处方七

组成：丁香60~9克，木香60~9克，血竭60~9克，儿茶60~9克，熟大黄60~9克，红花60~9克，牡丹皮30~6克，甘草20~6克。

用法：大数上药共研粉末，炼蜜为丸，早晚各服9克，黄酒送服；小数剂量，可以水煎2次分服，每日1剂。另配小活络丹，每次服3克，早晚各服1次，可以与中药汤同服。

功效：活血祛瘀，行气止痛，温经散寒，活血通络。主治髌骨软化症。

外敷处方

组成：当归60克，乳香60克，没药60克，血竭15克，儿茶60克，羌活15克，白芷30克，牡丹皮30克，骨碎补90克，红花60克，元胡60克，防风60克，细辛30克，芫花30克，白芍30克，吴茱萸30克，肉桂30克。

用法：上药研末装瓶。每次取药适量，加白酒与连根葱白捣末，与药粉拌匀后敷患处（须炒热，布包热敷），亦可外加热水袋加温，每次热敷1小时，拿去热水袋，药仍旧敷着。1天换药1次。

功效：温经散寒，祛风止痛，消肿散瘀，舒筋络。主治髌骨软化症。

按语：本病好发于青年人，如田径、登山运动员、舞蹈演员等；其起病缓慢，最初感到膝部隐痛、乏力，后感髌骨周边压痛，劳累加重，上下楼梯困难，严重者影响步行。X线拍片检查，早期无明显改变，后期侧位片可见髌骨边缘骨质增生，髌骨关节面粗糙不平，软骨下骨硬化，髌骨关节间隙变窄等，治疗应内服加外敷齐上。

处方八　软坚汤

组成：鹿角霜10克，熟地25克，水蛭10克，山甲珠10克，天葵子10克，香附10克，大伸筋20克，甘草10克，牛膝10克，野南瓜（蜂斗菜）20克。

用法：水煎服，每日1剂。

功效：主治髌骨软骨炎。

医案：许某，男，12岁。患儿3年前开始左膝关节疼痛，夜间痛甚，行走时膝前有响声，拍片显示右髌骨前缘粗糙有缺裂，诊为髌骨软骨炎。中西医久治无效。来求治时，余投本方。患者服药20剂后，拍片复查髌骨前缘光滑，诸症消失,病获痊愈。

第三节　足踝疼痛

处方一　健踝汤(酒)

组成:川桂枝10克,川牛膝10克,桑寄生10克,独活10克,秦艽10克,防风10克,生地10克,川芎10克,当归10克,寻骨风10克,赤芍、白芍各10克,制川乌、制草乌各3克,制乳香、制没药各6克,地鳖虫6克,水蛭6克,桃仁10克,红花10克,鸡血藤30克,油松节10克,炙甘草10克。

用法:水煎3次,分3次服,每日1剂,30剂为1个疗程;后期以3倍剂量泡酒2000毫升,1周后每日服2次,每次饮0.5~1杯,3周为1个疗程。

医案:于某,男,57岁。踝关节疼痛1年余,无红肿,活动受限,久治不效而来求治。投本方水煎服10剂,泡酒6剂,痊愈不复发。

功效:主治慢性骨性踝关节炎。

处方二

组成:黄芪50克,黄精30克,制首乌30克,怀山药20克,川木瓜20克,胡桃肉10克,蒺藜子10克,炒酸枣仁20克,皂荚子6克,鸡脚3对(斩开),猪筒骨2条(斩开)。

用法:水煎煮熟烂,加食盐少许,饮汤吃肉,每日1剂。

功效:主治肾虚脚痛。连服5剂见效,再服5剂痊愈。

注意:治愈后,30天内忌食生冷酸辣;节制房事,保持乐观。

处方三

组成:炒桑枝60~30克,小茴香10克,花椒6克,生姜片10克,食盐、米醋各少许。

用法:桑枝须剪碎,炒微焦,取一半煎汤当茶饮服;其余诸药共煎取液,加盐、醋少许,待温时泡洗双脚,每晚泡洗1次,泡30分钟,坚持1个冬天。

功效：主治风湿疼痛脚抽筋。

按语：桑枝苦平，祛风通络，消风湿痹痛，治四肢不利。诸药泡双脚，可温经散寒，活血通络，祛风除湿，软化角质，杀虫止痒，升提阳气，强筋健骨。治冬天肢冷畏寒，风湿疼痛，足部抽筋，对年老体弱者效果尤佳。故而患者深有体会地说："冬补不如泡脚。"

处方四

组成：黄芪45克，薏苡仁30克，白芍、茯苓各18克，制川乌15克，防风、白芍、大枣各12克，桂枝、生姜各9克，细辛、炙甘草各6克。

用法：川乌先煎，后下诸药。水煎3次，分3次温服，每日1剂。

功效：补气壮源，健脾除湿散寒。主治寒湿腿痛、肌肉萎缩。

医案：王老太已70岁，因劳累过度，又涉水过河，当晚感到大腿至膝关节麻痛、寒冷，至今已3年，肌肉亦萎缩，身体气短乏力，胸闷心悸。多方治疗无效果，故经朋友介绍特来求治。王老太服本方3剂，萎缩、寒冷、麻痛得除，病获痊愈。追访1年未见复发。

第四节　足　跟　痛

处方一　跟骨消刺汤

组成：熟地30克，炙黄芪15克，山萸肉10克，怀山药10克，当归15克，肉桂6克，川牛膝10克，桑寄生10克，骨碎补10克，威灵仙10克，龟甲15克，五加皮20克，广地龙10克，桃仁10克，红花6克，泽泻10克，茯苓10克，牡丹皮10克，炒薏苡仁10克。

用法：水煎3次，分3次服，每日1剂，30剂为1个疗程。后期制丸或泡酒饮服，每服5克，日服3次，3个月为1个疗程。

加减：血虚脉弱加杜仲、续断各10克；血寒喜暖加元胡15克；肾阴虚加重龟甲为20克；肾阳虚加制附片10克；肾虚夹湿、腰腿沉重加防己、苍术各10克。

功效：补肾养骨，软坚止痛。主治足跟骨骨刺。

医案：钱某，男，51岁。患跟骨疼痛已1年，症状加重已有4个月。余投跟骨消刺汤治疗，患者连服30余剂，足跟疼痛消失，负重行走仍有微痛。原方制丸服，连服3个月，患者负重行走如常，病获痊愈。

处方二

组成：细辛12克，鹿角霜9克，木瓜30克。

用法：水煎服，每日1剂。

功效：主治顽固性足跟痛（阴跷脉病）。

医案：刘某，女，42岁。患足跟痛5年，引内踝痛，久治不效而来求治。此为阴跷脉病，投本方治疗。患者连服8剂，病获痊愈。追访5年未见复发。

处方三

组成：细辛12克，丹参18克，红花9克，仙茅15克，炙甘草6克。

用法：水煎服，每日1剂。

功效：主治顽固性足跟痛（阳跷脉病）。

医案：余某，女，37岁。患足跟痛2年多，久治不效，故来求治。其跟痛索引及外踝和足背痛，房事频时痛加重，舌有少许瘀点，为阳跷脉病，投本方治疗。患者连服5剂痛止，再服3剂痊愈。追访2年未见复发。

处方四

组成：细辛12克，续断24克，艾叶9克，甘草6克。

用法：水煎服，每日1剂。

功效：足跟痛（阴、阳跷脉俱病）。

医案：周某，男，56岁。患足跟痛1年，引及内外踝及小腿内外痛，为阴、阳跷脉俱病。患者服本方8剂痛止，隔日1剂，连服3周痊愈。追访3年未见复发。

处方五　芍药甘草汤

组成：生白芍、炒白芍各30克，生赤芍、炒赤芍各30克，生甘草、炒甘草各30克。

用法：水煎3次，分4次服，每日1剂。

加减：重症加元胡索30克；舌有瘀斑点加川牛膝30克；舌苔白腻有湿加木瓜30克；年老体弱加生地、熟地各15克。

功效：主治跟骨痛（骨刺）。

医案：李某，男，68岁。右足跟痛，不能行走，医院X线检查为骨刺。西药久治不效，故来求治，余投芍药甘草汤治疗。患者连服5剂，疼痛减轻，连服8剂痊愈。追访2年未见复发。

按语：若能外洗加内服，功效会更好，治愈时间可以缩短。

处方六

组成：当归、川芎、黄芪、杜仲、桑寄生、续断、红花、丹参、威灵仙、透骨草各30克，防风、独活、桂枝各20克，全蝎、细辛、干姜各10克，蜈蚣2条，冰片20克（分10次泡用）。1剂药用5天10次，每次冰片2克。

用法：除冰片之外，余药17味，加水3000毫升浸泡30分钟，再用砂锅文火煎沸5分钟，将药液倒入搪瓷盆内，再加冰片2克（每次加2克）调匀，先熏后浸泡患足，加轻柔按摩，每次泡30分钟（药冷再加热后再泡），每日治疗2次。1剂药用5天10次。

功效：主治足跟骨质增生刺痛。一般1剂5天治疗均可获效，2剂获痊愈。上药热泡患处，药力透肌腠，传经络入筋骨，直达病灶。消除和缓解疼痛症状，经络疏通、气血调和，邪去正安，痹痛病愈。

处方七

组成：陈醋（5~9度醋最好）3瓶。

用法：加热后浸泡患足，每次泡10~30分钟，每天泡2次。若加入葱白、生姜片，效果更好。

功效：治足跟痛（骨刺或增生）。10~20天治愈。不用换药。

处方八

组成：尿液适量。

用法：患足穿上浸透尿液的草鞋，踩（踏）到烧红热的砖块上烤，让尿液热气冲透患足病灶。亦有人将尿液烧热泡患足（当然更好），每次10~20分钟，每日1~2次。泡后用热水洗净即可。

功效：治足跟痛（骨刺或增生）。治疗5~6天痊愈。

第五节　退行性脊柱炎

概要：退行性脊柱炎又称肥大性脊柱炎，是胸椎或腰椎进行性疼痛并有局部压痛为主的一种增生性关节疾病。多见于40岁以上中老年人，尤其是年青体力劳动者。中医属"骨痹"范畴，认为因风寒湿邪久积，或年老体弱，骨失充养，骨质脆弱所致。表现为骨络疼痛，或肢体麻木，或大关节僵硬变形，活动受限等。本病正虚为主，邪实为次。风寒湿邪所入，必由营卫先虚，肝肾不足，肝主筋，肾主骨，人到中年后，肝血肾精渐亏，气血不足，或"复感于邪，内舍于肾"，肾气不能宣行，肝血失于濡养，因而邪气留滞，气血凝涩，骨痹乃成也。治宜补肝肾，祛风湿。古方有安肾丸、羚羊角散，皆治骨痹。故投骨痹安肾汤治疗本病，疗效较好。

处方　骨痹安肾汤

组成：肉桂末2克（分3次冲吞），制川乌6克，巴戟天10克，肉苁蓉10克，补骨脂10克，怀山药10克，萆薢10克，石斛10克，当归10克，川芎10克，防风10克，威灵仙15克，酸枣仁10克，茯神10克，炒薏苡仁10克，木香6克（后下），甘草10克，独活10克，杏仁10克。

用法：水煎3次，分3次服，每日1剂，30剂1个疗程，连服2~3个疗程；亦可制丸药缓服，3个月为1个疗程，连服2~3个疗程。

功效：温阳益肾，祛风止痛。主治退行性脊柱炎。

医案：于某，男，63岁，农民。患脊背疼痛渐进性加重已5年多，久治不效，近感夜卧疼痛加重，故来求治。投本方服35剂，并适当锻炼身体，又制丸药连服3个月。复查脊背疼痛消失，活动自如（患者已睡木板床）。随访1年未复发。

按语：本方温而不烈，散而不燥，补而不滞，通而不破，共奏温阳益肾，祛风止痛之功效。

第六节　肋 骨 炎

处方一　解毒定痛汤

组成：银花15克，连翘9克，蒲公英15克，地丁15克，黄柏12克，桔梗12克，黄芪15克，制乳香9克，制没药9克，防风3克。

用法：水煎服，每日1剂。

功效：清热解毒，疏通气血。主治非化脓性肋软骨炎。

医案：秦某，女，24岁。右侧第二肋骨胸骨端疼痛不能碰触。医院拍片确症，治疗4个月无效。近日疼痛加剧，不能转身，上肢不能举，夜不能入眠，故来求治。余投本方2剂，患者疼痛大减，胸部闷热感减轻，已能入睡。原方再服4剂，患者病获痊愈。追访2年未见复发。

处方二　解毒汤

组成：板蓝根30克，鱼腥草30克，贯众30克，虎杖18克，紫草15克，牡丹皮18克，赤芍21克。

用法：水煎服，每日1剂。

加减：肝郁气滞加柴胡15克，香附12克，郁金15克，青皮18克，陈皮18克，枳壳15克，川芎21克，川楝子18克；气滞血瘀加桃仁12克，生地24克，当归18克，红花10克，丹参24克，川芎21克，郁金18克，香附18克，乳香10克，没药10克；痰瘀阻滞加薤白头12克，半夏10克，郁金12克，丹参21克，枳壳12克。

功效：主治非化脓性肋软骨炎。

医案：杨某，男，29岁。右侧6、7肋软骨刺痛拒按，局部隆起已1年余，医院诊为非化脓性肋软骨炎，治疗无效果，故来求治。余诊为热毒内结，瘀阻胸胁，治宜清热解毒，化瘀散结。投解毒汤加下方治疗。处方：板蓝根30克，鱼腥草

30克,贯众30克,虎杖18克,紫草15克,牡丹皮18克,赤芍21克,桃仁12克,生地24克,当归18克,红花10克,丹参24克,川芎21克,郁金18克,香附18克,乳香10克,没药10克。用法:水煎服,每日1剂。药渣热敷患处,以化瘀止痛配合治疗。服药15天,患者诸症消失,病获痊愈。追访未见复发。

处方三 和营通络汤

组成:当归10克,柴胡10克,天花粉10克,炮山甲6克,大黄3克,桃仁10克,红花10克,甘草10克,川桂枝6克,赤芍、白芍各10克,茜草10克,旋覆花10克(包),青皮6克,制乳香、制没药各6克,丹参10克,山栀衣10克,地鳖虫6克。

用法:水煎3次,分3次服,每日1剂,30剂为1个疗程。后期制丸药服3个月为1个疗程。

功效:和营通络,祛瘀止痛。主治非化脓性肋软骨炎。

医案:朱某,男,24岁,工人。患肋软骨痛8个月,投服本方30剂痊愈,访1年未复发。

处方四 疏肝活血汤

组成:柴胡、穿山甲(代)各6~12克,金银花15~30克,元胡12克,红花6~9克,郁金9~15克,丹参20~30克,当归12~15克,赤芍9克。

用法:水煎服,每日1剂,5天为1个疗程。

功效:主治非化脓性肋软骨炎。治本病很多例,治愈88.2%,好转11.8%,总有效率100%。

处方五

组成:柴胡、川芎各6克,赤芍、昆布、海藻、浙贝母、女贞子、墨旱莲、车前子各10克,元参、制黄精各20克,夏枯草、生牡蛎各30克,威灵仙15克。

用法:水煎服,每日1剂。

功效:主治肋软骨炎。治很多例,服药2~5剂,全部治愈。

处方六

组成:桃仁9克,赤芍9克,川芎9克,薤白9克,青皮9克,木香9克,枳壳9克,乳香9克,没药9克,乌药9克,瓜蒌30克,红花9克。

用法:水煎早晚服,每日1剂。

功效:主治肋软骨炎。10剂治愈。

外治处方

组成:云南白药1/3瓶,清凉油1盒,生姜、白酒各适量。

用法:生姜片烤热,蘸白酒搽患处;清凉油调白药,涂患处;用止痛膏贴患处,贴20小时。

功效:每天治疗1次,3~7天治愈。

说明:内、外合治,必获佳效。

第七节 骨 折

处方一

组成:活湖蟹3只(大蟹1~2只捣烂如泥状),地鳖虫15克,红花15克,杜仲15克,五加皮15克,制乳香15克,制没药15克,三七15克,党参15克,川牛膝15克,毛冬青30克,伸筋草15克,血竭12克,桃仁12克,地龙12克,翻白草(茅莓12克可代)12克,巴戟天12克,骨碎补25克,自然铜10克,麝香3克,白酒5000毫升。

用法:上药浸入酒中,隔水蒸沸1小时,待凉后埋地下,或放冰箱24小时,以清火气。每次饮服药酒50毫升,每日饮2次。

加减:病情严重者加麝香接骨丹3盒,每次服5粒,每天服3次。

外敷处方

组成:活湖蟹2~3只(生捣微炒),杜仲12克,五加皮12克,地鳖虫12克,红花12克,马兰头12克(红根最佳,鲜品用30克),鬼箭羽12克,川牛膝6克,伸筋草6克,骨碎补15克,自然铜10克,麝香3克,小公鸡1只(小乌骨鸡亦可以,必须是未开口啼叫的小公鸡,约500克重左右)。

用法：不用刀，用两手指抓鸡腹背上左右两个小空穴，捏死后不用开水烫毛，须干拔鸡毛，去头、脚、内脏，然后与上药共捣烂如泥状，摊纱布上，包敷在患处，外加敷酒糟适量（须炒热后敷用），或拌入白酒，然后用纱布包扎，外面再用杉树皮固定。见药干了，用口喷洒白酒，保持湿润即可。

功效：主治骨折。内服加外敷，1剂药即可治愈。本法功在活血祛瘀，消肿止痛，接骨续筋，疗效显著。

说明：外敷12~24小时即可，不可再敷；加内服药酒1剂饮完必愈；新伤须夹板固定，陈旧伤，无需固定处理；骨折治愈后，若留下后遗症，服药酒方，即可除根；本方有小毒，高血压、心脏病、结核病患者及孕妇等必须慎用；药方对骨质变形受限、腰肌劳损、肾功能损伤、肌肉损伤等，无疗效。

处方二

组成：地鳖虫9克，自然铜9克，龙骨9克，制乳香9克，制没药9克，麝香3克。

用法：共研粉，每次服1克，温酒送服，每日服3次。

功效：主治骨折。接骨神效。

处方三

组成：小公鸡1只（500克左右），制乳香15克，制没药15克，陈皮15克，生甘草15克，血竭30克。

用法：将鸡去净内脏、毛、骨、头、脚；将中药共研粉末，与鸡肉共捣烂搅匀；将药敷在骨折伤筋处，包扎固定12小时后去掉。

功效：主治骨折。12小时接好骨折。

注意：不可超时多敷。

处方四

组成：小公鸡1只（500克左右），五加皮60克，骨碎补6克，松香3克，生大黄9克。

用法：鸡去头脚、内脏、毛、骨后捣烂；中药研粉，与鸡肉共捣烂拌匀，敷于患处，包扎固定。

功效：主治骨折。包敷后，不久可听到伤处响声（接骨声），直至不响了（骨接好啦），应去掉敷药，不可再敷。

处方五　接骨丹

组成：桑白皮、五加皮、血竭花、儿茶、海螵蛸、乳香、没药、煅牡蛎各30克（儿童减半），乌骨鸡1只。

用法：将鸡干拔去毛，去内脏，连肉、骨、血、油，与上面中药共捣烂如泥状，摊在药纱布上；将骨折处理好，再用摊药的布包患处，夹板固定（最好用杉树皮夹固）；记好时间，约敷包4个小时，之后把药拿掉。敷药时间过长，骨痂增大，影响疗效；如患处出血，上药加麝香2~4克。

功效：主治骨折。1剂接骨。转服生骨散（见本节）或川乌消肿洗（见本节）治疗。痛肿消除后，休养数天，前后1个月，即可上班工作。

处方六

组成：地鳖虫10克，当归15克，续断15克，自然铜15克，毛姜15克。

用法：水煎服，每日1剂。

加减：气滞血瘀加生地15克，赤芍15克，川芎10克，泽兰10克，红花10克，川牛膝15克，制乳香10克，制没药10克；气血虚弱加熟地30克，黄芪30克，白芍10克，怀牛膝15克，党参12克，白术10克，黄精15克，肉桂6克，炙甘草10克；肝肾不足加杜仲10克，桑寄生15克，枸杞子10克，白芍10克，菟丝子10克，黄芪60克，茯苓10克。

功效：主治陈旧性骨折（迟缓连接）。

处方七

组成：地鳖虫10克，当归15克，续断15克，自然铜15克，毛姜15克，熟地30克，黄芪30克，黄精15克，白芍10克，党参15克，怀牛膝15克，白术12克，肉桂6克，炙甘草10克。

用法：水煎服，每日1剂。

功效：主治陈旧性骨折（迟缓连接）。

医案：徐某，女，25岁。因车祸骨折（左股骨），先后去三家医院治疗350天未愈，故来求治。X线检查诊断为"骨折迟缓连接，气血虚弱型"，投本方治179天获得痊愈。

处方八

组成：生地、熟地各30克，骨碎补20克，枸杞子20克，菟丝子20克，川断25克，桑寄生25克，龟板20克，当归15克，炙黄芪30克。

用法：水煎服，日服1剂。

加减：脾虚、消化不良者加白术12克，木香6克，陈皮12克。

功效：主治老年性骨折。补肾精元气，恢复并增强肾脏主骨生髓功能，加速骨折愈合，服药3~6个月可以获得痊愈。

处方九　消瘀定痛汤

组成：丹参30克，赤芍、灵芝、川牛膝、地丁、金银花各25克，当归、川断、黄芪、钩藤各15克，川芎、骨碎补、柴胡、穿山甲、地龙、苏木、香附各12克，桃仁、红花、大黄、桂枝、蒲黄、元胡、牡丹皮各10克，制乳香、制没药各6克，甘草6克。

用法：水煎早晚服，每日1剂；病重者，每日服2剂；缓解后，改为每日服1剂。

加减：剧痛、瘀肿加重当归、赤芍为30克，丹参40克，元胡、香附各15克；热毒甚加重柴胡为20克，地丁、金银花各40~60克。

功效：主治四肢骨折、脱位。据吴念先老师应用统计，总有效率为99.79%。

处方十　生骨散

组成：煅自然铜50克，金毛狗脊50克，龙骨50克，牡蛎50克，骨碎补30克，龟板20克，鳖甲20克。

用法：上药共研细粉，装胶囊服或散服均可，每次服5克，每日服3次，服10天为1个疗程。

功效：主治骨折及骨质疏松。补益肝肾、强壮筋骨、散瘀止痛，促进骨折愈合,增加骨密度,治愈骨折或骨质疏松。

按语:接骨治疗后,或接骨治疗中,或治疗骨质疏松症,都可以用生骨散治疗。

处方十一

组成:黄麻烧灰31克,少妇头发烧灰31克,乳香16克(研粉)。

用法:三药拌匀,每次服9克,日服3次,温酒送服。

功效:此为王仲勉接骨验方,有特效。

处方十二 川乌消肿洗

组成:制川乌20克,制草乌20克,郁金30克,元胡30克,当归25克,红花30克,苏木20克,透骨草20克,补骨脂30克,淫羊藿30克,桑枝30克,泽兰30克,党参50克。

用法:上药研碎,装纱布袋,水煎取液,温洗患处,每次洗半小时,每天洗2~3次。1剂药洗用5天。

功效:主治骨折后肿痛。1剂药肿痛减半,2剂药肿痛全消除。

注意:必须温洗,不可冷洗。本方有毒,禁止入口。

处方十三 新鲜骨碎补适量(视伤面定)。

用法:将骨碎补捣烂,敷患处,用纱布包裹,以杉树皮固定,24小时换药1次。

功效:主治骨折后肿痛。敷40天,肿消,骨折愈合。若摔伤肿痛,外敷7天痊愈。无毒副作用。

处方十四 血府逐瘀汤加味

组成:当归尾12克,生地9克,桃仁9克,红花6克,赤芍12克,枳壳9克,柴胡9克,川芎9克,川牛膝12克,桔梗6克,乳香12克,没药12克,朱砂根15克,大驳骨30克,骨碎补15克,甘草6克。

用法:水煎3次(能饮酒的,加米酒适量煎药更好),分3次服,每日1剂。

功效:主治骨折肿痛。复位固定加服本方,第2天肿痛减轻,7天后肿痛消失。治疗许多例,均无后遗症。

处方十五 消肿止痛膏

组成：黄连、大黄、乳香、没药各15克，冰片3克，鸡蛋1只。

用法：上药研粉，用鸡蛋清调膏敷患处，每天换药1次。

功效：主治骨折肿痛。也治其他肿痛，1剂见效，5剂治愈。

第八节　骨质疏松

处方一

组成：淫羊藿、菟丝子、山药、黄芪、川断、狗脊各30克，枸杞子、补骨脂、茯苓各15克，骨碎补10克。

用法：水煎服，每日1剂，30剂为1个疗程。

加减：阴虚火旺、潮热盗汗、舌红少津口干加女贞子30克，黄柏10克，知母15克；气短乏力、舌淡有齿印加党参15克；阴雨天病情加重加制川乌、制草乌各9克，细辛3克。

功效：主治老年性骨质疏松。治疗多例，本方有效率97%。

处方二 二仙坚骨汤

组成：仙茅、仙灵脾各12克，当归15克，知母9克，川柏6克，巴戟天9克，生黄芪30克，熟地24克，炙自然铜、生龙骨、生牡蛎各24克（此三味药先煎），炙鸡内金9克。

用法：水煎服，每日1剂，7剂1疗程。

加减：阴虚加龟板15克（先煎），枸杞子20克；阳虚加鹿角胶9克，肉苁蓉20克；气血两虚加党参15克，茯苓12克，阿胶10克（烊冲），紫河车粉3克（分次吞）；血瘀加地鳖虫6克，三七粉3克（分次吞服）。

功效：主治老年性脊柱骨质疏松性腰背痛。

医案：杨某，男，62岁。患本病多年，久治无效，故来求治。余投本方，患者服药35剂后，诸症消失，活动自如，特来告知并表示感谢。

处方三　护骨汤

组成：熟地15克，山萸肉15克，制首乌10克，枸杞子12克，炙龟板9克，杜仲12克，巴戟天9克，淫羊藿9克，覆盆子12克，紫河车粉3克(分次吞服)，山药15克，茯苓12克。

用法：上药水泡1小时再浓煎3次，分多次饮服，每剂药1~2天服完，连服30天为1个疗程，须连服3个月。

功效：主治女性绝经后之骨质疏松症。

医案：胡某，女，50岁。自绝经后，出现腰背痛，X线检查发现腰椎体广泛骨质增生、骨密度降低，骨小梁稀疏粗大，内分泌激素降低，诊断为"绝经后骨质疏松症"。医院久治无效，故来求治，投护骨汤治疗。胡某服药3个月，X线复查骨密度恢复正常，再服1个月，巩固疗效，病已痊愈。追访3年，未见复发。

处方四

组成：威灵仙、透骨草、防风、川乌、草乌、川续断、狗脊各100克，红花、川椒各60克。

用法：上药研粉末，每次取适量(约50~100克)，加食醋调匀成糊状，摊纱布上包敷于患处，亦可外加热水袋增温敷30分钟，每日2次。

功效：主治骨质疏松。

内服处方　骨头汤

功效：补充骨髓黏朊质。

注意：患者须多照太阳光，可增加骨质密度。骨质疏松与高血压有关，因为高血压患者的尿中含钙量超常，长期缺钙，必然会形成骨质疏松。

按语：本病病因是肾功能下降，致使络合钙下降，造成骨质疏松，所以补肾是关键。本法可达到补肾补钙，标本共治。

第九节　骨　瘤

概要：骨瘤，乃指骨节缝隙间肿起，坚硬如石，推之不移的肿物。中医认为骨痛的发生,多因正气不足,以致气滞、血瘀、痰凝等相互交结,逐渐形成骨痛,故治宜外敷消肿,内治宜行气、散瘀、化痰。

外敷处方

组成:鲜商陆根50克。

用法:将鲜商陆根洗净,切细,加盐少许,捣烂,外敷患处,包扎固定。每天换药1次(干品用30克研粉,加盐水少许调敷患处)。

功效:连敷5天,骨痛略软,改内服治疗。

内服处方一

组成:商陆10克(鲜品20克),党参50克,红枣10枚。

用法:水煎2次,早饭前、晚饭后服药,每天1剂,连服8天,改服下方。

内服处方二

组成:黄芪25克,皂角刺10克,当归15克,怀牛膝15克,山甲粉3克(分2次冲吞)。

用法:前4味水煎取液,分早饭前、晚饭后服药,每次冲吞山甲粉1.5克,每日1剂。

医案:患者许某,女,50岁。体虚,气血不足,2月前洗脚时发现右足背骨无故长大许多,呈6厘米×3厘米、表面光滑的骨痛,手按坚硬如石,推之不移,无酸、麻、胀、痛。患者连服本方18剂,病获痊愈。胸背反应之皮疹亦已消失。

按语:原方外敷用鲜商陆60克,1天换药2次,故而反应较多。后来改为内服处方一,用鲜商陆30克,患者第2天出现头晕、腿肌肉抽搐等商陆中毒反应,后改商陆为20克,才无不适反应。上述引用均已作调整。针对不同患者的体质,治疗中仍应注意患者服药的反应,及时调整,以确保安全治病,故首次开方应以1~3剂为限。

引自:2002年9月6日《民族医药报》之报道。

第十节 股骨无菌性坏死

处方一

组成:金银花30克,水牛角丝15克,大血藤15克,蚤休10克,大黄12克,当归10克,制乳香10克,制没药10克,穿山甲10克,三七6克,浙贝10克,白芷10克,防风10克,陈皮10克,甘草6克。

用法:水煎服,每日1剂。

善后处方

组成:黄芪15克,党参15克,熟地10克,补骨脂10克,骨碎补10克,地鳖虫6克,杜仲10克,枸杞子10克,当归10克,山萸肉10克,鹿角胶9克（烊冲）,大血藤10克。

用法:水煎服,每日1剂。

功效:此二方补益气血,滋养肝肾,强筋壮骨,活血通经,畅通血脉,促进新骨生长。主治右股骨缺血性无菌性坏死。

医案:李某,男,40岁。因高空作业时跌落,未能得到有效治疗,形成右股骨缺血性无菌性坏死,失去劳动和生活自理能力,故家人抬来求治。患者连服本方50剂,疼痛消失,能自由行走（其中金银花、大黄适度减量）。连服善后处方5个月,X光复查显示无死骨,骨质完全修复,病获痊愈。

处方二

组成:桃仁、莪术、水蛭、牛膝、鸡血藤、大黄各40克。

用法:上药研粉,每次40克,涂敷患处,包扎固定,3日换药1次,10次为1个疗程。

功效:主治早期股骨头无菌坏死。一般治疗2~5个疗程可愈。

医案:陈某,男,47岁。患左股骨无菌坏死,用本方治疗加卧床休息3个月,基本治愈（死骨修复）。访2年未见复发。

注意:皮肤过敏者、孕妇、小儿禁用。

处方三　二仙汤

组成：仙茅15克,仙灵脾15克,巴戟天15克,黄芪30克,当归10克,川芎10克,鸡血藤30克,牛膝12克,炒黄柏10克,木瓜15克,路路通10克。

用法：水煎3次,分3次服,每日1剂。

加减：寒湿甚加细辛3克,萆薢30克;湿热甚加苍术10克,生薏苡仁30克,木通10克,炒黄柏改为生黄柏;痰瘀甚加白芥子10克,僵蚕15克。

功效：温阳益肾,祛风除湿,散寒化瘀通络,促进股骨血液循环,坏死组织吸收,死骨修复。主治股骨头无菌性坏死。

医案：沈某,男,43岁。患股骨头坏死,投本方治疗3个月见效,前后治疗6个月病获痊愈。追访3年未见复发。

第十一节　骨髓炎

处方一　黄丹膏

组成：大戟30克,芫花30克,甘草30克,甘遂30克,海藻30克,黄丹250克,香油500毫升。

用法：上药前5味浸入香油中5~7天后,入锅慢火煎熬至药枯、浮起为度;离火片刻去渣,然后将黄丹逐渐加入锅内,边加边搅至乌黑漆亮,滴水成珠为度。将膏药加热,摊于牛皮纸上或厚布上,贴于患处,每日或隔日换药1次。

功效：本膏药主治骨髓炎,亦可治疗骨质增生,和软组织损伤,疗效可靠。亦治一切未溃肿胀疼痛。

处方二

组成：柴胡、白术各9克,黄柏、苍术、白芍各10克,萆薢、金银花各12克,升麻、甘草各6克。

用法：水煎服,每日1剂。

功效：主治骨髓炎。此方为智能医学效验方。

处方三

组成：野葡萄根白皮500克（去粗皮和心后的二层皮），鸡蛋清4个，麻油30~100毫升，白酒2小杯（15毫升左右）。

用法：将野葡萄根白皮洗净晾干、捣烂，加入蛋清4个，麻油100毫升，白酒2小杯，调敷患处，每日换药1次。

功效：主治慢性骨髓炎。连敷5次左右，溃口缩小，连治1个多月后，创口可愈。

引自：《常用中草药识别与应用》567页处方。

处方四

组成：白花蛇100克，穿山甲15克，全蝎20克，蜈蚣10条，斑蝥5克，糯米500克。

用法：上药共研粉拌匀，装胶囊，每次睡前服1克，每日服1次。

功效：主治骨髓炎。本方集虫品于一炉，以毒攻毒，痼疾自除。

第十二节　腰椎间盘突出

概要：本病以腰部疼痛反复发作，并向臀腿部放射，和脊柱活动受限为主的腰椎损伤性疾病。主要由外伤所致，有时由轻微动作如弯腰、扫地时扭伤形成。病变多在第4、5腰椎，或第5腰椎与第1骶椎之间。由于椎间盘纤维环破裂，髓核脱出，压迫神经根，引起腰痛和同侧坐骨神经痛，腰部脊柱向患侧或健侧突出，骨盆亦有倾斜，脊柱活动受限，有时患侧下肢肌肉萎缩，一般分中央型和狭窄型。中医属"腰痛"范畴，多因举重伤腰，瘀血阻滞，湿热交结所致。病在脊柱、腰部，脊为督脉所过之地，腰为肾府，肾主骨，肝主筋，故治疗宜活血化瘀，清热化湿，尤要补肝肾，强筋壮骨。

处方一　补肾舒脊汤

组成：熟地30克，紫河车粉6克（分3次吞服），当归10克，丹参10克，制乳香、制没药各6克，地鳖虫6克，水蛭6克，自然铜10克，骨碎补10克，补骨脂

10克,金狗脊30克,鹿角胶（或霜）10克（烊冲）,黄柏10克,知母10克,川牛膝10克,续断10克,三七粉3克（分3次吞服）,泽泻30克。

用法:水煎3次,分3次服,每日1剂,30剂为1个疗程;后期制丸药服,3个月为1个疗程。

功效:益肾壮骨,化瘀散湿。主治腰椎间盘突出。

医案:袁某,女,34岁。患中央型腰椎间盘突出症已3年,腰4~5椎压痛,右腿不能抬高,小腿外侧皮肤感觉迟钝,膝反射减弱,久治不效,故来求治。余投本方,患者连服30余剂,腰痛减轻,嘱其卧木板床,再以原方制丸药服,每服5克,每日服3次,连服3个多月,诸症消失。又以原方浸酒饮服,巩固疗效。

处方二

组成:伸筋草、透骨草各15克,五加皮、海桐皮、刘寄奴、红花各10克,苏木、川断、黄柏、怀牛膝、川牛膝、当归各6克,食盐20克（炒黄）。

用法:上药研碎,浇上白酒（约20克）。用1~2剂,装2只布袋,放罐头加盖,入锅蒸热,先拿1袋热敷患处,凉了,换一袋热的再敷,热敷40~60分钟,每天热敷1~2次,30天为1个疗程。

功效:主治腰椎间盘突出。

医案:沈某,男,58岁。患本病多年不愈,来求治时,建议他热敷治疗,连治1个月诸症消失,再敷1个月巩固疗效。追访3年未复发。

按语:本方治疗许多例,配合内服更快见效。对颈椎、脊椎、腰椎、骨刺、骨质退行性疼痛、关节不利、四肢麻木等均有疗效。

处方三　展筋丹

组成:全蝎60克,炮山甲60克,地龙60克,制马钱子60克,蜈蚣9条,白芥子40克,蕲蛇20克。

用法:上药研细粉,装0号胶囊,每次服8粒,每日服3次,白开水送服。

功效:主治腰椎间盘突出。

按语:痹症日久,邪气深入筋骨,血滞久凝,变成痰湿瘀浊,经络闭塞不通,故而草本之品不易宣达,造成久治不愈,须借虫类搜剔窜透病灶,方能开瘀凝,气通血和,行经畅络,深入除邪,闭滞得以正复。马钱子开透经络关节,除一切风邪,治骨折肌萎,为止痛上品,远胜它药;白芥子搜涤皮里膜外经络骨骱之痰浊壅积,故此方为缓收全功之法。若配合外热敷治疗,功效更佳。

处方四　祛痹通络汤

组成:独活10克,秦艽10克,防己10克,五加皮10克,川芎10克,制川乌10克,制草乌10克,威灵仙15克,赤芍15克,川断15克,桑寄生20克,川牛膝20克,细辛3克。

用法:水煎服,每日1剂,30剂为1个疗程,连服2个疗程。

加减:气虚加黄芪20克,党参12克;肾阳虚加巴戟天10克,骨碎补10克,杜仲12克;肾阴虚加女贞子10克,旱莲草10克,山萸肉10克,枸杞子10克;痰瘀阻加白芥子6克,胆南星10克,半夏10克,陈皮10克;血瘀阻络疼痛剧烈加全蝎6克,蜈蚣2条,蕲蛇9克,三七3克。

功效:主治腰椎间盘突出。

医案:王某,男,59岁。患本病3年多,入冬加重,沿左下肢放射至足跟,下蹲受限,不能坚持工作。西药久治无效,故来求治。余投本方加杜仲12克,蜈蚣2条,桂枝10克,桑枝20克,全蝎9克。王某服药2周,疼痛减轻,连服1个半月疼痛全消,活动自如。若能不间断服用,可控制病情不复发。

处方五　息痛酒

组成:当归60克,川牛膝60克,白芍60克,防风25克,威灵仙25克,地鳖虫25克,丹参25克,秦艽25克,桃仁15克,红花15克,制乳香15克,制没药15克,蜈蚣8条,蕲蛇10克,甘草10克,冰糖100克,60度米酒2500毫升。

用法:上药泡酒10天,酒量随饮,不醉为宜,每天饮2次(不超过3次)。酒饮完了,再加酒3000毫升,加药:海马20克,蛤蚧1对,全蝎10克,川芎10克,杜仲15克,地龙15克,川木瓜15克,鸡血藤15克,桑寄生15克;与前药渣共浸泡10天后,继续饮服。

功效:主治腰椎间盘突出。饮服药酒3天,疼痛大减,能伸直腰板走路,饮完第2剂药酒,病告痊愈。若配合外治热敷治疗,功效更快。

处方六　核归丸

组成：核桃仁210克，黑芝麻210克，杜仲60克，菟丝子60克，当归60克，川断30克，木瓜30克，元胡30克，骨碎补45克，香附15克。

用法：先研芝麻，后下核桃，再研至无粒块；中药烘干研粉末，加入芝麻核桃粉，拌匀；加入炼蜜，拌制丸药，装瓶放阴凉(或冰箱)中。每次服7克，每日服2次，黄酒送服，1剂为1个疗程。

功效：活血祛瘀，除湿散寒，舒筋止痛。主治腰椎间盘突出。治疗数例，痊愈率93.4%，显效率6.6%，总有效率100%。

处方七　活血舒筋汤

组成：桂枝15克，赤芍15克，丹参15克，鸡血藤15克，伸筋草15克，刘寄奴15克，续断15克，桑寄生15克，王不留行15克，元胡10克，当归10克，制川乌6克，制草乌6克。

用法：水煎温服，每日1剂。

加减：患侧酸麻胀痛，游走不定，苔白，脉浮，属风胜，加防风、羌活、片姜黄各10克；麻胀酸重，口黏不渴，苔腻，脉濡缓，属湿重，加防己、木瓜、独活各10克；酸胀冷痛甚者，脉弦紧，属寒，加制川乌、制草乌各至10克；麻木刺痛、舌质紫暗，脉沉涩，属瘀重，加地鳖虫10克，丹参为30克，元胡为15克。

功效：活血舒筋，益肾通络。主治腰椎间盘突出、坐骨神经痛。治疗多例，服药1~3个月，全部治愈。

第十三节　坐骨神经痛

概要：本病分为原发性、继发性和反射性3类，主要表现为坐骨神经通路及分布区的臀部、大腿后侧、小腿后外侧和踝部等处的疼痛。原发性坐骨神经痛：是坐骨神经本身炎性病变，即坐骨神经炎，病因不明，可能与病灶感染有关。其疼痛特点是下半身痛和腰部不灵活，数日后出现沿坐骨神经通路剧烈疼痛，痛由臀部或髋部开始，向下放射至大腿后侧，小腿后外侧和足背，持续钝痛，阵发性加剧的烧灼样或刀刺样疼痛,夜间尤甚。

继发性坐骨神经痛:是由坐骨神经通路邻近组织病变引起,根据受损部位,分为"根性"和"干性"两种,治疗当治原发病为主。①根性坐骨神经痛:多为椎间盘突出症,其次为脊椎关节炎、椎管内肿瘤所致;②干性坐骨神经痛:主要为骶髂关节病变,骨盆内肿瘤,子宫附件炎及臀部肌内注射损害等形成。

反射性坐骨神经痛:是组成坐骨神经的脊神经,分布于背部肌肉、韧带、椎间小关节、硬膜等处的纤维,因遭受外伤或炎性刺激,传入中枢神经,反射而引起坐骨神经痛,其痛部位较深,区域模糊。若查得压痛部位,局部封闭治疗后,痛可消失。中医名为"偏痹",认为由腰部闪挫、劳损、寒湿侵袭等原因,使经气阻痹所致,治疗当重治风、寒、瘀,因为"风多则引注,寒多则掣痛,气血凝滞则麻木",故而药要益气、祛寒、祛风、活血。

处方一 温阳活血汤

组成:生黄芪30克,当归30克,炙麻黄6克,乳香6克,没药6克,丹参15克,川牛膝15克,炮山甲6克,地鳖虫6克,制川乌6克,杭白勺30克,甘草20克,薏苡仁30克,炒苍术10克,木防己10克,生姜5片。

用法:水煎3次,分3次服,每日1剂,30剂1个疗程。

功效:温阳活血、祛湿止痛。功在大剂温阳益气以扶正,活血散湿以祛邪,尤赖虫类、山甲通络拔湿,力专功擅,故获捷效痊愈。本方治疗原发性和反射性坐骨神经痛,屡见佳效。

善后:原方制丸服。

医案:徐某某,男,59岁。右侧臀部疼痛放射到下肢,已10年。开始是腰部疼痛,不能行走和劳动,甚时臀及髋部剧烈疼痛如刀刺,并向大腿后侧及小腿后外侧放射,夜晚因痛不能入睡。经中西药及针灸治疗,虽可缓解,但终不能除痛。近5个月来,臀部疼痛加重,药物和封闭治疗亦不能止痛,故来求治。患者腰椎摄片均无明显改善。脉濡、苔薄白、舌胖,边有齿印黯红,诊为"原发性坐骨神经痛",属风寒入络,瘀湿凝滞。从"偏痹"治疗,投本方6剂后,患者腰痛大减,再投原方15剂,疼痛完全消失。追访1年未复发。

处方二

组成：制番木鳖（即制马钱子），30克，制木鳖子30克，地鳖虫300克，鳖甲200克，龟甲200克，乳香150克，没药150克，麻黄150克，全蝎60克，穿山甲60克，嫩皂角刺100克。

用法：上药共研末，制成水丸，或粉剂，直接服用，饭后糖开水送下，每次服5克，每天服3次，连服3个月。

功效：主治坐骨神经痛。此药单服；若病重，病程长，可配合前面温阳活血汤同时送服，必获佳效。

说明：马钱子、木鳖子均有毒，本方用"制剂"，毒性已减，只要按方剂量服用，连服3个月，不会中毒，却可治愈顽症。我老师长期治用，从未见有中毒反应，而是屡用屡效。

处方三　右归丸方

组成：熟地10~15克，山药15~30克，当归5~10克，鹿角胶3~6克，菟丝子6~12克，山茱萸6~12克，肉桂3~5克，枸杞子10~30克，制附子3~9克，杜仲5~9克。

用法：制丸服，每次服18克，早中晚各服1次，10天为1个疗程。水煎3次，分3次服，每日1剂，10天1个疗程。

功效：补肾助阳，益精血。治坐骨神经痛。亦治阴寒内热之阳痿、遗尿、水肿、寒性食少便溏、呕吐腹胀、脾胃虚寒等症，配合药酒送服，功效更佳。

引自：《景岳全书》。

处方四　去痛特效汤

组成：黄芪30克，当归15克，赤芍15克，独活15克，防风15克，乌梢蛇12克，羌活15克，红藤15克，蜈蚣2条，薏苡仁20克，细辛6克，乳香6克，没药6克，甘草6克。

用法：水煎2次，分2~3次服，每日1剂。

功效：力克风邪寒湿，攻克骨节痹痛，活血化瘀补虚，通关舒窍和脉。主治坐骨神经通。多年来运用此方3~45剂不等，已治愈多人。

注意：治疗期间,节制房事。

处方五　龙蛇汤

组成：炒地龙10克,乌梢蛇10克,僵蚕10克,桂枝10克,川芎10克,全蝎6克,蜈蚣2条,制川乌6克(先煎),制草乌6克(先煎),甘草10克。

用法：水煎服,每日1剂。

功效：主治坐骨神经痛。一般7~14剂显效,21剂治愈数人。

处方六　黄芪桂枝汤加减

组成：黄芪60~90克,桂枝、三七、甘草各6克,独活、防风各9克,牛膝20克,杜仲、桑枝、续断各15克,乌梢蛇12克,当归、秦艽各10克,白芍、薏苡仁各30克。

用法：水煎服,每日1剂。

加减：寒甚加熟附子12克,桂枝加为12克;气虚加党参20克,黄芪为90克;血虚加鸡血藤30克;湿热加黄柏9克;疼痛剧烈加乳香、没药各6克。

功效：主治坐骨神经通。治本病多例,服药8~35天全部治愈。

善后：人参再造丸,早晚各服1丸,连服10~15天,以防止复发。

注意：病程已久者,可配合推按治疗,以激活神经系统,有利活血化瘀。

处方七　千金乌头汤加减

组成：制川乌9克,熟附子9克,肉桂9克,川椒9克,细辛3克,独活15克,防风15克,干姜5克,秦艽15克,当归30克,白芍12克,茯苓12克,甘草3克,大枣5枚。

用法：水煎服,每日1剂。

加减：腰痛甚者加杜仲、川断、牛膝各12克;气虚加党参15克,黄芪15~30克;肢体麻木加全蝎9克,蜈蚣2条,地龙9克;口干便秘去肉桂、附子、川椒、细辛。

功效：主治坐骨神经痛。

药酒处方

组成：生杜仲、制川乌、制草乌、川牛膝、川木瓜、制乳香、制没药、全当归、老鹳草、生甘草各10克,好白酒1000毫升。

用法：诸药浸于酒中,密封1周后饮服,每日饮2次,每次饮15~20毫升。

医案：许某,女,36岁。患坐骨神经痛已2年多,近两月来加重,腰骶部及右腿疼痛明显加重,经医院激素、封闭、穴位结扎等多法治疗无明显效果,故来求治。投本方10剂,加药酒方1剂,患者服后诸症皆除。随访3年未复发。

按语：本方治疗原发性坐骨神经痛有效,对继发性如椎间盘突出、骨质增生等无治愈率,只有止痛功效。

处方八

组成：全当归15克,桂枝、酒杭芍、木通、香独活、宣木瓜、干地龙、汉防己各10克,细辛、甘草各3克,川牛膝12克,全蝎5克,川断15克,蜈蚣2条。

用法：水煎服,每日1剂。

功效：主治坐骨神经痛。

医案：邵某,男,36岁。患坐骨神经痛1年余,系风寒湿邪阻闭经络。本方散寒利湿、祛风通络,连服10剂治愈。

处方九　桂乌汤加味

组成：桂枝12克,白芍30克,丹参30克,制川乌9克,炙甘草9克,制乳香9克,制没药9克,川牛膝9克,川木瓜9克,桃仁9克,全蝎9克。

用法：水煎服,每日1剂；重症,开始每日2剂,症状减轻后,改每日1剂。

功效：主治坐骨神经痛。

医案：关某,女,48岁,农民。患坐骨神经痛已1年多,久治不愈。近来症状加重,持续疼痛,阵发性加剧时呻吟不止,右下肢活动受限,动则痛甚,足背有麻木感。经人介绍特来求治。余投桂乌汤加味治疗,患者服药2剂,病痛即止,嘱其再服4剂,以巩固疗效。追访5年,未见复发。此方已治愈多名患者。

注意：胃纳欠佳者,须加服香砂养胃丸或片剂。

处方十　桂枝白芍汤

组成：桂枝30~60克,白芍15~30克,生姜3~5片,甘草5~6克,大枣

5~10枚,北黄芪15~30克,当归10~15克,川牛膝10~15克,独活10~15克。

用法：水煎服,每日1剂。

功效：主治坐骨神经痛。

医案：杜某,男,45岁,干部。患者说：1个月前受寒,右侧臀部胀痛,牵及右下侧,行走困难,动则痛甚。医院诊为坐骨神经痛,西药治未好转,故来求治。投桂枝白芍汤治疗,每次服药后,盖被取汗。1剂服后,患者下肢痛减,服完3剂,疼痛全去,行走恢复如常。再服5剂,巩固疗效。追访5年未见复发。

注意：阳盛舌红苔黄者,此方不用。

按语：患者受风寒湿痹,阻滞经络而痛,治疗引用刘志斌老师验方,获得温通痊愈。

处方十一　四虫祛痹汤

组成：全蝎3~6克,蜈蚣2条,地鳖虫6克,地龙10克,天麻10克,当归10克,柴胡10克,牛膝10克,薏苡仁45克,葛根30克,鹿含草15克,熟地15克,白芍18克。

用法：水煎2次,分早晚服,每日1剂,30剂为1个疗程。

加减：偏寒肢冷加制川乌15克,制草乌15克(先煎)；瘀血、刺痛感加乳香6克,没药6克,三七2克；湿热口干加忍冬藤15克,土茯苓15克,川黄柏10克。

功效：主治干性坐骨神经痛。本方标本同治多例,服药3~60剂,治愈和显效占97.6%,无效占2.4%。

处方十二

组成：川牛膝25克,五加皮25克,当归25克,食盐250克。

用法：上药4味用火炒热,装布袋,热敷患处,每次热敷半小时。若药冷了,可以外加热水袋,补充热力,亦可以再炒热后再敷。每天热敷3~5次,每天换药1次(剂)。7天1个疗程。

功效：舒筋活血,化瘀止痛。主治坐骨神经痛。本法已治愈25人,其中男性患者19名,女性患者6名。

处方十三

组成:木瓜60克,红花30克,艾叶50克,好黄酒1000毫升。

用法:前3味中药加水煎1个半小时左右,加入好黄酒,拌匀后,先熏患处,待温时,洗浴全身,注意安全。每天1次,睡前进行,洗后盖被发汗。

功效:舒筋活络止痛。主治坐骨神经痛。轻症洗浴2次治愈,重症洗浴3次治愈。

处方十四　舒筋活络汤

组成:老鹳草30克,活血龙(即虎杖)30克,怀牛膝15克,木瓜10克,野荞麦根(即开金锁)10克,山萸25克,钩藤根25克,南五味根10克,散血莲10克,威灵仙10克,杜仲25克。

用法:水煎3次,分6次服,每日服3次,2日服1剂,连服7~15剂为1个疗程。

功效:主治坐骨神经痛及坐骨神经炎。一般1个疗程治愈,严重者2个疗程痊愈。治疗多例,痊愈和好转占95.6%,无效占4.4%。

注意:治疗期忌食酸、冷、辣、鸡鸭鱼等。

处方十五

组成:当归6克,川芎6克,地龙6克,木瓜6克,千年健6克,泽兰6克,肉桂3克,海桐皮3克,生地10克,桂枝3克,羌活3克,麻黄3克,红花3克,红糖60克,大曲酒500毫升。

用法:上药研末,用大曲酒浸泡,有条件者埋入地下7天,取出摇匀,每次饮服50毫升,每日服饮2次。

功效:主治坐骨神经痛。本方已治愈许多患者,一般轻症1~2剂治愈,重症3~4剂治愈。

医案:一位65岁干部,患本病2年多,坐下起不来,走路须人扶,痛不可忍,到处求医不愈。来求治时,推荐此方,3剂治愈,行动自如。

说明:若配合服用右归丸,每次2粒,早中晚各服1次,黄酒送服,10天1个疗程。曾治疗80例,病程1~31年,治愈69例,有效9例,无效2例,总有效率97.5%。

处方十六

组成：党参、漏芦各50克，苘麻根30克，红藤20克，乳香、没药各6克，红糖60克，童子鸡1只（男用母鸡，女用公鸡）。

用法：鸡去毛、去内脏，装入药，砂锅慢火炖烂，分餐吃完（孕妇慎用）。

功效：主治坐骨神经痛。1剂不愈，隔2天再服1剂，一般2~3剂痊愈，已治愈数人。

处方十七　阳和汤加减

组成：麻黄10克，熟地20克，肉桂6克，白芥子15克，焦白术15克，鹿角霜50克，元胡25克，桃仁15克，赤芍15克，茯苓15克，生甘草15克。

用法：水煎服，每日1剂。

功效：治坐骨神经痛伴三叉神经痛。尚尔寿老师运用此方治疗坐骨神经痛，屡用屡效，一般服药3~4剂即可显效。本方治疗三叉神经痛亦有显著疗效。

第十四节　风湿性肌肉酸痛

概要：许多人到春、冬阴雨（雪）天多发肌肉酸痛，夜半至早晨剧烈，白天缓解，去医院西医检查却为正常，此种现象女性较多见。此为正虚邪胜、风湿作弄所致，治宜扶正祛邪。

处方一

组成：桂枝10克，白术10克，制附子10克，川牛膝10克，威灵仙10克，秦艽10克，桑枝10克，茯苓20克，生薏苡仁20克，广木香6克，红花6克。

加减：风重加防风10克；湿重加防己15克；风湿重加鸡血藤15~30克；寒重加干姜6克；气血虚加黄芪30克，当归15克，党参15克，制首乌15克。

功效：扶正祛邪。主治风湿性肌肉酸痛。1剂好转，2剂治愈，3剂痊愈，再服可防止复发。

处方二　臀肌舒理酒

组成：党参30克，炒白术30克，生黄芪30克，当归20克，丹参20克，制乳香10克，制没药10克，地鳖虫10克，杭白芍30克，赤芍30克，制川乌6克，制草乌6克，伸筋草10克，川桂枝10克，桃仁10克，红花10克，全蝎5克，蜈蚣2条，川牛膝20克，甘草20克，白酒1500毫升。

用法：诸药加酒浸泡1周，每次饮服0.5~1盅（20~30毫升），每中、晚餐时各饮1次。第2次加酒500毫升再浸泡1周饮服，连饮3周为1个疗程。

功效：益气活血，解痉理肌。主治臀肌（梨状肌）损伤综合征。

医案：赵某，男，55岁。患左侧臀部及下肢疼痛性加重已3年余，严重时为刀割样剧痛，夜卧不能转侧，左下肢不能行动，偶感下肢麻痛。查左侧臀部触及隆起束状梨状肌，有压痛，X线及CT检查未见腰椎异常。诊为本病，投本方药酒饮服2个多月，患者臀部疼痛消失，共用药4剂，行走坐卧如常。追访半年未见复发。

按语：本病是指臀部单侧或双侧疼痛为主的外科运动性疾病。临床表现为臀部疼痛，重者呈持续性刀割样剧痛，卧床翻身困难，下肢不能行动；缓解时，疼痛稍轻，行走亦感艰难；有时沿一侧下肢窜麻痛，乃因梨状肌上孔和下孔均有血管神经通过，X线及CT检查腰椎无明显异常。

中医属"臀风""环跳痹"范畴，认为因劳累或受寒，损伤阳气，血凝气钝，筋肉收缩失调所致。由于肌肉属脾胃，"邪在脾胃则肌肉痛"，臀部大转子为膀胱经脉所过，与肾经脉相交，肾主水，膀胱为寒水所至，又阴血循行全身，须赖阳气推动，血不得气则凝，气不得血则散，今膀胱经脉既伤，经气不运则寒凝于内，寒伤阳气于外，则血涩而痛，治宜温阳益气，健脾活血。投臀肌舒理酒治疗。

第十五节　颈椎病

概要：治疗颈椎病，宜药物加适当锻炼相结合，才可互补不足。因为单纯药物治疗，可以疏经活络，散寒止痛，补益肝肾，标本同治，但是对某些项强肌硬、痿证型和五官型颈椎病的疗效较慢，若能配合按揉和颈椎操锻炼，就能立感舒适轻快,也能补充药物的不足。那么单纯用锻炼治疗颈椎病行吗? 回答是不行。锻炼治病功在治标,不能治本,故而不能功效持久,特别是对眩晕型和骨松型的颈椎病,更须药物治疗才可安全可靠。

对颈肩须保暖避凉,特别是睡眠中;善于调节头颈姿势,动静结合,特别是低头久坐会伤颈椎;枕头不宜过高,6~10厘米为宜,枕头必须有颈曲弯度,这样容易枕着颈椎部;常宜热敷颈椎,揉拿点掐颈上"风池穴";做颈椎操宜缓慢舒适为度。

人们特别是青少年在开玩笑时,常常喜欢搂别人的头颈,这是危险的动作,应当严格禁止! 因为一旦用力过猛,颈动脉窦压力承受器收到刺激后,产生的神经冲动,就很快传入大脑中的血管神经中枢,引起心脏及血管活动的强烈抑制,血管壁的压力一下子减轻,动脉血压急剧下降,导致人体重要器官如脑和心脏的血液供应顿时减少,个别的严重的还可因强烈的迷走神经反射,引起心脏突然停止跳动而猝死。

处方一　颈椎操

做法:练功前先饮一杯温开水,以利稀释体内血液,促进体内血液正常循环,可防止脑梗、中风的意外发生。老年人必须注意。

老年人练功,宜坐或盘坐为稳妥,青年人可以站着练功。练功者须舌抵上颚(以利口中唾液分泌旺盛,严重高血压者应舌抵下颚,以稳定血压),面带微笑,自然呼吸,双手握于身后,心平气和地进入练功状态。

练颈椎操,必须动作非常缓慢,可保证安全练功,务必切记!

二人以上练功,应有一人口述如下。

1."向后看":1-(头颈向左转,眼视身后远方),2-(头颈向右转,眼视身后远方),3-(头颈向左转,眼视身后远方),4-9,再2-1、2-2至2-9,即每一项动作均做二个9。接着做下一动作;

2."左右松颈":1-(头颈倒向左肩,右肩筋有拉劲,此法亦治肩周炎),2-(头颈倒向右肩),3-(头颈倒向左肩),4-如此做二个9,再做下一动作;

3."前后松颈":1-(头倒胸前),2-(头脸向天,腰胸前挺),3-(头倒胸前),4-做二个9;再做下一个动作;

4. "回头望月"：1-（身子随头颈左转，眼望身后天空），2-（身随头右转，眼视身后天空），3-做二个9；再做下一个动作；

5. "转头"：先向左转1-（头颈缓慢地向左至右转一个周圈），2-、3-转9圈；向右转1-2-亦转9圈；再做下一个动作；

6. "仙鹤点水"：1-（头颈前伸，向下拉回，就是用下颌划一个圆圈为一次），2-、3-做9次，人称"长寿之功"。

7. "收功"：

（1）搓热双手；

（2）"搓大椎"：左、右手交换着搓，搓热为度（大椎是颈椎、胸椎连接点，孔隙大，容易受风寒，故此法可防治感冒、防治颈椎病。必须左右手交换着搓，以防止大椎骨偏。）；

（3）"掐拿颈椎"：双手掐拿整个后颈和后脑头皮，以舒适为度；

（4）点揉颈上"风池穴"（两风池穴在后头部入发际两侧凹陷中）。

（5）掐拿颈椎，点揉风池穴，其功效为防治后头痛、发热、目疾、感冒、眩晕、高血压、失眠，缓解脑供血不足。

（6）干梳头、空心掌拍头、干洗脸、揉双耳朵，全身拍打。深吸一口气，气沉下丹田。收功完毕。

功效：此功松弛颈部肌肉、筋脉，活血、补血、化瘀、通络，缓解颈肌僵硬、钙化，促进增生骨质的吸收，以改善脑供血、供氧的不足；颈椎操向后看、回头望月，不仅治疗颈椎病，亦防治青光眼、白内障；回头望月的转身动作，亦治疗腰肌腰椎病。若能配合中药治疗，就可事半功倍地治疗颈椎病。本"颈椎操"功法，是吸收了气功和医学界治疗颈椎病的功法汇编而成，是治疗颈椎病的特效功法。

处方二

组成：血竭15克，川牛膝12克，制乳香9克，制没药9克，红花6克，桃仁6克，制川乌6克，制草乌6克，白芥子6克，生半夏10克，生南星10克，松香10克，樟脑粉12克（另包），葛根12克。

用法：上药烘干研末，再入锅炒热，加入樟脑粉拌匀，再用白酒拌湿，装布袋热敷患处，凉后再炒热，加白酒拌匀敷患处，每次敷1小时，每天早晚各敷1次。

上药每日1剂,3天1个疗程,休息2天,再热敷第2个疗程。

加减:伴腰椎骨质增生者加桑寄生15克;伴膝关节增生者加鸡血藤15克,大黄15克。

功效:主治骨质增生性颈椎病。一般热敷3个疗程均可使诸症消失。

内服处方(善后) 通络除痹汤

组成:黄芪30克,葛根20克,桂枝10克,桑枝30克,川芎15克,鸡血藤20克,路路通20克,羌活12克,威灵仙15克,炒地龙15克,姜黄12克,炙甘草15克。

用法:水煎服,每日1剂,15剂为1个疗程。

功效:宣痹通络,活血化瘀,解痉止痛。治疗各型骨质增生性颈椎病。

医案:沈某,男,52岁,工人。患骨质增生性颈椎病已2年,曾用超声波和牵引及药物治疗,均未获效。现疼痛加重,已不能抬头,双上肢麻木、酸痛、活动不利,X线片示第六颈椎骨质增生,故来求治。为提高患者治愈病痛的信心,首先给予热敷外治,缓解疼痛、松弛筋脉,再配合内服以治本。沈某敷治2个疗程,诸症消失,再服通络除痹汤以防止复发。沈某服药7剂,疗效巩固。追访半年未见复发。

处方三

组成:葛根10克,天麻9克,桂枝10克,制川乌10克,制草乌10克,白芷10克,红花10克,当归10克,三七10克,细辛5克,血竭6克,全蝎6克,防风15克,羌活15克,威灵仙15克,鸡血藤10克,苏木15克,仙鹤草9克,独活9克,制乳香6克,制没药6克,川芎15克。开7~10剂。

用法:上药共研粉末,装入布袋,敷于痛处,若外加敷热水袋增温,功效更好。晚间睡时枕于颈椎。

功效:促进血液循环、新陈代谢,恢复损伤退变组织的功能,以达到活血、通络、止痛的功效。治颈椎病:3天好转,手不麻木;腰椎间盘疼痛:24小时温敷后疼痛减缓;肩周炎可温敷加颈椎操锻炼,2~3个月愈。若加中药内服,功效更佳。

说明:本方可制成"药枕""药带",外敷治疗颈椎病、肩周炎、腰椎间盘疼痛症。

处方四

组成：全蝎9克，蜈蚣2条，鹿含草30克，乌梢蛇15克，当归15克，川芎15克，自然铜15克。

用法：水煎服，每日1剂。

加减：上肢麻木、痛重加桑枝20克；颈部强直、痛重加葛根15克；眩晕昏倒加地龙、钩藤、泽泻各15克；气候剧变时，病症加重加汉防己、秦艽各10克。

功效：主治颈椎骨质增生。

医案：于某，患严重颈椎病多年，久治不效，故来求治。余投本方47剂加前方药枕枕于颈椎，终于获得治愈。追访半年没有复发。

处方五

组成：木瓜15克，威灵仙15克，鸡血藤30克，骨碎补15克，白芍25克，甘草10克，葛根15克，天麻10克，三七粉5克（分次冲服）。

用法：水煎3次，分3次服，每日1剂。

外敷处方

组成：骨碎补100克，细辛30克，生川乌30克（或制川乌30克，或制草乌30克）。

用法：上药研碎，入砂锅炒热，洒上白酒（以湿透为度），趁热布包，外敷患处30分钟，早晚各1次，每次炒热后洒白酒热敷患处。

功效：主治骨质增生性颈椎病。

医案：于某，男，40岁。患颈痛、转颈不灵多年，医院诊查为骨质增生性颈椎病，久治不效，故来求治。余投内服加外敷治疗。于某连治40天，颈椎诸症消失，活动自如，病获痊愈。追访半年未见复发。

处方六

组成：党参30克，熟地25克，炙黄芪25克，当归10克，枸杞子25克，白芍20克，远志15克，酸枣仁15~10克，羌活20~15克，藁本20克，川芎20克，红花15克，地龙15克，僵蚕15克，炙甘草10克。

用法：水煎服，每日1剂。黄酒或白酒作药引。

功效：主治老年性颈椎病。

医案一：孟某，女，68岁，农民。患肩麻、头昏12年，近期加重，医院查诊为"颈椎病"，治疗无效，故来求治。该病治宜补肝益肾，祛风除湿，活血化痰。孟某服药5剂症状消失，再服2剂病获痊愈。追访半年未见复发。

医案二：一位71岁女工患颈椎病25年，头昏肩麻，久治不愈。来求治时，亦用本方5剂治愈。追访半年无复发。

注意：服药期间忌油腻。

处方七　益肾强颈汤

组成：熟地30克，山萸肉10克，炙黄芪15克，当归10克，川桂枝6克，葛根10克，杭菊花10克，天麻10克，白芷10克，蝉衣10克，僵蚕10克，牛蒡子10克，丹参10克，赤芍15克，威灵仙10克，生龙骨20克，生牡蛎20克，磁石30克（先煎），首乌藤30克。

用法：水煎3次，分3次服，30剂1个疗程，连服3个疗程。

功效：益肾强颈，活血祛风。主治颈椎病综合征。

医案：严某，男，68岁。患本病3年多，久治不效，近3个月来加重，已发生5次晕厥。X线显示5~7颈椎后缘唇样增生，椎间隙变窄，椎间孔缩小，诊断为颈椎综合征，故来求治。余投益肾强颈汤治疗。严某服本方5剂后见轻，再服25剂诸症消失。让患者制丸药服3个月，巩固疗效。追访1年未见复发。

处方八　颈椎汤

组成：葛根30克，半夏12克，橘红12克，茯苓12克，甘草6克，炒枳壳12克，竹茹6克，生磁石20克，丝瓜络9克，钩藤15克，川芎15克，菊花12克，炒栀子12克。

用法：水煎服，每日1剂。

功效：健脾、化痰、利湿，活血通络。主治颈椎病综合征。

医案：王某，男，48岁，干部。近年来时觉头昏头晕，颈项痛胀，右上肢酸麻。X线颈片显示生理弯曲消失，3、4、5椎体前后骨质均呈唇样增生。近10天症状加重，胸闷、口苦、两手发麻、转颈不适，西药治疗无效，故来求治。证系脾虚痰湿，气郁化火，瘀血阻络，投颈椎汤治疗。王某服本方25剂，诸症尽除，病获痊愈。追访2年未见复发。

处方九　透骨消痛汤（丸）

组成：鹿角片9~35克，金毛狗脊9~35克，当归12~60克，白芍15~80克，威灵仙12~60克，透骨草15~80克，全蝎9~30克，血竭9~30克，葛根30~80克，防风15~50克，蕲蛇9克（制丸用白花蛇2条）。

用法：小数剂量水煎服，每日1剂；大数剂量研粉过筛炼蜜丸，每服6克，每日服3次，30天1个疗程。

加减：脾虚、腹胀加鸡内金、白术、山楂各10克；头顶痛加藁本30克；四肢不利加桑枝40克，鬼箭羽20克；失眠加酸枣仁30克。

功效：主治多型颈椎病。

医案：崇某，男，58岁。患脊椎型颈椎病多年，久治不愈，故来求治。余投本方治疗1个月痊愈，追访2年未见复发。

处方十　葛藤汤

组成：葛根15克，钩藤15克，鸡血藤15克，当归15克，川芎9克，黄芪15克，桑寄生15克，姜黄9克，白芍12克，白芥子9克，地龙9克，牛膝9克，桂枝9克，全蝎9克，地鳖虫9克，木香9克，丹参15克，蜈蚣2条，甘草6克。

用法：水煎2次，饭后1小时温服，每日1剂，15剂为1个疗程。

加减：动脉型和交感神经型颈椎病加鹿角胶15克（烊冲），补骨脂9克。

功效：扩张血管，改善微循环，抗炎止痛，调节免疫功能，有效治疗各型颈椎病，人称疗效可靠。

处方十一

组成：羌活15克，麻黄8克，细辛8克，葛根30克，制川乌15克（先煎），桂枝12克，赤芍15克，黄芪30克，当归10克，巴戟天15克，肉苁蓉30克，补骨脂20克，全蝎6克，三七8克，露蜂房15克，甘草8克，炒枣仁30克。

用法：水煎服，每日1剂。

功效：治颈5~7椎骨质萎缩退化。

配合治疗：做颈椎操，动作必须很慢，以舒筋活络；九度醋1瓶，加温后，用小毛巾吸醋液敷颈背，以利散瘀软坚，阻止颈部韧带钙化，活血止痛。

医案：陈某，女，58岁。患头痛、颈部强硬、扭头不灵，双上肢麻木，视力减退，失眠已半个月，故来求治。证属肾虚骨损、寒湿凝滞，治宜补肾、壮骨、温经、除湿。综合治疗半月，患者诸症消失而愈。巩固用肉苁蓉、山药、黄芪各30克，羊骨或猪排煮汤佐餐。追访半年未见复发。

处方十二

组成：当归10克，桃仁12克，赤芍15克，川芎15克，羌活15克，葛根30克，麻黄8克，桂枝12克，细辛8克，三七10克，制乳香10克，制没药10克，骨碎补20克，甘草6克。

用法：水煎服，每日1剂。

功效：治颈椎4~7椎骨损伤性颈椎病。

配合治疗：按摩风池穴、大椎穴；药渣温敷颈部，每次30分钟，每日早晚各1次。

医案：李某，男，37岁。因扭伤颈部，造成头晕脑胀痛，上肢麻木，西药久治不愈，故来求治。症见筋伤骨损，气滞血瘀，治宜活血祛瘀，舒筋止痛。李某治疗10天，诸症消失，病获痊愈。追访未见复发。

处方十三

组成：生石决明30克（先煎），白蒺藜15克，白僵蚕15克，全蝎6克，黄芩10克，黄连6克，补骨脂18克，川芎18克，白芷15克，白术10克，甘草6克。

用法：水煎服，每日1剂。

功效：治颈4、5、6椎体上下缘骨质损伤。

医案：一位中年人颈椎扭伤，医院X线显示颈4~6椎体上下缘骨质损伤。患者服药2剂见好转，再服3剂，疼痛消失，继服5剂，病获痊愈。

处方十四

组成：川乌、穿山甲各20克，醋和凡士林各适量。

用法：上药研粉末，加醋加凡士林拌膏，敷患处，隔日换药1次。

功效：治颈椎骨质增生。20~30天治愈。

处方十五

组成：熟地30克，制黄精30克，当归10克，肉苁蓉10克，桂枝10克，僵蚕10克，枸杞子15克，白芍15克，葛根25克，制乳香6克，制没药6克，全蝎6克，地龙9克，蜈蚣2条，桑枝10克，鹿角片18克。

用法：水煎3次，分3次服，每日1剂，15剂为1个疗程，连服2~3个疗程。

加减：便秘加生地15克，鲜石斛30克，麻仁15克；头痛甚加杭菊花15克，白蒺藜12克；头晕加生牡蛎30克（先煎）。

功效：主治老年性颈椎病、手指麻木。

医案：吴某，男，78岁。患颈椎病、手指麻木、手触感减退已半年。余投本方治疗，患者服药48剂，诸症消失，病获痊愈。追访半年未见复发。

处方十六

组成：制川乌6克，制草乌6克，细辛3克，川桂枝9克，杭白芍9克，磁石30克（先煎），牛蒡子9克，僵蚕9克，葛根12克，潼蒺藜9克，白蒺藜9克，羌活9克，独活9克，狗脊30克，当归9克。

用法：水煎服，每日1剂。

功效：主治颈椎病。

医案：金某，女，43岁。患颈椎病多年，久治不愈，故来求治。余投用石仰山老师验方温经通络、滋肾壮骨治疗。金某连服本方28剂后，病获痊愈。追访1年未见复发。

第十六节　骨质增生

处方一

组成：鹿角霜15克，鹿蹄草15克，肉苁蓉15克，熟地15克，巴戟天10克，炙狗脊10克,怀牛膝10克,川续断10克,制附子8克,薏苡仁30克,楮实子15克,地鳖虫6克,制乳香9克。

用法:水煎服,每日1剂,15剂1个疗程。

加减:腰红肿热痛加绿心黑豆30克,大黄20克,去附子;大便溏加补骨脂10克,骨碎补10克,去肉苁蓉;体虚自汗加黄芪20克,去地鳖虫;下肢麻木加桑寄生10克,炒桑枝30克,天麻10克。

功效:补肾强肾,活血止痛。主治腰椎骨质增生。服1~2个疗程,总有效率为98.2%。

善后处方　补肾汤

组成:当归9克,白芍9克,生地9克,陈皮9克,小茴香9克,补骨脂9克,怀牛膝9克,杜仲9克,白茯苓9克,党参15克,黄柏6克,知母6克,熟地9克,制乳香9克,炙甘草6克,红枣6枚,威灵仙15克。

用法:水煎服,每天1剂,连服30天。

功效:巩固疗效,预防腰痛复发。

处方二

组成:桃仁10克,红花10克,当归15克,生地15克,川芎6克,赤芍10克,三棱10克,莪术10克,威灵仙15克,地龙10克,地鳖虫6克,乌梢蛇10克,姜黄10克,生甘草6克。

用法:水煎服,每日1剂。

外治处方

组成:陈醋1瓶。

用法:用热湿毛巾抹干净患处,倒2~3匙醋在碗中,用手蘸醋轻搓患处,至手感发黏发干,再蘸醋搓,将碗内醋用光。患处盖上干布,用空心拳轻拍按揉患处3分钟,再用热毛巾抹干患处。早晚各治疗1次。

功效:主治腰及各类骨质增生初起。内服加外治1周见效,1个月治疗痊愈。

处方三

组成:熟地15克,山萸肉10克,怀山药10克,丹参30克,皂角刺10克,威灵仙10克,生甘草6克。

用法:水煎服,每日1剂。

加减:阴虚加知母10克,龟板12克,鳖甲12克;阳虚加干姜10克,制附片15克;瘀滞加桃仁10克,红花10克;湿热加苍术10克,黄柏10克。

功效:主治晚期各类骨质增生,连服1个月见良效,加外敷可治愈。

外治处方

组成:麦麸500克,生姜、葱须、陈醋各适量。

用法:切碎,拌匀,炒热,装布袋,蒸热后热敷,每日2次。

功效:每日1剂,1个月内可治愈。

处方四　通络除痹汤

组成:丹参15克,当归15克,鸡血藤15克,海风藤15克,连翘30克,制乳香10克,制没药10克,姜黄10克,威灵仙10克,地龙10克,制川乌10克,制南星10克。

用法:水煎早晚分服,每日1剂。

加减:病在肩颈、上肢加葛根10克,桑枝10克,桂枝10克;病在腰背加杜仲10克,川断10克,狗脊10克;病在下肢加独活10克,牛膝10克,木瓜10克。

功效:活血化瘀祛风,除湿通经止痛。主治各类骨质增生。加外敷治疗,均可获得治愈。

外敷处方

组成:地鳖虫40克,威灵仙40克,制川乌30克,制草乌30克,白芥子30克,肉桂30克,五灵脂30克,秦艽30克,皂角50克,元胡50克,乌梢蛇50克,鸡血藤60克,防己60克,丹参30克,补骨脂30克,川断30克,狗脊30克,老葱白100克,陈醋100毫升。

用法:上药用纱布包扎,加水煎沸30分钟后,下葱白、陈醋即可;先熏后洗,用毛巾浸药液后(不流),热敷患处40分钟,每晚1次;每剂药可用4天。每次煎药均须加老葱白和陈醋。

功效:温经散寒,祛风除湿,活血化瘀,益肾通络,力达病灶。主治骨质增生。1剂见效,6剂可治愈,治愈率100%。

善后处方

组成：熟地300克，鹿衔草200克，肉苁蓉200克，鸡血藤200克，淫羊藿200克，莱菔子100克，骨碎补200克。

用法：研粉炼蜜丸，每丸9克，每次服1丸，每日服3次，开水送服。

功效：补益肝肾，生髓健骨，活血舒筋止痛。主治骨质增生。

医案：崔某，男，55岁。患腰椎骨质增生，多年久治不愈，经内服和外敷方治疗痊愈，又善后服丸药1个月。追访1年未见复发。

处方五

组成：当归15克，川芎9克，赤芍12克，熟地12克，桂枝9克，乌梢蛇9克，制乳香9克，制没药9克，丹参15克，苏木6克，甘草6克，骨碎补12克，三七5克。

用法：水煎服，每日1剂。

功效：主治重症腰椎骨质增生。连服12剂痛消，再服8剂治愈。

善后：本方研粉，蜜炼为丸，每服9克，每日服2~3次，连服1个月，巩固疗效。

第十七节　胸壁损伤

处方一　血府逐瘀汤

组成：桃仁、红花、青皮、制乳香、制没药各6克，瓜蒌皮15克，当归、牛膝、枳壳、柴胡、郁金各10克。

用法：水煎服，每日1剂，15剂1个疗程。

功效：主治胸壁损伤。治疗很多例，服药15剂后，症状消失者85.9%，病情好转者14.1%，总有效率100%。

处方二　胸伤逍遥汤加减

组成：当归、赤芍、元胡、柴胡、桃仁、青皮、焦生地、地鳖虫各10克，川芎、降香、甘草、制乳香、制没药各6克。

用法：水煎服，每日1剂。

加减：痛甚加乳香、没药为9克，血竭、三七各6克；损伤在内，气机受阻加郁金10克，瓜蒌12克，小茴香6克，炮山甲6克；瘀滞化热加生地10克，去焦生地，加牡丹皮、栀子各10克；咳呛痰多加桔梗、半夏、炒苦杏仁、炙马兜铃各9克；伤久正虚加党参、黄芪、白芍、三棱、莪术各10克；咳喘加苏子、白芥子、半夏各10克。

功效：治疗胸部损伤很多例，用药3~54剂，均获得治愈。部分追访未见复发。

处方三　胸痛消愈汤

组成：当归10克，丹参10克，制乳香6克，制没药6克，桃仁10克，红花6克，天花粉10克，三七粉3克（分次冲服），花蕊石15克（先煎），茜草10克，地鳖虫3克，炮山甲3克，降香6克，川郁金10克，桔梗10克，炒枳壳6克，大黄3克，陈皮6克，路路通10克。

用法：水煎3次服，每日1剂，21剂为1个疗程。

功效：行气活血，疗伤止痛。主治外伤性胸膜炎。

善后：制丸药服，2个月为1个疗程。

医案：崔某，40岁，工人。被汽车撞击，右胸受伤，医院抢救，诊为胸内伤，胸腔少量渗血，住院25天出院，但胸痛未除，呼吸时疼痛加剧，故来求治。余投本方，患者连服20剂，胸痛减轻。原方制丸药，每次服5克，每日服3次，连服2个月，诸症皆除，病获痊愈。

按语：功在通络化瘀，气血畅通才痛消。

处方四　小柴胡汤

组成：柴胡12克，黄芩12克，南沙参15克，百部12克，瓜蒌15克，牡蛎30克，甘草10克。

用法：水煎服，每日1剂。

功效：治疗渗出性胸膜炎多例，服药30~45剂，全部治愈。

处方五

组成：当归、赤芍各30克，山甲片、香附各15克，桃仁、大黄各12克，青皮、白芷、木香、红花各10克。

用法：水煎服，每日1剂。

功效：理气通络，活血止痛。主治胸部迸气致伤痛。一般1~3剂痊愈。

第十八节　坐骨结节滑囊炎

概要：臀部疼痛，行走加重，痛处有肿块，并可抽出液体，但X线检查没有骨质病变。曾治疗多例，均用本方治愈。

处方

组成：当归15克，薏苡仁15克，川芎6克，生地10克，赤芍10克，苍术10克，泽泻10克，牛膝10克，木瓜10克。

用法：水煎服，每日1剂，10天1疗程。

功效：主治坐骨结节滑囊炎。患者均在6~15天治愈。

第十九节　落　枕

处方

组成：葛根30克，菊花15克，粉牡丹皮15克，生白芍24克，柴胡12克，生甘草9克，红糖30克。

用法：水煎取液，冲红糖后，1次饮服，服后卧床休息1小时，待全身发汗为度。

功效：主治落枕。治疗多例，均1剂治愈。

按语：若能每天坚持做1次颈椎操（须15分钟），就可以防治颈椎病、肩周炎，亦可防治"落枕"的发生。

第二十节　跌打损伤

处方一

组成：三七15克,大黄15克,牡丹皮15克,枳壳15克,大蓟15克,小蓟15克,当归25克,白芍25克,生地25克,红花5克,桃仁14克,水蛭6克,自然铜25克。

用法：水、米酒各半煎药2次,分3次口服,每日1剂。

功效：被牛车压伤肩头,本方可治。

医案：韩某被发毛的牛车压伤肩头,连服3剂后,疼痛消失,再服3剂,胳膊抬伸自然,原疼痛难忍已一扫而光。

处方二

组成：自己的尿液。

用法：每次1杯,1日3杯。

功效：右腰摔伤（重伤）,本方可治。

医案：李某右腰摔成重伤,在医院治疗3个月,疼痛不减,故来问有何省钱、有效的治疗方法,余建议他饮服自己的尿液。李某同意,初饮觉得味道不好,后来习惯了。连饮1个月后,患者诸痛消失,腰动自如。

处方三

组成：金樱子10克,石南藤10克,鹿衔草10克,菟丝子10克,川杜仲10克,川牛膝10克,补骨脂8克,狗脊15克,桑寄生12克。

用法：水煎分2次服,每日1剂。

功效：主治风湿、劳损、跌打、腰腿痛。轻症3~5剂,重症10剂,均可治愈。

处方四

组成：栀子、黄柏各等份（约各30克）。

用法：上药研粉末,加鸡蛋清适量,樟脑或冰片用0.5克,酒精适量,调药为糊状,敷于患处,外用塑布保护,干时加滴白酒湿润,每日换药1次。

功效：主治关节扭伤。一般治疗3~5天痊愈。

说明：本病包括膝、踝、腕、指、趾关节扭伤，用本方均有效。

处方五　救死回生罗汉丹

组成：制乳香12克，制没药12克，制川乌9克，制草乌9克，琥珀7克，红花12克，甘草10克，牡丹皮12克，杜仲10克，花粉10克，牛膝10克，当归10克，骨碎补9克，血竭10克，肉桂10克，地鳖虫10克，三七4克，广木香12克，川羌活10克。

用法：米酒1000毫升（即药和酒比例为1∶5），浸泡上药7天（或隔水蒸沸半小时），轻症外搽，优于红花油效果；重症外搽加内服，每次饮30毫升，每日饮2次；19味中药研粉，每次服9克，米酒引服；重症内伤者，将19味中药用酒水各半煎汤服用，每日1剂，日服3次。

功效：患者均获得治愈。

按语：古今练武的、现代运动员，多会有不同程度的跌打和内伤，都可用前人验方"救死回生罗汉丹"药方治疗。

处方六

组成：黄连15克，大黄15克，制乳香15克，制没药15克，冰片3克。

用法：上药研粉末拌匀，用鸡蛋清调膏状，外敷痛处，每日换药1剂。

功效：主治肋骨肿痛。

医案：柏某，男，38岁。工地跌伤，肋骨肿痛，久治不愈，故来求治。外敷5剂后，患者肿痛消失，病获治愈。此方已治愈多人。

处方七

组成：苏木150克，松节（或络石藤）150克，赤芍80克，红花50克。

用法：水煎取液，待温沐浴，每日1剂，1次治愈。

功效：主治全身疼痛。药力直达肌肤病灶，配合救死回生罗汉丹方内服，可获得痊愈。

按语：高处跌落、气血瘀滞所致，可用本药浴方治疗。

处方八

组成：大黄15~25克，生姜15~25克，食盐10~15克。

用法：将上药切碎，放锅内炒成黄色，加水2碗煎成1碗，五更初时，将药汤服下，到天明时，腰间瘀血消下，便入盆中，可见到鸡肝样的瘀血，腰痛即止。

加减：瘀血排空后，减去大黄，光用生姜、食盐，炒热，用纱布包敷伤处，每日1次。

功效：主治瘀血腰痛。热敷3天即可治愈。

按语：此方消瘀、排瘀灵验有极效，但必须在诸方治疗无效时，才可动用此方。见瘀血排空，必须减去大黄后改为外敷治疗，不可再内服。

处方九

组成：按压涌泉穴。

用法：人外出时，突然扭伤、挫伤四肢，一时无法请医生治疗，可不必着急，坐下来休息，用手指按压自己脚心的涌泉穴，按压2~3分钟。

功效：用于四肢扭伤、挫伤之急治。轻者1次治愈，重者治疗2~3次亦可痊愈。

说明：涌泉穴在足心凹陷中，即足中趾与足跟连线的前1/3处。涌泉穴对休克、中暑、中风、癫痫、精神病、失眠、小儿惊风等均可治疗。

处方十

组成：新鲜尿液。

用法：轻者用他人或自己的尿液冲洗伤口痛处；重者加服自己的新鲜尿液1杯，每日饮3次（用自己中段的尿液饮服）。

功效：用于被咬伤、挫伤、跌打损伤之急治。不论轻症、重症都可获得治愈。

处方十一

组成：热童尿1碗。

用法：弄开病人的口，急灌热童尿1碗。亦可用萱麻150克烧成灰，取适量米酒调服。

功效:用于伤重气绝之急救。服后必获回生治愈。

处方十二　大成汤

组成:大黄6克,玄明粉6克,枳壳6克,厚朴3克,当归3克,桃仁3克,苏木3克,红花2克,木通3克,甘草2克。

用法:水煎温服,每日1剂。

功效:用于跌打重伤气绝之急救。通下瘀血,神志复苏,再改服补损药方。

按语:表现为大小便不通、瘀血不散、肚腹膨胀,系上攻心腹,闷乱至死象,治宜投大成汤救之。

处方十三

组成:白糖适量。

用法:将化脓伤口用冷开水或淡盐水洗净,药棉吸干水分,敷上白糖,包扎好即可。不可再打湿。每天换药1次。

功效:用于外伤、刀伤出血。2~3天可治愈,不留伤疤。

说明:此为阿根廷医生发明的方法。

处方十四

组成:冰片6克,白芷6克,黄丹6克,滑石6克,红花9克,制没药9克,制乳香9克,生石膏粉9克,麝香0.3克,薄荷3克(如无麝香,薄荷不用)。

用法:上药研细粉,装有色玻璃瓶密封备用,保存好可有效10年。伤口不下水,敷上药粉,1次治愈,不留疤痕。

功效:用于外伤、刀伤出血。有止痛、杀菌、消炎之特效。

说明:本方为曹祥生老师运用了10多年的治刀伤秘方。此方人畜通用。

处方十五

组成:牛胆1个,石灰20~30克。

用法:取石灰装入牛胆内,以胆汁浸没石灰为度,置通风处阴干;去皮研末装瓶备用。对外伤出血,取药粉少许敷于伤口。

功效:用于外伤、刀伤之出血。敷药后出血立止。只敷药1次,1星期左右痊愈,无疤痕。治愈率100%。

引自:《当代中医师灵验奇方真传》。

处方十六　李傻子刀切剂

组成:陈年生石灰120克,生大黄30克。

用法:2味同炒至石灰呈粉红色,大黄呈焦褐色,共研成细粉备用;取药粉适量撒于外伤创口,盖消毒纱布固定。

功效:快速止血、止痛、消肿、愈合创口。用于外伤、刀伤之出血。疗效确切,优于一般消炎粉。

说明:一切外伤出血,都可用"李傻子刀切剂"治疗。

处方十七

组成:仙人掌1片。

用法:去刺,捣烂敷患处。

功效:用于外伤、刀伤出血。一般1次治愈。

说明:手指外伤感染出脓,可用本方治疗。

引自:武林秘传奇方。

处方十八

组成:地鳖虫12克,胆南星15克,血竭15克,制没药24克,微炒马钱子9个,龙骨9克,净乳香30克,防风15克,川芎12克,冰片3克,升麻15克,当归9克,金狗脊黄毛24克,三七3克,白芷15克,七叶一枝花15克,菖蒲9克,红花15克,川羌活9克,螃蟹骨9克。

用法:上药20味共研细末,装瓶加盖备用;用时加老酒或口水(唾液)调敷患处。

功效:用于外伤、刀伤出血。敷药后立即止血,止血后,5分钟伤口愈合;伤口不破者,敷药后消肿止痛,病获痊愈;伤在手指、脚趾未破者,敷药后能脱去黑皮而痊愈。

说明：此方在古代武林界为秘传奇方。

处方十九

组成：竹内膜。

用法：折叠数层贴敷患处，用纱布固定。

功效：用于外伤、刀伤出血。很快止血、止痛、消炎、愈合。

说明：皮肤划伤出血不止，可用此法。

处方二十

组成：铁线草适量。

用法：研粉末，用时将药粉撒于创面，每天换药1次。

功效：用于创伤出血不止（五厘米浅层）。创面大则7天血止痛消治愈；创面小则4天生肌愈合。

按语：凡伤口在5厘米以内，或创面较大，无法缝合者，均可用鲜铁线草，口水嚼烂后敷于伤口，已治疗许多例，不论春夏秋冬均未见感染，亦不留疤痕。

处方二十一　活血舒络汤

组成：生黄芪30克，桃仁10克，红花10克，川芎10克，当归尾10克，威灵仙10克，秦艽10克，丹参10克，没药6克，五灵脂10克，醋香附10克，川牛膝10克，广地龙10克，地鳖虫6克，全蝎2克（研粉分次冲服），甘草10克，鸡血藤30克。

用法：水煎3次，分3次服，每日1剂，21剂为1个疗程。

功效：活血舒络，调气止痛。主治外伤多极痛。

善后：制丸服。

医案：朱某某，女，43岁，农民。由家人搀扶着来要求诊治，自述左侧肩膀、腰及右下肢疼痛已8个多月，经中西医、止痛药和散风寒、祛湿热等法治疗后，均无显效，渐至行走困难，症状日趋加重。患者脉缓微涩，苔薄白，舌淡红微胖，边有瘀斑；左肩关节不能抬举，腰两侧及尾骶骨有压痛，右侧大腿及小腿内侧局部肌肉紧张，按之稍痛，同侧膝关节有牵拉痛，伸屈微痛，摄片均无异常，血沉、类风湿因子均正常,情绪亦正常。细问后,患者在8个月前曾从高处跌落,侧身着地,当时并无感觉,之后才有全身疼痛,逐步形成四肢关节及背腰疼痛。据此,可确诊为"外伤性多极痛",属于血瘀凝滞经脉,不通则痛之故。不是风湿痛,用祛风湿法,当然治疗无效了。余投活血舒络汤治疗,患者服药10剂后,疼痛锐减,能独立步行10多米。原方续服,先后服药25剂,疼痛基本消除。原方制丸,连服3个月,终获痊愈。

第十四章　五官科疾病

第一节　眼部疾病

一、沙眼

处方一

组成：公鸡鸡冠血滴眼。

用法：盐水泡过的针，用来刺鸡冠，滴出血来入瓶中；用竹签蘸鸡血，点眼 2 滴，闭目 10 分钟，1 日点眼 3 次。

功效：主治沙眼。连点 15 天沙眼治愈。

处方二

组成：用自己的尿液治疗。

用法：用一只干净的容器，接住自己中断尿液，洗自己的沙眼，1 日 2 次。

功效：主治沙眼。须坚持数日，洗眼不断，洗后眼睛视物明亮，沙眼、泪眼消失。

二、玻璃体混浊

概要：本病为眼前有黑影飘动的玻璃体病症。病因与眼内炎性渗出物渗入玻璃体，眼内出血进入玻璃体，或玻璃体退行变性产物有关。临床表现，眼前黑影飘动，有点状，条状，灰尘状，偶有闭光现象，严重时有程度不等的视力障碍。中医称为"云雾移睛"。虚为肝肾亏损，实为血热瘀滞，本病实多虚少，治宜健脾化湿、清热化瘀。

处方一　云雾移睛汤

组成：炙黄芪15克,川桂枝6克,炒白术10克,连翘衣30克,紫花地丁30克,大黄3克,广地龙10克,僵蚕10克,全蝎3克,水蛭6克,决明子30克,女贞子30克,赤芍30克,泽泻20克,猪苓10克,茯苓10克,漏芦10克,三七粉3克(分次冲服),甘草10克。

用法：水煎3次,分3次服,每日1剂,30剂为1个疗程。

功效：健脾化湿,清热消瘀。主治玻璃体浑浊。

善后：制丸药服。

医案：张某,女,42岁,农民。两眼视物模糊,眼前有似蚊蝶飞舞状,已近1年,渐进性加重。查眼底玻璃体内有丝状及渗出物,玻璃体混浊,为湿热蕴睛,玻璃体瘀滞。投本方30余剂,服药丸半年,复查眼底,炎性渗出物消失,视力已改善。

处方二　六味汤加减

组成：生地15克,山萸肉9克,牡丹皮9克,泽泻9克,茯苓9克,沙苑蒺藜9克,车前子9克(包),枸杞子15克,石斛9克,柴胡9克,黄芩9克,青皮9克,木香6克,茺蔚子9克,生甘草3克,竹叶6克、灯心草2克为药引。

用法：水煎服,每日1剂。

功效：主治玻璃体混浊并眼底出血。

医案：于某,女,39岁,干部。因情绪不好,左眼突然视物模糊,眼内有一红色朦样物飞动,经数家大医院诊断为左眼高血压眼底出血、视神经炎、视网膜炎、玻璃体混浊等。视力0.1,2个多月治疗无效,故而来求治中医,检查诊断为玻璃体混浊,并眼底出血。投本方25剂后,患者病好转,原方去青皮、木香,加当归、红花各9克,又服24剂,症状消失,视力升为1.0,眼底恢复正常,宣告治愈。

处方三

组成：大黄9克,玄明粉9克,川牛膝9克,生地12克,藕节炭18克,蒲黄炭9克,白茅根30克,灯心草3克,大蓟30克,仙鹤草15克,木香3克,甘草6克。

用法：水煎服,每日1剂,10剂为1个疗程。

功效：主治玻璃体混浊并眼底出血。1~2个疗程获得佳效。

处方四　明目汤

组成：生蒲黄15克,当归10克,赤芍10克,生地15克,菊花10克,枸杞子15克,白茅根15克,旱莲草15克。

用法：水煎服,每日1剂。

功效：主治玻璃体混浊并眼底出血。明目汤治疗眼底出血多例,治愈91.4%,无效8.6%。

三、眼出血

处方一　除风祛损汤加减

组成：生地15克,赤芍9克,当归9克,川芎9克,防风9克,前胡9克,生蒲黄15克,菊花9克,红花9克,甘草6克。

用法：水煎服,每日1剂。

功效：主治眼损伤后出血。

医案一：黄某,男,65岁。医院行双眼白内障冷冻摘除术后第2日左眼前房少量出血,用西药后,出血部分吸收,术后第8日左眼前房又中等量出血,故来要求中医诊治。投本方8剂服后,双眼前房出血吸收。

医案二：周某,男,26岁。左眼角巩缘伤并部分眼内容脱失,医院认为恢复视力无望,要行眼球摘除术,家属不同意,故做了裂伤缝合术,术后眼睑肿胀痉挛,结膜严重充血,角膜水肿,故来求治。余投本方去蒲黄,加黄芩、藁本各9克,患者服8剂后症状消失。

说明：此为汪苍壁老师验方。

处方二　滋阴止血汤加味

组成：生地15克,当归9克,白芍12克,茯苓12克,旱莲草12克,女贞子12克,仙鹤草15克,珍珠母24克,鳖甲30克。

用法：水煎服,每日1剂。

加减：服药3剂后,前房积血如前,加丹参9克,桂枝5克。

功效：主治眼前房出血(久不吸收)。

医案：徐某，男，40岁，干部。近年来视力剧降，医院诊为"双眼白内障"，行左眼白内障摘除术，出院左眼视力复降，检查为前房出血。患者怕失明，多方求医治疗两个多月未效，故来求治。投本方3剂，前房积血如前，说明出血已久，气结血凝（虽火炎忌用辛温药，也只能用），加丹参9克，桂枝5克，患者服2剂后，前房积血全消。六味地黄丸善后。

说明：此为李藻云老师验方。

按语：病因为肝阴亏损，虚火上炎，血不循经，溢于络外，积于前房，治宜养肝潜阳，滋阴止血。投方滋阴止血汤加味治疗。

四、眼外伤

处方一　活络明目汤

组成：生地9克，赤芍9克，当归12克，川芎9克，黄芩6克，炒山栀6克，茺蔚子12克，生蒲黄9克。

用法：水煎服，每日1剂。

功效：主治眼外伤玻璃体积血并发白内障。

医案：李某，男，23岁。因铁屑飞入左眼，顿时眼内流血，刺痛，视物不见，急送医院，诊为左眼内穿孔伤，X片见眼内异物。施手术后视力0.3，右眼1.5，无异常，左眼晶体后皮质轻度混浊，玻璃体纤维断裂，块状混浊漂浮……，眼底无法窥视。诊断为本病（左眼），投本方5剂，病见好转，原方加夜明砂9克，服7剂，左眼视力增至0.6，本方去黄芩、炒山栀，又服7剂后，左眼视力增至1.5，眼内玻璃体积血全退，眼底清晰。

说明：此为齐强老师验方。

处方二　活血明目汤

组成：当归9克，赤芍9克，红花6克，菊花12克，草决明12克，五味子6克，龙胆草6克，蒲公英12克，蝉蜕6克，木贼12克，苏木10克。

用法：水煎服，每日1剂。

功效：主治眼球挫伤。

医案：徐某，男，7岁。右眼被鞭炮炸伤，急送市医院，诊为右眼球挫伤，视网膜震荡，并发虹膜炎等，作抗炎处理。次日又送某医大，诊断同前，治疗2天，症状加剧，患儿哭闹不休，故来求诊。其右眼睑血肿，瞳孔药物性散大，睫状充血（++），角膜水肿，眼底模糊，视网膜水肿并乳头界限不清，黄斑中心凹反射消失。投本方2剂痛减，又2剂痛止，再2剂痊愈，视力恢复到1.5。嘱其服胆草泻肝丸10粒，早晚各服半粒。

说明：此为齐强老师验方。

处方三　祛风散瘀汤加减

组成：羌活5克，防风10克，蒺藜、夏枯草各12克，赤芍、元参、虎杖、生地各15克。

用法：水煎服，每日1剂。

加减：白睛混赤、疼痛、畏光流泪加龙胆草10克，密蒙花12克，野菊花15克；黑睛生翳加蝉蜕5克，木贼12克；内外眼出血加桃仁12克，红花、生蒲黄各10克；瘀血甚加三棱、莪术各10克；胞睑下垂加白附子、僵蚕各10克。

功效：治眼外伤多例，6~23天全治愈。

按语：眼外伤，含角膜炎（平均9天治愈）、虹膜前房出血（平均6天治愈）、黄斑出血（平均23天治愈）、上睑下垂（平均10天治愈）、巩膜穿孔伤、外科性白内障（17天治愈），投祛风散瘀汤加减治疗。

五、眼前飞蚊症

处方

组成：桑葚25克，黑豆25克。

用法：先将桑葚熬汁，去渣，将洗净的黑豆倒入汁中，文火煎熬，汁干豆熟，冷藏。每次服用100粒，盐开水送下，每天吃3次。

功效：连吃1~2剂，眼前黑影全消失，视力改善。

六、色盲症

概要：本病对红、绿色辨认不清，数字88可看成99，舌淡红、苔薄，脉濡，治宜补肝、通络、滋肾。

处方一
组成：菊花60克，熟地、细辛(后下)、夜明砂、元参各30克，白蒺藜、巴戟天、肉苁蓉、辛夷、茺蔚子各20克，密蒙花12克。

用法：水煎服，每日1剂。

功效：主治色盲症。连服40剂见良效。

处方二　补肾抑阳汤加味
组成：大生地30克，生龟板12克，生牡蛎12克，知母12克，黄柏10克，远志10克，石菖蒲10克，菟丝子10克，石决明18克，菊花10克，云苓10克，甘草3克，代赭石15克，枣仁10克，楮实子10克，紫石英5克。

用法：水煎服，每日1剂。

功效：主治色盲症。

医案：施某，男，60岁，书法家。素有头晕目眩。节日为人书写对联，视红纸为白纸。故来求诊，左脉细弱，右脉略洪，为心血不足，肺气有余。心血不足神光必弱，气盛而色觉必变，故视赤为白，治宜调补阴阳。投方补肾抑阳汤加味治疗。患者连服20余剂后，见效。嘱其常服杞菊地黄丸，百日之后，获得痊愈。

说明：此为路际平老师验方。

七、结膜炎

处方一
组成：绿茶叶20克，川黄连5克。

用法：加水煎沸10分钟，取汁洗眼，每日洗滴4~6次。

功效：预防和治疗结膜炎(红眼病)。连用3~6天治愈。

处方二

组成:鲜浮萍50克,冰片2克。

用法:洗净浮萍,加入冰片,一起捣烂,贴于患眼,每日换药1次。

功效:主治结膜炎之目赤肿痛。连用3天治愈。

处方三

组成:取自己中段尿液。

用法:用尿液点眼,白天点3次,临睡点1次。

功效:主治结膜炎之目赤肿痛。第2天自觉轻松明亮,2~3天痊愈。

处方四

组成:鲜黄瓜1条,玄明粉60克。

用法:瓜上部开个口,掏出瓜瓤,填入玄明粉,填满为止,挂阴凉处,待玄明粉渗出瓜外,用刀将粉刮下装瓶,取少许药粉点眼,1日点3次,临睡再点1次。

功效:主治结膜炎之目赤肿痛。半个月治愈。

处方五

组成:新鲜蚯蚓3~5条(洗净)。

用法:将蚯蚓放碗内,加少许白糖,上扣碗,待其化水,用其水点眼,每日点3~5次。

功效:主治急性结膜炎(双眼红赤肿痛)。有清热消炎之功效。此方屡用屡效。

医案:许某,女,7岁。双眼红肿疼痛,用氯霉素点眼无效反加重,故来求诊。投"蚯蚓水"点眼,2天治愈。

处方六　三花汤加减

组成:金银花15克,菊花、连翘、赤芍、蒺藜各12克,红花、蝉蜕、薄荷各9克,蒲公英24克,酒大黄3克。

用法:水煎服,并用药气熏眼,每日1剂。

加减:随症加减。

功效：主治急性结膜炎。治多例,用药1~3剂后,全部治愈。

处方七

组成：麻黄5克,细辛3克,红花6克,木贼10克,当归6克,茅根15克,炒薏苡仁18克,制川乌5克,川芎5克,茯苓10克。

用法：水煎2次,分2次饭后服,药渣熏洗双眼,每日1剂。

功效：主治春季卡他性结膜炎。治疗多例,均获良效。

医案：徐某,女,16岁。患双眼奇痒2年,每年春季必发,发时达半年,久治不愈,故来求治。见双眼结膜暗红、粗糙,角膜周围胶状隆起,奇痒难忍。患者连服本方6剂治愈。随访1年未复发。

处方八　清解汤

组成：赤芍、川芎、郁金、蒺藜各18克,蝉蜕、莪术、茯苓、黄芩、前胡、花粉、牡丹皮、焦楂、神曲各12克,芦根30克,夏枯草30克,甘草3克。

用法：水煎服,每日1剂。

功效：本方对慢性睑缘结膜炎、春季卡他性结膜炎、各种急慢性炎症均有良好疗效。

处方九

组成：耳尖穴点刺放血。

用法：常规消毒(家庭用盐水消毒)后,用三棱针(家庭普通针亦可),在耳朵上面的尖端处,即是耳尖穴,轻轻点刺0.5~1毫米深,挤出血液5~7滴,即用消毒棉球搽净。病情严重者,须双耳尖放血。

功效：治流行性结膜炎。经1~3次治疗,5~7天,症状全部消失,人称"特效"。

注意：治疗期间,忌辛辣荤腥及烟酒,勤洗手,盐水洗眼。

处方十

组成：金银花、贯众各50克。

用法：水煎取汁过滤后，药液点眼，每小时1次。

功效：主治流行性结膜炎。治多例，1~7天全部治愈。

处方十一　疏风清热汤

组成：防风6克，白菊花12克，桑叶9克，板蓝根18克，大青叶15克，银花9克，连翘12克，黄芩9克，夏枯草6克，白茅根9克，蝉蜕5克。

用法：水煎第1汁口服，第2汁洗眼，1日洗3~5次。

加减：头痛鼻塞加桔梗6克，荆芥6克；便秘口渴加大黄6克（后下），玄明粉5克；结膜出血加赤芍6克，牡丹皮3克。

功效：主治急性流行性出血性结膜炎。治疗多例，1~2天见效，3~4天治愈。

引自：侯秋来老师验方。

八、疱疹性角结膜炎

概要：原自肝肺蕴热，治宜养肺阴，清烦热。投方养肺清肝汤治疗。

处方　养肺清肝汤

组成：生地12克，麦冬15克，沙参12克，白及12克，白芍12克，黄芩9克，龙胆草12克，草决明15克，菊花9克。

用法：水煎服，每日1剂。

功效：主治疱疹性角结膜炎。

医案：崔某，女，30岁，工人。患右眼疱疹性角膜炎3个多月，时好时坏，经各种方法治疗不愈，故来求治。投养肺清肝汤18剂，眼部疱疹消失，半年未见复发，而告痊愈。

说明：此为齐强老师验方。

九、眼睑痉挛（跳动不安）

处方　补气镇惊汤

组成：炙黄芪24克，柏子仁12克，川芎6克，远志10克，菖蒲10克，茯神10克，当归身10克，杭白芍10克，枣仁10克（炒），半夏10克，胆南星6克，细辛3克，甘草5克。

用法：水煎分2次服，每日1剂。

功效：主治眼睑痉挛。

善后处方　活血益气汤

组成：黄芪24克，党参15克，当归12克，川芎6克，白芍9克，白术9克（炒），柴胡6克，枸杞9克，荆子9克，升麻9克，荆皮5克，甘草3克。

用法：水煎服，每日1剂。

医案：斯某，女，30岁。双眼睑跳动不安，心烦意乱，目胀头晕，医院诊断为眼睑痉挛，已年余，屡治不愈，故来求治。其脉两寸皆虚，他脉略滑数，此乃心肺不足，痰气上冲，投补气镇惊汤（路际平验方）治疗。患者服药7剂后，眼睑跳动停止，后服善后处方月余，疗效得以巩固。

十、眼睑下垂（重症眼肌无力）

概要：为脾肾虚损，气血失和，经脉失养，眼睑垂缓，治宜补脾益肾，投温肾益脾汤治疗。

处方　温肾益脾汤

组成：党参20克，黄芪25克，芡实10克，金樱子10克，巴戟天10克，仙茅25克，肉桂5克。

用法：水煎服，每日1剂。

功效：主治眼睑下垂。曾治数例，均获满意疗效。

医案：陈某，女，8岁。医院试验确诊为"重症肌无力症眼肌型"，多种治疗效果甚微。经介绍来求治。患者双眼睑下垂，左侧为甚，右眼斜视，苔白润，脉虚缓,便溏,腹胀,神疲肢倦,此乃脾虚,眼胞属脾,脾虚则抬举无力;尿频怕冷自汗,此乃肾虚。故投本方6剂见效,服至30剂双眼完全恢复正常,继服数剂得以巩固。随访3年未见复发。

十一、眼睑肿痛

处方　救苦汤

组成:连翘、桔梗、红花、细辛各3克,当归9克,炙甘草9克,苍术15克,龙胆草15克,羌活、升麻、柴胡、防风、藁本、黄连各18克,生地、黄柏、黄芩、知母各27克,川芎6克,五倍子9克。

用法:水煎,临睡时服,每日1剂。

功效:主治眼睑肿痛不可忍。3剂见效,再服痊愈。

十二、嗜酒色突发目赤疼痛失明

处方

组成:麦冬9克,北五味子9克,六味地黄丸500克。

用法:前2味水煎取汁冲服六味地黄丸6克,早晚各服1次。

功效:500克六味地黄丸服完痊愈。

十三、多发性麦粒肿

概要:原自脾经有郁火毒,治宜清热解毒,投方清解散治疗。

处方　清解散

组成:全蝎3克,大黄1.5克,金银花9克,甘草1克。

用法:共研细末,每次服1克,早晚各服1次,白开水送下。

功效:主治多发性麦粒肿。

医案:一位患者连服本方6剂,症状全部消失,告痊愈。追访半年未见复发。

说明:本方对多发性疖肿、眼部丹毒亦有较好疗效。此系齐强老师验方。

十四、角膜溃疡

概要:原自肝胆火盛,上攻于目,治宜清肝泻火,佐以解毒消炎,投以龙胆泻肝汤加减治疗。

处方 龙胆泻肝汤加减

组成:龙胆草9克,焦栀9克,柴胡9克,黄芩9克,生地9克,泽泻9克,当归12克,木通9克,甘草6克,银花50克,连翘15克,板蓝根15克。

用法:水煎服,每日1剂。

加减:初期症轻,溃疡浅加鹿角25克,挂金灯12克;中期症重,溃疡较深加白花蛇舌草25克,黄连9克,蒲公英、地丁各20克;后期斑翳形成去龙胆草、黄芩、焦栀,加木贼25克,蝉蜕12克,菊花12克,谷精草15克,白蒺藜12克,生石决明15克;初中期便秘加大黄12克,玄明粉9克(冲服)。

功效:主治角膜溃疡。治多例,痊愈72.1%,显效16.3%,好转9.3%,无效2.3%。

医案:李某,男,38岁,干部。右眼被树枝划伤后,患角膜溃疡3个月,医院治疗效果不显,故来求治。患者右眼视力0.05,流泪疼痛,充血+++、角膜全呈混浊,中央一条较深溃疡,眼底不能窥视,诊断为右眼角膜溃疡(凝脂翳)。投龙胆泻肝汤加减方治疗,患者服药27剂,另配上清丸30丸后,刺激症状消失,溃疡愈合,角膜形成薄翳,视力提高为1.0。

说明:此为齐强老师验方。

十五、青光眼

概要:原自情志过伤,或劳神耗阴,使阴虚阳亢,气血失和,神水停滞,瞳神散大。治宜平肝清热,利水缩瞳。

处方一 平安汤

组成:夏枯草30克,香附10克,当归10克,白芍30克,川芎5克,熟地15克,钩藤15克,珍珠母25克,泽泻15克,车前草25克,乌梅15克,槟榔6克,荷叶20克,菊花20克,甘草3克,琥珀3克(冲服)。

用法:水煎服,每日1剂。

加减:瞳孔大加枣仁20克,五味子15克,醋磁石15克,诃子皮12克,醋白芍30克;便秘重用槟榔为12克,或加大黄12克;呕吐加半夏、代赭石各15克;眼疼头痛加重夏枯草为50克;充血明显加寒水石30克(先煎),知母10克,黄柏10克,黄芩10克。

功效:主治原发性青光眼。

医案:李某,男,43岁。眼昏已8年,遇生气烦躁时加重。去医院检查右瞳孔大约4mm,光反应迟钝,眼底视神经乳头青光眼性凹陷明显,视力0.2,眼压46mmHg,左眼正常。治宜平肝清热,用平安汤治疗。患者服药3剂后眼胀痛减轻,视力增进,再继服9剂,视力上升为0.9,眼压17mmHg,诸恙全除。追访3年未见复发。

说明:此为李纪源验方。

处方二 羚羊菊花汤

组成:羚羊角3克,菊花20克,草决明25克,五味子15克。

用法:水煎代茶饮服,每日1剂。

功效:平肝清热。主治慢性单纯性青光眼。

医案:赵某,男,28岁,大学生。眼痛2年余,视力右1.0,眼压37mmHg,左0.7,眼压42mmHg,瞳孔稍大,投本方10剂治愈。两年未复发。

说明:此为齐强老师验方。

处方三

组成:柴胡15克,当归15克,菊花15克,栀子10克,夏枯草15克,青皮15克,白芍15克,云茯苓15克,白术10克,牡丹皮10克,薄荷10克,甘草9克。

用法:文火水煎服,每日1剂。

功效：主治单纯性青光眼。连服12剂后，症状好转。

善后处方

组成：本方减薄荷、栀子、白术，加熟地12克，山药15克，女贞子15克，杜仲15克，桑葚12克，菟丝子10克，五味子10克。

功效：连服20剂，治愈不复发。

处方四　手照法

用法：双手掌快速搓摩发热，掌心产生生物电能，然后立即用掌心捂照双眼，反复热敷，随时可做。

功效：主治单纯性青光眼。静电（生物电）热敷后，眼球柔软，眼压下降，眼神清亮，久敷恢复健康。

十六、白内障

处方一

组成：蕤仁霜15克，甘菊花30克，车前子15克（包），车前草15克。

用法：水煎服，每日1剂。

加减：气虚型（雾视易疲，纳少气短，脉缓乏力，舌淡苔白）加党参、白术、茯苓、甘草各15克；血亏型（目眩头昏，眺白失眠，脉涩舌绛，苔剥）加当归、生地、麦冬、龙眼肉各15克；精衰型（腰膝酸软，耳鸣视歧，脉细、尺浮，苔薄白）加菟丝子、枸杞子、覆盆子各15克，北五味子3克。

外点处方　消障散

组成：制炉甘石100克，飞辰砂1克，牛黄粉0.6克，麝香0.3克，冰片10克（研粉），威灵仙200克。

用法：前五味均研为粉末，拌匀装瓶；威灵仙煎浓汁去渣装瓶；用时取药粉适量，用威灵仙药汁化开，点眼睛。每晚点1次，或早晚各点1次。

功效：主治初期老年性白内障（混浊面积＜1/2）。对早期老年白内障，治疗许多例，均取得视觉改善，晶珠中软性混浊物吸收等显著疗效。内服药促使精气上承涵养晶珠；外点药改善晶珠新陈代谢，增强晶珠的功能，维持它的透明度。

按语：原自年衰精弱、晶珠失养而泛混成障。由于人体禀赋各异，气、血、精所损不一，故有气、血、精三型之分。对初期老年性白内障，混浊面积不到1/2者，上面内服加外点的治疗方法，确有显著疗效。

处方二

组成：白术、白及、茯苓各50克。

用法：上药研细粉末，每次用10克，加鸡蛋1~3个，面粉少许，盐适量，打匀成饼，用植物油少许，文火煎熟，临睡前服用1次。1天吃1次，15天为1个疗程。

功效：主治白内障。1剂见效，连服4剂治愈。

注意：中间不可停药，直至治愈；忌生冷蒜辣；节减房事；高血压者可少吃蛋黄或光用蛋白；注意营养，多吃猪肝、苹果、花生、牛奶、鱼虾、牡蛎、豆制品等含锌食物；药饼严禁大火爆煎。

说明：本方为黄子善祖传秘方，已治愈数百例白内障。专治年老体弱，气血两虚、营养不良，新陈代谢减缓，操心过度而引起之白内障，有特效。

处方三

组成：黄芪5克，党参6克，炙甘草5克，当归5克，白术8克，白芍5克，白茯苓5克，柴胡3克，升麻5克，葛根9克，羌活5克，防风5克，黄连3克，黄芩3克，陈皮3克，川芎3克，干姜1克，五味子3克。

用法：水煎服，每日1剂。

功效：主治白内障。3~15剂，症状缓解，疗效满意。

处方四

组成：女贞子、青葙子、决明子各20克。

用法：水煎服，每日1剂。

功效：主治白内障。连服必见良效。

处方五

组成：钩藤50克，猪肝、猪瘦肉各50克，食盐少许。

用法：放入砂锅，加水煮熟烂后，吃肉饮汤。药渣加猪肝、瘦肉，再加水，再煎煮熟后吃肉饮汤。每日1剂，每日2次。

功效：主治老年性白内障。连吃10~15天，有满意疗效。

注意：禁食酸辣、烟酒、油炸之物。须保持心情舒畅。

十七、视网膜病变

处方一　清热除湿汤

组成：防己6克，云苓15克，泽泻6克，赤小豆30克，地龙15克，白术10克，当归10克，丹参15克，黄芪12克，鸡血藤18克，桂枝10克，仙灵脾10克，甘草3克。

用法：水煎服，每日1剂。

功效：主治中心性视网膜炎。李纪源老师用此方治疗66例79只眼，治愈72只眼，显效4只，好转2只，无效1只。

处方二　滋阴加味汤

组成：北沙参20克，麦冬10克，生地15克，当归8克，枸杞子15克，川楝子12克，密蒙花12克，白芍15克，草决明12克，郁金10克。

用法：水煎服，每日1剂。

功效：主治中心性视网膜炎。一般连服10~15剂后，视力开始上升，连服2个月见愈。

处方三　滋肾明目汤

组成：熟地10克，山萸肉10克，怀山药30克，白茯苓10克，泽泻20克，牡丹皮10克，车前子30克（包），川牛膝10克，石决明15克（先煎），磁石15克（先煎），密蒙花10克，杭菊花10克，甘枸杞10克，谷精草10克，决明子30克，菟丝子10克，肉苁蓉10克，桃仁10克，红花10克。

用法：水煎3次，分3次服，每日1剂，30剂为1个疗程。

功效：活血化湿，滋肾明目。主治中心性浆液性脉络膜视网膜病变。

善后：原方制丸服。

医案：范某，女，51岁，干部。视物变形变大，伴头昏、目胀，渐进加重1年余。医院诊断为脉络膜视网膜炎，治疗效果欠佳，近感病情加重，故来求中医治疗。投本方10剂，患者视力显著改善，血压由原来154/90mmHg降至130/88mmHg，原方继服，共用30余剂。之后原方制丸服，将近半年，医院眼科复查，眼底黄斑区水肿消退，少许色素游离，中心凹光反射出现，视力基本恢复。

按语：本病是以视力模糊、视物变形或变色为主的视网膜病症。病因可由感染、中毒、代谢障碍及营养缺乏等原因所致，亦可由视神经炎发展而来。本病属中医"视物变形""视物变色"范畴，为精气不足、目络失养，或虚夹气郁，或血溢络外，或中邪瘀湿阻滞，视衣津液输布失调所致的内障类疾病。用雍履平老师组方滋肾明目汤治疗，阴虚阳亢之症，经滋养肝肾，使木得水，又散风热，活血化湿，使邪浊得以消解，目络清旷，屡取较好功效。

处方四　通脉汤

组成：当归15克，赤芍12克，桃仁9克，红花9克，水蛭3克，地鳖虫6克，地龙15克，木通9克，刘寄奴9克，山甲10克，丝瓜络9克，路路通9克。

用法：水煎服，每日1剂。取酒20~30毫升，与药液同服，作为药引；若用童尿中段30~40毫升与药液同时温服，效果更佳。

功效：主治视网膜中央动脉栓塞（暴盲）。

医案：何某，男，70岁。左眼突然视物不清32天，伴头目胀痛，口苦，眼涩，舌红紫黯，边有瘀点，视网膜视乳头呈高度白色混浊，黄斑区出现红色斑，动脉缩小变白，诊为视网膜中央动脉栓塞（暴盲）。在医院治疗月余不效，故来求治。投本方治疗1个月，视力提高到0.8（矫正）。

说明：此为李纪源验方。

十八、视神经炎

处方一　归芍杞菊地黄汤加味

组成：党参12克，当归10~13克，熟地10~18克，生地12克，赤芍10克，白芍10克,云苓12克,泽泻10克,牡丹皮10克,淮山药12克,女贞子12克,菊花12克,枸杞子10克,蝉蜕10克,夜明砂10克。

用法:水煎服,每日1剂。

功效:主治球后视神经炎。

医案:患者李某,男,19岁。自述两眼视力骤降月余,经某医院诊断为球后视神经炎。住院治疗月余,效果不著,故要求来此治疗。眼科检查视力右0.05,左0.06,眼底两侧视神经乳头颞侧部位稍显苍白,两眼周边视野呈轻度向心性缩小,右眼较明显,中心视野均出现中央相对暗点(右8° 左右,左4°),右眼生理盲点稍扩大,诊断为"球后视神经炎(双眼)"。患者自觉视物昏朦,伴头晕、耳鸣、全身乏力,面色无华,舌红,少苔,脉弦细,此为肝肾两虚,阴血亏损所致。治宜滋养肝肾,投方归芍杞菊地黄汤加味治疗。患者服药50余剂后,复查右眼,视力恢复至0.5,左眼视力恢复至1.2,眼底症状大有好转。

说明:此为陈培燊、蔡耀波验方。

处方二 清热养肝汤

组成:银花、决明子、赤芍各30克,连翘衣20克,青葙子、密蒙花、千里光、山栀衣、僵蚕、地龙、杭菊花、霜桑叶、泽泻各10克,蝉衣6克,女贞子、生地、当归须、生甘草各15克,大黄3克。

用法:水煎3次服,每日1剂,30剂为1个疗程。

功效:清热解毒,祛风化瘀。主治慢性球后视神经炎。

善后:原方制丸服药。

医案:李某,男,45岁,患本症年余,用本方30余剂后视力好转,原方制丸药服,目视转清,访1年视力正常。

处方三 活血通络汤

组成:川芎18克,当归12克,茺蔚子18克,红泽兰12克,桂枝12克,茯苓12克,干地龙12克,防风12克,木瓜18克,丹参18克,代赭石18克,甘草3克。

用法:水煎服,每日1剂。

功效:主治缺血性视神经病变。

医案：肖某，男，36岁，教师。左眼视力下降至不能见物已7天，近1个月四肢和躯干阵发性"发麻"，诊为"左眼缺血性视神经病变（视瞻昏渺）"。投本方治疗，停用西药。服药1周，患者左眼前方能数指，服药2周左眼视力增至0.1，服药3周，左眼视力已达0.6，服药5周后，左眼视力恢复到1.2~1.4，视野已恢复正常。2个月后复查，左眼视力1.2~1.3，视野正常，肢体发麻感觉基本消失。

说明：此为罗成仁老师验方。

处方四　复明地黄汤加减

组成：枸杞25克，菊花20克，地黄15克，当归12克，赤芍9克，苏木15克，青葙子12克，丝瓜络15克，麦冬10克，珍珠母50克，丹参12克，生黄芪15克。

用法：水煎服，每日1剂。

加减：脾虚加党参15克，白术10克；肝气郁结加柴胡9克，郁金9克；热伤津加牡丹皮12克，栀子9克。

功效：主治视神经萎缩。此方加减治疗许多例，均获得满意疗效。

医案：谢某，男，23岁。患双眼视神经萎缩（清盲内障），服本方加明目地黄丸和羊肝丸3个月余，右眼视力恢复到1.0，左眼恢复到1.1，访7年正常。

说明：齐强老师验方。

处方五　祛瘀复明汤加味

组成：当归15克，川芎6克，赤芍9克，元胡9克，白芷9克，泽兰6克，苏木9克，香附15克，益母草20克，黄芩9克，木香6克，元参9克，甘草3克。

用法：水煎服，每日1剂，黄酒30毫升为药引。

功效：主治视神经萎缩。

医案：李某，女，20岁。自述头痛已10年，眼昏已4年余，左眼较重，西医诊为左眼视神经萎缩，治疗无效故来求治。查双眼巩结膜稍充血，左瞳孔对光反射稍迟钝，舌质暗红，舌边有瘀血点，左眼视力0.02，眼底左视神经乳头边界尚清楚，显著白色，视乳头周围小血管减少变细，此乃气滞血瘀，治宜活血行气，祛瘀散滞，投祛瘀复明汤加味治疗。患者服20剂，头已不痛，月经正常，左眼视力提高至0.7。追访5年视力保持稳定。再服仍可巩固和提高。

说明：此方为李纪源老师验方。

十九、麻痹性斜视（视物成双）

处方　滋肾柔肝汤

组成：熟地20克，枣皮10克，山药20克，茯苓10克，牡丹皮10克，泽泻10克，枸杞子15克，菊花10克，当归10克，白芍60克，何首乌30克，甘草30克。

用法：水煎服，每日1剂。

功效：麻痹性斜视。

医案：贵某，男，47岁，农民。视物成双已4个多月，医院诊为"右眼麻痹性斜视"，服药无好转，视路成双，须人扶着行走，故来求治。查左眼正常，右眼球偏向内眦，转动不灵，干涩，诊为本病。投本方2剂，眼球能微转；本方加丹参30克，细辛1克，投3剂后，视物已不成双，纳稍减，苔微白腻，舌尖微红，脉缓，为中焦不运，脾湿内生；本方加陈皮10克，谷芽15克，服4剂后，眼球灵活，视物正常。服杞菊地黄丸善后巩固。

说明：此为白光中老师验方。

二十、老花眼

处方一　浓茶水

用法：新冲浓茶（绿茶）1杯，放桌上，让眼睛自然睁开于杯口上，手捂杯子口边，保护热气，防止热气外散。每次熏10分钟左右。经常熏眼，至少1天熏3次，每天坚持。

功效：主治老花眼。长期坚持，功效良好。亦可以用温茶水洗眼睛，功效相同。

医案：一位75岁老人，原5米以外看不清人、物，用"浓茶水熏眼"坚持1年，拿掉了老花眼镜。

注意：第2次熏眼，可以倒掉冷茶水，保留原茶叶，用沸水冲泡后，再熏眼。

亦可以加些新茶叶。洗眼茶水倒掉,下次洗眼用新的。

处方二

组成:热水毛巾敷双眼和额头。

用法:热水毛巾敷双眼和额头,及后脑(健脑明目)。每次轻闭双眼,热敷1分钟,然后洗脸。每日2~3次。

功效:主治老花眼。坚持半年,几位老人甩掉老花镜。

处方三

组成:生花生米。

用法:每天吃一手把生花生米(约25~50克),或吃黑芝麻和黑豆(炒熟)适量,宜配合饮酒吃,每天吃1~2次,不间断。

功效:主治老花眼。

医案:坚持吃1年,一位老人甩掉老花眼,治愈肾气衰弱、视物不明症。

注意:发霉的禁吃,有生肝癌危险。

处方四

组成:小黑豆500克,女贞子50克,旱莲草50克,枸杞子50克,红糖适量(后下),9度米醋适量。

用法:1.药用9度米醋浸泡7天以上,早晚各吃黑豆30粒。2.上药共煎至水干,去药渣后,加红糖拌匀,早晚各吃1次黑豆,每次吃30粒。

功效:主治老花眼。连吃1年,甩掉老花眼镜。

说明:两种吃法选1法用之。

处方五

组成:干荷叶16克(鲜叶31克),猪肝50~100克。

用法:猪肝切块,下油锅煎一下,再加水,下切细的荷叶丝、生姜、食盐,煮熟后,每晚9时,1次吃光猪肝,喝光药汤。

功效:主治老花眼。连吃两天减轻,再吃数天后治愈。

说明：本方为治急性、突发眼花偏方。

处方六

组成：羚羊角粉1~2克（冲服），生地、熟地、肉苁蓉、枸杞子、防风、草决明、菊花、羌活、当归、炒沙苑子各9克，炒楮实子6克，羊小叶肝适量（另煮加盐后吃）。

用法：上药煎服，每日1剂。

功效：主治老花眼。连服10~15剂见效。

说明：本方治肝气虚弱之"眼花"。

二十一、近视眼

处方一

组成：龙葵全草150克。

用法：水煎浓汁，倒入广口瓶（瓶口大于眼部），让瓶口对准患眼，抬瓶和眼，让药汁浸泡眼内1~2分钟，1天3次，5天为1个疗程。休息1~2天，再治第2个疗程，如此连治4~5个疗程。

功效：主治近视眼。此方已治愈数人，但高度近视不能根除。此药清热解毒，散结消肿，利尿抗癌。有小毒，副作用是瞳孔有散大现象，所以治疗中每1个疗程间须休息1~2天，即可恢复。

处方二　近视丸

组成：五味子、石菖蒲、远志肉各9克，车前子10克，菟丝子10克，茯神10克，枸杞子15克，生地25克，丹参10克，红参8克，红花2克，石决明15克。

用法：眼疾严重者，上药水煎服，每日1剂，其中红参单独炖服。待眼疾改善后，原方制丸药，每次服6克，日服2次。一般近视，原方直接制丸药，每服6克，日服2次。

功效：主治青少年近视眼。服药1个月后，近视度数下降，轻度近视眼者，甩掉近视眼镜。已多人受益。

善后：继服丸药，可以继续好转，或巩固疗效。

说明：老中医师文日新老师治疗眼疾有独特贡献。青少年近视眼可用"近视丸"治疗。

二十二、迎风流泪

处方一

组成：后猪蹄1只，冰糖50克。

用法：将后猪蹄和冰糖放入高压锅里，加水，煮稀烂。每天1次或早晚2次吃完，每天1剂，连吃7天。

功效：主治迎风流泪（非胆管不通）。轻者7天治愈，重者再吃7天，治愈不复发。

说明：医院久治不愈，本方可治愈。

处方二

组成：猪肝100克，枸杞子50克。

用法：水煎服，每日1剂。

功效：主治迎风流泪（非胆管不通）。连服3~5天见效，7天治愈。

处方三

组成：羊肝30克，菠菜30克，五味子6克，枸杞子20克。

用法：水煎服，可加盐和味精少许，每日1剂。

功效：主治迎风流泪（非胆管不通）。连服3~5天见效，7天治愈。

处方四

组成：熟地15克，山药25克，枸杞子25克，女贞子15克，盐知母10克，菊花15克，五味子10克，夏枯草15克，木通10克，白蒺藜10克，薏苡仁20克，干姜10克，细辛3克。

用法：水煎服，每日1剂。

功效：主治迎风流泪。15~20剂可治愈。

处方五

组成：白菊花、枸杞子、千里光各10克。

用法：水煎服，或当茶饮，每日1剂。

功效：主治迎风流泪，证属肝肾两虚加外感风邪。连饮1周见效。

二十三、肝火红眼肿痛流泪

处方一

组成：白菊花10克，生石膏12克，黄芩7克，黄连7克。

用法：水煎服，每日1剂。

功效：主治肝火红眼肿痛流泪。3~6天治愈。

处方二

组成：千里光120克（鲜品250克）。

用法：浓煎内服，每日1剂。

功效：主治肝火红眼肿痛流泪。连服5剂见效。

二十四、眼疲劳

概要：表现为视物不清，头昏恶心，眼干涩。

处方

组成：枸杞子10克，桑葚子10克，黑豆10克，核桃仁3克，山药10克，红枣10克。

用法：水煎早晚服，每日1剂。

功效：补肝肾、健脾胃。主治眼疲劳。长期服，十分有益。

二十五、倒睫(倒毛)

处方一

组成:木鳖子仁1粒(去掉皮用仁)。

用法:将仁打烂如泥,用消毒棉包仁泥,塞入鼻孔内(右眼倒毛塞左鼻孔,左眼倒毛塞右鼻孔;双眼倒毛,塞双鼻孔),睡前塞,塞放1夜。1天1剂。

功效:治倒睫。初起者,一夜治愈,病程长的,须多治几次。屡治屡效。

处方二

组成:五倍子12克,蜂蜜15克。

用法:将五倍子捣烂,加蜂蜜调匀,外敷眼皮上,每日1次。

功效:治倒睫。连用5次左右,睫毛可以立起。

二十六、脱眉毛

处方

组成:芥菜籽9克,生半夏3克,鲜生姜适量。

用法:2味中药研粉末,用生姜汁液调膏,用毛笔涂于眉上脱毛处。白天治2次,晚上治1次。

功效:主治脱眉毛。连治5天,生出新眉毛。

二十七、夜盲症

处方一

组成:苍术30克,石决明15克,夜明砂15克,猪肝100克(分2次沸药冲服)。

用法:前3味水煎2次,每次沸液冲猪肝薄片50克,饮汁吃猪肝,早晚各1次,每日1剂。

功效:主治夜盲症。3~6天治愈。

处方二

组成：苍术、谷精珠、草决明各 15 克，车前子、石决明各 10 克。

用法：水煎服，每日 1 剂。

功效：主治夜盲症。6 天治愈。

二十八、眼睑带状疱疹

内服处方

组成：马齿苋 60 克，大青叶、蒲公英、柴胡各 10 克，丝瓜络 10 克，牛蒡子 15 克。

用法：水煎服，每日 1 剂，同时用外敷处方。

加减：肝胆火旺加龙胆 12 克，泽泻 15 克；脾胃湿热加黄连 3 克，升麻 6 克；眼结膜和角膜病变加木贼 12 克，谷精草 15 克；虹膜睫状体炎加青葙子、密蒙花各 12 克；疼痛甚加元胡 10 克；

外敷处方

组成：青黛粉 20 克，雄黄粉 15 克，玄明粉 10 克，丝瓜藤适量。

用法：三粉拌匀，用丝瓜藤捣取汁液，调药粉成糊状，外涂于患处。

功效：治疗眼睑带状疱疹多例，经 7~15 天治疗，全部治愈，并无留下神经痛之后遗症。

第二节　耳部疾病

一、中耳炎

处方一　龙胆泻肝汤加减

组成：龙胆草 12 克，焦栀 9 克，黄芩 9 克，柴胡 12 克，生地 12 克，车前子 6 克，泽泻 9 克，木通 9 克，当归 12 克，甘草 12 克，赤芍 12 克，连翘 9 克，金银花 15 克。

用法：水煎服，每日1剂。

功效：主治急性卡他性中耳炎。

医案：刘某，男，34岁。突觉左耳内闷胀，塞听，来求诊时见左耳鼓膜充血，凹陷，咽鼓管通气不畅，诊为急性卡他性中耳炎，治宜清肝胆湿热，投龙胆泻肝汤加减治疗。患者连服3剂，症状消失，继服3剂，五官科检查，左耳已复原，告痊愈。

引自：齐强老师验方。

处方二　血府逐瘀汤加味

组成：当归尾10克，川芎10克，熟地30克，赤芍30克，桃仁10克，红花10克，醋香附10克，柴胡6克，桔梗10克，炒枳壳6克，川牛膝10克，石菖蒲6克，蔓荆子30克，磁石20克（先煎），牛蒡子10克，僵蚕10克，泽泻30克，连翘30克，甘草10克。

用法：水煎3次，分3次服，每日1剂，42剂为1个疗程。

功效：活血通络，泄热散结。主治慢性卡他性中耳炎。

善后：制丸药服，每次服6克，每日服2~3次。

医案：李某，女，32岁，农民。患耳鸣闭气已9年，近半年加重，说话头部震动，耳鸣耳闭，久治不效，故来求治。患者头昏少寐、乏力、耳鸣耳闭，听话不清，听力为传导性耳聋，鼓膜内陷，光椎变形，鼓室内有粘连，诊为本病。投本方40余剂，患者耳鸣减轻，听力提高，原方制丸药服巩固疗效。随访1年，基本痊愈。

按语：理气疏肝是"通"，清热化瘀也是"通"，通则耳自聪矣。

处方三　普济消毒饮加减

组成：连翘9克，黄芩9克，板蓝根12克，炒僵虫5克，银花12克，桃仁6克，元参9克，川黄连3克，牛蒡子9克，陈皮5克，炒苍耳子5克，蝉衣5克。

用法：水煎服，每日1剂。

功效：清热解毒，疏风散邪，宣壅利窍，诸药直达病灶。主治急性中耳炎。

医案：沈某，男，24岁。开始为上呼吸道感染，继至耳痛，身热，体温38.5℃，面颊牵掣作痛，医院确诊为急性中耳炎。患者脉细、苔黄，系风热邪毒上壅耳窍,治宜行血疏气,清泄热毒。何任老师善用李东垣之普济消毒饮加减治疗急性中耳炎,每收良效,故此用之。患者连服5剂,热退症消,病获治愈。

处方四

组成:苦参15克,冰片6克,香油30毫升(食用油亦可)。

用法:锅勺(马勺)盛香油,置火上烧沸,立即下苦参至其焦黄时捞出药渣(停火),再将冰片放入搅匀,待凉备用,即成"耳痛油"。每次取耳痛油滴患耳2~3滴,每日滴3次。

功效:主治急性化脓性中耳炎。侯秋来老师曾用此方治疗233例,除11例鼓膜穿孔者外,其余全部治愈。

医案:王某,男,12岁。发烧并右耳痛,痛到夜晚尤甚,医院诊为急性化脓性中耳炎,经介绍由家人陪同来治。当即用"耳痛油"滴入3滴,10分钟痛减,带药自用。3天后来复诊,体温正常,耳痛消失,鼓膜恢复正常。20天后去医院复查,亦未见异常。

处方五　脓耳排毒饮

组成:生黄芪15克,熟地30克,当归尾30克,防风6克,白芷10克,天花粉10克,银花30克,桔梗10克,白芥子10克,泽泻20克,黄柏6克,生乳香6克,炮山甲6克,全蝎2克(研粉,分3次冲服)、蜈蚣1条(研粉,分3次冲服)、僵蚕10克,地鳖虫3克,赤芍30克,陈皮6克。

用法:水煎3次,分3次服,每日1剂,42剂为1个疗程。

功效:主治慢性良性型化脓性中耳炎。

善后:原方制丸药服。

外用处方　黄连冰片滴耳液

组成:黄连100克,冰片1克。

用法:水煎黄连取汁,下冰片熔化,滴耳,每日1次。

功效:益肾扶元,散结排毒。

医案:龚某,女,39岁,农民。右耳流脓5年余,久治不愈,故来求治。患耳听力减退,耳鸣如风吼声,已影响睡眠。原自掏耳后疼痛,渐呈化脓,用抗生素及滴耳油,屡治不效,查见鼓膜中央性穿孔,诊为慢性良性型化脓性中耳炎。投本方30余剂,后又制丸药服3个月,外用滴耳液1个月余,耳流脓、耳鸣均停止,听力提高。

按语:病情缠绵者,治疗必须彻底,标本同治。

处方六

组成:枯矾(或明矾)5克,冰片2克,陈皮1克。

用法:上药研粉,洗净患耳脓液,抹干,用小管将药粉吹入患耳,每天吹1~2次。

功效:主治湿热型化脓性中耳炎。1~2日脓液减少,4~5日痊愈。此方屡用屡验。

处方七

组成:胆矾散10克。

用法:用双氧水或盐水洗净患耳,棉签抹干;用小管吹药粉入耳内深处,每日吹2~3次。

功效:主治湿热型化脓性中耳炎。已有多人治愈不复发。

处方八

组成:牛黄解毒丸。

用法:将药片压研成粉,吹入患耳内,每日2次。

功效:主治湿热型化脓性中耳炎。治52例,3~9次治愈52例,治愈率100%。

处方九

组成:冰片1克,枯矾1.5克,苦参3克,黄柏3克,芝麻油50毫升。

用法:将苦参、黄柏炒焦黄,研粉;再将冰片、枯矾研粉;将芝麻油入铁锅内烧开,冷却数分钟,再把上面的药粉全倒入芝麻油中,拌匀装瓶;用双氧水或盐水洗净患处,用药棉抹干,再将药液滴入患耳,每次2~3滴,每日滴2次。

功效:主治中耳炎。连滴3天症状消失,5~7天痊愈。

按语：冰片、黄柏散热止痛，解毒消炎；苦参、枯矾收敛吸收；麻油提高疗效。

处方十

组成：鲜桑叶适量。

用法：将桑叶洗净捣烂取汁，每次滴入患耳2滴，每日滴3次。

功效：3天可治愈急慢性化脓性中耳炎。

处方十一

组成：冰片1.5克（研末），核桃油5毫升。

用法：2药调匀装瓶；洗净患耳，用棉签抹干，滴入药油2~3滴，每日2次。

功效：主治中耳炎。3~5天治愈。

处方十二

组成：鲜嫩韭菜适量。

用法：将韭菜捣烂取汁；盐水洗净患耳，抹干，再将韭菜汁滴入患耳内，每日1次。

功效：主治中耳炎。2次治愈。

处方十三

组成：蜈蚣2条（干鲜均可），70%酒精适量。

用法：用70%酒精将蜈蚣浸泡半小时，密封，过滤后用药棉签蘸药液捻耳内，每天1次。

功效：本方对流脓性中耳炎久治不愈者有效。

处方十四

组成：枯矾3克，樟脑丸3克。

用法：上药共研粉末，装瓶；用双氧水或盐水洗净患耳，抹干，用小管将药粉吹入患耳内，每日2次。

功效：1~3天治愈化脓性中耳炎。

处方十五

组成：蝎子1只，白矾1块（花生大小）。

用法：将蝎子焙干，同白矾一起研成粉，洗净脓耳，抹干，用管将药粉吹入患耳内。

功效：主治中耳炎。1~2天吹1次，3次可治愈。

处方十六

组成：桑蚕蛹1只（焙干），银朱5克，冰片5克，煅石膏5克。

用法：上药共研粉末，装瓶密封。取药粉少许加香油调糊后点入患耳内，每天点1次。

功效：主治中耳炎。一般1次或1剂治愈，患者说"真灵"。

处方十七

组成：鸡蛋1只，冰片2克。

用法：将鸡蛋煮熟，去蛋清，用马勺盛蛋黄，弄碎，放火上炼出蛋黄油，去渣，离火，加入冰片，调成糊状，装瓶；用药棉签蘸蛋黄油糊，涂敷患耳，1天3次，3~5天消肿。

功效：主治中耳炎。治7天痊愈。

处方十八

组成：龙爪（芦荟亦可以）液。

用法：用药棉签蘸龙爪液涂患耳处，白天1次，睡前1次。

功效：治中耳炎痒痛。第2天自觉耳里无痛痒。

处方十九

组成：冰片9克，麝香0.5克，樟脑丸12克，枯矾9克，龙骨15克。

用法：上药研细末，装瓷瓶密封；双氧水（或盐汤）洗净患耳，抹干，将上药少许吹入患耳内，每日1次。

功效：主治急、慢性化脓性中耳炎。治疗很多例均获佳效。

医案一：陈某，女，10岁。感冒后双耳流脓，西药治无效，诊为急性化脓性中耳炎，用本方治疗7天痊愈。追访半年未见复发。

医案二：徐某，男，24岁，工人。从12岁就患脓耳，时好时坏，近来加重，医院诊为右耳慢性化脓性中耳炎，鼓膜中央穿孔。来求诊时投本方，每日吹1次，连吹12天后，耳干。再另用大蒜内皮贴于穿孔处，促成鼓膜愈合。追访3年，未见复发。

说明：此为齐强老师外治验方，每治屡效。

处方二十　通气散

组成：香附12克，柴胡6克，川芎6克，石菖蒲12克，泽泻15克，木通8克，半夏8克，茯苓20克。

用法：水煎服，每日1剂。

功效：主治浆液分泌性中耳炎。连服20剂显效。

按语：本病系肺失宣肃，脾失健运，肾阳不足，湿化无力，清阳不升，浊阴不降，以致邪聚耳窍，饮停鼓室，故用顺气通液治之。

二、耳源性颅内并发症

处方　通窍解毒汤加减

组成：龙胆草6克，焦栀、黄芩各10克，陈茴香8克，紫背天葵20克，鲜鱼腥草30克，青、红娘子各5只（糯米炒），炮甲片8克，连皮桃仁10克，地鳖虫6克，地龙干6克，车前子18克（包）。

用法：水煎服，每昼夜2剂，分4次服。

功效：主治耳源性颅内并发症。

医案：顾某，男，46岁。头晕痛，右侧痛甚，泛恶呕吐，每天下午寒颤而高热40℃以上，汗出身凉，寒热往来每日皆是，五官科会诊发现"视神经乳头水肿，鼓膜穿孔，沾丝状脓液少许"，诊断为"化脓性中耳炎，横窦栓塞"，投通窍解毒汤加减治疗。患者服药2天后，体温降至37.8~38.0℃，呕吐止，头痛减轻；原方继服3天，热势平，头清醒；原方减鱼腥草、地鳖虫，每日1剂，连服5天，诸症俱愈。

按语：红娘子能活血散血，青娘子能消毒攻积。

三、耳聋

处方一

组成：熟地30克，淫羊藿10克，骨碎补15克，丹参30克，川芎10克，水蛭4克，黄芪20克，当归10克，泽泻10克，石菖蒲30克，磁石30克（先煎），路路通15克。

用法：水煎2次服，每日1剂。

功效：此方补肾活血，升清降浊，通窍聪耳。主治老年性耳聋，包括老年神经性耳聋，药物中毒性耳聋，噪音性耳聋，突发性耳聋，创伤性耳聋等。一般症状连服3剂，症状减轻，继服巩固。重症多服亦见佳效。

处方二

组成：制松香3克，巴豆1粒（去皮心）。

用法：捣烂制小丸，以药棉包丸塞耳孔内，每日换药1次，连用1个月为1个疗程。

功效：拔毒、通窍、聪耳。主治耳聋（时间久）。

引自：《中药大辞典》。

处方三

组成：活水蛭（蚂蟥）1只。

用法：选地里活葱1根，掐去葱头端，放进活水蛭，再将葱口扎紧。3天后收集葱叶内的汁液（可用打针的针管吸抽），将药液滴入患耳内2滴，每天滴1次。

功效：治老年性耳聋。滴液数分钟后，耳内有湿热感，片刻后，可以用药棉球吸出药液。轻症1剂或1次治愈，重症须多治几次。

处方四

组成：仙灵脾、菟丝子、川续断、黄精各30克，肉苁蓉、枸杞各15克，仙茅、葫芦巴、巴戟天各10克。

用法：水煎服，每日1剂。

功效：主治老年性耳聋。老年性耳聋离不开肾亏、血衰所致，本方治宜补肾、荣脑、聪耳。

处方五

组成：黄芪、葛根各60克，菖蒲50克，磁石45克（先煎），赤芍、丹参、白芍、党参、当归各30克，甘草15克。

用法：水煎服，每日1剂。

功效：主治突发性耳聋。连服30剂见效。

按语：本病多突发在早间或睡眠中，是耳脉闭塞所致，治宜活血化瘀，补气益血。

处方六

组成：黄柏、知母、石菖蒲、远志（去心）各6克，六味地黄丸500克（另配）。

用法：中药水煎2次，早晚冲六味地黄丸各6克，1次服，每日1剂。

功效：主治阴虚动火突发耳聋耳鸣。屡治屡效。

注意：菖蒲严禁铁器。

处方七 血府逐瘀汤加味

组成：生地9克，枳壳9克，当归9克，赤芍9克，川芎9克，桔梗6克，柴胡6克，甘草6克，桃仁6克，红花6克，怀牛膝20克，西瓜络20克，路路通10克，石菖蒲15克。

用法：水煎服，每日1剂，分2次服。

功效：主治外伤性神经性耳聋。

医案：李某，男，37岁，农民。1年前患者左耳受伤失去听力，经三大医院诊断为外伤性神经性耳聋，久治不效，故来求治。患者左耳鸣声不休，有胀痛，舌尖红，舌面有瘀点，为气血凝滞，壅结耳窍，治宜活血化瘀，通络开窍。投血府逐瘀汤加味治疗。李某服20剂后，诸症皆消除而获治愈。

按语:《灵枢·口问篇》云:"耳者,宗脉之所聚也"。外伤导致气血凝滞,壅结耳窍致使耳聋,投本方活血化瘀、通络开窍。耳连脏腑,故通络开窍,耳聋治愈。

处方八

组成:当归15克,生地10克,桃仁6克,红花6克,柴胡10克,川芎12克,怀牛膝20克,赤芍12克,枳壳10克,丝瓜络15克,路路通15克,石菖蒲15克,栀子10克,甘草6克,磁石20克,枣仁15克。

用法:水煎服,每日1剂。

功效:本病原是气血瘀滞,耳脉受阻,本方活血化瘀,通络开窍。主治神经性耳聋。

医案:史某,男,36岁,工人。患神经性耳聋已2年,久治不愈,来求治时投血府逐瘀汤加减治疗。患者服药月余后,听力基本恢复,自告众人聋耳治愈啦。

处方九

组成:鸡蛋1只,巴豆1粒(去皮去心后捣末)。

用法:鸡蛋打一个小孔,放入巴豆粉,搅匀。取药汁滴入患耳内2滴,每日滴2~3次,连滴3个月。

功效:主治神经性耳聋、链霉素所致耳聋。

医案:一位患者患耳聋7个多月,医院治疗无效,用此方1个鸡蛋液治愈。

注意:用此药后,若耳内出现肿痛,应立即停用,说明它不适合你使用。

引自:《清宫医案》"偏方治大病"。

处方十

组成:石菖蒲根1寸,巴豆1粒(去皮去心)。

用法:2药共捣烂,分制7丸,棉包1丸,即时塞入患耳内,每日换药1次。

功效:主治神经性耳聋、链霉素所致耳聋。一般1剂治愈耳聋。

引自:《补缺肘后方》《中药大辞典》。

处方十一

组成：灵磁石30克，五味子10克，龙胆草6克，生地30克，山药12克，山茱萸12克，泽泻10克，牡丹皮10克，茯苓10克。

用法：磁石先煎20分钟，再下其他药共煎20分钟，即可服用，每日1剂，早晚分服。

功效：主治神经性耳聋、耳鸣。

医案：一位青年患者服此方7剂后见效，耳聋、耳鸣消失，听力提高，半年没有复发。

处方十二

组成：桃仁10克，红花10克，川芎12克，赤芍6克，老葱5根，麝香0.5克（分次冲服），石菖蒲10克，穿山甲12克，生姜5片，大枣10克。

用法：水煎服，每日1剂。

加减：肝火旺加龙胆草15克，黄芩10克，栀子8克；失眠加远志10克，酸枣仁15克；痰火上逆加法半夏8克，菊花12克，全瓜蒌12克，代赭石15克；恶心呕吐加姜半夏10克，陈皮12克，竹茹6克。

功效：主治脑外伤后引发耳鸣、耳聋。治脑外伤后遗耳鸣14例，治疗7~30天均痊愈；合并耳聋7例，治12~50天痊愈5例，显效1例，无效1例。

处方十三

组成：蔓荆子15克，黄芪15克，党参12克，葛根15克，升麻6克，荆芥9克，苍耳子9克，白芍9克，辛夷6克，石菖蒲10克，甘草5克。

用法：水煎2次服，每日1剂。

功效：主治耳聋、耳鸣。

医案：耳鸣有虚有实，尤以虚中夹实常见。一位58岁男性患者，两耳失聪3个月，耳鸣时作，头昏脑胀，有神衰失眠史。证属清阳不升，浊阴不降，脑失所养，治宜益气升阳开窍，标本兼治。患者连服本方3剂后，耳鸣消失，听觉恢复正常，睡眠香。再服巩固疗效。

处方十四　千金补肾丸

组成：当归、白芍、熟地、黄芪、党参、白茯神、山茱萸、牡丹皮、泽泻、菟丝子、蛇床子、肉苁蓉、石斛、干姜、桂心、炮附子、巴戟、远志、细辛、甘草各12克，石菖蒲6克，防风10克，羊肾2只（或鹿角胶10克）。

用法：开始时可用小数量药水煎2次服，每日1剂。上药制丸药，每次服6克，渐加至8克，盐汤水送服，每日服3次。善后仍用丸药。

功效：此为《寿世保元》古方，统治劳火、气滞、风热、血虚、痹塞耳户、耳鸣、痒、聋，乃肾虚、清气不能上升所致症。

四、耳鸣

概要：病由积忧化火，心火上炎，阻塞清窍；或肾阴不足，心火上炎，心肾不交，神失安舍，致使耳鸣，用《千金方》磁朱丸加味治疗。

处方　磁朱丸加味

组成：磁石15~30克（先煎20分钟），朱砂0.5~1克（分次冲服），神曲6~15克。

用法：水煎2次服，每日1剂。

加减：胃虚纳差加白术5~9克，山药9~15克，谷芽9~12克，山楂5~9克。

功效：主治顽固性耳鸣。

医案：一位59岁男子，患顽固性耳鸣多年，久治不效，经介绍来诊，投本方，服药月余后治愈。在受强烈刺激时，偶有轻微耳鸣，但又很快消失。

注意：小儿药量为"小数"。

五、耳膜穿孔

处方

组成：公猪肉丝200克，石菖蒲60克。

用法：文火同煎，肉烂后，将肉和药汤全吃光，每日1剂。

功效：治耳膜穿孔。连吃5剂治愈，听力恢复。已有几位患者，耳膜充血、穿孔,痛不能眠;有的流血、流黄水,穿孔10多年,久医无效,用本方治愈,听力逐渐恢复。

注意:忌饴糖、羊肉,勿用铁器。

按语:耳膜穿孔,除内服本方之外,亦可配合外治法,如用大蒜内皮膜贴于穿孔处,促成鼓膜愈合。石菖蒲辛苦微温,开窍,化痰。主治痰湿壅闭,神志昏迷,惊痫,健忘,耳聋,风寒湿痹。犯铁器,易呕吐。

第三节　鼻部疾病

一、鼻衄

处方一　理血愈衄汤

组成:生地15克,当归10克,杭白芍30克,连翘衣10克,济阿胶10克(烊冲),山萸肉10克,泽泻10克,赤茯苓10克,怀山药10克,牡丹皮15克,麦冬10克,太子参10克,生黄芪10克,五味子10克,丹参10克,茜草炭10克,荆芥穗炭6克,藕节3个。

用法:水煎3次,分3次服,每日1剂,30剂为1个疗程。

功效:益气养阴,凉血止衄。主治鼻衄(鼻出血)。

医案:泮某,男,27岁,农民。两鼻孔反复出血10余年,屡治屡发,故来求诊。投本方连服30余剂,鼻衄停止,诸症消除。访1年未复发。

处方二　鼻出血量大而急之急救法

做法:

(1)急救方法之一:患者用药棉球蘸明矾水(用沸水冲化明矾的水)塞患鼻孔。

功效:立即止鼻血。

(2)急救方法之二:患者自己将双手中指互相勾住,用力拉。

功效:能立即止鼻血(1分钟止血)。

(3)内服上方理血愈衄汤30剂。

功效:益气养阴,凉血止衄,诸症消失。

说明:上面3法连用,必获治愈。

处方三

组成:当归10克,生地15克,麦冬20克,元参15克,小蓟10克,黄芩12克,甘草6克,菊花10克,紫草5克,白芍10克,侧柏叶20克,仙鹤草20克,棕榈炭10克,白茅根30克,血余炭粉3克(用药液冲服)。

用法:水煎2次服,每日1剂。

功效:主治鼻衄(反复难愈)。

医案:一位男子鼻子流血反复发作,5年久治不愈,连服本方9剂治愈。访半年未见复发。

处方四

组成:石膏50克,知母、白茅根、大青叶、菊花、甘草各15克,血余炭3克(吹入鼻)。

用法:水煎,分2次服,每日1剂。

功效:主治鼻衄(流血不止,险些休克)。3剂痊愈,屡用屡效。

处方五

组成:煅龙骨粉100克。

用法:用小管子吹龙骨粉入鼻孔内。

功效:治鼻衄(出血量多,眩晕欲死)。出血立止,接着内服下方。

处方六

组成:煅龙骨30克,当归30克,炒香附30克,棕毛灰15克。

用法:4味药共研粉,拌匀,每次空腹服12克,米汤送下,每日服3次。

功效:鼻衄痊愈,诸症消失。本方亦治"无故血尿""血崩不止"。

注意:忌油腻、鸡、鱼、炙物。

引自:《中药大辞典》《梅师集验方》《千金方》《景岳全书》。

处方七

组成：血余炭10克。

用法：用小管子取少许药粉吹入鼻孔内，再取药粉3克吞服，开水送下。

功效：主治鼻衄。流血立止。

处方八

组成：手指甲粉末适量。

用法：用小刀刮下手指甲粉末，研粉后用小管子将指甲粉吹入鼻孔内。

功效：鼻衄立止，适合急救。

按语：处方七和处方八，选用一个即可；再加内服中药理血愈衄汤，标本同治，屡获奇效。

引自：《本草纲目》。

处方九

组成：葱心汁。

用法：用药棉球蘸葱汁，塞入患鼻孔内。

功效：治鼻出血难止。

处方十

组成：食醋20毫升。

用法：药棉球浸醋后，塞入患鼻孔内。

功效：2分钟止鼻血，屡用屡效。

处方十一　止衄立效汤

组成：生地24克，生白芍15克，柏叶炭18克，犀角9克（缺货时用水牛角15克代），仙鹤草9克，大黄炭6克，辽沙参12克，藕节12克，甘草6克。

用法：水煎服，每日1剂。

加减：肺热甚加黄芩10克，元参18克，白茅根24克，西洋参9克；便干头晕加瓜蒌24克，元参18克，蔓荆子12克，杭菊花12克。

功效：主治鼻出血难止。

医案：史某，男，46岁。患高血压住院，突然鼻孔大量出血，填塞等治疗无效，病情严重，眩晕不能坐立，视物昏花，出血不止，脉大而数。约中医会诊，为肝火上炎，热伤阳络，治宜清肝凉血，投本方止衄立效汤治疗。患者服药2剂后，鼻出血立止，便通，头晕减轻，连服半月，诸症消失。

引自：邢子亨老师验方。

处方十二　犀角地黄汤加减

组成：犀角5克，生地20克，白芍10克，甘草10克，白茅根20克，藕节15克，侧柏15克，牛膝10克，黄芩10克，牡蛎粉10克（药棉球包蘸后塞鼻止血）。

用法：水煎服，每日1剂。

功效：主治鼻出血难止。

医案：陈某，男，50岁。素有鼻出血症，近日食辛辣之物引发鼻出血不止，已5天，医院注射止血、点鼻、吹药等治疗均无效，并输血300毫升。介绍来诊，患者面㿠白，肢倦神疲，头昏不能抬，鼻出血不止，时而血从口中溢出，尿黄便干，舌质红，苔黄。治宜养阴清热，凉血止血。投方犀角地黄汤加减治疗。患者外用牡蛎粉塞鼻，加服中药3剂，鼻出血全止，诸症除。追访半年未见复发。

按语：犀角缺货，可用水牛角10克代用。本方为肖子伟老师验方。他用此方治愈本病21例，造福于民。

处方十三

组成：鲜侧柏叶250克，鲜侧柏木200克，柏子仁100克，蜂蜜100克。

用法：水煎取汁冲蜂蜜，饭前服，日服3次，每日1剂。

功效：主治顽固性鼻衄。1~3剂治愈。

注意：忌食辛辣热之食品。

二、鼻窦炎

概要：本病乃鼻窦黏膜化脓性炎症。病因与感染或急性转为慢性，或外伤或变态反应等有关。临床主要表现为鼻流多量浊涕,伴头痛、鼻塞、嗅觉障碍。中医称本病为"鼻渊""脑漏"。病由外邪侵袭,或脏腑蕴热蒸灼鼻窍,或脏腑虚损,邪留鼻窦所致。虽众说不一,但不外虚、闭、热、湿、瘀五方面。治宜主攻热毒,兼顾湿瘀,热毒瘀湿去,闭则自开,虚则自复。

处方一 脑漏利窍汤

组成:银花30克,连翘衣30克,蒲公英15克,淡黄芩10克,山栀衣10克,蚤休10克,炮山甲6克,鹿角霜10克,白芷10克,白蒺藜30克,川芎10克,辛夷10克(包),炒苍耳子6克(包),赤芍30克,全蝎2克(研粉冲服),蜈蚣1条(研粉冲服),木通6克,鹅不食草10克,路路通10克。

用法:水煎3次,分3次服,每日1剂,连服42剂为1个疗程。

功效:清热解毒,通络利窍。主治鼻窦炎。

善后:原方加全藿香20克,青黛6克,研粉制丸药,每服5克,每日服3次,连服3个月为1个疗程。

医案:程某,女,32岁,职工。流涕头痛,时重时轻,已5年余,久治不愈。来求诊时诊为本病,属肺脑气津不清,湿热瘀腐鼻阻。投本方40余剂,鼻塞流涕已除,头痛头昏亦愈。为巩固疗效,须服丸药善后。原方加全藿香和青黛,研粉制丸药,连服3个月,五官科复查,鼻腔、鼻窦及黏膜正常,诸症痊愈。

按语:本病缠绵难愈,西药和手术只能取效一时,成药藿胆丸质量不一,疗效常不尽如人意。本方汤丸并进,坚持用药半年,终获痊愈。所以,良方还须坚持服,5年病痛才治愈。医患不配合,是难以治愈疑难病的。

处方二 龙胆泻肝汤加减

组成:龙胆草12克,栀子10克,黄芩12克,柴胡15克,桑白皮20克,地骨皮15克,蔓荆子18克,苍耳子10克,辛夷12克,茜草15克,钩藤15克,蝉蜕10克,甘草5克,三七粉10克(冲服),白芷12克。

用法:水煎服,每日1剂。

功效:主治鼻窦炎。

医案:李某,女,35岁,工人。反复鼻塞流脓涕3年,伴头晕头痛,目眩,嗅觉减退,久治不佳。系肝胆郁热上犯之鼻渊症。治宜清肝利胆,通窍活络,投方龙胆泻肝汤加减。患者连服12剂,脓涕减少,鼻塞头晕改善。再服15剂后,诸症消失而治愈。访2年未复发。

处方三 取渊汤加味一

组成:辛夷12克,柴胡12克,炒栀子12克,元参20克,当归12克,浙贝母18克(打碎),龙胆草12克,黄芩10克,苍耳子10克,白芷20克,地龙30克,川芎18克,甘草6克。

用法:水煎服,每日1剂。

功效:主治鼻窦炎。

医案:刘某,男,18岁。近2年来感冒后易鼻塞不通,不辨香臭,流浊涕不止,印堂疼痛如刺,连及头顶,口苦咽干,烦躁不安,便干结,舌红苔黄,脉浮数,属胆火上升。治宜泻火、化浊、通窍,投取渊汤加味治疗。患者连服5剂获得治愈。

处方四 取渊汤加味二

组成:辛夷12克,柴胡12克,当归15克,元参20克,炒栀子8克,浙贝母18克(打碎),黄芪50克,党参20克,羌活15克,细辛8克,淮山药15克,露蜂房15克,甘草6克。

用法:水煎服,每日1剂。

功效:主治鼻窦炎。

医案:谢某,女,45岁。患慢性鼻窦炎已5年余,中西医治疗,时好时重,遇风寒鼻塞流涕加重,不辨香臭,伴头昏胀痛,气短,脉虚无力。属肺脾气虚,治宜补肺健脾,通窍化浊,投取渊汤加味治疗。患者连服10剂治愈。随访1年未复发。

引自:《民族医药报》2002年9月6日。

处方五

组成:辛夷花、藁本、黄芪、菊花、苦丁茶、防风、川芎、羌活、独活、僵蚕、升麻、薄荷、甘草、白芷、荆芥各30克,苍耳子、蔓荆子各60克,细辛30克。

用法:上药共研粉末,装瓶,每次取药粉10~15克,用烧沸的开水冲泡后,取汁液服用。早晚各服1次。

功效：进药3天后，前额及眉棱骨之胀痛可以减轻，黄浊涕逐渐减少，嗅觉功能随之逐渐恢复。一般患者，服完1剂药粉，病获痊愈。再服巩固疗效，以防复发。

处方六

组成：半夏、天麻、白芷、元胡、苍耳子、生甘草各10克，生白术、黄芪各15~30克，鱼腥草30克，桔梗20克，黄芩12克，川芎、连翘、丹参、牛膝、生白芍各15克，辛夷、藿香各6克，细辛4克。

用法：水煎服，每日1剂（儿童量减）。

功效：主治鼻窦炎。治疗多例，服药10~30天，治愈70%，显效30%。继续服药10天，全部治愈，总有效率100%。

处方七

组成：升麻、生甘草各6克，葛根、黄芩、银花各15克，赤芍12克，蒲公英20克，川芎3克，白芷、桔梗各10克。

用法：水煎服，每日1剂。

加减：肺胃热加石膏30克；便秘加大黄10克；体虚加黄芪、当归各15克。

功效：主治急性化脓性鼻窦炎。

医案：吕某，男，23岁。患本病久治不效，来诊时投本方8剂治愈，又服4剂巩固。

处方八　额窦炎丸

组成：黄柏60克，黄芩60克，白芷60克，苍耳子120克，西瓜秧（未结西瓜）120克。

用法：共研细末，蜜炼为丸，每次服9克，每日服3次，凉白开水送服，再服汤药。

功效：主治急、慢性额窦炎。

处方九　治急性额窦炎方

组成：羌活10克，细辛6克，石膏15克，辛夷9克。

用法：水煎服，每日1剂，丸药照服。

功效：除风清热。主治急性额窦炎。张运亭老师曾治急性本病86例，服本方3~11天均获治愈。

处方十　治慢性额窦炎方

组成：川芎9克，黄芪15克，黄精10克，枸杞子12克。

用法：水煎服，每日1剂，丸药照服。

功效：主治慢性额窦炎。治慢性42例，均X线拍片确诊。服药10~60天治愈90.5%，有效7.1%，无效2.4%。

三、鼻炎

处方一　固本通鼻汤

组成：炙黄芪15克，党参30克，肉苁蓉10克，紫河车3克（研粉分次吞服），鹿角霜15克，炒白术15克，漏芦10克，川芎10克，天冬10克，防风6克，白芷10克，炒苍耳子6克（包），辛夷10克（包），路路通10克，地龙10克，水蛭6克，僵蚕10克，蝉衣6克，鹅不食草30克。

用法：水煎3次，分3次服，每日1剂，服42剂为1个疗程。

功效：补肾益气，活血祛风。主治过敏性鼻炎。

善后：原方制丸药服，每次服9克，日服2次。

医案：郭某，男，54岁，干部。患发作性鼻塞、鼻痒、流清涕已10余年，西药治疗不愈，症状越来越严重。冬春季节频发，天暖稍止，受凉即发作，鼻塞流涕，喷嚏连连，鼻甲有息肉样变。医院诊为"变态反应性鼻炎"，属肺肾气弱阳虚，鼻腔瘀滞风犯。投本方30余剂，患者症状消失。原方制丸药，连服2个多月，鼻腔功能恢复正常。追访1年，未再复发。

按语：郭某患病10余年，3个多月治愈，原自固本、通鼻，在祛风、解痉、活血化瘀中得以"通"。原来久治不愈，是"藩篱不固，野犬易入"也，邪滞重蹈，

"故伎重演"了。

处方二　桂枝汤加味

组成:桂枝9克,白芍9克,炙甘草5克,生姜3片,大枣5枚,葶苈子15克,蝉蜕9克。

用法:水煎服,每日1剂。

加减:气虚加黄芪、党参、白术各12克;鼻涕色黄加黄柏、黄芩各9克;头痛鼻塞加藁本、川芎、白芷、僵蚕、辛夷花、苍耳子各10克;鼻流清涕难休加五味子、诃子、乌梅各6克。

功效:主治过敏性鼻炎。来春茂老师治18例,服药2~14剂,痊愈14例,复发4例,再服治愈。有补肺固表之功。

医案:黄某,女,29岁,教师。患阵发性鼻痒,喷嚏连声,流清涕,鼻塞,头痛,反复缠绵两年之久,到冬季寒风刺激后加重。西药久治不效。来诊时,投桂枝汤加味治疗。黄某服本方6剂治愈,访半年未复发。

处方三

组成:黄芪20克,乌梅10克,诃子肉10克,地龙10克,柴胡6克,防风6克,细辛6克,豨莶草6克,蜂蜜30克(冲服)。

用法:水煎服,每日1剂,10天1疗程。

功效:主治过敏性鼻炎(遇寒更甚)。3~5剂得到控制,服10~20剂可以治愈,防止复发。

处方四　鼻炎固藩汤

组成:生黄芪15克,党参15克,熟地30~20克,鹿角霜10克,柴胡10克,黄芩10克,制半夏10克,辛夷10克(包),鹅不食草20~10克,炒苍耳子6克(包),白芷10克,荜澄茄1克,炒白术30克,川芎10克,细辛3克,升麻6克,防风6克,甘草10克,红枣5枚,生姜5片(去皮)。

用法:水煎3次,分3次服,每日1剂,42剂为1个疗程。

加减:肥厚性鼻炎后期加莪术10克,地鳖虫3克;干燥性鼻炎加阿胶10克,北沙参10克;萎缩性鼻炎加石斛10克,肉苁蓉10克。

功效:益气升阳,祛风通窍。主治慢性鼻炎。

善后:原方制丸药服。

医案:叶某,男,37岁,农民。患左右交替性鼻塞,反复发作已3年余。鼻内有黏液脓性分泌物,甚至流入咽喉咯出。面黄头昏,嗅觉不敏,平素怕冷。医院诊为"慢性鼻炎",属气虚阳弱,湿浊瘀滞鼻道。投本方40余剂,患者鼻腔通畅,分泌物消失,鼻黏膜恢复正常。追访1年未见复发。

按语:本方重在益气固表,调和营卫,使肌腠固密,邪去病愈不易复发。

处方五

组成:蜂蜜适量(纯枇杷蜜或其他纯蜜)。

用法:①用药棉球吸满纯蜂蜜,塞入患鼻孔内,卧床休息15分钟。②没有药棉花,可用竹筷子头蘸蜂蜜,滴入患鼻内1~2滴,卧床休息15分钟。以上两法选一即可。每日滴1~2次。

功效:主治慢性鼻炎。鼻腔内略有烧灼感,但无副作用。因为它有强大的杀菌力,善治鼻道炎、鼻塞。

医案:一位老者患慢性鼻炎多年,久治不愈,每逢冷热风寒时加重,叫他试用蜂蜜滴鼻,终获治愈。治愈后,还不容易感冒。

注意:儿童勿用,因为有烧灼感。

处方六

组成:辛夷、苍耳子各10~20克,香油适量。

用法:香油入锅中烧热后,下辛夷、苍耳子,炸至焦黄色;冷却后过滤去渣,药油装瓶备用;每次取药油滴患鼻孔内3~5滴,每天滴3~4次,7天为1个疗程。

功效:止痛,散风寒,通鼻窍。主治慢性鼻炎。曾治疗数例,均获治愈。

处方七　黑参丸

组成:元参、生地、麦冬各200克。

用法:3味药共研粉末,用蜂蜜炼成丸,每次服9克,早晚各服1次。

功效：主治萎缩性鼻炎。

外治处方

组成：取麻油、蜂蜜各适量。

用法：将麻油、蜂蜜混合后，滴鼻内，每日3次，每次滴2~3滴。

医案：陈某，男，29岁，工人。自感鼻内干燥，时有气塞，近来有鼻内结黄臭痂，每遇冷气，直冲上脑。经人介绍来诊。鼻孔出气有味，观鼻内鼻甲及黏膜均呈萎缩，鼻中有黄绿色结痂。脉沉数，舌红，苔薄黄。诊断为"萎缩性鼻炎（肺虚燥热之鼻藁）。治宜养肺润燥，投黑参丸治疗。服药45天，患者症状消失，鼻黏膜恢复正常。

引自：齐强老师验方，此方对慢性咽喉炎的治疗亦有显著疗效。

四、鼻前庭疖肿

处方

组成：连翘15克，蒲公英15克，金银花15克，野菊花9克，黄芩9克，瓜蒌30克，生地15克，甘草6克。

用法：水煎服，每日1剂。

功效：主治鼻前庭疖肿。

医案：常某，男，34岁。8日前右鼻孔生一小疮，日渐增大，红肿，恶寒发热，恶心，便秘，口渴心烦。医院诊为鼻前庭疖肿，西药治未效。中医认为此证为肺热不宣，火毒凝结。治宜清肺经之热，解毒消肿，投清热解毒消肿汤治疗。患者服药3剂，红肿已消，身热已退。再进3剂，疗疮已愈。善后服牛黄清心丸，早晚各服1丸；梅花点舌丹，每晚服2粒，以解余毒。连服10天，诸症痊愈。

按语：中医称本病为"白刃疗"，属肺经毒火，用手挤压可造成败血症，危害更大。

引自：赵炳南老师验方。

五、酒渣鼻

处方一

组成：当归10克，生地10克，赤芍10克，川芎6克，赤苓10克，黄芩6克，银花10克，栀子6克，陈皮6克，红花6克，五灵脂6克。

用法：水煎服，每日1剂。

功效：主治酒渣鼻。

外敷处方　颠倒散

组成：大黄、硫黄各80克。

用法：共研粉装瓶，凉茶调糊敷抹患处。

功效：轻症者20多天可治愈。

医案：许某，女，成人，店员。患本病已3年，久治无效，故来求诊。其鼻头及鼻旁暗红紫色，苔薄黄，舌尖有红刺，边有紫色，脉弦细数。治宜"凉血去瘀，清热解毒"，投凉血四物汤加味内服，"颠倒散"外治。两方同用，患者服汤药15剂，基本治愈，停药；外敷抹"颠倒散"，调治月余而获痊愈。

引自：蔡晋谋老师验方。

处方二

组成：元参12克，生地15克，白花蛇舌草30克，黄芩9克，生石膏12克，制大黄9克，侧柏叶12克，生山楂12克，桑白皮9克。

用法：水煎服，每日1剂。

功效：主治酒渣鼻。

外敷处方　颠倒散

组成：大黄、硫黄各80克。

用法；研粉，茶水调糊外敷患处。

医案：姜某，女，30岁。5年前鼻两侧和两眉之间发生栗粒疖子，有时成脓，有时消退，鼻毛孔变粗，皮色变红。久治无效。证属素体阴虚，肺胃积热上蕴，治宜养阴清热通腑。投养阴清热汤加味内服治疗，外用"颠倒散"敷抹治疗。两方治疗1个月，皮损减轻，红色变淡。连治2个月，患者诸症消失，病获治愈。

处方三

组成：水银6克，核桃仁6克，樟脑6克，大风子6克，冰片1.2克。

用法：上药共捣为泥，装瓶备用，每日3~5次，取药搽患鼻。

功效：主治酒渣鼻。连用1~2剂，可以治愈不复发。

处方四

组成：枇杷叶10克，桑白皮10克，川芎10克，陈皮9克，黄芩10克，桃仁9克，红花9克，赤芍9克，生地15克，金银花30克，生石膏15克，甘草9克。

用法：水煎分早晚2次服，每日1剂。

功效：主治酒渣鼻。连服30天，单服本内服方者，90%患者获得治愈；配合处方三治疗，全获治愈。

注意：忌酒、辛辣，避开阳光直照。

六、鼻息肉

处方一

组成：生黄芪12克，白茯苓、天花粉、夏枯草各10克，山慈姑、炒牡丹皮、生白芍、白蒺藜、浙贝母各9克。

用法：水煎服，每日1剂。

加减：气虚明显加太子参、炒白术各9克；浊涕多者加苍耳子、辛夷花各5克；鼻塞、头痛胀加白芷8克，薏苡仁15克；见血涕加黄芩10克，仙鹤草12克。

功效：主治鼻息肉及乳头状良性瘤。

处方二

组成：清凉油1盒。

用法：每日涂搽鼻翼，1天搽1~3次。

功效：治鼻息肉。1周稳定控制，2周息肉萎缩，3周渐趋消失，4周已如正常人。一位患者愈后观察4年没有复发。此法已治愈多人。

处方三

组成：明矾6克，硇砂3克。

用法：将2味药研粉末拌匀装瓶，用小管子取药粉，吹到鼻息肉上，1天吹1~2次。

功效：治鼻息肉。息肉化液，自行流出，直至痊愈。

处方四

组成：明矾6克，丁香3克，藕节炭3克。

用法：将3味药研粉末拌匀装瓶，药棉包药粉塞入鼻孔内。或用管子吹药入鼻，1天1次。

功效：主治鼻息肉。鼻息肉化液消失，1周治愈。

处方五

组成：鹅不食草6克，辛夷6克，白蒺藜10克，黄连5克。

用法：水煎浓缩，药棉吸药液后塞入鼻孔内，每天1~2次。

功效：主治鼻息肉。息肉消萎，嚏出。

处方六

组成：煅硼砂15克，溏石灰10克，甜瓜蒂10克，胆矾10克，枯矾10克，硇砂10克，鹅不食草10克，青盐6克，牙皂肉6克，冰片6克，薄荷霜3克。

用法：共研粉末，装瓶，用药棉花蘸药粉后塞鼻内，每日1~2次。

功效：消肿散结，燥湿祛腐，开窍消息肉。治风湿热邪搏结气血之鼻息肉有特效。药粉塞鼻后，流浊增多。用药10天，息肉缩小1/2，用药20天后治愈。一位患者治愈后，随访2年没有复发。

引自：蔡福养教授验方。

处方七

组成：炒地龙3克，牙皂3克。

用法：共研粉末，以蜂蜜调糊，涂塞鼻息肉上。

功效：主治鼻息肉。鼻中清水滴尽，息肉消失。

引自：《金惠方》。

处方八

组成：陈皮9克，半夏9克，茯苓20克，白芷12克，细辛3克，僵蚕10克，白芥子9克，辛夷6克，薄荷6克，苍耳子6克，甘草3克。

用法；水煎服，每日1剂，服6剂。

功效：主治鼻息肉。

医案：一位20岁患者，患鼻息肉1年余，有花生米大，来求治时，投以本方。复诊：息肉缩小1/2。本方加泽泻12克，生山楂、怀牛膝各20克，连服6剂，三诊来时，查见鼻息肉已痊愈。

处方九

组成：苍耳子、薄荷各6克，辛夷、白芷、地骨皮、桑白皮、黄芩、当归、赤芍、川芎、山楂各9克，怀牛膝12克。

用法：水煎服，每日1剂。

功效：主治鼻息肉。10剂缩小，20剂获痊愈。

处方十　鼻息肉消溶散

组成：甘遂、白芷、海螵蛸、五倍子、天竺黄各10克，苦丁香、硼砂各15克，白矾12克，桂枝6克，细辛5克，冰片3克。

用法：上药研细粉末装瓶加盖；用麻黄碱滴鼻液，先滴鼻以清鼻腔；取上面药粉少许，加清凉油或两面针牙膏，或食油少许，将药粉拌成固体栓剂，直接包盖在鼻息肉上，亦可以用一层薄药棉包按放于鼻息肉上，每日1~2次。

功效：主治鼻息肉。鼻息肉会消溶成涕流出，一般7天消净息肉，功效100%。以后每周治疗1次，1个月后痊愈。一般不复发，若有复发，用本方再治仍效。

注意：若在治疗中见出血，是息肉消化出现好肉了，此时停用上药，改用金霉素药膏涂敷患处即可。

处方十一

组成：苍耳子6克，白芷、辛夷、陈皮、茯苓、半夏、制南星、当归、川芎、赤芍、山楂各9克，薄荷3克，细辛5克。

用法：水煎服，每日1剂。

功效：主治鼻息肉、胸闷、纳差。服药15剂后，息肉缩小2/3。

由于患者须外出，不能服煎药，改用息肉散外治。

外治处方　息肉散

组成：细辛、白芷、辛夷、公丁香、僵蚕、明矾各6克，鹅不食草6克，冰片2克。

用法：共研粉末，药棉包药塞息肉上。

功效：外敷治疗20天，获得痊愈。

处方十二　补中益气汤加味

组成：黄芪15克，党参12克，茯苓12克，白术12克，柴胡6克，陈皮6克，升麻6克，当归12克，细辛3克，泽泻12克，生甘草3克。

用法：水煎服，每日1剂，连服6剂。

功效：主治鼻息肉术后复发。

外治处方　息肉散

组成：细辛、白芷、辛夷、丁香、明矾、鹅不食草、僵蚕各6克，冰片2克。

用法：上药研粉末装瓶，药棉包药粉塞鼻息肉上。

医案：一位60岁老农患有鼻息肉，在医院手术切除后，不久又长出息肉，黄豆大小。经介绍来求中医治疗，内服加外治1周之后，息肉消失，精神恢复，五官科复查，告知治愈。

第四节 咽喉疾病

一、咽部息肉

处方

组成：桃仁、红花、柴胡、枳壳、桔梗、甘草各9克，当归、生地、元参各12克，赤芍15克，金银花、蒲公英、怀牛膝各18克，生石膏30克，牡丹皮12克。

用法：水煎服，每日1剂。

功效：活血化瘀，清热凉血。主治咽部息肉。

医案：一位30岁男子咽部不适，医院查见2厘米×1.2厘米×0.5厘米咽部息肉一块，不敢手术，用药无效，经人介绍来治。患者服药6剂，查见息肉缩小，再服6剂，息肉消失，恢复健康。

二、声带息肉术后喑哑

处方

组成：桃仁、红花、甘草、桔梗、枳壳、柴胡、黄柏、知母、赤芍各6克，当归、生地、石斛各9克，麦冬、辽沙参各18克，蝉蜕3克，胖大海4枚。

用法：水煎服，每日1剂。

功效：滋阴降火，活血化瘀。主治声带息肉术后喑哑。

医案：一位52岁男子因声带息肉而手术切除后，导致喑哑，久治无效，经人介绍来治。患者共服药35剂获得痊愈。另一位女性病情同上，亦用本方治疗，获得痊愈。

三、咽炎、喉炎、咽喉炎

处方一 金匮肾气汤（丸）加减

组成：生地24克，山药15克，茯苓10克，山萸肉10克，牡丹皮6克，泽泻6克，制附片3克，川牛膝10克，菟丝子12克，炙甘草6克。

用法：水煎，分早、中、晚3次服，每日1剂。

加减：下肢冷甚者加制附片为6克，先煎半小时。

功效：主治慢性咽喉炎。服药20剂左右均可痊愈。

医案：葛某，男，40岁。患慢性口舌溃疡已半年多，医院用抗菌、解毒、维C药物治疗均无效，发展到难于进食，特别是咸辣刺激食物，溃疡面不能接受，舌红裂无苔，喜冷饮，双下肢冰凉，腰腿酸软，夜尿4~5次，脉弦细。证属肾虚津亏，虚火上浮，下冷上热，治宜引火归元，投金匮肾气汤（丸）加减治疗。葛某服药20剂后，舌面溃疡消失。原方去牡丹皮、泽泻加芡实12克，金樱子10克，以强肾，再服10剂巩固疗效。

处方二　舒咽汤

组成：银花15克，连翘15克，元参10克，荆芥6克，蝉衣6克，僵蚕10克，牛蒡子10克，麦冬30克，北沙参15克，生地15克，桔梗6克，胖大海10克，山豆根10克，射干6克，乌梅30克，路路通10克，甘草10克。

用法：水煎3次，分3次服，每日1剂，42剂为1个疗程。

加减：萎缩性咽炎加黄芪、当归须各15克，白芍30克；肥厚性咽炎加山慈姑3克，浙贝母10克，赤芍30克；单纯性咽炎伴干咳加枇杷叶、桑白皮各10克，红花6克。

功效：清热养胃，润肺利咽。主治慢性咽炎。

善后：制丸药服。

医案：林某，男，33岁，职工。咽部不适，伴有堵塞感，已3年余，久治不愈。经人介绍来治，投本方40剂，又制丸药续服3个月，经医院复查，症状消失。

处方三

组成：米醋10毫升，蜂蜜10克，鸡蛋清1枚。

用法：上药调匀后，口服，每日服3次（3剂）。每次让药液停留咽部时间长些。

功效：主治慢性咽炎。治愈咽干、咽痒、干咳、咽喉异物感、咽喉局部出血、不适等，治愈率99.16%。

处方四　养阴清咽汤

组成：胖大海、薄荷、桔梗、甘草、山楂、麦冬各10克，柴胡3克。

另配：六味地黄丸2瓶。

用法：上药用开水泡10~15分钟后，当茶频饮，可在早、中饭前半小时饮服，晚上睡前，用本品药汤送服六味地黄丸3~6克。

功效：主治慢性咽炎。治多例，治愈70%，显效30%，总有效率100%。

处方五

组成：干桑枝300克，开水1瓶，白糖50克。

用法：桑枝烧成火炭，放入盆内，立即倒入开水，浇在炭火上，加盖焖住气，待水温时，去渣加白糖，1次饮完，每日1次1剂。

功效：主治慢性咽炎。众多患者用后，皆"药到病除"。

医案：一位患者患咽炎7年，久治不愈，服用本方3天治愈不复发。

处方六

组成：马鞭草50克，桑白皮20克。

用法：水煎2次服，每日1剂。

功效：治吃炒食引起喉痛症。1剂好转，2剂痊愈，有特效。

处方七　喉安汤

组成：鲜生地1支（干品生地30克，鲜品捣汁冲服），薄荷6克，浙贝母、牛蒡子、元参、炒僵蚕、焦山栀、赤芍、牡丹皮、制大黄、射干各9克。

用法：水煎服，每日1剂。

加减：风寒者去鲜生地，加荆芥12克；热盛便秘改用生大黄，加炒枳壳6克，玄明粉9克；白喉去薄荷、牛蒡子、炒僵蚕，加金银花、土牛膝各30克；扁桃体脓肿去牛蒡子，加海藻、山豆根各9克。

功效：主治多种咽喉急症。

外治处方　吹喉散

组成：生石膏30克，制炉甘石、煅人中白、硼砂各20克，薄荷、炒僵蚕、石燕、石蟹各10克,金果榄、冰片、硫黄、雄黄、珍珠粉、琥珀、西瓜霜、儿茶、朱砂各6克。

用法:上药研粉,装瓶,用小管子取药粉吹入患处,每日吹20次左右。

功效:主治多种咽喉急症。重症,汤药加外治吹药;轻症,只用外治吹药,不必内服汤药。

引自:谭庆佳老师祖传验方。

处方八

组成:板蓝根、金银花各15克,牛蒡子12克,青果12克,僵蚕9克,甘草9克。

用法:水煎服,每日1剂。

功效:主治咽喉肿痛。2剂治愈。

处方九

组成:3~7个人的手指甲,牛蒡子20克。

用法:洗净指甲,抹干,放入纸卷内,似香烟状,点燃吸数口,也可放入香烟内吸服。中药牛蒡子水煎,代茶频饮。

功效:喉开音出,其效如神。主治急性咽喉炎(咽窍郁闭)。

处方十

组成:赤芍、白芍、黄芩、泽泻、元参、牡丹皮各9克,射干6克,桔梗5克。

用法:水煎服,每日1剂。

加减:脾虚湿重去元参,加薏苡仁、山药、炒白术、炙黄芪各8克;胃火炽盛加山栀、知母、牛蒡子、挂金灯各10克;湿热兼盛加碧玉散适量(包煎)。

功效:主治咽喉部溃疡。

外治处方

组成:生黄柏、煅人中白、生蒲黄、飞青黛各15克,硼砂8克,大梅片1克,薄荷叶5克。

用法:上药共研粉末,用小管子吹药粉入患处,每日吹药3~4次。

功效:屡治屡效。

处方十一　爽喉汤

组成:太子参、生地、山药各30克,荆芥、桔梗、射干、蝉衣、升麻、木蝴蝶各6克,连翘衣、元参各15克,牛蒡子、山豆根、胖大海、金果榄、僵蚕、广地龙、杏仁、甘草各10克。

用法:水煎3次,分3次服,每日1剂,42剂为1个疗程。

功效:清热解毒,益气养阴。主治慢性喉炎(喉喑)。

善后:制丸药服。

医案:李某,男,34岁,农民。声音嘶哑伴喉部不适已3年余,医院诊为慢性喉炎,久治不愈。经人介绍来治,投本方40余剂,后又服丸药3个月,终获治愈。访1年不复发。

按语:长期声嘶喉干,发痒,干咳,黏痰不易咳出为主症。病因多为急性转成慢性,由环境刺激,烟酒过度,自身循环代谢障碍等所致。中医认为因邪犯喉,或体虚失养,气血瘀滞,痰浊聚于声门所致,用爽喉汤治疗。

处方十二

组成:鲜芝麻叶适量。

用法:洗净芝麻叶,每次6片,嚼烂后慢慢吞咽,每日3次,连服3天为1个疗程。

功效;主治急、慢性咽炎。治多例,病程1~5年,本品3天治愈。

处方十三

组成:冰硼散1支,青黛10克,蜂蜜适量。

用法:上药调匀,倒入口内,熔化至满口皆有药液,含吞之。或上药涂点疮面。每日5~7次。

功效;主治慢性喉炎。治多例,一般药膏含化3次后,疼痛减轻,治疗5~7天均全部治愈。

处方十四　复原解毒汤

组成:鲜生地15克,元参12克,麦冬10克,浙贝母10克,香白芷10克,花槟榔10克,粉牡丹皮10克,连翘壳10克,金银花10克,土牛膝30克,山豆根10克,牛蒡子10克,粉甘草6克,草果仁10克,嫩射干10克。

用法:水煎服,每日1剂。

功效:疏风透达,清解瘴毒,豁痰开窍。主治急性喉炎(山岚瘴气致病)。屡用屡验。

医案一:吴某,男,18岁,学生。患者经深山峻岭,长途跋涉后,倦卧林中,醒后突然发热,咽喉痒痛,语声嘶哑,喉中痰鸣,咳嗽气喘,医院诊为"急性喉炎",转来中医治疗。见其喉部肿胀,面青唇紫,呼吸急促,神志欠清,周身灼热烫手。此为山岚瘴气袭人致病,火动痰生,上蒸咽喉,病情危急,急需施治。双侧颈部刮痧,刮至皮肤呈紫红色为度,以降火解滞、化瘀醒脑。外敷蒜绳膏(大蒜10瓣,烂麻绳1寸,共捣如泥为膏药),贴于颈中高骨两旁,以活血化瘀、通畅气血、定喘健脑。患者经上述急治,症状减轻,病情转危为安,发热、喉痛、嘶哑等症渐至消失,服药1周,病获痊愈。

医案二:患者,男,58岁。春游庐山,突然喉间灼热,瘙痒作痛,随即语声嘶哑,胸闷紧闭,心中不适,欲吐不出,急来求诊。其脉弦缓,舌红苔白黄腻,咽喉肿胀发红。为山岚瘴气袭人所致之"急性喉炎",投复原解毒汤3剂,患者服药后,诸症皆除。

按语:上述2例中,第1例呼吸急促,神志欠清,病热险恶,危在旦夕,若不内外合治,有误病机,故双管齐下治疗,病情迅速转危为安,获得治愈。第2例病情较轻,仅用中药内服3剂获得治愈。

引自:言庚孚老师验方。

处方十五

组成:元参、麦冬、野百合、杏仁、蝉蜕、枇杷叶、枳壳各10克,芦根、生地各15克,甘草6克。

用法:水煎服,每日1剂,20剂为1个疗程。

加减:气滞痰凝加广郁金10克,川贝粉3克(吞服),全瓜蒌15克;气滞血瘀加广郁金10克,川芎6克,桃仁15克;肾阴虚加枸杞子10克,熟地15克;肺气虚加党参、白术、黄芪各12克。

功效：连服2个疗程，均获满意疗效。主治慢性喉暗（哑、不能说话）。

按语：病因包括声带炎症、肥厚、息肉，小结。

处方十六

组成：炒白僵蚕30克，制南星30克，生姜汁少许，小儿加薄荷少许。

用法：2味中药炒黄，研粉，姜汁拌药粉，热开水送服，每次服3克，随时再服，直至吐出涎痰后再服。

功效：吐出顽痰，立见神效。主治缠喉风、急性喉闭（牙关不开）。

注意：若无制南星，用胆矾代。

四、咽喉神经官能症（梅核气）

概要：本病与精神因素有关，故而咽部检查均无阳性发现。中医名为"梅核气"，故有"一人膈亡，全村咽塞"之说，即见一人噎膈病死，周围人亦会感到咽中不适，这在临床上屡见不鲜。原因就是受惊恐之后精神因素所致，治宜开导加药物疏肝养阴治疗。

处方一

组成：苏叶、苏梗、五灵脂、五味子各10克，青皮、射干、郁金、石菖蒲各6克，旋覆花、生龙骨、生牡蛎、磁石、麦冬、生地各30克，瓜蒌15克，沉香3克，朱珀散2克。

用法：水煎3次，分3次服，每日1剂，21剂为1个疗程。

功效：疏肝养阴。主治咽喉神经官能症（梅核气）。

医案：王某，女，40岁。半年前渐觉器官狭窄，呼吸不畅，近日咽中有堵塞感，服药无效，故来求治。其说源自舅父死于食道癌后引起，开导加服本方25剂痊愈。访2年未复发。

处方二　利咽汤

组成：代赭石30克，炒葶苈6克，桔梗10克，板蓝根30克，青皮10克，炙桑皮12克,苏子10克,香附12克,元参15克,甘草6克。

用法:水煎服,每日1剂。

加减:咽痛甚者加牛蒡子10克,黄芩12克;胸闷胁痛加丹参30克,炒五灵脂15克。

功效:主治咽喉神经官能症(梅核气)。

医案:李某,女,36岁。咽喉不适已年余,似异物堵塞咽中、吐不出、咽不下、纳食不香,患者非常恐惧苦闷。医院诊为咽喉神经官能症(梅核气)。患者来求中药治疗,余投以利咽汤。患者服药1剂后,即觉咽部清爽,服2剂后豁然开朗,服3剂后,言痊愈。

按语:利咽汤疏肝降逆,化痰利咽,临床每收捷效。但开导患者,解释病因,让患者放下包袱,去除烦忧,是获取捷效的关键因素。

处方三 四花解郁汤

组成:绿萼梅6克,玫瑰花6克,佛手花6克,厚朴花6克,姜半夏5克,白茯苓10克,远志肉10克,白芍药10克,生甘草3克。

用法:水煎服,每日1剂。

功效:主治咽喉神经官能症(梅核气)。

医案:贺某,女,32岁。原自七情郁结,胸闷不舒,气滞痰凝,喉中如有梗物,咽不下,吐不出。医院检查诊为“咽喉神经官能症”,用药不见好,故来求诊。治宜理气开郁,降逆化痰,并予开导,舒展其心情,投四花解郁汤治疗。患者连服5剂,情怀爽朗,诸症皆除。

引自:戴祖铭老师验方。

处方四

组成:净硼砂20克,乌梅肉、柿霜各9克,青盐10克。

用法:共研粉末,蜜炼为丸,樱桃大,随时含服,每日含6~7丸。

功效:疏肝解郁。主治咽喉神经官能症(梅核气)。

医案:董某,男,50岁,含服1剂病愈不发。

引自:曹炳章老师验方。

五、会厌炎

处方

组成：黄连4克，浙贝母15克，焦栀子、川郁金、牛蒡子、射干、前胡、麻黄、牡丹皮、天竺黄、陈胆星、僵蚕各10克，石膏60克。

用法：水煎服，每日1~2剂。

处方　吹咽散

组成：白火硝、硼砂各15克，寒水石9克，青礞石、陈胆星、生蒲黄、僵蚕各4.5克，薄荷、北细辛，熊胆各1.5克，猪牙皂3克，冰片1.5克。

用法：上药共研粉末、过120目筛，密封。用时，频频取药粉吹喉，含咽。

功效：治疗急性会厌炎多例，二方同治，全部治愈，其中1例，3个月后复发1次，再治又获治愈。

六、溃疡性咽峡炎

处方　解毒汤加减

组成：升麻9克，黄连9克，当归12克，生地4克，牡丹皮9克，生石膏15克，焦栀9克，芦根9克，蒲公英20克，地丁20克，山豆根15克，连翘15克，大黄6克。

用法：水煎服，每日1剂。

功效：对咽喉、扁桃体、牙龈脓肿等，多有效验。

医案：史某，男，22岁，工人。因患咽峡炎溃疡症严重，入市医院住院治疗6个多月，症状不见好转，渐渐加重，故经人介绍来求治。见患者面容痛苦、体质瘦弱，咽部充血，后壁靠下有拇指大小深层溃疡，咽干臭，食纳欠佳，进食困难，只靠少许牛奶或静点葡萄糖维持，便秘尿赤，舌苔黄腻，脉数。此乃胃热蕴毒之症，可投解毒汤加减治疗。患者连服本方28剂后，诸症消失，溃疡愈合，获得痊愈。追访3年余未见复发。

引自：齐强老师验方。

七、扁桃体炎

处方一　清咽解毒汤

组成：人中白12克，人中黄10克，马勃6克，元参10克，麦冬10克，生地10克，生石膏30克（先煎），黄芩6克，薄荷5克（后下）。

用法：水煎服，每日1剂，候凉缓服。

功效：养阴清热，解毒消脓。主治急性化脓性扁桃体炎。

医案：王某，男，28岁。病起形寒发热，咽喉肿痛，医院肌注青霉素，2天后发热增高39.5℃，咽痛加剧，诊为急性化脓性扁桃体炎。介绍来求中药治疗，投本方内服2剂，并加外吹锡类散，症状减轻，淋巴结变小。原方去黄芩、石膏，加芦根30克，射干10克，赤芍10克，续服3剂，获得痊愈。

按语：此方源自戴祖铭老师验方。适用急诊患者。

处方二　复方蒲公英汤

组成：蒲公英60克，大青叶30克，黄芩24克，牡丹皮12克，赤芍12克，甘草6克。

用法：水煎服，每日1剂，分3次服；重症应每日2剂，分6次服。

功效：清热解毒，活血消肿。主治急性化脓性扁桃体炎。

医案：林某，女，21岁。发热伴咽痛，体温40.3℃，咽部充血，扁桃体肿大，多分泌物，白细胞21000/mm³。患者要求中药治疗，投以复方蒲公英汤，每天服2剂，分6次饮服。48小时后患者体温降至正常，3天后扁桃体脓性分泌物消失；改为每日服药1剂，连服4天，咽部充血明显减轻，1周痊愈。

按语：小儿或轻症者，蒲公英、大青叶、黄芩可减量运用。

处方三

组成：生大黄15克（儿童药量酌减）。

用法：生大黄加开水250毫升冲泡，待温后，慢慢咽服，每隔2小时冲服1次，每日服4次，每日1剂。停用其他药。

功效：主治急性化脓性扁桃体炎。治多例，2~4天全部治愈。

处方四

组成：土牛膝(鲜品)30~60克(干品15~30克)。

用法：水煎2次，每次煎40分钟，分2次服。

功效；主治扁桃体炎。治疗扁桃体炎多例，服药1~2天均退热，2~3天扁桃体肿大渐渐消失，2~4天全部治愈。

处方五　青岗汤

组成：大青叶、岗梅根、西瓜翠衣、蒲公英各30克，野菊花、元参各20克，射干、牛蒡子各15克，赤芍10克，薄荷5克(后下)，甘草5克。

用法：水煎服，重症每日服2剂，分6次饮服；缓解或轻症每日服1剂，分3次服。

功效：主治急性扁桃体炎。此方治疗多例，均在2~5天痊愈。

医案：一位高中生突发高烧，4~5天治而不退，故家长送来求治。投青岗汤治疗。这位高中生服2剂后，当晚体温恢复正常，咽痛减轻；改每日1剂，连服4剂痊愈。

处方六　岗梅汤

组成：岗梅根40克，金银花10克，山芝麻15克，土牛膝30克，毛冬青30克。

用法：水煎取汁，待冷后含服，每日1剂。

加减：脾胃虚弱者加鸡内金、谷芽各15克，炙甘草10克。

功效：主治扁桃体手术后之疼痛。

医案：扁桃体手术摘除后，患者往往感到咽部疼痛，头痛，耳痛；吞咽痛，进食困难，口干，恶寒发热等，病人甚觉痛苦。方某，男，21岁。反复咽痛，在医院麻醉下行扁桃体摘除术后疼痛难受而来求治，投岗梅汤治疗。患者含服半碗药液后，咽痛减至微痛，能说话，能进食，能起床活动，精神较好。

处方七　山菊汤加减

组成：山豆根15克，野菊花、甘草各10克(此3味小儿药量酌减)。

用法：水煎服，每日1剂。

加减：实热加石膏60克；虚火上炎加知柏地黄丸1瓶。

功效：主治扁桃体炎。治多例，服药3~5剂后，全部治愈。

处方八

组成：金银花、连翘各12克，生石膏15克（先煎），黄芩、桔梗各8克，苦竹、栀子、牡丹皮、薄荷（后下）各6克，大黄、甘草各3克，玄明粉2克（冲）。

用法：本方为3岁儿童用量。水煎，分3~4次服，每日1剂。

加减：多次发病者，加金果榄10克，山豆根10克。

功效：治小儿急性本病多例，3~5剂全部治愈。

八、咽喉骨鲠（鱼骨刺卡咽喉）

概要：民间常用饮米醋来化骨解救。此法效果不好，并会刺激食道黏膜，容易呛到气管，小儿不可用，容易导致气管水肿，引起呼吸困难。遇到鸡、鸭、鱼骨刺卡咽喉时，有以下方法可以治愈。

（1）用手指压舌引吐，卡出鱼刺。

（2）用大蒜塞鼻。

处方：大蒜一瓣。

用法：用大蒜一瓣，去皮捣烂塞鼻孔。骨卡左侧，塞右鼻孔，骨卡右侧，塞左鼻孔，塞满不通气即可，用手指堵住另一鼻孔，用口吸气，不多时，便会打喷嚏，或作小呕，骨刺即可吐出。

（3）韭菜带下小骨刺。

处方：韭菜适量。

用法：韭菜150克，洗净切段，用少许菜油炒熟，加盐调味，1次吃下，1日吃3次。

功效：一般1次吃下即愈，严重者吃3次，第2天即愈。

（4）处方：用白矾疏喉散治疗骨鲠。

组成：白矾1粒（黄豆大小）。

用法：含在口中，化液慢慢咽下。

功效：3~4分钟后，鸡鸭鱼肉之骨刺会随白矾口水顺下。此法已治愈多人。

（5）软坚化骨治疗。

处方：威灵仙90克（小儿50克），白糖30克，米醋2小匙。

用法：水煎威灵仙，取药液，冲化白糖，加入米醋，分4~6次含服。

功效：通络止痛、消瘀肿，主治诸骨鲠喉。

医案：柏某，女，73岁。鱼骨刺入咽喉，疼痛难忍，有异物感。因行动不便，故子女来问治法，告知应去医院查除；可先用本方威灵仙汤试治。结果连用2天，第3天来说已痊愈。

（6）口腔科检查取出。

上述五法选一种试用无效者，应去医院口腔科检查取出。

第五节　口腔疾病

一、牙痛

处方一　阴虚牙痛汤

组成：生地24~30克，熟地24~30克，元参15克，骨碎补9克，金银花15克，细辛3克。

用法：水煎服，每日1剂。

功效：主治阴虚火旺牙痛。此方已治疗多例，均在服2~4剂后痊愈，屡治屡效。

医案：杨某，男，干部。5月3日晚间来求诊，左下第二齿疼痛剧烈，但无明显炎症。患者说：医院用杜冷丁50毫克肌注，缓解不到半小时又疼痛难忍，故来求治。投本方2剂，服药后来告知已痊愈。

按语：只要无明显炎症之牙痛，治宜补肾益阴，可投阴虚牙痛汤治痛。

处方二

组成：淡竹叶 15 克，绿豆 50 克，鸡蛋 1~3 个（能吃几只用几只，打开用）。

用法：一起炖服，1 次吃完，每日吃 2 次。

功效：主治阴虚火旺牙痛。1~2 剂治愈，功效 100%。

处方三

组成：瓦松 15~20 克，白糖 100 克。

用法：瓦松洗净，加水 1 碗，煎至半碗，取汁加糖，温时喝下。

功效：主治风火牙痛。轻症 1 次治愈，重症 3 剂治愈。

处方四

组成：嫩柳枝、栀子、大枣肉各 15 克。

用法：水煎 3 次，分 3 次服，每日 1 剂。

功效：主治风火牙痛。连服 2~3 天，牙痛全消，不复发。

处方五

组成：生石膏 30~15 克，当归 15 克，升麻 5 克，黄连 5 克，生地 15 克，丝瓜 15 克，牡丹皮 5 克，牛蒡子 10 克。

用法：水煎 3 次服，每日 1 剂。

功效：主治风火牙痛。连服 1~3 剂治愈。此方已治愈多人。牙痛剧烈，打针无效，本方治愈。

处方六

组成：麻黄 2 克，生石膏 12 克，大黄 12 克，甘草 10 克。

用法：水煎，分 3 次服，每日 1 剂。

功效：主治火牙痛。一般 3 剂治愈。

处方七

组成：生鸡蛋 1 只，白糖 1 匙，米醋 2 匙。

用法：鸡蛋去壳，加入白糖、米醋，打匀服下。

功效：治虚火牙痛（偏方），止痛神效。

处方八

组成：露蜂房（马蜂窝）1个。

用法：把蜂窝撕成5~6小块，放白酒碗中，点燃白酒，用筷子夹一块放痛牙上咬住闭嘴。口中蜂窝不热时，再换一块热的。

功效：主治火牙痛。不要怕烫，连换3~4块，牙痛立止，永不再痛。故人称"霸道方"。

处方九

组成：生石膏15克（先煎），大黄10克（后下），生地、升麻、葛根各10克，川芎、白芷各30克，桔梗、元胡各15克。

用法：水煎，分3次服，每日1剂。

功效：主治风火牙痛及三叉神经牙痛。一般连服2~3剂治愈。

注意：有轻度腹泻者，大黄不后下。

处方十

组成：苍耳子6~10克，鸡蛋1只。

用法：将苍耳子炒黄去壳，再将苍耳子仁研成粉末，与鸡蛋调匀，不加油盐下锅炒熟，1次吃下，每日1剂，连吃3日。

功效：主治顽固性牙痛和三叉神经痛。大多1次止痛，3天治愈。

处方十一

组成：芫花1~3克。

用法：研粉末，装瓶，药粉搽患牙。

功效：主治牙痛。冷热牙痛立止。

注意：芫花有小毒，见效后，用温水漱口吐掉。忌甘草。

处方十二

组成：荜茇、胡椒各3克。

用法：上药研粉末，搽患牙，入蛀牙孔内。

功效：主治牙痛。3分钟杀虫止痛。

处方十三

组成：仙灵脾1两。

用法：弄碎，煎汤，漱含痛牙。

功效：主治牙痛（肾虚牙痛）。

处方十四

组成：知母、黄柏（盐炒），升麻、薄荷各9克。

用法：水煎服，每日1剂。

功效：滋阴泻火，散风热。主治牙痛（肾虚牙痛），2剂治愈。

处方十五

组成：生地、熟地各30克，当归20克，川芎12克，白芷、菊花各10克，升麻3克，细辛5克，甘草6克。

用法：水煎服，每日1剂。

功效：主治牙痛。对久治不愈之火牙痛，虫牙痛，本方2剂可愈。

处方十六

组成：荜茇10克，细辛10克，白芷10克，荆芥穗10克，升麻10克，郁金10克，当归10克。

用法：上为细末，用瓷罐储存。每用少许，擦痛处。

功效：祛风散寒，活血通经，主治牙疼。

处方十七

组成：生石膏30克，花椒15克。

用法：上药研粉末，装瓶，取药粉抹牙痛处。

功效：主治牙痛，尤其是火牙痛、虫牙痛，药到痛止。

处方十八

组成：韭菜籽20克。

用法：瓦片1块，放火上烧烫，取韭菜籽一撮，放瓦上，待韭菜籽"噼噼啪啪"爆起来时，浇上1匙麻油，立即用铁皮漏斗罩住热气，对准痛牙"咝咝"地吸（如果漏斗颈短，可用纸卷加长，不使热气太烫），反复地吸。

功效：主治蛀牙痛（龋齿）。牙痛立止，愈后不复发。许多患者3~5年不再痛。

处方十九　清火止痛汤

组成：生地20克，元参20克，生石膏15克，升麻2克，细辛2克，槐花10克，牡丹皮9克，地骨皮10克，黄芩10克，川芎6克，白芷6克，荆芥9克，防风3克，甘草3克。

用法：水煎服，每日1剂。

加减：龈肿者加蒲公英20克，板蓝根10克；便秘加大黄10克（后下）；肾虚加熟地15克，山萸肉10克，栀子9克，补骨脂10克。

功效：清火止痛。主治牙髓炎（风火牙痛）。

医案：宋某，女，62岁。患牙痛已半年多，多方治疗时轻时重，近半月因心情急躁牙痛加重，吃饭、饮水、遇冷风则痛剧，牵引面部肿痛，痛连头部，昼夜难眠，口干舌红苔燥，脉弦数，为风火牙痛，投本方4剂治愈。访1年未牙痛。

处方二十

组成：生地50克，熟地50克，升麻10克，莱菔子10克，荆芥10克，防风10克，大黄5克（后下），甘草10克，金银花10克。

用法：水煎服，每日1剂。

功效：主治牙痛。轻症1剂止痛，重症3剂治愈。

处方二十一

组成：荆芥15克，黄芩6克，防风、升麻、连翘、生地、栀子、大黄、甘草各9克，淡竹叶6克。

用法：水煎服，每日1剂。

功效：主治牙痛。此方曾治疗多例，1~3剂治愈率94.1%，好转4.9%，再服可100%痊愈。

处方二十二

组成：公丁香10克，海桐皮10克，荜茇10克，75%酒精100毫升。

用法：上药浸泡酒精中7天，之后用药棉蘸药液放患牙上，轻咬闭口3分钟，然后张口流出口水（不可咽下）。

功效：主治牙痛。治疗1~2次痛止。

处方二十三

组成：食用碱少许。

用法：放痛牙上含一会儿后吐出，不要咽下，可反复几次。

功效：主治牙痛。很快止痛，不复发。

处方二十四

组成：消炎痛1片，保太松2片，解热止痛片2片。

用法：3种西药饭后同时服下。

功效：主治牙痛。2~3分钟牙痛消失。已治愈多人，疗效100%。

注意：儿童药量减半。饭后服药不伤胃。

处方二十五　牙痛丹

组成：细辛6克，樟脑6克。

用法：将细辛研末，铺在铁盘内；将樟脑铺在细辛末上，盖上瓷碗；用草纸浸湿后，围贴在碗口周围；用半干黄泥封固；将铁盘放火上烘烧，直至闻到樟脑香味，铁盘离火，待凉透，揭开盖碗，将盖碗中的药——"牙痛丹"，取下装瓶密封备用。凡有牙痛难忍者,取牙痛丹(绿豆大小)放牙痛处。

功效:主治牙痛。敷药10分钟疼痛即止。

处方二十六　石膏汤

组成:生石膏30克,生地6克,牡丹皮6克,防风6克,荆芥6克,青皮6克,生甘草6克。

用法:水煎服,每日1剂。

加减:上正庭4牙痛(通心)加麦冬20克,炒黄连24克;下正庭4牙痛(通肾)加知母9克,炒黄柏7克;左上盘牙痛(通胃、胆)加羌活9克,龙胆草6克;左下盘牙痛(通肝、脾)加柴胡6克,炒栀子6克;右上盘牙痛(通大肠)加酒大黄3克,炒枳壳6克;右下盘牙痛(通肺)加白芷6克,川芎6克,黄芩、桔梗各3克。

功效:主治牙痛。2~6剂,牙痛治愈。若与上方牙痛丹配用,可巩固止痛疗效。

处方二十七

组成:升麻、白芷、制川乌(先煎)、细辛、淡竹叶各10克,炒花椒6克,骨碎补20克,生石膏30克,甘草3克。

用法:加水1000毫升,先煎制川乌30分钟,再下余药煎20分钟,分早、中、晚3次服,每日1剂,直至牙痛消失。

加减:热重者加石膏为50克,减细辛为3克;寒重者加制川乌为15克或12克;肿胀明显加地骨皮15克,白蒺藜15克;便秘加大黄10克(后下);阴虚口干加生地30克。

功效:祛风散寒,清热解毒,消肿止痛。主治各种原因引起的牙痛、肿胀、头面疼痛。

二、龋牙(虫牙)

概要:国际卫生组织将龋牙病排在冠心病、癌症之后第三位上,可见它的重要性和普遍性。对本病的治疗,我国民间亦有一些有效疗法,介绍如下。

处方一

组成：黑松节（油松）30~60克。

用法：黑松叉节部剪下1小块，剁成小碎块，砂锅或搪瓷缸加水，文火煎半小时，取液含漱口中20分钟。

功效：主治龋牙。虫牙1次治愈去根。已治愈多人，疗效100%。

处方二

组成：八角粉或韭菜籽粉或柏树二层皮焙干剪丝，各25克（选一种即可）。

用法：用香烟1支，取烟丝与药混合后，用纸卷成卷烟状，点燃后吸，吸入的烟只含口中，闭口稍停，然后吐出，不可咽下。

功效：主治龋牙。1支卷烟吸完，疼痛即止，再吸1支巩固疗效，治愈虫牙不复发。

处方三

组成：夏枯草、桑白皮、甘草、香附各30克。

用法：水煎服，每日1剂。

功效：主治龋牙。连服3剂，药到痛止。

三、拔牙后出血不止

概要：乃血不归经而外溢，治宜温阳益气、活血止血。

处方一　柏叶汤加减

组成：柏叶10克，干姜3克，艾叶10克，党参12克，白术10克，炙甘草5克，阿胶10克（另煎冲服），田三七粉3克（冲服）。

用法：水煎服，每日1剂。

功效：治拔牙后出血不止。

医案：刘某，男，26岁。拔牙后渗血不止已3天。患者平素健康，无出血史；脉虚缓。乃气虚寒凝血瘀，血不归经而外溢。治宜温阳益气、活血止血，投柏叶汤加减治疗。患者服药1剂,出血大减,服药2剂获得痊愈。

处方二

组成:金毛狗脊绒毛30克,枯矾50克,灭滴灵5克,氯化钠15克。

用法:上药共研粉末,敷于患处。

功效:主治拔牙后出血不止。

四、牙槽脓肿(遇冷热刺痛加重)

处方一

组成:菊花、生甘草、海螵蛸各30克。

用法:捣碎海螵蛸,同上药水泡30分钟,然后火煎15~20分钟,至药液浓缩成500毫升,分2次口服,早晚饭前1小时服用。

功效:主治牙槽脓肿。医院治疗无效者,本方可以治愈。

处方二

组成:生地15克,元参、麦冬、知母、牡丹皮、赤芍、黄芩、白芷、怀牛膝、大黄各9克,石膏45克,蒲公英30克。

用法:水煎服,每日1剂。

功效:滋肾阴,清胃火。对急性牙槽脓肿、冠周炎、冠周脓肿、残根感染、急性根尖炎、牙周病急性感染等牙病,服药3~6剂后炎症均得以控制。

按语:本方为翁候年、李济仁老师的验方,乃滋肾水、清胃火、清热止痛之要方。

五、牙龈萎缩

处方

组成:大蒜头1个,95%酒精适量。

用法:将大蒜捣烂,装瓶,加入酒精浸没,泡1周即成。用药棉擦净牙周口水,再用棉签蘸药液涂牙根部,吹干,再涂,反复几次。

功效：治老年人牙龈萎缩。1日治疗2次，5~10天可治愈。

六、咬牙病

处方

组成：法半夏、陈皮、茯苓、焦荷叶各9克，炙甘草6克。

用法：水煎服，每日1剂。

功效：化痰和胃，理气舒胸。主治咬牙病。

医案：蔡某，男，24岁。入睡后咬牙有声，影响他人。中医有"怪病生于痰"之说。此为痰阻经络，滞碍气行导致咬牙。患者服药10剂，咬牙停止，再服7剂巩固不复发。

七、急性牙周炎

处方

组成：仙人掌30克，冰片少许（约1克）。

用法：仙人掌洗净后去刺，捣烂成糊状，加入冰片拌匀装瓶。用时取药涂于纸片上，贴敷于炎症部位；每日换药1次。停用其他药。

功效：主治急性牙周炎。治多例，治疗5天内均可以治愈。

八、急性牙龈炎

处方　清胃火汤加减

组成：生石膏30克，知母、栀子、桑叶、菊花、夏枯草各10克，山豆根15克，升麻、甘草各3克，生地、麦冬各12克。

用法：水煎服，第3煎药液含漱（有脓先切开排脓），每日1剂。

功效：主治牙龈炎。治疗多例，3~5天全部治愈。

九、固牙之法

处方一

组成：盐水刷牙。

用法：将碘盐化在温水中，餐前盐水漱口，再吞咽一口以舒胃；餐后盐水刷牙，消除牙缝残渣，再吞咽一口以舒肾（盐入肾）。

功效：固齿、舒胃、强肾。长久坚持者，牙不痛、不摇、不落。

处方二　咬牙功

用法：每次大小便时，用力"咬紧牙齿"，舌尖轻抵上颚，意守齿龈，到大小便结束时止。早、晚（平时也可以）叩齿，每次叩60~100下，多叩不限。

功效：可以治愈牙龈萎缩、牙齿酸痛、出血；无病者，使用本法可使牙齿坚固。

处方三

组成：何首乌、旱莲草、槐角各40克，怀生地20克，骨碎补15克，青盐、没食子各20克。

用法：上药研粉末，搽牙后咽下。

功效：滋阴补肾，坚固牙齿。

处方四

组成：没食子12克，青盐60克，细辛30克，地骨皮60克，熟地60克，补骨脂60克。

用法：上药研粉末，搽牙后咽下。

功效：固齿、明目、乌头发。

十、颞下颌关节紊乱综合征

概要：本病乃指张口运动异常，颞颌关节局部疼痛或肿胀的一种颞颌关节疾病。病因与口腔颌面部感染或外伤、咀嚼疲劳有关。表现颞颌关节疼痛或肿胀,张口运动异常及弹响,但无红肿热痛。中医属"胃风面肿""胃风面痛"范畴,认为因胃虚风热上乘所致。由于胃脉经气始鼻-交頞-入齿-夹口-环唇-倚颊车,当胃脉经气虚则风热毒气乘虚而入,以致气涩血不运行,留滞关节而肿痛不休,治宜养胃津、祛风湿、益气血。投胃络消风汤(酒)治疗。

处方　胃络消风汤(酒)

组成:当归10克,白芷10克,葛根10克,炒苍术10克,升麻6克,柴胡10克,羌活10克,防风10克,黄连6克,赤芍10克,川芎6克,生地30克,桃仁10克,红花10克,寻骨风10克,络石藤10克,全蝎6克,蜈蚣2条,甘草30克,鸡内金10克,白术10克。

用法:水煎3次,分3次服,每日1剂,30剂为1个疗程。疗程结束后,原方泡白酒1周,之后每次饮0.5~1杯,中晚餐各饮1次。药酒饮完,再加白酒500毫升泡饮,1剂药饮1个月。不饮酒者,可制丸药服。

功效:消风活血,清胃解毒。主治颞下颌关节紊乱综合征。

医案:蒋某,男,33岁,工人。患左侧颞颌关节咀嚼疼痛已2年,张口受限,久治不愈,故来求治。余投本方,患者连服30剂,又原方泡酒连饮2个月,咀嚼及张口时已不痛,颞颌关节不适全消。追访半年未见复发。

十一、舌下肿块

处方

组成:桃仁、红花、牡丹皮各9克,当归、生地、川芎、赤芍、元参各12克,桔梗、枳壳、甘草各6克,丹参、怀牛膝各30克。

用法:水煎服,每日1剂。

功效:主治舌下肿块。

医案:一位50岁男子,医院查见舌下一个肿块,西药治疗不消,经介绍来求中医治疗。患者连服6剂,复诊查见肿块缩小,再服6剂,肿块全消。追访半年未见复发。

十二、鹅口疮

处方

组成：细辛粉18克。

用法：取细辛粉3~9克，敷于脐部，用胶布固定，每天换药1次。

功效：主治鹅口疮。治多例，一般用药1次，即可治愈。

十三、口腔溃疡（口疮）

处方一　口疮愈汤

组成：生黄芪15克，太子参30克，当归10克，生地30克，麦冬10克，甘草15克，肉桂3克（研粉分3次冲服），细辛5克，肉苁蓉10克，赤芍30克，生蒲黄6克（包），银花15克，连翘衣15克，黄柏6克，凤尾草10克，升麻6克，柴胡6克，木通3克，薄荷6克。

用法：水煎3次，分3次服，每日1剂，30剂为1个疗程。

功效：益气升阳，清热养阴。主治口腔溃疡，尤其是复发性口腔溃疡。

善后：内服肉苁蓉9克（研粉末，每服3克，日服3次，连服1个月）；五倍子10克（沸水泡后，漱口用，每日漱3~5次，连漱1个月）。

医案：患者贾某，女，27岁。口腔溃疡反复发作已4年余，久治不愈，故来求治。见其口腔舌尖、齿颊、齿龈及下唇内缘均有绿豆大小圆形溃疡，呈淡黄色，表面凹陷，边缘微凸，周围红晕，散在分布约10余个，唇颊有少数点状疤痕。此次发作已近2周，热辣样疼痛，痛甚时口角流涎，不能进食，每日下午身寒不适，体温37℃，脉弱，苔少舌红，大便时溏时结，小便正常。诊为"复发性口疮（重型）"，属脾虚阴亏，血瘀热结。投口疮愈汤治疗。患者服药30余剂后，又服苁蓉散、五倍子液漱口，连治2个月，口疮痊愈。追访1年未见复发。

处方二

组成：鸡蛋1只，绿豆适量（约50克）。

用法：将鸡蛋打入碗内，调打匀；将绿豆洗净，砂锅加入冷水浸泡绿豆10分钟,再煎沸1~5分钟,沸液冲入鸡蛋碗内,调成蛋花汤,温时饮服。

功效:主治口腔溃疡,尤其是复发性口腔溃疡。每日早晚各饮服1次,3天治愈。愈合不易复发,有清热解毒之功效。

注意:煮绿豆不可以超沸5分钟,煮久则无效。

处方三

组成:黄柏30克,金银花20克,薄荷10克,甘草10克,冰片5克。

用法:用水500毫升左右,泡药1小时,再煎沸3分钟,取药液后,加入冰片。降温后,漱口,含漱2分钟,每日2~3次。1剂药用3~4天。

功效:清心脾虚火、实火,解毒、缓急、止痛。主治口腔溃疡,尤其是复发性口腔溃疡。

医案:张某,女,45岁,患本病时愈时发6年余。近因劳累加重,故而来治,投本方漱口治疗3天,症状减轻,连治6天痊愈。追访1年未见复发。

注意:忌烟酒葱蒜辛辣之品。

处方四　养阴清肺汤加减

组成:生地、天冬、麦冬、金银花、连翘各15克,元参、南沙参、石斛各12克,茯苓10克,生甘草5克。

用法:水煎服,第3煎含漱,每日1剂。

加减:咽喉红肿疼痛伴溃疡加山豆根、板蓝根各15克;恶心呕吐、舌苔白滑或粘黏腻者去生地、元参、甘草,加藿香、佩兰各6克,陈皮5克,生薏苡仁30克;咳痰血加仙鹤草、红旱莲各12克。

功效:主治放射性口腔炎及溃疡。治疗放射性口腔炎多例(含鼻咽癌、恶性淋巴癌、扁桃体癌、舌体癌、肺癌、喉癌等接受放射治疗后出现口腔炎及溃疡者),经本方治疗3~14天后,症状消失而获痊愈。

处方五　泻黄汤加味

组成:生石膏30克(先煎),栀子15克,防风、藿香、甘草各12克,黄连、元参、麦冬、生地、大黄各10克。

用法：水煎分3~4次服，每日1剂。

功效：主治顽固性口腔溃疡。治本病多例，平均服药45剂，全部治愈。随访2年均未复发。

处方六

组成：黄芪30克，制附片10克（先煎），白术、甘草各10克，薏苡仁20克，土茯苓30克。

用法：水煎服，每日1剂。

功效：主治顽固性口腔溃疡。

外治处方

组成：冰片75克，儿茶100克，枯矾50克。

用法：研粉拌匀装瓶，取药涂患处，30分钟后药干漱口，每日3次治疗。

功效：曾治多例，均获治愈。

医案：患者患口疮16年，久治不愈，甚至失去治疗信心，经介绍来试治。给以内服加外治，3天后疮口愈合，诸症消失，16年顽症，3天治愈。

处方七

组成：板蓝根、蒲公英、忍冬藤各12克，连翘、黄芩、栀子炭、知母各10克，茵陈、炒枳实、桔梗、生甘草各6克，生石膏30克，生地15克，肉苁蓉12克。

用法：水煎服，每日1剂。

功效：主治顽固性口腔溃疡。

外治处方

组成：黄柏30克，蜂蜜3~4匙。

用法：黄柏烤成淡焦色，凉后研末，加入蜂蜜，调成糊状，装瓶加盖，每日取药涂敷患处，每日3~5次。

医案：一位患者患口疮10余年，时愈时发，久治不愈。介绍来诊时，投内服加外敷治愈，10余年的苦疾，1周治愈。追访半年未见复发。

处方八

组成:百草霜、五倍子各10克,细辛1克,冰片3克。

用法:上药研粉装瓶,取药敷疮面,每日敷3次。

功效:主治口疮、疼痛、流涎。一般3天治愈。

处方九

组成:女贞鲜嫩叶3~4片。

用法:①用凉开水洗净,放口内嚼烂含漱5分钟后咽下,每日吃3次。②取女贞叶适量,捣烂挤汁,用药棉蘸汁敷于溃疡处10分钟,然后吐出,每日治3次。上面两个用法选一即可。

功效:主治口腔溃疡。连用3天治疗获得痊愈。对急性咽喉炎、口腔溃疡、急性齿龈炎都有疗效。

十四、舌苔变黑

概要:《时病论》说:舌苔变黑症的病因是风热伤津,温疟舌苔而变黑,治宜清热保津。

处方一　石斛生津汤

组成:鲜石斛15克,连翘10克,天花粉10克,鲜生地15克,麦冬12克,参叶3克。

用法:水煎服,每日1剂。

功效:主治舌苔变黑。服药10~20剂可治愈。

处方二　黑舌消方

组成:黄药子、生地各12克,山豆根、当归、牡丹皮各10克,石膏30克,黄连、生大黄各3克,升麻5克,锡类散10支(每服药前含服1支)。

用法:水煎服,每日1剂。

功效:主治舌苔变黑。服20剂黑毛退尽,追访无复发。

按语:单健民老师说:据近年来的文献所述,由于抗生素的大量应用,黑毛舌的发病率已明显增加,这可能是口腔内的正常菌丛遭受破坏所引起。中医认为由脾胃蕴热,湿浊上蒸所致,治宜清热健脾,涤浊生津治疗,投黑舌消方。

十五、舌体肿大强硬疼痛流涎

概要:患此病患者都不能进食,不能说话,十分痛苦,本方可以治愈。

处方一

组成:蒲黄200克(研粉末),干姜20~200克(研粉末,火重用20克,否则用200克干姜)。

用法:上药拌匀,装瓶。每次取1匙药粉,温开水调糊,含于口中,自然咽下,每日数次(不少于3次)。

功效:急性发作者,多在1~2日治愈。阴阳相济,舌质强硬得以缓解。流涎震颤者加服附子龙骨汤10剂必愈。

处方二　附子龙骨汤

组成:熟附子6克,龙骨15克,肉桂3克,牡蛎15克,钩藤15克(后下),熟地15克,生地10克,枸杞子15克,杜仲15克,补骨脂20克,桑螵蛸15克,益智仁30克,炒白术15克,石菖蒲6克,山萸肉15克,白芍30克,茯苓15克,乌药10克,党参15克,大枣15克,炙甘草10克,炮干姜10克。

用法:水煎服,每日1剂。

加减:火旺减肉桂、熟地、干姜,加黄连3克;便秘加大黄10克;震颤严重加蜈蚣1~3条,全蝎3~6克(研粉,分次吞服)。

功效:3剂见效,10剂基本治愈,但应巩固治疗。

按语:蒲黄,甘辛凉,味平,无毒。功效凉血、止血、活血、消瘀,外治重舌、口疮。《本事方》云:有士人妻舌胀满口,不能出声,以蒲黄频掺,比晓乃愈。《芝隐方》云:宋度宗一夜忽舌肿满口,用蒲黄、干姜末等分,干搽而愈。舌乃心之外候,得干姜阴阳能相济也。

十六、唇炎

处方一

组成：玉竹 15 克，山药 15 克，粉牡丹皮 9 克，麦冬 9 克，女贞子 15 克，首乌 15 克，莲子心 9 克，栀子 9 克，黄芩 9 克，生地 15 克。

用法：水煎服，每日 1 剂。

加减：苔黄便秘加大黄 10 克；苔腻唇内有分泌物加薏苡仁 15 克；小便黄伴口渴加淡竹叶 10 克。

功效：主治慢性唇炎。

外敷处方

组成：玉蝴蝶（千张纸）6 克。

用法：取玉蝴蝶 1 片，用开水浸湿，敷于患处，每昼夜换药 2 次。

医案：芦某，男，20 岁。下唇微肿外翻，唇红，黏膜局部剥脱充血，干燥有鳞屑及薄黄痂皮。病已 3 月余，经治不好，故来求治。患者脉象滑数，舌红苔薄，少津液。属阴虚血热，心火传脾，灼伤津液。治宜清心火，生脾津，兼以滋肾阴，投养阴清燥汤治疗。患者芦某服药加外敷，治疗 9 天后，红肿消退，脱痂痊愈。停药观察，随访 3 年，未见复发。

按语：此方治疗本病很多例，均在两周左右时间获得痊愈，一般未见复发。方中玉竹、山药生脾津；生地、女贞子、首乌滋肾阴；莲子心、粉牡丹皮清心火；黄芩、麦冬清燥润肺；栀子倾泻三焦之火，引热下行，共济养阴清燥之功效。

处方二

组成：防风、荆芥穗、栀子、黄芩、生石膏、白术、当归、滑石各 9 克，薄荷、白芍、甘草各 6 克，连翘、薏苡仁各 12 克。

用法：水煎服，每日 1 剂。

功效：散风、清热、除湿。主治过敏性唇炎（红肿、痒痛）。

医案：王某，男，13 岁。7 日前突然上唇红肿痒痛，医院诊为过敏性唇炎，治疗不效，故来求治，投本方 12 剂痊愈。

处方三

组成：麦冬、云茯苓、生薏苡仁各10克，生地、白茅根各15克，黄连2克。

用法：水煎服，每日1剂。

功效：主治糜烂性唇炎。一般2~3天治愈，严重者6天治愈。

处方四

组成：活蜘蛛1只（暗褐色的，在屋檐下结网的蜘蛛）。

用法：轻轻拉脱蜘蛛头部，挤出液体，直接敷在疔疮上，半天后除去。

功效：主治反唇疔初起。一般1次治愈。适用疔疮初起。

注意：对已挤破、刺破引起感染者，此法治疗无效。

按语：伴寒热剧痛，勿手挤针刺，否则易发败血症，危及生命。

十七、口腔黏膜白斑

处方一　六味地黄丸加味

组成：熟地20克，山药10克，牡丹皮10克，泽泻10克，山萸肉10克，茯苓20克，肉桂3克，麦冬10克，石斛15克，半夏10克。

用法；水煎服，每日1剂。

功效：主治口腔黏膜白斑。

医案：李某，女，40岁，职工。咽部两侧黏膜各有白斑一块，直径约0.5厘米，色白，搽之不去。自觉咽喉发干，下肢不温，怕冷，诊为"口腔黏膜白斑症"。源自肾阴虚损，治宜滋补肾阴，引火归元，投六味地黄丸加味治疗。患者服用10剂后，白斑块缩小一半，再服10剂，白斑全消，诸症皆愈。追访数月，未见复发。

按语：本方滋补肾阴，引火归原，才病获痊愈。

处方二

组成：生地15克，木通10克，竹叶15克，知母10克，黄连10克，甘草10克。

用法：水煎服，每日1剂。

功效：主治老年人口腔黏膜白斑。一般连服7剂见效，20剂痊愈。

　　按语:老年人在口角、舌尖、舌沿处出现大小数量不等的白色斑块,边界清楚,有溃疡或糜烂状,医学上称"口腔黏膜白斑"。据临床统计,本病癌变高于一般口腔病,治宜消胃泻火。

第十五章　妇科疾病

第一节　月　经　病

处方一　痛经消痛汤

组成：党参30克，当归15克，赤芍30克，丹参10克，乌药10克，制香附10克，元胡3克（研粉分次冲服），川牛膝15克，茺蔚子10克，川芎10克，桃仁10克，红花6克，乳香6克，地鳖虫3克，全蝎2克（研粉分次冲服），淡吴萸6克，小茴香6克，川楝子6克，肉桂3克（研粉分次冲服）。

用法：水煎服，每日1剂。临经期及行经期连服7剂，共服42剂为1个疗程。或制丸服。

功效：主治原发性痛经。

医案：沈女每月服7剂，6个月共服42剂痊愈。婚后已孕。

按语：本病乃女性月经前后，下腹疼痛为主的月经失调疾病。痛经分原发性和继发性两种，原发性为功能性疾病，继发性为器质性疾病。其病因：①原发性痛经，可与子宫发育不良，位置不正，子宫颈口狭窄，或内分泌失调，或精神因素有关。近来认为子宫内膜及经血中前列腺素含量增高，刺激子宫过度收缩、缺血是致痛的主要原因；②继发性痛经，多为生殖器炎症，如盆腔炎、子宫肌瘤、子宫内膜片状排出、子宫内膜异位症等所致。

中医谓本病属"痛经"范畴，认为因情志所伤，六淫为客，导致冲任阻滞，或因精血不足，胞失濡养所致的经期前后小腹疼痛，或痛引腰骶，甚至剧痛昏厥为主的月经类疾病。治疗宜温经通络，行气化瘀，投痛经消痛汤治疗。

处方二　神妙汤加减

组成：南瓜蒂1枚，红花5克，红糖32克。

用法：前2味水煎2次，去渣后加入红糖，于经前分2天服用。

功效：此方善治冲任损伤、血滞气郁之痛经，屡获佳效。

医案：冯某，女，25岁。痛经已7年，结婚已5年，未孕。患者19岁初潮，经量少，腹胀腰痛，腹痛重，食纳量少，四肢发冷，曾服中西药无效，故来求治。引杜占魁老师神妙汤加减治疗。患者连服2个月本方后，痛经已止，病告痊愈。3个月后，冯某怀孕了。

处方三　失笑散

组成：蒲黄20克，五灵脂20克，香附20克，元胡20克，当归20克，赤芍15克，桃仁10克，没药10克，乳香10克。

用法：上药加水2500毫升，煮沸15分钟后离火，先熏蒸双脚，待温时，浸泡双脚，每次20分钟，每天中午、晚上各熏洗1次。每剂中药可重复使用2天。每次经前3天左右开始用药，连用3~5剂，连续用药3个月经周期。

功效：本方理气、止痛、养血、活血、祛瘀生新。主治少女痛经。一般用药2~3个月经周期治疗，多可以治愈。

医案：陈某，13周岁，月经初潮1年，经期6天左右。自初潮后第3个月起，每次行经当日，小腹坠痛难忍，疼痛逐月加重，并伴有恶心呕吐，频欲大便，持续半天后才渐缓。当行经见红，其痛又发。来求诊时，见其面色蜡黄，呻吟不已，不时呕吐，舌淡尖赤，苔薄白，脉紧。余投失笑散泡脚外治。给陈某开方3剂，用药泡脚1次后，其痛经减半，再泡，疼痛消失。下次月经前又用3剂，痛经治愈。追访半年，未见复发。

按语：青春少女痛经，多因冲任两脉未盛，脾肾未充。内服中药，少女们较难接受，若采用中药泡脚治疗，又无毒副作用，很受少女患者和家长欢迎。

处方四

组成：棉花籽50克。

用法：放瓦上烘干，研粉，每次吞服6~10克，早晚各服1次。

功效：温肾、补虚、止血。主治痛经。

医案：一位患者痛经多年久治不愈，服本方1小时后痛止，连服2天去病根。

按语：凡属风寒湿邪、体虚、经水过多、痛经不止，本方有立即止痛功效。

处方五 痛经汤

组成:当归15克,炒白芍15克,柴胡3克,牡丹皮15克,山栀9克,白芥子6克(炒研),炒香附3克,炒黄芩3克,炒郁金3克,生甘草3克,黄酒为药引。

用法:水煎服,每日1剂,连服4剂。

功效:此方补肝血,解肝郁,利肝气,降肝火,速止经前痛,下月行经前不再疼痛。

处方六 乌药顺气散

组成:乌药9克,僵蚕9克,白芷9克,陈皮9克,枳壳9克,干姜6克,甘草6克,麻黄6克,生姜2片,小葱1根。

用法:水煎服,每日1剂。

功效:主治寒邪入骨,行经遍身疼痛。患者在行经前误食生冷之品,导致寒入胞宫,血运凝滞,经行复痛,服用本方,必获奇效。

处方七 调肝汤

组成:当归9克,炒白芍9克,阿胶9克(冲化服),山药15克,山萸肉9克,巴戟肉3克,甘草3克。

用法:水煎服,每日1剂。

功效:平调肝气,转逆解郁,消除经后腹痛。

处方八

组成:牡丹皮10克(若瘀滞严重,又非舌红火重,当用丹参30克),乌药10克,枳壳10克,香附12克,桃仁10克,红花10克。

用法:水煎服,每日1剂,月经前服用。

功效:主治痛经。

医案:韩某,女,20岁。经期小腹胀痛已4年,近来加重。每月经期第1天开始,下腹胀痛下坠,痛重时,面色苍白,冷汗淋漓、恶心、肢冷,须打止痛针方能缓解。近来止痛药也难显效,故来求治。患者脉涩、舌暗红、苔薄白,系气滞血瘀所致,引用李维芳老师验方治疗。韩某服本方3剂,痛经已减。嘱其从下次月经来潮前开始服用本方5~7剂,连服3个月的经期。患者服用后,病获痊愈,痛经再未发生。

处方九 定经汤

组成:当归30克,炒白芍30克,熟地15克,炒菟丝子30克,炒山药15克,茯苓9克,黑芥穗6克,柴胡2克。

用法:水煎服,每日1剂。

功效:主治经行错乱、先后无定期。服药2剂经水净,服药4剂,经期定矣。此方舒肝肾之气,补肝肾之精,肝肾精气旺,则水利经通也。

处方十 四物汤加味

组成:熟地30克,当归15克,炒白芍9克,炒川芎9克,炒白术15克,山萸肉9克,黑荆芥穗9克,续断3克,甘草3克。

用法:水煎服,每日1剂。

功效:主治经行又复行,量多体倦。服药4剂,血归经,服药10剂见愈,为了巩固疗效,须加党参12克,再服10剂,下月行经,自当适可而止矣。

按语:妇女经水过多,行后又复行,量多体倦,若久不治疗者,将发展为崩漏或慢性贫血症,夜不能安眠,头晕目眩,面色萎黄,终日烦闷。其病因:有人以为是血热有余,其实不是,而是血虚不归经。经能统血,故血旺而经亦不会多。血不归经,则越衰而经越多。若血旺,自当健壮体强,经行正常,行净即止。精力健旺者,何至一行再行,漫无收摄?此症,除了血虚不归经,亦有因性急多怒,以至伤肝,而动冲任脉,使经水行后又复行,可投四物汤加味治疗。

此方乃补血之神品。白术、荆芥补中有利,山萸、续断止中有行,甘草调和诸药,使血足归经,归经而血静也。

处方十一 调经汤加味

组成:茜草12克,丹参12克,桃仁3克,地鳖虫6克,大黄6克,当归3克,赤芍12克,红花3克,干姜3克。

用法:病情严重者,水煎服,每日1剂;病情较轻者,上药研细粉,每次睡前服5克,每日服1次。

功效:主治月经不调。治疗多人,皆为久治不愈者,服此方后,均病获痊愈。

引自:洪哲明老师验方。

处方十二 稳经汤

组成:党参10克,炒白术10克,茯苓10克,甘草6克,熟地10克,川芎6克,当归10克,益母草15克,元胡3克(研粉分3次服),菟丝子10克,山药30克,荆芥6克,柴胡6克。

用法:水煎3次,分3次服,每日1剂,于行经前或行经期连服5剂,30剂为1个疗程。

功效:主治功能性月经周期不规则。此方补肾疏肝、气血双补、冲任调和,故获痊愈。

医案:周某,女,28岁。4年来,月经每月超前或延后5天以上,有时间隔来潮20~25天之间,至今未孕。素感头昏乏力,少寐多梦,胸闷腰酸背痛,手脚有麻感;行经5~6天,经量正常,偶夹色黯小血块,白带少量,大便时干,小便清长,脉涩;苔薄白,舌淡红;B超无附件病变,无子宫肌瘤。诊为功能性月经期不规则,属肝郁肾虚,冲任失调,投稳经汤治疗。周某服药5剂后,每月月经来临前连服5剂,共服35剂,月经期基本正常,半年后怀孕。

按语:本病为妇女月经超前或延后3~5天以上的一种内分泌功能紊乱妇科病,可分器质性和功能性两种。器质性多由结核、肿瘤、手术切除、放疗、炎症、发育不良或畸形等生殖器官性病变引起;功能性月经不规则,乃由内分泌系功能失调或身体其他器官疾病影响所致。

处方十三 疏肝和血汤

组成:熟地10克,赤芍10克,川芎6克,当归15克,桃仁10克,红花6克,青黛1克(冲服),制香附15克,降香6克,郁金10克,川楝子6克,小茴香6克,补骨脂10克,檀香3克,水蛭3克,莪术10克,山栀衣10克,炒苍术10克,茯神30克。

用法:水煎3次,分3次服。先服5~10剂后停药,以后每月经前或行经期连服5剂,30剂为1个疗程。

功效:疏肝理脾,行气和血。主治经前紧张综合征。

医案:蒋某,女,35岁。10年来每次月经前3天,心烦不眠,常伴腹痛腹胀,肠鸣,自觉发热,但体温正常,经后诸症消失。投本方先服10剂,以后每月服5剂,共服35剂,诸症消失。嘱其再服六味地黄丸3个月,诸病未见复发。

按语:妇女月经前3~7天出现头痛头胀头晕,胸肋胀满,乳房胀痛,或浮肿,尿频尿急,腹痛腹泻腹胀,肠鸣等多系统功能失调症状,月经来潮后就逐渐消失,常伴有痛经、不育、月经失调史,可投疏肝和血汤治疗。

处方十四

组成:熟地15克,当归15克,丹参15克,茺蔚子(益母草子)15克,生乳香10克,生没药10克,红花6克,肉桂3克。

用法:水煎服,每日1剂。每月月经来潮前5天开始服药,7天为1个疗程。每个月服1个疗程。

功效:主治妇女倒经(口鼻出血)。此方治疗多例,平均服药17剂,全部获得治愈。

处方十五

组成:炒当归15克,熟地15克,炒白术6克,牡丹皮15克,白茯苓9克,沙参9克,黑荆芥穗9克。

用法:水煎服,每日1剂。

功效:主治妇女倒经(口鼻出血)。1剂吐血止,2剂经水顺,10剂不复发。此方调经和血,引血归经,肝气不逆而肾气顺,经前吐衄(倒经)得治愈。

处方十六　健固汤

组成:党参30克,炒白术30克,炒薏苡仁9克,茯苓9克,巴戟肉9克。

用法:水煎服,每日1剂,连服10剂。

功效:主治经前泻水。本方健脾气,固脾血,摄脾血于气中,脾气强,湿自化尽,经自调顺,经前泻水当愈。

处方十七　安老汤

组成：党参50克，生黄芪50克，熟地50克，山萸肉15克，阿胶9克，蛤蚧（去头足）1对，黑荆芥穗5克，当归15克，炒白术15克，甘草3克，香附2克，木耳炭3克。

用法：水煎服，每日1剂。

功效：主治老年经水复行。连服10剂痊愈。此方补益肝脾之气，气足则能自摄；大补肾水，使肝气舒，脾得养，脾能统，则泄漏得愈也。

按语：妇女年过五六十岁，经停已久，忽然经水频来，量多，色红如血淋，或紫黑成块，头晕腰酸，骨节作痛，心悸倦怠乏力，小腹堕坠隐痛。病因肝火妄动，肾火致肝血不能藏，脾不能统血，似乎行经，实非经也，可投安老汤治疗。

处方十八　益经汤

组成：党参12克，当归15克，生枣仁9克（捣碎），牡丹皮6克，沙参9克，炒白芍9克，柴胡3克，炒白术30克，熟地30克，炒杜仲3克，炒山药15克。

用法：水煎服，每日1剂。

功效：主治年未老经水已断。连服8剂见效经通，再服8剂巩固疗效，不再闭经，并可受孕。此方对心肝脾肾四脏同治，以辛热攻坚，补以通之，散以开之。

处方十九　蚕沙饮

组成：蚕沙200克，黄酒750毫升。

用法：蚕沙炒半黄，用酒煎取药液装瓶，每次温饮1~2杯。

功效：主治闭经。即通，甚验，治一切经闭。

处方二十　红花石榴皮汤

组成：红花20克，石榴皮30克，泽兰12克，益母草30克。

用法：水煎服，每日1剂，开2剂。

功效：主治闭经。

医案：施某，女，22岁，未婚。16岁月经初潮，以后5年闭经，点滴不来，每月有一周身体不适，少腹胀满，四肢乏力。来求诊时，舌淡苔白，脉弦数滑。投红花石榴皮汤治疗。施某服药2剂后，第3天来月经。24天后再服药1剂（即下次月经来潮前3天），月经正常。其后追访，已结婚、生子。

引自：唐德裕老师验方。

处方二十一　闭经疏养汤

组成：潞党参30克，炒白术10克，白茯苓10克，甘草30克，当归30克，杭白芍30克，川芎6克，熟地30克，漏芦10克，鬼箭羽10克，路路通10克，炮山甲6克，全蝎2克（研粉分3次冲服），蜈蚣1条，地鳖虫6克，水蛭6克，茺蔚子10克，醋香附10克，茜草根15克。

用法：水煎3次，每日分3次服，隔日1剂。90剂为1个疗程，亦可制丸药服。

功效：益气养血，通络行瘀。主治功能性闭经。

医案：朱某，女，26岁。患者17岁来初潮，始即不规律，逐渐如期而至，但未孕。1年前，因感冒咳嗽，月经当期而未潮，两月后，妇科检查诊断为卵巢性闭经，用中西药治疗，仍无月经来潮，故来求治，诊为继发性闭经，为气血两虚，胞宫瘀滞。投以本方，患者服药80余剂，又以原方制丸1剂善后，之后月经来潮，并趋正常。

处方二十二　滋血养营汤

组成：当归身9克，白芍12克，阿胶9克（冲化服），沙苑子9克，南烛叶8克，枸杞子9克，巨胜子9克（黑芝麻），穭豆衣9克（黑豆衣），肥玉竹9克，女贞子9克，旱莲草9克，甘菊花8克。

用法：水煎服，每日1剂。

功效：主治室女闭经。服药10天后，血旺经行，再服10剂巩固疗效。此方乃王道之药也。

按语：症状表现为饮食少思，发热咳嗽，思虑抑郁，肝旺体瘦，脉细数无力，投滋血养营汤治疗。

处方二十三　胡氏去瘀生新汤

组成：黑荆芥穗8克，京赤芍12克，乌药5克，蓬莪术5克，三棱5克，青皮

3克,五灵脂6克,当归尾9克,焦山楂12克。

用法:水煎服,每日1剂。

功效:主治血瘀闭经。此为灵验秘方,治一切血瘀病,尤以治疗产后血瘀最神效。

引自:《性病自疗大全》血瘀经闭之自疗法。

处方二十四

组成:桃仁泥9克,土牛膝30克,紫丹参6克,麝香5厘(冲服),茺蔚子9克,红花2.5克,生甘草梢2.5克,细木通2.5克,琥珀末1克(冲服)。

用法:水煎服,每日1剂。

功效:主治行房后闭经。服药1~4剂治愈。

引自:胡安邦老师验方。

处方二十五

组成:党参12克,白术12克,茯苓15克,黄芪15克,当归12克,甘草10克,鸡内金粉9克(分3次吞服),柴胡6克,赤芍10克,川芎10克,香附10克,枳实12克,川牛膝15克,桃仁15克,红花12克,熟地12克,白芍10克。

用法:水煎,分3次服,每日1剂。

功效:主治女子干血痨——顽固性闭经。本方健脾助生化,促使气血旺盛,活血化瘀,却无破血伤正之弊,可上注于肺,肺朝百脉,输布五脏,六腑下注血海,经水来潮,故闭经得愈。干血痨可治愈。

处方二十六 抵当汤

组成:虻虫3克,水蛭3克,大黄15克,桃仁50粒。

用法:水煎服,每日1剂,开1剂。

善后处方

组成:生地15克,黄芪30克,当归10克,川芎10克,白芍15克,党参20克,陈皮10克,茺蔚子10克。

用法:水煎服,每日1剂。

功效：活血行气，导瘀消滞，泻邪养正。主治闭经致干血痨危症。

医案：一位中年妇女扶女儿来求治。见患者肌瘦，仅存皮骨，背驼腹胀，按之痛甚，呻吟不绝。家长说：月经不来3个月时，曾去医院治疗，服药3个多月，病情加重，直至如今状况，病已奄奄。此病乃闭经，致使瘀血内积，元气大伤。怎么治疗呢？瘀积不攻，病不能除，元气已伤，恐攻不能胜；若先补之，必留病邪，尤为不可。故引曹颖甫老师验方抵当汤治疗。服药1剂后，次日母女来复诊时说：泻下黑瘀物甚多，腹胀痛已平，惟脉仍虚弱，故不宜再泻。让其服善后处方，之后月经转为正常，病获痊愈。

处方二十七

组成：山药15克，玉竹15克，黄精15克，生地15克，熟地15克，党参15克，麦冬10克，远志10克，姜竹茹10克，炒白术6克，黄芪6克，黄连5克。

用法：每月经前5日开始服药，每日1剂，水煎服，服至月经净，为1个周期，可服3~5个周期。

功效：主治月经病。服本方3~5个周期后即可痊愈。

按语：经来时口舌糜烂。每值经期时，口舌糜烂，心悸多梦，手足心热，投本方治疗。

处方二十八

组成：熟地20克，白芍15克，黄芪15克，白术15克，桑葚15克，党参15克，当归15克，茯苓15克，炙甘草3克。

用法：水煎服，每日1剂。

功效：主治月经病。连服12剂即可治愈。

按语：经来时晕厥。月经来时，面色苍白，冷汗淋漓，心慌躁动，欲吐欲便，全身乏力，意识模糊，晕厥倒地，醒来如常人，可投本方治疗。

处方二十九

组成：白芍24克，当归20克，熟地12克，茯苓12克，僵蚕12克，党参20克，阿胶10克（烊化），钩藤10克，白术9克，川芎9克，防风9克，炙甘草9克。

用法：水煎服，每日1剂。

功效：主治月经病。连服7剂可治愈。

按语：经来时抽搐。经来时肢体麻木，四肢抽动，少眠多梦，小腹疼痛，可投本方治疗。

处方三十

组成：熟地30克，黄精30克，枸杞子30克，白芍15克，火麻仁15克，郁李仁15克，当归10克，枳实10克，川芎6克，炙甘草4克。

用法：水煎服，每日1剂。

功效：主治月经病。连服15剂即可治愈。

按语：经来便秘。每逢经期，大便秘结，经后不治自愈，可投本方治疗。

处方三十一

组成：炙黄芪20克，炙甘草5克，凤凰衣（鸡蛋壳内膜）9克，生诃子肉9克，炒白芍12克，狗脊12克，川断12克，枸杞子12克，熟地12克，玉竹15克，补骨脂15克，菟丝子15克，山萸肉15克。

用法：水煎服，每日1剂，经前10天服，至经净后停药，为1个疗程。

功效：主治月经病。连服1~3个疗程可治愈。

按语：经来时失喑。每次经来前后声音嘶哑，久治不愈，可投本方治疗。

处方三十二

组成：炒黄芪30克，山楂炭20克，补骨脂、山药、白术各15克，炙甘草、陈皮、吴茱萸、乌梅各10克，党参20克，炒扁豆20克。

用法：水煎服，每日1剂。

功效：主治月经病。服16剂，消痛止泻，病治愈。

按语：经来时腹泻腹痛，久治不愈，可投本方治疗。

第二节　血　崩

概要：血崩之病，皆从漏起，无有初起即崩者。如小产，因负重跌倒动胎，必先见红，若有若无，继而涓涓溃决不塞，将成江河倒海而来。

崩漏之状如猪肝、如淋涕、如烂瓜汁，或如豆羹汁，黑如干血相杂，亦有纯瘀血，此皆冲任虚损，喜怒劳伤于肝；崩漏不止，致面黄肌瘦、虚烦口干、脐腹冷痛、吐逆不食、四肢虚困，甚则胀肿。治当调养冲任，冲注血海，血海温和，内养百脉，外为月事，自无崩漏也。

处方一

组成：真阿胶10克，食盐0.8克，橙皮糖浆10克。

用法：用温开水将上药冲化，1日分6次服，每隔2小时服1次。外用盐汤坐浸阴户。

功效：主治虚脱血崩。止血后，须速滋补身体以利康复。

按语：女子阴户忽然流出多量血液，名为血崩不止，极为危险。原因为子宫患病，或肿胀，或生瘤证，子宫充血，无收缩之力，以致血流不止。病起于月经不调，治未入法。病人速宜静卧，头部要低，用热毛巾敷头部及手足四肢，宜速急治疗。急注射止血针，使子宫收缩止血，此为治标（急症先治标）。尚宜从根本上调理，令子宫病去，防止崩漏再发。

处方二　胡氏敛血汤

组成：炒黄芪12克，炒党参9克，生白术6克，煅龙骨9克，煅牡蛎6克，海螵蛸9克，侧柏炭9克，陈棕炭9克，地榆炭9克，蒲黄炭5克。

用法：水煎服，每日1剂，分3次服。

功效：本方可治疗血液妄动，一切吐血崩漏，猝暴不止等症。

处方三

组成：侧柏炭9克，地榆炭9克，真阿胶9克（冲化），鲜生地12克，香青蒿8克，淡黄芩6克，炒白芍9克，陈棕炭9克，煅龙骨12克，煅牡蛎18克。

用法：水煎服，每日1剂。

功效：主治虚热崩漏。治疗多例，均4剂治愈，为极效也。

按语：患者头晕心悸、腰酸肢软、五心烦热、夜不安眠、精神委顿、形体消瘦、津液干涸、下淋不止、甚则血液暴下，倾山倒海而来，每致脱厥或大汗如雨下，身热气粗，或噤口咬牙，沉沉如睡；亦有下血虽多，而腹痛骨楚，血色多赤紫，或有煎熬成块，脉多虚数细软，舌绛赤。病原自经延不止，忧思怒劳激动五志之火，动损冲任失守，致使经血暴下，谓之崩漏。患者体质多有血热、肝热，热在下焦，迫血妄行，所以妇女之崩漏，多虚热也。可投本方治疗，无有不效。

处方四

组成：炙黄芪12克，党参9克，炒白术6克，炙甘草3克，煅龙骨9克，煅牡蛎15克，阿胶珠9克（冲化），炒川芎3克，炒当归9克，炒艾叶6克，陈棕炭9克。

加减：寒甚者加肉桂1.5克，炮姜炭5克。

用法：水煎服，每日1剂。

功效：凡患虚寒崩漏，服本方3~4剂均可立愈。

按语：患者恶寒肢冷，或兼吐泻，面色枯萎，口唇淡白，上身冷汗自出，形脱气弱，神识沉昏，有欲脱之状；五液注下，血崩不止，漏淋不休，胸腹胀满，不欲饮食；脉微细，舌白滑。病因素体虚寒，肾阳不充，多由房劳太过，或勤劳太累，或感触风冷，致成崩漏。虽有缓急之别，无轻重可分。崩为急性，骤然下注，中气衰陷；漏为慢性，淋漓不断，血脉空虚，津液干涸。皆非轻症也。可投本方治疗。

处方五　固本止崩汤

组成：熟地30克，炒白术30克，生黄芪9克，酒当归15克，黑姜6克，党参15克。

用法：水煎服，每日1剂。

功效：主治昏晕血崩。服药1剂血崩止，连服10剂不再复发。此方补气、补血、补火，补中有收，引血归经也。

处方六　平肝开郁止血汤

组成：炒白芍30克，柴胡3克，炒白术30克，炒黑荆芥6克，牡丹皮9克，炒生地9克，酒当归30克，三七粉9克（分3次冲服），甘草6克。

用法：水煎，分3次服，每日1剂。

功效：主治郁结血崩。服药1剂，呕吐停止，服药2剂，干渴除，服药4剂，血崩治愈。

按语：病由郁结而来，治当开郁，若不平肝火，血崩不能止，累年难愈。故此方平肝开郁止崩。用白芍平肝，柴胡开郁，白术利腰脐，荆芥通经络，使血归有道，牡丹皮清骨髓之热，生地凉血分之炎，当归、三七补血、行血、止血，使郁结得散，血液归经，血崩得止也。

处方七　逐瘀止血汤

组成：炒生地30克，大黄9克，赤芍9克，牡丹皮3克，当归尾15克，龟板9克，桃仁9克。

用法：水煎服，每日1剂。

功效：主治跌伤血崩。服药1剂，疼痛减轻，服药2剂，瘀消，服药3剂，血崩痊愈，可不必再服药。

按语：此症由伤瘀为患，非寻常崩漏，若投补止药物治疗，反致新血不运，恶血不化。此方妙在活血又去滞，消瘀如扫，止血如神，痛则不通，通则不痛也。恶血化，新血运，血归经，血崩痊愈也。

处方八　引精止血汤

组成：党参15克，炒白术30克，茯苓9克，熟地30克，山萸肉1.5克，黑姜3克，黄柏2克，荆芥穗9克，炒车前子9克。

用法：水煎服，每日1剂。

功效：主治性交时血崩。连服4剂崩漏得愈，连服10剂不再复发。此方补气补精，温经止血，利水通窍，有调停曲折之妙，亦有祛旧除陈疴之效。

按语：妇人患此病，虽可治疗，但仍须告知：必须严禁房事3个月，以利修复破损之子宫口颈，不致加重损伤危及生命。

处方九　清海丸

组成：党参15克,生地15克,熟地15克,炒山药15克,蒸山萸肉15克,牡丹皮15克,炒五味子3克,麦冬15克,炒白术25克,花龙骨3克,地骨皮15克,干桑叶25克,元参25克,沙参15克,石斛15克。

用法：水煎3次,分3次服,每日1剂。

功效：补阴缩血,子宫清凉,血海自固。主治性交后血崩。待症状消失,当转入巩固治疗,服用善后处方。

善后：用本方10倍的药量烘干研粉,加蜂蜜炼制蜜丸,梧桐子大小,早、晚各服15克,开水送服,或1天30克,分多次服完。

功效：治疗半年,病获痊愈。只要禁房事3个月,即可防止复发。

注意：必须绝对禁止房事3个月。

处方十　固气填精汤

组成：党参30克,生黄芪30克,炒白术15克,熟地30克,酒当归15克,三七9克（研粉冲服）,黑荆芥穗6克,杜仲9克,山萸肉6克。

用法：水煎服,每日1剂。

功效：主治小产血崩。服药1剂,血崩停止,服药2剂,全身得安,服药4剂,病获痊愈。本方补气、补精,养功有神,诸药温润补虚而泄热,意在治本也。

处方十一　当归补血汤

组成：当归30克,生黄芪30克,三七粉9克（汤药分次送服）,干桑叶25克。

用法：水煎服,每日1剂。

功效：治老年妇女血崩。

善后处方

组成：当归补血汤加白术15克,熟地30克,山药12克,麦冬9克,五味子3克,山萸肉9克。

用法：水煎服,每日1剂。

医案：患者阴精已亏,服药2剂后崩止,服药4剂后,崩漏痊愈。本方只是暂止崩漏,尚须补精,故服本方4剂后,应善后治疗。患者服用善后处方30剂,崩漏根除。

处方十二　鹿角霜丸

组成：鹿角霜30克，炒柏子仁30克，当归身30克，茯神30克，煅龙骨30克，蛤粉炒阿胶珠30克，川芎2.5克，制香附60克，炙甘草15克，川续断45克，山药150克（单独研末煮糊）。

用法：上药共研粉末，用山药糊加工成药丸，梧桐子大小。每次服用50丸，空心温酒送服，每天服2次。

功效：治中气不陷，元气不固，崩久成漏，连年不休之顽固性崩漏。

处方十三

组成：当归炭、白芍炭、干姜炭、棕榈子炭各50克。

用法：上药共研粉末，每次9克，淡醋或酒汤送服，日服2~3次。

功效：屡见佳效。

第三节　带　下　病

概要：月经来潮时，必须注意身体下腹之温暖；日常须保护阴部洁净，每晚用热水洗涤；房事宜有节制，更勿不洁交媾，不与淋病男子性交；平日起居饮食、工作、家务，宜有善自。若能如是，则白带可预防也。虽偶有之，亦非病态之白带，必于短日内自愈。

处方一　完带汤

组成：炒白术30克，炒山药30克，党参9克，炒白芍15克，炒车前子9克，制苍术9克，甘草3克，陈皮2克，黑荆芥穗2克，柴胡2克。

用法：水煎服，每日1剂。

功效：主治带下病。连服2剂，白带减少，连服4剂，白带停止，连服6剂，白带病痊愈。

按语：白带都由肝郁乘脾，脾精不守，不能调化经水，则湿土之气下陷为带。此方同治脾胃肝三经，对脾虚湿重之白带，最为有效。

处方二　清肝止淋汤

组成：酒当归30克，炒白芍30克，炒生地15克，炒阿胶9克（冲化服），牡丹皮9克，黄柏6克，香附3克，牛膝6克，红枣10枚，小黑豆30克。

用法：水煎服，每日1剂。

功效：主治妇女赤带。服药2剂，赤带减少，连服4剂，痊愈，连服10剂，可防止复发。

按语：此病乃火旺色赤，火旺乃血衰，此方补肝血，补血以制火，白芍平肝，肝舒不克脾土，脾自健运，经水得正常，赤带自然消失。

处方三　易黄汤

组成：山药30克，芡实30克，白果10枚（打碎），黄柏6克，车前子3克。

用法：水煎服，每日1剂。

功效：主治妇女黄带。服药4剂，病获痊愈。人称极效方。

按语：此方亦治其他带病，而治黄带更有奇效。因为山药、芡实专补任脉之骨，又利水湿；白果引药力入脉而获捷效；黄柏、车前子以清肾中之水，解任脉之热也。

处方四　逍遥散加减

组成：茯苓15克，炒白芍15克，生甘草15克，柴胡3克，陈皮3克，茵陈蒿9克，炒栀子9克。

用法：水煎服，每日1剂。

功效：主治妇女青（或绿）带。服药2剂减轻，服4剂青、绿带痊愈，人得逍遥也。

处方五

组成：墨鱼干1只，鲜鸡蛋3只，米酒250毫升。

用法：将墨鱼干温水泡软,刀切细丝;将3只鸡蛋打入碗中搅匀,加少许清油入锅,把墨鱼、鸡蛋倒入翻炒,加入米酒或葡萄酒即可,不加盐,趁热吃下。1天吃1剂。

功效：治严重带下病,久治不愈。

医案：钟德芪说其妻患严重带下病(不收敛),久治不愈,整天无精神,后得一方治愈除根,介绍如上。钟德芪说其妻吃完1剂后即好转,第2天又吃1剂,病获痊愈,没有再复发。

处方六　退火汤

组成：黄连9克,生石膏15克,刘寄奴9克,知母6克,生大黄9克,王不留行9克,炒白术15克,赤茯苓9克,车前子9克。

用法：水煎服,每日1剂。

功效：主治妇女黑带。服药1剂后,小便疼痛停止而通利,服药2剂后,黑带变白,服药3剂后,白带亦减轻,再服药3剂后,病获痊愈,火退水进矣。

第四节　子宫疾病

处方一　补气升阳疏肝汤加减

组成：炙黄芪、潞党参各100克,炙升麻、炒续断、炒柴胡、五味子、当归、枳壳各30克,陈皮12克,甘草18克,大枣20克,金樱子50克,炙粟壳、炒白术各40克。

用法：每2日1剂,水煎后分2日4次服。

加减：随症加减。

功效：治重症子宫脱垂许多例,用药10~15剂后,均治愈。追访均无复发。

处方二

组成：生黄芪30克,红参须10克(另炖服),白术10克,当归10克,乳香10克,没药10克,知母10克,柴胡6克,川芎5克。

用法：水煎服，每日1剂，10天1个疗程。

加减：气郁烦闷胸痛加郁金10克，枳壳10克，青皮10克；肾虚腰痛腿软加山萸肉10克，桑葚10克，杜仲10克；腹痛加木香10克，元胡10克；气陷气喘、下垂严重加升麻10克。

功效：主治子宫脱垂。此方治疗多例，治愈率为83.3%，有效率为16.7%，总有效率为100%。

处方三　和血调冲汤

组成：熟地30克，炒白术30克，生黄芪10克，当归15克，炮姜炭6克，党参30克，怀山药15克，五味子10克，麦冬10克，茯苓10克，川杜仲10克，血余炭10克，远志10克，阿胶10克（烊冲），山萸肉10克，荆芥炭6克，三七粉6克（3次吞服），桑叶10克，甘草6克。

用法：水煎服，每日1剂，30剂为1个疗程。

功效：益气补血，敛冲调经。主治功能失调性子宫出血。

医案：吴某，女，43岁。患本病1年。余投本方6剂血止，继服30剂，下次月经止时再服。患者共服药80余剂，病获痊愈。乃肾脾齐补，元精元阳振奋，病自愈也。

处方四　功血汤

组成：生地20克，白芍15克，女贞子15克，旱莲草15克，炒槐花15克，大蓟炭9克，小蓟炭9克，茜草炭9克，焦地榆15克。

用法：水煎服，每日1剂。

功效：益气摄血。主治功能性子宫出血。

医案：黄某，女，16岁。因学习太紧张而经潮时流血过多，淋漓40余天不止，医院诊断为功能性子宫出血而住院，中西药治疗1个多月愈后出院。出院4天，又无诱因地突然阴道流血不止，故再次住院。但病人出血不止，时多时少，淋漓不断，色淡红，质清稀，伴头晕、心悸、气短、少寐、纳少、疲乏无力、腰酸、自汗，少腹不痛。患者家长要求余治疗。患者脉细弱，舌淡红，苔薄白，系气虚不摄，血流不止，治宜益气摄血，固涩止血。投功血汤治疗。黄某服本方20余剂，病获痊愈。追访数月，未见复发。

处方五

组成：岗稔根30克（即桃金娘根），地菍根30克（即地茄根），川断15克，制首乌30克，党参30克，白术15克，熟地20克，棕榈炭15克，炙甘草15克，桑寄生30克，赤石脂20克。

用法：水煎服，每日1剂。

加减：血块较多加益母草、鸡血藤各20克；血色鲜红加旱莲草、紫珠草各15克；血色淡红加艾叶、姜炭各10克；血量特多加五倍子、阿胶各10克，煅龙骨、煅牡蛎各20克。另加高丽参或吉林参20克（另外炖服）。

功效：补气摄血，扶正固本。主治功能性子宫出血。止血后，再辨证善后数剂。

说明：此方为罗元恺教授验方，有"药到病除"之说。

处方六　独参汤加味

组成：高丽参（另煎冲服）6克，蜜炙黄芪20克，当归身12克，炒白芍12克，炙甘草6克，鹿角霜10克，阿胶12克（烊化冲服）。

用法：水煎服，每日1剂。

功效：补气固脱，养血摄血。主治功能性子宫出血。

医案：何某，女，45岁。献血之后，阴道突然下血不止，血量甚多，色淡无块，头晕，目眩，气短懒言，疲乏无力，自汗，心悸，虚烦，纳少，唇干口渴。来求治时脉细弱，舌淡苔白，面白无华，精神差，低声呻吟，四肢欠温。诊为气虚血脱，固摄无力，致成血崩。治宜补气固脱，养血摄血，投独参汤加味治疗。何某服本方4剂后，血崩得止，面色红润，精神好转，饮食大振，诸症尽愈。嘱其加强营养，注意休息，暂时节制房事，停药观察。追访数月，身体健康，病无复发。

处方七　固冲清宫汤

组成：炙黄芪30克，熟地30克，杭白芍10克，当归15克，川芎6克，山萸肉10克，炒白术15克，败酱草15克，连翘衣15克，红藤20克，蚤休10克，升麻6克，茺蔚子10克，茯苓10克。

用法：水煎3次,分3次服,每日1剂,于每月临经前连服10剂,30剂为1个疗程。

功效：益气养血,固冲清宫。主治慢性子宫内膜炎。

医案：许某,女,26岁。患本病1年余,久治不愈。来求治时已行经水,淋沥10日,面色萎黄,头昏乏力,心烦多梦,小腹轻压痛,小便热感,大便正常。证属气虚血热,冲任不固。投本方5剂经净,再投10剂,于下月临经前服。患者共服药35剂,病获痊愈,诸症消失,每月行经5天。

第五节　盆　腔　炎

概要：指女性下腹痛、腰痛、月经失调和白带增多等为主的一种内生殖器炎症性妇科病。慢性则病程长,较难治愈。其病理改变为结缔组织增生及粘连,常伴慢性输卵管炎及积水、卵巢炎、卵巢囊肿及结缔组织炎,甚至不孕,全身不适、低热、神萎、失眠等,尤于月经前后、劳累及性交后加重。中医认为因湿热邪毒侵及盆腔、气血瘀阻所致。

处方一　清盆汤

组成：生黄芪30克,当归30克,连翘衣30克,红藤30克,紫花地丁15克,蚤休15克,泽泻10克,川牛膝20克,丹参10克,莪术10克,地鳖虫6克,水蛭6克,生蒲黄10克(包),五灵脂10克,乳香6克,益母草30克,制附片6克,川桂枝10克,炒薏苡仁30克。

用法：水煎3次,分3次服,每日1剂。服药3个月为1个疗程。后期可制丸药服。

加减：行经期减水蛭、地鳖虫,加全蝎2克,蜈蚣1条;热毒不明显减紫花地丁、蚤休;腹中有包块加炮山甲6克;输卵管有积水加车前子30克,或茯苓30克。

功效：破瘀行滞,清热解毒。主治慢性盆腔炎。

医案：任某,女,42岁。17年前输卵管结扎术后不久,感下腹隐痛、腰骶酸痛、尿频、肛坠胀,月经超前或错后3~5天,量多,偶夹暗色小血块,白带多而频行。妇科检查为"慢性盆腔炎"，用抗生素及外行灌洗，症状好转一时，过后依然。近两月来加重，故来求治。证属湿热蕴结，瘀毒阻滞。投清盆汤治疗，患者服药5剂，经净。按本方加减服药90余剂，患者腹痛、腰痛、白带均除，下肢浮肿消失，月经周期正常。原方制丸药服1剂巩固疗效。追访1年余，未见复发。

处方二　柴胡四物汤加减

组成：柴胡10克，黄芩炭10克，当归15克，赤芍10克，元胡10克，牡丹皮10克，泽兰10克，大黄6克，五灵脂10克。

用法：每月经前2天服，至经净后3天止。水煎服，每日1剂。在带下时，去泽兰、五灵脂、牡丹皮，加紫花地丁20克，蒲公英15克，牛膝10克。

功效：主治盆腔炎继发不孕症。

医案：谢某，女，29岁。患慢性盆腔炎，并6年3次流产，最后一次流产至今已3年半，医院妇科诊断为慢性盆腔炎继发不孕症。来求诊时说：3年来月经不调，加剧亦已1年，每月来潮2~3次，色暗红夹有血块，持续7~10天干净。腰及小腹坠胀作痛，经净后黄带多，尿黄便结，口苦。患者舌红，苔黄，脉弦滑。证系肝郁化热、气滞血瘀。治宜疏肝理气，活血调经，投柴胡四物汤加减治疗。连服4个月经周期后，谢某腰、腹痛减，月经25天左右来潮1次，持续4~7天干净，色红，血块减少，带下为黄白。半年后已受孕。怀孕后55天，又有流产先兆征象。来求诊时，患者头昏、腰膝酸软，脉细滑无力，系肾气虚，冲任不固，不能养血载胎。治宜固肾安胎。处方：当归身6克，杜仲30克，续断10克，桑寄生10克，黄芩10克，炙甘草3克。水煎服，每日1剂。连服10剂，患者诸症皆平。嘱其之后每周服1剂，以保无忧。第2年顺产一男婴。

按语：本方柴胡四物汤加减治疗急、慢性盆腔炎多例，服药少者15剂，多者60剂，均获满意效果。

引自：向一青老师验方。

第六节 乳腺（乳房）病

处方一

组成：炒瓜蒌仁30克，当归15克，生甘草15克，乳香6克，没药6克。

用法：砂锅内慢火煎至取汁，1日分3次饭后饮服，每日1剂。

功效：此方治疗乳痈、乳岩均有神效，可迅速治愈。

处方二

组成：青皮、贝母、天花粉各6克，蒲公英30克，连翘、鹿角屑、当归各5克。

用法：水、酒各半，煎药连服，每日1剂。

功效：消痈、败毒，立见药效，主治乳痈（含乳岩）。一般1~3剂治愈。

处方三 鹿角地丁汤加减

组成：煨鹿角（先煎)10克，地丁20克，黄芩、郁金、生甘草、王不留行各8克，穿山甲（先煎）6克，忍冬藤、连翘、当归、赤芍、栀子、香附、漏芦各9克。

加减：寒热交作加荆芥、防风各6克；局部红肿剧者加黄连3克；坚硬甚者加柴胡、牛蒡子各6克，皂角刺8克；乳汁过多过稠加木通5克，橘叶10克。

用法：水煎服，每日1剂。

功效：治乳痈多例，用药1~6天全部治愈。

处方四 补中益气汤加味

组成：生黄芪25克，当归15克，党参15克，白术12克，陈皮12克，升麻6克，甘草6克，柴胡10克，蒲公英25克，金银花18克。

用法：水煎2次服，每日1剂。

功效：主治乳痈（奶瘘）。

另配：疮疖膏（原名金鸡膏）外贴患处。

医案：张某，女，28岁。自诉初产20天，左侧乳房肿胀疼痛，因为化脓，医院开刀2次，至今刀口不愈合，乳汁、脓血从刀口流出，已有月余，现发热、纳少、尿黄、倦怠。曾用断乳药和抗生素类药治疗，均无效，故来求治。此病属中医

"奶瘘、乳痈"范畴,投补中益气汤加味治疗。张某服药12剂后,伤口愈合,肿痛消退,再服5剂巩固疗效。

按语:本方升阳举陷。乳肿发热用蒲公英、银花;乳流加大黄芪量;硬块加山甲片粉6克冲服;疼痛重加乳香、没药各6克;瘘口外敷疮疖膏,有祛腐生肌收敛之功。不必回乳。

处方五

组成:瓜蒌1个(研),生甘草15克,全当归15克,乳香3克,没药3克。

用法:黄酒煎服,日服2~3次,每日1剂。

功效:治一切乳汁不通,乳房肿胀痛。

处方六

组成:南瓜蒂6个。

用法:南瓜蒂烧成炭,研细末,每次吞服3克,黄酒送下,早、晚各服1次。

功效:治妇女乳房阻塞红肿疼痛。屡用屡效。

处方七

组成:白丁香粉末18克。

用法:每吞6克,黄酒送下,日吞3次。

功效:治吹乳不通。3服必愈。

处方八 乳块消汤

组成:夏枯草、鱼腥草、丹参、牡蛎各30克,紫草、浙贝母各12克,乳香、没药各10克,甘草3克,苦竹、大青叶各15克。

用法:水煎2次,分3次服,每日1剂。连服20天为1个疗程。

功效:主治乳腺增生。治疗本病很多例,治愈66%,好转34%,总有效率100%。坚持服药可全部治愈。

处方九

组成：炒橘核270克。

用法：研成粉末，取适量药粉，用白酒调湿，敷于患处，用纱布固定，待干后，换新药。对严重症状者加下方内服。

处方十

组成：橘核30克，白酒50毫升，水200毫升。

用法：文火煎至100毫升，取药液分3~5次服完，每日1剂。也可将橘核粉装胶囊，直接吞服，每次吞6粒，每日吞3次，或直接吞橘核粉。

功效：主治乳腺增生。内服加外敷治疗，可立竿见影，症状由减轻到痊愈。用本法治疗，可不必医院手术治疗。不能外敷者，即流黄水，并有硬块，吃完橘核粉270克，亦可痊愈。一般轻症，1~3天治愈。

处方十一　乳块疏化汤

组成：当归10克，熟地20克，鹿角霜10克，白芍10克，炒白术10克，柴胡10克，白茯苓10克，山栀衣10克，牡丹皮10克，丹参10克，蒲公英10克，制香附10克，娑罗子6克，八月扎6克，橘核10克，海藻20克，青皮6克，炮山甲6克，莪术10克。

用法：水煎3次，分3次服，每日1剂。

功效：疏肝行气，通络化瘀。主治乳腺囊性增生。

医案：李某，女，33岁。患两侧乳房肿块伴胀痛，时轻时重已3年余，经中西药治疗不见好转，近月来病情加重，故来求治。见两乳房结节肿块多个，大如鸽蛋，小如豆粒，质韧而坚，有压痛，诊为本病。投乳块疏化汤治疗。李某服药30余剂，乳房肿块消除，乳房胀痛消失。追访2年没有复发。

按语：本病指女性乳房胀痛和乳房肿块为主的良性增生，包括乳腺或腺管内乳头样增生，并伴乳管囊性扩张；另一类是小叶增生。

处方十二

组成：青皮、穿山甲、陈皮各15克，金银花12克，连翘18克，全瓜蒌30克，甘草6克,夏枯草、橘核各10克,橘络6克。

用法:水煎服,每天1剂,7天1疗程。

加减:肝郁痰凝加柴胡、郁金、浙贝母、王不留行各10克;冲任不调加杜仲、枸杞子、山萸肉各10克。

功效:主治乳腺增生、乳腺纤维瘤。

外敷处方

组成:新鲜鲫鱼1条(约100克),生山药60克,冰片1克(用麝香0.3克更好)。

用法:山药洗净去皮,加鲫鱼(不去内脏),共捣烂至手感无刺,摊布上,加冰片后,敷于乳房肿块上,包扎固定。24小时换药1次。

功效:连治3~7天痊愈。对乳腺癌也有疗效。

处方十三

组成:全蝎6克。

用法:上药研细粉,分3包,每晚睡前服1包,温开水送下,1日服1次,3天1疗程。

功效:各种原因引起的乳房疼痛。一般3天痊愈。

说明:乳房痛,多见于乳腺炎或乳腺增生所致。

处方十四

组成:金银花18克,野菊花18克,蒲公英30克,瓜蒌皮18克,柴胡12克,穿山甲6克,甘草6克。

用法:水煎,分2次服,每日1剂。

功效:主治急性乳腺炎。治疗多例,连服2~3剂,均痊愈。

引自:李子云老师验方。

处方十五

组成:翻白草30克,马齿苋30克,蒲公英30克,老鹳草30克,车前子30克,萹蓄30克,瞿麦12克,白芷12克,柴胡12克,牛膝12克,香附9克,香薷9克,板蓝根9克。

用法：水煎服，每日1剂。

功效：主治乳腺炎。

外敷处方

组成：黄柏60克。

用法：研粉末。取适量药粉，加水调糊状，外敷患处，约3厘米。每日换药3次。

功效：治疗多例，用药3~5天，全部治愈。

第七节　不　孕　症

概要：女性不孕原因与子宫发育不良，子宫后倾，子宫颈管狭窄，阴道有中隔或闭锁，生殖器炎症，双侧输卵管炎所引起的管腔闭塞，子宫内膜结核，生殖器肿瘤和内分泌失调等有关。中医认为系因肾虚、肝郁、痰湿、血瘀，使冲任、胞宫功能失调所致。余认为，正常女性不孕，与经不准有关，治宜调经，使气血平和，补肾生精，温经祛寒，宣通奇脉，开郁行滞。

处方一　温经汤

组成：吴茱萸6克，全当归10克，川芎6克，酒白芍12克，西党参12克，川桂枝10克，阿胶12克（另蒸冲服），粉牡丹皮10克，麦冬12克，法半夏10克，鲜生姜3片，炙甘草6克。

用法：水煎服，每日1剂，10剂1疗程。

功效：主治子宫发育不良之不孕症。

医案：杨某，女，24岁。结婚4年未生育。患者平时自觉少腹冷感，或有隐痛，精神疲倦，腿软无力，经期尚准，经色淡红，经量较少。医院妇科检查：宫体稍小，余无异常，诊为"子宫发育不良性不孕症"，治疗终不见效，故来求治。患者脉沉细，舌淡红，苔薄白。系肾虚不能化气行水，胞宫虚寒，血气凝滞，冲任失养，经血衰少，因而难孕。治宜温阳散寒，暖宫除湿，益气和胃，活血补血，投温经汤治疗。杨某服上药9剂，月经来停药，下月再服10剂，其后怀孕，足月平产一子。

处方二 温肾通络汤加减

组成：仙灵脾15克，仙茅10克，全当归10克，白芍10克，川芎10克，益母草30克，细辛3克，小茴香10克，台乌药10克，炙甘草6克，炙黄芪10克，熟地10克，路路通10克，穿山甲6克，橘核10克，荔枝核10克。

用法：水煎服，每日1剂，药渣热敷少腹。

功效：主治不孕症。

医案：樊某，女，27岁。结婚3年不孕。医院妇科检查及通水试验，诊断为慢性附件炎，双侧输卵管不通，打针服药治疗无效，故来求治。患者精神疲乏无力，四肢欠温，行经腰痛，舌淡苔白，脉沉弱，系下焦虚寒，湿凝胞络，治宜温肾通络，养血理冲。投温肾通络汤加减治疗。樊某服上药9剂，药渣热敷少腹。之后诸症消失，回医院作通水试验，报告双侧输卵管通水良好。随后受孕，顺产一子。

引自：杨斌民老师验方。

处方三 助孕汤

组成：当归30克，川芎10克，生地、熟地各15克，赤芍、白芍各10克，阿胶10克（烊冲），泽兰叶10克，醋香附10克，茺蔚子15克，紫石英20克（先煎），炮山甲6克，陈艾叶10克。

用法：水煎3次，分3次服，每日1剂，连服5~10剂，以后每月临经前1~2天，或行经期，连服5剂，共服30剂为1个疗程。

加减：原发性不孕加肉苁蓉10克，巴戟天10克；继发性不孕加红藤20克，败酱草20克。

功效：此方行气活血，调经助孕。主治不孕症。

医案：吴某，女，28岁。结婚3年未孕，男女双方曾检查生殖系均无异常，唯有月经或前或后，色紫黯有小凝血块，经前小腹胀痛，腰酸，经净腹痛减，夫妻性生活和谐。吴某不孕，系原发性不孕，属肾虚肝郁，气滞血瘀，经水不准所致。投本方10剂，以后每月经前连服5剂，3个月共服25剂，痛经已止，经水色质正常，渐渐如期来潮，嘱其再服药15剂。4个月后，说已怀孕。

按语：原发性系指未生育者；继发性系指已有生育或人工流产后，1年以上不怀孕者。本方治疗范围，不包括生殖缺陷和畸形者之不孕。

第八节　流　产

处方一　固肾保孕汤

组成：炙黄芪30克，党参15克，熟地30克，山萸肉30克，怀山药30克，桑寄生30克，杜仲15克，川续断20克，菟丝子15克，炒白术10克，当归10克，川芎6克，升麻6克，阿胶10克（烊冲），荆芥炭6克。

用法：水煎3次，分3次服，每日1剂，5剂1个疗程。

功效：益气养血，固肾保孕。主治先兆流产。

医案：于某，女，26岁。医院诊为先兆流产。余投本方，并嘱绝对卧床休息。患者服药2剂，出血诸症除，再服药3剂善后。后知足月顺产一个女婴。

按语：先兆流产的典型表现有四：①妇检宫颈口未开；②子宫大小与妊娠月份相符；③尿妊娠试验阳性；④B超检查有胚囊或胎体。若有少量阴道流血并伴轻微下腹坠痛或腰酸，即需及时治疗。病因冲任气血不和，胎元不固，故治宜调和冲任，固补胎元，可投固肾保孕汤治疗。

处方二　护补胎元汤

组成：党参10克，炙黄芪10克，炒白术10克，炙甘草10克，陈皮6克，当归15克，杭白芍10克，熟地30克，续断10克，杜仲10克，桑寄生10克，生龙骨、生牡蛎各15克（先煎），补骨脂10克，砂仁6克（后下），怀山药30克，阿胶10克（烊冲），茺蔚子10克，醋香附10克，陈艾叶10克。

用法：水煎3次，分3次服，每日1剂，经临前服至经净止，6个月为1个疗程。若已怀孕，需继续连服3个月，隔日1剂，45剂为1个疗程。

功效：补肾固冲，养血益气。主治习惯性流产。

医案：袁某照本方服药80余剂，顺产一男婴。

处方三　温阳祛湿汤加减

组成：小茴香18克，淮山药、吴茱萸、酒炒白芍各12克，陈皮、肉桂各6克，当归、苍术各15克，白术30克，砂仁5克（后下），炮姜、生姜、炙甘草各3克，大枣3枚。

用法：每日1剂，水煎分3次温服。妊娠2~3个月后，服本方5~6剂，症状改善后停服；每次滑胎月份之前，再服药6~7剂。

加减：肾虚加菟丝子30克；阳虚寒加肉桂至9克。

功效：主治习惯性流产。治疗滑胎症多例，服药10~14剂，均治愈，患者都足月生产。

说明：自然流产连续3次以上者，每次流产往往发生在同一妊娠月份，称为"滑胎"。

第九节　妊娠反应

处方一　催生汤

组成：黄芪30克，党参20克，白术15克，当归20克，川芎10克，生地10克，枳壳10克，怀牛膝10克，木通10克，甘草梢10克。

用法：水煎服，每日1剂。

功效：益气增力，养血调血，行气消滞，通利气机，导气血下行，气血得益而催生。本方治疗多例，服药2~5剂，均获顺产。

处方二

组成：代赭石15克，姜半夏、谷牙、党参、干姜、黄芩、竹茹、知母、麦冬各10克，莲子肉、茯苓、南沙参各12克，五味子6克。

用法：水煎频服，每日1剂。难饮者，可先含去皮生姜片刻，随后服药。

功效：主治妊娠呕吐。一般2~3天即缓解获效。

处方三　温中和胃汤

组成：苍术6克，砂仁6克，厚朴5克，藿香梗5克，桔梗5克，陈皮6克，木香6克，小茴香5克，益智仁5克，炙甘草2克，生姜3片。

用法：水煎取药液，少饮频服，以不吐为度，每日1剂。

加减：有热加黄芩10克；寒感加吴茱萸6克；胎动不安加苎麻根6克；子宫

少量出血加苎麻根炭25克;腹痛加酒炒白芍10克。

功效:主治重症妊娠反应恶吐。

医案:来某,女,30岁。曾因妊娠恶阻,致使3个月的胎儿流产。此次怀孕又已3个月,呕逆、水食难进,胃中泛恶吐涎,带有血丝,阴部亦有少量出血,身体肌瘦,卧床不起,家人来请求诊治。患者脉细滑,舌淡有齿痕,苔薄白滑。系中焦气化不足,清浊升降失常,胎元浊气上逆,胃气不降所致。投温中和胃汤治疗。来某服上药加藕节10克,苎麻根炭25克,水煎2次取药汁和匀后,分多次,少量饮服,开始入口即吐,慢慢强忍服下,片刻再饮,如此分多次服完1剂,自觉恶呕减轻,服完2剂后,早晨能饮豆浆,药已见效。照方再进2剂,呕吐乃止,阴道出血亦止,能少量进食,但食后尚有呕意。原方减去藕节、苎麻根炭,再继服10剂,饮食恢复正常,已起床活动,诸症均除。

按语:此方引自耿韶昶老师验方。此方温化中焦,清升、浊降,使中焦气化健运,肝气自不上逆。妊娠反应,有轻有重,轻者不治可自愈;重者不能饮食,呕吐频繁,阴部出血,乃至流产。耿韶昶老师说:无论轻重,此方温中和胃汤均可应手取效。

处方四 养血清肝汤

组成:当归10克,川芎20克,生地15克,白芍15克,白芷10克,杭菊花10克,生龙骨、生牡蛎各20克(先煎),钩藤10克(后下),川楝子6克,黄连3克,阿胶10克(烊冲),僵蚕10克,天麻10克,女贞子10克,旱莲草10克。

用法:水煎3次,分3次服,每日1剂,21剂为1个疗程。

功效:滋阴和阳,养血清肝。治妊娠期血管神经性头痛。

医案:任某,女,25岁。怀孕后3个月,宿病头痛复发,治疗无效。近1周每天发作,头痛剧烈伴恶心呕吐,水食不能进,医院补液合剂维持治疗。家属送来求治说:头痛已有6年,每数日或数月发作1次。已有半年没发作,近又发作如锥刺,服西药止痛1~2小时后又作痛,思睡食少。脉滑数,苔薄白。无发热鼻塞及无外伤史,血压正常。投养血清肝汤治疗。任某服药5剂后,头痛减轻,发作次数减少,再服10剂后,痛止,原心烦少眠亦消除。直至平安分娩,头痛未再发作。

按语：此方养血清肝，滋阴和阳，使阴血得滋，肾水得升，肝火得降，冲气得敛，肝肾平和，冲任自调，头痛自消也。

处方五

组成：当归9克，炒白芍9克，白术9克，茯苓9克，川芎3克，泽泻6克，川断9克，杜仲9克，桑寄生9克，鸡血藤9克，木瓜9克。

用法：水煎服，每日1剂。

功效：主治妊娠伴坐骨神经痛腰痛。

医案：袁某，女，28岁。妊娠5个月，出现右臀疼痛，下肢不利，腰痛，小腿抽筋。余投本方4剂治愈，直至顺产不复发。

注意：控制在6剂为宜。

第十节　产后乳少

处方一　泌乳汤

组成：生黄芪15克，党参15克，当归10克，熟地10克，天麻粉10克，连翘衣10克，漏芦10克，王不留行10克，炮山甲6克，通草3克，桔梗6克，陈皮6克，柴胡6克，炒白术10克，娑罗子6克，甘草6克。

用法：水煎服，每日1剂，7剂1疗程。

功效：养气生血，通络行乳。主治产后缺乳症。

医案：王某连服7剂，乳汁分泌渐增多，每日已能喂乳4~5次，婴儿啼哭减少。再服药7剂以善后，1个月后来告知：乳流如泉，饮食增进，头昏、少眠亦已消失。

按语：中医认为缺乳因气血不足，不能生乳，或肝气郁结、乳汁阻滞所致。治宜通、疏、补。

处方二

组成：小蜂窝1个（约10克），丝瓜络10克，豆腐250克。

用法：将蜂房洗净，与豆腐、丝瓜络加水煎沸10分钟，吃豆腐饮汤。每天吃2次，3天1疗程。

功效：主治产后缺乳症。一般3天后，乳汁大增。

说明：症见乳房胀满，时有胀痛，可服用本方治疗。

处方三 滋乳汤

组成：生黄芪30克，当归15克，知母12克，元参12克，穿山甲（炒捣）6克，路路通4个（捣碎）或为12克，王不留行12克（炒）。

另配：猪前蹄2只（煎汁与药汁同服）。

用法：中药水煎服，每日1剂。

功效：主治体质虚弱、乳汁少。1剂见效，可服3剂。

第十一节 产 后 病

处方一

组成：黑豆250克，黄酒1000毫升。

用法：将黑豆炒半焦，趁热倒入黄酒中，密封冷藏。每次饮服1小杯，每日饮2~3次。另一吃法为将黑豆30克炒半焦，立即装入小碗，倒入白酒浸没豆面，入锅蒸5分钟，酒已干入豆中，空腹吃豆，连吃3天为1疗程。牙不好者，将豆捣碎末后吃。每次饮完豆淋酒，盖被发汗2小时。

功效：主治产后风痛（风寒湿痹）。豆和酒吃完则病愈。

注意：必须防止吹风3天。

按语：现在多用黑大豆，若用黑小豆，即马料豆（稆豆，即野生小黑豆），功效更好。这豆淋酒同治血虚风痹，即肢体麻木疼痛，妇女产后诸风，男子中风口喎（wāi）斜，阴毒腹痛，包括风湿痛、神经痛和贫血等的治疗。最后，将不大焦的豆子吃了，咬不动者，可将豆子捣成碎末后吃。治疗时，当配中药7剂同服，会更有效。

处方二

组成：牛肾1个，米酒100毫升。

用法：将牛腰子去网膜，洗净切片，放铁锅内，加入米酒100毫升，炒熟，趁热空腹食用，1次或2次吃完，每天吃1只牛肾。

功效：治产后腰痛（多年不愈）。

医案：吕某，产后患腰痛已15年多，久治不愈。来求治时，要求非药治疗，故介绍她吃牛腰子。连吃3只，患者腰痛治愈，再吃2只，疗效巩固，不再复发。

处方三

组成：米醋500毫升。

用法：将酸醋煮沸，趁热熏患者口鼻。

功效：用于产后血晕（昏迷）家庭急救。

注意：患者苏醒后才可以送医院治疗。

处方四

组成：黄芪30克，益母草30克，当归20克，蝼蛄12只（酒醉死后，去足、翅，焙干，研粉末，黄酒兑服），大黄10克，车前子（包）10克，桂枝10克，怀牛膝10克，炙甘草10克。

用法：水煎服，每日1剂。

功效：主治产后瘀血性癃闭（尿闭）。一般1剂见效，2剂病除，小便畅通。屡用屡验。

处方五

组成：猪膀胱（尿泡）1只，党参12克，生黄芪20克，升麻4克，桑螵蛸8克。

用法：将新鲜猪膀胱洗净，放入中药，用线扎紧口子，放入锅内清炖，熟后去药渣，饮汤吃膀胱。每日1剂。

功效：主治产后尿失禁。一般3~5剂收效，小便恢复正常。

第十二节　女阴瘙痒

处方一　泄肝疏风汤

组成:当归30克,生地30克,赤芍30克,龙胆草10克,木通6克,蝉衣6克,僵蚕6克,泽泻10克,川楝子6克,防风6克,花椒3克,苦参6克,甘草10克,蛇床子10克(布包),地肤子10克(布包),黄连3克,木槿皮6克,白鲜皮10克,茯神30克。

用法:水煎用,每日1剂。前2次煎液内服,第3次煎液坐洗外用。1个月1疗程。

功效:主治慢性女阴瘙痒。

医案:雷某,女,30岁。阴道瘙痒持续5年,久治不效,故来求治。余投本方内服加外洗,每日1剂,治疗1个月,阴痒全消除。

处方二

组成:黄柏15克,蛇床子20克,苍术15克,白矾10克。

用法:水煎3次取液,用干净毛巾或洗阴器取药液洗阴道,温时坐洗阴户,每次洗15分钟,日洗2次,每日1剂。

功效:主治女阴瘙痒(久治不愈)。

医案:汪某,女,27岁。患阴部瘙痒,医院治疗2年多不愈,故来求治。汪某洗完3剂药,终获治愈。

处方三

组成:牛肝或猪肝或鸡肝1小块。

用法:将牛肝或猪肝或鸡肝用线扎牢,纳入阴中4小时后拉出,虫已入肝。

处方四

组成:蛇床子20克,白矾10克。

用法:水煎取液,浸洗阴户,每日洗1~2次。须与上方连用治疗。

功效:治阴痒伴红肿,如虫行。治疗1~3天病获治愈。

处方五

组成：猪肝1大片，葱适量，猪油适量。

用法：猪肝用葱拌香，再用猪油煎一下，待凉后用线扎牢，纳入阴户内，15分钟后取出，再换一片猪肝纳入阴户内，10分钟后取出，再用下方熏洗阴户。

处方六

组成：五倍子15克，花椒15克，蛇床子15克，苦参15克，白矾15克，葱15克。

用法：水煎取液，熏洗阴户，温时坐洗，每次15分钟，每日1次。

功效：治阴户生疮、痒不可忍。上2方连治1~3天治愈。

处方七

组成：桃树叶适量。

用法：将桃树叶洗净捣烂，用药棉包后，纳入阴户内，每天换药3次。桃叶适量水煎取液，冲洗阴户5分钟，每日2次。

功效：治阴中生疮，如虫咬痛痒。治疗7~14天病获痊愈。

处方八 归脾加味汤

组成：黄芪18克，党参15克，刺蒺藜15克，何首乌15克，白术12克，地骨皮12克，茯苓10克，龙眼肉10克，酸枣仁10克，当归10克，远志10克，防风10克，鸡血藤30克，生山楂9克，木香5克，甘草8克。

用法：水煎服，每日1剂。

功效：主治顽固性外阴瘙痒。服药3剂后，阴户瘙痒减轻，食欲增加，原方继服7剂，阴痒消失，再服7剂，巩固疗效。

外洗处方

组成：玄明粉、苦参、蛇床子、黄柏、川椒各15克。

用法：水煎取液，熏洗阴户，温时坐洗20分钟，每日1~2次。

功效：主治顽固性外阴瘙痒。一般3~6天治愈。

按语：女阴瘙痒严重者可加外洗处方。

处方九

组成：苦参45~30克，蛇床子30~20克，地肤子30~20克，黄连12克，黄柏20~12克，花椒10克，明矾15~10克，百部10克，艾叶6克，野菊花20克。

用法：冷水浸泡10分钟，再水煎20分钟，取药液，加白醋30克，先熏洗，温时坐洗阴部，每次15分钟以上，每日2次，每日1剂。

功效：主治外阴炎、阴道炎感染瘙痒。连用7剂为1个疗程，用药14剂病获治愈，人称"极效"。

第十三节　阴　道　炎

处方一　苦参四妙汤

组成：苦参60克，黄柏、蛇床子各30克，薏苡仁、苍术各15克。

用法：每日1剂，水煎1小时左右后，取药液，洗外阴周围及阴道。每天洗2~3次，7天为1个疗程。

功效：治阴道炎多例，用药3个疗程，全部治愈。症状消失时间为2~18天。

注意：未婚少女禁用，老年妇女慎用。

处方二

组成：白头翁、蛇床子各100克，白矾10克。

用法：水煎取液，冲洗阴道，或药液加温开水，坐浴10~15分钟。每日治疗1~2次。

功效：本方治滴虫性阴道炎多例，治愈率80%，好转20%，总有效率100%。

处方三

组成：鸦胆子20个（去皮）。

用法：加水1杯半，砂锅煎至半杯。用消过毒的大注射器，将药液注入阴道，每次注入20~40毫升，每日1次。

功效：轻症1次治愈，重症2~3次治愈。此法引自《中药大辞典》，已治愈多人。本方治疗阴道炎和寸白虫均有特效。

按语:鸦胆子,苦、寒、有毒。功效:清热、燥湿、杀虫、解毒。《医学衷中参西录》:"鸦胆子,性善凉血止血,兼能化瘀生新。"《南方主要有毒植物》:鸦胆子,成年人吃12粒有中毒危险。症状是恶心、呕吐、腹痛、腹泻、头昏、全身无力、呼吸慢或困难,昏睡,最后四肢麻痹。解救方法:①洗胃;②内服蛋清或牛奶及活性炭;③甘草9克,煎汤服或嚼烂吞下,再吃红糖和冻白粥。

处方四 妇科消炎散

组成:樟脑40克,冰片20克,青黛100克,硼砂、玄明粉各100克,黄柏末50克,象皮粉(代)10克。

用法:上药共研粉末拌匀,过120目筛。用时,取上药2~3克,用带线的消毒棉球包药粉,塞于阴道深处,12小时后拉出。隔日治疗1次,10次为1个疗程。

功效:主治老年性阴道炎。治许多例,经治1个疗程,治愈率94.4%,好转5.6%,总有效率为100%。加治数次,即可100%治愈。

处方五

组成:生地10克,龙胆草6克,当归10克,木通3克,泽泻10克,怀山药30克,黄柏6克,车前子10克(包),芡实10克,椿白皮10克,槟榔6克,白芷10克,川楝子6克,墓头回10克,马齿苋10克,桃仁10克,白果5枚(打碎)。

用法:水煎服,每日1剂,7剂1个疗程,共服4个疗程(即每月的月经净,连服7剂)。

功效:主治顽固性滴虫性阴道炎。

外治处方一

组成:蛇床子100克,苦参60克,大蒜100克,醋100毫升。

用法:前2味水煎取汁;将大蒜用凉开水洗净,榨压取汁;醋煮沸待冷。上药汁液混合搅匀。取一块有带的纱布,浸入上药汁中,待坐洗之后,将药汁纱布塞入阴道深处,晚上塞入,早晨取出。连用10天为1个疗程,每日1剂。每隔3个月用1个疗程,共用4个疗程。

外治处方二

组成：桃仁2克，鸦胆子1克，雄黄1克，枯矾3克。

用法：上药研细粉，装入空心胶囊，每粒含药粉0.2~0.3克，每晚睡前取3粒，纳入阴道。10天服1个疗程，每隔3个月重复1疗程，共用4个疗程。

功效：清热解毒，除湿杀虫。

医案：陈某，女，34岁。患病10年，医院诊为滴虫性阴道炎，久治不愈，故来求治。余投方7剂，后每月经净再服；同时用外治处方一洗敷10天；隔3天又用外治处方二之药粉胶囊3粒纳入阴户，连用10晚。患者用完1个疗程病大减，用完3个疗程病获痊愈。追访2年无复发。

注意：3个处方，都在月经净后用，可以前2个处方或3方同用。

按语：此病可由公共厕所、浴池、脚盆、脚布、游泳、性交及医疗器械等，直接或间接传染上滴虫，引起阴道分泌物增多，白带、阴痒久治不愈的妇科病。中医认为病因湿热下注，或阴虚血燥所致。痒甚必有虫，故治宜内服加外治，引雍履平老师验方治疗。

处方六　补中益气汤加味

组成：党参、黄芪、生地各15克，柴胡、升麻、陈皮、甘草各6克，当归、炒白术各10克，白茅根30克。

用法：水煎服，每日1剂，7天1个疗程。

加减：随症加减。

功效：主治尿道综合征。治本病多例，用药5周，全部治愈。

善后：补中益气丸和六味地黄丸交替口服，以巩固疗效。

处方七　泌炎消解汤

组成：黄柏、栀子各15克，厚朴、萹蓄、瞿麦各10克，生地、金钱草各20克，蒲公英、紫花地丁、白花蛇舌草、车前草、白茅根、丹参各30克。

用法：每日1剂，水煎，每4小时服药1次，6天1个疗程。

功效：主治尿路感染。治本病多例，均获治愈。

注意：患者应多休息，多饮水，注意个人卫生，禁忌房事。

处方八

组成：生地18克，黄柏、茯苓各9克，秦皮6克，泽泻5克。

用法：水煎服，每日1剂。

功效：主治尿道溃疡。治本病多例，2~5剂治愈。

处方九

组成：中成药六神丸100粒。

用法：将成药共研为细末，装瓶密封。用时，将患处消毒（淡盐汤）后，撒上药粉，早晚各1次。

功效：主治外阴溃疡。经治3~5天均可治愈，已治愈多名患者。

第十四节　妇女更年期综合征

处方一　养脾益气汤

组成：生黄芪15克，党参15克，炒白术10克，当归10克，白茯苓10克，酸枣仁10克，远志10克，木香6克，生龙骨、生牡蛎各20克，磁石30克，鹿角胶10克（烊冲），龟甲胶或龟甲10克，甘草6克，八月札10克，茺蔚子10克，沙苑子30克。

用法：水煎服，每日1剂，30剂1疗程。

功效：养脾益气，调神健脑。主治妇女更年期综合征。

医案：于某，女，47岁。1年来头痛伴失眠时轻时重，医院久治不效。来求治时，面红体胖，满头窜痛无定处，面部时有烘热，夜眠浅短，醒则身汗湿衣，情绪不稳，易急躁发怒，稍不如意即感心烦不安；月经或前或后，或淋漓不断，腰腿酸软，乏力，小便频数，大便时结。脉细数，苔少舌红，边有齿痕，下肢轻度浮肿，下午尤甚。颈、心、尿检均无异常。诊为妇女更年期综合征。为冲任亏损，心脾失调所致，投养脾益气汤治疗。于某服本方10剂，头痛、失眠好转，盗汗及漏下已止。又服药15剂，诸症消失，再服5剂，得以巩固。追访半年未见复发。患者感到体轻、神爽。

处方二 滋阴汤加味

组成:北沙参20克,麦冬10克,生地15克,当归10克,枸杞子15克,川楝子12克,白芍15克,茯苓12克,百合15克,小麦10克,大枣6枚。

用法:水煎服,每日1剂。

功效:主治妇女更年症及经前紧张综合征。连服10剂左右,即可缓解,获得病愈。

第十五节 女性绝育术后综合征

处方 活血宁神汤

组成:熟地30克,当归30克,赤芍10克,桃仁10克,红花10克,怀牛膝10克,醋香附10克,炒枳壳6克,陈皮10克,制半夏10克,生赭石20克(先煎),生龙骨、生牡蛎各20克(先煎),紫石英20克(先煎),茯神20克,茺蔚子10克,柴胡10克,车前子10克,炙甘草10克。

用法:水煎3次,分3次服,每日1剂,3周为1个疗程。

功效:本方益肾疏肝、活血宁神。主治女性绝育术后综合征。

医案:李某,女,34岁。5年前在医院做结扎输卵管绝育手术以来,患头昏、心慌,伴月经或前或后,时重时轻,至今久治不愈,且日益加重,故来求治。投活血宁神汤治疗。李某服药21剂后,诸症尽除。追访1年,月经和精神均无异常。

按语:女性绝育术后出现头昏乏力、失眠心慌、月经紊乱之内分泌失调病,因术前情志不悦,术后卵巢功能变化,使神经和内分泌受干扰之植物神经功能紊乱所致。治以活血宁神获愈。

第十六节　附件炎性包块

处方

组成：桂枝、赤芍、刘寄奴各10克，茯苓、黄芪、败酱草、蒲公英各15克，大血藤20克，牡丹皮、桃仁各6克，穿山甲（代）5克。

用法：水煎空腹服，每日1剂，1个月为1个疗程。

加减：月经过多、崩漏去穿山甲（代）、刘寄奴，加血余炭、炒蒲黄各10克；带下多量加白芷6克，薏苡仁15克；痛甚加元胡10克，乳香、没药各6克；久病气血不足，头昏乏力加黄芪、熟地各15克；寒湿痰凝加艾叶、海藻、小茴香各10克。

功效：主治附件炎性包块。治疗本病多例，用药1~3个月，全部治愈。

第十七节　女性性冷淡

处方

组成：肉苁蓉15克，菟丝子15克，淫羊藿25克，巴戟天12克，当归15克，川芎8克，熟地20克，白芍12克，砂仁6克（后下）。

用法：水煎服，每日1剂，7天为1个疗程。

功效：主治女性性冷淡。补血调经，血满阳壮，体强情动而产生性欲也。

说明：本方为曹文辉老师治疗本病10多年的验方。适用人群为女性面色无华，精神倦怠，少欢，腰膝酸冷，缺乏青春气息之女性性欲冷淡症者。

第十六章　儿科疾病

第一节　小儿外感高烧咳嗽

处方一　益胃汤

组成：生地15克，麦冬15克，沙参9克，玉竹5克，冰糖3克。

用法：水煎服，每日1剂。

功效：主治小儿高烧不退。

医案：一位9岁女童，因外感风寒后发高烧达40℃不退，中西医治疗半个月仍不退烧，故来求诊。见患童身热如烙，为热伤胃阴所致，治宜滋水除热，投方益胃汤治疗。患者服药1剂后，体温降至38℃，服药5剂治愈，再服5剂，以巩固疗效。

按语：本方引自《温病条辨》，主治热伤胃津之证，以水灭火，故收捷效。

处方二

组成：感冒通6粒。

用法：研粉，摊2片薄鲜姜片上，胶布固定左右手腕处。

功效：主治小儿高烧不退。一般4小时左右退烧。

处方三

组成：55度以上白酒500毫升，草木灰适量。

用法：用白酒拌湿草木灰，以不流为度。令患儿光上身躺下，身下铺塑料布，以免弄脏被褥。将酒灰摊敷在患儿胸口上，肚子上，额头上，将塑料布包在身上，盖好被子。不要翻身，不要乱动。患儿亲人守在旁边。等灰干裂时，如不退烧，将原灰加白酒拌湿再摊敷身上。一般1~2次必定退烧。

功效：主治小儿高烧不退危象（濒死）。

医案：小儿患顽固性高烧，吃药、打针均无效，已几天不吃、不喝、不睡，眼看要死啦！家长吴某跑来求救，余随家长到其家中，见患儿昏卧床上，身体如烙，达40℃。按上法连敷2次，吴家患儿完全退烧。

注意：不可吹风。服中药益胃汤（见上）7剂，滋水除热，以巩固疗效。

处方四

组成：黄芪5~18克，白术5~12克，防风5~10克，党参5~10克，茯苓9~12克，桂枝3~9克，白芍5~9克，陈皮5~9克，半夏5~9克，杏仁5~9克，枇杷叶5~9克，炙甘草5~6克，生姜5~9克，大枣4枚，炮山甲3~6克，皂角刺3~6克。

用法：水煎2次，分2~3次饮服，每日1剂，15天为1个疗程；停药10天，再服1疗程，以巩固疗效。

功效：主治小儿、婴幼儿反复感冒。本方可增强体质，提高免疫功能，调和营卫之气机，理气化滞化痰，益气固表。炮山甲和皂角刺以搜深藏之邪毒，恢复健康体质，清除反复感冒。

说明：药量多少须按患儿年龄、体重、病况适当增减。

处方五　桑薄清宣汤

组成：霜桑叶6克，薄荷4克（后下），炒杏仁3克，桔梗4克，陈皮4克，枳壳4克，紫菀4克，生白芍3克，甘草3克。

用法：水煎2次，药汁合一起，3岁以下每服1勺（20毫升），日服4次；3~6岁每服2勺，日服3次。

加减：发热加金银花9克；咽喉痛加牛蒡子4克，川贝母3克；不思饮食加炒麦芽6克。

功效：主治小儿外感咳嗽。本方治疗多例，一般1剂见效，2剂治愈，屡用屡取捷效。

处方六

组成：生大黄15克，红花15克，麻油适量。

用法：上药用麻油煎至枯焦，滤去药渣，取药油口服，每日服1~2次。1岁以下患儿,每次服1~2克;1~3岁患儿,每次服2~3克;3岁以上患儿,每次服用量适当增加。亦可以用此药油炒鸡蛋,让患儿吃蛋,疗效相同。

功效:主治小儿咳嗽。一般服药1次,症状大减,服药2次,即可治愈。

处方七

组成:炙麻黄6克,干姜6克,杏仁9克,半夏9克,陈皮9克,茯苓9克,炙紫菀9克,紫苏12克,荆芥12克,防风12克,细辛4.5克,炙甘草3克。

用法:水煎分3次服,每日1剂。

功效:主治儿童受风寒久咳不愈。3剂服后寒热退,痰减咳喘缓解,饮食增加。守原方,去荆芥、防风、干姜,再服3剂,咳喘消失,诸症痊愈。诸药合用,外去风寒,内去痰湿,又止咳平喘。

第二节　小儿百日咳

概要:百日咳是由百日咳杆菌感染而引起的一种急性呼吸道传染病。发病开始,可见咳嗽、流涕、轻微发热,之后咳嗽逐渐加重,转为阵发,有日轻夜重之势。其阵发性痉挛性咳嗽发作时,有一种特殊的吼声。同时有呕吐,大小便失禁,面红耳赤,涕泪纵横等症象。经过一段时间后又发作一次。百日咳属中医"顿咳"范畴,认为由于内蕴伏痰,外感风邪所致,治宜清润化痰,降逆止咳。

处方一　麻黄汤

组成:麻黄4.5克,桂枝6克,杏仁9克,甘草3克,百部12克,木香9克,白前9克,僵蚕9克。

用法:水煎分3次服,每日1剂。

功效:主治小儿百日咳初起。每收良效。

按语:百日咳病初起时,与感冒相似,恶寒发热,咳嗽鼻塞,自流清涕,1~2天后逐渐加重,夜晚更甚。治宜辛温解表,宣肺止咳。方用麻黄汤治疗。

处方二

组成：百部、浙贝母、天冬、麦冬、地龙各10克，全瓜蒌、鹅不食草各8克，南沙参、北沙参、紫菀、橘红各5克，杏仁9克，黄芩6克。

用法：水煎分3次服，每日1剂。

加减：痉咳气逆加桑白皮、炒葶苈子各8克（泻肺涤痰）；呕吐频剧加代赭石16克，白僵蚕、全虫各6克（降逆和胃）；咳痰、目鼻出血加生地、仙鹤草、栀子仁、白茅根各12克（养阴凉血清肝）；痰咳黏稠难出加竹沥半夏、天竺黄各8克（清肺化痰）；发热加淡竹叶6克，菊花5克；盗汗加五味子、百合各10克；眼睑浮肿加车前子10克。

功效：此为小儿百日咳专效方。

处方三　三子化痰汤

组成：苏子10克，莱菔子10克，葶苈子5克，罂粟壳10克，杏仁10克，法半夏5~10克，百部10克，茯苓10克，南沙参10克，浙贝母10克，陈皮5克，生姜3片，大枣5枚。

用法：水煎服，每日1剂，日服4次。

功效：主治小儿百日咳。本方治疗多例，均2剂治愈。

医案：郑某，男，6岁。顿咳数日，伴有哮鸣音，医院诊为百日咳，治疗无果而来求治。患儿两眼球结膜充血，咳甚呕吐食物与痰涎，为痰热阻肺，肺气不利所致，治宜宽中宣肺化痰。投三子化痰汤治疗。患者服药2剂病愈。再服1剂，可巩固疗效，防止复发。

处方四

组成：天冬、麦冬各60克，瓜蒌仁30克，橘红15克，蒸百部30克，天竺黄15克，竹茹15克。

用法：每日1剂，水煎3次浓缩加蜜，日服4次。

功效：主治小儿百日咳。治疗多例，均1~2剂痊愈。

处方五　白果仁汤

组成：白果仁12克，白茯苓6克，桑白皮6克，乌豆（即黑豆）10~15克（打碎），山药10克，炒莱菔子10克（5~6岁以下用6克），枇杷叶6克，蜂蜜50克（冲），人乳汁25克（冲服）。

用法：水煎2次，合一起，分3次服，每日1剂。

功效：主治小儿百日咳久咳失声。3~6剂治愈，严重者10剂治愈。

医案：一位农民带着他儿子来求医，说孩子身体虚弱，自从受了风寒引起百日咳，到处求医不愈，听人介绍特来求治。看孩子已咳嗽失声，十分可怜。于是不由自主地为孩子用推拿治疗，以打通督脉和肺经，并手照他的胃部，5分钟后结束，孩子已不再咳嗽，感到身、胃轻松舒服，然后开白果仁汤3剂。3天后，来表示感谢，病已痊愈。

处方六

组成：炒莱菔子10克（5~6岁以下用6克），枇杷叶6克。

用法：水煎分3次服，每日1剂。

功效：主治小儿胃受风邪引起百日咳。1~3剂治愈。健胃消咳。

引自：智能医学。

第三节　小儿肺炎

处方一

组成：荆芥5克，桔梗5克，杏仁10克，紫菀10克，百部10克，白前10克，陈皮10克，川贝母10克，甘草15克。

用法：水煎频服，每日1剂，白糖作药引。

功效：主治小儿肺炎。3~6天治愈。

注意：此为3岁小儿药量，小于或大于3岁者，药量当适当增减。

处方二 清肺散

组成：生石膏100克，金银花50克，前胡、鱼腥草、杏仁、北沙参、海蛤粉各30克，川贝母20克，橘红10克，木蝴蝶、青黛各5克。

用法：研细粉，贮瓶备用。1岁小儿每服1克，日服4次，温糖开水送服。

功效：主治小儿肺炎。1剂治愈。

第四节 小儿支气管炎

处方一

组成：无花果（1~3岁3~5个，7岁以上9个）。

用法：去皮，加冰糖适量，隔水蒸熟，吃果饮汤1次吃完，每日1剂。

功效：治小儿支气管炎。一般治疗3~9次治愈。无花果健胃清肠，消肿解毒。亦可治疗肠炎、痢疾、便秘、痔疮、咽喉痛、咳嗽痰多、胸闷等。

处方二

组成：大蒜适量。

用法：将大蒜捣烂，放两层纱布中间，1厘米厚；在脚底先抹一层油，再敷大蒜在脚底，套1双袜子，以防脱落。第2天早上取下。

功效：治小儿支气管炎。早上孩子口中有大蒜味。再敷1个晚上，即敷治两个晚上，可获得根治。

处方三

组成：桔梗、五味子、半夏、桂枝各9克，麻黄、细辛各3克，生石膏30克。

用法：水煎浓缩后，每次服20毫升，每日服3~4次，每日1剂。

功效：主治小儿喘息性支气管炎。治疗多例，1~5剂全部治愈。

第五节　小儿哮喘

处方一

组成：炙麻黄8~6克，射干12~9克，炙地龙15~5克，炙紫菀15~9克，炙百部15~9克，炙苏子10~6克，黄芩8~5克，桑白皮15~6克，姜半夏8~6克，苍耳子9~6克，辛夷5克，瓜蒌15~10克，鲜竹沥30克（另服），甘草3克，开3剂。

用法：水煎3次，分3次服，每日1剂。

二诊处方

组成：麻黄6克，射干9克，连翘8克，陈胆星8克，白芥子10克，党参12克，白术10克，茯苓15克，防风12克，胡桃肉12克。

用法：水煎2次，分2次服，每日1剂。

三诊处方

组成：炙黄芪100~50克，党参120~60克，白术100~50克，防风80~40克，炙甘草80~40克，炙紫菀120~60克，射干100~50克，蛤蚧60~30克（去头足），炙地龙100~50克，枸杞子100~50克，苍耳子40~20克，胡桃肉100~50克，熟地120~60克，山药120~60克，陈皮50~25克。

用法：将上药研粉，蜜炼为丸，绿豆大小，每服5克，日服3次。

功效：主治小儿哮喘。清代名医叶天士说：喘"在肺为实，在肾为虚"。肺为脾子，故培土生金。培补脾肾可补肺养肺。本方宣肺清热，化痰止咳平喘，抗过敏。

医案：一位9岁男孩，患哮喘已7年余，久治不愈。近半月气促咳剧，流涕不能卧，西药喷治无效，故来求治中医。患者痰多白沫，不易咳出，额头多汗，唇紫舌青，脉细数，肺闻湿啰音。治宜宣肺平喘，化痰祛邪，重剂量治之。患者连服3剂，诸症减轻，再服3剂，哮喘全消。二诊时患者感冒流涕咳嗽，治宜标本同治，患者连服二诊处方3剂治愈。之后服三诊处方以巩固治疗效果。追访3年，没有再复发哮喘。

处方二　三子养亲汤

组成：白芥子6~25克，苏子9~25克，莱菔子9~25克。

用法：水煎2次，分2次服，每日1剂。

加减：便秘加蜂蜜少许冲服；冬寒加生姜3片。

功效：化痰理气，消积平喘止咳。主治小儿支气管哮喘。

注意：不宜久煎。儿童用小剂量。

按语：此方源于《韩氏医通》。本方意在治标，有化痰理气，消积平喘之功效，若能辨证加味，标本同治，取效更佳。

处方三 三子养亲汤加味一

组成：白芥子6克，苏子9克，莱菔子9克，射干6克，麻黄4克，干姜5克，细辛2克，法半夏4克，紫菀5克，甘草3克。

用法：水煎2次，分2次服，每日1剂。

功效：温肺化痰，疏风散寒，消积平喘。主治小儿支气管哮喘。

说明：风寒喘咳，可用本方治疗。

处方四 三子养亲汤加味二

组成：白芥子6克，苏子9克，莱菔子9克，麻黄4克，制附子4克，磁石6克（先煎），黄芪10克，白术6克。

用法：水煎2次，分2次服，每日1剂。

功效：温肺化痰，逐寒定喘，温肾纳气。主治小儿支气管哮喘。

说明：肾虚寒喘，可用本方治疗。

处方五 三子养亲汤加味三

组成：白芥子6克，苏子9克，莱菔子9克，黄芩5克，桑白皮10克，沙参8克，生地8克，生石膏15克。

用法：水煎2次，分2次服，每日1剂。

功效：清热化痰，养阴定喘。主治小儿支气管哮喘。

说明：寒喘伴发热，可用本方治疗。

处方六

组成：桃仁6克，杏仁6克，白胡椒6克，糯米6粒，鸡蛋白少许。

用法：上药研粉末，用蛋白调成4块膏，敷贴在手心、足心，以纱布固定，1天换药1次。

功效：主治小儿哮喘。当夜见效，3天控制哮喘。若配合服药，治愈有望。

处方七

组成：炙麻黄9克，制附子9克，细辛9克，紫河车粉3克（1天分3次吞服）。

用法：水煎2次，分3次温服，每日1剂。

功效：主治儿童哮喘。一般服1剂得安，再服3剂巩固。

第六节　小儿腹泻

处方一

组成：乌梅15克，党参10克，炒白术5克，茯苓6克，炒扁豆6克，淮山药1克，炒薏苡仁10克，莲子5克，诃子5克，砂仁3克，炮姜5克。

用法：水煎服，每日1剂，分3次温服。

加减：肢冷、水便、受寒者加熟附子3克，补骨脂3克。

功效：主治小儿顽固性腹泻。一般2~3剂见效。治疗多例，均获得痊愈。

处方二

组成：丁香5~10克，肉桂4~6克，木香6~10克。

用法：上药研粉末，装纱布袋敷脐上一夜。

功效：主治小儿蛋花样腹泻。轻症1~2天可痊愈。

医案：一位3岁小儿日泻4~6次，已10天不愈。用本方敷脐3天治愈。

处方三

组成：鲜椿白皮（内二层白皮）500克，鲜黄豆芽250克，鲜白萝卜（用青头部）250克,红糖适量。此为1个疗程的药量。

用法:上3味混合捣碎,用纱布绞汁入碗,早、晚各饮服1小酒盅（配红糖服）。

功效:治小儿腹泻久痢危象。此方已治愈多人。

医案:一位7岁小儿1天拉数十次,后拉脓血,继而又吃啥拉啥,住院治疗无效,已奄奄一息。这位患儿饮服本方后当天见效,连服5天治愈。追访未见复发。

按语:无鲜香椿皮,可到中药店买干品椿白皮10克,煎汤取液,加红糖、黄豆芽汁、白萝卜汁各适量,早、晚分服;为1天的药量。

处方四

组成:阿胶5克（烊化冲服）,黄连5克,当归5克,干姜2克,石榴皮8克,山药10克,白头翁8克,木香2克,白扁豆8克。

用法:水煎频服,每日1剂。开3剂。

功效:主治小儿久治不止的痢疾。一般连服3剂治愈。

注意:新患痢疾者,不可服用本方。

按语:症为患儿久痢神疲,声音低下身体热,大便脓血,肛门脱出,饮食不进。舌红苔黄腻,脉细数。

处方五

组成:糯米200克,红糖适量。

用法:糯米洗净炒焦黄,研粉过筛,每用2匙铁勺加红糖开水调糊喂服,每日1~2次。

功效:主治婴幼儿腹泻。1~3日后大便转干。

处方六 理中汤

组成:党参10克,白术10克,炒干姜10克,炙甘草6克,红糖30克,制附片6克。

用法:水煎分3次服,每日1剂。

功效:主治小儿腹泻,证属脾阳虚弱。

医案:王某,男,10个月。日泻5~6次为溏便水便,病已2月余,中西药久治不愈,故而家长抱其来求治。见患儿手足发凉,为脾阳虚弱,治宜温补脾阳,投理中汤治疗。患儿服药2剂后,症状减轻,续服2剂,病告痊愈。追访1年未见复发。

处方七　理中止泻汤

组成:党参10克,焦白术10克,炒干姜10克,车前子9克(包),猪苓5克,泽泻5克,炒鸡内金12克,炒山药12克,焦三仙12克,炙甘草5克,大枣2枚。

用法:水泡10分钟后,再浓煎2次,分4次服,每日1剂。

加减:伴发热加连翘10克,葛根9克,薄荷5克;大便有黏液加黄连3克,金银花9克;伴腹痛加乌药3克,吴茱萸1克;伴腹胀加厚朴3克,砂仁3克,陈皮5克;大便臭加炒莱菔子5克,冬瓜子6克;久泻不止加石榴皮10克,乌梅10克,煨肉蔻5克。

功效:主治小儿脾虚腹泻(6个月到6岁)。治疗多例,服药5~8剂,全部治疗痊愈。

注意:忌生、冷、油腻和不易消化食物。

处方八

组成:炒车前子30克,煨粉葛根10克,诃子皮60克。

用法:三药研粉,装瓶。3~6个月婴儿,每次服0.5克,日服3次;7个月~1岁婴儿,每次服1克,日服3次;1~2岁小儿,每次服1.5克,日服3次;3~4岁小儿,每次服2克,日服3次;5岁以上小儿,每次服3~6克,日服3次。均用开水送服。

功效:主治小儿脾虚腹泻。治疗多例,1~5天全部治愈。

处方九

组成:炒神曲9克,荆芥炭9克。

用法:水煎服,日1剂。

加减:腹痛加白芍6克。

功效:主治小儿腹泻(不论有无绿便)。小儿腹泻月余,本方半天治愈。

处方十

组成：茄子叶6克（干品成人9克，小儿用鲜品为12克，成人18克）。

用法：洗净煎汤2次，分2次服，每日1剂。小儿不可太多。

功效：主治小儿拉肚（血痢）。一般1剂见效，再服巩固。

处方十一

组成：黄连、厚朴、茯苓、木香各6克，陈皮、炒谷芽各5克，甘草、白芍、黄芩各3克。

用法：水煎服，每日1剂。

功效：主治小儿急性肠炎。连服2剂，均可治愈。

第七节　小儿鼻衄

处方

组成：大蒜2~3瓣。

用法：先在患儿足心涌泉穴处涂些食用油；将大蒜捣烂如糊状，涂在纱布上，敷贴在足心涌泉穴。

功效：主治小儿鼻衄。一般均1次治疗痊愈。

注意：左鼻孔出血，敷贴右足涌泉穴；右鼻孔出血，敷贴左足涌泉穴；双鼻孔都出血，敷贴双足心涌泉穴，以胶布固定。每次敷贴6~8小时取下。或者患儿叫痛、起水泡时取下。

按语：不论大人、孩子，鼻子出血，当即自己两手中指互拉，亦可立即止血。

第八节　小儿癫痫

处方

组成：太子参40克，茯苓40克，石菖蒲40克，胆南星40克，天麻40克，半夏40克,枳壳40克,沉香40克,青果40克,神曲40克,琥珀40克,川芎40克,羌活40克,橘红60克。

用法:上药共研细末,散剂或制丸服。6岁以下,每次服2~4克,每日服3次,温开水送服;6岁以上,每次服4~8克,每日服3次,温开水送服。

加减:风痰痫者加钩藤40克,生铁落26克,朱砂4.5克;痰浊痫者加天竺黄40克,瓜蒌40克;风痰火痫加山栀40克,薄荷40克,黄连15克,大黄25克;风痰瘀痫加香附30克,牛膝40克,益母草30克;风痰惊痫加夜交藤40克,朱砂4.5克;风痰虚痫加党参40克,白术40克;伴肾虚者加河车八味丸或六味地黄丸单独服。

功效:主治小儿癫痫。1个月为1个疗程,连服1~3个疗程均可治愈,愈后不复发。

医案:一位患儿,连服2个月治愈,家长称其为"灵丹妙药"。

第九节　小儿夜惊啼

处方一
组成:蝉蜕3克,通草1.5克。
用法:水煎,每晚1剂服。
功效:治小儿夜啼(哭)。1~3剂治愈。同治小儿惊风。

处方二
组成:录好的小儿哭声。
用法:将小儿哭声录下来,小儿哭闹时,放给他听。
功效:治小儿夜啼(哭)。婴儿听后会停止哭闹。有神效。

处方三　温胆汤加减
组成:法半夏10克,陈皮6克,茯苓10克,炙甘草3克,枳实8克,竹茹6克,葛根10克,柴胡8克,黄芩10克,白芍10克。

用法：水煎分2次服，每日1剂。开5剂。

功效：主治小儿夜惊（惊恐）。

善后处方

组成：原方减去葛根、柴胡、黄芩、白芍，加郁金10克。

用法：水煎分2次服，每日1剂。

医案：王某，男，12岁。家长说：5年前，患儿高烧数日不退，头昏颈背强痛，一次夜晚熟睡中突然跃起，烦躁哭闹，10分钟后躺倒入睡，自此，一夜发作数次。早晨起来，头昏加重，对夜惊之事不知。一般数日发作1次，发热时天天发作。5年来久治不愈，故来求治。见患儿神情呆滞，面色无华，舌质红，苔白腻，脉弦滑，证属痰热蕴郁肝胆，魂不守舍，治宜清热化痰，安神定志。投温胆汤加减治疗。5剂药后，患儿睡眠安稳。但仍有颈胀痛，胸闷心烦，舌稍红，苔白，脉滑数，属邪未尽。又投善后处方15剂，诸症痊愈。追访1年余，未再复发。

按语：温胆汤出自唐代名医孙思邈《备急千金要方》，治肝胆痰热之证。患儿王某高烧数日，热灼津液成痰，痰热互结，蕴郁肝胆，肝不藏魂，魂不守舍，才夜发惊恐。投温胆汤清热化痰，安魂定志，痰热一清，少阳之气通达，肝胆疏泄正常，神魂内守，睡眠得以正常，诸症消失，身心安和。

处方四

组成：按摩。

方法：将患儿俯卧，背朝上，医者双手自上而下按摩背椎1~2次，然后双手拇、食指捏提脊椎肌肉，提起即放松，由胸椎至尾椎，提拿1次即可。

功效：主治婴儿惊恐。治疗1次，即可好转。

第十节　小儿行走迟

处方

组成：太子参2克，黄芪20克，全当归10克，山药15克，扁豆15克，菟丝子10克，补骨脂12克，鹿角片10克，川芎10克，熟地12克，怀牛膝10克，焦山楂12克,焦神曲12克。

用法:水煎服,每日或隔日1剂,10剂为1个疗程。

功效:主治小儿行走迟。一般需服药3~4个疗程。

医案:一位2岁多小儿,尚不能行走,大人扶着仍摇摇晃晃,下肢无力,系全身营养发育较差。投本方治疗。患儿服药36剂,行走有力,不需大人扶行,身体素质亦大有提高。

第十一节　儿童多动症

概要:中医认为本病乃禀赋不足,肾气亏虚,后天失养,形成肝肾不足,内风动跃,夹痰夹瘀,上扰脑神所致,属儿童肝风范畴。治宜补肾养肝镇肝,涤痰化瘀,熄风安神,投益智熄风汤治疗。

处方　益智熄风汤

组成:黄芪15克,熟地15克,怀山药20克,茯神10克,白芍10克,甘草6克,生龙骨、生牡蛎各15克,远志6克,石菖蒲6克,制胆星6克,龟甲15克(先煎),鹿角霜10克,五味子10克,酸枣仁10克,丹参10克,全蝎1克,蜈蚣半条。

用法:水煎,每日分3次服,每日1剂,3个月1个疗程。

功效:主治儿童多动症。

善后:制丸药服。

医案:张某,男,15岁。医院诊为儿童多动症,久治无效而来求治。投本方10剂见效,又服10剂睡眠安稳。共服60剂后行为安定。再服丸药3个月巩固疗效,嘱家长勿责骂。追访1年,未见异常。

第十二节　小儿疝气（小肠气）

处方

组成：川楝子10克，大茴香9克，小茴香10克，广木香6克，炒山楂6克，赤茯苓6克，木通6克，吴茱萸2克，荔枝核9克，青皮3克，肉桂2克，没药2克，乳香2克，甘草3克，金樱子3克。

用法：水煎服，每日1剂。

功效：主治小儿疝气。治疗数例，均服药3~4剂痊愈。

医案：一位3岁男孩服药3剂后，第4天痊愈。

第十三节　小儿脱肛

处方

组成：鳖头（甲鱼头）1~2个，桐油100~150毫升，蛇蜕0.5~1条。

用法：鳖头烤干研粉末；桐油煎沸，加入蛇蜕煎化，再加入鳖头粉，沸中拌匀即可；降温后涂搽肛门，每日3次。

功效：主治小儿脱肛。药到病除。清凉祛风，消炎归缩，病愈。

第十四节　小儿遗尿

概要：《诸病源候论》说：小便不禁者，肾气虚，下焦受冷也。肾主水，其气下通于阴，肾虚下焦冷，不能温制其水液，故而小便不禁也。治宜温肾健脾，养心固涩。

处方一

组成：菟丝子15克，肉苁蓉10克，制附片6克（先煎），鹿茸粉3克（冲服），山药12克，益智仁30克，桑螵蛸8克，五味子10克，白术10克，酸枣仁12克，炙甘草5克。

用法：水煎服，每日1剂。

外治处方

组成：覆盆子、金樱子、菟丝子、五味子、益智仁、仙茅、乌药、山萸肉、补骨脂、桑螵蛸各50克，肉桂、丁香各30克。

用法：共研粉末，装瓶，防漏气。用时，取药粉填满肚脐，滴点白酒，再外贴伤湿膏。1~3天换药1次。

功效：主治小儿遗尿。治疗多例，3~6天均获治愈。

按语：若不服汤药，亦可内服药粉，每次服3~5克，早晚各服1次，糖水送服。

处方二

组成：金樱子500克（捣烂），潼蒺藜100克，蜂蜜130克。

用法：2味中药水煎3次，取液混合后再文火浓缩煎成粥状，加入蜂蜜搅匀，即成"金婴膏"，装瓶。每天早上空腹、晚上睡前各服1汤匙。

功效：主治小儿遗尿。治疗多人，均1剂治愈。

处方三

组成：荷叶（或荷蒂）3~9克，金樱子5~9克，诃子肉3~5克，补骨脂5~9克，蔷薇根5~12克。

加减：若不渴却小便大利欲死者，另用牡蛎60克，用童尿代水煎服。

用法：上药水煎服，每日1剂。

功效：主治小儿遗尿。服之必愈。

第十五节　婴儿尿闭（癃闭）

概要：本病属三焦气化不行，水道不利所致。由于婴儿不宜常规导尿，故可用本方治愈。

处方

组成：葱白1寸，母乳1小杯。

用法：上2味共同煎沸，分2次喂服；嘱其母用口吸吮患儿心窝前后各一处，再吸吮两手心、两足心各1处。

功效：主治婴儿尿闭。患儿可在1小时内小便通利，腹胀消失。男女婴儿多有效。

注意：本方只适用于功能性尿潴留、尿闭。不适用于肾病性无尿。

按语：葱白通阳行气，通窍利尿；母乳扶正健脾，帮助葱白辛温散通；母亲吸吮患儿心窝前后及手足心，使患儿气血通畅，气行尿通。

第十六节　异物误入小儿腹中

处方

组成：香油100~150毫升，白糖（或蜂蜜）少许。

用法：将香油煎沸，加入白糖，稍凉后，让孩子服下。

功效：24小时后，小物件会自动随大便排出。

第十七节　异物误入小儿呼吸道

概要：异物呛在气管内，可用本法驱出。

用法：抬起患者下巴，使气管变直；施术者从患者身后将其抱住，用右手握拳，拇指在拳内，按压患者脐上方中线处，左手压右拳上，突然向上方用力推压（注意不要伤其肋骨），重复几下，直到异物吐出。

功效：多数患者1~3次吐出异物。

按语：患者旁边无人，须自行急救，方法如下：站立，下巴抬起，使气管变直；双手扶椅背顶端，或桌子边缘，用其挤压上腹部，重复几次，直至异物吐出。此法治疗气管异物，全世界通用。

第十八节　小儿厌食症

概要：厌食，指食欲不振或食欲减退。临床分虚实2型，分治如下：①病程短，多为实证。治宜理气、消食、导滞。②病程较长，多属虚证，或虚实兼见。治宜益气健脾补虚，或攻补兼施。

处方一

组成：藿香6克，焦山楂9克，神曲9克，莱菔子9克，炒谷芽9克，炒麦芽9克，大黄5克，木香3克（后下）。

用法：水煎2次服，每日1剂。

功效：主治小儿厌食症。

医案：何某，男，8岁。20多天来，食欲下降，恶心腹痛，便干，苔白腻。属脾胃不和，食滞中焦。投本方3剂，服药后，胃和，食增，痛止，大便通畅，病获痊愈。

说明：本方为治小儿厌食症1型处方。

处方二

组成：黄芪12克，太子参15克，茯苓12克，炒谷芽15克，炒麦芽15克，草豆蔻5克，干姜5克，鸡内金9克，神曲9克。

用法：水煎3次分服，每日1剂。

功效：主治小儿厌食症。本方"消中寓补，补中寓消"，攻补兼施治之。

医案：崔某，男，7岁。2年来食欲不振，近月来日渐消瘦乏力，喜食甘冷食物，证属脾虚胃寒。投本方6剂，服药后，食欲渐增。嘱其继服5剂，巩固疗效，并嘱其纠正偏食习惯。

说明：本方为治小儿厌食症2型处方。

第十九节 小儿阴茎包皮水肿

处方

组成：乌梢蛇8克，僵蚕6克，荆芥6克，防风6克，薄荷5克，地肤子8克，苦参10克，赤芍10克，炒栀子10克，滑石8克，生甘草6克，茯苓10克，薏苡仁10克，白鲜皮10克，苍术8克，桃仁6克。

用法：上药水煎3次，药液混合后，1/2药液1日内分4次口服，另1/2药液用药纱布浸药液后，包敷阴茎患处，1小时换药1次，直至消肿治愈。

功效：主治小儿阴茎包皮水肿。此法治疗多例，用药1~2剂，8~48小时全部治愈。

说明：本病分有痛痒或无痛痒2型，用本方统治。

第二十节 小儿龟头炎（包皮炎）

处方

组成：苦参30克，蝉蜕10克。

用法：水煎20分钟，之后将药液倒入茶杯内，待温时，将阴茎放入药液中浸泡10分钟，每天泡2~5次，每日1剂，2天1疗程。

加减：破溃疼痛加蒲公英15克；甚痒加地肤子15克。

功效：主治小儿龟头炎。1~2个疗程痊愈。

第二十一节 小儿脐周疼痛

处方一

组成：石斛15克，麦冬15克，白芍21克，玉竹参12克，甘草6克。

用法：水煎服，每日1剂。

功效：主治小儿脐周疼痛。3剂治愈。一位患儿愈后多年不发。

按语：脐周阵痛，口干，便秘，饮少，舌红无苔，系脾阴虚弱引发，投本方治疗。

处方二

组成：制吴茱萸5克，党参10克，大枣10克，生姜10克，制半夏10克，茯苓12克。

用法：水煎服，每日1剂。

功效：主治小儿脐周疼痛。服药2剂，均可治愈。

按语：脐周痛时呕吐清涎，苔白，系胃腑虚寒引发，投本方治疗。

处方三

组成：白芍30克，甘草10克。

用法：水煎服，每日1剂。

功效：主治小儿脐周疼痛。一位患儿服药4剂治愈。

按语：食前腹痛，紧张时亦会腹痛，系肝气犯脾，引发脐周疼痛，本方可治。

第二十二节　小儿水痘

概要：水痘，是小儿常见的急性发疹性传染病，以发热出疹，形如豆，色明净如水泡而得名。多因外感风热、时邪与湿浊，留于肺脾，发于肌表，治宜清热解毒渗湿。投本方治疗，屡获良效。

处方

组成：金银花15克，野菊花15克，连翘15克，板蓝根30克，桑叶12克，牛蒡子12克，黄芩12克，土茯苓20克，苦杏仁10克，荆芥8克，蝉蜕8克，甘草60克。

用法：水煎服，每日1剂。

加减：咳黄痰加前胡10克，瓜蒌皮15克；高热加石膏30克（先煎），知母10克，紫草10克；便秘加大黄10克（后下）。

功效：主治小儿水痘。治疗多例，均获治愈。

注意：药量应随患儿年龄适当增减。

第二十三节 新生儿黄疸

处方一

组成：茵陈10~15克，郁金6~10克，鸡内金6~10克。

加减：脾虚湿重、消化不良加白术、茯苓、泽泻各5~10克；寒湿重者加干姜、附子各3~5克。

用法：水煎，浓缩，每日1剂，不拘时间，少量频服。

功效：主治新生儿先天性胆道梗阻性黄疸。治疗数例，连服1~2个月，全部退去黄疸，病获痊愈。

处方二

组成：虎杖根6根。

用法：加水2碗，煎至3汤匙，加糖调匀，分2次服，每日1剂。

功效：清热利湿，止咳化痰，活血定痛。主治新生儿黄疸。通便退黄疸，2~3天治愈。

第二十四节 小儿肝炎

处方一

组成：全瓜蒌60克，广郁金15克，片姜黄15克，神曲15克，生甘草15克。

用法：上药共研粉末，装瓶。3岁小儿每次服2克，每日服3~4次，白糖开水冲服。随小儿年龄加减药量。

功效：清热化郁，健脾和肝。本方适用于湿热熏蒸，肝汁外溢之小儿黄疸型肝炎。此方已治愈许多患儿之黄疸型肝炎。

引自：马荫笃老师验方。

处方二

组成：板蓝根、白茅根、柳树叶各30克。

用法：水煎2次，分2次，每日1剂，15天为1个疗程。

加减：热重于湿加蒲公英30克，连翘15克，黄芩、甘草、紫草各6克，麦芽9克；湿重于热加茵陈30克，佛手、茯苓各9克，藿香、泽泻、厚朴各6克；湿热并重加藿香、茯苓各9克，神曲、麦芽、白术、佛手各6克；气滞血瘀加郁金9克，丹参、柴胡、佛手、麦芽、茯苓各6克。

功效：主治小儿传染性肝炎。本方治疗多例，治愈95.5%，显效3.5%，无效1.0%，总有效率99%。

第二十五节　小儿肾炎

处方

组成：藿香、苍术各5~15克，半夏、厚朴、泽泻、陈皮各10克，土茯苓10~25克，桂枝、甘草各3~5克，益母草10~30克，仙鹤草10~40克。

用法：水煎服，每日1剂。

功效：主治小儿肾炎。刘海玲老师用此方总有效率99.4%。

第二十六节　婴儿湿疹

处方一

组成：新鲜樟树嫩枝叶100克。

用法：洗净，加水1500毫升，煎沸10分钟，取药液，分3份，每次用1份，外洗患处（不加其他药物），每天洗3次，每日1剂。

功效：治婴儿湿疹。洗3~6天治愈。

处方二

组成：麻油或菜油适量。

用法：揩净尿液,轻轻涂上一层麻油。每次排尿后均如此涂麻油。

功效：治婴儿湿疹。连治2~3天痊愈。

第二十七节　小儿荨麻疹、疱疹

处方

组成：蝉蜕5克,白蒺藜5克,僵蚕10克,赤小豆30克,绿豆30克,黑豆30克,麻黄3克,杏仁3克,薏苡仁30克,甘草3克。

用法：水煎,分多次服完,每日1剂。

加减：伴发热加板蓝根15克,羌活3克;伴火盛纳呆加金银花15克,炒麦芽15克,炒神曲15克。

功效：主治小儿荨麻疹、疱疹、瘙痒等皮肤病。连服2~3剂见效。

注意：忌辛辣。

第二十八节　小儿脓疱疮

处方

组成：生大黄50克,花椒15克。

用法：水煎取液200~300毫升。一半用于洗患处,一半浸纱布后湿敷患处,每次敷10~20分钟,每天治疗3~5次。

功效：主治小儿脓疱疮。一般3~4天治愈。

第二十九节 流行性腮腺炎（痄腮）

概要：流行性腮腺炎俗称"痄腮"，是由腮腺炎病毒引起的传染性疾病。多发生于15岁以下儿童，尤以冬春季节易受感染。该病起病急，伴发热，腮腺肿胀先见于一侧，几天后另一侧亦肿大，以耳垂后为肿胀中心，有压痛，张口困难，咀嚼时局部疼痛加剧。一旦发现腮腺炎患儿，应加强护理，注意与其他孩子隔离；急性发热期，应卧床休息，宜进流食，半流食，多喝水，保持口腔清洁，并及时治疗。因为腮腺炎病毒并非只局限在腮腺部位，它还会流窜到睾丸、卵巢、腹膜、胰腺等处，进而引起炎症。因此，须密切观察病情，如患儿出现持续高热、头痛、呕吐、大小便异常等情况，应尽快送医院治疗。下面介绍几个简易有效的治疗方法，供选用。

处方一

组成：大黄10克，青黛3克，鲜仙人掌10克。

用法：共研末，加米醋捣烂成泥，贴敷患处，用纱布包后，以胶布固定，每日换药1次。

功效：主治流行性腮腺炎。连治3天即可治愈。

处方二

组成：鲜仙人掌适量。

用法：刮去毛、刺后，捣烂，贴敷患处，用纱布包后，以胶布固定，早、晚换药。

功效：治流行性腮腺炎。治疗2~3天，红肿、剧痛消失，病获治愈。

处方三

组成：昆布10克，赤芍15克，夏枯草12克，山慈姑10克。

用法：水煎温服，每日1剂。

功效：可治疗腮腺炎、化脓性腮腺炎、颈及耳后淋巴结炎、甲状腺肿大等病，服药2~3天都可见效，人说"服之必愈"。

说明：此方系吴春林祖传验方。

处方四

组成：板蓝根 15 克，蒲公英 15 克，夏枯草 10 克，生甘草 4 克。

用法：水煎 3 次服，每日 1 剂。

加减：伴发热加柴胡 10 克，黄芩 10 克。

功效：主治流行性腮腺炎。治疗 3~7 天均获痊愈。

处方五

组成：松香末适量。

用法：松香末加白酒调糊状，敷于患处，厚约 0.3~0.5 厘米，药干后，加滴白酒，保持湿润。用纱布包后，以胶布固定。

功效：主治流行性腮腺炎。当天见效，3 天治愈。

处方六　普济消毒汤加减

组成：黄芪、黄连各 15 克，陈皮 8 克，马勃、甘草各 10 克，元参、牛蒡子各 12 克，桔梗、升麻各 6 克，连翘、僵蚕各 20 克，板蓝根、柴胡各 30 克，薄荷 3 克。此为 10 岁以上儿童剂量。

用法：上药加水 800 毫升，煎至 600 毫升，分 3 次服。每日 1 剂，重型患者须每日 2 剂，每 6 小时服药 1 次。

功效：主治流行性腮腺炎合并脑膜炎。治疗本病多例，服药 3~7 剂后，全部治愈。

注意：神志昏迷者，用胃管鼻饲；不能进食者，西药挂滴配合。

处方七　败毒汤加减

组成：蒲公英 30 克，板蓝根 20 克，元参 15 克，连翘、马勃（包煎）各 12 克，薄荷（后下），全蝎各 10 克。

用法：水煎服，每日 1 剂。按体质、年龄增减剂量。

加减：并发颌下腺炎加夏枯草 20 克，浙贝母 10 克，白芷 6 克；睾丸炎加龙胆草 6 克，黄柏 10 克，柴胡 30 克，没药 6 克，皂角刺 10 克；扁桃体炎加射干 6 克，山豆根 10 克。

功效 : 治疗流行性腮腺炎很多例, 服药 1~7 剂, 全部治愈。

第三十节　小儿淋巴结炎（未成疮）

处方

组成 : 活壁虎 30 条。

用法 : 火焙焦黄（烤箱烤焦亦可）, 研末。早、晚各服用 1 条, 配馒头吃下。

功效 : 治小儿淋巴结炎。吃完 30 条, 诸结消失, 病获痊愈。

医案 : 李某, 男, 8 岁。患儿满脖子淋巴结, 大如枣, 小如玉米粒, 多方治疗无效。来求治时投本方治愈。

注意 : 服药后身出疙瘩为正常, 数日自消。成疮者禁用。

第三十一节　小儿乳腺增生

处方　疏肝软坚汤

组成 : 柴胡 10 克, 青皮 10 克, 连翘 10 克, 元参 10 克, 僵蚕 10 克, 黄芩 10 克, 王不留行 10 克, 夏枯草 8 克, 郁金 8 克, 赤芍 8 克。

用法 : 水煎服, 每日 1 剂。

功效 : 治小儿乳腺增生多例, 用 12~20 剂, 均获治愈。追访 1 年均无复发。

第三十二节　小儿流涎症

处方一

组成 : 白术 12 克, 茯苓 12 克, 益智仁 6 克, 冰糖 100 克。

用法 : 上药加水 100 毫升, 加盖蒸 30 分钟 ; 取药汁分 3 次饮服, 每日 1 剂。

功效 : 主治小儿流涎症, 证属脾虚失摄。连服 3 剂后康复。

善后:加服2剂痊愈。

按语:小儿唇内有小白点,溃烂流涎不止,纳差,便烂,舌淡苔白润,脉细滑,为脾虚失摄,治宜健脾益气,化湿利水。

处方二

组成:淡吴茱萸6克,丹参12克,益智仁10克,生姜12克,大枣5枚。

用法:水煎2次服,每日1剂。

功效:主治小儿流涎症,证属胃寒失摄。连服5剂治愈,症状消失,胃口开,精神好转。

善后:加服2剂,痊愈不复发。

处方三

组成:益智仁6克,乌药6克,炒山药30克。

用法:水煎2次服,每日1剂。

功效:主治小儿流涎症,证属肾亏失摄。

医案:宋某,男孩,3岁。患流涎症已半年,久治不愈,故来求治。小儿乃稚阳之体,脏腑未充,津液分泌失调,投本方3剂后涎止,为元阳一振,调节有力,使流涎获愈,续服2剂痊愈。追访2年未见复发。

按语:症状表现为涎液自流,溢于口外,为肾气不充,津液分泌失调,治宜温肾摄液。

第三十三节　流行性乙型脑炎

概要:本病患儿高热惊厥,治宜清热、解毒、镇痉。

处方

组成:水牛角片(3岁以内每日用30克,3岁以上每日用60克)。

用法:水煎2小时,分2~3次服,每日1剂。一般用药1周以上,或用药到病人完全清醒时为止。3岁以内,每天50毫升;3岁以上,每天100毫升。

功效:治流行性乙型脑炎。治疗多例,全部治愈。

引自:《食物中药与便方》及天津药物研究所资料。

第三十四节　小儿口腔溃疡

处方一

组成:生石膏5~15克(先煎),生地3~8克,知母3~6克,天冬、麦冬各3~10克,黄连、生甘草各1~4克,生大黄2~8克,灯心草3~5克,淡竹叶3~12克,木通2~6克,丝瓜络5~10克。

用法:水煎取液,分多次服,每日1剂。

功效:主治小儿口腔溃疡。治本病很多例,1~4剂全部治愈。

处方二　口疮丸

组成:白矾2克,巴豆(去壳)2克,雄黄0.4克。

用法:上药共捣烂如膏状,制成丸药35粒,每次用时,取1小粒放于胶布中间,贴于患者印堂穴,24小时后取下(见印堂红肿或发泡,可用5%碘酊外涂即可消失)。

功效:主治小儿口腔溃疡。治疗本病多例,经1~3次治疗后,全部治愈。

处方三

组成:甘草10克,珍珠3克,人中白20克,人工牛黄2克,青黛15克,玄明粉12克,僵蚕15克。

用法:上药研粉,过120目筛,密封备用;用时取本品外搽患处,每日3次。

功效:主治小儿口疮。治很多例,经治2~8天,全部治愈。

处方四　奇效解毒汤

组成:生地、石膏各20克,金银花8克,连翘、升麻、苦竹、甘草各5克,生山楂14克,黄连7克。

用法:上药水泡30分钟,然后第1煎取药液120毫升,每次口服10毫升,每日服6次,2天服完;第2煎取药液60毫升,第3天服完。

功效:主治小儿口腔炎。治很多例,治愈率99.7%,显效0.3%,总有效率100%。

处方五

组成:青黛、黄连、黄柏、川芎、大黄、人中白、制乳香、制没药各3克,生石膏、硼砂各8克,冰片1克。

用法:共研细粉,过120目筛,将本品吹入患处,每日5次。

功效:治小儿口腔炎很多例,均治愈。

注意:发热、便秘者,另配药服。

第三十五节 婴儿鹅口疮

处方

组成:生蒲黄10克,煅石膏20克,牛黄6克,冰片5克。

用法:共研细粉,过120目筛,密封备用。用时用盐水清洗患处,然后取本品涂敷,每日涂3~4次。

功效:治疗本病多例,均在1~3天治愈。

注意:涂药后,1个小时内不喂奶。

第三十六节 小儿鞭毛虫病

处方

组成:乌梅12克,茯苓12克,山楂12克,木香6克,苦参6克,白术6克,槟榔9克,使君子9克,仙鹤草30克,当归5克。

用法 :水煎服,每日1剂。

功效 :主治鞭毛虫病。治疗本病多例,服药2~9剂,全部治愈。

第十七章　其他类疾病

第一节　虚损危病

处方一　补元汤

组成：炒黄芪10克，党参20克，炒白术12克，山药10克，陈皮6克，石斛6克，白蔻仁6克，广木香3克，沉香3克，制附片3克，甘草6克，干姜6克，红枣5枚，粳米1撮。

用法：水煎，每日服用2次，温服，每日1剂。

功效：治久病危急（元气虚损）。服药后，转危为安后，再接服下方，病可治愈。

善后处方　补损汤

组成：紫河车粉6克（分次吞服），龟板胶6克（分次烊冲服，男性用），当归6克（女性用），黄柏3克，杜仲6克，牛膝6克，生地10克，天冬6克，麦冬6克，党参20克，五味子3克，煅牡蛎6克，陈皮5克。

用法：水煎，每日服用2次，温服，每日1剂。

功效：补一切虚损，可延命1~2天。补阴虚，聪耳目，乌须发，能生子。亦治小产、难产、月水不调。

说明：药量看年龄与病情而定。命在一线者，可用这2个处方救治。

处方二　增液生脉汤

组成：元参30克，生地24克，麦冬18克，乌梅15克，人参12克，白芍12克，五味子9克。

用法：水煎，2小时服1次，日服5次，每日1剂。

功效：治津亏之热厥危象。第2天大便下，神志复苏，身热大减。原方继服3剂，每日1剂，可使患者得安。

善后处方　八仙长寿汤

组成：生地16克，山茱萸8克，干山药8克，白茯苓6克，牡丹皮6克，益智仁4克，五味子4克，麦冬4克。

用法：水煎，空腹服，每日1剂。

功效：服药3剂后，病获痊愈。

加减：对消渴病人，五味子、麦冬各加至30克；老人下元冷、排尿困难，膨满且痛，危重欲死者，加茯苓为25克，泽泻15克；夜尿多者益智仁加至30克，茯苓减为3克；老人耳鸣者加全蝎49枚，炒至微黄色，研为粉末，装瓶，每次吞服9克，温酒送下，每日服2次。

注意：对危重病人煎药时应忌犯铁器。

按语：因大汗少饮，出现神志恍惚，心烦不安，手足躁动，身热，手足厥冷，大便难下，此为"津亏所致之热厥危象"，陈国华医师投本方治愈。

处方三　大补元汤

组成：蜜炒黄芪10克，生晒参10克，炒白术18克，怀山药6克，广陈皮6克，石斛6克，白蔻仁6克，广木香3克，沉香3克，甘草6克，制附片3克，生姜3片，红枣5枚，粳米1撮。

用法：水煎服，每日1剂。可按患者年龄、病情，适当增减药量。

功效：治久病欲脱，危象急救。待病危转安后，可改服补损大造汤治疗。

善后处方　补损大造汤

组成：紫河车粉3克（分次适量吞服），龟板6克（男必用），当归6克（女必用），黄柏6克，杜仲6克，牛膝6克，生地10克，天冬6克，麦冬6克，党参10克，五味子3克，牡蛎粉6克，陈皮6克。

用法：水煎温服，每日1剂。按年龄、病情增减药量。

功效：补一切虚损，可延命1~2天。此药补阴极效，可乌须发，聪耳目，能生子。

处方四　扶正汤

组成：高丽参（夏用白参，冬用红参）3克，女贞子12克，黄芪30克，茯苓12克，童子鸡1只（男用雌鸡，女用雄鸡）。

用法：鸡洗净去内脏，放入上药，加白糖、黄酒、食盐少许，水适量。上锅蒸透，分次吃鸡饮汤。

加减：血瘀咽痛加桃仁、银花各10克；失眠加酸枣仁11克；便秘加大黄10克。

功效：治一切虚损神疲乏力，免疫功能低下。

第二节 脑 外 伤

处方一 通窍宁络汤

组成：炙黄芪30克，生地10克，川芎10克，当归10克，赤芍30克，桃仁10克，红花6克，地鳖虫6克，丹参10克，地龙10克，全蝎2克（研粉分次冲服），蜈蚣1条（研粉分次冲服），天花粉10克，旱莲草30克，三七粉3克（分次冲服），泽泻10克，茯神10克，甘草30克。

用法：水煎3次，合一起，6小时服1次，每日1剂，7剂为1个疗程。

功效：通窍宁络，化瘀止痛。主治脑震荡。

医案：徐某某，男，33岁，农民。3天前骑自行车跌倒，当时意识丧失，半小时后苏醒，但站立不稳，过路人将其护送至医院，诊断为脑震荡，治疗两天出院。之后即感到头晕、头痛、恶心，故来求诊。诊为脑络受损，血瘀气滞之脑震荡，投通窍宁络汤治疗。3剂药后，患者头痛、脑晕减轻，恶心亦除，再投5剂，诸症愈。访1年无复发。

按语：三七止血化瘀，泽泻渗湿化水，天花粉消肿排浊，旱莲草凉血止血、清热解毒，茯神宁心安神，全蝎、蜈蚣解毒散结、通络止痛，重用甘草解毒补气和诸药，全方通窍宁络、化瘀止痛，治疗脑震荡屡见佳效。

处方二 愈伤清脑汤

组成：首乌15克，钩藤15克，菊花12克，生石膏15克，全蝎15克，旋覆花10克（包），赭石10克（包），生地15克，白芍15克，当归12克，川芎5克，石斛15克，磁石15克，香附10克。

用法：水煎服，每日1剂。

功效：主治脑震荡后遗症。

医案：周某，男，36岁。被汽车撞到，昏迷达3小时多，经医院抢救脱险。此后严重头晕，不能翻身，时时恶心欲吐，一直卧床20多天，又住院2个多月，出院时头晕虽减轻，能起床活动，但头仍不能左右转，不能前倾后仰，稍有震动，头晕加重。现在记忆力减退，睡不宁，胃不舒，大便溏，舌苔白，脉弦滑。来求诊时，诊为阴虚阳亢，痰血瘀阻，治宜平肝潜阳，熄风化痰。投愈伤清脑汤治疗。患者服药10剂，转头已无不适，诸症改善。继服10剂病获痊愈。

处方三

组成：制甘遂粉（装胶囊1天吞服）8克，猪苓、茯苓、泽泻、车前子各30克，丹参、红花、川芎、地鳖虫、赤芍各20克，白芷、僵蚕、枸杞、山茱萸各10克。

用法：上药水泡30分钟，煎沸后，改文火煎20分钟，取汁400毫升，分4次服完。每日1剂，连续服15天为1个疗程，一般须连服4个疗程。

加减：气血虚弱者加当归10克，熟地30克，黄芪30克；头痛如刺加全蝎3克，蜈蚣2条；痰浊壅盛加胆南星10克，石菖蒲10克；肝肾亏虚加首乌15克，牛膝10克，鹿角胶10克；伴脑梗死、肢体瘫痪加地龙10克，桃仁25克，水蛭6克。

功效：收治7例，痊愈5例，显效2例。主治外伤性脑积水。

说明：《珍珠囊》说："水结胸中，非此（甘遂）不能除。"《汤液本草》说："甘遂可以通水，而其气直通达所结处。"《本草经疏》说："甘遂性阴毒，虽善下水除湿，然能耗损真气，亏竭津液。元气虚人，除伤寒水结胸不得不用外……而元气尚壮之人乃可一施耳，不然祸不旋踵矣。"我的老师重用甘遂来消除外伤性脑积水已取得可喜成果，但是必须严格注意，患者元气尚壮者才可施用。若元气虚弱、脾胃衰弱及孕妇绝不可用甘遂施治，用则祸也。

处方四　活血消肿汤加减

组成：当归、赤芍、川芎、桃仁、泽兰各12克，丹参、川牛膝各15克，红花、苏木、泽泻各10克，车前子15克（包），甘草5克。

加减：呕吐者加姜半夏10克，代赭石20克；头痛剧烈加元胡12克，蔓荆子10克；痰盛者加鲜竹沥100毫升；便秘者加大黄6克（后下）；伴发热加金银花

15克,连翘10克,蒲公英30克,黄芪12克。

用法:水煎服,每日1剂。

功效:治外伤性急性脑血肿。治疗数例,服药10~15剂,全部治愈。

处方五　脑伤复元汤

组成:炙黄芪20克,当归20克,川芎15克,桃仁10克,红花10克,赤芍30克,生赭石15克(先煎),生龙骨、牡蛎各20克(先煎),石菖蒲6克,制胆星6克,怀牛膝15克,广地龙10克,僵蚕10克,全蝎2克(研粉分次冲服),地鳖虫3克,水蛭3克,生地30克,车前子10克(先煎)。

用法:水煎3次,分3次服,每日1剂,30剂为1个疗程。

功效:活血益气,舒络悦脑。主治脑外伤后遗症。治疗本病多例,总有效率91.7%。

善后:制丸服。

医案:泮某某,男,32岁,农民。3年前被汽车撞倒,头部受伤,意识丧失,某医院急救,1天后苏醒,诊为“脑挫裂伤”,1个月后出院,依然头痛,继续治疗至今,头痛缠绵不愈,故来求治。患者右腿微跛,面肌稍向左斜,用力时手指颤抖,有发作性头痛、头昏,少寐,情绪易波动,烦躁无常,颈背不适。脉涩,苔薄黄,舌暗红。CT示筛窦内陷伴少量积液。血压正常。诊为脑外伤综合征。投脑伤复元汤治疗,患者先后服药31剂,诸症除。CT复查,筛窦积液已消失。唯远行右腿仍有时无力,原方制丸服,连服3个月以善后。2年后追访,基本恢复正常。药丸应继续服3个月,巩固疗效。

处方六　八珍汤加味

组成:熟地30克,当归10克,白芍10克,川芎10克,党参30克,白术10克,茯苓15克,白芷10克,葛根15克,乳香10克,没药10克,天麻15克。

用法:以白酒1000毫升泡上药,密封1周后,早晚各服10~30毫升。

功效:主治脑外伤后遗症。

医案:一位患者被汽车撞倒,头部受伤,医院急救治疗月余出院,CT复检血肿已吸收、消散。但仍头昏、头痛,记忆力差,失眠多梦,乏力,食欲欠佳,故来求诊。经诊断为脑外伤后遗症，属气血两虚。治宜气血双补，投方八珍汤加味治疗。患者服药酒10天后，症状好转，再连服3个月，症状消失。1年后追访，已无不适。

处方七　通窍活血汤加减

组成：赤芍15克，川芎10克，红花10克，桃仁12克，麝香0.5克（分次吞服），酒大黄6克，丹参20克，钩藤15克，泽兰12克，老葱5寸，红枣10克，黄酒少许为药引。

用法：水煎服，每日1剂。

功效：主治脑外伤后遗症。

医案：彭某，男，45岁。患者被车撞伤头枕部，当场神识迷糊，不省人事，两眼充血，经医院抢救治疗半月好转出院。其后两耳疼痛，听力大减，手足出汗如水，某医院诊为"植物神经功能紊乱"，治疗1年多未见效果，病见加重，故家人送来求治。患者两年来一直头痛，近半年加重，痛如锥刺，大脑反应迟钝，已不能上班工作，语言不清，说话时口眼歪斜，舌卷缩难伸，难以吐出，耳鸣耳聋，右耳为甚，两眼视物模糊，目内充血，口腔及牙龈常出血，行路不稳，两臂发麻，手足心汗出如水，纳呆，面色黯黑，大便干燥，数日未行，舌质紫黯，舌边尖有瘀点，苔薄黄，脉沉滞。诊断为"脑外伤后综合征"，为瘀血阻滞，清窍不利，血瘀头痛，治宜活血通窍，清化瘀浊。投通窍活血汤加减治疗。彭某服上药5剂后，头痛大减，语言清楚，舌能伸缩，耳鸣已愈，听力已增，睡眠转实，牙衄渐止，两便自调，能单独步行来就诊，舌质已转红润，瘀点渐消。原方去大黄，加蒺藜15克，又服药10剂，诸症尽除，病获痊愈，且已恢复工作。追访半年未见复发。

处方八　通化汤加减

组成：石菖蒲10克，连翘10克，竹茹10克，薄荷10克，橘红10克，黄连8克，桔梗8克，僵蚕10克，甘草10克，蜈蚣2条（研粉冲服），全蝎3克（研粉冲服），川芎10克。

用法：水煎服，每日1剂。

功效：本方凉肝清心，祛风清瘀，主治脑外伤后遗症，亦治癫痫。

医案一：吕某，女，23岁。其父代女儿说：因在建筑工地当小工，坠砖击中头部而晕倒,经医院抢救复苏后,即言语不清,头昏目眩,时如昏迷,四肢痿软,握物无力,行路不稳,摇摇欲跌,曾去多家医院,皆诊为"脑外伤后综合征",治疗半年未见好转,故来求治。患者体弱神疲,坐需人扶,面红目赤,问而不答,痴呆之相。脉细弦数,此属心肝火旺,风痰激煽,上冲清窍,横阻经络,治宜凉肝清心,祛风化痰,通络利窍,投通化汤加减治疗。吕某服药20剂,诸症尽除,病获痊愈。追访中得知,愈后未复发,并已于1年后结婚生子,母子健康。

医案二:一女孩17岁,被车撞伤腰头而昏迷,医院抢救回苏后,引起抽搐、癫痫,故来求治。余诊为"脑外伤后综合征",投本方加羚羊角粉2克冲服,患者服5剂后大见好转,减去羚羊角粉,再服药20剂,诸症尽除,病获痊愈。

第三节　休　克(汗出不止)

处方　黄芪附子汤

组成:黄芪15克,熟附子10克,红参10克,麦冬12克,五味子10克,炙甘草10克,丹参10克。

用法:水煎频服,每日1剂。

功效:主治休克。服药后数小时,精神转佳,脸色转润,手足回温。连续服药9天,病获痊愈。

善后处方　养心滋肾汤

组成:人参9克(红参或朝鲜白参或用党参18克),芡实9克,酸枣仁12克,天冬18克,远志9克,当归9克,莲心18克,柏子仁9克,石菖蒲6克,熟地18克,五味子9克,麦冬18克,知母18克,白芍15克,白茯神9克,莲肉9克(去芯皮),牡蛎9克,山药9克,生地18克,黄柏18克,熟附片3克。

用法:水煎服,每日1剂;亦可以药量加几倍后研粉制成丸药服,每次服6克,每日服2次。

功效:养元气,生心血,健脾胃,滋肾水,止盗汗,除遗精,降相火,壮元神。

医案:周某,女,28岁,农民。有心脏病史,近半月咳嗽加重。今突发呼吸急促,口唇发绀,四肢浮肿、酸冷,面色苍白,汗出不止,口干尿少,舌质淡红,苔白,出现休克。邀余诊治。见患者脉微细,系久病气血亏损,导致阴阳失衡,阴竭于内,阳脱于外,属中医"亡阴亡阳"之证。临床表现为循环障碍,血压下降,心率增快,呼吸急促,脉细弱,尿少,神志模糊,甚至昏迷(休克),抢救时须严密观察。治宜回阳救逆,补益气阴。急投黄芪附子汤治疗,巩固可服用养心滋肾汤。

按语:"养心滋肾汤"由古人徐绍志传方。此病治疗多例,均获治愈。多数4小时见效,即血压回升,脸色转润,四肢渐温,脉搏较前有力,出汗逐渐减少。少数病人平素体弱,服"黄芪附子汤"后,24小时准能改善。

注意:便秘严重者加大黄3~10克。

第四节 抽 筋

处方一

组成:白芍30克,桂枝15克,木瓜15克,炙甘草15克。

用法:水煎2次,分2次服,每日1剂。

功效:主治腿部抽筋。治疗多例,均为3~5剂可以缓解。

处方二

组成:猪蹄甲10个,米醋100毫升。

用法:加水500毫升,醋和蹄甲入高压锅内煎熬半小时后,取汁,分3次饮服,每日1剂,连用3剂可见效果。或者光用猪蹄甲,放砂中爆炒,待蹄甲极度膨化全酥黄,取出放凉,研细末,每服3克,每日服3次,开水送服。

功效:主治腿部抽筋。服汤汁1剂见效,3剂痊愈。服散剂,1~2天见效,3~4天痊愈。此方法已治愈许多人。

处方三

组成:患者左腿肚抽筋,拉自己右手中指;患者右腿肚抽筋,拉自己左手中指。

功效:主治腿部抽筋。抽筋停止,百发百中。这是治标之法,治本尚应服药。

处方四

组成：甘松10克，生姜10克，制附子10克，山萸肉10克。

用法：水煎2次，分2次服，每日1剂。每次用酒作引，伴药汤服。

功效：温运活络通经，转危为安。治真寒霍乱、转筋入腹危急重症。

注意：危重时可日服2剂。

第五节　手术后综合征（手术后遗症）

概要：各种外科手术后，引起交感神经和副交感神经功能失调而反射至大脑皮层，影响其兴奋和抑制功能失调的一组症候群。临床表现主要是疼痛和精神神经系统，尤其是植物神经功能紊乱症状。中医认为本病属"痹病""郁病"范畴。痹者闭而不通，郁者屈而闷塞，多为脏腑气血不宣通，故治宜活血行气，补助真元，调和脏气，去瘀生新，化痰通窍，镇脑定神，组方术后调和汤治疗，屡用屡验。

处方　术后调和汤

组成：炙黄芪30克，熟地30克，当归20克，川芎6克，核桃10克，红花10克，没药6克，五灵脂10克，三七粉3克（分次冲服），醋香附10克，广地龙10克，怀牛膝20克，秦艽10克，羌活6克，炒苍术10克，川黄柏10克，石菖蒲10克，生龙骨、生牡蛎各30克（先煎），甘草30克。

用法：水煎3次，分3次服，每日1剂，30剂为1个疗程。

功效：活血通络，调和脏气。主治手术后综合征。

善后：制丸服。

医案：蔡某某，男，55岁，干部。1年前，因痔疮手术后，感到全身筋肉挛痛，经治不能痊愈。近1周来疼痛加剧，故来求治。患者抽筋伴疼痛已1年余，日轻夜重，影响睡眠。服中西药无效，疑为神鬼所作。后又添头昏乏力，心慌气短，周身时冷时热，症状有增无减，痛苦不堪。诊为"术后综合征"，属脏气不调，瘀滞络脉，投术后调和汤治疗。患者共服药25剂，病获痊愈。追访2年未复发。

第六节　大动脉炎

处方一　黄芪桂枝汤加味

组成：黄芪15克，桂枝9克，川芎3克，白芍9克，当归9克，熟地9克，鸡血藤15克，牛膝9克，生姜9克，陈皮6克，大枣4枚。

用法：水煎服，每日1剂。

功效：主治大动脉炎（无脉症）。

医案：魏某，女，40岁，工人。患者自觉全身肌肤麻痹，消瘦，无脉，病已2个多月，故来求诊。见患者头昏、头痛、眼花、耳鸣、心跳、气短、胸闷、消瘦、月经期后色淡、量少；患者面色无华，头发枯焦，语声低微，少气懒言，精神萎靡，舌淡苔净，无脉，心电图示窦性心律不齐，四肢血流图查示血流缓慢、血管壁弹力减弱，两臂血压均未测到。诊为"大动脉炎"。系气虚血痹，治宜养血益气，通痹复脉，投黄芪桂枝汤加味治疗。患者服药30剂后，诸症减轻，脉有微动。守方再服药2个月，诸症消除，脉搏恢复，精力充沛。

处方二　逍遥散加减

组成：白芍15克，白术15克，当归12克，柴胡12克，郁金12克，茯苓30克，枳实30克，木香6克，甘草6克，柏子仁15克，酸枣仁15克，石菖蒲12克。

用法：水煎服，每日1剂。

功效：主治多发性大动脉炎。

医案：杨某，女，26岁。因过度悲伤忧惊，诱发上肢麻木发凉，时常昏厥，脉搏消失，测不到血压，病情逐渐加重。曾赴北京医院作动脉造影，确诊为"多发性大动脉炎"。多方治疗无效。此症为难治之病。日本和我国屡有报道。患者来求诊时，舌淡苔白，面色苍白，精神困惫，形体消瘦，头目眩晕，健忘，头痛，视力减退，眼前常发黑，时而昏厥，四肢厥冷，脉搏动消失，无血压，胸闷胁痛，腹胀，失眠多梦，烦躁易怒。此为肝郁气滞，血脉瘀阻，须急治其表，疏肝解郁，活血化瘀。投逍遥散加减治疗。患者服药20剂后，诸症减轻，精神好转。但四肢仍发凉，腰酸冷痛，月经错后。此乃肝郁气滞，肾阳虚衰，治宜疏肝温阳并治。本方去枳实，加熟附片15克，肉桂15克，干姜15克，黄芪30克，桑寄生30克，连服

40余剂后,患者面色红润,精神好转,视力提高,麻木眩晕大减,四肢温暖,脉搏恢复正常,血压测为100/60mmHg。

按语:此例患者由七情致病,使内脏功能紊乱,气血运行失常,脉络受阻,诱发本病。治用疏肝解郁,调和肝脾,加宁心安神之品,使诸症大减。四肢厥冷为脉络受阻,循环障碍,治用活血化瘀,温经散寒之法,达到"气为血帅,气行则血行"的目的,故取得较好疗效。

第七节　干　瘦　症

处方一　益气养血救脱汤加味

组成:炒酸枣仁36克,制何首乌9克,玉竹9克,熟附子12克,生菟丝子24克,炙黄芪12克,炒白术15克,归身9克,丹参12克,柏子仁12克,砂仁9克,益智仁9克,覆盆子12克,鸡血藤9克,竹茹9克,红花6克。开6剂。

用法:水煎2次,分2次服,每日1剂,连服3剂后停服1天,再服3剂。

功效:主治营养不良性干瘦、元阳欲脱。

另配处方一

组成:人参2克,琥珀1克。配6天药。

用法:2味药研粉末,分2次冲服,每日1剂。

另配处方二　温养血脉和血调经丸

组成:炙黄芪42克,党参42克,当归36克,熟地42克,山药24克,山茱萸24克,牡丹皮18克,泽泻18克,肉桂12克,熟附子12克,生白术36克,丹参42克,元胡30克,生鳖甲24克,鸡血藤90克,木香24克,砂仁24克,生菟丝子36克,制首乌30克,玉竹24克,红花24克,远志24克,炒酸枣仁60克,茯苓30克,千年健36克,狗脊(去毛)48克。

用法:上药研粉末,泛水制成丸药,装瓶,早饭后半小时服1次,下午3时服1次,晚睡前服1次,每次服9克,服1周,停服1天,再继续服用。

医案:邵某,女,27岁。患者自感疲劳,四肢无力,常因腿软跌跤,持物亦常失手落地。日渐消瘦,困倦嗜睡,身体畏寒,手足麻木,小腿抽筋。后又出现浮肿,由脚渐及下肢、手、颜面,严重时双目难睁。伴贪食、尿频、尿急,消肿后表现干瘦。患者14岁来月经,17岁结婚,前3次妊娠小产,第4次妊娠产一男婴,已5岁,身体健康。男婴产后已5年余,月经未来。医院检查发育正常,营养甚差,面色萎黄消瘦,身高158厘米,体重36.5千克。精神不振,皮肤干燥无弹性。体温36℃,脉搏72次/分,呼吸18次/分,血压106/74mmHg,白细胞8000/mm³,红细胞280万/mm³,血色素7克%,血浆总蛋白4.6克%,白蛋白3.1克%,球蛋白1.5克%。心电图显示血钾过低。临床诊断为"营养不良性干瘦病"。数日治疗无效,并见危重,故急请中医治疗。见患者极度疲乏,四肢软弱无力,手臂无力举起,颈痿软,不能抬头,气短,呼吸费力,大小便不能自理,全身疼痛,情绪低落,时时泪下。舌淡、苔白稍腻,脉象沉细。病系脾气久亏,气血虚极,元阳欲脱。急当益气养血,温肾助阳。投益气养血救脱汤加味治疗。患者服用6剂汤药和"另配处方一"后,病情大见好转,精神、饮食、睡眠已恢复正常,呼吸已畅,二便正常,能下床活动,但仍觉乏力。仍以原方加减服用。汤药随症加减服用,丸药(即另配的处方)配服,亦不反对西药支持,例如血钾偏低时,可补用氯化钾和维生素治疗。经6个月治疗后,查血色素9克%,血浆总蛋白6.4克%,白蛋白4.4克%,球蛋白2.0克%。1月后复查血色素10.5克%,红细胞375万/mm³,体重已增加至44千克,自觉已经康复。

处方二

组成:桂圆肉6克。

用法:分3次吃,每天不断。

功效:主治体形过瘦。治疗数人均获效。一青年连吃1个月,体重增加2千克;另一青年连吃2个月,增加体重1.25千克;冬季服药效果更好,一位19岁青年连吃2个月,体重增加4千克。

第八节　干燥综合征

处方一

组成：生地20克，元参15克，石斛20克，沙参15克，玉竹20克，花粉20克，麦冬15克。

用法：水煎2次，分2次服，每日1剂。

说明：主治干燥综合征。肺胃伤津用本方治疗。

处方二

组成：枸杞子20克，熟地20克，首乌20克，山萸肉15克，菟丝子20克，黄精15克，五味子10克，木瓜15克，当归15克。

用法：水煎2次，分2次服，每日1剂。

功效：主治干燥综合征。均可获得良效。

注意：平时多饮水，多吃梨、山楂等水果。服药治疗期间当忌酒、辛辣食品。

说明：肺肾阴虚用本方治疗。

处方三

组成：百合250克，天冬250克，麦冬250克，蜂蜜50克。

用法：中药用文火煎2小时，取汁浓缩成膏状，加入蜂蜜拌匀。早晚各服15克，白开水送服。

功效：养阴、清肺、润燥、止渴。主治干燥综合征之咽干、唇干裂、燥咳痰少。

处方四

组成：太子参20克，沙参15克，元参15克，黄芪20克，麦冬12克，玉竹15克，乌梅15克，五味子10克，茯苓15克，山药20克，生地15克，枸杞子15克，黄精20克，石斛12克，山萸肉12克，天花粉15克，葛根15克。

用法：文火水煎2次，早晚服，每日1剂。

功效：主治口干症及老年口干症。5~7剂见效，10剂痊愈。

处方五

组成：桑叶10克，防风10克，山栀子15克，白芍15克，木通15克，竹叶15克，芦根15克，金银花20克，蒲公英20克，甘草6克，菊花15克。

用法：水煎分2次服，每日1剂。

功效：主治干燥综合征，证属肝热头昏、口干口苦。效果肯定。

注意：忌辛辣刺激性食物。

处方六

组成：明矾适量。

用法：早、晚冷水化洗患处，每日洗3次。

功效：主治干燥综合征之口唇干裂。轻症1日治愈，重症3日治愈。

处方七　滋肾润燥汤

组成：当归、生地、熟地、赤芍、白芍、甘草、天花粉各30克，黄芩、秦艽、肉苁蓉、炙黄芪、广地龙、僵蚕、桃仁、红花、麦冬、石斛各10克，黄连、肉桂各3克。

功效：滋肾养阴，活血润燥。主治干燥综合征（口、眼、鼻、皮肤）。

医案：余某，女，66岁，农民。口眼鼻皮肤干燥3年余。医院诊为干燥综合征，服药无效，日益加重，故来求治。患者面色憔悴，神萎形瘦，行走龙钟。眼干涩痛，啼笑无泪，口唇干燥疼痛，唾液干少，食物吞咽有滞嗌感，鼻腔燥裂，涕夹血丝，皮肤干燥少汗而瘙痒，四肢关节酸痛，头昏少眠，大便干结，小便短少。为肾阴虚亏，热瘀滞肤之干燥综合征。投本方88剂治愈。肉苁蓉单味，研粉，每服3克，日服3次，连服3个月巩固疗效。追访1年，未复发。

按语：本病多发于女性。病因可能与遗传、体内免疫功能低下及病毒感染有关。中医称"干燥病"。为素体阴虚，或感染邪毒，致使津液生化不足，清窍失其濡养所致。阴虚，即元精不足，不能生血、生气、生神，气血神不足，外不能御邪入侵，内不能充养脏腑津液，津液升降受阻，燥症发生也，即内分泌体液失常。治宜滋肾养阴，活血润燥。组方滋肾润燥汤，临床屡见佳效。本案例证属初期，尚未深入多脏器官，加之坚持服药，终获痊愈。治疗本病固须滋阴，更勿忘化瘀。

处方八

组成：石斛 10 克，麦冬 10 克，茶叶 5 克，枸杞子 6 克，白菊花 3 克（寒胃勿用）。

用法：沸水冲闷 15 分钟，即可饮用，代茶饮服。每日 1 剂。

功效：滋阴、生津、止渴。主治干燥综合征之夜间口干症。

处方九

组成：菊花、金银花、麦冬、桔梗、胖大海各 15 克。

用法：沸水冲泡当茶饮服，每日 1 剂。

功效：治疗肺之阴液上升不足，引发鼻咽燥痛有良效。

处方十

组成：金银花 20 克，连翘 20 克，山豆根 15 克，生地 15 克，桔梗 15 克，生甘草 10 克，元参 20 克，麦冬 15 克，天冬 15 克。

用法：水煎分 2 次服，每日 1 剂。

功效：主治放疗期间发生口干咽燥。

处方十一

组成：乌梅 10 克，甘草 6 克。

用法：煎汤代茶饮，每日 1 剂。

功效：主治放疗期间发生口干咽燥。

处方十二

组成：西洋参适量。

用法：口含西洋参片，会产生口水。

功效：止渴生津，主治放疗期间发生口干咽燥。

注意：治疗期忌烟酒、辛辣之品。

第九节　舌强流涎

处方一　附子龙骨汤

组成：熟附子6~10克，肉桂3~6克，龙骨30克，牡蛎30克，熟地、生地各25克，枸杞子18克，杜仲18克，桑螵蛸15克，益智仁30~60克，石菖蒲6克，山萸肉15克，白术12克，茯苓12克，乌药6克，党参12克，大枣5枚，炙甘草10克，炮干姜10克（肺痿不咳流涎者用甘草30~60克，干姜15~30克），补骨脂15克。

用法：水煎服，每日1剂。制丸药服每次5克，日服2次。

加减：阴虚火旺者减肉桂、熟地、干姜，加黄连3克，或加服黄连上清丸；骨虚不能久立，喜睡，加鹿角屑、川牛膝；便秘者加大黄15~3克；震颤麻痹加蜈蚣1~3条，全蝎3~6克（研粉，药汤冲服，或与中药同煎）；重舌强硬者加蒲黄粉，调糊丸含服。

功效：主治老年多脏虚衰性流涎症。

医案：吴老久病虚衰引起流涎不止，久治不效，故来求治。流涎病因与肝肾脾胃虚寒失摄，或阴虚火旺升降失调所致。中医认为"唯风到顶"，必与心衰神伤有关，故治宜强心、温肾、平肝、健脾、和胃、摄涎调理，投附子龙骨汤治疗。患者服药10天，流涎症状消失。

按语：蒲黄，性味甘平，无毒。凉血，止血，活血，消瘀，外治舌重、口疮。《本事方》云：有士人妻舌胀满口，不能出声，以蒲黄频掺，比晓乃愈。《芝隐方》云：宋度宗一夜忽舌肿满口，用蒲黄、干姜末等分，干搽而愈。舌乃心之外候（心开窍于舌），得干姜，阴阳能相济也。心在五行中属火，干姜辛、温，温中逐寒，回阳通脉，治阳虚吐涎。古人将干姜、蒲黄等分使用，然而，舌根胀硬，亦有属阴虚火旺者，干姜燥涩太甚者，会转伤津液。所以本方中将干姜只用10克，以防伤津。单用蒲黄亦有效。阴虚火旺者，应加服黄连上清丸，或单加黄连。

处方二

组成：蒲黄粉100克，干姜粉100克。

用法：两药粉拌匀后装瓶加盖，每取1匙药粉，用温开水调糊丸，含于口中，自然咽下，每天3次以上。

功效：主治虚寒失摄之舌强流涎。1~10天重舌减轻或治愈，流涎减少或消失。

处方三

组成：地鳖虫7枚（微炒），食盐45克（小儿用薄荷3~6克），胆南星10克。

用法：水煎5~7沸，取液含漱吐掉。

继服处方

组成：甘草60克，白芍30克。

用法：水煎取液含漱吐掉。

功效：主治重舌满口，不得语而流涎，证属阴虚火旺失摄。1~10天重舌减轻或治愈，流涎减少或消失。

注意：若由帕金森病引起则不易痊愈，须加服止颤汤（见本书"第四章第六节帕金森病"）治疗。

处方四

组成：熟附子10克，肉桂6克，龙骨30克，牡蛎30克（先煎），熟地25克，枸杞子18克，杜仲18克，桑螵蛸15克，益智仁30克，炙甘草6克，石菖蒲6克，山萸肉15克。

用法：水煎分2次服，每日1剂。

功效：主治流涎症，证属肾亏失摄。

医案：张某，男，53岁。患多涎症已3个月，久治不效，故来求治。患者伴耳鸣、健忘、腰膝酸软，夜间口液外溢。为肾亏失摄，治宜温肾摄液。患者连服本方5剂，涎液自止。续服6剂，获得痊愈。追访3年未见复发。

注意：重症者，药量可加重。

按语：《本草经疏》："益智仁⋯⋯主五液，涎乃脾之所统，脾肾气虚，二脏失职，是肾不能纳，脾不能摄，故主气逆上浮，涎秽泛滥而上溢也，敛摄脾肾之气，则逆气归元，涎秽下行。"

第十节　水　肿

处方一　风水消肿汤

组成：生黄芪10~30克，川桂枝6~15克，防风6~10克，苏叶10克，路路通10克，炒苍术10~20克，蝉衣6~15克，益智仁15~30克，菟丝子15~30克，车前子10~30克（包），防己10克，大腹皮10~30克，陈皮6~10克，五加皮10~30克，茯苓皮10~30克，生蒲黄10~15克（包），水蛭3~6克，生山楂10~30克，生姜皮10克。

用法：水煎分3次服，每日1剂。42剂为1个疗程。亦可制丸药服。

功效：温阳消水，行血祛风。主治血管神经性水肿。

医案：许某，女，35岁。患全身浮肿10年未愈，病因不明。多家医院检查，无脏器病变，诊为血管神经性水肿，屡治不愈。近来全身沉重，浮肿加甚，故来求治。投本方加减服药40余剂，又以原方制丸药善后以巩固疗效。随访1年，水肿消尽，诸症痊愈，无复发。

按语：本病是指头面、唇舌或全身水肿为主的突发性血管神经失调性疾病，又称"特发性水肿"。女性多见。中医名之"风水"。认为因外界风邪刺激，脉络挛急，血瘀水停所致水肿类疾病。治宜温肾祛邪，可投风水消肿汤治疗。

处方二

组成：肉桂10克，熟地30克，怀山药30克，川牛膝15克，白茯苓10克，泽泻10~30克，车前子30克（包），炒苍术10~30克，陈皮10克，制半夏10克，菟丝子10~30克，鹿角霜20克，龟甲20克（先煎），炒竹茹10克，炒山楂10~30克，白芥子10克，生蒲黄10克（包），三七粉3克（冲服），生姜汁10滴（冲服）。

用法：水煎3次分服，每日1剂。3个月为1个疗程。

功效：温肾阳和肾阴，化痰利水。主治内分泌功能失调性水肿。

医案：陈某，女，50岁，工人。患全身浮肿渐进发展已10年余，自觉肥胖，体重增加。平时浑身怕寒，四肢冷，倦怠乏力，即使盛夏，出汗亦少，食欲不振，脘痞腹胀，逆气上冲，喉中有痰鸣声，耳鸣如蝉噪，记忆力减退。多次检查，肝肾功能失常,医院化验等检查后诊为"内分泌功能失调性水肿"。治疗很久未效,故来求治。余投本方加减连服近百剂,水肿消退,体重减轻,身体症状消失。原方制丸药服用半年,复查甲状腺功能及血脂均接近正常,余症无反复。

处方三 开郁消胀汤

组成：三棱 10 克,莪术 10 克,黄芪 15 克,防己 10 克,茯苓皮 30 克,车前子 15 克,郁金 12 克,淮山药 13 克,制附片 10 克,甘草 6 克。

用法：水煎服,每日 1 剂。

功效：主治郁胀性特发水肿。

医案：史某,女,34 岁。患本病 2 年,某医院按肾炎治疗 7 个月无效,故来求治。查肝肾无阳性,诊为郁胀特发浮肿,投本方 14 剂后,肿胀消除,病症痊愈。嘱其情志开心。

按语：此症无肝肾病变。多见于 20~50 岁女性,多在月经前加重。晨起面部浮肿,眼睑尤为浮肿,起床活动后,下肢、身躯逐渐浮肿。一夜休息后,肿胀可减。患者多数有肥胖、月经紊乱和神经衰弱症状。本病为水盐代谢紊乱综合征之特发性浮肿病。西医目前尚无理想疗法。中医认为是因郁致病,为"郁胀性特发浮肿",治宜开郁消胀,温阳利湿,投开郁消胀汤治疗。

引自：黄永灵老师验方。

处方四 消肿汤加减

组成：仙灵脾 12 克,巴戟天 12 克,厚朴 9 克,炒枳实 9 克,猪苓 12 克,泽泻 9 克,川芎 9 克,红花 6 克,郁金 9 克,苍术 9 克,蔻仁 9 克。

用法：水煎服,每日 1 剂。

功效：主治脾肾虚衰型特发性浮肿。

医案：徐某,女,48 岁,工人。患者周身浮肿已两年,伴头痛头晕,心悸耳鸣,腰膝酸软,失眠多梦,腹胀便干,夜尿多。肝肿肋下 1.5 厘米,脾纳差,下肢浮肿。舌胖润、苔白腻、脉沉缓,诊为特发性浮肿。治宜温阳利水,投消肿汤加减治疗。患者服药 2 周,病情好转,浮肿消退。坚持服药 2 个月,病获痊愈。追访 2 年未见复发。

处方五

组成：黑丑（生熟各半）46克，香附子30克，广木香6克，芝麻（略炒）1茶杯（50克）。

用法：上药共研粉末。开水送服或煎服。重症每次服1/2量，日服2次。轻症每次服1/4量，日服2次。

功效：本方用于全身水肿，腹水臌胀之急救。

医案：患者头面、四肢、胸腔积液，腹水臌胀，二便不利，病人危象，投本方急救。

注意：治疗期间禁食盐。

处方六

组成：玉米须30克，甘草6克。

用法：沸水冲泡30分钟，当茶饮服，每日1剂。

功效：主治特发性水肿。一般2天见效。

注意：玉米须须防农药。

处方七

组成：生黄芪120克，糯米30克。

用法：水煎成粥一大碗，令患者频服。

功效：喘平便通，全身浮肿消失，获得痊愈。生黄芪益卫固表，利水消肿，托毒生肌。治血痹、浮肿……。糯米补中益气。

医案：清代医书《冷庐医话》记载：王某患肿胀病，气喘声嘶，二便不通，生命垂危，求医于海宁许珊林。许氏用本方治疗。

处方八

组成：菟丝子适量（约60克），羊肉500克（张海莲荐方）。

用法：上两味同煮熟，吃饱为止，不计量。

功效：主治重症肾亏浮肿。第1天吃，第2天就消肿。功在滋补肝肾而消除浮肿。

医案：农民宋某浮肿8个月，久治无效，用本方1剂痊愈。

处方九

组成：生黄芪 30 克，生薏苡仁 30 克，赤小豆 15 克，鸡内金 9 克（粉末），金橘饼 2 枚，糯米 30 克。

用法：加水 600 毫升煎黄芪 20 分钟，去渣，下薏苡仁、赤小豆，煮 30 分钟，再下鸡内金粉和糯米，煮成粥，分 2 次吃完，每次吃金橘饼 1 枚，每日 1 剂。

功效：强心、利尿、降血糖，治疗重症浮肿有特效。治慢性肾炎，肾盂肾炎之浮肿亦有特效。

注意：无金橘饼时，改为陈皮 10 克与黄芪同煎，去渣。

处方十　消肿汤

组成：厚朴 18 克，大腹皮 18 克，茯苓 18 克，桑白皮 18 克，槟榔片 15 克，枳壳 15 克，薏苡仁 18 克，牛膝 15 克，冬瓜皮 100 克，木香 15 克（后下）。

用法：水煎分 2 次服，每日 1 剂。

功效：主治特发性水肿。连服 6 剂，停 1 天，再服 6 剂，一般即可治愈。曾治疗 5 例，均获治愈。

处方十一

组成：水蛭 15 克，川芎 15 克，当归 15 克，赤芍 15 克，生地 15 克，红花 15 克，桃仁 15 克，川牛膝 15 克，防己 20 克，黄柏 10 克，赤小豆 20 克，生黄芪 60 克，金银花 20 克，炮甲片 10 克，制蜈蚣 2 条。

用法：水煎 2 次服，每日 1 剂。

功效：主治特发性浮肿。连服 5 剂，肿减痛消，20 剂后痊愈。

处方十二

组成：鲫鱼 1 条（约 250 克），茶叶 50 克（绿茶），黑矾 6 克。

用法：鲫鱼去内脏，装入茶叶、黑矾（不加盐），蒸熟，晚饭后 1 次吃完，接着喝浓茶水。

功效：主治肾炎浮肿。2 小时后，大量排尿，一夜多次，身上病毒随出，次日浮肿消失，肾炎治愈。有人用它治"肾炎浮肿"成了名医。

处方十三　消肿汤

组成：当归50克，苍术25克，川厚朴15克，陈皮15克，木香15克，大腹皮15克，半夏15克，青皮7克，茯苓20克，苏叶15克，生黄芪20克，桂皮10克，泽泻15克，甘遂15克，大枣4枚。

用法：水煎分2次服，每日1剂。

功效：治脾虚湿浊内泛、低蛋白水肿。

善后处方

组成：原方减去大腹皮、半夏、青皮、桂皮、泽泻、甘遂，加猪苓15克，白术15克，砂仁6克，鸡内金20克，神曲10克。

用法：水煎分2次服，每日1剂，连服3剂。

医案：梁某，女，农民。全身浮肿，医院诊为"低蛋白水肿"，治疗无明显疗效，故来求治，投消肿汤4剂，水肿消退。继服善后处方3剂，病获痊愈。

引自：林毓文验方。

处方十四　壮阳补脾汤

组成：党参12克，淮山药12克，茯苓12克，石莲肉12克，车前子12克，焦白术10克，补骨脂10克，菟丝子10克，法半夏10克，诃子肉6克，肉桂3克，炙甘草6克，山萸肉10克，熟地12克，泽泻10克，旋覆花10克，当归10克，白芍10克，赤小豆30克，焦山楂12克，麦芽10克。

用法：水煎分2次服，每日1剂。

功效：治低蛋白血症性"面、肢浮肿"。

医案：患者郑某，女，32岁，产妇。产时出血多，补养不足，哺乳期又加剧机体消耗，使血浆蛋白过低，胃肠道消化腺体萎缩，食欲不振及腹胀腹泻等，加重营养不良，陷入"阴损及阳""阳损及阴"之恶性循环。患者舌质鲜红，阴虚之象；面浮肢肿，腹泻连绵，又为脾肾阳虚之象，故治宜"补火生土"，用壮阳补脾汤久服，必收良效。患者服药38剂，获得痊愈。

说明：随症加减，系金维验方。

处方十五

组成：蝼蛄（去头、爪、翅）6克。

用法：锅内焙焦后，研细末。每天6克，分3次吞服，开水或米汤送服。

功效：本方用于各类型之水肿的急治。服药后1~2小时，尿量增多，1天后大便变软增多，水肿消退。轻症2~5天治愈，重症8~15天治愈。治疗多例，未见毒副作用。

注意：体虚者，改为黄芪30克，蝼蛄6克。水煎取液，分多次服，每日1剂。2~15天治愈。

第十一节　怕　冷　症

处方一　治缺铁性怕冷症方法

用法：宜从蔬菜食品中补取铁元素，不宜药补，如多吃些黑木耳、海带、紫菜、豆制品、猪肝、瘦肉、蛋类；芝麻酱含铁元素最丰富；蔬菜中的维生素C，可促进人体对铁元素的吸收。

功效：缓解或减轻老年人怕冷。

按语：美国科学家发现：老年人怕冷，与缺少铁元素有关。人体每日需摄入18毫克铁元素，少于18毫克，体温会下降，但是摄入过多，又会诱发心血管病。

处方二

组成：枸杞子、花粉各20克，蜂王浆20克，蜂蜜30克。

用法：温开水冲服，每晚1次，每日1剂。

功效：主治肾气不足性怕冷症。连服1个月见效。

按语：本病表现为易感冒、脱发、皮肤干燥、怕冷。

处方三

组成：党参15克，麦冬10克，葛根10克，茯苓10克，白术9克，炙甘草9克，藿香3克。

用法：水煎分2次服，每日1剂。

加减：自我按摩，原地跑跳30~60次，以助活血通络。

功效：主治脾阳不振型怕冷症。疗效甚佳。

处方四

组成：多吃动物肝、瘦肉、虾皮、牡蛎、海带等。

功效：治贫血或老年性怕冷症。

处方五

组成：枸杞子500毫克，白酒适量。

用法：枸杞子500毫克泡白酒，半个月后，每晚饭前饮30~50毫升。

功效：补肾壮阳。治贫血或老年性怕冷症。3个月后不怕冷。

处方六

组成：维生素$B_2$2片，维生素E100毫克。

用法：维生素B_2和维生素E，1天1粒~2粒。

功效：治贫血或老年性怕冷症。

第十二节 火 旺 症

处方一

组成：带芯莲子30克，栀子15克，枸杞子15克，冰糖适量。

用法：水煎后，饮汤吃莲子，或服牛黄清心丸。

功效：莲子补脾养心，莲子芯苦寒，清心安神降火。主治心火旺。

按语：症状表现为低热、盗汗、心悸、口渴、心烦、面赤、胸闷、口舌生疮、小便赤短、舌尖红。

处方二

组成：牛黄清胃丸或牛黄解毒丸。

用法：口服。大蜜丸1次1丸，1日2~3次。

功效：清胃、降胃火。

按语：症状表现为上腹部嘈杂灼热、善饥多食、口干口苦、烦渴、牙龈肿痛等。

处方三

组成：知母、黄芩、淡竹叶、石斛、天花粉各等份。

用法：泡茶饮服。可1日多次。

功效：清胃、降胃火。

处方四

组成：川贝母10克（打粉），梨2只（去皮切块），冰糖适量。

用法：川贝母、梨、冰糖加水炖服，可1次食完。

功效：清降肺火。

按语：症状表现为咳嗽、痰稠色黄、咽痛鼻燥、潮热盗汗、手足心热、口干、口舌红、口渴欲饮。

处方五

组成：沙参10克，麦冬10克，胖大海1枚。

用法：将此三味泡茶饮，1日多次。

功效：清降肺火。

处方六

组成：猪肝1剂，菊花30克（包），共煮，吃肝饮汤。

功效：清降肝火。

按语：症状表现为目赤肿痛干涩，口苦咽干，头胀面热，眩晕耳鸣，烦躁易怒，肢体麻木，夜眠不安，舌边红。

处方七

组成：猪肾2只、枸杞子、山萸肉各15克，砂锅煮熟吃饮；枸杞子、地骨皮各适量，泡茶饮；另配六味地黄丸和知柏地黄丸，常服。

功效：补肾、降火。

按语：症状表现为颊红、唇赤、舌红、潮热、盗汗、腰肌酸软、多梦遗精或有头晕目眩、耳鸣耳聋、傍晚口干、胫骨足跟疼痛。

第十三节　自汗、盗汗、多汗

处方一

组成：黄芪15克，麻黄根10克，龙骨18克（先煎），生地15克，地骨皮12克，浮小麦30克。

用法：水煎，睡前服，每日1剂。

功效：治各种原因引起的盗汗。3~6剂可治愈。

处方二

组成：糯米250克，鲜枇杷叶若干。

用法：将枇杷叶洗净去毛，加水煎取汁去渣，下糯米，烧成粥或饭，每日吃1剂。

功效：主治自汗、盗汗、产后多汗。连吃5天。补中益气，暖脾和胃，止汗，治疗咳嗽更佳。

处方三

组成：赤芍10克，鸡血藤10克，穿山甲6克，益母草12克，泽兰12克，虎杖12克，琥珀粉6克（冲服）。

用法：水煎服，每日1剂。10天1个疗程。

加减：气虚加党参10克，黄芪10克，白术10克；血虚加柏子仁15克，熟地10克；湿热加薏苡仁30克，半夏6克，黄芩10克。

功效：主治顽固性盗汗。1~2个疗程均治愈。

处方四

组成：泥鳅250克。

用法：温水洗净，去头尾、内脏。用蔬油煎至黄色，再加水煮熟，吃肉饮汤（小儿分次吃完）。每日1剂。

功效：主治营养不良型盗汗。治多例，服本方4~6天均治愈。

说明：本病包括缺钙、佝偻病、植物神经性盗汗。

处方五

组成：炙甘草、炙黄芪各30克，党参50克，生地、麦冬、白芍各15克，桂枝、制附子各10克。

用法：水煎服，每日1剂。

功效：益气通阳，敛汗固脱。治大汗、心悸胸闷、呼吸微弱有效。

处方六　龙胆泻肝汤

组成：龙胆草、青蒿各10克，山栀子、黄芩、车前子（包）、泽泻各12克，柴胡、当归各8克，茵陈、滑石各30克，生地15克，黄连6克，甘草3克，木通9克。

用法：水煎服，每日1剂。

功效：治自发性黄汗。连服10剂，汗止，痊愈。

处方七

组成：黄芪50克，制附片30克。

用法：水煎服，每日1剂。

功效：治体弱阳虚之头面多汗症。数剂即愈。

处方八

组成：伤湿止痛膏1张。

用法：外贴肚脐，3天换1张。

功效：疏通经络，调和气血。治盗汗。连贴3~5张，治愈盗汗。

处方九

组成：黄芪30克，防风20克，浮小麦15克，麻黄根15克。

用法：将上药水泡10分钟，再煎沸取液，倒盆中，温时泡双足20~30分钟，每日泡2次，每日1剂。

功效：治体虚、自汗、盗汗、易感冒（足浴）。连用7天，固表止汗。

处方十

组成：五倍子50克，黄柏50克。

用法：上药研末，装瓶。取药末适量，温水少许调成药糊状，外敷肚脐孔，外用伤湿止痛膏固定。每天换药1次。

功效：治阴虚盗汗。连用7~10天，养阴止汗。

处方十一

组成：五倍子50克，黄芪50克。

用法：上药研末装瓶，取药调糊敷脐孔，用伤湿止痛膏固定，每天换药1次。

功效：补肺益气止汗。主治气虚自汗。

处方十二

组成：银杏、乌梅、金樱子各50克。

用法：上药研末装瓶，取药调糊敷脐孔，以伤湿止痛膏固定，每天换药1次。

功效：补肾益气，治气虚自汗。

处方十三

组成：五倍子60克，郁金60克，蜂蜜适量。

用法：2药研末，蜂蜜调膏，装瓶。取膏适量敷脐孔和足底涌泉穴，用纱布、胶带或伤湿止痛膏固定。每日换药1次。

功效：补肺止汗。10天1疗程。

处方十四

组成：心脾虚者用归脾丸。

用法：口服。

功效：补益心脾，胸汗必止。

处方十五

组成：心肾阴虚用天王补心丹。

用法：口服。

功效：补心肾之阴，除虚热内扰引起之胸汗，数日即愈。

处方十六

组成：腋汗虚证用六味地黄丸。

用法：口服。

功效：补精养肝，腋汗自止。

处方十七

组成：腋汗实证用龙胆泻肝丸或当归芦荟丸。

用法：口服。

功效：清泻肝胆湿热，胸汗必除。

处方十八

组成：黄柏30克，煅龙骨10克，白矾10克，槐花10克，五倍子10克，郁金15克。

用法：水煎25分钟，熏洗患足20分钟。每日早晚各洗1次，每日1剂。

功效：有效治疗脚臭、脚癣、湿疹、脚汗过多。

处方十九

组成：韭菜300克，苦参100克，白萝卜500克（切片）。

用法和功效同上。

处方二十

组成:肾阴虚用六味地黄丸。

用法:口服。

功效:主治男性阴汗,可治愈。

处方二十一

组成:肾阳虚用金匮肾气丸。

用法:口服。

功效:主治男性阴汗,可治愈。

第十四节　免疫功能低下

处方一　玉屏风散加减

组成:炙黄芪30克,焦白术15克,防风6克,淫羊藿15克,黄精30克,北五味子6克。

用法:水煎服,每日1剂。

功效:主治免疫功能低下(易感冒)。

医案:孙某,男,38岁。经常感冒,轻则鼻塞、流涕、头痛不适,重则恶寒发热、咳嗽、吐痰,常年服药不能控制,动则汗出,故来求治。患者面色不华,舌淡少苔,脉弦虚而缓。此系肺气不足,卫表不固所致,投本方治疗,患者服药4剂后,病情基本能控制,服完10剂,已数月不感冒。今又鼻塞,故又来复诊,再投本方6剂,免疫功能提高,感冒控制,已追访2个月未再复发。

按语:此为张琼林老师验方,可提高机体血液中免疫球蛋白和单核~巨噬细胞的吞噬作用,并能促使机体干扰素的产生,故可兼治慢性病、感冒、过敏性哮喘和荨麻疹。

处方二

组成:桂枝、白芍、当归、白术各15克,黄芪30克,防风10克,生姜10克,大枣5枚,生麦芽20克。

用法:水煎服,每日1剂。

加减:肾虚加菟丝子20克,首乌15克;白细胞减少加鸡血藤30克,黄精15克,淫羊藿15克。

功效:气血双补,双向调节,防治外感。主治免疫功能低下。

说明:脾肺气虚、四肢困倦之症状,本方可治。

处方三

组成:仙鹤草30克,红枣30克。

用法:水煎服,或代茶饮,每日1剂。

功效:调补气血,恢复体力。

第十五节 苦 夏 病

概要:苦夏病,是盛夏季节,有些人常感到胸闷不适,食欲不振,四肢无力,精神萎靡,头昏脑胀,身体渐瘦。到医院却检查不出毛病。这就叫"苦夏病"。也就是老百姓说的"疰夏",没有精神,包括夏季小儿排汗障碍引起的发烧。其病因一是胃肠消化吸收功能虚弱,造成身体抵抗力下降;二是盛夏炎热,空气中湿度高,湿邪乘虚而入,特别明显的是夜晚纳凉受寒,容易患上精神不振之苦夏病。如何治疗呢? 宜清淡饮食,注意休息,还要适度锻炼身体,以提高身体抗病能力,即是提高免疫功能,再用下方治疗,就可以万无一失了。

处方

组成:藿香10克,佩兰10克,薄荷10克,陈皮10克,木香10克,甘草10克,白术10克,焦麦芽30克,白扁豆30克,滑石30克,大枣7枚。

用法:水煎服,每日1剂。

功效:连服5~7剂,苦夏诸症全消。

第十六节　高热和低热病

处方一

组成:桂枝9克,白芍15克,白术9克,黄芪24克,生姜9克,大枣5枚。龙骨、牡蛎各15克,甘草3克。

用法:水煎服,每日1剂。

功效:术后霉菌感染发热。

医案:汤某,男,45岁。胃小弯溃疡,行胃次切除,及胃空肠吻合术,18个月后,合并吻合口结肠内瘘、霉菌感染。住院行切除术。术后每日午后发热,体温37.5℃~38.5℃之间,西药治疗无效。发热第43天,来求余诊治。余投本方5剂后,热已消退,体温稳定。术后第58天,患者痊愈出院。再投数剂,以巩固疗效。

引自:林如金、孙本枢老师验方。

处方二　清热凉血汤

组成:石膏120克,知母10克,水牛角60克,生地30克,牡丹皮10克,赤芍10克,白茅根60克,银花30克,连翘12克,竹茹12克。

用法:水煎服,每日1剂。重症,可日夜连服2剂,缓解后改为每日1剂。

功效:主治流行性出血热。曾治多例,体温在41℃~37.8℃,服药后1~3天均退热,使本病跃过"休克期"及"少尿期",直接进入"多尿期或恢复期",减少并发症,特别是减少出血倾向,没有死亡病例。

医案:黄某,女,30岁。患出血热第4天,邀余诊治。患者体温39℃,面赤、头痛、腰痛、口渴、恶心呕吐、肌肤斑疹、尿短赤、舌红绛、苔薄白、脉细数。乃高热伤津,血热炽盛,卫表未解。投本方3剂后,患者恢复正常。调理数日,检查完全正常,病获痊愈。

处方三　银翘散加味

组成:金银花、连翘各18~35克,薄荷、竹叶、淡豆豉、牛蒡子各11克,荆芥穗7克,桔梗11克,生甘草14克,鲜芦根35克,党参、杭芍、升麻各11克,葛根

14克。

用法：慢火水煎2次，早晚各服1次，轻症每日1剂，重症每日2剂。

加减：口渴甚者加天花粉18~35克；腰痛阳虚加杜仲14克；阴虚加知母14克；咳嗽加杏仁11克；颜面微红肿加知母28克，白茅根35克；胸腹隐隐斑疹加生地14克，牡丹皮、大青叶各11克，元参35克，去豆豉、荆芥穗；口渴、出汗、气喘加知母14克，生石膏14~28克；舌红烦躁不安（为邪入营气）加生地14克，牡丹皮11克，大青叶11克，元参35克，赤芍11克，去杭芍；衄血者加白茅根70克，去荆芥穗、豆豉；项肿咽痛加马勃、元参各11克；胸闷加藿香、郁金各11克；干呕苔白加姜半夏11克，藿香14克；苔黄加竹茹、黄芩各11克。

功效：辛凉解表，透热解毒，益气护阴，散血净血。主治温毒发斑挟肾虚，流行性出血热发热期。治疗多例，本方治疗均获痊愈。

处方四　白虎黄连清热汤

组成：生石膏50克，知母10克，甘草10克，粳米100克（包煎），黄连5克，黄芩10克，山栀10克，黄柏10克，生姜3片为药引。

用法：水煎服，每日1剂。

功效：主治高热症。

医案：沈某，男，16岁，学生。感冒高烧，医院用抗菌、解热镇痛、输液等治疗8天，高烧仍在39.2℃以上，一直不退，全家人为此惊慌不安，故邀余诊治。患者面红目赤、口干渴，烦躁不安，汗出，舌绛，苔黄干而厚，体温39.2℃，高烧不退，脉滑数。为阳明热证。投本方治疗，患者服药1剂后，身热当日下降，服完第2剂药，体温降至36.4℃，病获痊愈。家人以非常喜悦的心情特来告知病愈。

处方五

组成：黄芪30克，白术9克，陈皮9克，升麻6克，柴胡10克，党参12克，当归9克，甘草9克。

用法：水煎服，每日1剂。

加减：若苔白罩黄湿邪缠绵者加滑石10克，以利湿、清热。

功效：主治低热病。一般3~10剂治愈。

按语：病因不明的各种低热不退者，体温常在38℃左右，日久不退，白细胞大都正常，但是可见一系列气虚症状，如少食、乏力、便溏、气短懒言，脉虚或虚数无力，也有口干唇红、舌体瘦红等，容易误诊为阴虚，若投养阴清热药治疗，往往无效。可用补中益气汤治疗，重用黄芪30克，补气固表，加柴胡10克，和解退热，舒肝散郁，治低热症有效。此乃老中医张海峰和徐复霖老师的经验。

第十七节　红斑性肢痛

处方一　木防己汤加减

组成：木防己20克，桂枝、苦杏仁、滑石各10克，通草6克，生石膏、生薏苡仁各30克。

用法：水煎服，每日1剂，分3次服，并用冷水洗患肢。

加减：热毒甚去桂枝，加黄柏25克，连翘25克，赤芍15克，忍冬藤25克；气血凝滞加海桐皮15克，鸡血藤20克，姜黄6克，丹参30克，桃仁12克，红花12克。

功效：主治红斑性肢痛。治本病多例，3~15天，全部治愈。

处方二　冷痛型方

组成：党参、黄芪、木瓜、桑寄生各25克，陈皮、白术、当归、独活各15克，荆芥、防风、赤芍、制附子各12克，干姜、制川乌、甘草各9克。

功效：主治红斑性肢痛。

处方三　热痛型方

组成：黄柏、连翘、黄芪、蒲公英各25克，金银花、龙胆、薏苡仁、当归、白芍、元参、丹参、牛膝各15克，牡丹皮、甘草各9克。

用法：处方二和处方三方均水煎分3次服，每日1剂。

功效：治红斑性肢痛多例，用药3~15剂均获痊愈。

注意：处方二和三宜冷服，并用冷水洗患肢。

第十八节　系统性硬化病（硬皮病）

概要：本病皮肤改变可分为三期。水肿期：病由皮肤紧张变厚，皱纹消失，皮色苍白，淡黄，非凹陷性水肿。硬化期：皮肤变厚变硬，不易捻起，压无皱纹，毛发脱落，色素沉着，手指伸屈不便，张口及闭眼困难。萎缩期：皮肤萎缩，僵如皮革，皮下组织、附属器、脂肪、肌肉均相继萎缩，紧贴于骨，形成硬化，指端出现溃疡。同时，小关节酸痛，或轻微刺痛和瘙痒，感觉迟钝。舌淡红，苔薄白或微黄，脉沉紧。硬化病属中医"皮痹"范畴。中医认为本病多为血虚，阳气亏损，卫外不固，感受风寒湿邪，以至营卫不和，血引不畅，脉络不通而成病。故治宜活血通络。

处方一

组成：干姜48克，官桂、制川乌、白芍、制附片各36克，黄芪、薏苡仁、鸡血藤各30克，桂枝、当归各24克，麻绒、蜈蚣各20克，杏仁、地鳖虫、炒蒲黄、全虫各18克，乌梢蛇、红花乳香、没药各12克，麝香、细辛各4克。

用法：上药共研粉末，炼蜜丸，每服10克，每日早、中、晚各服1次。

功效：连服6个月可治愈。

引自：《中医专病专效方》。

处方二　温阳通络汤

组成：黄芪、熟地、当归、鹿角霜、鸡血藤、甘草各30克，白芷、僵蚕、地龙、桔梗各10克，全蝎2克（研粉，分3次冲服），蜈蚣1条（研粉，分3次冲服），水蛭、地鳖虫各3克，炮山甲、蝉衣、升麻各6克，巴戟天、仙灵脾各20克。

用法：水煎分3次服，每日1剂，3个月为1个疗程。

功效：温阳通络，润肤软肌。主治局限性硬化病。

善后：本方制丸药服。

医案：史某，女，53岁。面部肌肉多处凹陷已10多年，不痛，不痒，不麻。西医诊为硬皮病，治疗无效果，故来求治。患者面部、头顶、外鼻、上唇，多处皮肤呈大小不一的片状损害，左侧额部有条状凹陷，表面紧张呈蜡样光滑，皮色深，头皮有斑秃,脉涩,苔少,舌胖淡红,为局限性硬皮病。属肾阳虚,营卫不和,热毒瘀滞经络。投温阳通络汤治疗。患者服药20剂后,紧张皮肤有松懈之感。原方加减共服92剂,面部皮损已消退,但皮损萎缩未恢复。用本方制药丸,继续治疗。

按语:患者10多年的病症,久病必入络,故须重剂温阳填精养血,使阳气充于外,瘀热毒结散于内,病情才能逐渐控制而痊愈。

处方三 麻乌汤

组成:麻黄10克,乌梢蛇15克,生地30克,当归15克,赤芍15克,川芎10克,陈皮10克,甘草6克。

用法:水煎服,每日1剂。

功效:疏风祛湿,清热化瘀,软坚通滞,硬化病除也。

医案:章某,男,44岁,干部。周身皮肤发胀、发硬,关节疼痛1年余。医院诊为全身性硬皮病,治疗5个月无效。近又加重,故来求治。投本方并另配"强的松",每日10毫克,治疗3个月病情好转,再3个月诸症痊愈。访2年无复发。

第十九节 热毒皮肤病

概要:包括头面、体表之热疖、疔疮、无名肿毒、丹毒、痤疮等,下面2方可治。

处方一

组成:牛黄解毒片适量。

用法:加温水化开,涂敷患处,早晚各涂1次。

功效:治疗多例,均获治愈。严重者另配服汤药必愈。

处方二

组成:蒲公英30~60克,栀子20~40克,活螃蟹10~20克。

用法:3药捣烂,敷于患处,上铺一张青菜叶或芭蕉叶,然后用干毛巾或纱布包扎固定。1~2日换药1次。

功效：当晚肿痛大减，再敷2~3次肿痛全消，病获痊愈。

第二十节 风 疹

处方一

组成：九度米醋2份，高度白酒1份。

用法：混合后涂搽患处。

功效：治风疹（胸背起疙瘩奇痒）。几分钟后，解痒去疹。

注意：若醋、酒度数不高，应将米醋文火烧开后加入白酒，用棉球蘸液搽洗患处，以不烫坏皮肤为度。

处方二

组成：荆芥、防风、透骨草、艾蒿各30克。

用法：水煎外洗患处，1日热洗2~3次。1剂药可多次洗用。

功效：主治风疹。一般1剂治愈。

医案：一位患者，身患豆大斑疹，奇痒难忍，久治不愈。求诊时，建议用9度米醋搽洗，终获治愈。

处方三

组成：龙胆草12克，栀子10克，黄芩10克，柴胡12克，牡丹皮12克，苦参12克，地肤子20克，白鲜皮20克，全蝎8克（研末冲服），黄柏10克，紫草12克，土茯苓30克。

用法：水煎服，每日1剂。

外搽处方

组成：青黛10~30克，苦参10~30克。

用法：水煎，外抹患处。

功效：治急性"红皮血疹"泛全身。

医案：患者从山上回来，突发皮疹泛全身，瘙痒剧烈，部分糜烂渗液，夜晚瘙痒难眠，伴口干口苦，心烦热，小便赤黄，舌质红，苔黄腻。证属湿热内盛，热盛生风所致。治宜清热利湿，凉血熄风，内服外搽同治。患者治疗7天，获得痊愈。

第二十一节　红斑狼疮

概要：红斑狼疮乃是自体免疫性胶原疾病，为皮肤科难治病之一。好发于15~40岁女性，男女比例为1比9，女性多见。病因迄今不明，一般认为与遗传、病毒感染、内分泌腺失调，及药物因素有关，除青壮年女性多见外，还有对光线敏感者。皮损好发于鼻颊两侧唇黏膜、外耳和四肢等身体暴露部位。盘状为慢性，系统性为急性和亚急性，比盘状重。系统性狼疮的基本损害为红斑，略带水肿，面斑呈蝶形分布，肢端为出血性；全身症状有不规则发热，关节酸痛，周身不适，乏力；内脏受害为心肌损害，心脏扩大，胸膜炎，间质性肺炎，肾炎，消化道出血，肝脾肿大以及精神变态和惊厥。检查常见中度正常色素型贫血，白细胞和血小板减少；血沉加快；周围血或骨髓可找到"红斑性狼疮细胞"。但是，盘状也可以转变为系统性。盘状红斑狼疮病程缓慢，一般无全身症状。中医名为"红蝴蝶疮"，认为因阴阳失调，气血失和，风热蕴肤，气滞血瘀所致的，以面、手等暴露部位皮肤红斑、鳞屑、萎缩，状似蝴蝶，并可伴有关节疼痛等为主要表现的皮肤疾病。治宜通瘀解毒，养阴消斑。

处方一　消斑汤

组成：生地30克，赤、白芍各30克，牡丹皮30克，白茯苓10克，泽泻10克，当归15克，莪术10克，僵蚕10克，济阿胶10克（烊冲），马鞭草30克，白芷10克，柴胡6克，升麻6克，炮山甲6克，鳖甲10克（先煎），黄连6克，青黛3克。

用法：水煎服，每日1剂，3个月1个疗程。

功效：通瘀解毒，养阴消斑。主治盘状红斑狼疮。

医案：丁某，女，25岁，农民。面部生蝶红斑3年余，伴关节痛，医院久治不效，故来求治。投本方75剂，并配原方制丸药善后3个月。1年后随访，面部红斑消失,关节疼痛亦痊愈。

处方二　秦艽丸方加减

组成:黄芪30克,黄精15克,鸡血藤15~30克,秦艽30克,乌梢蛇6克,丹参30克,莲心10克,玉竹10克,白人参6克,白芍12克,当归12克,女贞子15克,生地15克,川黄连6克,济阿胶10克(烊冲),漏芦10克,枸杞子10克,山萸肉10克,茺蔚子10克,钩藤10克,川芎10克,甘草3克。

用法:水煎服,每日1剂。

功效:主治系统性红斑狼疮。

医案:樊某,女,49岁。患者3个月前开始发烧,时高时低,一直不退,1个多月后,面部出现红斑,去医院检查,血中有狼疮细胞,确诊为系统性红斑狼疮。治疗有所控制,药量稍减,症状加重。服"强的松"30毫克,仍低烧不退,全身乏力,手足心发热,自汗,关节酸痛,头晕。经朋友介绍前来求治。患者脉沉细无力,舌质淡,苔白腻,乃阴血虚亏,毒热未清,治宜养阴补血,凉血解毒。投秦艽丸方加减治疗。患者服药1个半月后,关节疼痛渐止,低热消退,自汗已无,头晕亦消失,白细胞由4800/mm^{3}升为6500/mm^3,血沉由24mm/小时变为14mm/小时。本方加减再服3个多月,"强的松"减量为5毫升,之后病情获得稳定。1年后,已恢复工作(轻便工作)。

按语:系统性红斑狼疮,其病因目前不很明了,病症涉及各系统各脏器,中西医治疗均较困难,所以死亡率较高。在学习赵炳南老师治疗本病经验后,运用《证治准绳》中秦艽丸方加减治疗本病,使患者病情得到缓解,并恢复工作。

第二十二节　头面肿痒如虫爬头摇

概要:怕风,时寒时热,伴鼻塞流涕,头痛牙痛,头痒,毛发脱落,不自主地摇头,面似虫行麻痒,诸症皆属"风痰症"。上述诸症,会不同程度地出现。其病因为风邪客居头面。头为全身诸阳之首,手三阳,足三阳之阳脉汇于头面,头面遭受风邪留居,气窍受滞。治宜祛风通窍,投辛夷散加味治疗。

处方 辛夷散加味

组成：辛夷30克，制首乌30克，桑葚子15克，白附子15克，姜半夏15克，天花粉15克，白芷15克，僵蚕15克，元参15克，赤芍15克，薄荷24克，白术15克，陈皮10克，大黄10克。

用法：上药研粉末，制成蜜丸，每次服9克，每日服3次（上药1剂，按10~15天服完）。

功效：一般1剂治愈，重症2剂治愈。此方散风行湿，须发再生，辛夷温通九窍，祛散阳分之风，面肌虫行头摇诸症自愈矣。

医案：王某面似虫爬，医院无法治，故来求治，余投本方1剂治愈。

第二十三节　风湿性关节炎

概要：风湿性关节炎是指较大关节对称性受累疼痛，或局部红肿、疼痛、发热和运动受限为主的风湿热疾病。病因与感染后引起机体变态反应有关，属反复发作的结缔组织疾病。中医为"痹症""三痹"范畴。认为因风寒湿邪杂至，气血运行不畅，经络阻滞所致。属关节游走性酸楚、重着、疼痛为主要表现的肢体痹病。治疗本病，大补气血还不够，关键要祛风化湿。临床所见病人多为成年、中老年，病程较长，风湿隐伏关节较深，气滞血瘀不通而疼痛。

处方一　乌蛇豨草汤

组成：当归30克，熟地30克，炒白术10克，茯苓10克，制附片6克，川桂枝10克，赤芍30克，乌梢蛇10~15克，豨莶草30~60克，丹参10克，制川乌、制草乌各3克，制乳香、制没药各6克，半枝莲30克，寻骨风30克，防风10克，木防己10克，油松节30克（无货则减）。

用法：水煎3次，分3次服，每日1剂，42剂为1个疗程。后期制丸或浸酒服饮3个月。

加减：急性期加黄柏、知母、络石藤各10克；心率快加麦冬10克，孩儿参30克，苦参10克；心率缓加甘草15克，柏子仁10克，细辛3克。

功效：搜风胜湿，活络止痛。主治风湿性关节炎。

医案：陈某，女，31岁。患本病10年，久治不愈而来求治，投本方40余剂，再原方制丸药服半年，复查化验各项指标恢复正常。

处方二 抗风湿汤

组成：制川乌10克，桂枝10克，羌活10克，防风10克，炮山甲10克，蕲蛇10克，制乳香、制没药各10克，细辛3克，麻黄3克，蜈蚣4条。

用法：水煎服，每日1剂。

功效：主治全身关节痛。

医案：卢某，女，29岁，工人。因全身关节疼痛，游走不定，局部略肿，呻吟不已，卧床不起，已1个多月。西药诊断为急性风湿热，经治无效，故板车拉来求治。其舌淡红，苔白微腻，脉沉迟，血沉40毫米/小时，抗"O"1250单位。治宜祛风散寒，搜剔经络，投本方5剂后，患者症状大减。原方又服5剂，疼痛肿胀消失，复查血沉4毫米/小时，抗"O"625单位。原方去山甲、蜈蚣、蕲蛇、麻黄，加当归、黄芪各15克，白芍、秦艽各10克，连服7剂病愈。追访4年未见复发。

处方三 硫黄熨药袋

组成：硫黄60克，白芷30克，川芎30克，乳香10克，没药10克。

用法：上药共研为细粉末，装布袋中，拍平，用线纵横缝定。先用鲜姜片搽痛处，然后将药袋敷上，外加热敷（如放个热水袋加温），太热时移开。每日治疗1次。用后密藏，勿令泄气，可用2周。

功效：温热窜透经络，活血定痛，力达肌肉深层，确能温经通络，祛湿镇痛。主治风湿性关节炎。兼治肌筋膜炎、肩关节周围炎、肥大性脊柱炎、软组织损伤等症，亦有较好疗效。

按语：风湿性关节炎，属祖国医学"痹症"范畴。现代医学对本病尚无特效方法，只能对症治疗，往往疗效不佳。中医重剂温通、祛风、散寒，搜通经络，通则不痛，病获治愈。

处方四

组成：干姜100克，生草乌100克，官桂100克，生南星100克，赤芍150克，白芷150克。

用法：上药共研粉，装瓶加盖；取药粉适量，加白酒（过敏者用醋）调膏敷患处，用纱布包扎固定。注意冬天敷3~4小时，春天敷2~3小时，夏天敷1.5~2.5小时。一般1次敷4小时，不可超过。隔日敷1次，10次为1个疗程。皮已破、大动脉处和空腹时禁用本方。

功效：温经散寒，解毒通络。主治风湿性关节炎。治疗许多例，治愈率98%，有效率2%，总有效率100%。

注意：高血压、心脏病者慎用本方。

按语：生草乌、生南星都有毒，作外用。内服用制南星、制草乌以解毒，或用胆南星不燥不麻解毒。

处方五

组成：土茯苓250克，青皮青蛙1只（活的），白酒500~1000毫升。

用法：先将青蛙泡入白酒中至死后，再加入土茯苓浸泡1周后服用。每次饮药酒30~50毫升，每日饮3次。平时酒量好的，可以多饮一点。

功效：主治风湿性关节炎。

医案：张某患风湿性关节炎20多年，行走困难，睡觉脚冷，久治不愈。后用本方浸酒饮服1个多月获得治愈，至今未复发。

说明：本方治疗手关节炎也同样有效。

处方六

组成：食盐500克，橘子皮600克，橘子叶1200克。

用法：三药在锅里炒热后，热敷患处，第2天再炒再敷。1剂药用3天。

功效：主治风湿性关节炎。一般治疗3天即获痊愈。为巩固疗效，可再治疗3天。

处方七

组成：白芥子、花椒各等份（按围包患处的大小定量，双膝约用白芥子、花椒各200克）。

用法：二药焙干，研成粉末，再用黄壳鸡蛋液调成糊状，敷于患处，用纱布包扎固定。

功效：主治风湿性关节炎。包敷5~7小时，患处开始发烫，待发烫3~5小时即可解开。若不解去，患处会出现小泡。每天或隔天治疗1次，轻症1~2次治愈，重症3~4次治愈。

医案：于某，男，46岁。患双膝关节炎已10多年，久治不愈。双膝肿大、疼痛难忍。来求治时，余引用李昌明祖传秘方给予治疗。于某治疗4次肿痛消失，病获痊愈。追访半年未复发。

处方八　驱风祛湿汤

组成：当归12克，赤芍12克，生地12克，荆芥9克，防风6克，苦参15克，牛膝12克，苏木6克，蒲公英30克，甘草6克，紫花地丁15克，连翘15克。

用法：水煎服，每日1剂。

功效：主治风湿性皮下结节。

医案：江某，女，26岁，工人。双下肢和踝部有紫红色硬节，行路胀痛，医院诊为风湿性皮下结节，治疗无效，故来求治。余投本方8剂，患者服后硬节结消失，行走自如，此乃风湿邪已散，荣血循行已通。让患者依原方又服5剂，病获痊愈。

按语：风湿入络，凝结不散，阻滞血液循行，致成紫红色硬结而胀痛，采用驱风祛湿、活血通络之剂，行血去瘀，消痈散结，病可获愈。

处方九　温阳益气汤

组成：黄芪50克，当归12克，独活15克，桂枝12克，牛膝20克，麻黄8克，细辛8克，巴戟天15克，补骨脂20克，肉苁蓉30克，菟丝子20克，乌梢蛇20克，甘草6克，制附片15克。

用法：水煎2次合一，加白酒适量，分3次服，每日1剂。

功效：寒病温治。主治老寒腿、寒湿性关节痛。

医案：王某，淋雨受寒，双膝痛麻，伸屈不利，步行困难；时畏寒，遇阴雨天，或接触冷水时病情加重；纳减便溏，缠绵半年；中西药、针灸治无效。来求诊时投温阳益气汤治疗，王某服用15剂，病获痊愈。人称"疗效卓著"。

处方十

组成：老姜片、梅片粉、艾叶各适量。

用法：姜片涂上梅片粉后放患处，上加艾火灸（注意防止火落皮肉上）。

功效：老寒腿、寒湿关节痛。每天温灸几次，3~7天即可治愈。人称"巧治关节炎痛"。

处方十一 二仙汤加味

组成：仙茅100克，仙灵脾60克，巴戟天120克，熟地160克，白芍60克，黄柏40克，知母60克，当归50克，徐长卿100克，老鹳草150克，秦艽150克。

用法：上药加水（高出药面2厘米）煎2次，第1次煎3小时，第2次煎2小时，2次药液浓缩为膏，加蜂蜜500克调匀，亦可再用小火收膏。每次服1匙，每天服2~3次，开水送服。

加减：烦躁易怒、失眠加百合200克，半夏60克，酸枣仁160克；汗多加生桑叶60克，金樱子150克。

功效：本膏补肾扶阳，调养冲任二脉，通络止痛，治疗更年期关节炎有满意疗效。

处方十二

组成：黑豆100克，好白酒100毫升（50度以上）。

用法：将黑豆在锅内炒熟，装碗内，趁热倒入白酒（满出豆面）。放锅内隔水蒸沸5分钟，白酒已干入豆中。餐前空腹吃光，当即睡觉盖被发汗2小时，之后须避风3天。坚持活动锻炼，走路甩手拉气。

功效：主治风湿关节炎年久转成瘫痪。重复上法治疗数次，久病亦可治愈。每次睡前吃豆，吃后即睡，方便有效。

处方十三 六生汤

组成：生川乌30克，生草乌30克，生马钱子10克，生半夏30克，生南星30克，生狼毒30克，樟脑10克。

用法：将前6味药同煎，沸后再煎30分钟，倒出药液，加入樟脑，乘热用毛巾蘸药液外敷膝关节痛处，凉了加热再敷，每次治疗30分钟，每日敷疗2次。1剂药可在夏季用3天，冬季用4天。另一个用法：前6味药泡于500毫升麻油中，夏季泡2天，冬季泡3天，再入锅煎熬，待药煎枯后，去药渣，加入樟脑搅匀，装瓶。每次用少许药液抹搽患处，至温热为度，每日1~2次。

功效：本品散寒止痛，祛风除湿，促进局部气血流通，有效治疗膝关节骨质增生、肩周炎、腰椎肥大肿痛。

注意：本品有大毒，严禁入口内服。

处方十四

组成：红花15克，防己15克，川芎15克，甘草15克，牛膝15克，制草乌30克，制川乌30克，当归30克，木瓜30克，五加皮30克。

用法：上药用黄酒或白酒1000~1500毫升，泡于酒坛内，封口，深埋地下8天后取出，滤去药渣。药酒每次饮服30~50毫升，每日饮2次；药渣加水煎服2次。

加减：风湿加老鹳草15克。

功效：主治关节炎、肩周炎。为药酒特效方。此方源于诸思光老师，已治愈多人。

医案：唐某患关节炎、肩周炎20多年久治不愈，用此酒方1剂治愈去根。

处方十五 五虎消瘀散

组成：桃仁30克，白芷30克，血竭10克，制没药10克，制川乌8克。

用法：上药研粉末，用适量糯米饭拌药粉外敷患处，包扎固定，24小时换药1次。

功效：主治创伤后关节僵硬。一般10~20次治疗痊愈。

处方十六

组成：细辛 10 克，制川乌 10 克，制草乌 10 克，木瓜 10 克，麻黄 15 克，地榆 10 克，红花 10 克，桑寄生 15 克，桑枝 15 克。

用法：上药研碎装纱布袋，加水 3000 毫升，文火煎 2 小时，待温时用毛巾蘸药液敷洗患处，如出微汗更佳。洗后保温，忌受风寒。

功效：主治小儿风湿性关节炎。1 剂药可温洗多次。一般 1 剂治愈。追访数年无复发。

处方十七

组成：党参 40 克，当归 40 克，红花 40 克，桑寄生 40 克，制川乌 30 克，制草乌 20 克，金银花 20 克，细辛 25 克，防己 30 克，木瓜 40 克，牛膝 30 克，白酒 2500 毫升。

用法：上药研碎，装布袋，用瓷缸浸泡白酒，蒸煮加温后，四季饮服，每次 10~30 毫升，每日 2 次。

功效：活血通络。主治老年顽固性关节炎。

医案：田某，男，65 岁，农民。患下肢关节麻痛已数年，中西医久治不愈，故来求治。老人气虚血弱，代谢迟缓，邪存病生。慢病须恒医，投本药酒方治疗。田某连服 2 剂，半年治愈。追访 3 年未见复发。

引自：《民族医药报》36 期 3 版。

第二十四节　类风湿关节炎

概要：类风湿关节炎，即"类"似风湿，并非风湿，是变态反应，与内分泌和遗传因素有关，是慢性全身性免疫性疾病。中医属"肾痹""历节风"范畴，现称"尪痹""脊痹"，均为痹类疾病。因风寒湿热之邪留滞于筋骨关节，久之损伤肝肾阴血所致。典型症状为晨僵、疼痛、关节畸形三大症。本病病根较深，纯以草本难见特效，应选虫类血肉之品参以益肾，可收捷效。

处方一

组成：炙黄芪30克，熟地30克，当归30克，仙灵脾10克，肉苁蓉10克，全蝎3克，蜈蚣2条，僵蚕10克，白花蛇1条/3克（研粉分3次冲吞），乌梢蛇6克，炮山甲6克，广地龙10克，水蛭6克，地鳖虫6克，蜂房3克，威灵仙10克，元胡10克，千年健10克，虎杖30克，银花藤30克。

用法：活动期：水煎3次分3次服，每日1剂，42剂为1个疗程。缓解期：无胃病的可泡酒1周后饮服，连服2个月；有胃病的不能饮酒者，可研粉制丸药，每服5克，日服3次，连服3个月。

功效：补肾溶凝，舒痉解挛。主治类风湿关节炎。

医案：赵某，男，27岁，农民。医院诊为类风湿关节炎，久治不效，故来求治。余投本方煎服38剂，关节疼痛已除。原方加白酒1500毫升浸泡饮服，连饮服3剂，近4个月，患者诸症消失。追访1年，医院复查化验结果全部正常。2年后追访，无复发。

说明：有人主张用雷公藤（苦、大毒。杀虫、消炎、解毒）、马钱子（苦、寒、有毒。散血热、消肿、止痛）治疗，由于毒性大，尽量不用。

处方二　海马麝香丸

组成：海马30克（缺货用海蛆），全蝎60克，山甲珠50克，乌梢蛇50克，蜈蚣40条，地龙50克，丹参90克，牛膝60克，麝香1克。

用法：上药研粉末，蜜炼拌制为丸，梧桐子大小，每次服5粒，逐日增加，增至每次服15粒，每日服3次，每日共服45粒为止。量最大可服至每日60粒。

功效：主治类风湿关节炎。

医案：齐某，男，28岁，农民。全身关节疼痛，逐渐疼痛集中于两下肢关节为甚，肿大拒按，医院久治无效，故来求治。下肢不能伸直，肌肉瘦削，独膝肿大，血沉110毫米/小时，拍片证实：膝骨轻度脱钙，肌肉萎缩，两侧髌骨囊均模糊不清，符合类风湿关节炎之证。余投本方治疗，患者81天服完两剂，血沉变为18毫米/小时，拍片未见骨质改变，诸症全消，恢复健康。本方再服1剂，以巩固疗效。追访1年，患者早已参加劳动，病未复发。

说明：此方为钱远铭老师验方，治疗多例，均获满意疗效。

处方三 地黄合剂汤

组成：生地60克，熟地30克，炒白术60克，淡干姜12克，制川乌6克，细辛5克，蜈蚣3条(打碎)，生甘草5克。

用法：水煎分3次服，每日1剂。

加减：病好转1周后，生地减30克，加黄芪30克。

功效：主治类风湿关节炎。

医案：朱某，女，42岁。医院治无效，来求诊，投本方18剂治愈。

处方四 龙蛇散

组成：地龙250克，蜂房60克，全虫20克，白花蛇6条，乌梢蛇60克。

用法：上药烘干，研粉末，过筛后装入空心胶囊。每次服4~6粒，每日服3次，服完1剂为1个疗程。从少量开始服，慢慢增量。

功效：主治类风湿关节炎。

医案：邢某，女，53岁，工人。双手腕、手指关节红肿疼痛已10个多月，指关节呈棱状，指和腕关节功能受限，不能参加劳动，生活不能自理已半年。医院诊断为类风湿关节炎，多处治疗未能控制，故来求治。余投龙蛇散治疗，患者服完本方1剂后，关节疼痛、肿胀等症状明显改善，关节功能明显恢复，生活可以自理。再服龙蛇散两剂后，诸症痊愈，已恢复工作。追访2年未见复发。

引自：李志铭老师验方。

处方五 九虫汤

组成：炙黄芪30克，熟地30克，当归30克，仙灵脾10克，肉苁蓉10克，全蝎3克，蜈蚣2条，僵蚕10克，白花蛇(或蕲蛇)3克(研粉分次冲服)，炮山甲6克，广地龙10克，水蛭6克，地鳖虫6克，蜂房3克，威灵仙10克，元胡10克，千年健10克，虎杖30克，银花藤30克。

用法：水煎3次，分3次服，每日1剂，42剂为1个疗程。

功效：补肾溶凝，舒痉解挛。主治类风湿关节炎。

善后：白酒1500毫升浸泡上药，1周后饮服，每次饮20~50毫升；不饮酒者，可制丸药服，每次5克，每日服3次，3个月为1个疗程。

医案：肖某，男，30岁。2年前腰痛，游走不定，近2月手指、足趾疼痛，渐进性加重，肩肘关节疼痛尤甚，行走不利，两手活动不灵，心慌乏力，手指关节变粗，肿胀，压痛，诊为类风湿关节炎。投本方连服40剂，诸症消失，疼痛全无。上药泡酒，连饮3剂，约4个月。1年后医院复查，全部正常。追访2年未见复发。

处方六

组成：雷公藤250克，制川乌62克，制草乌62克，当归20克，红花20克，桂枝20克，羌活20克，地枫20克，川芎20克，豨莶草6克。

用法：上药加水2500毫升，浸泡1小时，再煎成1000毫升，取液加冰糖260克，待凉装瓶，加入60度左右白酒3000~2500毫升，搅匀封泡48小时后饮服，成人每次服30~50毫升，每日饮服2次。

功效：主治类风湿关节炎。轻症1剂治愈，重症2~3剂治愈。

医案：陈某患类风湿关节炎，治疗2年不愈，用此方2剂治疗痊愈。追访1年，没有复发。

注意：此酒有毒，儿童、孕妇禁服。

处方七 万节通痹方

组成：蜈蚣2条，炙乌梢蛇9克，全蝎3克，僵蚕9克，地龙6克，蝼蛄虫6克，炙豹骨6克（狗骨可代，须先煎），露蜂房9克，老鹳草10克，制川乌3克，细辛3克，牛膝10克，制乳香6克，制没药6克，当归10克，甘草6克。

用法：水久煎，分3次饭后服，每日1剂。每次服药后，口含生姜1片，以消腥气。

功效：主治类风湿关节炎。

外敷处方

组成：蜈蚣5条，炙乌梢蛇10克，全蝎5克，僵蚕10克，地龙10克，蝼蛄虫10克，炙豹骨10克（狗骨可代），露蜂房10克（炙黄），麝香0.5克，蟾酥2克，冰片3克，细辛10克，牛膝10克，制乳香10克，制没药10克，制马钱子10克，白及20克，三七5克，大黄10克（麻油煎）。

用法：上药研粉，加入麝香、冰片、蟾酥三粉，拌匀装瓶密封。用时取药粉适量,加醋调糊,外敷患处,每日换药1次。

善后处方

组成:本方加麝香0.3克,羊肝15克,海狗肾3克,生黄芪15克。

用法:上药研粉末(亦可装胶囊),饭后每次服1克,逐日增加至每次服6克,每日服4次,第4次应在睡前服。

医案:史某,女,35岁。由久痢体虚,感受风寒,引起类风湿关节炎,医院治疗半年无效,现已肿痛加重,卧床不起,故来求治。此病治宜祛风散寒,利窍通痹,护肝补肾,舒筋壮骨。引史建功祖传万节通痹方治疗。史某内服外敷治疗5天后,症状减轻,关节痒热,汗出祛邪,1个月后关节肿痛消失,3个月痊愈。访1年化验正常。

说明:早期急性、炎性活动期只用汤剂和膏剂;稳定期和晚期宜三方同用。这时每次用膏方须加生姜30克,鲜葱白带须30克,黄酒适量,共捣外敷,用纱布固定,3天换药1次。

处方八 宣脾汤

组成:石膏50克(先煎),知母、桂枝各12克,苍术、羌活、独活、防己各15克,忍冬藤、乌梢蛇各30克,滑石、土茯苓、地龙各20克,木通10克,甘草6克。

用法:水煎服,每日1剂。

功效:主治湿热型类风湿关节炎。

医案:史某,女,50岁。患本病多年,久治不愈,来求治,服本方15剂后获得痊愈。

处方九 祛痹五虫汤

组成:炙全蝎3克(研冲),炙蜈蚣2条(研冲),炙蕲蛇5克,炙地鳖虫6克,鹿衔草9克,寻骨风9克,制川乌9克,制草乌9克,僵蚕10克,制附子6克,桂枝6克,甘草5克。

用法:水煎,分3~6次温服,每日1剂。重症时每日服2剂。

加减:病初起去全蝎、蜈蚣、附子,加秦艽9克,威灵仙9克,羌活12克,防风10克;病发上肢加羌活12克,姜黄5克;病发下肢加独活9克,牛膝10克,木瓜12克；关节肿胀不红，或变形，重用寻骨风15克，加钻地风15克，炙蜣螂3克，狗脊12克，鹿角胶9克，伸筋草10克；阴虚加炒白芍10克，枸杞子10克；脉细、血虚加鸡血藤15克，制首乌15克，地骨皮10克；肢冷畏寒、脉沉迟加仙灵脾15克，重用附子12克，桂枝12克。

功效：祛风散寒，通络止痛。治风湿性、类风湿关节炎、肥大性脊椎炎，治疗多例，总有效率99.36%。

善后：原方制丸药，每服5克，每日服3次，以巩固疗效。

处方十　流气止痛汤

组成：木瓜12克，乌药12克，陈皮12克，香附12克，郁金12克，钩藤12克，鸡血藤30克，川芎9克，柴胡9克，制乳香9克，制没药9克，丝瓜络9克，木香6克，蜂房6克，白芷3克，白术10克。

用法：水煎服，每日1剂。

加减：阴虚、舌绛、苔少加元参20克；肝气犯胃加青皮12克，枳壳12克；瘀滞加地鳖虫6克，桃仁12克；挟风湿加海桐皮12克。

功效：理肝气，通络道，止痹痛。治风湿性、类风湿关节炎，滑囊炎，腱鞘炎，末梢神经炎，神经根炎，坐骨神经痛、腰肌劳损等。治疗多例，痊愈和好转总有效率100%。对神经痛效果更佳；对关节变形者，效果差。

说明：有麻木者每天吃些黑木耳（任意吃）；首次服药后，半天内，疼痛加重，周身烦躁，或腹中鸣响，或轻度腹泻，均为药效反应，半日后，反应消失，原病症状开始缓解、好转。

第二十五节　痛　风

概要：本病是指以第一跖趾和拇趾关节以及踝、手、腕、膝、肘等关节出现红、肿、热、痛、活动受限并伴发热等全身症状为主的一种代谢性疾病。男性为多，约占95%。发病原因，主要由于嘌呤代谢紊乱所致。中医统称"痛风"，认为因饮食失宜，脾肾不足，外邪痹阻，痰瘀沉积于关节周围所致。治宜清热、解毒、利湿为主,利中寓补(偏补会留邪),方能提高疗效。

处方一

组成:生黄芪15克,当归10克,炒苍术10克,土茯苓30克,益母草30克,豨莶草10克,车前子30克(包),虎杖10克,金钱草15克,大黄3克,萆薢15克,生薏苡仁20克,泽兰10克,桃仁10克,红花6克,僵蚕10克,蝉衣10克,广地龙10克,秦皮10克。

用法:急性期:水煎3次,分3次服,每日1剂,42剂为1个疗程。缓解期:原方剂量加倍,研粉制丸药,每次服5克,每日服3次,连服3个月为1个疗程。

加减:制丸药服时加何首乌10克,蝼蛄1个,山慈姑0.5克。

功效:清热解毒、活血利湿。主治痛风。

医案:王某,男,40岁。左足拇趾及踝关节红肿、热痛反复发作已5年,常在夜间痛醒,医院诊为痛风性关节炎,经治有所控制。今又发作,故来求治。投本方共服40剂,患者症状缓解。以原方5倍药量加工制丸,连服3个月,巩固疗效。追访2年无复发。

按语:本方治疗痛风性关节炎,功在清湿热、排浊毒以清血气,疗效可靠。丸方加山慈姑有毒,不宜多;蝼蛄性味平和,利水解毒,排尿酸力专,不可缺少。患者当节制高嘌呤食物(动物内脏、海味、骨髓)、戒酒,多饮水以利排尿、消尿酸。

处方二　祛痹汤加减

组成:虎杖15克,萆薢15克,川牛膝10克,土茯苓30克,当归尾10克,车前子10克,苍术15克,薏苡仁50克,甘草5克。

用法:水煎服,每日1剂。

加减:风寒湿痹加独活9克,麻黄5克,桂枝5克;风湿热痹加石膏30~15克,知母5~9克,生地12克,牡丹皮9克;痰瘀加全蝎6克,白芥子6克;肝肾亏损加熟地12克,杜仲9克,枸杞9克;关节冷痛加肉桂5克,制附子5克。

功效:本方清热除湿,通络止痛,明显利尿,促使尿酸从小便排出,达到消除症状,降低血尿酸性的作用。主治慢性痛风。本方治疗多例,病程6个月至21年,治愈后1年无复发者为76.2%,治愈后,1年后复发为16.7%,好转但未治愈的为7.1%,临床治愈率总的为92.9%。

注意:须多饮水,1天3000毫升左右,但1次不能超过1杯,1次多饮水会加重心、肾、胃的负担。少饮频饮为健康饮水。限制食用富含嘌呤类食物,如心、肝、肾、脑、肉汤、胰、骨髓、海鲜、贝类、鲤鱼、香肠、火腿、菠菜、豌豆、扁豆、花生、莴笋及酒类。可多食碱性食物,如土豆、冬瓜、南瓜、西红柿、茄子、西瓜、苹果、葡萄、杏仁、鸭梨等,以利促进尿酸溶解。痛风病人忌饮啤酒,因啤酒可使血中尿酸浓度迅速升高,极易引起尿结石,加重痛风性关节炎。

处方三

组成:汉防己10克,怀牛膝30克,川牛膝30克,忍冬藤30克,生薏苡仁45克,土茯苓30克,白蔻仁6克,杏仁10克,防风10克,荆芥10克,连翘10克,制川乌6克,制草乌6克,紫花地丁20克,蒲公英20克,当归10克,白芍15克,地龙10克,石菖蒲6克,炮甲片6克。

用法:水煎服,每日1剂。

加减:疼痛剧烈,不能触摸,难以动弹,痛不堪言者加服秋水仙碱(即风舒灵)2盒,首服1粒(0.1mg),以后每服半粒,每日服3次。

功效:主治痛风疼痛。本方连服3天可止痛消肿,连服1周后,临床治愈,隔日服用,防止复发。

注意:痛风是嘌呤代谢紊乱引起血中尿酸过高,使肾脏病变,关节疼痛,当忌食高嘌呤食物。

处方四 抗骨质增生汤

组成:黄芪10克,炒元胡10克,土茯苓10克,炒黄芩10克,川牛膝10克,炒川柏10克,全当归10克,金银花10克,三七10克,秦艽10克,生薏苡仁30克,地骨皮10克,赤芍10克,神曲炭10克。

用法:水煎服,每日1剂。

功效:主治痛风关节炎急性发作。急性发作,3天治愈。

处方五

组成：马钱子20克，红花15克，生半夏20克，王不留行40克，大黄30克，海桐皮30克，葱须3根，艾叶20克。

用法：水煎取液，熏洗患处，每天洗2次，每日1剂。

功效：主治痛风性关节炎急性发作。治疗多例，均获显效，有效率100%。

注意：外洗方有毒，严禁入口。

第二十六节　腰　腿　痛

处方一　延年益寿豆

组成：党参15克，黄精15克，补骨脂25克，肉苁蓉13克，巴戟天13克，川木瓜15克，川牛膝15克，川断15克，西小茴10克，全蝎12克，黑杜仲30克，黑豆1000克，青盐60克。

用法：前11味中药加水1000毫升，煎至500毫升药液；第二次煎，加水1500毫升，煎至1000毫升药液；2次药液同入砂锅内，加入黑豆和青盐（无青盐时用白盐代），煮至药液全干为止；然后晒干黑豆，装瓶，每天早晚各吃30克，白开水送服。

功效：主治慢性腰痛。第1年吃2剂，腰痛完全消失，以后每年冬季吃1剂，连吃几年，腰痛不犯，延年益寿。

医案：倪某，男，60岁。患腰痛多年，建议用本方治疗，结果第1年治愈，以后每年吃1剂，连吃5年，腰痛不犯，看书报不戴老花镜，自己感觉精神好，有延年益寿之感。

处方二

组成：干姜10克，苍术10克，白术10克，杜仲10克，羌活10克，独活10克，骨碎补10克，茯苓20克，川断20克，川牛膝20克，怀牛膝20克，炙甘草6克，麻黄6克，肉桂6克，细辛3克，元胡15克，桑寄生24克，当归20克，制乳香6克，制没药6克。

用法：水煎，分2次服，每日1剂。

功效：主治腰痛。此方治愈率达98%。

注意：药渣趁热装布袋热敷腰部，每次热敷30分钟。

处方三

组成：牛肾（牛腰子）1个。

用法：将牛腰子去网膜、洗净、切片，放入铁锅内，加米酒100毫升炒熟牛腰片，趁热空腹分1~2次吃完，每日1剂。

功效：主治产后腰痛。

医案一：周某，女，35岁。9年前患产后腰痛，久治无效，整天腰痛，行动不便，故来求治。余建议用牛肾治疗，周某连吃6只牛腰子，腰痛获痊愈。

医案二：一位患者腰痛已16年，久治不效，来求治时，亦建议用牛肾治疗，也吃牛肾6只治愈，恢复上班工作。追访1年，没有复发。

处方四　腰肌强健汤

组成：炙黄芪15克，党参15克，炒白术30克，当归30克，陈皮6克，柴胡6克，升麻6克，甘草30克，秦艽10克，川芎10克，桃仁10克，红花10克，制没药6克，五灵脂10克，制香附10克，川牛膝10克，广地龙10克，地鳖虫6克，大戟3克。

用法：水煎3次，分3次服，每日1剂，30剂为1个疗程。善后1剂泡酒1000毫升，1周后每次饮0.5~1杯，每日饮2次，3剂为1个疗程。

功效：补脾强肌，活血通络。主治慢性腰肌劳损。

医案：董某，女，53岁。腰下段疼痛已6年多，严重时疼痛向大腿后侧放射，劳累后加重。医院诊为慢性腰肌劳损，投本方60剂痊愈。追访1年未见复发。

处方五　壮腰汤

组成：熟地30克，当归30克，山萸肉10克，肉桂6克，杜仲10克，补骨脂10克，鹿角胶9克（烊冲），五味子10克，川牛膝10克，女贞子30克，黄柏6克，小茴香6克，丹参10克，牡丹皮10克，泽泻10克，白茯苓10克，制乳香、制没药各6克,地鳖虫6克。

用法:水煎3次,分3次服,每日1剂,42剂为1个疗程,后期制丸或泡酒服饮3个月。

功效:主治慢性腰骶劳损。

医案:芦某,男,28岁。患本病3年,投本方45剂,泡酒饮3个月获痊愈。追访未见复发。

按语:本病是指腰部轻度疼痛不适,久坐、弯腰时疼痛加重的椎骶疾病。可由遗传、劳损发展而成,X线检查无骨性改变。中医认为与肝、肾、督脉关系密切。由于肾虚骨不坚,肝虚筋不韧,督脉虚而阳气失煦,腰痛不适乃生,脊关节亦不利,故治宜补肾壮骨、活血止痛。投壮腰汤治疗。

处方六　壮腰汤加味

组成:淡竹叶6克,生甘草梢9克,仙鹤草9克,熟地30克,生地30克,当归30克,山萸肉10克,肉桂6克,杜仲10克,补骨脂10克,鹿角胶9克(烊冲),五味子10克,川牛膝10克,女贞子30克,黄柏6克,小茴香6克,丹参10克,牡丹皮10克,泽泻10克,白茯苓10克,制乳香6克,制没药6克,地鳖虫6克,红枣10克。

用法:水煎3次,分3次服,每日1剂,42剂为1个疗程。

功效:强筋壮骨、活血止痛。主治慢性腰骶劳损。

善后:原方制丸药,或泡酒饮服3个月。

医案:钱某,女,60岁。患本病多年,由本方治愈。

处方七

组成:淡竹叶6克,生甘草梢6克,炒知母10克,炒黄柏10克,水牛角20克,桑寄生10克,川断10克,石苇15克,萹蓄10克,白头翁20克,仙鹤草30克,鸡内金10克,地鳖虫6克,制乳香6克,制没药6克,三七粉3克(冲服),琥珀粉2克(冲服),红枣10克。

用法:水煎服,每日1剂,30剂为1个疗程。

功效:主治腰骶酸胀难伸。一般5~10剂见效,继服3剂治愈,再服可巩固疗效,防止复发。

按语:本病患者往往有尿路感染史或前列腺病史,治宜清利、止痛、消胀。

处方八　骨裂修补汤

组成:熟地30克,山萸肉10克,鹿角霜10克,炙黄芪15克,怀山药10克,牡丹皮10克,泽泻10克,茯苓10克,骨碎补10克,补骨脂10克,怀牛膝10克,当归10克,制乳香、制没药各6克,地鳖虫6克,川续断30克,元胡10克,炮山甲6克,三七粉3克(分3次冲服)。

用法:水煎服,每日1剂,30剂为1个疗程。

功效:补肾活血,益气通络。主治尾骶骨隐性骨裂。

医案:田某,男,31岁。X线确诊本病,1年多未治愈。余投本方30剂,制丸药服3个月治愈。追访1年未见复发。

注意:多饮老母鸡汤以利骨骼生长愈合。

处方九

组成:制川乌9克,制草乌9克,川木瓜9克,川牛膝9克,当归9克,川芎9克,金银花12克,桃仁9克,麻黄6克,乌梅9克,防风9克,秦艽9克,全蝎9克,蕲蛇9克,白术12克,白芍12克,杜仲12克,仙灵脾12克,茯苓12克,女贞子12克,远志9克,蜈蚣3条,肉苁蓉12克,莲心6克,白糖250克,白酒1500毫升。

用法:上药浸泡10天后饮服;或上药放入能装2000~2500毫升酒的坛中,封口,放锅内固定,加水至大半截坛子,用文火煮蒸1小时,端出,埋地下消火24小时后,即可饮用,每次饭后饮不超过50毫升,每天饮2~3次,或放冰箱低温处理3天后饮用,借以降火。

功效:主治腰腿胳臂疼痛。轻症1剂治愈,重症2剂治愈。已治愈许多人,都获得100%良好效果。

注意:高血压病人忌服。

处方十

组成：炒杜仲9克，补骨脂9克，小茴香9克，鲜猪腰子1对。

用法：将猪腰子切片，与中药一起，加水共煎，待腰片发黑即可。喝汤吃腰片，每日1剂，连吃3~5剂。

功效：主治腰腿风湿疼痛。吃完3剂腰痛消失，吃完5剂可巩固疗效，防止复发。此方已治愈许多肾虚腰痛病人，有效率95%以上，无毒副作用。

处方十一

组成：骨碎补100克，制狗脊150克，核桃肉50克，红枣10枚，猪尾巴1条（切碎）。

用法：加盐少许，煮熟，饮汤吃肉，可饮酒，每日吃1剂。

功效：主治肾虚腰腿痛。2剂见效，5剂可治愈。

处方十二

组成：羊肝1具，肉桂20克（后下），制附子20克，五加皮10克。

用法：水煎，不加盐，吃肉饮汤。

功效：主治虚冷腰腿疼痛。连吃数剂，人人见效，效果显著。此方强心温阳，祛寒湿，强筋祛风，通络止痛。治虚冷腰腿痛有特效，已治愈许多例。

处方十三

组成：制马钱子30克，地龙20克，全蝎10克，川木瓜10克，制乳香10克，制没药10克，川牛膝10克。

用法：共研粉末，每次服2~3克，每天服1次，黄酒或白开水送服。

功效：主治腰腿痛、坐骨神经痛。刘志厚患者用此方治愈自己久治不愈的腰腿痛和坐骨神经痛，故而介绍此方。

注意：马钱子有毒，须制用，不可多服。

处方十四

组成：鸡血藤30克，桑寄生30克，怀牛膝30克，乌梢蛇12克，当归15克，白芍15克,杜仲12克,透骨草12克,地龙12克,元胡粉9克(冲服)。

用法:水煎3次,兑酒少许作为药引,分4次温服,每日1剂,2周为1个疗程。

加减:气血两亏加党参15克,黄芪15克,去地龙;病程长加穿山甲9克,全蝎6克;反复发作者加川芎9克,赤芍9克;疼痛剧烈加三七6克,制没药6克。

功效:主治慢性腰腿痛。补肝肾,行气血,祛风湿,温经祛寒,通血脉,强腰膝,舒筋骨,利关节,止痹痛。轻症1个疗程,重症2~3个疗程,活动自如,功能恢复正常。治疗多例,疗效满意。

注意:防寒防过劳,忌生冷酸辣食品。

处方十五　强腰散

组成:制川乌30克,肉桂30克,干姜30克,白芷20克,胆南星20克,赤芍20克,樟脑30克。

用法:上药研粉末,每次取药粉适量(50克左右),开水调糊,摊布上,热敷患处(亦可外加热水袋增温),每日或隔日换药1次。

功效:温经散寒,助阳补虚,行滞通阻,散瘀镇痛。主治慢性腰腿痛。久病久治无效者,本方治疗屡见奇效。

医案:彭某,女,51岁。患腰痛多年,入冬更甚,屡治无效,近日痛剧,卧床不起已2个月。医院诊为"增生性脊柱炎伴坐骨神经痛,及寒痹型腰腿痛",治疗无效,故来求治。余投强腰散热敷治疗。患者彭某用本方敷治5次痛减,连治2个月,获得痊愈。

第二十七节　萎缩性脊髓侧索硬化症(渐冻人症)

处方一　龟板熟地汤

组成:龟板12克,熟地30克,知母12克,黄柏12克,陈皮12克,白芍25克,牛膝10克,虎骨10克,炒杜仲18克,川断18克,菟丝子18克,当归12克,茯苓12克,白术12克,炙甘草10克,鹿角胶12克,黄芪30克。

用法：水煎服，每日1剂。

功效：主治慢性萎缩性脊髓侧索硬化症。

医案：王某，男，27岁。初感手足突然不听使唤，活动无力，日久渐重，手不能握物，足不能着地。医院诊断为慢性进行性脊髓侧索硬化症，治疗无果。后又服中药作风湿治疗30多天，病情加重，饮食少进，渐至卧床不起，故来求治。患者脉象沉细无力，舌红苔少，舌体消瘦，手足痿软，伴阳痿早泄史。此乃肝肾亏损，精血不能濡养筋骨经脉所致"骨痿"症，治宜滋阴清热，补益肝肾。投本方30剂，早晚分服后，患者复诊时说：手能拿碗筷了，拄拐能走路。原方再进25剂后，四肢活动恢复正常，病获痊愈。

按语：病因肝肾亏虚，精血不足，筋骨失养所致。治宜滋阴清热，补益肝肾。

处方二　金钢丸汤

组成：萆薢10克，炒杜仲10克，酒制肉苁蓉10克，酒制菟丝子15克，猪腰子1~2只（药引）。

用法：水煎2次，分2次温服，每日1剂。葱、酒任意吃喝。症状缓解后，研粉，制丸药，每次空腹服6克，每日服2次。

功效：主治萎缩性脊髓侧索硬化症及腰痛。服药后，祛风利湿强筋骨，温肾壮阳益精髓，补益肝肾祛腰痛，变曲的腰板能直立行走自如。连服3个月，病获痊愈。

第二十八节　身体风湿诸痛、颈项强直

处方　定命散加味

组成：人参10克（春冬用红参，夏日用朝鲜白参），乌梢蛇10克，白花蛇10克（或蕲蛇10克，或金钱白花蛇1条），蜈蚣1条，制乳香6克，制没药6克，防风6克，细辛3克，天麻6克，独活6克，肉桂3克，枳壳6克，苦参6克。

用法：上药研粉，炼蜜为丸，梧桐子大小，每次饭前服10~20粒（20粒为3克），每日服2次（1周后加至每服20丸，日服3次）。若服药后有不适感，减药量后即可消失。每次用白开水送服药丸。

功效：当天止痛，3天后活动轻松。连服3剂（约1个月左右）后，许多患者获得治愈，追访半年未见复发。

按语：乌梢蛇主肾脏之风，白花蛇主肺脏，入血驱风（乌梢蛇难以胜任），所以乌、白蛇合用，可胜全身之风痛。

第二十九节　脾脏病变

处方一　活血逐瘀汤

组成：丹参30克，当归、红花、赤芍各15克，桃仁、川芎各10克，生地6克，柴胡、黄芩、三七粉（冲）各10克，木香、黄芪、枳壳、大黄（后下）各6克。

用法：水煎服，每日1剂。

功效：治疗外伤性脾破裂数例，均获痊愈。

医案：徐某在医院诊为"脾破裂"症，系外伤所致。医院采取制动、补液、纠正水电解质平衡和止血、抗生素治疗，同时约余给中药配合治疗，余投以活血逐瘀汤。最终患者获愈出院，随访3个月，B超复查病灶消失，脾脏大小正常。患者不仅免遭手术痛苦，还保留了脾脏功能。

处方二　疏脾消积汤

组成：青皮6克，九香虫5克，煅牡蛎15克，归须6克，乌药6克，元胡6克，金铃子（俗称癞瓜）8克，佛手5克，枳壳6克，白术6克，丝瓜络6克，制甲片6克。

用法：水煎服，每日1剂。

功效：主治疟疾性脾脏肿大。

医案一：陈某，男，44岁。素有疟疾史，逐渐导致脾肿大，先在左肋下发现"痞块"，渐至腹部痞满坚硬，形瘦食少，故来求治。见患者苔白脉弦，投本方36剂，服后腹部痞满坚硬状消失，"痞块"缩小向愈。原方继服15剂，终获痊愈。

医案二：患者马某因疟疾引发脾肿满腹，多家医院治疗无效，故来求治，服本方治愈。嘱其再服14剂以善后巩固疗效，患者不听，结果两次复发，又来求治，再服本方治愈。

说明：顽固性疾病，善后治疗是必须的。

处方三

组成：生黄芪、生薏苡仁、徐长卿、白毛藤各30克，夏枯草18克，炒白术15克，淮山药12克，制南星12克，制半夏、陈皮、地鳖虫、穿山甲各10克，生甘草6克。

用法：水煎2次，分3次服，每日1剂。

加减：胀痛减轻、苔腻好转后加熟地15克，杜仲12克，菟丝子18克；胀痛严重时加元胡10克，川楝子10克，乳香6克，没药6克。

功效：此为治脾囊肿大专效方。

处方四　肝脾灵

组成：炙山甲30克，炙鳖甲30克，红花25克，丹参25克，三棱10克，莪术10克，黄芪25克，陈皮25克。

用法：上药研粉，每次服7克，每日服2次。

功效：主治脾机能亢进症（脾亢）。

医案：崔某，女，26岁，农民。自去年底做输卵管结扎术后，5个月来，先是牙痛，偶见鼻衄点滴，继而牙龈出血。食少神疲，低热不停，舌淡脉平。形瘦色苍，肝肋下3厘米，质中，脾大平脐。曾在医院检查，诊为"脾机能亢进"。用药无效，故来求治。祖国医学认为，气结在经，血伤入络，络系脏腑，气血交乱，脏腑功能失度。治宜活血化瘀，软坚破结，投肝脾灵治疗。患者服药7天后来复诊，说出血已止，精神好转。再服药20天，脾缩一半。嘱停药7天，再服药半个月，之后肝、脾缩至正常，血象化验正常，病痊愈。追访半年，正常劳动，病无复发。

引自：陈加东老师验方。

第三十节　口　苦

处方　龙胆汤

组成：龙胆草10克，柴胡10克，生牡蛎30克，葛根30克，生甘草6克。

用法：水煎服，每日1剂。

功效：主治口苦。一般3剂治愈。

注意：忌辛辣食品。

第三十一节　中　毒

处方一　食物中毒催吐解毒法

凡病在1~2小时以内，可用催吐方法解除中毒。方法有以下四种：

（1）食盐汤催吐：用食盐20克冲开水200毫升，1次饮服，若不吐，再饮服。

（2）用鲜姜100克，捣汁，开水冲服。

（3）用十滴水冲服催吐。

（4）用手指或筷子刺激咽喉引吐。

导泻解毒：

病已超过2~3小时，精神较好者，可用泻法：中药店买大黄30克，1次用水煎服促泻；或中药店买番泻叶15克，1次用水煎服，促其泻下。

解毒：

（1）吃了坏死鱼虾蟹类中毒者，可用米醋100毫升，加水200毫升，1次服下。或中药店买紫苏30克，生甘草10克，水煎1次服下。

（2）喝了变质饮料或防腐剂中毒者，可用牛奶或其他蛋白质饮料饮服解毒。若中毒较深者，应速送医院抢救。

处方二

组成：仙人掌50克。

用法：去刺，切碎，水煎，饮服几次。

功效：治药物中毒。泻下者，即可治愈。

说明：仙人掌性寒，味淡。可清热、解毒、消肿、止痛。治疗烫伤，湿疹，黄水疮，流行性腮腺炎，乳腺炎，疖，痈，毒蛇咬伤等。仙人掌全年可采，4~8月液汁丰盛。均鲜用。

处方三

组成：新鲜鸡屎1小碗。

用法：加水500毫升，武火煮沸之后，文火再煮5分钟，搅拌后，让它澄清。取其清液1小碗，候温，令患者服下。

功效：治误食蜈蚣尿液中毒（肚脐有一红圈）。顷刻，药到痛止，患者得救。

医案：某建筑工地的工人家属送来饭菜放在预制板上，没有加盖，被蜈蚣撒上尿；等下工的工友吃完饭后，腹痛如刀割。可以见到患者肚脐周围有一红圈生成，是误食蜈蚣尿的特征。急用本方1剂，治愈获救。

处方四　解毒汤

组成：姜半夏9克，姜竹茹12克，陈皮6克，生甘草9克，绿豆衣30克，藿香6克，玉枢丹3克（研细分2次吞服）。

用法：水煎服，每日1剂。

善后处方

组成：姜竹茹12克，枳实6克，橘白9克，姜半夏9克，茯苓12克，白术9克，盐橄榄1颗，甘草6克，玉枢丹1.5克（研吞）。

用法：水煎服，日1剂。

医案：邵某，男，16岁。误食有毒鲜蘑菇后，吐泻交作，口臭便秽，日夜泻下达10多次，故来求治。治宜辟秽解毒，扶脾和胃，投解毒汤治疗。患者服3剂后吐止，便成形。继服5剂善后处方后，患者病获痊愈。

引自：何任老师验方。

处方五　心脾补益汤加味

组成：朱衣麦冬15克，生白芍15克，当归12克，生地15克，朱衣茯神10

克,远志6克,党参15克,白术15克,甘草8克,防风5克。

用法:水煎服,每日1剂。

功效:商陆中毒(后遗症)。

医案:张某,男,54岁。因误食商陆30克(当朝鲜参煎服),服后即感头昏、身乏力,胃不适,恶心欲吐,腹作痛,后又口内发凉、发干,全身剧痛,口唇紫,手足颤动,呕吐腹泻,一夜后转入昏迷,呼吸浅慢,四肢发凉,送医院抢救。经洗胃,输液,注射兴奋剂后好转出院。数日后,患者出现懒言厌食,似醉如痴,之后转入兴奋,面肌跳动,全身"震动",不敢吃喝,惶惶终日,夜不能寝。如此两个月,多种治疗无效,故来求治。患者脉虚细,舌淡,苔薄黄微燥。此为商陆中毒后,中气耗伤,阴液亏损,致心脾功能失调。治宜滋阴潜阳、补益心脾。投心脾补益汤加味治疗。患者服药1剂,诸症减轻,已能入睡,唯感全身无力。原方再服3剂,诸症尽除,已如常人。随访未见复发。

处方六　青消解毒汤

组成:大青叶10克,黄连3克,黄芩6克,生地6克,赤芍6克,连翘6克,牡丹皮6克,银花6克,山栀6克,板蓝根6克,僵蚕3克,枳壳6克,牛黄清心丸1丸。此为儿童量。

用法:水煎服,每3小时饮服1次,每日1剂。

功效:主治肠原性青紫症(吃青菜中毒)。

配合穴位治疗:

(1)合谷穴:(拇指食指中间陷中)治头、眼、鼻、喉、口、齿、颈椎等病。

(2)少商穴:(拇指内侧端,爪甲角一分许)治咽喉肿痛,呼吸衰竭,中风昏迷,鼻衄。

(3)大陵穴:(手掌后横纹上,两筋间,仰掌取穴)治心痛,心悸,呕吐,惊厥。

(4)人中穴:(鼻柱下,中沟近上方正中)治癫狂,痫症,惊风昏迷,牙关紧闭,口眼歪斜,面肿,腰脊强痛。

(5)足三里穴:(膝下外3寸,胫骨外缘1寸)治消化不良,呕吐,腹泻肠鸣,便秘,膝酸困,高血压,乳腺炎,贫血,失眠,下肢麻痹,为全身强壮穴。

(6)筑宾穴:(小腿内侧近中央部位)治月经过多,小腿痛,下诸毒。

（7）肾俞穴：（腰部第14椎，旁开1.5寸）治肾，耳，泌尿系病，下水毒。

（8）大肠俞：（腰部第16椎下，旁开1.5寸）治腹泻，便秘，痢疾，腰痛，坐骨神经痛，食物中毒。

用法：可采用针刺合谷穴或点揉推按少商穴。根据病情选穴，若患者高烧时，可选少商穴针刺挤出一二滴血，加人中、合谷、大陵、足三里、筑宾、肾俞、大肠俞穴推揉按摩即可。

医案一：任某，女，3岁。因吃隔夜青菜后，腹泻、呕吐、烦躁不安，下午口舌青紫，半小时后全身严重青紫，呕吐更剧，大小便失禁，抽搐，故来求诊。见患儿全身青紫，颜面尤甚，四肢逆冷，脉象细弱无力，神志不清，呼吸急促，两便失禁，排泄物为未消化的食物残渣，甚酸臭，腹部胀满，时有抽搐。此乃食邪入里，伤及营血。治宜解毒，镇痉，投青消解毒汤治疗。服药加穴位治疗后2小时，患儿神志转清，呕吐渐止，身面青紫逐渐消退。第2天再服药治疗，到下午时诸症消除，病获痊愈。

医案二：戴某，男，5岁。亦是食青菜后呼吸急促，体温39.6℃，脉弦数，面及全身青紫，呕吐，腹胀，手足抽筋，神志不清。来求治，诊为肠原性青紫症，投青消解毒汤加上述穴位配合治疗，数小时后，小儿呼吸转缓，神志转清，治疗3天，病获痊愈。

按语：此病变化发展很快，必须正确诊断及时治疗，否则可危及生命。急救中，有条件时最好中西医配合治疗，如服中药治疗的同时，配合西医用强心药治疗，以尽快摆脱危象。只要急救得当，病人可在较短时间内转危为安，获得康复。

后 记

　　本书自2017年5月出版以来,受到广大读者的喜爱,我深感欣慰。在本书重印之际,根据编辑老师的建议,我在前面《作者的话》中补充了一些内容,介绍了我是如何记录这些处方以及这些处方跟其他处方的不同之处,以便广大读者知晓。

　　我整理本书二十年,又搁置多年,一直没有机会出版,但是姚珠英和顾书祯有一次看到我家里地上摞得很高的手写稿后,发心一定要帮我出版此书,在杭州还得到了24人的赞助和支持(张释文,姚珠英,沈明珍,诸桂珍,邹金霞,余建妹,秦福良,张桂仙,张辉,庞跃萍,俞晓燕,毛文英,黄家辉,杜伟杰,秦慧辉,顾颜,木偶,汪东坡,陈永坤,赵兴龙,白马希然措,郑枝春,惟直,高越)。之后汪珍娟请来了一直做慈善事业的吕江禹呈,吕江禹呈拿到书稿后立即请刘晶晶等同仁辛苦打字三个月,完成本书的电子稿,并且得到上海王国栋、胡晓峰等人的大力帮助。

　　之后通过"全国道德模范提名奖"获得者付宏伟书记出面引荐,将书稿转交到专门从事传统文化图书策划编辑的北京亲仁书屋。当时我担心书稿内容太多,出版费用太高,提出删减一些内容,但是亲仁书屋的同仁觉得本书稿非常珍贵,他们的使命就是传承优秀的民族文化,即使本书缺乏市场销量造成亏损,也要好好编校,绝不删减内容。对此,我深受感动,并表示感谢!

我特别要感谢中医古籍出版社领导的大力支持，感谢责任编辑赵东升先生，他医学专业功底深厚，为本书的修改和完善提出大量宝贵的建议。

本书能顺利出版并重印，完全是因为诸位仁人志士的无私付出，在此我由衷感谢！

最后，我还想感谢在我义诊期间为患者提供看病材料和饮食费用的吕江禹呈、王国栋、罗雅孺、路欣、张天资、姚珠英、裴红等人，感谢他们的倾囊相助。

祝福大家！

王宝林

2017 年 8 月

图书在版编目（CIP）数据

中医特效处方集 / 王宝林编著 . -- 北京 ： 中医古籍出版社，2017.4（2024.6 重印）

ISBN 978-7-5152-1415-3

Ⅰ．（1）中… Ⅱ．（1）王… Ⅲ．（1）验方－汇编－中国 Ⅳ．（1）R289.5

中国版本图书馆 CIP 数据核字（2017）第 019520 号

中医特效处方集

编　著　王宝林

责任编辑　赵东升

装帧设计　默慧文化

出版发行　中医古籍出版社

社　　址　北京市东城区东直门内南小街 16 号（100700）

电　　话　010-64089446（总编室）010-64002949（发行部）

网　　址　www.zhongyiguji.com.cn

印　　刷　艺堂印刷（天津）有限公司

开　　本　787mm×1092mm　1/16

印　　张　60

字　　数　968 千字

版　　次　2017 年 4 月第 1 版　2024 年 6 月第 10 次印刷

书　　号　978-7-5152-1415-3

定　　价　168.00 元